内科急症诊断与治疗

张树基　罗明绮　编著

中国科学技术出版社

·北京·

图书在版编目（CIP）数据

内科急症诊断与治疗/张树基，罗明绮编著. —北京：
中国科学技术出版社，2010
ISBN 978-7-5046-5333-8

Ⅰ. 内... Ⅱ. ①张...②罗... Ⅲ. 内科–急性病–诊疗
Ⅳ. R505.97

中国版本图书馆 CIP 数据核字（2009）第 220408 号

本社图书贴有防伪标志，未贴为盗版

策划编辑 肖　叶
责任编辑 郭　璟
封面设计 少　华
责任校对 张林娜
责任印制 安利平
法律顾问 宋润君

中国科学技术出版社出版
北京市海淀区中关村南大街 16 号　邮政编码：100081
电话：010–62173865　传真：010–62179148
http://www.kjpbooks.com.cn
科学普及出版社发行部发行
北京盛通印刷股份有限公司印刷
*
开本：720 毫米 × 1000 毫米　1/16　印张：51.25　字数：1120 千字
2010 年 3 月第 2 版　2010 年 3 月第 1 次印刷
印数：1—3000 册　定价：128.00 元
ISBN 978-7-5046-5333-8/R·1433

目　录

第一章

急诊症状学

发热

头痛

胸痛

腹痛

呼吸困难

便血

腹泻

血尿

晕厥

惊厥

意识障碍

发 热

发热是指人的体温，因各种病因超过正常而言。国内测定 1000 余例正常人的体温，其结果如下：

腋表平均为　36.8℃

口表平均为　37.1℃

肛表平均为　37.5℃

正常人上午体温较高而下午较低，但相差不超过 1.0℃。妇女在排卵期体温较高。

【病因及发病机制】

一、人体的正常体温

（一）体内热的产生及其影响因素

1. 热的产生　体内热的产生是化学反应的结果。食物中 1g 糖氧化可产生热量 16.7kJ（4kcal），1g 蛋白质氧化可产生热量 16.7kJ（4kcal），1g 脂肪氧化可产生热量 37.6kJ（9kcal）。这些食物所产生的能量大部分转变为热能。（1kJ=0.239kcal）产热最多的器官为肌肉及肝脏。

2. 影响体内产热的因素

（1）剧烈的活动：剧烈的运动时肌肉产热增加。

（2）甲状腺素：甲状腺素可促进脑以外的组织如心脏、肝脏等产生的热量增加。其原因是甲状腺素与增加细胞膜上的钠泵活动有关。在安静情况下，细胞所产生的热量 20%~25% 用于钠泵的运转。故在甲状腺功能亢进时，基础代谢率（BMR）可增加 100%，而切除甲状腺素后 BMR 可降低到 50%。

（3）交感神经的作用：在寒冷的情况下，交感神经兴奋，儿茶酚胺分泌增加，可促使肝脏、肌肉产热增加。

（二）体内热的散失及其影响因素

1. 热的散失　体内热的散失是物理因素作用的结果，如辐射、传导、对流及蒸发。

（1）辐射：体内 60% 的热散失是以红外线的方式通过辐射散失。

（2）传导：体内的热可直接通过皮肤接触较皮肤凉的物体，而将热传导到外界。

（3）对流：体热可接触冷的空气，通过空气的流动，将热散失到外界。

（4）蒸发：每蒸发 1g 水，可散失热量 2.4kJ。成人每日通过皮肤及呼吸道不显性失水约 900ml，通过蒸发这 900ml 水，可散失热 2160kJ。

当环境的温度高于体表面时，通过辐射、对流、传导的方式散热就不起作用。此时主要靠蒸发散热。如处于水蒸气饱和状态时，则蒸发散热亦受到影响。

2. 体内热散失的调节因素

（1）出汗：人体的汗腺约有 850 万个。汗腺分为大汗腺及小汗腺两种。

1）大汗腺：此为顶泌汗腺，开口于毛囊，分布于腋下及会阴等处，对体温热散失作用不大，其分泌受性激素的影响。

2）小汗腺：此为局泌汗腺，开口于皮肤的表面，其分泌受交感神经节后胆碱能纤维分泌的乙酰胆碱支配。当体温升高时，可使此汗腺大量分泌汗液，对体温的调节作用较大。

（2）循环系统的调节：当体温升高时，通过皮肤小动脉的扩张、动静脉短路的开放，皮肤血流量增加、温度升高，经辐射、传导、对流等散热方式以散热。

（三）体温的调节

体温的调节通过两种方式：

1. 行为性体温调节　当环境炎热时，寻求阴凉处，以躲避炎热。

2. 生理性体温调节　此通过以下作用：

外界温度改变→作用于外周温度感受器→中枢温度敏感神经元→视丘下前区下丘脑前部（PO/AH）→中枢整合中心（体温调节中枢及调定点）→控制产热及散热装置。

二、发热的病因

引起发热的病因很多，大致可分为两大类，即感染性及非感染性。

（一）感染性发热

此分为以下几种：

1. 病毒　常见的致病病毒如下：

（1）呼吸道病毒：如麻疹病毒、腮腺炎病毒、流感病毒、风疹病毒、腺病毒等。

（2）肠道病毒：如脊髓灰质炎病毒、柯萨奇病毒、埃可病毒、人类轮状病毒、肠道腺病毒等。

（3）肝炎病毒：包括甲、乙、丙、丁及戊型。

（4）疱疹病毒：如单纯疱疹病毒、水痘带状疱疹病毒、巨细胞病毒、EB 病毒等。

（5）虫媒病毒：如乙型脑炎病毒、森林脑炎病毒等。

（6）逆转录病毒：如人类免疫缺陷病毒、人类嗜T细胞病毒等。

（7）其他：如狂犬病病毒、人乳头瘤病毒等。

2. 支原体、衣原体、立克次体　分述于下：

（1）支原体：如肺炎支原体、解脲脲原体。

（2）衣原体：如肺炎衣原体、鹦鹉热衣原体、沙眼衣原体。

（3）立克次体：如恙虫病立克次体、普氏立克次体（流行性斑疹伤寒的病原体）、莫氏立克次体（地方性斑疹伤寒的病原体）等。

3. 细菌

常见的致病菌包括以下几种：

（1）球菌：G^+ 球菌有金黄色葡萄球菌、溶血性链球菌、肺炎球菌等；G^- 球菌有脑炎双球菌、淋病球菌等。

（2）肠道杆菌：如埃希菌属的大肠杆菌、痢疾志贺菌，沙门菌属的伤寒杆菌，克雷白菌属的肺炎杆菌、产气杆菌、哈夫尼亚杆菌，变形杆菌属的变形杆菌等。

（3）弧菌属与弯曲菌属

1）弧菌属：如霍乱弧菌、副溶血性弧菌。

2）弯曲菌属：如空肠弯曲菌、幽门弯曲菌。

（4）棒状杆菌属：如白喉杆菌。

（5）分枝杆菌属：如结核杆菌。

（6）动物源细菌：如布鲁杆菌、鼠疫杆菌、炭疽杆菌。

（7）嗜血杆菌属：如流感嗜血杆菌。

（8）鲍特菌属：如百日咳杆菌。

（9）军团菌属：如军团菌。

（10）假单孢菌属：如铜绿假单胞菌。

（11）厌氧菌：厌氧菌种类很多，常见致病者有以下几种：

1）分类

a. 芽孢菌：G^+ 杆菌，如产气荚膜杆菌。

b. 无芽孢菌：G^+ 杆菌，如双歧杆菌；G^- 杆菌，如脆弱类杆菌、产黑杆菌、坏死梭杆菌。G^+ 球菌，如消化球菌、消化链球菌；G^- 球菌，如韦荣球菌。

2）厌氧菌感染与疾病

a. 中枢神经感染：常见致病菌有消化链球菌、脆弱类杆菌、韦荣球菌、梭杆菌。

b. 呼吸系统感染：常见致病菌有产黑素类杆菌、梭杆菌、消化链球菌、消化球菌、脆弱杆菌、韦荣杆菌、双歧杆菌。

c. 心内膜炎：消化链球菌、类杆菌、梭杆菌。

d. 泌尿、生殖系统感染：脆弱杆菌、产黑素类杆菌、消化链球菌。

e. 腹膜炎：脆弱杆菌、消化链球菌、梭杆菌。

f. 肝脓肿：产黑素类杆菌、梭杆菌。

g. 胆道感染：产黑素类杆菌、脆弱杆菌、产气荚膜梭菌。

h. 败血症：产气荚膜梭菌、脆弱杆菌。

4. **真菌** 常见引起深部真菌感染的有：

（1）酵母类真菌：如新型隐球菌。

（2）酵母样真菌：如念球菌。

（3）双相性真菌：如组织胞浆菌。

（4）细菌样真菌：如放线菌、奴卡菌。

（5）霉菌类：如曲菌、毛霉菌。

5．**螺旋体** 常见的致病螺旋体有梅毒螺旋体、回归热螺旋体、钩端螺旋体。

6．**寄生虫** 常见引起发热的寄生虫有疟原虫、旋毛虫、溶组织阿米巴、杜氏利什曼原虫、日本血吸虫等。

（二）非感染性发热

常见的疾病有：

1. **自身免疫病** 如风湿热、皮肌炎、系统性红斑狼疮、结节性多动脉炎、Still 病。

2. **肿瘤** 如肝癌、肾癌、结肠癌等。

3. **血液系统疾病** 如淋巴瘤、白血病、恶性组织细胞病、急性溶血。

4. **无菌性炎症** 如大面积烧伤、大手术后、大面积创伤、急性心肌梗死。

5. **内分泌、代谢病** 如甲状腺危象、肾上腺皮质危象、急性痛风。

6. **变态反应** 如药物热。

7. **中枢性高热** 如中暑、中风。

三、发热的发病机制

引起发热的原因不同，但其结果都是体温升高。体温升高的机制是致热原作用于体温调节中枢，使体温调定点上移。

致热原分为外源性及内源性两种。

1. **外源性致热原** 分为：

（1）传染性：如微生物、寄生虫等所产生的毒素、代谢产物、蛋白质等。

（2）非传染性：如抗原—抗体复合物、药物、坏死组织、高代谢如甲状腺功能危象、代谢产物如嘌呤代谢所产生的尿酸。

2. **内源性致热原** 如细菌毒素、抗原—抗体复合物等，其并不能直接作用于体温调节中枢，而是促使内源性致热原的生成及释放，为发热的基本信息因子，

5

给动物注射各种外源性致热原，在血中可发现内源性致热原。

（1）内源性致热原产生的部位 主要由单核—巨噬细胞产生，实际上凡有吞噬能力的细胞，如内皮细胞，大都可产生内源性致热原。凡能产生及释放内源性致热原的细胞，通称产致热原细胞。

（2）内源性致热原的性质：主要有下列几种：

1）白介素：此为白细胞间的传递信号，由单核—巨噬细胞系统产生的一种细胞因子。与发热有密切关系者有白介素 1（IL-1）及 IL-6，IL-1 又分为 IL-1α 及 IL-1β，此为激素样多肽。均作用于靠近下视丘体温调节中枢的外面的同一受体，对体温调节有明显的影响，可引起前列腺素 E_2 释放。

2）肿瘤坏死因子（TNF）：此由 T 淋巴细胞产生，有 TNFα 及 TNFβ。TNFα 作用于下丘脑体温调节中枢而引起发热。

3）干扰素（IFN）：此为具有高度生物活性的多功能蛋白质。人类的干扰素有 3 种：α-干扰素，又称白细胞干扰素；β-干扰素，又称合成纤维细胞干扰素；γ-干扰素，又称人淋巴细胞干扰素。当机体的某些细胞受微生物感染时，均可诱导细胞产生干扰素。这 3 种干扰素均可引起体温升高，具有内源性致热原的作用。

（3）内源性致热原引起发热的机制：当外源性致热原作用于产致热原细胞后，可形成新的 mRNA 及合成内源性致热原，并释放到血中。IL-1、IL-6 及 TNF 等，当其到达下丘脑的终板血管器（OVLT）时，使血脑屏障的巨噬细胞、内皮细胞释放中枢介质作用于 OVLT。因 OVLT 靠近视前区前下丘脑前部（PO/AH）神经元，使体温调定点上移而引起发烧。现认为引起发热的中枢介质有前列腺素 E_2（PGE_2）、Na^+/Ca^{2+} 的比值及 cAMP 等。

1）PGE_2：在发热的动物中，脑脊液前列腺素 E_2 的浓度很高，在下丘脑前区注射前列腺素 E_2 可引起发烧。

2）Na^+/Ca^{2+}：脑内灌注 Na^+ 使体温升高，灌注 Ca^{2+} 使体温降低，这是动物实验的结果。Na^+/Ca^{2+} 的比值可能对体温调定点有影响。但可能是通过 cAMP 而不是直接作用。

3）cAMP：外源性的 cAMP 注入动物脑室可引起发热。PGE_2、TNF 导致发热物质，可引起动物脑脊液中 cAMP 比正常高 1 倍，可能是 cAMP 直接作用于体温调定点所致。发热的过程大致如下：

外源性致热原→产致热原细胞→合成新的 mRNA→产生内源性致热原→释放入血→引起 PO/AH 或 OVLT 附近的巨噬细胞→产生 PGE_2 等→作用于相应的热敏神经元特异受体→产生 cAMP→体温调定点上移→通过运动神经而发生肌肉颤动产热增加，通过交感神经使皮肤血管收缩而散热减少→发热。

四、发热的过程

发热分为体温上升期、持续期及下降期。

（一）体温上升期

此期因体温调定点突然上移，此时冷神经元兴奋性增加，交感神经兴奋，儿茶酚胺分泌增加，代谢增加从而产热增加，体温升高。

（二）发热持续期

当体温达到调定点的要求时，产热及散热趋于平衡。高体温可持续一段时间。

（三）体温下降期

因病情改变，体温调定点下移到正常水平，通过出汗，使体温恢复正常。

五、发热对机体的影响

（一）对代谢的影响

体温每升高 1℃，糖、脂肪及蛋白质等的代谢率可提高 13%。因大量出汗可引起水、电解质的丢失。

（二）对生理功能的影响

1. 对中枢神经系统的影响　发热时中枢神经系统的兴奋性提高，出现头痛、烦躁不安、谵妄。高热可发生脑水肿，可出现惊厥，重者可出现昏迷。

2. 对呼吸系统的影响　发热时呼吸中枢兴奋出现呼吸增快，体温每上升 1℃，呼吸可增加 3~4 次/min。可发生呼吸性碱中毒。

3. 对循环系统的影响　因交感神经兴奋性增加，心率增快，体温每升高 1℃，心率可增加 8~10 次/min。

4. 对消化系统的影响　因交感神经兴奋影响消化液的分泌，而出现食欲不振等现象。

5. 对泌尿系统的影响　因发生脱水而出现尿少。高热时可影响肾脏，出现少量蛋白尿。

6. 对免疫系统的影响　发热时有些免疫细胞功能增强，此有利于机体的防御。

六、发热的生理意义

发热从生理上讲，可以增强吞噬细胞的活力、肝脏的解毒能力及免疫功能。但可引起不适、脱水、电解质代谢失衡。严重者可发生脑水肿。若体温超过 42℃，可使酶的活力丧失，使大脑皮质发生不可逆损害。

【诊断注意事项】

（一）病史

（1）起病的缓急，病程的长短。

（2）持续性还是周期性，是否伴有寒战。

（3）有无咽痛、咳嗽、咳痰、咯血、胸痛等。

（4）有无皮疹、黄疸，是否有出汗。

（5）有无头痛、肌肉痛、关节痛。

（6）有无腹痛、腹泻、恶心、呕吐，有无便血。

（7）有无腰痛、尿血、膀胱刺激症状。

（8）有无传染病接触史、应用药物史。

（二）体格检查

（1）营养及神志状态。

（2）皮肤有无皮疹、黄疸，有无贫血现象。

（3）有无淋巴结肿大。

（4）咽部是否红肿，扁桃体是否肿大、有无分泌物。

（5）胸部及腹部有无异常所见。

（6）颈部有无抵抗，甲状腺是否肿大，有无杂音及震颤。

（7）测血压。

（8）注意热型，体温的高低与呼吸次数、心率快慢有无关系。

（三）其他检查

根据病情可选做下述检查。

（1）血、尿、粪常规检查，查血沉。

（2）做血培养，找疟原虫。

（3）做胸部透视或摄胸片。

（4）做肝、肾功能检查。

（5）做肥达、外斐及布氏杆菌凝集试验。

（6）做抗链球菌凝集素"O"、OT或PPD试验，测C反应蛋白。

（7）做免疫球蛋白、补体C3测定、抗核抗体、免疫复合物测定、血浆蛋白电泳等。

【鉴别诊断】

（一）发烧热型对疾病诊断的意义

1. 稽留热　见于伤寒、斑疹伤寒、大叶肺炎等。

2. **弛张热**　见于败血症、风湿热、重症结核等。

3. **回归热**　见于回归热、霍奇金病、鼠咬热等。

4. **波状热**　见于布氏杆菌病、恶性淋巴瘤、腹膜炎等。

5. **消耗热**　见于重症结核、败血症、脓毒血症等。

6. **双峰热**　见于败血症。

7. **不规则热**　见于结核病、风湿热、感染性心内膜炎等。

8. **体温**　持续为 40~42℃，无汗、昼夜改变不大、用退烧药物无效，见于中枢性高热。

（二）发烧的伴随症状对发烧病因鉴别诊断的意义

1. **伴有寒战**

（1）一次性：见于大叶肺炎，输血、输液反应。

（2）反复性：见于疟疾、败血症、急性胆囊炎、急性肾盂肾炎、感染性心内膜炎、传染性单核细胞增多症、钩端螺旋体病等。

2. **伴有皮疹**

（1）发疹性传染病：发烧 1 天出现皮疹，见于水痘。2 天，见于猩红热。3 天，见于天花。4 天，见于麻疹。5 天，见于斑疹伤寒。6 天，见于伤寒。

（2）非传染性疾病：非传染性疾病发生皮疹者亦很常见，如风湿热、药疹、系统性红斑狼疮、变应性亚败血症等。

3. **伴有出血倾向**　见于流行性出血热、钩端螺旋体病、急性白血病、血小板减少性紫癜、血栓性血小板减少性紫癜等。

4. **伴有淋巴结肿大为主，脾大为辅**

（1）全身淋巴结肿大有压痛，见于传染性单核细胞增多症。无压痛，见于急性淋巴细胞白血病。

（2）全身淋巴结明显肿大无压痛，见于霍奇金病。有压痛，见于血管性免疫母细胞淋巴结病。

（3）局部淋巴结肿大有压痛，为炎症所致。无压痛，见于转移瘤。

（4）快速增大的淋巴结，见于因炎症或变态反应性疾病所致。淋巴结肿大未经抗生素治疗或未经抗肿瘤药物治疗而自行消退或明显缩小或消失者，可排除恶性疾病。

5. **脾肿大为主，淋巴结肿大为辅**　见于恶性组织细胞增多症、黑热病、疟疾、伤寒等。

6. **伴有腹痛**　见于腹部脏器的炎症。如急性胆囊炎、急性胰腺炎、肠结核、肠系膜淋巴结结核、腹腔淋巴瘤、肝癌、结肠癌亦可伴有发烧。

7. **伴有胸痛**　常见于肺及胸膜疾病。在心包炎、心肌炎、急性心肌梗死，也可有发烧伴有胸痛。

8. **伴有严重头痛**　见于颅内感染。

9. 伴有神志障碍　见于颅内感染，感染中毒性脑病。

10. 伴有明显的肌肉疼痛　见于肌炎、皮肌炎、旋毛虫病、军团病、钩端螺旋体病等。

头　痛

头痛并不都是中枢神经系统疾病所致，实际上全身及精神因素更为多见。

[病因及发病机制]

一、头痛的分类

（一）根据病因分类

大致如下：

1. 血管性头痛　如偏头痛、丛集性头痛。
2. 颅神经疾病　如三叉神经痛、舌咽神经痛。
3. 颅内压改变　如低颅压、高颅压。
4. 免疫性疾病　如巨细胞血管炎。
5. 炎症性疾病　如脑炎、脑膜炎、脑脓肿。
6. 头部肌肉收缩性　如紧张性头痛。
7. 全身性疾病　如高血压、缺氧、一氧化碳中毒。
8. 精神性　如神经官能症。
9. 脑血管意外　如脑出血、蛛网膜下腔出血。
10. 颅部外伤

（二）根据病变所在的部位

1. 颅外疾病　如头皮炎、外伤、五官科疾病。
2. 颅内疾病　如感染、肿瘤。

二、头痛的发病机制

头痛的致病因素，包括物理及化学因素，作用于头部的敏感组织的痛觉神经纤维末梢引起。

（一）头颅对痛觉敏感组织

1. 颅外组织　包括头皮、皮下组织、头部肌肉、骨骼及血管。
2. 颅内组织　包括硬脑膜、蛛网膜及血管。

（二）支配头颅的痛觉神经纤维

包括三叉神经、面神经、舌咽神经、迷走神经及颈1~颈3脊髓神经。

三、常见引起头痛的疾病及其临床表现

（一）头颅疾病

1. 颅外疾病

（1）头部软组织及骨骼疾病：如外伤、炎症、血管疾病引起的头痛，其特点为定位明确，局部检查有阳性所见，一般诊断并不困难。

颞动脉炎（巨细胞血管炎）是可引起严重头痛的疾病。表现为持续性颞部跳痛，颞动脉有压痛，可有肿胀及表面皮肤红肿，咀嚼肌疼痛。因眼动脉或中心视网膜动脉阻塞而引起视力障碍，甚至失明，可有发热。多见于老年人。病因可能与免疫因素有关。

（2）五官科疾病

1）眼部疾病：如青光眼、匐行性角膜溃疡、虹膜睫状体炎、眼眶炎症、眼外伤等。表现为疼痛局限于眼眶、前额及颞部。多伴有流泪、眼睑红肿、结膜充血、角膜异常、瞳孔改变。也可能影响视力。

2）耳部疾病：如外耳道炎、疱性鼓膜炎、化脓性中耳炎、急性乳突炎。表现为病侧耳部疼痛可扩散到面部、颊部。多伴有病侧听力障碍，耳溢、耳外周肿胀，外耳道压痛。

3）鼻部疾病：如鼻疖、急性化脓性鼻窦炎、恶性肿瘤等。表现为鼻前庭疼痛，可扩散到面颊、前额以及上列牙部。多伴有鼻堵、流鼻涕、鼻出血、嗅觉障碍。

4）咽部疾病：如急性咽炎、急性扁桃体炎、白喉等。表现为咽痛、喉痛、吞咽痛及吞咽困难、声音嘶哑。咽赤、扁桃体可有分泌物。

5）口腔疾病：如牙龈炎、牙槽炎、颌骨骨髓炎、口腔溃疡。表现为牙痛、牙龈痛、口腔黏膜痛。疼痛可扩散到下颌，可有牙齿叩痛、牙龈肿胀、口腔溃疡。

（3）颅神经疾病：如三叉神经痛、舌咽神经痛。表现为突然发生电击样剧烈疼痛，持续时间几秒到十几秒。有诱发疼痛的"扳机点"。三叉神经痛可在触口角、颊部、舌部时诱发，可表现为牙痛。舌咽神经痛，在讲话、吞咽、咳嗽时可诱发，表现为咽侧壁、舌根、扁桃体、耳深部疼痛。

2. 颅内疾病

（1）感染：颅内感染可由病毒、立克次体、细菌、真菌等引起。这些致病微生

物，根据其侵犯的部位而分为两类，即脑膜炎及脑炎，实际上两者很难截然分开，多以脑膜脑炎的形式出现，表现为发热、头部持续性疼痛，较剧烈，可伴有喷射性呕吐、神志障碍甚至昏迷。可有脑膜刺激征、锥体束征及颅神经受损的表现。

（2）脑血管意外：如脑出血、蛛网膜下腔出血。表现为程度不同的头痛、呕吐、神志障碍，严重者可发生昏迷。可有锥体束征、脑膜刺激征。

（3）血管运动性头痛：如偏头痛、丛集性头痛。此多见于青中年人，表现为周期性发作的头部胀痛，多发生在额部、颞部、眼眶部。可伴有恶心、呕吐、面色改变、畏光等。

（4）颅内占位病变：如脑瘤、血肿、脓肿，引起高颅压。表现为头部持续性钝痛，排便、排尿、咳嗽时加重，可有喷射性呕吐、视乳头水肿。

（5）脑外伤：如脑震荡、脑挫裂伤。有外伤史。可发生头痛、恶心、呕吐、神志障碍。

（二）全身性疾病

如高热、低氧血症、酒精中毒等，多有明确的病史。表现为全头部疼痛、可轻可重，多呈持续性。

（三）神经官能症

头痛的部位不固定，多呈紧箍感，常伴有注意力不集中、睡眠不好、易激动等表现。

【诊断注意事项】

（一）病史

（1）发病的缓急，病程的长短。

（2）疼痛的部位，性质，严重程度，持续性还是阵发性，加剧及缓解的因素。

（3）发病的季节、时间，有无周期性。

（4）是否伴有恶心、呕吐、视力及听力改变、头晕、眩晕、注意力不集中、记忆力减退、失眠。

（5）是否伴有发烧。

（6）有无神志障碍。

（7）以往有无类似发作，有无高血压、肾炎、贫血、结核病史。

（二）体格检查

（1）有无发烧。

（2）神志，营养状态，精神状态。

（3）头部检查：包括头皮、颅骨。

（4）五官检查。

（5）神经系统检查。

（6）测血压。

（三）其他检查

根据病情可选做下列检查。

（1）血、尿常规检查。

（2）头颅 X 线检查，包括头颅平片、鼻窦片、颈椎片、CT、脑血管造影、气脑造影。

（3）头颅磁共振检查。

（4）脑超声波、脑核素检查、脑电图检查。

（5）脑脊液检查。

【鉴别诊断】

（一）发病急骤，严重的头痛

见于蛛网膜下腔出血、脑炎、脑膜炎、血管运动性头痛、青光眼、颅脑外伤、中暑等。

（二）慢性间歇性头痛

见于偏头痛、癫痫性头痛、肌肉收缩性头痛、三叉神经痛、高血压病。

（三）慢性进展性头痛

见于颅内肿瘤、结核性脑膜炎。

（四）慢性头痛

见于高血压、神经官能症、副鼻窦炎、屈光不正、脑外伤后遗症。

（五）长期持续痛

多为器质性疾病。持续时间短，则功能性可能性大。

（六）头痛的部位对该病病因诊断及鉴别诊断的意义

1. 额部　见于鼻窦炎、颅内高压、幕上占位病变、发热性疾病。

2. 顶部　见于神经官能症。

3. 枕部　见于幕下病变。

4. 一侧颞部　眼部病变、偏头痛、神经痛。

5. 弥漫性　高血压、高烧、高颅压、脑动脉硬化、肌肉收缩性头痛。

（七）头痛的性质对疾病诊断及鉴别诊断的意义

1. 搏动性　血管性头痛，如高血压、偏头痛、高烧。

2. 钝痛　见于高烧、脑肿瘤。

3. 锐痛　见于耳源性、齿源性。

4. 压迫痛　见于肌肉收缩性头痛。

5. 性质不定　变化较多，见于神经官能症。

13

6. 胀痛　见于血管性头痛。

7. 电击样　见于神经痛。

（八）头痛的时间对疾病诊断及鉴别诊断的意义

早晨痛重，见于鼻窦炎、高颅压；下午痛重，多见于偏头痛；晚上较剧，见于肌肉收缩性头痛；在阅读后发生，见于屈光不正。

用力后，如排便、咳嗽，头痛加剧，见于颅压增高、偏头痛；精神紧张后发生，见于精神性头痛、肌肉收缩性头痛。

（九）头痛的伴随症状对病因诊断的帮助

1. 伴喷射性呕吐　见于各种原因的颅内压增高。若同时伴有颈强直，称为脑膜刺激征。若同时伴有视乳头水肿，称为颅压增高征。

2. 伴发烧　见于各种感染引起的炎症、胶原病等。

3. 伴有眩晕　见于内耳病变、小脑病变。

4. 伴有惊厥　见于高烧、癫痫。

5. 伴有颅神经麻痹　见于脑干肿瘤。

6. 伴有昏迷　见于颅内炎症、颅内出血。

胸　　痛

胸痛的临床意义可大可小，如胸壁皮肤轻度擦伤，虽然可引起胸痛，但对身体影响不大，反之，若由于心血管疾病，如急性心肌梗死、夹层动脉瘤，不仅可产生严重的胸痛，而且可危及生命。

[病因及发病机制]

一、胸痛的解剖生理基础

（一）胸壁的痛觉传导

胸壁包括壁层胸膜其痛觉传导属于躯体性疼痛，由胸2~胸12脊神经传导，感觉灵敏。脏层胸膜由内脏神经传导，感觉迟钝。

（二）胸腔器官的痛觉传导

1. 食管及大气管的上部痛觉　由迷走神经的传入纤维传导。
2. 心脏、主动脉及大气管的下部痛觉　由交感神经的传入纤维传导。
3. 横膈　其痛觉中央部分由膈神经传导，而外周部分由脊神经传导。

二、引起胸痛疾病的分类

（一）根据病因分类

大致如下：

1. 感染　如肺炎、胸膜炎。
2. 平滑肌痉挛　如食管痉挛。
3. 缺血　如心绞痛。
4. 骨骼病变　如肋骨骨折、胸椎疾病。
5. 神经病变　如肋间神经痛。

（二）根据发病的部位

大致如下：

1. 胸壁疾病　如胸壁感染。
2. 胸腔疾病　如胸膜炎。
3. 胸腔内脏器官疾病
（1）心血管系统：如心肌梗死、夹层动脉瘤。
（2）呼吸系统：如肺炎、肺肿瘤。
（3）消化系统：如食管炎、食管自发破裂。
（4）纵隔疾病：如纵隔炎、纵隔肿物。

三、引起胸痛的常见的胸壁及胸腔疾病及其临床表现

（一）胸壁疾病

1. 胸壁的感染　如疖肿、急性乳腺炎、流行性胸痛。疼痛尖锐而局限，定位明确，检查胸壁有异常所见。
2. 胸壁外伤　多有明确受伤史。疼痛局限，检查可发现异常。

（二）胸腔疾病

1. 胸膜积液　如胸膜炎、胸膜间皮病、胸腔转移瘤。由于对胸膜的刺激可发生胸痛而且与呼吸及咳嗽有关。咳嗽呈刺激性、阵发性咳嗽。若胸腔积液大多可发生呼吸困难。早期可发现胸膜摩擦音，发生积液后摩擦音消失。
2. 气胸　因肺泡及脏层胸膜破裂，空气进入胸腔。多突然发生病侧胸痛、呼

吸困难，并出现气胸体征。

四、引起胸痛常见的胸腔内脏器疾病

（一）心血管系统疾病

1. 心脏疾病

（1）冠心病：因冠状动脉粥样硬化引起，故又称冠心病。疼痛是由于心肌灌注不足所致。

1）心绞痛：一般临床上分为稳定型、不稳定型及变异型。典型的心绞痛发作多有诱因。疼痛发生在心前区或胸骨后，可放射到左臂、左肩、颈部、下颌，持续 1~5 分钟，休息或含硝酸甘油后在 5 分钟内缓解。

2）心肌梗死：因心肌长期缺血，而发生心肌坏死。临床表现疼痛多较心绞痛重，持续时间长，含硝酸甘油不缓解，可发生心律紊乱、心力衰竭及休克，甚至可猝死。

（2）心肌炎：此为致病因素，引起心肌细胞和间质发生炎症性改变。

1）分类

A. 根据病因分类

a. 感染性：如病毒感染引起的病毒性心肌炎。

b. 免疫性：如风湿性心肌炎。

c. 物理因素：如放射性心肌炎。

d. 化学因素：如锑制剂、一氧化碳中毒。

B. 根据病程分类，大致如下：

a. 急性：病程在 3 个月以内。

b. 亚急性：病程在 3~6 个月。

c. 慢性：病程大于 6 个月。

2）临床表现

主要有心悸、心前区不适或疼痛，严重者可发生心律不齐、心力衰竭或休克。可发现心脏扩大、心音弱、心包摩擦音。

（3）心包炎：此指心包腔内的炎症。

1）分类：大致如下：

A. 根据病因分类

a. 感染性：如细菌、病毒。

b. 免疫性：如系统性红斑狼疮。

c. 代谢性：如尿毒症、黏液水肿。

d. 物理性：如放射引起。

e. 药物性：如肼苯哒嗪、普鲁卡因酰胺引起者。

f. 肿瘤性：如心包间皮瘤、心包转移瘤。

g. 其他：如创伤性。

B. 根据病程分类

a. 急性心包炎：病程在 3 个月以内。

b. 慢性心包炎：病程在 3 个月以上。

C. 根据病理分类

a. 急性心包炎、纤维性心包炎，见于病毒感染。

b. 浆液性、出血性，见于结核感染。

c. 化脓性，见于细菌感染。

d. 钙化性，见于心包积血所致者。

2）临床表现　心前疼痛呈钝痛或锐痛，可与呼吸有关，若有大量积液，可出现心包压塞体征。早期可有心包摩擦音。

2. 血管疾病

胸主动脉瘤指由于致病因素引起胸主动脉永久性、局限性扩张。引起胸痛最常见为夹层动脉瘤及梅毒性动脉瘤。

（1）分类：大致如下：

1）根据病因分类

a. 变性：如粥样硬化引起者。

b. 炎症性：如梅毒引起者。

c. 外伤性：如创伤引起者。

d. 先天性：如 Marfan 综合征。

2）根据形态分类

a. 囊形动脉瘤：累及动脉呈囊性扩张，易形成附壁血栓。

b. 梭形动脉瘤：累及动脉呈梭形扩张，不易形成附壁血栓。

c. 舟状动脉瘤：累及动脉呈一侧扩张，多见夹层动脉瘤。

3）根据瘤壁的结构分类

a. 真性动脉瘤：瘤壁由内层、中层及外层构成。多数动脉瘤属于此类。

b. 假性动脉瘤：此为由单一种内皮覆盖的血肿，多见于肢体动脉刺伤。

c. 夹层动脉瘤：此为血液从内膜撕裂处进入病理性疏松的中膜，将其撕裂形成第二个假血管腔。

4）根据病程分类

a. 急性型：病变发生后常在 24~48 小时内死亡。

b. 亚急性型：发病后生存几天到几周。

c. 慢性型：发病后生存达 6 周以上。

（2）临床表现　引起剧烈胸痛，主要为夹层动脉瘤，似急性心肌梗死，但疼痛更为严重。有休克的临床表现，但血压正常或升高。肢体脉搏常两侧强弱不等。可突然发生脑供血不全。瘤体破裂后，可突然死亡。

（二）呼吸系统疾病

1. 支气管疾病

17

(1) 支气管炎：此为由致病因素引起的支气管急、慢性炎症。表现为咳嗽、咳痰，咳嗽较重时，可发生两侧肋部疼痛，严重者可有呼吸困难。肺部有时可听到干、湿性啰音。

(2) 支气管肺癌：主要的临床表现为咳嗽、咳痰、咯血、胸痛，严重者可发生呼吸困难。

1）分类

A. 根据来源：分为原发性及继发性两种。

B. 根据大体病理检查分类

a. 管内型：癌肿局限于支气管管腔内，易阻塞支气管而发生肺不张及阻塞性肺炎。多见于鳞癌。

b. 管壁型：癌肿沿管壁生长，可侵及肺组织而形成巨块。多见于未分化癌及鳞癌。

c. 球型：癌肿在段以下支气管，穿透管壁向肺组织生长，形成球型。多见于腺癌。

d. 巨块型：癌肿发生于肺的周围，呈不规则的肿块。常形成癌性空洞。

e. 弥漫型：癌肿呈弥漫型小结节，似粟粒状结节。多见于细支气管癌。

C. 根据组织学分类

a. 鳞状上皮癌：此与慢性感染有关。多发生于Ⅱ～Ⅲ级大支气管，发生于Ⅳ级以下者易形成空洞。距肺门较近的支气管易发生支气管梗阻，出现肺不张。

b. 腺癌：与慢性感染有关。多发生于Ⅳ级以下的支气管，可在肺周边形成巨块状，中心坏死而出现空洞。可较早转移到胸腔而侵及胸膜及肋骨引起严重胸痛。

c. 小细胞未分化癌：与吸烟有关。多发生于Ⅱ～Ⅲ级支气管，生长快，恶性程度高，易转移。特别是燕麦细胞癌，来源于K细胞，可发生肺癌副癌综合征。

d. 大细胞未分化癌：来源于上皮癌，位于肺的边缘或肺门附近的支气管，多呈大块状。易发生中心坏死。

e. 细支气管—肺泡细胞癌：其发生与慢性炎症及肺纤维化有关。分为结节型：在肺的边缘呈孤立的圆形病灶；弥漫型：呈弥漫性播散的小结节病灶或大片炎症浸润。

f. 混合型：多见于鳞癌与腺癌混合。

D. 根据在肺内发生的部位分类

a. 中央型：肺癌发生于肺门附近，多发生于Ⅲ级支气管以上。多见于鳞癌及未分化癌。

b. 周围型：肺癌发生于肺的周边，多发生于Ⅲ级以下的支气管以下。多见于腺癌及细支气管癌。

2）临床表现：肺癌的主要临床表现，如咳嗽、咳痰、咯血、胸痛、呼吸困难。但由于肿瘤所在肺内的部位不同，表现也稍有差异。

a. 中央型：首先表现为咳嗽、咯血、喘息，而后发生气促及胸痛。

b. 周围型：胸痛出现较早，而咳嗽及气促出现较迟。

2. 肺部疾病

（1）肺炎：此由于各种致病因素，引起肺实质、间质炎症，最常见致病因素为细菌。

1）肺炎的分类 大致如下：

A. 根据病因分类

a. 感染性：如病毒、支原体、细菌、真菌等。

b. 免疫性：如系统性红斑狼疮、类风湿性关节炎。

c. 物理因素：如放射性肺炎。

d. 化学因素：如环磷酰胺。

B. 根据肺病变情况分类

a. 大叶肺炎：如肺炎球菌肺炎。

b. 肺段肺炎：如金葡萄球菌肺炎。

c. 小叶肺炎：如军团菌肺炎及支原体肺炎。

d. 间质性肺炎：如病毒性肺炎。

C. 根据病理分类

a. 急性渗出性病变：包括浆液性、化脓性、纤维素性、出血性及坏死性。

b. 慢性增生性病变：包括纤维化、慢性肉芽肿。

2）临床表现：主要为发热、咳嗽、咳痰、胸痛及呼吸困难。因致病的病因不同，临床表现亦稍有差别，肺部多有啰音，可有实变体征。

A. 病毒性肺炎：多呈阵发性干咳，咳白色黏痰，很少咯血，但可伴有胸痛。

B. 支原体肺炎：多有咽痛、肌肉痛，干咳较重，咳白黏痰，也可咳脓性痰，痰带血丝。胸痛轻。

C. 细菌性肺炎 常见者有：

a. 肺炎球菌肺炎：起病急，寒战、高热，咳铁锈色痰，有特征性。胸痛与呼吸有关较明显，肺部可有实变体征。

b. 金黄色葡萄球菌肺炎：起病急，高热、寒战，咳黄色黏稠脓痰，有特征性。可有咯血，可有肺实变体征。

c. 革兰阴性杆菌肺炎：常见致病菌有铜绿假单胞菌、大肠杆菌、肺炎杆菌等，起病较缓，中度发热，多无寒战，咳黄痰。胸部可有实变体征。多见于年老、体弱的病人。病变分布广，多呈两下肺小叶性病变。

d. 军团菌肺炎：军团菌是革兰阴性杆菌，起病较缓但进展较快。可有畏寒、发热、胸痛、咳黏液痰、痰中可带血。开始病变为一侧肺，但可很快扩散到对侧，可发生肝脏、肾脏、心脏、中枢神经损害，死亡率较高。

e. 厌氧菌肺炎：常见的致病菌为消化链球菌、消化球菌、产黑杆菌、脆弱类杆菌等。一般起病缓，可有发冷、发热、咳嗽，咳脓性痰，有恶臭，有特征性，胸痛不明显。

D. 肺真菌病：多在用抗生素之后。肺真菌感染，多无明显的胸痛。

（2）肺栓塞：来自静脉系统或右心的血栓脱落进入肺动脉引起。小的栓塞可无任何症状。较大者，可突然发生呼吸困难、咳嗽、咯血、胸痛、低血压、发绀、心跳过速及右心衰竭体征。巨大肺栓塞可发生猝死。

（三）消化系统疾病

食管疾病引起的胸痛，见于食管炎、食管痉挛、食管破裂、吞入强酸及强碱之后。在食管癌的晚期也可发生胸痛。

1. 返流性食管炎　主要表现为烧心、反酸、胸骨后烧灼感，也可发生胸痛。吞咽有异物感，严重者有吞咽困难。

2. 食管痉挛　此为食管神经肌肉运动失调，表现为胸骨下、胸骨后痉挛性疼痛，并有吞咽困难。

3. 食管破裂　多发生于剧烈呕吐之后，突发胸骨后严重的疼痛。亦可发生胸腔积液，可很快出现休克。

4. 吞服强酸、强碱后　胸骨后剧烈疼痛，可发生食管穿孔。

5. 食管癌　主要表现为吞咽困难，晚期进食时，胸骨后有针刺感、烧灼感，吞咽时并出现摩擦样疼痛。

（四）纵隔疾病

常见者有：

1. 纵隔炎　表现为咽下困难、咽下痛。

（1）急性纵隔炎：可累及胸腔，出现气胸、脓胸。亦有发烧。

（2）慢性纵隔炎：因有纤维化，可引起上腔静脉梗阻。

2. 纵隔肿瘤　有良性及恶性两种，主要表现为压迫症状。胸痛多不著。

[诊断注意事项]

（一）病史

（1）发病的缓急、严重程度，疼痛的部位、性质，有无放射。

（2）胸痛与呼吸、咳嗽、吞咽、体力活动、情绪激动有无关系。

（3）有无诱发因素。

（4）有无咳痰、咯血。

（5）有无呼吸困难、心悸、强迫体位。

（6）有无发烧。

（7）有无浮肿。

（8）以往有无类似发作，如何治疗，曾用何种药物。

（9）胸部手术史、外伤史。

（二） 体格检查

（1）胸壁有无异常所见，包括皮肤、肋骨、肋间神经等。

（2）有无呼吸及循环系统的病理体征。

（3）脊柱有无畸形、压痛、叩击痛。

（三） 其他检查

（1）胸部 X 线检查。

（2）CT 检查。

（3）心电图、超声心动图。

（4）心肌酶谱。

（5）脊柱 X 线检查，必要时做磁共振检查。

【鉴别诊断】

（一） 胸壁疾病引起的胸痛

定位明确、局限，局部多有阳性所见，如皮疹、红肿、压痛、畸形等。

（二） 脊柱疾病引起的胸痛

脊柱疾病压迫神经根，呈刺痛、电击痛、撕裂痛，多为发作性。可扩展到远离刺激的部位。脊柱检查可发现畸形、压痛、叩击痛，疼痛在身体扭转、持重物时发生或加重。

（三） 胸骨后痛

胸骨后痛与吞咽有关，见于食管、纵隔内疾病。若同时伴有烧心、反酸，则为典型的返流性食管炎的临床表现。

（四） 胸痛伴有咳嗽

胸痛伴有咳嗽，而且在咳嗽时加重，表示病变已侵及胸膜，见于肺炎、肺结核、肺脓肿、胸膜炎。

（五） 在劳动、饱餐、情绪激动时发生胸痛

此时应考虑为心绞痛、心肌梗死、夹层动脉瘤。

（六） 突然剧烈胸痛

除外伤外，见于急性心肌梗死、夹层动脉瘤、急性肺梗死、自发气胸、自发食管破裂。

（七） 胸痛伴有休克

见于急性心肌梗死、急性心包压塞、肺梗死、自发食管破裂。夹层动脉瘤，可有休克的临床表现，但血压不低，心电图、心肌酶谱正常。若瘤体破裂，则发生出血性休克。

（八）根据胸痛发生的部位进行诊断

（1）心前区　见于心绞痛、心肌梗死、心包炎。

（2）胸骨后痛　见于心绞痛、急性心肌梗死、心包炎、纵隔疾病、食管疾病。

（3）一侧胸痛　见于胸壁、胸膜、肺部疾病。

（4）后背痛　除脊柱疾病外，夹层动脉瘤也可发生。

（九）伴有放射性痛

见于心绞痛、急性心肌梗死，其可放射到左肩左臂。而膈下脓肿、肝脓肿可放射到病侧胸部。而胆囊疾病可放射到右后背肩胛下。

腹　　痛

腹痛的发生主要由腹腔内脏器引起，但腹腔外疾病，如急性心肌梗死；脊柱疾病，如胸椎转移癌；全身性疾病，如糖尿病酮症酸中毒，均可引起腹痛。

【病因及发病机制】

一、分类

根据传入神经及临床表现分为：

1. 躯体性疼痛　由脊神经传导，壁层腹膜受刺激引起，此区的痛觉神经来自 7~12 肋间神经及腰神经。但在横膈的中央部分的痛觉神经纤维则来自膈神经。壁层腹膜有丰富的痛觉神经纤维分布，故当受刺激时，疼痛剧烈、尖锐，而且定位明确。横膈中心部分受刺激，疼痛可发生于颈部及肩部。

2. 内脏性疼痛

（1）腹部内脏性疼痛：多由交感神经传导，但食管及盆腔器官则由副交感神经传导。

（2）内脏性疼痛产生的原因

1）平滑肌的强烈收缩或过度伸展：如胃、肠、胆道、输尿管病变所致。

2）炎症：因炎症降低痛阈及产生致痛物质。

3）缺血：此可使局部产生致痛物质增多。如肠系膜动脉栓塞。

4）实质器官的被膜急剧扩张：如肝脏、肾脏的急剧充血、肿大。

5）神经直接受侵：如胰腺癌侵犯内脏神经。

（3）内脏疼痛的性质：内脏性疼痛多表现为绞痛、持续性痛、持续性痛阵发性加重、钝痛、烧灼痛、隐痛。

内脏性疼痛与躯体性疼痛的鉴别见表1-1。

表 1-1 内脏性疼痛与躯体性疼痛的鉴别

项 目	内脏性疼痛	躯体性疼痛
机 制	内脏平滑肌痉挛、被膜扩张等	壁层腹膜或横膈受刺激
传入神经	多无髓鞘	有髓鞘
传入途径	通过交感或副交感神经	通过脊神经
疼痛部位	对称,多在中线	局限
疼痛特征	绞痛、胀痛、烧灼痛	刺痛、刀割样痛
疼痛时间	多呈周期性	持续性
恶心、呕吐	常有	常无
体位改变	可稍缓解	不缓解

二、引起腹痛的常见疾病及其临床表现

（一）消化系统疾病

1.食管疾病 食管疾病引起疼痛多位于肠胃后，但也发生在剑突下，常与吞咽有明显的关系。

（1）反流性食管炎：可在剑突下疼痛。疼痛常在咽下时或饭后出现，伴有反酸、烧心，有特征性。

（2）食管裂孔疝：如疝囊过大引起梗阻时，可发生于上腹部呈发作性绞痛，多在饭后加重，疼痛呈烧灼样，可伴有烧心、嗳气、呕吐。

2.胃及十二指肠疾病 胃及十二指肠引起的腹痛多位于腹中线附近，多与饮食有关。

（1）急性胃炎：发病急，腹痛明显。但在呕吐后常使腹痛缓解或消失。

（2）慢性胃炎：腹痛多不明显，食欲不振，饭后腹胀常较重。

（3）消化性溃疡病：典型的临床表现为慢性、周期性、节律性上腹痛。慢性指病程很长，周期性指发病常与季节有关，节律性指疼痛与饮食有关。若合并慢性

胃炎、胃癌时，这种典型症状常消失。

（4）胃憩室：可有上腹部痛，为钝痛或胀痛，饭后加重。

（5）胃癌：其临床表现有时很像慢性胃炎或消化性溃疡。但多为隐痛，食欲不振较明显。

3.小肠疾病　腹痛多位于脐周，呈绞痛或持续疼痛阵发性加重，也可伴有排便习惯的改变。

（1）小肠梗阻

1）分类

a.根据病程的长短分为：急性肠梗阻及慢性肠梗阻。

b.根据梗阻的严重程度分为：完全性及不完全性肠梗阻。

c.根据梗阻的部位分为：小肠梗阻（此又分高位及低位小肠梗阻）及结肠梗阻。

d.根据发病的病因分为：机械性、麻痹性及血管性肠梗阻。

e.根据有无血运障碍分为：单纯性及绞窄性肠梗阻。

f.根据病因分为：粘连性肠梗阻、肠扭转及肠套叠。

2）临床表现：小肠梗阻的典型表现为肠绞痛。

a.空肠梗阻：4分钟左右绞痛发作一次。因肠腔的水分吸收少致呕吐物量大。

b.回肠梗阻：7分钟左右绞痛发作一次。因水分在空肠吸收一部分，故呕吐量较少，若梗阻在回肠末端，呕吐物可有粪臭。回肠梗阻绞痛相对较轻。

肠绞痛的特点为腹痛突然发作，逐渐加剧达高峰，持续几分钟后缓解，间隔几分钟又发作。伴有肠鸣音亢进，可出现肠蠕动波及肠型。

如绞痛呈持续性，则有绞窄的可能。

c.麻痹性肠梗阻：主要表现为腹胀、疼痛不著。肠鸣减弱或消失。

不论是哪种肠梗阻，均可引起排气及排便停止。

（2）急性肠系膜上动脉梗死：此为一严重的急腹症，进展快，从小肠到右半结肠及横结肠，常发生大段肠坏死。多因左心房附壁血栓脱落引起，腹痛常突然发生，呈剧烈持续性或持续痛阵发性加重。位于脐周，但可波及全腹。很快发生腹胀、肠鸣音减弱或消失及休克现象。可伴有恶心、呕吐、便血。几小时后出现腹膜炎体征。

（3）肠系膜静脉血栓：常因高凝状态、门静脉高压、高黏稠综合征、口服避孕药等引起。栓塞的范围可大可小，栓塞的肠管可发生肠坏死，表现为起病隐袭，开始只有不固定的腹痛，不重。可伴有腹胀、恶心、呕吐。腹部有轻压痛，肠鸣音减弱。经过1~2天后或更久，腹痛逐渐加重，呈绞痛剧烈，常不能耐受。此时体征并不太明显。剧痛体征与症状不符合，为本病早期特征之一。常在几天后出现典型的急性腹膜炎的临床表现。

小肠其他疾病，如急性出血性坏死肠炎、伪膜性肠炎、Crohn病、溃疡性结肠炎、肿瘤等，分别参阅本书"腹泻"及"便血"。

4. 结肠疾病

（1）急性阑尾炎：腹痛开始为弥漫性，位于上腹部或脐部，为持续性痛阵发性加重，也可呈绞痛。常伴有恶心、呕吐。腹痛可逐渐加剧，经几小时后疼痛局限于右下腹部，可有轻度发热，右下腹有固定的压痛点。

急性阑尾炎引起的腹痛为典型的由内脏性疼痛转为躯体性疼痛。开始疼痛位于上腹部，与病变所在的部位并不相符，属于内脏性疼痛。当炎症波及腹膜时，疼痛转移到右下腹与病变所发生的部位相符，属于躯体性疼痛。

（2）其他：痢疾、缺血性结肠炎、大肠癌、溃疡性结肠炎等，可参阅本书"便血"及"腹泻"。

5. 肝脏疾病　肝脏疾病引起的腹痛多位于右上腹部，呈持续性，可轻可重。轻者为隐痛，重者可呈顽固性剧痛，多呈胀痛、烧痛或难以形容的剧痛。肝脏多有触痛、肿大，可有黄疸、发热。

（1）急性病毒性肝炎：表现为右上腹不适、疼痛。随着病情的好转而消失。若与腹膜粘连，可发生右上腹隐痛、胀痛，而且持续时间较久。

（2）肝脓肿：无论是细菌性还是阿米巴性肝脓肿，均可发生肝区痛，轻者为隐痛、胀痛，严重者可呈针扎样剧痛。可向右肩放射。常有发热，食欲不振，肝肿大有触痛及叩痛。

（3）肝癌：肝癌引起的腹痛常位于右上腹部，为钝痛。若侵及腹膜，则痛可很重，甚至不能耐受。如累及膈肌，疼痛可放射到右肩。如破裂到腹腔可突然发生上腹痛并很快波及全腹，出现血腹体征。

（4）肝脏急性充血：因右心功能衰竭、心包压塞，可使肝脏充血而出现因肝被膜扩张、张力增加，引起的肝区胀痛、疼痛可较重。肝可明显增大及触痛。

6. 胆道疾病　疼痛多发生于右上腹，呈持续性疼痛阵发性加重，也可呈绞痛，多见于胆管结石。疼痛可放射到右肩胛下。多伴有发热、恶心、呕吐、黄疸。右上腹可有肌紧张、压痛、反跳痛。部分病人可触到肿大的胆囊。

（1）急性胆囊炎：有典型胆道疼痛的特点。可有高热、寒战、恶心、呕吐、黄疸。右上腹肌紧张，有压痛及反跳痛，Murphy征阳性。出现Charcot三联征。

（2）慢性胆囊炎：表现为右上腹隐痛或不适，常与吃油腻食物有关。若合并胆结石，则可发生典型的胆绞痛。

（3）急性化脓性胆管炎：与各种病因引起的胆管梗阻有关。临床表现为寒战及高热，胆绞痛，黄疸，即Charcot三联征，同时可伴有神志障碍及休克，即Reynolds五联征。

（4）胆道蛔虫症：因蛔虫进入胆管引起。表现为典型的胆绞痛。腹痛位于上腹部，突然发生剧烈的钻顶样疼痛，非常剧烈，可持续几分钟，发作时大汗淋漓、辗转不安，儿童则大声哭叫。发作间期如常人。可伴有恶心，呕吐，有时可吐出蛔虫，可有轻度黄疸。若有继发感染则可发热。

（5）胆囊癌：多见于老年人，最初可有隐痛似慢性胆囊炎，有钝痛、隐痛，多呈持续性，不发热。多在后期出现黄疸，也可在少数病人触到右上腹肿块，有特征性。

（6）胆道功能障碍综合征：由自主神经功能紊乱、缩胆囊素分泌失调，导致胆囊、胆管收缩与扩张功能异常所引起的症候群。表现为上腹部疼痛轻重不一。多发生于饭后 2 小时。严重者可有恶心、呕吐。

（7）胆囊切除后综合征：在胆囊手术切除后，胆囊疾病的临床表现再度出现。如上腹不适、隐痛、恶心、呕吐。严重者可发作胆绞痛、黄疸。

7. 胰腺疾病　腹痛多位于上腹部或左上腹部。为持续性疼痛阵发性加重。疼痛可向后腰放射，坐位、前倾位可能减轻。可有食欲不振、恶心、呕吐及黄疸。多在上腹部有压痛。

（1）急性胰腺炎：发病突然，多在暴饮暴食之后，腹痛为突出症状，常为持续性疼痛阵发性加重。可向后背、左肩放射。常伴有恶心、呕吐、发热、黄疸。亦可发生低血压，严重者发生休克。

少数病人，特别在醉酒之后，可在睡眠中猝死。

（2）慢性胰腺炎：由于内分泌功能异常，可引起糖尿病、脂肪泻，疼痛可不明显。但可表现为持续性严重疼痛，似胰腺癌。

（3）胰腺癌：本病引起的腹痛可有不同的表现，可为阵发性剧烈的上腹痛，并放射到肩胛部，似胆绞痛；也可表现为上腹部持续性疼痛，不剧烈，多在饭后发生；也可表现为持续严重的钝痛并放射到后背、后腰，夜间痛重，常被迫采用坐位、蹲位、侧卧，两腿屈曲可较舒适，有特征性。有明显的食欲下降及体重减轻。

（二）泌尿系统疾病

病侧持续性疼痛多见于炎症。病侧发生绞痛见于肾结石。可参阅本书"血尿"。

（三）腹膜疾病

腹膜疾病引起的腹痛多为全腹部，常伴有肌紧张、压痛、反跳痛及肠鸣音改变。

1. 腹膜炎

（1）分类

1）根据发病的缓急

a. 急性腹膜炎：如胃、肠穿孔，胆囊穿孔。

b. 慢性腹膜炎：如结核性腹膜炎。

2）根据是否是腹腔脏器的炎症引起

a. 原发性腹膜炎：如肝硬化腹水发生感染。

b. 继发性腹膜炎：如胃、肠穿孔，胆囊穿孔。

3）根据腹膜炎症的范围

a. 弥漫性腹膜炎：如胃、肠穿孔。

b. 局限性腹膜炎：如急性胆囊炎引起右上腹局限性腹膜炎症。

4）根据有无细菌感染

a. 化学性腹膜炎：如急性胃穿孔胃酸引起者。

b. 细菌性腹膜炎：如急性胆囊炎穿孔，感染细菌的胆汁引起者。

（2）常见疾病

1）急性胃穿孔：因消化性溃疡引起者多见。因穿孔后胃酸突然进入腹腔所致。腹痛剧烈，因腹肌紧张呈板状，称为板状腹。腹部凹陷呈舟状，称为舟状腹。有明显的压痛及反跳痛。1~4 小时后因腹腔渗出液胃酸被稀释，腹痛可好转。几小时后，因继发细菌感染而出现细菌腹膜炎，病情再度加重。可发生休克、发热。

2）急性胆囊炎穿孔：因胆汁为碱性，对腹膜的刺激较轻，腹痛相对较轻。因胆汁可被腹膜吸收，故很快发生黄疸。多伴有发热、腹胀，可较快发生肠麻痹。腹肌紧张，有压痛及反跳痛，可发生低血压、休克。预后较差。

3）结核性腹膜炎：多有腹外结核病史。根据病变的情况分为 3 型。

a. 渗出型（腹水型）：主要表现为腹水，出现腹水征，有压痛、反跳痛及揉面感。

b. 粘连型：主要表现为肠粘连、肠梗阻。

c. 干酪型：干酪型及粘连型常合并存在，主要表现为肠梗阻。

实际上多为混合存在。

此外尚有结核中毒症状。

2. 血腹：多见于实质器官的损伤，如脾破裂、肝破裂、肾破裂。表现为急性腹痛，腹水征及压痛、反跳痛。并可出现低血压及贫血。

3. 肿瘤：多见于恶性腹膜间皮瘤及转移瘤。

（1）恶性腹膜间皮瘤：起病缓，早期为弥漫性不固定的腹痛，可发生肠粘连而出现肠梗阻的表现。晚期出现大量腹水。

（2）腹膜转移瘤：腹膜常见的转移瘤有胃癌、肝癌、肠癌、胰腺癌、卵巢细胞癌等。表现为腹水增长很快，有腹痛、腹胀。若有肠粘连，则出现肠梗阻表现。腹水多为血性。

（四）妇产科疾病

妇产科疾病引起的腹痛多位于下腹部。可有月经改变。

1. **输卵管妊娠破裂** 多发生于闭经 5~6 周左右。突然出现腹痛，位于下腹部，疼痛剧烈，呈持续性或间歇性钝痛、绞痛及肛周坠痛，并发生里急后重。面色苍白、出冷汗、晕厥、血压下降，可发生休克。腹部可触及包块，有移动性浊音。易误诊为中毒性痢疾。

2. **卵巢妊娠** 其特点为下腹痛、阴道出血，可有闭经，可出现盆腔包块。

3. **卵巢滤泡或黄体破裂** 在月经中期或前期，突然发生下腹部剧痛，继而波及全腹，可有腹腔不同程度的出血。

4. **卵巢囊肿蒂扭转** 常突然发生一侧下腹痛，可随体位的转换而缓解，此为本病的临床表现特征。但重度扭转则腹痛很重，且不易自动缓解。

27

（五）腹腔以外疾病引起的腹痛

1. 腹壁疾病　如腹壁的炎症、外伤。

2. 脊柱疾病　如脊椎结核、转移瘤、椎间盘脱出，因压迫脊神经根而产生腹痛。疼痛多呈闪电样、针扎样，阵发性发作，在体位扭转、屈曲、咳嗽、排便时可加重。脊椎检查多有阳性发现。

3. 胸部疾病　如大叶肺炎、胸膜炎、急性心肌梗死，也可发生腹痛。特别是急性心肌梗死，可发生剑突下或上腹部痛，常被误诊为急性胰腺炎、胃炎。

（六）全身性疾病

如糖尿病酮症酸中毒、尿毒症、铅中毒、血卟啉病等，均可发生相当严重的腹痛，多呈绞痛。疼痛位于脐周。但无明显的腹部阳性体征。腹痛的严重程度与体征不符合，有特征性。可有原发病的临床表现。

【诊断注意事项】

（一）病史

(1) 发病的缓急。

(2) 疼痛的部位、性质，持续性还是阵发性，有无放射。

(3) 腹痛的严重程度。

(4) 与呼吸及体位的关系，影响腹痛的一些因素。

(5) 是否伴有恶心、呕吐、腹胀、腹泻、便秘、便血、呕血。

(6) 有无发冷、发烧。

(7) 有无胸闷、气短、心悸。

(8) 有无尿血、阴道出血。

(9) 是否有吃不洁食物、油腻食物、暴饮暴食、酗酒史。

(10) 是否有便蛔虫、溃疡病、胆囊炎、胆石症、腹部手术史，以往有无类似发作。

(11) 有无糖尿病、慢性肾炎、长期与铅接触史。

(12) 是否服某些药物。

(13) 育龄妇女应问月经史。

(14) 有无腹部外伤史。

（二）体格检查

(1) 注意患者的表情、神态、营养状态。

(2) 有无皮疹、脱水、水肿、黄疸。

(3) 体位。

(4) 生命体征。

(5) 心、肺、椎体情况。

（6）腹部检查应注意：①是否膨隆。②有无胃形、肠形、胃肠蠕动波。③压痛及反跳痛。④腹肌是否紧张。⑤有无移动性浊者。⑥肝浊音界是否消失。⑦肠鸣音有无异常。⑧有无血管杂音、摩擦音。

（7）肛门、外生殖器检查，必要时做妇科检查。

（三）其他检查

根据病情可选做下列检查：

（1）血、尿、粪常规检查，尿三胆检查。

（2）血钾、钠、氯，血糖，尿素氮，二氧化碳结合力。

（3）腹部透视。

（4）尿淀粉酶。

（5）腹部 B 型超声波检查。

（6）内镜检查。

（7）血管造影、X 线钡餐造影。

（8）CT 检查。

（9）腹腔试验穿刺。

（10）心电图检查。

【鉴别诊断】

（一）突然发病

常见于胃肠穿孔、宫外孕破裂、肝脾破裂、肠系膜动脉栓塞、腹主动脉瘤破裂、胆道蛔虫病等。

（二）急性发病

常见于急性胰腺炎、急性胆囊炎、急性胃肠炎、急性阑尾炎、肠套叠、肠梗阻、急性出血性坏死性肠炎、尿路结石、急性间歇性卟啉病、急性痢疾等。

（三）慢性腹痛

常见于慢性胃炎、溃疡病、慢性胆囊炎、胆石症、慢性胰腺炎、慢性阑尾炎、胃癌、肝癌、胰腺癌、溃疡性结肠炎、肠结核、结核性腹膜炎、慢性盆腔炎等。

（四）腹痛的部位与腹腔内疾病的关系

二者有一定关系，如肝胆疾患在右上腹，胃及胰腺疾病在上腹部，肠道疾病在中腹或中下腹，妇科疾病在下腹部，左右肾疾病分别位于左或右侧腹部。

（五）绞痛

呈绞痛者，多由于腹腔内空腔器官的平滑肌剧烈收缩或扩张，此见于肠绞痛、肾绞痛、胆绞痛。

29

（六）持续性痛

呈持续性痛者，可由于炎症，如胆囊炎、胰腺炎、阑尾炎。缺血，如肠系膜动脉梗死。实质性脏器被膜急剧扩张，如急性肝淤血、急性肝炎。直接侵犯痛觉神经，如腹膜转移癌、胰腺癌等。

（七）持续痛阵发性加重

此多由该脏器的炎症加管腔平滑肌的痉挛所致，如急性胆囊炎、胆石症、急性胰腺炎。

（八）牵涉性痛

对疾病的诊断有帮助。如胆囊炎可有右肩胛下疼痛，胰腺炎有左后背疼痛，肾输尿管结石有病侧的大腿内侧或会阴部疼痛。

（九）腹痛与体位的关系

痛时辗转不安，并喜按腹部，常见于绞痛，如胆道蛔虫症；痛时体位固定，不敢活动，拒按腹痛部位，常见于炎症性腹痛，如急性腹膜炎。

（十）腹痛部位的变动，对诊断亦有参考价值

如急性阑尾炎，初痛在上腹中部，而后转移到右下腹部。输尿管结石，随着结石的下移，腹痛的部位也可有改变。

（十一）影响腹痛的一些因素

如夜间痛重，见于溃疡病、胰腺癌、慢性胰腺炎。体位改变腹痛减轻，见于各种绞痛。呕吐后腹痛减轻，见于急性胃炎、幽门不全梗阻。排便后腹痛减轻，见于急性肠炎、痢疾、溃疡性结肠炎。按压痛的部位腹痛减轻，见于溃疡病、输尿管结石。

（十二）腹痛的严重程度

腹痛的严重程度主要取决于：①有害刺激物质的强弱；②病人的敏感性。

（十三）腹痛的伴随现象

腹痛的伴随现象对腹痛的诊断及鉴别诊断很有帮助

（1）伴有休克：常见于腹腔器官穿孔、破裂、严重炎症、绞窄，急性心肌梗死、大叶肺炎也可发生腹痛及休克。

（2）伴有呕吐：常见于腹腔脏器的炎症，如急性胃炎、急性胰腺炎、急性胆囊炎等。胃肠道梗阻，如幽门梗阻、肠梗阻。输尿管结石、急性心肌梗死亦可有腹痛及顽固性呕吐。

（3）伴有呕血：常见于胆道出血、溃疡病、胃癌。

（4）伴有腹泻：常见于急性肠炎、痢疾、溃疡性结肠炎、Crohn 病、肠结核、食物中毒、急性出血性坏死性肠炎等。

（5）伴有血便：常见于溃疡病、胆道出血、痢疾、肠套叠、出血性坏死性小肠炎、过敏性紫癜、肠系膜血管栓塞、溃疡性结肠炎、结肠癌等。

（6）伴有血尿：见于泌尿系结石。

（7）伴有黄疸：见于肝胆疾病、胰腺疾病，大叶肺炎亦可表现为腹痛及黄疸。

（8）伴有腹部包块：常见于炎症性包块、肿瘤、肠套叠、肠扭转、卵巢囊肿蒂扭转、蛔虫性肠梗阻。

（9）伴有贫血：常见于肝脾破裂、宫外孕破裂、腹内血管瘤破裂、尿毒症。

（10）伴有便秘：见于肠梗阻。

（11）伴有发烧：常见于急性痢疾、急性胆囊炎、急性胰腺炎、急性阑尾炎、急性肠系膜淋巴结炎等。

（12）有暴饮暴食而发生腹痛者：常见于急性胰腺炎、急性胃炎、急性胃穿孔、胆石症、胆囊炎、急性心肌梗死等。

（13）腹部外伤后发生腹痛：此时应考虑腹内脏器破裂。

（14）急性腹痛有下列情况应考虑外科处理：①持续 6 小时以上不缓解；②白细胞很高；③腹胀；④伴有休克；⑤肠鸣音改变；⑥腹肌紧张有明显压痛及反跳痛；⑦肝浊音界消失；⑧有包块。

呼 吸 困 难

呼吸困难是指主观上感到呼吸费力及不适感，客观上表现为呼吸频率、节律、深度的变化，以及是否有辅助呼吸肌参与呼吸动作。

因呼吸困难被迫取坐位，称端坐呼吸。见于支气管哮喘、左心衰竭、气胸。

呼吸困难同时伴有响声，为哮喘或喘息。

夜间睡眠时因呼吸困难被憋醒，醒后稍事活动，症状缓解后又可入睡，称夜间阵发性呼吸困难，此为典型左心室衰竭的早期表现。

发生呼吸困难并不都见于病理状态，正常人在做剧烈运动或重体力劳动后也可发生呼吸困难，但稍事休息后可缓解。

【病因及发病机制】

一、 呼吸生理简介

正常成年人，在安静状态下，每分钟呼吸 16~18 次。每次吸入空气（潮气量）约 500ml。在安静情况下，每分钟吸入氧气约 250ml，排出二氧化碳约 200ml。因此呼吸的主要功能是将空气中的氧输送到血液中而将组织中代谢所产生的二氧化碳输送到肺而排出体外，以维持机体正常的代谢及体液的酸碱平衡。

（一）呼吸的过程

呼吸是通过下述连续过程完成的：

1. 通气　即吸入的空气与肺泡内的气体进行交换。

2. 换气　即肺泡气体与血液中气体进行交换。

3. 氧气及二氧化碳在血液中的运输。

4. 血液中的气体与细胞内的气体进行交换。

前3者又称外呼吸，后者又称内呼吸。

（二）呼吸的调节

呼吸是一个有节律的活动，受大脑皮质运动神经元及体液中化学因素的支配与调节。

1. 神经系统的调节　呼吸中枢在脑干的网状结构内。在延髓有吸气及呼气中枢。在桥脑有长吸气中枢，当其兴奋时，引起深长呼吸。在桥脑上部及中脑有呼气中枢，当其兴奋时，可抑制长吸气中枢，两者相互协调与制约，以维持呼吸节律的稳定。

呼吸中枢除受大脑皮质的支配外，还受各种神经反射的调节。

（1）神经反射对呼吸的调节

1）Hering-Breuer反射：此又称肺牵张反射，由肺的扩张或缩小引起的反射性呼吸变化。牵张感受器在细支气管的平滑肌内。当肺扩张时，牵张感受器受刺激，将冲动传到呼吸中枢抑制吸气反射。肺排气后缩小，则发生吸气兴奋反射，出现呼吸运动。

在病理情况下肺扩张减少时，则牵张器反射活跃，呼吸运动频率增加，浅而且快，同时可感到呼吸困难。

2）J感受器反射：J感受器位于肺泡及毛细血管之间，为迷走神经末梢。在正常情况下并不发挥作用，但当肺内毛细血管充血、压力增加时，或肺泡水肿、肺部有炎症病变、肺梗死时，可使J感受器受到刺激而兴奋，引起呼吸急促。

3）呼吸肌本体感受器反射：呼吸的肌梭受γ神经支配，此为呼吸肌的本体感受器。吸气时呼吸肌收缩，肌梭被牵拉，本体感受器兴奋通过γ神经将冲动传到脊髓前角细胞，增加脊髓前角α神经的兴奋性。α神经是支配呼吸肌的脊髓神经，受大脑皮质运动神经及来自肌梭的冲动支配，可使呼吸肌收缩。在病理情况下，如有气道梗阻而肺的顺应性良好时，可借肌梭本体感受器反馈的信息，使肺活量增加，出现深而慢的呼吸。当有限制性呼吸系统病变时，如肺的扩张受限，由肌梭反馈的信息，通过浅而快的呼吸，增加每分钟通气量。两者皆可使病人感受到呼吸困难。

（2）高级神经中枢对呼吸的调节：呼吸肌为随意肌，在一定的限度内可受大脑皮质运动神经元的支配，可对呼吸运动进行调节，如讲话、唱歌。此外，如疼痛、寒冷等刺激，通过皮肤感受器的反射作用，可增强呼吸。

2. 体液的化学因素的调节 体液化学因素是通过在延髓外侧表浅部位的中枢性化学感受器及位于颈动脉体及主动脉体的周围性化学感受器，对呼吸进行调节。调节是通过体液中的 PaO_2、$PaCO_2$ 及 H^+ 的改变进行。PaO_2 降低及 $PaCO_2$ 和 H^+ 升高，可使呼吸兴奋。当 $PaCO_2$ 及 H^+ 升高或 PaO_2 降低到一定程度时，可发生呼吸困难。

（三） 呼吸困难发生的机制

呼吸困难发生的机制并不太清楚。可能与下述因素有关。

（1）呼吸系统的疾病发生呼吸困难时的原因，与呼吸肌运动的情况关系较大。

（2）心力衰竭发生肺水肿、ARDS，呼吸困难的原因可能与 J 感受器有关。

（3）体液异常对呼吸困难的发生也有一定的作用。

二、 呼吸困难的分类

（一） 根据发病急慢分类

1. 急性呼吸困难 常见于急性左心衰竭、支气管哮喘、ARDS、肺梗死、自发气胸。

2. 慢性呼吸困难 常见于阻塞肺气肿、肺纤维化、大量胸水。

（二） 根据病因分类

1. 肺源性

（1）上呼吸道病变：常见于喉部水肿、白喉、喉炎、气管内异物、喉癌。

（2）气管及支气管病变：常见于支气管哮喘、喘息性支气管炎、细支气管炎、肿瘤压迫。

（3）肺部病变：常见于肺炎、肺梗死、肺气肿、肺纤维化、ARDS。

（4）胸膜病变：常见于气胸，大量胸腔积液、严重胸膜肥厚。

（5）纵隔病变：常见于纵隔肿瘤、纵隔气肿、纵隔炎。

（6）胸廓病变：常见于肋骨骨折、胸廓畸形。

2. 心源性 常见于各种原因引起的心脏病、心肌炎、心包炎、心肌病。

3. 神经性 常见于脑炎、脑疝、Guillain-Barre 综合征、脑血管病、脊髓灰质炎脑干型。

4. 中毒性 常见于安眠药中毒、吗啡中毒、有机磷中毒。

5. 血源性 常见于各种类型的严重贫血、高铁血红蛋白血症。

6. 精神性 见于癔症。

（三） 根据呼吸功能异常分类

1. 通气功能异常 此又分为：

（1）阻塞性通气功能障碍引起者：因呼吸道炎症、气管痉挛、水肿、异物、大

33

量分泌物等。引起呼吸道通气不畅，表现为呼气相延长，呼吸次数改变不大。见于支气管哮喘、喘息性支气管炎、肿瘤压迫气管、痰液、异物。血气分析常出现PaO_2降低、$PaCO_2$升高。

（2）限制性通气功能障碍引起者：因呼吸运动受限所引起者常见于：

1）中枢性：如脑炎、脑疝、中毒、外伤、脑血管意外。

2）神经肌肉疾病：如重症肌无力、Guillain-Barre综合征。

3）胸廓活动受限：如高度胸膜肥厚、大量胸水。

呼吸浅、快，可引起PaO_2降低，也可发生$PaCO_2$降低。

2. 弥散功能障碍引起者　常由于：

（1）呼吸膜面积减少、呼吸膜增厚、肺毛细血管血流减少及血液氧合反应速率减慢，均可导致弥散障碍而引起呼吸困难。见于广泛肺纤维化、间质性肺水肿、尘肺、ARDS、细支气管癌。

（2）通气血流比例失调：正常以每分钟通气4L/血流5L的比例，进行气体交换。如在肺梗死虽通气功能尚好，但肺的血流减少，动脉PaO_2降低，虽仍有通气功能，因CO_2比O_2弥散能力强21倍，故发生PaO_2降低但$PaCO_2$并不升高。

若为肺不张、肺实变、肺炎等情况下，引起通气不足，虽有循环尚好的血流，但不能与肺泡中的气体交换，仍会发生缺氧。

弥散功能障碍及通气/血流失调所引起的呼吸困难，主要属于换气功能障碍，表现为缺氧但二氧化碳潴留并不明显。

（四）根据呼吸次数的快慢及呼吸深度分类

成人在静息状态下，呼吸频率每分钟16~18次。通气量虽各有不同，但总的说来每次潮气量为400~500ml。呼吸次数若每分钟大于20次，则呼吸较快，每分钟通气量<3.5L常表示通气不足。

1. 呼吸浅而速　见于肺充血、肺水肿、肺实变、大量胸腔积液、气胸。

2. 呼吸浅而慢　见于吗啡中毒、休克、昏迷。

3. 呼吸深而快　见于缺氧、二氧化碳潴留、呼吸性酸中毒。

4. 呼吸深而慢　见于代谢性酸中毒（Kussmaul呼吸）。

（五）根据呼吸的节律分类

呼吸节律的改变说明呼吸中枢受累。

1. Biot呼吸　表现为较深的均匀呼吸，过度呼吸，经数次后暂停，反复发生。见于大脑半球及间脑病变。

2. 潮式呼吸（Cheyne-Stokes呼吸）　表现为开始呼吸微弱、较慢，逐渐加深、加快，而达高峰。后逐渐减弱、减慢而暂停。见于大脑半球、间脑、中脑及桥脑上部病变。

3. 中枢型呼吸　表现为呼吸快而深大、节律整齐而且持续呼吸。每分钟可达40次以上。见于间脑、中脑下部及桥脑上部病变。易误认为正常呼吸。

4. 双吸气呼吸　表现为吸气时间延长，呈双吸气，即吸气 2 次，呼气 1 次。见于桥脑病变。

5. 延髓呼吸　表现为呼吸深浅不匀，节律不整，每分钟仅呼吸 10 次左右，为呼吸中枢衰竭的晚期表现。见于延髓受累。

6. 精神性　表现为浅而快的呼吸，因过度排出二氧化碳，引起呼吸性碱中毒。血 Ca^{2+} 降低，出现手足搐搦。

（六）根据临床表现分类

1. 吸气性呼吸困难　病变在上呼吸道，多因不同原因引起上呼吸道梗阻所致。在吸气时明显用力，严重者可发生喉鸣。因在吸气时胸腔负压明显增加，故发生三凹现象。常见于喉头水肿、异物、白喉、喉癌等。吸气困难而且吸气延长。

2. 呼气性呼吸困难　病变在小支气管，因水肿、痉挛、狭窄所致。呼气时困难，呼气相延长，严重者出现喘息。常见于支气管哮喘。在哮喘发作时，两肺满布哮鸣音。

3. 混合性呼吸困难　吸气及呼气均困难，常见于大面积肺炎、大量胸水、腹水。

【诊断注意事项】

（一）病史

（1）发病的缓急，以往有无类似发作，与季节、体力活动等有无关系。发作持续时间。

（2）是否有咽痛、咳嗽、咳痰，痰量及性质，有无咯血。

（3）是否伴有心悸。

（4）有无发烧、胸痛。

（5）有无心脏病、支气管喘息、慢性肾炎、糖尿病史。

（6）有无长期吸烟史，有无过敏史。

（7）以往用什么药物治疗可以缓解。

（二）体格检查

（1）胸廓的形状。

（2）患者的体位。

（3）有无发绀、杵状指，有无贫血体征。

（4）有无脱水及浮肿。

（5）颈静脉是否怒张，有无奇脉。

（6）呼吸困难的类型。

（7）呼吸的频率、节律、深浅，有无三凹现象，是否有胸、腹部辅助呼吸肌参加。

（8）有无心脏病、呼吸系统疾病的体征。

（9）呼出气体有无特殊气味。

（三）其他检查

（1）胸部 X 线检查。

（2）血、尿常规检查。

（3）血尿素氮、血糖、二氧化碳结合力。

（4）血气分析。

（5）心电图，必要时做心动超声图检查。

（6）纤维支气管镜检查。

（7）胸部、头颅 CT 检查。

[鉴别诊断]

（一）突然发生的呼吸困难

见于肺梗死、自发性气胸。

（二）急性发作性呼吸困难

见于急性左心衰竭、支气管喘息、喘息性支气管炎。

（三）慢性呼吸困难

见慢性支气管炎、慢性喘息性支气管炎、慢性阻塞性肺气肿、充血性心力衰竭。大量胸水、腹水亦可发生呼吸困难。

（四）吸气性呼吸困难

见于上呼吸道梗阻，如急性喉炎、大气管异物、肿瘤。此时可见三凹现象。

（五）呼气性呼吸困难

见于呼吸道远端梗阻、痉挛，如支气管喘息。此时可见腹肌在呼气时收缩，而发生腹部凹陷。

（六）混合性呼吸困难

见于大叶肺炎、气胸、大量胸水时。

（七）端坐呼吸

见于急性左心衰竭、自发性气胸、支气管喘息。

（八）喘息

心源性，如急性左心衰竭。肺源性，如支气管喘息。肾源性，如尿毒症。

（九）夜间阵发性呼吸困难

此为左心衰竭的典型早期临床表现。

（十）深大呼吸

见于代谢性酸中毒。

（十一）浅快呼吸

见于癔病、胸膜炎、肺炎、大量胸水、腹水。

（十二）呼吸进行性加快伴有明显紫绀

见于成人呼吸窘迫综合征（ARDS）。

（十三）伴有胸痛

见于大叶肺炎、胸膜炎、自发性气胸、肺梗死、急性心肌梗死、心包炎。上述疾病同时也有体温升高。

（十四）潮式（Cheyne-Stokes）呼吸

见于间脑、中脑及桥脑病变。

（十五）Biot 呼吸

见于大脑半球及间脑病变。

（十六）双吸气、下颌呼吸

见于呼吸停止前。

（十七）呼吸突然停止

见于心跳骤停、脑疝。

便　血

便血是指肛门中排出血便，但出血的部位可能来自 Treitz 韧带以上的上消化道，也可能来自 Treitz 韧带以下的下消化道。"呕血"在上消化道出血中讨论，现仅讨论下消化道出血。

【病因及发病机制】

一、分类

（一）根据引起便血的病因分类

1. 炎症性疾病

（1）感染性：如细菌性痢疾、阿米巴痢疾、急性出血性坏死肠炎、肠结核。

（2）非感染性：如溃疡性结肠炎、Crohn 病、缺血性结肠炎。

2. 肿瘤性疾病

（1）良性者：如息肉、平滑肌瘤。

（2）恶性者：如平滑肌瘤、淋巴瘤、大肠癌。

（3）血管性疾病：如肠系膜动脉栓塞、肠系膜静脉血栓形成。

（4）血液系统疾病：如过敏性紫癜、血栓性血小板减少性紫癜、DIC。

（5）遗传性疾病：如黑色素斑胃肠道息肉病（Peutz-Jegher 综合征）、遗传性毛细血管扩张症。

（6）全身性疾病：如尿毒症、中毒。

（二）根据病变发生的部位分类

1. **小肠出血**　包括空肠、回肠疾病引起的出血。

2. **大肠出血**　包括结肠、乙状结肠、直肠疾病引起的出血。

3. **肛门出血**　包括痔、肛裂、肛瘘。

二、引起便血的常见疾病及其临床表现

（一）小肠出血

量可多可少。小肠上部出血，若量较少而且在小肠停留时间较久，可呈黑红色但不会出现柏油便。若出血多，则排出的血呈暗红色或鲜红色稀便、血水样稀便。可混有粪便的粪渣。多伴有肠绞痛。

（1）小肠肿瘤：临床表现为便血、肠绞痛及触到肿块。可发生肠套叠。

（2）急性憩室炎：梅克尔（Meckel）憩室最常见的先天性畸形，多位于回肠末端。表现为反复发作便暗红色便，量可多可少。多无腹痛。

（3）急性出血性坏死小肠炎：可能与产生 β 毒素的 Welchii 杆菌感染有关。表现为发热、腹痛，发病第 2~3 天，开始腹泻，便血水样血便，有恶臭。

（4）Peutz-Jegher 综合征：此为一种遗传性疾病。表现为唇、口腔、皮肤有棕色色素沉着。胃及肠道多发错构瘤形成的息肉。表现为反复便血，量多少不一。常伴有腹痛、腹泻。

（5）肠系膜动脉栓塞及静脉血栓形成：此时多可便血，但血量多不大。详见"腹痛"。

（6）过敏性紫癜：除可发生皮肤紫癜、关节痛、肾脏病变外，可出现腹痛、腹泻、便血。出血部位多在回肠，量不多，呈暗红色，腹痛可很剧烈。

（7）遗传性毛细血管扩张症：可累及小肠而发生出血，无腹痛。多伴有眼、鼻、口腔黏膜等处血管扩张。

（二）大肠出血

大肠出血临床上常见者有以下几种：

1. **炎症性疾病**

（1）感染性肠炎

常见者有：

1）细菌性痢疾：因痢疾杆菌引起。表现为腹痛、下坠感、腹泻。排黏液血便，或暗红色脓血便而无粪质，有特征性。

2）弯曲菌肠炎：此为一种外形细长、呈弧形、螺旋形、"S"形的 G⁻杆菌。其传染途径是人与感染的禽、畜接触或与感染此菌的人接触。临床表现似急性细菌性痢疾。

3）肠出血性及肠侵袭性大肠杆菌肠炎：此均属于埃希菌属，为 G⁻杆菌。其临床表现似急性细菌性痢疾。

4）阿米巴痢疾：此由溶组织阿米巴侵犯肠黏膜引起，急性患者表现为腹痛、腹泻，排血性黏液便或暗红色果酱便，并有腥臭味，有特征性。

5）肠结核：此好发于回盲部。溃疡型肠结核除腹痛、腹泻外，可排脓血便，但血量不多。可有结核中毒症状。

（2）非感染性肠炎

1）溃疡性结肠炎：本病的病理特点为结肠黏膜陷窝脓肿，破溃后形成溃疡。表现为腹痛、腹泻，排出黏液血便或血便。出血量可多可少，大出血可引起出血性休克。

2）Crohn 病：此病可累及全消化道的黏膜下非干酪性肉芽肿。表现为腹痛、腹泻，可有脓血便，但出血量不多。

以上两种疾病统称为炎症性肠病，发生机制不详，可能与免疫、感染因素有关。

3）缺血性结肠炎：因各种原因引起肠系膜动脉供血不足，使结肠发生缺血性病变，出现炎症及缺血性坏死。表现为腹痛、腹泻、便血，排出为黏液血便或血便。可有发热、腹胀，偶可触到左上腹包块。此病变多发生于结肠脾区。

2. 肿瘤性疾病

（1）良性肿瘤性疾病

常见者有：

1）息肉：为隆起的肠黏膜病变，外观很难说明其性质。表现为腹痛、腹泻、便血。

2）脂肪瘤：右侧结肠多见，除与息肉相同的临床表现外，可发生肠套叠、肠梗阻。

3）平滑肌瘤：多见于老年人，好发于直肠。当肿瘤大于 2cm 时，可出现腹痛、便血及排便习惯的改变。

（2）恶性肿瘤

1）大肠癌：多发生于中老年人，为大肠常见的恶性肿瘤。早期肉眼分型为息肉样型、浅表隆起型及凹陷型。进展期分为隆起型及溃疡型。病理组织学分型为乳头状腺癌、管状腺癌、黏液腺癌、印戒细胞癌、未分化癌、腺鳞癌及鳞癌 7 种。

临床表现因病变所在的部位不同，其表现亦异。

右侧结肠癌表现为腹部肿块、腹痛、贫血、便血。便血与粪便相混。

左侧结肠癌表现为便血、腹痛、肠梗阻，粪便常呈黏液血便，血便不与粪便相混。

直肠癌表现为便血、便细、便变形，里急后重可很明显，肛门痛，因其可便脓液血便，极易误诊为细菌性痢疾。

2）平滑肌肉瘤：多发生于直肠。表现为便血、贫血及腹痛，也可发生肠梗阻及触到包块。

39

3. 全身性疾病　常见引起便血的全身性疾病为急性传染病，如伤寒；血液病，如 DIC；其他疾病，如尿毒症。

【诊断注意事项】

（一）病史

（1）发病的缓急及病程的长短。

（2）有无腹痛、发烧、里急后重、食欲不振、盗汗等。

（3）体重的改变。

（4）便血的量、颜色、次数，是否与粪便相混。以往有无类似发作。

（5）粪便的性状，是否成形，有无黏液及脓液。

（二）体格检查

（1）有无贫血现象，皮肤有无出血点、出血斑，有无皮疹，有无褐色斑等。

（2）有无肝、脾、淋巴结肿大。

（3）腹部是否可触及肿物。

（4）肠管是否可触知，伴不伴有触痛。

（5）腹肌是否紧张，有无压痛、反跳痛，腹部有无血管杂音，肠鸣音是否有改变。

（6）肛门检查有无肛裂、痔、肛瘘，肛门有无触痛，是否触及肿物。

（三）其他检查

（1）血、尿、粪便常规检查。

（2）X 线钡剂造影检查。

（3）纤维内镜检查。

（4）选择性动脉造影　对小肠出血时诊断的意义较大，可确定出血的部位，但需在有活动性出血时做动脉造影。

（5）放射性核素检查。

（6）吞棉线试验。

后两者与选择性动脉造影意义相同。

【鉴别诊断】

（一）便血、腹部绞痛、腹部可触到肿块

常见于肠道肿瘤或肠套叠。

（二）发病急、高烧腹胀、休克、便恶臭的血水样便

见于急性出血性坏死性小肠炎。

（三）唇、口腔、皮肤、黏膜有棕色色素沉着

见于 Peutz-Jegher 综合征，此病有多发性胃肠道息肉。

（四）　皮肤出现紫癜

见于过敏性紫癜、血小板减少性紫癜、血栓性血小板减少性紫癜、DIC 等引起的出血。流行性出血热也可发生皮肤紫癜。

（五）　剧烈腹痛、发病急骤，迅速发生腹胀、肠麻痹、休克

见于肠系膜上动脉栓塞。

（六）　里急后重、便脓血便

见于直肠的炎症病变，如痢疾。直肠癌也可发生这种现象。

（七）　血便

血水样便，见于小肠出血；暗红色与粪便相混的血便，见于升结肠出血；鲜红色血附着在成形粪便的外面，见于降结肠、乙状结肠、直肠出血；便后滴血，见于痔、肛裂、肛瘘。

（八）　炎症病变引起的出血

多为黏液血便或脓血便。

（九）　下消化道出血

其量可大可小，可因出血致死，但较少见。也可仅为粪便隐血试验阳性。

（十）　伴有高烧

见于流行性出血热、急性白血病、伤寒等。

（十一）　伴有腹泻便秘交替

见于肠结核、Crohn 病。

（十二）　伴有休克

见于急性中毒性菌痢、急性出血性坏死性肠炎、肠系膜血管栓塞。若肠道出血量大时，皆可发生出血性休克。

（十三）　伴有腹部包块

见于肠结核、肠肿瘤、Crohn 病、肠套叠。

此外，在女性应注意血是否来自阴道。上消化出血时，也可仅表现为黑便。回盲瓣以下部位的肠道出血，很少发生柏油样便。

腹　　泻

腹泻是指排便次数较平时增加，并且粪便的含水量也增加，粪便稀。可有异常成分，如未消化的食物、黏液、脓液、血液及脱落的肠黏膜细胞。

正常人每日的排便次数，因人而异，可隔 1~2 天排便 1 次，也可每日排便

2~3 次，但粪便成形，无异常成分，排出水量少于 200ml/d。

若有排便习惯的改变，也应注意是否有病理情况。

腹泻病程少于 2 个月者，称急性腹泻。大于 2 个月者，称慢性腹泻，这是人为的界限。

【病因及发病机制】

一、水在肠道的代谢

正常人，肠道中水的来源为：

（一）自体外摄入

包括饮水约每日 1500~2000ml，食物含有的水约每日 1000ml。共约 2500ml 左右。

（二）自消化器官分泌到肠道中的消化液

如唾液、胃液、胆汁、胰液、肠液等，每日共约 7000ml 左右。

进入肠道中的水大部分在肠道吸收，吸收的部位主要在小肠。

二、腹泻的病因及发病机制

（一）渗出性腹泻

此由于炎症、溃疡、肿瘤浸润等，使病变部位的血管、淋巴管、黏膜受损，局部血管通透性增加，蛋白、体液渗出，黏液分泌增加，这些物质进入肠道后引起腹泻。根据病因又分为：

1. 感染性 如痢疾、肠炎、急性出血坏死性肠炎、伪膜性肠炎、肠结核、肠道菌种失调等。

2. 非感染性 如溃疡性结肠炎、Crohn 病。

（二）渗透性腹泻

此因溶于水的物质吸收障碍引起。如服用甘露醇、硫酸镁后，因不能吸收而导致肠腔内渗透压升高，影响肠道吸收水分所致。

（三）分泌性腹泻

在小肠黏膜的隐窝富有分泌细胞，致病因素作用于此种细胞，使其分泌大量的水分及电解质，而引起腹泻。分为：

1. 感染性 如霍乱、产毒性大肠杆菌肠炎。

2. 非感染性 如胃泌素瘤、血管活性肠肽瘤、类癌综合征。

（四）肠道运动功能紊乱

因肠蠕动过速使可在肠道吸收的物质，不能充分吸收而排出体外。如甲状腺功能亢进、肠易激综合征。

（五）短肠综合征

如大部肠道切除术后。

三、较少见引起腹泻的疾病及其临床表现

（一）渗出性腹泻

1. 急性出血坏死性肠炎　此病的病因可能由 Welchii 杆菌产生的 β 毒素引起。表现为起病急，腹部绞痛，水样血便、有恶臭。严重者可发生休克。

2. 伪膜性肠炎　此病可能由难辨梭状芽孢杆菌产生的 β 毒素引起，使肠黏膜发生坏死性炎症，所产生的 β 毒素可直接损伤肠壁细胞形成伪膜性肠炎。起病急、腹泻，排水样便并含有伪膜。多发生腹痛，脱水，甚至发生休克。多见于用广谱抗生素时间较长的严重病人。

3. 金黄色葡萄球菌性肠炎　起病急，突然出现腹泻，量大，粪便呈黄绿色蛋花汤样。恶心、呕吐、腹胀。多发生在较久应用广谱抗生素后。

4. 真菌性肠炎　多由白色假丝念珠菌引起。腹泻，排出水样或豆腐渣样、泡沫多、黄色便，可偶带血，腹胀重但腹痛不明显。多发生于长期用广谱抗生素后。

（二）渗透性腹泻

1. 乳糖酶缺乏症　因小肠黏膜分泌此种酶缺乏，成年人喝牛奶后发生腹泻。

2. 吸收不良　因肠道吸收不良引起。

（1）热带吸收不良综合征：见于热带。病因与营养不良与细菌的感染有关。表现为腹泻、腹痛、食欲不振、腹胀，可有口腔炎症、皮肤粗糙、贫血等。

（2）非热带斯泼鲁（nontropical sprue）：因先天性缺乏一种酶，不能分解麸质中的 α 醇溶麸蛋白所致。

（3）Whipple 病：此病可能由于细菌感染所致。病理改变为小肠黏膜有大量 PAS 染色阳性的巨噬细胞浸润。表现为腹泻粪便呈水样，可有脂肪泻。有腹胀、腹痛、发热、关节痛，并可发生浆膜炎、心包炎、肺及中枢神经损害。

（三）分泌性腹泻

1. 胃泌素瘤　此病又称 Zollinger-Ellison 综合征。表现为顽固性消化溃疡、腹泻，也可能为脂肪泻。

2. 血管活性肠肽瘤　表现为持续性大量水泻，每日可达 3~10L 之多。低血钾，胃酸缺乏。因血管活性肠肽可刺激肠黏膜分泌大量水分及电解质。

【诊断注意事项】

（一）病史

(1) 病程的长短，起病的缓急，是否为集体发病。

(2) 每日腹泻次数、量、性状、气味。

(3) 有无发烧。

(4) 有无恶心、呕吐。

(5) 有无腹痛，若有则应注意疼痛的部位、严重程度、性质、有无放射。

(6) 是否伴有里急后重。

(7) 腹泻与饮食有无关系。

(8) 有无明显的体重下降。

(9) 有无脱水征。

(10) 以往有无类似发作，有无用药物历史。

（二）体格检查

(1) 营养状态，有无脱水征。

(2) 有无口角炎、舌炎，皮肤是否苍白。

(3) 甲状腺是否肿大、有无震颤及杂音。

(4) 有无淋巴结、肝、脾肿大。

(5) 腹部有无包块、压痛、腹肌紧张，肠鸣音是否正常。

(6) 必要时做肛门检查。

（三）其他检查

(1) 粪便常规、培养，涂片检查球菌杆菌比例、结核菌、脂肪球、淀粉颗粒、肌肉纤维。

(2) 血常规检查。

(3) 血钾、钠、氯、尿素氮、二氧化碳结合力。

(4) X 线钡剂胃肠造影检查。

(5) 纤维结肠镜检查。

【鉴别诊断】

（一）需与假性腹泻鉴别

此因直肠受刺激后，产生频繁的便意，如宫外孕破裂。但粪便正常。

（二）慢性腹泻与年龄的关系

年轻人见于炎性病变。而老年人，则应考虑有缺血性结肠炎、肠肿瘤的可能。

（三）　急性腹泻常见的疾病

见于食物中毒、急性肠炎、急性细菌性痢疾、霍乱、副霍乱。

（四）　慢性腹泻常见的疾病

见于肠结核、溃疡性结肠炎、Crohn 病、慢性痢疾、慢性胰腺炎、萎缩性胃炎。

（五）　饭后集体发病

见于食物中毒。

（六）　长期用广谱抗生素后发生腹泻

此时应考虑有肠道菌群失调。

（七）　胃肠道手术后发生腹泻

见于倾倒综合征、盲袢综合征、短肠综合征。

（八）　喝牛奶后发生腹泻

见于乳糖酶缺乏症。

（九）　禁食后腹泻停止

见于渗透性腹泻、肠道运动功能紊乱。

（十）　晨起发生腹泻

见于慢性痢疾、肠炎、肠易激惹综合征。夜间因便意而醒者，多为器质性疾病引起。

（十一）　腹泻与便秘交替

见于肠结核、肠易激惹综合征、结肠不完全梗阻。

（十二）　每日排便次数及排出量

了解以下情况对诊断有帮助。排水量在 500ml 以下，多为结肠病变。排水量大于 1 000ml，见于分泌性腹泻。若大于 3 000ml，见于霍乱、大肠杆菌食物中毒、金黄色葡萄球菌肠炎、结肠绒毛瘤、水泻低钾无胃酸综合征（WDHA 综合征）。

（十三）　粪便的性状对病因诊断亦有帮助

(1) 水样便：见于肠毒性大肠杆菌、金黄色葡萄球菌食物中毒、胃泌素瘤。

(2) 绿色水样便：见于小儿毒性大肠杆菌肠炎。

(3) 米汤样便：见于霍乱、副霍乱。

(4) 蛋花汤样便：见于伪膜性肠炎、轮状病毒性肠炎。

(5) 腥臭血水样便：见于急性出血性坏死性肠炎。

(6) 脓血便：见于痢疾、溃疡性结肠炎、结肠癌、血吸虫病。

(7) 黏液便：见于肠道易激惹综合征、结肠绒毛瘤。

(8) 白陶土样便并有泡沫：见于脂肪泻。

（十四）　了解腹泻的伴随症状对诊断有帮助

(1) 伴里急后重：病变在直肠。

（2）伴下腹痛：病变在结肠。

（3）伴脐周痛：病变在小肠。

（4）伴高烧：见于急性细菌性痢疾、急性出血性肠炎、伤寒。

（5）伴低烧：见于肠结核、Crohn 病、溃疡性结肠炎。

（6）伴喘息：见于类癌综合征、食物过敏。

（7）伴皮疹：见于类癌综合征、溃疡性结肠炎、肠结核。

（8）伴明显体重下降　见于甲状腺功能亢进、吸收不良综合征、慢性胰腺疾病、胃肠道恶性肿瘤及各种原因引起的分泌性腹泻。

血　尿

血尿是指尿液中红细胞增多。肉眼看到尿呈红色，称肉眼血尿，若在 1000ml 中，加入 1ml 血液，即可出现肉眼血尿。尿液经高速离心后，在显微镜下高倍视野红细胞超过 3 个，即为镜下血尿。

正常人 24 小时尿液中 0~50 万个红细胞（Addis 计数）。

【病因及发病机制】

一、引起血尿的常见病因

（一）泌尿系统疾病

1. 肾脏疾病　常见者有：

（1）肾小球疾病：如肾小球肾炎。

（2）肾间质疾病：如间质性肾炎。

（3）肾感染性疾病：如肾盂肾炎、肾脓肿、肾结核。

（4）肾坏死性疾病：如肾乳头坏死、肾皮质坏死。

（5）肾血管疾病：如肾动脉栓塞、肾静脉血栓形成。

（6）肾遗传性疾病：如多囊肾、遗传性肾炎（Alport 综合征）。

（7）肾结石。

（8）肾外伤。

2. 输尿管疾病

（1）输尿管炎。

（2）输尿管结石。

（3）输尿管肿瘤。

3. 膀胱疾病

（1）膀胱炎。

（2）膀胱结石。

（3）膀胱肿瘤。

（二）生殖系统疾病

（1）前列腺炎。

（2）前列腺癌。

（3）精囊炎。

（三）全身性疾病

见于过敏紫癜，DIC 等。

二、引起血尿的常见疾病及其临床表现

（一）泌尿系统疾病

1. 肾脏疾病

（1）肾小球肾炎：此指以肾小球为主要病变。

1）分类：

A. 根据病程及临床表现分类

a. 急性肾小球肾炎：发病急，病程少于 6 个月。

b. 急进性肾小球肾炎：发病急、病情进展快，可在短期内发生肾功能衰竭。

c. 慢性肾小球肾炎：发病较缓，病程常超过 6 个月。其临床表现分为：

肾病型：以大量蛋白尿、水肿、低蛋白血症、高胆固醇血症为主要表现。

高血压型：以血压升高为主要表现。

混合型：兼有上述两型的特点。

d. 隐匿型肾小球肾炎：病程长，长期稳定，进展缓慢。

e. IgA 肾病：因肾小球有单独 IgA 沉积物或以 IgA 为主同时有 IgG、IgM 沉积。

f. 肺出血—肾炎综合征：临床表现似急进性肾炎，但发生咯血，量可大可小。因致病原因引起自身免疫反应，产生抗肾小球及肺基底膜抗体所致。

B. 根据有无原发病分类

a. 原发性肾小球肾炎：此指原发于肾小球炎症。

b. 继发性肾小球肾炎：此指在原发病的基础上发生的肾小球肾炎。如系统性红斑狼疮（SLE）。

C. 根据病理分类

47

a. 弥漫增殖性肾炎：多见于链球菌感染之后。

b. 系膜增殖性肾炎：可能与病毒感染有关。

c. 膜增殖性肾炎：多见于链球菌感染之后及 SLE。

d. 局灶性增殖性肾炎：多见于过敏性紫癜、SLE。

e. 弥漫性新月体肾炎：见于病菌感染之后、SLE。

f. 局灶性肾小球硬化：可能由微小病变发展而来。

D. 根据发病机制分类

a. 免疫复合物肾炎：因致病因素作用于机体，产生抗体。抗体与抗原形成免疫复合物，沉积于肾小球并激活补体，造成肾小球损伤。

b. 抗基底膜肾炎：因致病因素作用于机体，使机体产生抗基底膜抗体，抗体与肾小球基底膜结合，激活补体引起肾小球损伤。

c. 通过补体 C3 途径引起的肾炎，称补体 C3 肾炎：此指细菌内毒素、免疫球蛋白 IgA 聚合体等与备解素、B 因子、D 因子在镁离子的协助下直接激活补体 C3，从而激活补体其他成分，造成肾小球损伤。

2）临床表现

a. 肾炎综合征：主要表现为水肿、尿少、血压升高及尿中红细胞增多。

b. 肾病综合征：主要表现为高度水肿、大量蛋白尿、血白蛋白减少、血胆固醇升高。无高血压及血尿。

3）肾小球病理改变与临床表现的联系

a. 表现为肾小球肾炎者：见于弥漫性增殖性肾炎、弥漫性新月体肾炎、系膜增殖性肾炎。

b. 表现为肾病综合征者：见于微小病变性肾炎、膜性肾炎、局灶性肾小球硬化。

c. 混合型：兼有上述两者。

由此可见一种病理改变可有不同的临床表现，而同一临床表现可有同一病理改变。

（2）间质性肾炎：此指以肾间质为主要病变。分类大致如下。

1）根据病因分类

a. 药物引起者：如庆大霉素、镇痛剂。

b. 感染引起者：如慢性肾盂肾炎。

c. 免疫因素引起者：如系统性红斑狼疮。

d. 代谢因素引起者：如痛风肾。

2）根据发病的缓急分类

a. 急性间质性肾炎：多由于药物过敏所致，主要的病理改变为肾间质以淋巴细胞、单核细胞及嗜酸细胞浸润为主的非化脓性炎症。表现为起病急、可有膀胱刺激症状及血尿。若由药物引起者可发生药物热，如发烧、皮疹、关节及肌肉疼痛、肝脾肿大。

b. 慢性间质性肾炎：多见于长期应用镇痛药物，有些中药如木通也可引起。

病理改变除间质有细胞浸润外，有间质纤维化。表现为肾小管功能不全的现象，如多饮、多尿，此外可有腰痛、血尿、肾功能衰竭。

（3）肾盂肾炎：此多因细菌感染引起。分为：

1）急性肾盂肾炎：肾盂充血、水肿，表面有分泌物。表现为发热、腰痛、膀胱刺激症状、肾区叩痛。尿中红、白细胞增多，可有肉眼血尿。

2）慢性肾盂肾炎：此为慢性肾间质、肾盂、肾盏的炎症，造成组织破坏，形成瘢痕，导致肾脏萎缩及肾功能受损，表现为多尿、间歇出现膀胱刺激症状、低热。晚期发生尿毒症。尿红、白细胞增多。

（4）肾乳头坏死：为肾间质疾病的特殊严重的病理改变。分为：

1）急性肾乳头坏死：常见于急性肾盂肾炎严重者。表现为寒战、高热、腰痛，可发生肉眼血尿。若排出坏死的乳头时，可发生肾绞痛。引起急性肾功能衰竭。

2）慢性肾乳头坏死：常见于长期服用镇痛药物。临床表现为慢性肾盂肾炎的现象。可有多饮、多尿。若有坏死的肾乳头排出时，发生肾绞痛及血尿。

（5）肾结核：早期无症状。后期出现膀胱刺激症状、血尿、脓尿。似肾盂肾炎，易误诊尿路感染。此外有结核中毒症状。

（6）肾细胞癌：多为单发。表现为血尿、腰部钝痛及侧腰触到肿块的三联征。

（7）肾结石：若结石脱落入输尿管后，可发生肾绞痛及血尿。若有继发感染可有发热、尿频、尿急及血尿。

（8）成人型多囊肾：此为一遗传性疾病。早期无症状，后期出现腰部不适、疼痛，可有肾小管功能不全的现象，并可发生血尿。可有高血压，晚期出现肾功能不全。

（9）遗传性进行性肾炎（Alport综合征）：表现为肾功能损害，无症状镜下血尿或肉眼血尿。有耳部疾病如耳聋。眼部病变如白内障、视网膜脱离。

（10）肾动脉栓塞：此继发于左心脱落的栓子。小栓塞只有镜下血尿。大的栓塞表现为突然剧烈的腰痛伴有血尿，似输尿管结石。

2. 输尿管疾病

（1）输尿管炎：多继发于肾盂肾炎、膀胱炎，由细菌引起。表现为膀胱刺激症状，尿色混浊可有血尿、发热、腰痛。

（2）输尿管结石：大都来自肾结石，表现为突然发作的肾绞痛，不能耐受，并可向病侧大腿内侧放射。绞痛发作后常出现肉眼血尿。

（3）输尿管肿瘤：不常见。表现为肾区钝痛。呈持续性，常伴有肉眼血尿。

3. 膀胱疾病

（1）膀胱炎：大都由于细菌感染引起。分为：

1）急性非特异性膀胱炎：突然起病。表现为尿急、尿频及尿痛，即所谓膀胱刺激症状。可发生血尿，有时呈肉眼血尿。也可发生脓尿及有低热。

2）慢性非特异性膀胱炎：多因急性非特异性膀胱炎未经彻底治疗所致。临床表现较急性者为轻，但尿中红、白细胞增多。

（2）膀胱结核：由结核菌感染所致，多继发于肾结核。膀胱刺激症状多很明显，并可发生脓尿。有结核中毒症状。

（3）膀胱结石：临床表现主要为膀胱刺激症状。可发生排尿中断有特征性。发生的原因为结石阻塞尿道在膀胱的开口处。

（4）膀胱肿瘤：多为恶性。表现为无痛性肉眼血尿，呈间歇性，有特异性。多见于中老年人。

（5）膀胱外伤：多见于骨盆骨折、手术创伤等所致。若膀胱未破裂，表现为下腹部痛及血尿。若膀胱破裂，可发生排尿困难及血尿。若膀胱破到腹膜外，出现腹痛。若破到腹腔，则出现腹水征。

（二）生殖系统疾病

1. 前列腺炎　大都由细菌引起。分为：

（1）急性前列腺炎：临床表现为起病急，发冷、发热、头痛、头晕，可有膀胱刺激症状。有耻骨上疼痛，血尿。并可有直肠刺激症状，下坠感、排便次数增加。

（2）慢性前列腺炎：多由急性前列腺炎转变而来。可有轻度的膀胱刺激症状，耻骨上疼痛，会阴部下坠感。可伴性功能障碍。

2. 前列腺癌　临床上分为 3 型：

（1）潜伏型：癌肿小，无症状。

（2）临床型：有临床症状，如排尿困难。

（3）隐匿型：癌肿小，但可发生广泛转移。

3. 精囊炎　多由于细菌感染引起。分为：

（1）急性精囊炎：临床表现为发冷、发热，下腹部、腹股沟、会阴部疼痛。可有膀胱刺激症状及肉眼血尿。血精伴有排精液时疼痛为本病的特征。

（2）慢性精囊炎：其临床表现似慢性前列腺炎。

三、全身性疾病引起血尿

（一）血液系统疾病

常见者有血小板减小性紫癜、血栓性血小板减少性紫癜、DIC 等。

（二）传染性疾病

常见者有流行性出血热、钩端螺旋体病等。

（三）免疫性疾病

常见者有结节性多动脉炎。

【诊断注意事项】

（一）病史

（1）病程，起病的缓急。

（2）有无发冷、发烧、腰痛、腹痛。

（3）有无尿痛、尿急、尿频，有无排尿困难。

（4）是初始血尿、终末血尿还是全程血尿。

（5）有无咯血、呕血、便血、皮肤黏膜出血。

（6）曾否服用对肾脏有损害的药物。

（7）有无结核病史、高血压史、肾炎史、肾外伤史、痛风史、血液病史、肾结石史。

（二）体格检查

（1）有无浮肿，皮肤及黏膜有无出血现象，有无贫血现象。

（2）有无心脏瓣膜病的体征。

（3）肾区有无压痛、叩击痛，肾是否可触及，若能触及应注意其大小、硬度、压痛，表面是否光滑。

（4）前列腺是否肿大，有无结节、触痛。

（5）尿道口有无分泌物。

（6）有无痔。

（7）必要时做妇科检查。

（三）其他检查

根据病情选做下列检查。

（1）尿常规检查、三杯试验、相差显微镜检查、尿培养、尿找结核菌、肿瘤细胞。

（2）血常规、血小板、出血试验、凝血试验。必要时查凝血酶原时间、血纤维蛋白、3P试验、D-二聚体、FDP等。

（3）血钙、血尿酸。

（4）肾功能检查。

（5）血钾、钠、氯、尿素氮、肌酐、二氧化碳结合力。

（6）腹平片、肾盂造影、肾血管造影。

（7）肾图。

（8）肾超声波检查。

（9）必要时做CT。

（10）必要时做膀胱镜和肾穿刺检查。

【鉴别诊断】

（一）女性应注意

血是否来自阴道、肛门。

（二）血尿需与血红蛋白尿进行鉴别

血尿在膀胱存留过久，如果尿为酸性，则红细胞被破坏而呈血红蛋白尿，经沉淀后，镜下仍能发现有红细胞。而血红蛋白尿则不可能发现红细胞。

（三）红细胞相差显微镜检查呈均一性

见于输尿管、膀胱病变。变形性红细胞，见于肾小球病变。

（四）全程暗红色血尿，有红细胞管型，伴或不伴有肾绞痛

见于肾脏病变。

（五）全程鲜红血尿，可有血块，排尿时有下腹不适感，有或无排尿困难及膀胱刺激症状

见于膀胱病变。

（六）鲜红色初始血尿或尿道滴血，可有排尿困难、排尿痛

见于尿道病变。

（七）终末鲜红色血尿，伴有排尿困难

见于前列腺病变。

（八）伴随症状对血尿的鉴别诊断亦有帮助

（1）无痛血尿：青少年多因肾小球肾炎所致，中老年则常见于泌尿系统肿瘤。

（2）伴绞痛：见于泌尿系结石。

（3）伴有膀胱刺激症状：主要见于膀胱炎、膀胱结核。膀胱结石、膀胱肿瘤也可发生此症状。

（4）伴有发冷发烧、腰痛：见于急性肾盂肾炎、肾盂积脓、肾结核。

（5）伴有高血压、浮肿：见于急性肾小球肾炎。

（6）伴有排尿困难：见于前列腺疾病、膀胱结石。伴有排尿中断，见于膀胱结石。

（7）伴有皮肤出血点、出血斑：见于血液病及有些传染病，如流行性出血热。

（8）伴有咯血：见于肺出血肾炎综合征。

（9）伴有脓尿：见于肾结核、肾盂积脓。

（10）伴有乳糜尿：见于血丝虫病。

（九）外伤后发生血尿

见于泌尿系统损伤。

（十）剧烈运动后发生血尿

见于运动后血尿外，亦见于泌尿系统结石。

（十一）其他

应用磺胺类药物、甘露醇、庆大霉素、卡那霉素、保太松等，可引起血尿。

晕 厥

> 晕厥是指由于一时性广泛的脑缺氧、缺血，引起急性、可逆性短暂的意识丧失。在发生意识丧失之前，常先出现面色苍白、恶心、呕吐、头晕、黑蒙、眼冒金星、出汗等，自主神经功能紊乱现象。
>
> 晕厥持续时间几秒到几分钟，常发生在站立时。因有意识障碍故常跌倒，但跌倒后意识很快恢复。

【病因及发病机制】

一、晕厥发生的机制

当停止脑供血后，脑内储存的氧气约有10ml，这10ml氧约在10秒内即消耗完。一旦脑缺血、缺氧后，脑皮质功能首先发生障碍。脑供血停止10秒，脑皮质活动即停止，甚至几秒即出现意识丧失，并可发生晕厥。

二、病因

（一）反射性晕厥

此为因体内调节血压及心律的反射弧障碍所致。反射性晕厥分为：

1. 单纯性晕厥　此又称血管减压性晕厥。多在站立时间过久、恐惧、激动、剧痛等情况下发生。当躺下后，几秒到几分钟即可清醒。

2. 咳嗽性晕厥　常发生于剧烈咳嗽之后。因咳嗽时，胸腔压力升高，影响静脉回流所致。

3. 排尿性晕厥　常因在站立时排尿屏气，使腹腔压力增加，影响下肢及腹腔静脉回流所致。

53

4. 吞咽性晕厥 常因吃硬的食物及酸、辣食物诱发。此因引起迷走神经兴奋，使心跳过缓，血压下降所致。

5. 直立性晕厥 常发生于突然站立之后，常见于应用阻断交感神经治疗高血压的药物之后，Shy-Drager 综合征。

6. 颈动脉窦性晕厥 见于颈动脉窦过敏的患者，当一侧或双侧颈动脉窦受刺激后发生晕厥。

（二）心源性晕厥

因心脏排出量（CO）突然减少所致，常无先兆。常见于：

1. 严重心律不齐 如阵发性心跳过速、心室扑动、心跳过缓等。

2. 心脏搏出障碍 见于心包压塞、左房黏液瘤。

（三）低血容量

见于大出血。

（四）脑源性晕厥

见于椎-基底动脉供血不全。

（五）代谢性晕厥

见于低血糖、过度换气引起的呼吸性碱中毒。

[诊断注意事项]

（一）病史

(1) 发病的次数，持续时间的长短。

(2) 与体位有无关系。

(3) 发作时是否伴有遗尿、抽搐。

(4) 发作与情绪、饮食有无关系。

(5) 是否有前驱症状。

(6) 有无心悸、呼吸困难。

(7) 有无高血压、癔病、癫痫史。

（二）体格检查

(1) 神志状态。

(2) 皮肤有无发绀、浮肿。

(3) 心率、心律有无改变，有无心脏病理性杂音。测血压，站位、卧位及坐位。

(4) 神经系统有无异常体征。

（三）其他检查

(1) 血常规，血糖，血钾、钠、氯、尿素氮。

(2) 疑由心脏引起者，作心电图、超声心动图、动态心电图（Holter）。

（3）疑由颈动脉窦过敏引起者，可作诱发试验。

（4）疑由神经系统疾病引起者，作脑电图，必要时作头颅 CT、磁共振、脑血管造影及脑脊液检查。

【鉴别诊断】

1. 晕厥需与以下症状相鉴别

（1）昏迷：两者皆可有意识丧失，但昏迷持续时间长，发病较缓慢。

（2）眩晕：眩晕无意识丧失，此与晕厥截然不同。

（3）癫痫大发作：晕厥一般不伴有抽搐，因此与癫痫大发作不难鉴别。但在 Adams-Stokes 综合征时，可伴有抽搐，但抽搐持续时间较癫痫大发作时短，而且可伴有心脏病的体征。

（4）癫痫小发作：癫痫小发作不会倒地，亦无植物神经功能紊乱现象。

2. 因恐惧、针刺、精神过度紧张而发生晕厥　称为单纯性晕厥。

3. 因突然站立而发生晕厥　称为直立性晕厥。此见于大量突然出血之后、应用降压药物、Shy-Drager 综合征。

4. 排尿时发生晕厥　称为排尿晕厥。因屏气时胸腔内压力增加，回心血量减少所致。

5. 因咳嗽而发生晕厥　称为咳嗽晕厥。其发生的机制同上。

6. 吞咽时发生晕厥　称为吞咽性晕厥。其发生的原因与迷走神经受刺激后，发生心跳过缓与血压降低有关。

7. 因心跳过速、过缓、心室扑动、心室颤动发生晕厥　此因心排出量突然减少，发生晕厥、抽搐，称为 Adams-Stokes 综合征。

8. 晕厥伴随症状对晕厥的鉴别诊断有帮助

（1）伴有出冷汗：见于大出血、低血糖、血管性晕厥。

（2）伴抽搐：见于中枢性及心源性晕厥。

（3）伴呼吸浅、快：见于癔病。

（4）伴有高血压：见于高血压脑病。

（5）伴有低血压：见于大量失水、失血、低血糖、心源性晕厥。

9. 与体力活动有关　见于贫血、低血糖。

10. 与体位变化有关　见于左房黏液瘤及巨大血栓。

11. 与头转动有关　见于颈动脉窦过敏。

12. 与晕厥发生的缓急有关　骤然发生，见于心源性、直立性。缓慢发生，见于低血糖。

惊　厥

惊厥，俗称抽风，是指局部或全身骨骼肌发生不随意运动，呈强直性或阵发性痉挛，同时伴有关节运动。

【病因及发病机制】

一、病因

（一）大脑的异常放电引起的惊厥

常见于：

1. 缺氧　如心跳骤停后。
2. 代谢紊乱　如低血糖、尿毒症。
3. 大脑局部病变　如肿瘤、脑膜局部粘连。
4. 遗传因素　如原发性癫痫。

若为全身性发作，多伴有意识障碍。

（二）非大脑疾病引起的惊厥

1. 手足搐搦　因低血 Ca^{2+} 引起。
2. 破伤风　因破伤风杆菌引起。
3. 狂犬病　因狂犬病病毒引起。
4. 僵人综合征　原因不明。
5. 药物　如士的宁。
6. 小脑病变　如小脑惊厥。

上述疾病多不伴有意识障碍。

二、临床上发生惊厥的严重疾病

（一）癫痫

惊厥加意识障碍，称为癫痫发作。反复癫痫发作的慢性病，称为癫痫。若连续发作呈持续昏迷状态，称为癫痫持续状态。分类如下：

（1）根据病因分类

1）原发性：即原因不明。

2）继发性：即在原有疾病的基础上发生，如脑肿瘤。

（2）根据临床表现分类

1）大发作：以突然昏迷及全身抽搐为主要表现，又称强直性发作。

2）小发作：表现为短暂性意识障碍，一般持续 5~10 秒。如正常工作、讲话、吃饭时，突然中止，表情呆滞，过后可恢复原来的活动。此又称精神性发作。

3）局限性发作：为脑部局限性病变引起，发作时间短，几秒到几十秒，多无意识障碍，此又分为：

a. 简单部分发作：发作仅限于某一肢体，发作时神志清楚，此又称 Jackson 发作。

b. 复杂部分性发作：发作时可有不同程度的意识障碍。

4）精神运动性发作：以阵发性的精神症、意识障碍和自动症为特征，实际上是一种复杂的局灶发作。

（二）破伤风

由破伤风杆菌所产生的痉挛性外毒素引起的惊厥，其临床表现有特征性。为局部或全身肌肉呈阵发性痉挛。先自咀嚼肌开始，出现牙关紧闭，后扩展到面部肌肉出现苦笑面容。颈部、躯干、四肢肌肉先后被波及，发生角弓反张、四肢强直性痉挛、每次发作持续几秒到几分钟，发作后有大汗、流涎。

（三）狂犬病

由狂犬病病毒直接侵入中枢神经系统所致，被狂犬咬后 10 天左右发病。表现为：

1. 兴奋期　此期呈高度兴奋状态，有恐惧、躁动，对外界刺激非常敏感，闻水声也可引起喉肌痉挛，故又称恐水病。痉挛重者，可发生呼吸肌痉挛出现呼吸困难、全身抽搐。

2. 麻痹期　兴奋期过后出现麻痹期，此时躁狂、痉挛等相继停止而出现面肌、眼肌、咽肌、四肢肌等进行性麻痹，继而出现昏迷，很快发生呼吸及循环衰竭而死亡。

（四）僵人综合征

起病隐袭，发病前几周，四肢躯干近端肌肉疼痛。继而颈肌、腹肌、四肢肌肉发紧、僵硬，自主活动受限，躯干弯曲，呈强直姿势，并有痛性痉挛发作，不能耐受。一般面肌、咽肌、舌肌不受累。

（五）子痫

子痫是指妊娠高血压综合征的严重阶段，因脑内小动脉痉挛引起脑缺血、水肿，出现惊厥及昏迷。见于妊娠 24 周后，临床表现为高血压、水肿及蛋白尿。在惊厥发作时，先是眼球固定、瞳孔散大，后出现口角及面部肌肉颤动，几秒后全身肌肉强直，随即出现全身肌肉强烈抽动、牙关紧闭、呼吸暂停、发绀。发作一般持续 1~2 分钟，以后全身肌肉松弛，呼吸恢复。大部神志不清。

（六）低血糖惊厥

当血糖低于 2.8mmol/L（50mg/dl）时，首先出现交感神经兴奋现象，如出冷汗、心悸、手足颤动、皮肤苍白、惊恐感，而后可发生神志障碍、惊厥、昏迷。

（七）阿-斯综合征

此由于脑供血不足引起。见于阵发性心动过缓、心动过速等。初期约 3~4 秒，出现视力模糊、头晕、面色苍白，后即发生惊厥，双拳紧握，两上肢抽搐，瞳孔散大。神志不清。持续时间多为 10 秒左右。

【诊断注意事项】

（一）病史

（1）发作前有无先兆。
（2）每次发作持续时间，发作的频率。
（3）发作先从身体哪一部分开始。
（4）有无神志障碍、大小便失禁及咬破舌头。
（5）发作后有无头晕、头痛、恶心、呕吐、嗜睡。
（6）有无发热。
（7）有无头部外伤史。
（8）有无心脏、肾脏、脑血管病、高血压、糖尿病。

（二）体格检查

（1）神志及精神状态，有无皮肤苍白、发绀。
（2）瞳孔、眼底检查。
（3）神经系统检查。
（4）肌张力情况，特别在发作时。
（5）身体各部，特别是头部有无外伤。
（6）有无心脏病体征，有无心力衰竭、心律不齐。
（7）有无高血压。

（三）其他检查

根据病情选择下述检查：
（1）血、尿、粪便检查。
（2）血糖、电解质、二氧化碳结合力、血气分析。
（3）肝、肾功能检查。
（4）头颅影像学检查，如头颅 X 线平片、CT、磁共振、脑血管造影、脑多普勒超声等。

(5) 脑电图。

(6) 必要时做脑脊液检查。

【鉴别诊断】

(一) 伴有发热

常见于感染中毒性脑病。

(二) 伴有神志障碍

见于癫痫、子痫、阿-斯综合征、脑血管病、颅内感染。

(三) 不常伴有神志障碍

常见于破伤风、狂犬病、低钙血症、僵人综合征。

(四) 伴有病理体征

常见于脑血管病、脑肿瘤、脑膜疾病。

(五) 伴有血压高

常见于子痫、高血压脑病、颅内压升高、尿毒症。

(六) 伴有瞳孔散大

常见于癫痫、子痫、狂犬病、阿-斯综合征。

(七) 由于声、光等刺激诱发

常见于狂犬病、破伤风。

意 识 障 碍

意识障碍是指人体对内、外环境不能够认识，为高级神经系统的功能活动处于抑制状态的结果，昏迷是严重的意识障碍。

【病因及发病机制】

一、病因

常见者有：

（一）中枢神经系统疾病

1. 局限性病变　如脑出血、脑栓塞、脑血肿、脑外伤、脑肿瘤。

2. 弥漫性病变　如脑炎、脑膜炎、脑水肿、感染中毒性脑病。

（二）全身性疾病

如糖尿病酮中毒、糖尿病非酮症高渗性昏迷、低血糖昏迷、尿毒症、一氧化碳中毒。

二、发生机制

（一）意识的生理基础

意识是由醒觉状态及意识内容组成。

1. 醒觉状态　此由于机体接受各种器官传来的刺激，产生冲动，通过特异的投射系统，达到大脑皮质。醒觉系统的功能是使大脑皮质保持一定的兴奋性，从而使机体处于醒觉状态。

2. 意识内容　此包括思维、感觉、情感、定向力及对环境的认识，是高级神经系统通过视觉、语言、运动及各种机体反应，与外界环境保持一致。

（二）意识障碍的分类

根据意识障碍清晰程度量方面的改变为主者：

1. 意识模糊　即对外界反应迟钝，但可叫醒，讲话不流利，定向力不十分确切。

2. 昏睡　呈睡眠状态，但可叫醒，所答非所问，很快又入睡。

3. 昏迷　叫不醒。根据其严重程度，大致分为：

（1）轻度：各种生理反射存在，呼吸及循环功能正常。

（2）中度：各种生理反射低下，可有病理反射，呼吸功能异常，循环功能正常。

（3）重度：各种生理反射消失，病理反射存在或消失，呼吸及循环功能异常。

附：Glasgow 昏迷分级和计分方法，见表 1-2。

表 1-2　Glasgow 昏迷的计分法

睁眼反应	记分	言语反应	记分	运动反应	记分
正常睁眼	4	回答问题正常	5	按吩咐动作	6
呼唤时睁眼	3	回答问题错乱	4	刺激时能定位	5
刺激时睁眼	2	词句不清	3	刺激时能躲避	4
无反应	1	只能发音	2	刺激时肢体屈曲	3
		无反应	1	刺激时肢体过伸	2
				无反应	1

注：总分最高 15 分，最佳 15 分，低于 7 分神志障碍

三、根据神经系统的病理体征对昏迷病因及病变定位的判断

(一) 锥体束征及脑膜刺激征

1. 有上述体征

(1) 锥体束征阳性：常见于脑出血、脑血栓、脑血肿、脑水肿。

(2) 脑膜刺激征阳性：见于：

1) 伴有发热者：如流行性脑脊髓膜炎、结核性脑膜炎、流行性乙型脑炎。

2) 不伴有发热者：如蛛网膜下腔出血、脑出血。

2. 无上述体征

(1) 在原有疾病的基础上逐渐发生者：尿毒症昏迷、肝昏迷、糖尿病酮症昏迷、高渗性非酮症糖尿病昏迷、甲亢危象。

(2) 无原发病，起病急者

1) 有感染：常见于感染中毒性脑病。

2) 无感染：常见于催眠药中毒、一氧化碳中毒、有机磷中毒。

(二) 眼部体征

1. 眼睑　掰开眼睑很快闭合，说明昏迷较浅，反之，昏迷较深。有眨眼动作，说明脑干尚有功能。眼睑紧闭掰开上眼睑时，眼球上翻，见于癔病。

2. 眼球　双侧眼球浮动，说明昏迷浅。眼球固定，则昏迷深。双侧眼球偏向偏瘫侧，说明对侧桥脑受损。偏向偏瘫对侧，说明对侧大脑半球病变。

3. 瞳孔　正常直径为 2.5~4.0mm，小于 2mm 为瞳孔缩小，大于 5mm 为瞳孔扩大，两侧瞳孔相差 0.5mm 为瞳孔大小不等。

双侧瞳孔缩小，见于吗啡中毒、有机磷中毒、桥脑受损。

瞳孔直径大于 6mm，多为病理性的，对侧瞳孔扩大，见于阿托品中毒、654-2 中毒、多巴胺中毒、多虑平中毒、中脑受损。双侧瞳孔扩大，对光反应消失，说明病情危重。

双侧瞳孔大小不等，见于小脑天幕疝、Horner 征。

4. 视乳头　视乳头水肿，主要由脑水肿引起。

5. 眼部反射

(1) 对光反射消失：说明病情严重。

(2) 眨眼反射消失：说明桥脑网状结构受损。

(三) 肢体体征

1. 运动

(1) 偏瘫：说明病变在内囊。

(2) 去皮质强直：说明双侧大脑皮质有严重受损。

(3) 去大脑强直：说明脑干、间脑及大脑皮质受损。

(4) 四肢弛缓：对疼痛无反应，说明昏迷深；有反应，说明昏迷浅。

2. 感觉　对疼痛刺激有反应，说明昏迷浅。

（四）反射

1. 生理反射

(1) 浅反射：有角膜反射、腹壁反射、提睾反射等。角膜反射消失，说明大脑双侧广泛损害。

(2) 深反射：如肱二头肌、肱三角肌反射，膝腱反射。对昏迷病人深反射是否存在，也可判定昏迷的深浅。

2. 病理反射　在成年人出现巴彬斯基（Babinski）征、查多克（Chaddock）征、奥本海姆（Oppenhaim）征及戈登（Gordon）征，说明锥体束病变。

【诊断注意事项】

（一）病史

尽可能向陪送者询问下述情况：

(1) 起病的缓急，以往有无类似发作。

(2) 有无外伤史。是否有酗酒情况。

(3) 是否经常服催眠或镇静药物，有无残留的毒物、药物。有无遗留遗嘱一类东西。

(4) 室内有无火炉，通气的情况如何。

(5) 有无糖尿病、慢性肾炎、高血压、肝病、肺心病等病史。

(6) 有无发烧及感染的病史。

(7) 在意识障碍发生前是否曾说有什么不适，精神状态及情绪如何。

（二）体格检查

(1) 神经系统检查，包括眼底检查。

(2) 有无脱水、水肿、皮疹、黄疸。

(3) 头部有无外伤的痕迹。

(4) 呼出的气体有无特别的气味。

(5) 注意生命体征。

（三）其他检查

(1) 查血、尿、粪常规，尿酮体。

(2) 查血钾、钠、氯、尿素氮、血糖、二氧化碳结合力。

(3) 考虑由全身疾病引起者，根据病情做：

1）肝功能、肾功能、血气分析。

2）尿毒物分析。

3）血一氧化碳定量。

（4）考虑由颅内疾病引起者，根据病情作：

1）颅平片、CT、磁共振、脑电图、脑血管造影。

2）脑脊液检查，若有高颅压，应在用脱水药物后进行。

【鉴别诊断】

（一）根据意识障碍量方面的严重程度可分为

1. 淡漠　即对外界事物反应迟钝。

2. 昏睡　可以叫醒，但醒的时间短暂，所问非所答。

3. 昏迷　根据其严重程度可分为：

（1）轻度：各种反射存在，呼吸及循环功能正常。

（2）中度：各种生理反射低下，可有病理反射，呼吸异常，循环正常。

（3）重度：生理反射消失，病理反射存在或消失，呼吸及循环功能皆异常。

（二）根据意识障碍质方面的改变可分为

1. 精神错乱　表现为思维、理解、判断异常，如大脑炎。

2. 谵妄　表现为兴奋、幻觉、错觉，见于高烧、酒精中毒。

3. 意识障碍　表现为记忆障碍、定向力丧失。

4. 朦胧状态　表现为幻觉、错觉、出现无目的的行动，见于精神分裂症。

（三）需与昏迷鉴别的疾病

1. 精神抑制状态　可发生对外界无反应现象，见于癔病。

2. 闭锁综合征　由于血管病变引起桥脑损害，神志清楚，除眼球及眼睑能活动外，皆不能活动。

（四）根据有无病理体征对昏迷的鉴别

1. 有神经系统定位体征

（1）锥体束征阳性：见于脑出血、脑血栓、脑栓塞、颅内血肿、脑肿瘤等。

（2）脑膜刺激征阳性：同时伴有高烧者，见于流行性脑脊髓膜炎、乙型脑炎、结核性脑膜炎等；不发烧者，见于蛛网膜下腔出血。

2. 无神经系统定位体征

（1）在原有疾病的基础上发生者：见于肝昏迷、尿毒症、糖尿病酮中毒、糖尿病非酮症高渗昏迷、甲状腺危象、肾上腺皮质危象等。

（2）无原发病：有感染者，见于感染中毒性脑病；无感染者，见于催眠药物、农药、一氧化碳中毒等。

（五）根据伴随症状

1. 伴有抽搐　见于癫痫、子痫、尿毒症、高血压脑病、感染中毒性脑病、肺

63

性脑病等。

2. 伴有高血压　见于高血压脑病、脑卒中、子痫、嗜铬细胞瘤危象。

3. 伴有低血压　见于各种类型的严重休克，低血糖、垂体卒中、肾上腺皮质危象、甲状腺功能低下危象、糖尿病非酮症高渗昏迷。

4. 伴有高烧　除因为各种感染外，亦见于甲状腺危象、肾上腺皮质危象。

5. 伴有低体温　见于出血性休克、垂体卒中、甲状腺功能低下危象。

6. 伴有深大呼吸　见于各种原因引起的代谢性酸中毒。

7. 伴有浅而慢的呼吸　见于药物中毒、呼吸功能不全、重度昏迷。

(六) 根据呼出气体的气味

1. 尿味　见于尿毒症。

2. 苹果味　见于糖尿病酮中毒。

3. 酒味　见于酒精中毒。

4. DDV 味　见于 DDV 中毒。

5. 肝臭味　见于肝昏迷。

第二章

呼吸系统疾病

肺 炎 概 述

诊断	发热、咳嗽、咳痰、咯血、胸痛、呼吸困难。肺部有啰音及实变体征。胸部X线检查有肺部阴影
鉴别	主要靠影像学检查确定有无肺炎、实验室检查确定病原体
治疗	应用抗菌药物、支持疗法、对症处理

肺炎是指由各种致病因素，引起肺实质或间质的炎症改变。最常见的致病因素为细菌。

（一）分类

1. 按病因分类　分为：

（1）感染性：包括以下几种：

1）病毒：如流感病毒、麻疹病毒、腺病毒、合胞病毒、冠状病毒等。

2）支原体：如肺炎支原体肺炎。

3）衣原体：如肺炎衣原体肺炎、鹦鹉热衣原体肺炎。

4）立克次体：如 Q 热立克次体肺炎。

5）细菌：如肺炎链球菌、金黄色葡萄球菌、肺炎杆菌、军团菌、厌氧菌、分支杆菌等引起的肺炎。

6）真菌：如肺念珠菌病、肺曲菌病、肺放线菌病、肺毛霉菌病、组织胞浆菌病、卡氏肺孢菌病。

7）螺旋体：如肺梅毒螺旋体肺炎。

8）原虫：如肺阿米巴病。

（2）免疫性：如系统性红斑狼疮、风湿病。

（3）物理性：如放射性肺炎。

（4）化学性：如环磷酰胺、甲氨蝶呤。

2. 按病变分布分类　分为：

（1）大叶肺炎：病变占一整叶或多叶，多有实变。如肺炎链球菌肺炎（大叶肺炎）。

（2）肺段性肺炎：病变限于肺段。如葡萄球菌肺炎。

（3）小叶性肺炎：炎症限于细支气管、终末支气管、肺泡。如军团菌肺炎。

（4）间质性肺炎：炎症主要在肺间质。如病毒性肺炎。

3. 按病理组织学分类 分为：

（1）急性渗出性炎症：包括浆液性、纤维素性、化脓性、出血性、坏死性。

（2）慢性增殖性病变：包括纤维化、慢性肉芽肿。

（二）肺炎的临床表现共同处

1. 症状 如发热、畏寒或寒战、咳嗽、咳痰、咯血、胸痛、呼吸困难等。

2. 体征 肺部有啰音、实变体征、胸膜炎体征，严重者出现发绀。

但由于引起肺炎的病因不同，也有其特异之处的临床表现。现就几种临床常见的肺炎，分述于下。

病 毒 性 肺 炎

【概述】

病毒性肺炎是由多种不同的病毒引起的肺部炎症。多发生在婴幼儿。在婴幼儿肺炎中，有60%是由于病毒引起。成人少见，多发生于机体免疫功能低下者。

（一）病毒简介

1. 生物性状 病毒虽然大小不同，1~250nm，形态各异，有球形、杆形、砖形、蝌蚪形、子弹形等，但其有共同的特点，如体积小、结构简单、需在宿主的细胞内生活、以复制的方式增殖。病毒引起的炎症反应以淋巴细胞浸润为主等。

2. 病毒的结构 病毒的结构有2种。

（1）裸病毒（naked virus）：由核心（core）+衣壳（capsid）组成，如腺病毒。

（2）包膜病毒（enveloped virus）：由核心+衣壳+包膜（envelope）组成，如冠状病毒。

3. 病毒的化学组成

（1）核心：病毒的核心由核酸组成。一种病毒只有一种核酸为 DNA 或 RNA。由 DNA 核酸组成者，称为 DNA 病毒，如腺病毒；由 RNA 组成者，称为 RNA 病毒，如冠状病毒。

（2）衣壳：衣壳由蛋白质组成，将核心包围构成裸病毒。其功能除可保护核心外，尚有吸附宿主细胞膜上特异受体的作用，而使病毒进入到宿主的细胞内。并可作为抗原，使受感染的机体产生抗体。

67

（3）包膜：包膜由脂类、多糖及蛋白质构成。包在衣壳的外面。包膜除可保护病毒外，还可增强病毒的致病性，并可作为抗原使宿主产生相应的抗体。

4. 病毒的代谢及增殖 因病毒缺少细胞所具有的细胞器及酶系统，因此需进入宿主的细胞内，利用宿主所提供的病毒所需的营养物质、能量及生物合成的场所。在病毒核酸（基因）的控制下，合成病毒的核酸、蛋白质，以后才能装配成完整的病毒，从宿主的细胞释放出来。病毒的这种增殖方式，称为复制。

5. 病毒感染后的发病方式

（1）病毒只侵入局部组织细胞进行增殖，并播散到附近的组织细胞，引起局部及全身症状，如流感病毒。

（2）病毒进入局部组织细胞后，进行初期增殖，最后入血，发生一次病毒血症的临床表现，如流行性腮腺炎病毒。

（3）病毒先入侵局部组织细胞，进行增殖后入血，发生第一次病毒血症的临床表现。后被单核—巨噬细胞吞噬，并在其中增殖后再次入血，发生第二次病毒血症的临床表现，如麻疹病毒。

6. 病毒感染的发病机制

（1）对宿主细胞的损害

1）杀细胞效应（cytocidal effect）：病毒可使被感染的宿主细胞发生变性、坏死，主要通过以下作用：①在被感染的细胞内，病毒早期所产生的蛋白质，可干扰细胞的正常代谢，特别是使核酸的代谢受阻。②病毒可破坏溶酶体膜，使其中的水解酶释放到细胞质中，可把整个细胞消化而发生自溶现象。③可损害细胞的线粒体、内质网、核糖体等细胞器。

2）可使宿主细胞膜发生异常：当病毒与宿主细胞的细胞膜接触后，可使细胞与细胞之间发生融合现象，形成多核巨细胞。病毒可由感染的细胞内进入未感染的细胞而进行扩散。

3）包涵体形成：病毒与其未装配好的病毒成分，可形成包涵体（inclusion body），此可破坏细胞的功能，使细胞坏死。

4）对宿主细胞的核酸作用：DNA 病毒的 DNA 及 RNA 病毒逆转录病毒复制过程中的双链 DNA，均可插入宿主的 DNA 中，称为整合（integration）。通过整合作用，使宿主的基因发生改变，引起细胞的转化（transformation），转化的细胞其生成与分裂就失去控制，导致细胞死亡或恶变。

5）引起宿主细胞凋亡（apoptosis）：凋亡是指在基因控制下，细胞自动进入死亡的过程，其最主要的改变是 DNA 的降解。在早期表现为染色质沿皱缩的核膜下凝集，细胞与细胞之间连接松解。最后死亡的细胞与其周围正常的细胞分离，形成凋亡小体，凋亡通常为单个细胞死亡，无炎症反应。

凋亡见于许多生理及病理现象。在生理情况下，大都是各种更替的组织细胞衰亡与更新的表现。当细胞受到诱导因子作用后，将信息传入细胞内，激活细胞的死亡基因，启动凋亡程序。病毒感染细胞后，可作为诱导因子而刺激死亡基因引起细胞凋亡。

（2）病毒对机体免疫的影响

1）受病毒感染的宿主细胞，其可诱发细胞表面出现新的抗原，这种抗原可引起机体免疫系统产生新的特异性抗体，抗体抗原结合形成复合物在补体的参与下，导致细胞的破坏。

2）某些病毒可抑制 B 淋巴细胞形成浆细胞，故影响抗体的产生，导致机体免疫功能低下。

7. 抗病毒免疫

（1）非特异性免疫：主要有：

1）干扰素（interferon，IFN）：IFN 是病毒感染宿主细胞后产生的非特异性防御因子，在病毒感染的早期即可产生，干扰素是一种具有抗病毒活性的糖蛋白，人类的干扰素有 α、β 及 γ 三种。α 干扰素产自人的白细胞，β 干扰素产自人的成纤维细胞，γ 干扰素产自人的 T 细胞。

干扰素不能直接抗病毒，需经宿主细胞介导，产生几种抗病毒蛋白。其主要有 $2'$、$5'$-合成酶、磷酸二酯酶、蛋白酶及蛋白激酶等。通过这些酶降解 mRNA，抑制多肽链的延伸、抑制转录等环节，阻滞病毒蛋白质的合成。同时 α 及 β 干扰素可促进细胞毒性 T 细胞（CTL）的作用，γ 干扰素可促使巨噬细胞的吞噬作用，以消灭病毒。

干扰素还可扩散到邻近正常的细胞，抗病毒的播散。

2）自然杀伤细胞（NK）：NK 细胞可以杀伤瘤细胞，也可杀伤被病毒感染的宿主细胞。NK 细胞可被多种因子激活，其中干扰素激活 NK 细胞最有意义。因被病毒感染的细胞其细胞膜发生变化，就会成为 NK 细胞的靶细胞。NK 细胞接触靶细胞后，可从胞质中释放出穿孔素（pertorin）而使靶细胞溶解。

白介素 2（IL-2）也可刺激 NK 细胞不断增殖及产生干扰素。

（2）特异性免疫：此为获得性免疫。

1）细胞免疫：在病毒感染宿主细胞后，在宿主的细胞内所产生的衣壳、基质蛋白、包膜的各种糖蛋白等，可由细胞内水解酶水解成短肽，短肽在内质网转肽蛋白（TAP）的作用下进入内质网。在内质网中短肽与主要相容抗原复合体Ⅰ（major histocompatibility complex Ⅰ，MHC-Ⅰ）选择性地相结合，并通过高尔基体递呈于宿主细胞的表面。因这种短肽是在细胞内形成的，故称为内源性抗原递呈途径。

CD_8^+T 细胞通过其受体（TCR）识别 MHC-Ⅰ/抗原肽复合体，并与之结合诱生 CTL 功能，而 CTL 是对清除病毒起主要作用。

2）体液免疫：当病毒被吞噬细胞吞噬后，在细胞内与溶酶体融合，形成吞噬性溶酶体，在溶酶体内被水解酶水解成短肽。可与含有 MHC-Ⅱ分子的细胞中小体相融合，并一起运转到细胞膜的表面。因这种短肽是吞噬细胞从细胞外环境摄取的，故称为外源性抗原递呈途径。

CD_4^+T 细胞通过其受体，识别 MHC-Ⅱ/抗原肽复合体，并与之相结合后，诱导

69

T 细胞产生 IFN–γ、TNF–2 及 IL–2 等细胞因子。并可辅助 B 细胞形成浆细胞而产生相应的抗体。这种特异性抗体与病毒结合后，可消除病毒的感染力，对清除宿主细胞外的游离病毒也起重要作用。在有包膜的病毒感染宿主细胞后，在宿主细胞膜上有感染病毒所产生的蛋白，能与相应的抗体相结合，在补体的参与下，可裂解被感染的细胞。

（二）引起病毒性肺炎常见的病毒

1. **麻疹病毒**　此属于副黏液病毒科麻疹病毒属。只有一个血清型。人为唯一的宿主。为有包膜的 RNA 病毒。呈球形，直径为 120~270nm。

病毒可从呼吸道黏膜或眼结膜进入局部上皮细胞，并在其中增殖，大量增殖从宿主细胞中释出，经血播散到其他部位，发生第一次病毒血症。多发生于感染后的第 1~3 天。病毒被单核—巨噬细胞吞噬后，并经大量增殖后释出，发生第二次病毒血症。此次可引起皮肤、肺等病变。

麻疹病毒性肺炎是麻疹严重的并发症，可危及生命。

2. **流行性感冒病毒**　此属于正黏液病毒科，为有包膜的 RNA 病毒，分为甲、乙、丙 3 型。呈球形，直径为 80~120nm。甲型可感染人和猪，乙型及丙型只感染人。病毒可吸附于人的呼吸道黏膜，和宿主单核—巨噬细胞膜融合后，其核心（基因）进入细胞内，进行转录、复制，最后形成完整的病毒，从细胞中释放出来进入血液。可引起肺病变。引起肺炎者，多见甲型流感病毒。

3. **腺病毒**　此属于腺病毒科，为有包膜的 DNA 病毒，有 41 个血清型。是由 20 面体对称的衣壳与核心组成的病毒，直径为 80~120nm，有 7 个亚型。病毒主要侵犯呼吸系统。直接粘附于呼吸道黏膜上皮细胞，并进入细胞内在其核内进行增殖，造成组织细胞损伤。并可由血循环进入到其他器官的细胞，如肝、心肌、肾、心脏、胃肠道等，引起病变。发生腺病毒性肺炎者为 3 型及 7 型。

4. **巨细胞病毒**　此属于疱疹病毒科，为有包膜的 DNA 病毒。呈六角形。直径为 70~90nm。其进入宿主的细胞后，在细胞核内进行复制、增殖，形成完整的病毒后，释放到细胞外。除可引起肺炎外，还可引起其他脏器的损害。通过密切接触进行传播。

5. **呼吸道合胞病毒**　此属于肺炎病毒属，为有包膜的 RNA 病毒，呈表面粗糙的球形或丝状体，直径为 300~350nm。只有一个血清型。主要引起支气管、细支气管及肺泡炎症。

6. **冠状病毒**　此属于疱疹病毒科，有 15 种，对人有致病作用者有 2 种。为有包膜的 RNA 病毒。多呈圆形，边缘不齐，直径为 100nm 左右。病毒侵入呼吸道上皮细胞后，进行转录与复制，可发生杀伤性细胞感染。冠状病毒可在人群中引起隐性感染，并可排出病毒以气溶胶的方式迅速进行传播，似流感病毒。可在军营、幼儿园形成小流行。

此病毒于 1966 年首先由 Hamre 分离出。1967 年 Almeida 电镜检查发现此病毒有特殊的形态，呈日冕状（solar corona）。1986 年定名为 Coronavirus，我国译为冠状病毒。

（三）病理改变

病毒性肺炎，虽可由不同种类的病毒引起，但其所致的肺部病变，主要是支气管、细支气管、支气管周围炎及肺泡炎。

在支气管、细支气管可发生上皮坏死、黏膜下水肿及以淋巴细胞为主的弥漫性、炎症细胞浸润，形成支气管周围炎、间质性肺炎。

在肺泡上皮细胞的表面，有透明膜形成。严重者，可发生以细支气管为中心，肺泡呈片状坏死。在坏死组织的周边，可发现包涵体。

因支气管及肺泡破坏，可继发细菌感染。此时支气管及肺泡出现中性粒细胞浸润的急性肺部炎症表现。

因 Ⅱ 型细胞受损，肺泡上皮表面活性物质减少，而发生肺泡萎陷。

炎症病变吸收后，因纤维母细胞增生而发生肺间质纤维化、支气管扩张。

【临床表现】

在疾病的初期，有上呼吸道感染的症状，如咽痛、咽部不适、打喷嚏、流鼻涕、鼻堵、头痛、乏力、精神不振等。

在严重的病人，因肺部病变加重，可出现持续高热、出汗、阵发性咳嗽、咳少量白黏痰、呼吸困难、心悸等。

肺部体征一般较轻，可发现干、湿啰音。重者有肺实变的体征。严重呼吸困难，吸气时有三凹现象，明显发绀，发生 ARDS。并可发生心力衰竭、循环衰竭。

病毒性肺炎，由于引起肺部病变的严重程度不同，临床表现有很大的差异，若肺部只有少量炎性病灶，则临床表现轻微，而且可较快恢复。若肺部两侧呈大片状病变，可发生呼吸衰竭而危及生命，不同的病毒其他体征也有差异，如麻疹病毒性肺炎，可有皮肤病变。

【辅助检查】

（一）实验室检查

1. 血常规检查　在继发细菌感染时，可有中性粒细胞增加，并可发生核左移。

2. 痰液检查　痰涂片检查可见单核及淋巴细胞。痰培养无致病菌生长。

3. 血化学检查　在重症病人检查血钠、钾、氯、肌酐、尿素氮。

4. 病原学检查　根据实验室条件、病情需要，可选做下述试验。

（1）血清学检查

1）中和试验：病毒在细胞培养中，被特异性抗体中和，因而失去传染性的一种试验。多用于疾病的恢复期。

2）补体结合试验：用已知病毒的可溶性抗原，来测定病人血清中有无相应抗体。可用于病毒性肺炎的早期诊断。

3）血凝抑制试验：因有些病毒可凝集人等红细胞出现凝集现象，可被相应的抗体所抑制，称为血凝集抑制试验。当相应的抗体与病毒结合后，阻止病毒表面的血凝素与红细胞结合。此试验快速、简便。

（2）免疫学检查

1）免疫荧光法：用特异抗体鉴定病毒种类的一种方法。其原理是当标本涂片中有特异性抗原存在时，标记有荧光素的抗体可与之特异性结合，用荧光显微镜检查时，使被检查的抗原结合有荧光素的抗体而得以示踪。

2）酶联免疫吸附试验（ELISA）：其原理是将酶与抗原或抗体用交联剂结合起来。此种标记的抗原或抗体，可与固相载体上的相应抗体或抗原发生特异性反应形成免疫复合物，此时加入相应的酶的底物时，底物被酶催化生成有颜色的产物，可用分光光度计定性或定量。也可用于呼吸道病毒的测定。有快速、简便的特点。

（3）检测病毒核酸方法：应用分子杂交法可快速诊断病毒感染性疾病。其原理是应用同位素（如 ^{32}P）标记已知病毒特异核酸片段作为探针，来检测标本中与探针有相同的核酸序列的核酸片段。如果病人感染了该病毒，在待检的标本中就会含有该病毒的 DNA。那么标本中的该病毒 DNA 就会与该毒素标记已知病毒特异性核酸片段标记同位的探针相结合，使标本中留有探针 DNA。因探针有同位素标记，故可以用放射自显影使感光胶片曝光。其检测过程如下：

病毒的双链DNA $\xrightarrow{\text{增加温度}}$ 变性，形成单链DNA $\longrightarrow$ 加入同位素标记的DNA片段 $\xrightarrow{\text{降低温度}}$ 与病毒单链DNA杂交 $\longrightarrow$ 形成带有同位素标记的双链DNA。

用放射自显影技术，若为阳性表明标本中有探计所检测的 DNA 病毒。

（4）病毒分离、电子显微镜检测病毒技术：尚未广泛用于临床。

（二）胸部 X 线检查

病毒性肺炎的早期，表现为肺纹理增重，以两个肺纹理增重，两下肺明显。自肺门向外伸展的纤细不规则条纹状阴影，交织成网状。随着病情的进展可出现炎症性灶状阴影。严重者可呈现大片状阴影，吸收缓慢。病变吸收后可遗留肺纹理增重。

【诊断及鉴别诊断】

（一）诊断

（1）有些病毒性肺炎有流行病学史，如麻疹病毒或流感病毒引起者。

（2）有呼吸系统感染的症状及体征。

(3) 实验室检查、胸部 X 线检查，常可提供重要的诊断依据。

(二) 鉴别诊断

需与细菌性、霉菌性、支原体肺炎鉴别，其鉴别见表 2-1。

表 2-1 病毒性肺炎的鉴别诊断

项目	病毒性肺炎	细菌性肺炎	霉菌性肺炎	支原体肺炎
流行性	多有	无	无	无
年龄	幼儿多见	成人多见	成人多见	成人多见
发病	较缓	急	较缓	较缓
寒战高热	少见	多见	少见	少见
刺激性咳嗽	多见	少见	少见	多见
胸痛	少见	多见	少见	少见
中毒症状	较轻	较重	较轻	较轻
痰的性状	白黏痰	脓痰	白黏痰	白黏痰
痰培养	分离出病毒	有致病菌	有致病霉菌	可分离出支原体
胸片	多为间质性病变	大片状阴影	斑片阴影	斑片阴影

【治疗】

(一) 一般治疗

1. 卧床休息

2. 对症处理

3. 重症患者

(1) 纠正水、电解质、酸碱平衡失调。

(2) 预防细菌感染，可应用抗菌药物。

(3) 可输入新鲜血浆或丙种球蛋白。

(4) 注意营养维持。

(5) 有明显呼吸困难、发绀者，应用氧疗。

(二) 抗病毒药物

1. 阿昔洛韦（无环鸟苷，Aciclovir）

(1) 作用机制：本品是核苷类化合物，为鸟苷的开糖环衍生物。进入被感染的宿主细胞后，经酶的作用可转化为三磷酸化合物，可与鸟苷三磷酸竞争，抑制病毒的 DNA 多聚酶、干扰 DNA 的合成。

(2) 用量及用法：200mg，口服，每日 4~6 次，持续 5~10 天。有肾功能不全者减量。静脉滴注，每次 5mg/(kg·h)，稀释后静脉滴入，每日 2~3 次。

2. 利巴韦林（病毒唑，Ribavirin）

（1）作用机制：本品为单磷酸次黄嘌呤核苷酸脱氢酶抑制剂，从而阻断病毒核酸的合成。为广谱抗病毒药物。

（2）用量及用法：200~300mg，每日3次。疗程5~6天。

有致畸作用，孕妇禁服。对有慢性阻塞性肺气肿的患者，可引起胸闷、呼吸困难。

3. 阿糖腺苷（Ara-A）

（1）作用机制：本品在体内可转化为有活性的阿糖腺苷三磷酸，可抑制病毒DNA多聚酶及DNA的合成。为广谱抗病毒药物。

（2）用量及用法：每千克体重10~15mg，稀释成0.04%的溶液，静脉滴入，每日1次，持续10天。

有些抗病毒药物对治疗病毒性肺炎，远不如抗生素治疗细菌性肺炎那样有效，因此一般治疗就显得特别重要。

传染性非典型肺炎

【概述】

传染性非典型肺炎（简称非典），是由冠状病毒引起的非典型肺炎。世界卫生组织命名为严重急性呼吸衰竭综合征（severe acute respiratory syndromc，SARS）。本病于2002年11月在广东省发现，在两个月的时间内先后全国20多个省市发现SARS，在世界有32个国家和地区也发现本病。

（一）病原学

本病由冠状病毒SARS-CoV引起，此为单股RNA病毒，由30 000个左右的核苷酸组成，在室温下可存活5天。

（二）流行病学

SARS是一种新发现病毒感染，在人群中尚未形成免疫的保护屏障。人类普遍易感染本病。其传染方式主要通过近距离的飞沫传染。在发生发热及频繁咳嗽的病人，其传染性最强。

（三）发病机制

SARS-CoV从呼吸道进入人体后，在呼吸道黏膜上皮细胞内复制。增殖到一定程度后发生病毒血症，而对全身器官造成损害。

（四）　病理改变

1. **肺脏病变**　此为主要的器官受损，表现为弥漫性肺泡损伤、肺水肿、纤维素渗出、透明膜形成，并可有灶性肺出血。

2. **心脏病变**　心肌有间质水肿、淋巴及单核细胞浸润、心肌变性、灶性坏死。

3. **肝脏病变**　肝细胞坏死、水肿、脂肪变。

4. **肾脏病变**　肾小球充血，肾管上皮细胞变性。

5. **脑部病变**　脑组织有不同程度的水肿，可有脑细胞坏死、脱髓鞘病变。

其他有胃肠道、肾上腺、骨髓病变。

【临床表现】

本病的主要临床表现为发热，似流行性感冒，但肺部病变可很快进展而出现严重呼吸困难，发生急性呼吸衰竭而危及生命。

体格检查：早期肺部无明显的阳性所见，后期可有干、湿性啰音，并可出现肺实变体征。

【辅助检查】

（一）　实验室检查

1. 血常规检查

（1）淋巴细胞减少，若 $< 0.9 \times 10^9/L$，对诊断本病有帮助。

（2）T 细胞亚群计数，CD_4^+、CD_8^+ 计数降低。

2. 特异性血清学检查

（1）SARS-CoV 血清特异抗体检查。

（2）SARS-CoV RNA 检查。

（二）　胸部 X 线检查

表现为：①早期肺纹理增强，为两侧性。②后期出现不同程度的片状、磨玻璃样密度的阴影，并可很快融合而呈大片状阴影，严重可发生"白肺"。

【诊断及鉴别诊断】

（一）　诊断

（1）有流行病学史，但有些病人常无流行病学史，给诊断带来一定困难。

（2）呼吸系统症状明显并有发热。

（3）血淋巴细胞减少。

（4）肺部有炎症病变所见。

（5）特异血清学检查。

（二）鉴别诊断

需与其他致病菌引起的肺炎鉴别。

【治疗】

本病无特殊治疗方法，因此一般支持及对症治疗，就显得很重要。如退热，纠正水、电解质、酸碱平衡失调。

下述药物若用之得当，对控制病情有一定的作用。

（一）糖皮质激素

此对减轻炎症反应，改善病人一般情况，减少肺的炎症渗出，防止肺纤维化有一定的作用。

关于用量问题，意见并不一致。用量不宜过大，时间不宜太长。注意胃出血、结核病恶化及继发细菌感染，以及后期发生股骨头坏死。

（二）抗菌药物

结合病情，适当应用抗菌药物以预防继发细菌感染。

（三）抗病毒药物

作用效果如何尚难肯定。

（四）增强机体免疫

在严重病例、年老体弱者，输入丙种球蛋白、新鲜血浆，对本病的治疗有一定的帮助。

76

肺炎链球菌肺炎

【概述】

肺炎链球菌肺炎是由肺炎链球菌（streptococcus pneumoniae）引起的急性细菌性纤维素性炎症。肺炎链球菌旧称肺炎球菌（pneumococcus），现将其归入链球菌属。

本病是临床上常见的一种肺炎，为散发性。各年龄段均可发病，男性多见。虽然各季均可发病，但冬春季发病率较高。

（一）肺炎链球菌简介

1. 一般性状　肺炎链球菌为革兰氏阳性球菌。有 50% 的健康人在鼻咽部有此菌寄生，但大部致病力不强。

此菌菌体长约 0.8μm，呈圆锥状，两个细菌的尖端向外、底部相对，形成不规则的梭状。因其可成双排列，故曾称肺炎双球菌。但在痰或脓液中可为单个或呈短链状。无鞭毛亦无芽孢。在人体中可形成荚膜。

荚膜的化学成分为疏水性多糖或蛋白质的多聚体，呈黏液状，其包围在菌体细胞壁的外面。普通染色可见菌体周围有一透明圈。

肺炎链球菌的多糖是由葡萄糖、半乳糖、鼠李糖及葡萄糖醛酸等组成。有亲水性。

此菌兼性厌氧。在含有血液或血清的培养基中生长。最适宜的 pH 为 7.4~7.8，温度为 37℃。在血琼脂平板培养基上，生成的菌落直径为 0.5~1.5mm，圆形稍隆起，灰白色半透明。在菌落的周围有草绿色 α 溶血环。此与甲型溶血性链球菌相似。在血清肉汤培养液中，初期液体混浊，孵育 48 小时后，培养液变清。这是因为此菌可产生自溶酶（autolysin），此酶可破坏细菌的细胞壁上肽聚糖中 L-丙氨酸与 N-乙酰胞壁酸的连接链，造成细菌本身的溶解，此有别于甲型溶血性链球菌。

2. 生化反应　此菌可分解葡萄糖、麦芽糖、乳糖、蔗糖等。产酸不产气。

3. 致病性　此菌不产生内毒素及外毒素。其致病因素主要用于：

（1）荚膜：细菌的荚膜有抗吞噬作用。吞噬细胞吞噬异物通过两种方式进行。

1）通过调理素介导吞噬：调理素（opsonin）是一种大分子蛋白物质，可覆盖于微生物或异物的表面，起到有利于吞噬细胞识别及吞噬作用，这种作用称为调理作用（opsonization）。如特异性 IgG 抗体与细菌结合后，其游离 Fc 部分可与吞噬细胞膜上的 Fc 受体结合而被吞噬。又如补体被激活后，其裂解产物 C3b，也可与吞噬细胞膜上的 C3b 受体结合同时与细菌表面结合，易被吞噬细胞吞噬。

2）表面吞噬：即微生物或异物与吞噬细胞接触后，直接被吞噬。表面吞噬与被吞噬的异物是否为疏水性及是否带有正电荷密切相关。细菌的荚膜常带有负电荷，而且多糖为亲水性，故可阻止吞噬细胞的吞噬作用。

荚膜除可抗吞噬作用外，对组织有侵袭性。肺炎链球菌对组织的损害，主要是荚膜的作用，而非毒素的作用，因其不产生内毒素及外毒素。

此菌根据其荚膜的特异抗原性，分为 84 个型。对人体有致病作用者都有荚膜，共有 10 型，1~3 型致病力较强，其中 3 型可产生大量的荚膜，致病力最强，而发生严重的大叶肺炎。

（2）其他的致病物质：其他由此菌产生者有：

1）肺炎链球菌溶血素（pneumolysin O）：可溶解人的红细胞，抑制淋巴细胞的增生，抑制中性粒细胞的趋化及吞噬作用。

2) 神经氨酸酶：此酶可分解细胞膜上的糖蛋白和糖脂上的 N-乙酰神经氨酸，产生对细胞膜的损害。此外可能与肺炎链球菌能在鼻咽部和支气管黏膜口定植及繁殖有一定的关系。

3) 透明质酸酶：此酶可分解间质中的透明质酸，对细菌的扩散有利。

此外尚有自溶酶、紫斑物质也可能有一定的致病作用。

肺炎链球菌除引起肺炎外，还可引起脑膜炎、胸膜炎、败血症、中耳炎、乳突炎、副鼻窦炎等。

（二）发病机制

在正常人群中，约有 50%在鼻咽有此菌寄生，但发病率并不高。只有在抵抗力低下时，如年老体弱、患有慢性消耗性疾病、应用抑制免疫的药物、过度疲劳、饥饿、酗酒、大手术后、神志障碍、上呼吸道病毒感染等，可影响支气管黏液的分泌、上皮细胞纤毛运动，并使吞噬细胞吞噬作用减弱。特别是在病毒感染后，可破坏支气管黏膜上皮。若吸入含菌的分泌物，细菌容易进入肺泡而在其中繁殖，导致肺毛细血管扩张、充血、水肿、肺泡中浆液渗出。浆液中蛋白质含量较多，有利于细菌繁殖生长。细菌可通过肺泡直径为 $10\sim15\mu m$ 与邻近肺泡相连的肺泡孔进行扩散，使炎症蔓延，而且迅速扩大。因细菌蔓延不通过支气管，故不受肺段的限制而累及整个肺叶，形成大叶肺炎。

因此菌不产生内毒素及外毒素，故不会引起肺组织坏死，很少形成肺空洞，但易引起胸腔积液及脓胸。

（三）病理改变

肺炎链球菌引起的肺炎可呈大叶性，为纤维素性炎症。一般发生单侧叶，以左下或右下多见，但也同时或先后发生于以上肺叶，若未经过早期治疗，典型的病理改变经过，可分为 4 期，但是演变的过程并不能截然分开。

1. **充血水肿期** 在病变开始的 1~2 天内，此期主要是细菌在肺泡内繁殖生长，引起肺泡壁毛细血管充血、水肿，以及浆液渗出物进入肺泡内。

(1) 肉眼所见：肺泡充血肿胀呈暗红色，切面有带有泡沫的血性浆液。

(2) 镜下所见：肺泡壁毛细血管壁充血、水肿并有大量渗出液、红细胞、白细胞及巨噬细胞。可发现肺炎链球菌。

2. **红色肝样变期** 此期肺炎的早期，在发病后约 3~4 天。持续时间 2~3 天。

(1) 肉眼所见：病变的肺叶实变如肝脏，暗红色。切面有粗糙颗粒。

(2) 镜下所见：除上述所见的病变外，肺泡中充满大量纤维蛋白及中等量的红细胞及少量的中性粒细胞，并有大量的细菌和巨噬细胞。

纤维蛋白连结成网通过肺泡孔与邻近肺泡纤维网相连。纤维蛋白网的形成不利于细菌的扩散，有利于吞噬细胞的吞噬。

因大量的纤维渗出物充满肺泡中，使肺泡的换气功能受到影响，故可出现发绀。因红细胞在肺泡内破坏，血红蛋白变性成铁锈色，故可咳出铁锈色痰。

3. **灰色肝样变期** 此期为肺实变的晚期，约在发病后 5 天左右，持续时间 2~3 天。

（1）肉眼所见：肺部病变因充血消退而呈灰白色，切面干燥呈颗粒状，质硬。

（2）镜下所见：肺泡中有大量纤维素渗出及中性粒细胞进行吞噬。此时因肺泡壁的毛细胞管受压，肺组织呈贫血状，红细胞及白细胞量已很少，细菌已消失。

由于肺泡壁的毛细血管受压，血流无法通过有病变的肺叶，肺动脉中含氧少的静脉血也就不会直接进肺静脉中，故发绀反而减轻。

4. 溶解消散期　约在发病后 7 天左右，持续时间 1~3 周。

（1）肉眼所见：病变的肺叶略带黄色，质软，切面出现脓样混浊液体。

（2）镜下所见：中性粒细胞大部分崩解，肺泡中巨噬细胞增多，纤维蛋白被细胞释放出的蛋白酶逐渐溶解。溶解物大量被咳出，故痰呈脓性。部分被吞噬细胞吞噬及被淋巴吸收。最后渗出物清除干净，肺泡重新充气，肺泡壁及其他结构可保持完整，多不引起坏死，很少发生空洞。肺功能可完全恢复正常。

【临床表现】

（一）症状

在发病前可有上呼吸道感染病史。

1. 全身症状　起病急骤，常先有寒战持续 20~30 分钟，继而出现高热，体温可达 40℃左右，多呈稽留热。一旦发烧畏寒反而减轻。若反复发生寒战高热，应想到有合并败血症的可能。此外尚有精神不振、乏力、全身酸痛。

2. 呼吸系统症状

（1）咳嗽、咳痰：多在发烧后 12 小时出现。在充血水肿期，多为干咳、咳少量黏痰。在红色肝样变期，可咯出典型的铁锈色痰。约有 10% 的病人可有咯血，血常与痰相混而且较为黏稠。在灰色肝样变期，常咳出大量脓痰，无特殊臭味。

（2）胸痛：约有 7% 的病人发生胸痛，为局限性，深呼吸及咳嗽时加重，呈刺痛。若累及横膈的周边部分，可发生上腹痛。若为右下肺肺炎，可有右上腹疼痛，而误诊为急性胆囊炎。若累及横膈中心部分，可以放射到肩部，若放射痛在左肩时，可误诊为急性心肌梗死。

（3）呼吸困难：如肺部病变范围较大，可出现气短、发绀。

3. 循环系统症状　因心肌受累，可发生心悸、心律紊乱，如出现早搏，阵发性心动过速、心房纤颤等，血压可降低，严重者可发生感染中毒性休克的临床表现。

4. 消化系统症状　食欲不振、恶心、呕吐、腹胀、腹泻，并可发生腹痛。

5. 神经系统症状　可发生烦躁不安、谵妄、嗜睡、神志障碍、昏迷。

出现典型的肺炎链球菌引起的大叶肺炎，其临床表现多见于早期未经抗菌药物治疗及健康的成年人。在年老体弱患者，可起病隐袭，多以疲倦、食欲不振、精神萎靡等症状。发热不重，多在 38℃左右，很少发生寒战。咳脓痰多见，咳铁锈色痰少见。咯血约有 10% 左右的患者。

（二）体征

（1）急性病变，面部潮红，皮肤温度增高，口角有单纯疱疹，呼吸急促。

（2）皮肤可出现发绀，若有败血症皮肤，黏膜可有出血点。

（3）肺部体征与肺部病变关系密切。

1）充血水肿期：病变部分可发现呼吸运动减弱、轻度浊音、语颤轻度增强及可听到捻发音、细小湿性啰音。

2）红色及灰色肝样变期：病变部位可出现典型肺实变体征，如叩诊浊音、语颤增强及管状呼吸音、少量湿性啰音。

3）溶解消散期：随着病变的消散，肺实变的体征逐渐缩小及减弱。但出现大量中、小湿性啰音，病变进一步被吸收，啰音也逐渐减少、消失。肺实变体征也不存在，呼吸音正常，病理体征消失。恢复正常。

4）若病变侵及胸膜，可出现胸膜摩擦音，若有渗出则出现胸腔积液体征。

[辅助检查]

（一）实验室检查

1. 血常规检查　中性粒细胞多在（15~20）×10⁹/L，并有核左移。

2. 痰或脓液涂片检查　有大量脓细胞及中性粒细胞，在细胞内有成双的革兰阳性球菌。

3. 痰或脓液培养　可培养出肺炎链球菌，这对本病的确诊有很大的帮助。同时做药敏试验。

4. 其他检查　针对病情可选做血气分析、肝、肾功能检查、血电解质检查。

（二）心电图检查

若怀疑累及心脏时，作心电图等检查。

（三）胸部 X 线检查

胸部透视或胸部 X 线胸片，其所见与肺部病理有明显的关系。

1. 充血水肿期　肺病变部位纹理增粗，透视可发现病侧呼吸运动减弱。

2. 红色及灰色肝样变期　病变呈高密度均匀的大片阴影，累及肺叶的一部分或整个肺叶。在病变的阴影中，有含气的支气管影，即支气管充气相。

3. 溶解消散期　肺内病变阴影逐渐缩小、变淡。在炎症吸收时，表现为多数小片状阴影，逐渐消失，肺恢复正常所见。

[诊断及鉴别诊断]

（一）诊断

起病急，寒战高热，咳嗽，胸痛，咳铁锈色痰。有肺实变体征。X 线检查肺有大片阴影。痰、脓液培养出肺炎链球菌。典型病例诊断不难。

（二）鉴别诊断

需与金葡菌肺炎等相鉴别，见金葡菌肺炎。

【治疗】

（一）一般治疗

见军团菌肺炎。

（二）应用抗菌药物

肺炎链球菌对多种抗菌药物比较敏感。常用药物有：

1. 首选药物　青霉素 G：400 万~600 万单位，静脉滴入，每日 2 次。

2. 对青霉素耐药菌株　MIC 0.1~2.0mg/L 为相对耐药，4~8mg/L 为高度耐药，可选用：

（1）头孢曲松（君必治，Ceftriaxone）：1.0~1.5g，静脉滴入，每日 1~2 次。

（2）头孢唑啉（先锋 V，Cefazoline）：1.0~1.5g，静脉滴入，每日 2~3 次。

3. 对青霉素过敏者　可选用：阿奇霉素、红霉素、去甲万古霉素、林克霉素、克林霉素等，用量及用法见金葡菌肺炎。

应用抗菌药物一般持续 7~10 天，根据病情可适当延长。若用单一抗菌药物不满意，可联合用药。

（三）合并症的治疗

如败血症、脓胸、感染中毒性休克，除用抗菌药物剂量较大外，常需联合用药。并需针对病情进行处理，如抗休克治疗，脓胸必要时切开引流。

金黄色葡萄球菌肺炎

【概述】

金黄色葡萄球菌（以下简称金葡菌）肺炎，在院外感染引起的肺炎中，约占 5%。在医院内感染的肺炎中，约占 10%。一般病情都较重。

（一）金葡菌简介

1. 一般性状　金葡菌属于葡萄球菌属，为革兰阳性球菌。因其在繁殖时，向不同方向、不规则的分裂而呈葡萄串状，故名。

金葡菌菌体呈球形，直径为 0.8μm 左右，无鞭毛不能运动。亦无芽孢。在普通培养基，需氧或兼性厌氧，均能生长。最适宜的环境为温度 37℃，pH 为 7.4。

菌落呈圆形、稍隆起，直径为 1~4mm。其表面光滑、湿润、边缘整齐。因致病菌可产生溶血素，故在 5% 牛血液琼脂平板上，经 24~48 小时培养后，在菌落的周围可形成透明的溶血环。

因葡萄球菌的菌株不同，在培养后可产生不同的色素，如金葡菌可产生黄色色素、表皮葡萄球菌可产生白色色素、腐生葡萄球菌可产生柠檬色色素，三种葡萄球菌的鉴别如下表 2-2。

表 2-2　三种葡萄球菌的鉴别

性状	金葡菌	表皮葡萄球菌	腐生葡萄球菌
产生色素	金黄色	白色	柠檬色
血浆凝固酶	有	无	无
对牛血溶血素	有	无	无
耐热核酸酶	有	无	无
A蛋白	有	无	无
磷脂酶	有	有	有
DNA酶	有	无	无
磷壁酸类型	核糖醇型	甘油型	二者兼有
分解葡萄糖	能	能	不能
分解甘油	能	不能	不能
噬菌体分型	多数能	不能	不能
致病性	强	条件致病	不致病
对新生霉素	敏感	敏感	耐药

有 60%~70% 的金葡菌，可被相应的噬菌体裂解，根据噬菌体裂解的情况可分为 4 个噬菌体群、23 个噬菌体型。

Ⅰ噬菌体群：29、52、52A、79、80 五个噬菌体型。

Ⅱ噬菌体群：3A、3C、55、71 四个噬菌体型。

Ⅲ噬菌体群：6、42E、47、53、54、75、77、83A、84、85 十个噬菌体型。

其他：81、94、95、96 四个噬菌体型。

2. 致病物质

（1）凝固酶（coagulase）：可使加抗凝剂的人血浆凝固，此见于致病菌，常作为鉴别是否为致病菌指标之一。凝固酶分为 2 种，即游离性及结合性凝固酶。

1）游离性凝固酶：此由细菌分泌到细菌外者，游离于血浆中，被血液中的促凝血活酶物质激活后，有凝血酶样作用，可使血中纤维蛋白原形成纤维蛋白，导致血浆凝固，故有促进血栓形成的作用。

2）结合性凝固酶：此酶只存在于细菌的表面。为纤维蛋白原的特异受体，可与血浆中的纤维蛋白原结合，两者交聚使细菌凝聚。

凝固酶与金葡菌的毒力大小有密切关系。因凝固酶可使血浆中的纤维蛋白沉积在菌体的表面，以保护细菌不被吞噬细胞吞噬，即使被吞噬也难被消灭。

（2）葡萄球菌溶血素（staphylolysin）：根据其抗原不同而分为 α、β、γ、δ、ε 五种。对人有致病作用者为 α 溶血素。此菌体产生的一种蛋白质，对哺乳动物，如牛血，有溶血作用。对人的血液无作用，但有毒性作用。可损害白细胞、血小板，可使小动脉收缩导致局部缺血、坏死，并可使循环系统、中枢神经受损。故又称溶血毒素。

（3）杀白细胞毒素（leukocidin）：此为由细菌产生的一种蛋白质。中性粒细胞、巨噬细胞的表面有杀白细胞毒素的特异受体。当与这种受体结合后，引起中性粒细胞、巨噬细胞膜上的三磷酸肌醇变构、通透性增加，细胞内颗粒外溢，细胞死亡。

（4）肠毒素（enterotoxin）：约有 30%左右的金葡菌，Ⅲ群体某些菌株，可产生肠毒素。此为可溶性单一多肽链。分子量为 28000~35000。较耐热。根据其抗原性及等电点，分为 A、B、C_1、C_2、C_3、D、E、F 八个血清型，引起急性胃肠炎者多为 A 及 D 型，E、F 型次之。

肠毒素污染食物后，在 20℃以上，经 6~10 小时，即可繁殖出大量细菌。吃污染的食物可引起急性胃肠炎。

（5）表皮溶解素（epidermolytic toxin）：此由金葡菌Ⅲ群体某些菌株产生，也称表皮剥脱毒素。可使皮肤发生烫伤样皮肤综合征，多见于幼儿。

（6）透明质酸酶（hyaluronidase）：90%以上金葡菌可产生此酶，其可溶解间质中的透明质酸。蛋白多糖（proteoglycans）是以透明质酸作为骨架，结合许多蛋白质分子及许多硫酸软骨素等形成具有很多孔隙的主体结构，大于此孔隙的物质，如细菌，则不能通过，有利于局部的白细胞、巨噬细胞将细菌吞噬、消灭。透明质酸酶可破坏基质的屏障作用，使感染扩散。故又称此为扩散因子。

3. 金葡菌对 β-内酰胺类药物的耐药机制　近年来金葡菌出现耐甲氧西林的菌株（methcicillin resistant staphylococcus aurens，MRSA）及耐苯唑西林的金葡菌株（oxacillin resistant staphylococcus aurens，ORSA），给用抗生素治疗带来一定的困难。金葡菌的耐药机制有：

（1）产生灭活酶：当金葡菌接触 β-内酰胺类抗生素，如青霉素类、头孢菌素类，可产生 β-内酰胺酶，可发生不同程度的水解抗生素的 β-内酰胺环，将其打开，使抗生素失效。

β-内酰胺酶可分为由染色体介导酶及耐药质粒（plasmid）介导酶。

由染色体介导酶大都产生头孢菌素酶及超广谱酶。由耐药质粒介导酶大都产生青霉素酶及广谱酶。

青霉素酶对青霉素有强大的水解作用，而对头孢菌素作用较弱。头孢菌素酶对头孢菌素的水解作用大于对青霉素的水解作用，广谱酶对青霉素及头孢菌素均有强大的作用。

（2）靶位改变：金葡菌的细胞壁合成的青霉素结合蛋白（penicillin binding protein，PBP）有 4 种，其由 MRSA 菌株产生的 PBP_{2a}，使细菌的细胞壁与 β-内酰胺类抗生素的亲合力降低，因此在高浓度的 β-内酰胺类抗生素的环境中，仍可进行细胞壁的合成，而表现对 β-内酰胺类抗生素耐药。

（二）发病机制

金葡菌可寄生在正常成年人的鼻腔、咽腔及皮肤等处，带菌者有 15%左右，在医院工作的人员中带菌者可达 50%左右。

在金葡菌肺炎在医院外感染的肺炎中占 5%左右，在医院感染的肺炎中占 10%左右，而且大都为耐药菌。

金葡菌进入肺内的途径分为：

1. 吸入性　在健康人，金葡萄通过呼吸道途径进入肺内较少见，但在下述情况则为易感人群。

（1）患流行感冒后。

（2）老年体弱、患有慢性消耗性疾病、机体免疫功能低下者。

（3）气管切开、气管插管，应用机械通气者。

（4）因麻醉、酗酒、脑血管疾病等，发生误吸者。

（5）长期住院发生院内感染者。

2. 血源性　此常见于皮肤疖、痈、脓肿等，特别对病变部分进行挤压，引起菌血症及败血症，带菌的小栓子进入血液经血播散，进入肺内而引起肺炎。同时也可能发生其他脏器的感染，如心包、肾脏、肝脏、脑等发生小脓肿。

（三）病理改变

1. 吸入性　当含有金葡菌的鼻腔、咽腔分泌物、气管插管等，进入肺内后，若机体抵抗力低、细菌数量大、毒力强，则可大量繁殖，因金葡菌有抗吞噬作用，也使细菌不易被消灭。细菌产生的致病物质首先引起化脓性细支气管炎、支气管炎，因细支气管壁炎症坏死，炎症可向邻近的肺部扩散而累及肺泡、毛细血管，发生支气管动脉血栓，造成肺局部坏死，形成支气管肺炎、小叶肺炎、小叶脓肿，严重者可发生肺段炎性改变。

在小气管中的渗出液、脓液，使小支气管形成单向活瓣样梗阻，吸气容易而呼气受阻，出现囊肿样空腔，呈具有特征性的气囊。在儿童囊腔可很大。如囊腔破裂到胸腔，则发气胸或脓气胸。

在成年人，病变发生在两肺者占 60%左右，并有 50%形成脓肿，脓肿多为单发或多发。

2.血源性　因带菌的栓子进入肺中，故可引起多发性化脓性病灶，后形成脓肿，并可累及胸膜。

【临床表现】

（一）吸入性金葡菌肺炎

表现为：

（1）起病急，反复寒战、高热，体温可达 39℃左右。呈弛张热、稽留热。

（2）初起病时，咳嗽不重为干咳、痰量不大。2~3 天后咳嗽重，痰量多，每日可达 100~200ml。痰呈黄色、很黏稠，甚至咳到口腔后仍不易吐出，无明显的臭味。

（3）常出现呼吸急促，可有发绀。并可伴有胸痛。若病变侵及胸膜，胸痛可很重。

（4）全身中毒症状可较明显，如精神萎靡、食欲不振、无力、全身肌肉酸痛等。

（5）在感染的肺部可发现啰音及肺实变体征。若胸膜受累，可发现胸膜摩擦音、胸腔积液体征。

（6）在老年体弱、术后、患有慢性消耗性疾病，发生金葡菌肺炎时，起病隐袭，发热不著，但可发生循环衰竭及神志障碍。

（二）血源性金葡菌肺炎

多有皮肤感染引起的菌血症、败血症。虽有肺炎但呼吸系统症状相对较轻，全身中毒症状严重。可发生低血压甚至休克。可发生神志障碍甚至昏迷。

细菌栓子可到肺外脏器而出现相应的临床表现。

【辅助检查】

（一）实验室检查

1.血常规检查　中性粒细胞多在 $15 \times 10^9/L$ 以上，并有明显的核左移及中毒颗粒。若机体抵抗力低，白细胞可以不高甚至可降低。

2.细菌涂片及培养检查

（1）细菌涂片：做痰、胸腔液体的细菌涂片，可发现大量 G^+ 的葡萄球菌。

（2）细菌培养：做痰、胸腔液体、血液培养。若培养出金葡菌，做敏感试验、凝固酶试验、β–内酰胺酶试验，对治疗有帮助。

3.根据病情做肝脏功能、肾脏功能及尿检查。

4.做血电解质测定。

5.必要时作肺功能及血气分析。

（二）影像学检查

1.胸部 X 线或 CT 检查　胸部 X 线胸片吸入性及血源性金葡菌肺炎的表现分述

85

如下：

（1）吸入性：成人金葡菌肺炎，两肺受累者占 60% 左右，形成肺脓肿者占 50% 左右，发生脓胸及脓气胸者占 30% 左右。

在病初胸片无特征性，但经过 24 小时左右后，肺部病变发展较快，由单一小炎症病灶发展为大片状阴影，因有大量炎症渗出物充满支气管，故肺实变的阴影中无支气管征。在病灶的周围出现透明区或空腔。可在短期内形成肺脓肿。因脓肿与支气管相通，故有气液面，脓肿壁很不规则，有特征性。脓肿可单发也可多发。可有气囊形成，但在成人薄壁气囊少见。

肺浸润病变、肺脓肿、肺气囊、脓胸或脓气胸是金葡菌肺炎的 4 大胸部 X 线征象。此外病变多变，病变可在几小时或几天内发生显著改变。相隔时间不久，做胸部 X 线检查，观察病变改变的情况，对本病的诊断有帮助。

（2）血源性：胸部 X 线检查表现为多发性两肺结节阴影，以下肺为重，边缘模糊，中心常有空洞形成。

2. 超声检查　在疑有肝脏、肾脏受累时，做腹部 B 型超声检查。疑心包受累做超声心动图检查。

【诊断及鉴别诊断】

（一）诊断

寒战、高热，有呼吸系统症状，咳黄色黏痰，结合胸部 X 线检查、细菌培养两次均为金葡菌，诊断并不困难。

（二）鉴别诊断

因金葡菌肺炎、肺炎杆菌（克雷白杆菌）肺炎及肺炎链球菌肺炎，均起病急、寒战、高热、咳痰带血、胸痛，并有明显的全身症状，有多处相似之处，但也有不同点。现将三种肺炎列表于下，以供参考。见表 2-3。

表 2-3　三种肺炎的鉴别

项　目	金葡菌肺炎	肺炎杆菌肺炎	肺炎链球菌肺炎
年龄	青壮年多见	老年多见	儿童、老年多见
诱因	机体抵抗力低	慢性病患者	上呼吸道感染后
咳痰	黄色黏稠	棕色黏痰、砖红色痰	铁锈色痰
皮肤改变	可有化脓性、剥脱性皮疹	多无	口唇疱疹
X线胸片	吸入性，片状影 血源性，结节影 多有空洞形成	大片状阴影，可见叶间裂弧形下坠	大片阴影，可有空洞

【治疗】

（一）一般治疗

参阅军团菌肺炎。

（二）应用抗菌药物

1. 有针对性用药

根据金葡菌对药物敏感试验的结果，有针对性用药效果较好。

（1）不产生青霉素酶的金葡菌菌株

1）首选药物：为青霉素类。

a. 青霉素 G：600 万单位，每日 2 次，静脉滴入。

b. 阿莫西林（Amoxicillin，羟氨苄青霉素）：1g，每日 3 次；或 2g，每日 2 次。静脉滴入。

β-内酰胺类抗生素，青霉素类及头孢菌素类，具药物化学结构与细菌细胞壁粘多肽结构中的 D-丙氨酰-D-丙氨酸二肽的结构有相似之处，故可与 D-丙氨酰-D-丙氨酸竞争转肽酶，使转肽酶失去交联的催化作用，阻碍黏多肽的形成，使细菌不能形成完整的细胞壁，导致细菌死亡。此外可能与细菌细胞膜上的青霉素结合蛋白（penicillin binding protein，PBP）结合，而使细胞壁合成的早期即受到抑制。

2）次选药物

a. 红霉素：0.6g，每日 2 次，静脉滴入。

b. 阿奇霉素（Azithromycin，泰力特，希舒美）：0.6g，每日 1 次，静脉滴入。

本品主要作用于细菌核糖体 50s 亚基，使核糖体在 mRNA 上的位移受阻，影响蛋白质的形成。

（2）产青霉素酶的金葡菌菌株

1）首选药物

a. 苯唑西林（Oxacillin，新青霉素Ⅱ）：4g，每日 2~3 次，静脉滴入。

b. 氯唑青霉素（Clocacillin，邻氯青霉素）：2g，每日 3~4 次，静脉滴入。

2）次选药物

a. 阿奇霉素：剂量与用法同前。

b. 克林霉素（Clindamycin，氯洁霉素）：300mg，每日 2~3 次，静脉滴入，其与阿奇霉素作用相似。

（3）金葡菌耐甲氧西林菌株（MRSA）

1）首选药物

a. 去甲万古霉素（Norvancomycin）：0.4~0.8g，静脉滴入，每日 2 次。

此为糖肽类抗生素，其作用机制为万古霉素与细菌接触后，可很快进入细胞膜内与细胞壁黏肽侧链形成复合体，阻断了细胞壁的合成。

b. 替考拉宁（Teicoplamin，他格适）：中度感染，第一日，400mg，静脉滴入 1 次。维持量为 200mg，每日 1 次，静脉滴入，重度感染，400mg，静脉滴入，每 12 小时 1 次，连续给 3 次。维持量为 400mg，每日 1 次。

c. 稳可信（Vancomycin，万古霉素盐酸盐）：500mg，每 8 小时一次，静脉滴入。

2）次选药物

a. 环丙沙星（Ciprolloxacin）：200mg，静脉滴入，每日 2~3 次。

此为喹诺酮类（quinolones）抗菌药物，可抑制细菌的 DNA 回旋酶，从而阻断 DNA 的复制，产生杀菌作用。

b. 阿米卡星（Amikacin，丁胺卡那霉素）：0.4g，静脉滴入，每日 2 次。

此为氨基糖苷类抗生素，主要作用于细菌的 70s 及 30s 核糖体，抑制细菌蛋白质的合成。

c. 硫酸奈替米星（Netilmicin，力确兴，Netromycin）：每日 200~400mg，分 2 次，静脉滴入。

此为氨基糖苷类抗生素，其作用机制与阿米卡星相同，但对耳及肾毒性较少。

2. 药物的选择问题

（1）金葡菌肺炎是一个严重的肺部感染，病情重者，若已确定是此菌的感染，不必等药敏的结果即首先应用去甲万古霉素，并可与氨基糖苷类、喹诺酮类药物联合应用。

（2）当药敏结果出来后，可根据敏感结果选用抗菌药物。但有时几次培养，药敏结果并不一定完全一致，此点值得注意。

（3）金葡菌肺炎常需应用抗菌药物时间较长，因此应注意所用药物的副作用。利奈唑胺（Line 30 lid，斯沃）：为新合成的抗菌药物，其可阻止细菌蛋白质的合成，治疗金黄色葡萄球菌感染效果较好。

克雷白杆菌肺炎

【概述】

克雷白杆菌（Klebsiella，归称 Friedlander 杆菌或肺炎杆菌）肺炎，是由本菌引起的肺部化脓性炎症，多见于年老体弱的男性病人。近年来发病率明显上升。

（一）克雷白杆菌简介

1. 一般性状　本菌属于肠杆菌科、克雷白杆菌属，常见致病者有三个亚型，即肺炎、鼻炎及鼻硬结克雷白杆菌。根据实验室检查的结果，三者的鉴别见表2-4。

表2-4 肺炎、鼻炎及鼻硬结克雷白杆菌的鉴别

生化反应	肺炎克雷白杆菌	鼻炎克雷白杆菌	鼻硬结克雷白杆菌
乳糖发酵	+	±	-
VP试验	+	-	-
甲基红	-	+	+
枸橼酸盐	+	±	-
葡萄糖产气	+	±	-
尿素酶	+	±	-
赖氨酸脱羧酶	+	±	-

注：+：阳性；±：可疑阳性；-：阴性 Voges-Proskauer（VP）试验，用于鉴别肠杆菌。

本菌为革兰阴性球杆菌，大小长约 $0.6\sim0.8\mu m$、宽约 $0.3\sim0.5\mu m$。呈端端对对排列，无鞭毛、无动力、有多数菌毛，不形成芽孢，有较厚的荚膜。

在普通琼脂平板培养基即可生长，适宜的 pH 为 7.2、温度为 $35\sim37℃$。孵育20小时，可生成直径为 $2\sim3mm$ 稍隆起的菌落，呈灰白色，光滑而黏湿。可相互融合，以接种环可挑起成丝状，有特征性。

在液体培养基中生长迅速，使培养基混浊。

本菌有 O 及 K 抗原，无 H 抗原。K 抗原为分型的依据，用荚膜膨胀试验分为80余型，肺炎克雷白多为 3 型。

2. 致病性 主要由于荚膜。其产生的肠毒素也有一定的致病作用。

（二）发病机制

在正常人的呼吸道中，有 5% 以上可培养出此菌，在住院的病人中其带菌者的比例更高，但一般不致病。年老体弱、患有慢性消耗性疾病、应用免疫抑制药物、患有慢性肺部疾病等，常为发病的诱因，在吸入带菌的黏液而支气管上皮细胞纤毛活动减低等净化作用减弱时，导致细菌的生长、繁殖而致病。

（三）病理改变

本病引起的病理改变主要为化脓性炎症。分为原发性及继发性两种。

1. 原发性 原为正常肺而发生本病者为原发性。75% 为单侧，初发病灶常见于上叶后段及下叶背段，这与吸入性肺部感染有关。病变可迅速蔓延到一个肺叶或多个肺叶，此与肺炎链球菌肺炎有相似之处。但本病可于发病 $1\sim2$ 天内破坏肺泡组织，形成空洞或多发性肺脓肿，此与肺炎链球菌肺炎不同。

在急性阶段发病的早期肺泡充血水肿。渗出液呈黏液性，有单核细菌及中性粒细胞浸润，并有大量细菌，开始即呈红色肝样变。

因渗出液很黏稠、比重大、若病变发生在肺部上叶，可导致叶间隙下坠，有特征性。几日后，因发生肺泡坏死而形成空洞或脓肿。

少数病人若病程大于 6 个月，即发展成慢性。多发的空洞壁由肉芽及纤维组织组成。肺泡有上皮化。可有化脓性病灶，并可发生支气管扩张、肺纤维化、肺气肿。胸腔可有广泛粘连。

2. 继发性　常发生于原有肺部感染性疾病，长期应用抗菌药物，引起菌种失调者，与原有细菌形成混合感染。病变多呈小叶分布，肺组织中有大量中性粒细胞及淋巴细胞浸润。病变可迅速发展，出现肺组织坏死的形成空洞。

【临床表现】

（一）原发性者

1. 急性期　90%起病急骤，少数起病较缓但可逐渐加重。

（1）症状

1）全身症状：起病急，60%以上先发生寒战继而发生高热，常反复发生，热型不规则，体温可达 39℃左右。有明显的全身中毒症状，如疲乏无力、全身酸痛、精神萎靡或烦躁等。

2）呼吸系统症状：①有 70%~80%因胸膜受累而出现胸痛。②绝大部分病人出现咳嗽、咳痰。痰很黏稠不易咳出，痰可呈黄绿色脓性痰，也可呈砖红色，砖红色痰为本病特征性痰液，但临床并不常见。痰无特殊臭味，可咯血，多与痰相混，大口咯血不常见。③若病变累及肺的范围较大，或胸腔渗出液较多，可出现呼吸困难，甚至发生呼吸衰竭。

3）循环系统症状：可感心悸、出汗、四肢凉、循环衰竭的临床表现。

4）消化系统症状：可发生纳差、恶心、呕吐、腹胀、腹泻。约有 20%左右发生轻度黄疸。腹胀严重者，可发生麻痹性肠梗阻。

5）神经系统症状：可发生感染中毒性脑病，出现谵妄、神志障碍，严重者可发生昏迷。

（2）体征

1）急性病容：面色红，可有发绀、黄疸，口唇可出现单纯性疱疹，但不如肺炎链球菌常见。

2）呼吸系统体征：肺部有实变体征，但出现典型的管状呼吸音较肺炎链球菌肺炎少见。有湿性啰音。若病侵及胸膜，可出现摩擦音及胸腔积液的体征。呼吸急促，可有紫绀。

3）循环系统体征：可发生脉细弱、脉压降低、血压降低，严重者出现感染中毒性休克体征。

4）消化系统体征：可出现明显腹部隆起、肠鸣音减低甚至消失，若发生麻痹性肠梗阻多表示感染严重。

2. 慢性期　此期的临床表现与急性期过后所造成的肺的残留病变有关，如出现肺纤维化、支气管扩张、肺气肿、胸膜肥厚等的临床表现。

（二）继发性者

因继发本菌的感染是在原有肺部感染的基础上发生。因此其临床表现也就和原有肺部感染的临床表现混在一起，多难加以区别。但再继发本菌感染后，多使病情加重。可在 24~48 小时，发生呼吸衰竭、肺水肿、循环衰竭。

【辅助检查】

（一）实验室检查

1. 血常规检查　中性粒细胞可达 $20×10^9/L$ 以上，多有核左移。但也有白细胞不升高者。若白细胞降低而杆状核明显增多时，常表示病情严重。

2. 痰涂片检查　痰涂片做革兰染色，可发现痰中有大量的白细胞及带有厚的荚膜的革兰阴性短杆菌。

3. 痰培养　若培养出本菌对诊断本病有利。但常培养出不止一种细菌。混合感染较为多见。

（二）胸部 X 线检查

表现为：

1. 肺实变的大片阴影　此多见于原发性者。因肺内有大量的比重高的浆液渗出及积聚，使肺实变时体积增大重量增加，若为上叶肺实变，可出现水平叶间裂向下膨出或移位，有特征性。同时肺实变处可有多数内壁光滑的空洞。

2. 支气管肺炎阴影　多见于继发性者。表现为沿增厚的肺纹理发现大小不一、分布广泛的片状阴影，边缘模糊，常分散累及多个肺段，并可有空洞形成。

3. 胸腔积液阴影　因为是纤维素性胸腔渗出液，早期即发生粘连，故胸水量不多。

4. 肺部病变吸收较慢，X 线表现较临床好转出现较晚　因病变有较多的纤维，在大片炎症吸收后，可发生肺萎缩。

（三）其他检查

结合病人情况，选择做肺功能、血气分析，以及肝、肾功能、血清电解质检查。

【诊断及鉴别诊断】

（一）诊断

有发病的诱因，突然出现寒战、高热、咳嗽、咳砖红色痰，全身中毒症状严重。胸部检查有肺实体征及湿性啰音。结合痰检查，胸部 X 线表现，特别用青霉素 G、红霉素、阿奇霉素治疗效果不好者，只要能想到有本病的可能，诊断一般不难。

（二）鉴别诊断

但有时需与金葡菌肺炎、肺炎链球菌肺炎相鉴别，可参阅金葡菌肺炎。

克雷白杆菌肺炎有时需与干酪性肺炎鉴别。干酪性肺炎是由结核菌引起的大片渗出性炎症，当机体抵抗力减低时，可很快产生干酪化，形成急性干酪性肺炎。本病与克雷白肺炎有较多相似之处。如病变多见于肺的上叶后段或下叶背段，累及一个肺段或整个肺段，起病较急，发高热、咳嗽、咳痰，也可有咯血。全身中毒症状不明显。X线胸部检查所见为肺实变大片阴影，其中可有透明区，也可形成空洞。两者的鉴别主要有赖于致病菌的检查。急性干酪性肺炎痰中较易找到结核菌，PPD试验多呈强阳性，这对鉴别两者很有帮助。但急性干酪性肺炎，发生寒战、引起急性肺功能衰竭、循环功能衰竭及发生感染中毒性脑病少见。

【治疗】

（一）一般治疗

可参阅军团菌肺炎。

（二）应用抗菌药物

1. 克雷白杆菌对抗菌药物的耐药性　1994年北京地区515株克雷白杆菌，对常用抗菌药物的耐药发生率为：亚胺培南（Imipenem，现多用亚胺培南—西司他丁钠，即泰能）1%，头孢他啶（复达欣）3%，阿米卡星（丁胺卡那霉素）4%，环丙沙星5%，氧氟沙星5%，头孢哌酮（先锋必）8%，头孢曲松（菌必治）9%，庆大霉素12%，优立新14%，头孢呋辛（西利欣）15%，哌拉西林（氧哌嗪青霉素）20%，氨苄西林（氨苄青霉素）92%。

2. 抗菌药物的选择　从药敏结果来看，有相当多的药物对治疗本病可以选用。实际上，特别是病情严重者，死亡率仍较高。因本病合并症及并发症较多、病程长，在治疗上也就会出一定的困难。

（1）抗菌药物的选择可以根据以下因素：

1）根据药敏试验的结果。

2）根据病情严重的情况。

3）根据用抗菌药治疗效果的反应：有药敏试验对某些抗菌物敏感，但用该药治疗后，效果并不明显，特别有混合感染时，应相应调整用药的种类。

（2）具体选择

1）三代头孢+氨基糖苷类抗生素。

2）碳青霉烯类抗生素。

3）喹诺酮类、青霉素类/酶抑制剂。

根据病人具体情况可联合应用。

（三） 加强支持疗法

特别在年老体弱、营养不良低蛋白血症的病人。考虑输新鲜血、白蛋白。

（四） 合并症的治疗

如抗休克治疗、治疗呼吸衰竭等。

军团菌肺炎

【概述】

1976年美国在费城召开58次军团年会期间，参加会议者及其家属共4400人，先后发生肺炎有221人，死亡34人。

1977年从死者的肺分离出一个新的 G^- 菌。

1978年命名为军团杆菌。

（一） 军团菌简介

军团菌为 G^- 杆菌，无芽孢及荚膜，为需氧菌。已发现有40余种，60个血清型，与人类有密切关系者为嗜肺军团菌，有14个血清型，常见的致病者为1、4及6血清型。

该菌长为 $2\sim20\mu m$，宽为 $0.3\sim0.9\mu m$。少数呈丝状，长达 $20\mu m$ 以上，可缠绕呈乱麻样块状。有鞭毛，可以活动。含有大量支链脂肪酸，此与一般 G^- 杆菌不同，但与分支杆菌相似。

军团菌培养较为困难，在含有盐酸半胱氨酸，可溶性焦磷酸铁、活性炭、酵母浸膏等的培养基（BCYE培养基）中可以生长，但生长较缓慢。初次分离，需在含有 $2.5\%CO_2$、$pH6.0\sim7.0$ 的环境下才能生长。菌落直径为 $1\sim2mm$，呈稍隆起的圆形、灰白色有光泽，较黏稠不易刮掉。

该菌的生化特征，有氧化酶、$\beta-$内酰胺酶、触酶。可水解明胶、淀粉及马尿酸。但不能发酵糖类及还原硝酸盐。

该菌含有溶血素、细胞毒素、蛋白酶、脂酶、磷脂酶等，可能造成肺损害。此外，尚可产生内毒素，对肺外器官也造成损伤。

（二） 流行病学

该菌广泛存在于水及土壤中。在水中存活可达一年以上。自来水、空调的冷却水、温水游泳池中，均可有该菌存在，可以说有水即有军团菌。患者的肺中、痰液、胸腔液、血液，均可发现此菌。传染的方式主要是通过气雾、气溶胶及尘埃传播。中老年人、患有慢性病者、应用免疫抑制药者、烟酒嗜好者，易被感染。

在世界各地均有发病，可为集体发病也可为散发。发病多在 50 岁左右。

（三） 发病机制

军团菌是可以在巨噬细胞内繁殖、生长的寄生菌。可随含菌的气雾、气溶胶经呼吸道进入肺内，若含菌的气雾、气溶胶、粉尘的直径为 5μm 或以下时，可直接进入细支气管及肺泡，而引起肺部病变。

军团菌的外膜蛋白可促使巨细胞吞噬，并可破坏巨噬细胞的杀菌作用。其所含的脂多糖也有利于黏附细胞及促使巨噬细胞的吞噬作用。

巨噬细胞吞噬军团菌后，形成吞噬体。但其脂多糖干扰吞噬体及溶酶体膜的双层脂结构，使两者不能融合，从而溶酶体内的水解酶对吞噬体内的军团菌就不起作用，不能将其裂解及消化；不仅如此，细菌反而在巨噬细胞内进行繁殖及生长，当达到一定的数量后，巨噬细胞因受损而破裂，将军团菌释放，导致其又进入正常的其他巨噬细胞，进行细胞内的感染循环，并大量繁殖。其所产生的有毒物质对组织细胞造成损害。

军团菌感染肺后，细菌及其所产生的有毒物质可经淋巴、血液进入体循环，引起肺外器官的损害，如肾脏、心脏、胃肠道、肝脏、中枢神经系统等。故军团菌肺炎不只是肺局部疾病而是一个全身性疾病。

机体被军团菌感染后，可刺激自然杀伤细胞（NK）的活性及增殖，可溶解巨噬细胞以终止在巨噬细胞内循环感染。同时由中性粒细胞、巨噬细胞、淋巴细胞、血管内皮细胞等，释放出细胞因子（cytokine），如白介素、肿瘤坏死因子、干扰素等，可增强反应细胞的活性，随着机体免疫功能的增强，感染可逐步被控制。在免疫功能低下的患者，不仅肺部病变严重，肺外器官常受累，使病情迅速恶化。

体液免疫对控制病情意义不大，主要是细胞免疫。

（四） 病理改变

军团菌肺炎的病理改变的严重程度有相当大的差别，轻者仅有肺部病变范围很小的炎症，重者不仅肺内病变严重，而且引起肺外器官，如肾脏、心脏等一个或多个器官损害，发生多器官功能衰竭。将各器官病理改变分述于下：

1. 肺脏　主要表现为广泛、急性的纤维素性、化脓性支气管肺炎，并有弥漫性肺泡损伤，呈局灶性或大叶性炎症性实变。肺泡中有大量中性粒细胞浸润，并有红细胞、巨噬细胞和纤维素性分泌物。病变多不累及中等以上的气管。这可能只有小于 5μm 的颗粒可直接进入的细支气管及肺泡。而较大的颗粒只能停留于大、中气管而被消除。

可有胸腔积液，为渗出性，也可为化脓性。

2. 肾脏　可发生间质性肾炎、肾小管坏死、肾小球肾炎、肾盂肾炎。可能由于细菌毒素、免疫因素以及细菌的直接感染。可发生急性肾功能衰竭。

3. 肝脏　肝脏可发生轻度肿大，并可发生黄疸，黄疸可轻可重。其主要病理改变为中心小叶脂肪变。

4. 心脏　可发生心肌炎、心包炎。心肌发生间质性炎症，也可发生化脓性心肌炎，甚至偶有心肌内小脓肿形成。心包炎多因细菌直接侵犯引起，呈浆液性或化脓性及纤维素性心包炎。可发生心力衰竭、心包压塞。

5. 消化系统　可发生急性胃肠炎。亦也发生急性胰腺炎、急性腹膜炎，但后两者较少见。

6. 中枢神经系统　可有微血管血栓形成、点状出血。

7. 血液系统　可发生 DIC。

8. 肌肉　骨骼肌可发生肌炎及肌溶解，但少见。

【临床表现】

临床表现与病变的严重程度有密切关系。轻度肺部病变，可较快治疗，而多器官功能衰竭则预后很差，临床表现也很严重。

（一）一般表现

潜伏期平均 7 天左右，可有前驱症状，如低热、畏寒、乏力、全身不适、食欲不振等。1~2 天后，病情可迅速进展。约 90% 突然发生高热，体温达 40℃ 或 40℃ 以上者约有 20%，70% 左右伴有寒战，可呈反复性，50%~70% 有相对缓脉。即发热程度与脉搏增加的次数不平衡，有诊断意义。

头痛可很重，呈急性病容。

（二）呼吸系统

咳嗽、咳痰，痰量不大，呈白色黏痰可带有血丝，少数病人有咯血、胸闷、气促，呼吸次数多在 25 次/分以上。约 30% 发生胸痛而且可很剧烈。呼吸困难可逐渐加重发生紫绀。严重者可发生 ARDS。肺部早期即出现湿性啰音，随着病情的进展可出现肺实变体征。约有 60% 的病变可扩展到对侧肺。约有 40% 病侧胸膜受累，发生胸膜摩擦音及胸腔积液体征。

（三）泌尿系统

肾脏受累有 40% 左右，可发生少尿、无尿、血尿，镜下血尿有 30% 左右。在重症患者有 50% 左右出现肾功能不全。血肌酐及尿素氮升高，低血钠、高尿钠。尿钠不低于 40mmol/L，对本病诊断有参考价值。随着病情加重可出现高血钾及代谢性酸中毒。

（四）循环系统

可发生心律紊乱、相对缓脉。可有心前区痛、心包摩擦音，20% 有低血压。严重者可发生感染中毒性休克。并可有心力衰竭及心包压塞体征。

95

（五）胃肠系统

50%的患者可发生腹泻，在病的早期即可出现，每天 3~4 次水样或水样黏液便对本病诊断有参考价值。可有轻度腹痛，肠鸣音亢进。但无里急后重。

（六）中枢神经系统

约有 20%的患者出现中枢神经系统症状，表现为精神萎靡、谵妄状态、定向力差、语言不清、幻觉、嗜睡，甚至昏迷。

（七）肌肉系统

可发生明显的肌肉疼痛，可较严重，并有压痛。可发生血红蛋白尿，肌酶升高，肌电图异常。

（八）肝脏

可发生肝区触痛，出现黄疸。程度不一，严重者胆红素可达 85.5μmol/L（5mg/dl）。

军团菌除可引起肺炎外，即军团菌肺炎型，尚可有非肺炎型，即 Pontiac 热。两者有很多相同点，如发热、畏寒、头痛、肌痛、咳嗽、胸痛外，也有其不同处，鉴别两者见表2-5。

表 2-5 军团菌肺炎与 Pontiac 热的鉴别

项　　目	军团菌肺炎	Pontiac热
潜伏期	2~10天	1~2天
起病	可急可缓	急
呼吸系统症状	重	轻
肺炎	有	无
胸腔积液	多见	无
累及体内各系统	可累及如肝、肾、神经系统等	无
病程	几天到几十天	2~5天
病死率	10%左右	多无死亡

[辅助检查]

（一）实验室检查

根据病情选作下述检查。

1. 血常规检查　白细胞多在 $10×10^9$/L 以上，可有核右移。个别病例白细胞不但不高反而降低，甚至 $2.0×10^9$/L 以下。血红蛋白、血小板多无明显改变，若发生 DIC 则血小板可呈进行性下降。

2. 尿常规检查 可有尿蛋白、红细胞、白细胞增高，尿比重降低，可有肌红蛋白尿。

3. 血沉较快。

4. 肾功能检查 包括血肌酐、尿素氮。

5. 肝功能检查 包括血胆红素、转氨酶、转肽酶。

6. 凝血试验 包括 PT、APTT、纤维蛋白原定量等。

7. 心肌酶、肌钙蛋白 以了解心肌是否受损。

8. 血电解质、血气分析 以了解有无电解质代谢紊乱及呼吸衰竭。

9. 有关病因检查

（1）血清间接荧光法（IFA）检查：前后 2 次抗体滴度呈 4 倍以上增高达 1：128 或以上。

（2）试管凝集试验（TAT）检查：前后 2 次抗体滴度呈 4 倍或以上增高，达 1：160 或以上。

（3）微量凝集试验（MAT）：前后两次抗体滴度呈 4 倍或以上增高，达 1：64 或以上。

（4）以 BCYE 培养基：可培养如痰、血、胸水或分泌物。如有军团菌生长，对确诊本病很有帮助。

上述检查方法有一定的局限性，如抗体检查多在 10 天左右才可检查出，有的患者需时更长。军团菌培养也需时较久，故临床上考虑为该病时应及时开始治疗，以免贻误病情。

（二）影像学检查

1. 胸部 X 线检查 常在发病后 2~3 天后，出现肺部片状、结节状或节段性浸润阴影，随着病情的进展出现中下叶为主的肺实变，并可向对侧肺发展，可形成空洞或肺脓肿。严重者可迅速发展整个一侧肺磨玻璃状阴影。而且病侧可发生胸腔积液。

我国医务工作者对军团菌炎的胸部 X 线检查的研究结果，大致如下：

（1）病变多变，常多叶发生，进展迅速。

（2）影像呈多样性，可为结节状、斑点状、片状。

（3）肺部病变吸收慢，若发生空洞不易愈合。

（4）可合并胸腔积液。

2. 超声心动图检查 当有心脏受累时，做超声心动图检查。

（三）心电图、肌电图检查

必要时可做此项检查。

97

【诊断及鉴别诊断】

（一） 诊断

本病的临床表现特征性不强，故早期诊断比较困难。有下述情况应考虑本病。

（1）高热、心率相对较缓。可反复发生寒战。

（2）咳嗽，咳白色黏痰，可带有血丝，胸痛较重。

（3）早期可发生水样腹泻，伴有低钠血症。

（4）X线胸片肺部炎症阴影多变，常伴有胸腔积液。

（5）用青霉素类、头孢类、氨基糖苷类抗生素治疗无效而且炎症范围扩大，应想到有本症的可能性。这对本病的诊断很有参考价值。

（6）痰涂片检查有大量 G⁻ 杆菌，普通培养无细菌生长。

（7）血清学检查抗军团菌抗体滴度≥1:128，对诊断有一定帮助。

（8）以 BCYE 培养基培养痰、气管分泌物等，若培养出军团菌，可确定诊断。但血清学检查、细菌培养，需时较久，对早期诊断帮助并不太大。

附：我国 1992 年订军团菌肺炎诊断标准（试行）

军团菌肺炎是一种革兰阴性杆菌——军团菌引起的肺部炎症。诊断军团菌肺炎的主要依据：

（1）临床表现：发烧、咳嗽、胸痛等呼吸道感染症状。

（2）X线胸片具有炎症性阴影。

（3）呼吸道分泌物、痰、血或胸水在 BCYE 培养基或其他特殊培养基培养，军团菌生长。

（4）呼吸道分泌物直接荧光法检查阳性。

（5）血间接荧光法（IFA）检查前后两次抗体滴度呈 4 倍或以上增高，达 1:128 或以上。

血试管凝集试验（TAT）检测前后两次抗体滴度呈 4 倍或以上增高，达 1:60 或以上。

血微量凝集试验检测前后两次抗体滴度呈 4 倍或以上增高，达 1:64 或以上。

凡具备（1）、（2）同时又具备（3）～（5）项中任何一项者诊断为军团菌肺炎。

（二） 鉴别诊断

军团菌肺炎与其他细菌引起的肺炎无特异之处，特别在发病的早期，但随着病情的进展虽也有一定的特异性，但临床上易与厌氧菌及其他 G⁻ 杆菌感染引起的肺炎混淆，三者的鉴别，见表 2-6。

表 2-6　军团菌、其他 G⁻杆菌及厌氧菌肺炎的鉴别

项目	嗜肺军团菌肺炎	其他G⁻杆菌肺炎	厌氧菌肺炎
病原菌	嗜肺军团菌	大肠杆菌、绿脓杆菌等	梭杆菌、脆弱杆菌、消化球菌等
发病	急	缓	缓
寒战	多见	少见	少见
胸痛	多见	少见	少见
痰性状	白黏痰	脓性痰	脓性痰
痰臭味	无	可有恶臭	有恶臭
胸腔积液	较多见	少见	少见
肝、肾功能衰竭	较多见	少见	少见
心肌受累	较多见	少见	少见
ARDS、DIC	较多见	罕见	罕见
神经系统症状	较多见	少见	少见
胸片阴影多变	有	无	无
培养基	BCYE培养基	普通培养基	厌氧菌培养基

【治疗】

（一）一般治疗

（1）加强支持疗法：注意营养，给足够热量。

（2）加强机体的抵抗力：可输入新鲜血浆、丙种球蛋白。若血浆白蛋白降低，输入白蛋白。

（3）可用增强免疫的药物，如胸腺肽。

（4）纠正水、电解质、酸碱平衡失调。

（5）纠正低氧血症。

（6）对症处理。

（二）应用抗菌药物

1. 首选药物

（1）红霉素：0.5g，静脉输入，每日 2~4 次。用药时间要长，一般持续用药 15 天左右。时间短容易复发。注意检查肝功能。

（2）阿奇霉素（Azithromycin，泰力特，希舒美）：本品通过作用于 50s 的核糖体亚单位与之结合，阻碍细菌的转肽过程，从而抑制细菌的蛋白质合成。口服本品后，广泛分布于全身各组织，并大量集中于巨噬细胞内，在感染的组织中缓慢释放。在血浆中的浓度仅为 0.4μg/ml，组织中的浓度比血浆中高 50 倍。在血浆中的

半衰期与组织中的半衰期相似，为 2~3 天。从尿中排出，3 天以原形排出 12%。

本品口服，每天 500mg，连服 3 天。静脉滴入，每次 500mg，每日 1 次。

肌酐清除率<40ml/min 及肝功能不良者慎用。

本品比红霉素不良反应少。

2. 利福平　本品能特异性地抑制细菌的 DNA 依赖性 RNA 聚合酶，可与此酶结合使之失活。0.45g，口服，每日 1 次。本品单独应用效果不好，常与红霉素联合应用。该药对肝脏有损，而且易发生耐药。

3. 环丙沙星（环丙氟哌酸，Ciprolloxacin）　本品抑制细菌繁殖的 DNA 旋转酶的活性。200mg，静脉滴入，每日 2 次。7~10 天为一疗程。

（三）治疗并发症

如 ARDS、DIC、急性肾功能衰竭等。

支原体肺炎

【概述】

支原体肺炎是由肺炎支原体引起的肺部炎症，归称非典型肺炎。发病约占肺炎发病率的 15% 左右，可分散发也可为局部小流行。四季均可发病但以冬春季多见。好发于 5~15 岁的儿童及青年人。男性多见。预后较好。

（一）支原体简介

1. 一般生物性状　支原体是一种介于细菌及病毒之间的小微生物。无细胞壁，可通过 0.45μm 的滤膜，若在加压过滤时，可通过 0.22μm 的滤膜。可以在无生命的培养基中生活繁殖。

因其无细胞壁，故被划入柔膜体纲，支原体目。此目又分为 3 个科，即支原体科、无胆甾原体科及螺旋体科。

在支原体科又分为 2 个属，即支原体属及腺原体属。支原体属已知有 64 种，腺原体属有 2 种。

支原体因无细胞壁，故形态各异，可呈球形、短杆形、环状、螺旋状、分支状等。因其可生成分支状的长丝，这是命名为支原体的原因。

支原体的大小差别较大，最小的球形颗粒直径仅为 125~250nm，而最大者可达 2~3μm 甚至为 5~10μm。

支原体的细胞膜，外层及内层由糖类及蛋白质构成。中层为磷脂及胆固醇，其中胆固醇占 36%。故凡作用于胆固醇的药物，二性霉素 B、脂溶性物质，均可使细胞膜破坏而死亡。其对渗透压的突然改变、湿度改变、来苏等化学消毒剂等，均很敏感。

在支原体的胞质中，有大量的核糖体而无线粒体。有 DNA 及 RNA 两种核糖核酸。其基因组为一环形的双链 DNA，分子量小，仅为细菌的 1/6~1/3。因此其只有有限的合成及代谢功能。

支原体主要是二分裂繁殖。因其无细胞壁所以在分裂的 2 个子细胞大小不一，呈发芽状。又因支原体的分裂与 DNA 的复制不能同步进行，其结果可形成长丝体。长丝体断裂后，分成许多球状或短杆状的颗粒。

2. 生化反应 对人有致病作用的支原体主要是肺炎支原体、人型支原体、生殖支原体、穿透支原体及溶脲脲原体五种。其中穿透支原体于 1990 年在艾滋病病人发现。这五种支原体生物性状及生化反应不同，其鉴别见表 2-7。

表 2-7 五种支原体的鉴别

种类	葡萄糖	精氨酸	尿素	吸附细胞	所致疾病
支原体属					
肺炎支原体	+	–	–	红细胞、支气管上皮细胞	支气管炎、肺炎
人型支原体	–	+	–	精子的表面、输卵管黏膜细胞	泌尿生殖系感染
生殖支原体	+	–	–	尿路上皮细胞等	泌尿生殖系感染
穿透支原体	+	+	+	红细胞、巨噬细胞、CD_4T细胞	为艾滋病毒致病的辅助因素
脲原体属					
溶脲脲原体	–	–	+	泌尿及生殖道黏膜	泌尿及生殖系感染

从生化反应上，上述支原体可分为：
（1）能酵解葡萄糖，作为能量来源，产酸不产气。不能利用氨基酸。
（2）能利用精氨酸作为能源，不能利用葡萄糖。
（3）可利用葡萄糖也可利用精氨酸。
（4）只能利用尿素作为能源。
通过上述生化反应，可将这五种支原体进行鉴别。

3. 培养 支原体只有在含有 10% 酵母浸膏及 10%~20% 动物血清的培养基中才能生长。因支原体不能合成胆固醇及长链脂肪酸，须从动物的血清中吸取，以供其细胞的合成及稳定细胞膜。

支原体为厌氧、需氧或兼性厌氧。最适宜的 pH 为 7.6~8.0，相对湿度为

101

80%~90%。

在琼脂培养基生长较慢，孵育2~3天或更长的时间才会出现典型"油煎蛋"样菌落。菌落小，呈圆形，中心较厚并向内长入培养基中，四周为较薄的透明颗粒区。最小的菌落，如溶脲脲原体仅为10~40μm。

在液体培养基中，可使培养液呈极淡的均匀混浊，有小颗粒生长，附着在管壁上或沉于管底，用放大镜才能观察到。当生长高峰后若继续培养，支原体可很快死亡。

在鸡胚绒毛尿囊生长良好，不发生病变，鸡胚也不死亡。

支原体用革兰染色不着色，用Giemsa染色呈浅紫色。

4. 与L型细菌鉴别 L型细菌是细菌的细胞壁部分或全部缺失。其原因与应用影响细胞壁合成的抗生素、溶菌酶、抗体及补体的作用，导致细胞壁形成障碍引起。

L型细菌与支原体有很多相似之处，如呈多形性、可通过滤膜、菌落呈"油煎蛋"样、对渗透压改变敏感、对作用于细胞壁的抗生素无效等。但也有其相异之处，其鉴别见表2-8。

表 2-8 支原体与L型细菌的鉴别

项 目	支原体	L型细菌
存在	广泛的自然界	实验中形成
遗传	与细菌无关	与细菌有关
返祖现象	无	去除诱因可回复原菌
高渗培养	不需要	多需要
动物血清	需要	不定
琼脂培养	菌落为10~600μm左右	菌落为1.0~2.0mm左右
液体培养	无明显混浊	有明显混浊

5. 抗原性 因支原体无细胞壁，故其抗原性较为简单，而且各型交叉很少。支原体膜上的抗原由蛋白质和糖脂组成。补体结合试验测定抗原的糖脂部分，ELISA试验测定抗原的蛋白质部分。

支原体的血清抗体，可用来作生长抑制及代谢抑制试验，其特异性及敏感性均较高，应用上述方法可将某些支原体分成若干血清型。

6. 致病性 支原体广泛存在于自然界，在正常人的鼻咽腔及支气管黏液中，可分离出多种支原体，其中大部分不致病。肺炎支原体致病能力较强可引起支原体肺炎，人型及生殖支原体和溶脲脲原体，在泌尿、生殖系统感染时，分离出上述支原体阳性率较高。穿透支原体有顶端尖形结构，具有粘附和穿入作用，导致细胞损伤。可附着人的红细胞、淋巴细胞和单核吞噬细胞上，引起细胞受损、死亡。

支原体的致病作用总起来讲是通过以下作用机制：

（1）从宿主细胞膜上获取其所需要的脂质、胆固醇，引起宿主细胞膜损伤。

（2）可产生对宿主有毒的物质，如 H_2O_2、神经毒素（此为外毒素）。

（3）穿透作用，如穿透支原体可损伤免疫细胞。

（二）肺炎支原体

肺炎支原体为目前肯定可以引起肺炎的支原体。

1. 一般生物性状　肺炎支原体直径为 150~200nm，呈小球状颗粒，也可呈丝形体，无鞭毛。其顶端有特异的、主要由蛋白质组成的顶端结构（terminol structure），能使肺炎支原体附着于支气管黏膜上皮细胞的绒毛边缘上，因其能定居黏膜上皮故与致病有关。顶端结构可在黏毛上皮细胞上，通过反复粘附与分离，而出现滑动现象。

在固体培养基，初次分离培养，生长缓慢，需 5~10 天才生成直径为圆屋顶样直径为 30~100μm 的菌落。其表面呈颗粒状，无明显的边缘。待传代后才可生成"油煎蛋"样菌落，而且生长较快。

2. 流行病学　肺支原体携带者、患者，为主要的传染源。通过含有肺炎支原体的分泌物、飞沫或气溶胶传播。有慢性呼吸道疾病、免疫功能低下者，可为易感诱因。

3. 发病机制　肺炎支原体通过飞沫进入支气管后，首先附着于支气管黏膜上皮上。但只能附着于有特殊受体的宿主黏膜细胞的表面。附着后有微管插入细胞内，释放 H_2O_2、抗酸酶等有害物质，造成宿主细胞损害而发生病理改变。同时可引起迟发性过敏反应。

因肺炎支原体与人的心脏、肝脏、肾脏、血液、神经系统、皮肤有共同的抗原，感染后所产生的抗体、免疫复合物，不仅对肺造成损害，对其他器官也造成损伤。

在肺以外的器官的病变中，找不到肺炎支原体，说明这些器官的病变不是因肺炎支原体直接感染引起，可能是通过发生免疫反应所产生的结果。

肺以外器官的损害有：

（1）心脏：心肌炎、心包炎。

（2）肝脏：肝炎。

（3）肾脏：间质性肾炎、肾小球肾炎。

（4）血液：自身免疫性贫血、血小板减少、DIC。

（5）神经系统：脑炎、脊髓炎、颅神经及周围神经病变、小脑共济失调。

（6）皮肤：结节性红斑、多形性红斑。

（7）其他：外耳道炎、泡性鼓膜炎。

感染肺炎支原体肺炎后，先出现特异性 IgM 抗体，4~5 周后可达高峰。随后出现 IgG 抗体，虽持续时间较 IgM 抗体长，但也不持久。因为在 4~6 周后又可复发，说明这些抗体对机体的保护作用并不大。

在鼻咽部出现 IgA 抗体，可抑制肺炎支原体与呼吸道黏膜结合，有一定的作用。

4. 病理改变　主要为支气管炎、毛细支气管炎。肺炎多为间质性或支气管肺炎。多数病变有自限性。

（1）肉眼所见：在支气管及细支气管有炎症的管腔中，有大量黏液及脓液分泌物。有间质性肺炎的改变，但大叶肺炎少见。

（2）镜下所见：在支气管周围及间隔、肺泡间隔有大量单核细胞、中性粒细胞浸润。可有支气管黏膜坏死、脱落，但不严重。有间质肺炎的组织病理学改变。

【临床表现】

被肺炎支原体感染后，潜伏期为 2~3 周。病情轻重不一，轻者只表现为咽炎、支气管炎，只有 10%发生肺炎。

肺炎病变可很广泛，但临床表现可并不严重，与病变的严重程度不相符合。肺炎的临床表现为：

（一）　症状

1. 全身症状　通常起病较缓，有头痛、畏寒。80%以上有发热，体温高低不一，可为低热，也可有中度的弛张热，有 50%患者持续发热可超过一周。

2. 呼吸系统症状

（1）咳嗽、咳痰：可出现有特征性阵发性剧烈咳嗽。痰不多，为黏液性或脓性，无臭味，可带有血丝。可咯血，但量多不大。

因肺炎支原体可长期存在于支气管黏膜上皮上，发热退后咳嗽仍可持续 3~4 周。

（2）胸痛：可因剧烈的咳嗽而引起两季肋部痛，也可因胸膜炎引起。

（3）可发生轻度呼吸急促，虽有广泛的肺部病变，但发生明显的呼吸困难及发绀少见。

（二）　体征

1. 一般体检　可有淋巴结肿大，少数病人可出现皮肤上斑血疹。口唇可发生单纯疱疹，但不多见。

2. 胸部体征　肺部虽有广泛的病变，但只有 50%出现湿性、干性啰音，也可出现轻度的哮鸣音。肺实变的体征不明显。

若有胸膜炎，可听到胸膜摩擦音，胸腔积液的体征。

因肺炎支原体可引起肺外器官的病变，故可发生相应的临床表现。

[辅助检查]

(一) 实验室检查

1. **血常规检查** 有 50% 的患者白细胞可达 $10×10^9/L$ 以上。可有中性粒细胞增多，也可能为单核或淋巴细胞增多。

2. **血沉** 大部分病人血沉增快。

3. **有关本病的细菌学检查**

(1) 冷凝集试验：50% 以上的病人呈阳性。起病 2~4 周后达高峰，持续时间 2~4 个月。

因病人血清中含有非特异性冷凝集素，能和自身红细胞或 O 型红细胞在 0~4℃ 时出现凝集。≥1:30 为阳性，有诊断意义。

(2) 补体结合抗体试验：出现较早，>1:32 为阳性，灵敏度较高。但与军团菌肺炎有交叉现象。

(3) 间接免疫荧光法：测定肺炎支原体患者血清中的特异性 IgM。≥1:16 为阳性，较敏感。

(4) 肺炎支原体核酸检测：用肺炎支原体特异核酸片段，以 PCR 技术进行扩增，为快速、敏感的方法。

(5) 肺炎支原体培养分离：取病人痰、咽拭子标本，接种于含有马血清和酵母浸膏的琼脂或液体培养基上，一般在接种后 5~21 天，可获得阳性结果。

(二) 影像学检查

肺炎支原体肺炎，早期肺部 X 线表现为肺纹理粗重、支气管周围有浸润性改变或成不规则的圆状阴影，少数病人表现为满布肺内的小粟粒状阴影，后则发展为肺实质病变阴影。多为节段性分布，少数呈大片状阴影，病变多发生于肺下叶，约有 25% 发生于肺上叶，易误诊为浸润性肺结核。大片状阴影常呈扇状分布，肺门部阴影密度较高，向外逐渐变浅。少数病人呈多发性或一部分吸收而另一部分又出现病变，呈迁移性，与过敏性肺炎的 X 线表现相似。

近来发现肺炎支原体肺炎也可有坏死性病变。

可有胸腔积液，但量不大。

病变常为自限性，不经治疗 2~3 周可吸收，但可有长达 6 周者。吸收过程初为肺纹理增强，而后肺完全恢复正常。

肺炎阴影较浅、淡，多变，有迁移性，有一定的特征性。

(三) 结合病人其他器官受累的情况做相应的检查

如发生心包炎时做超声心动图检查。

105

[诊断及鉴别诊断]

（一）诊断

根据流行病学史、典型的临床表现，结合血清学检查，诊断并不困难。

（二）鉴别诊断

有些不典型的病例需与下述肺炎进行鉴别：

1. 衣原体肺炎　衣原体为严格寄生于真核细胞的原核微生物，有独特的发育周期，是有细胞壁的原核细胞型微生物。衣原体属有 4 种，包括沙眼衣原体、肺炎衣原体、鹦鹉热衣原体及兽类衣原体。前 3 者均可引起肺炎，但常见为肺炎衣原体及鹦鹉热衣原体。这两种衣原体除生物性状、传染源不同外，其引起的肺炎临床表现基本相似。而且与支原体肺炎在临床表现、胸部 X 线表现及治疗药物也有很多相似之处，其鉴别有赖于细菌检查。

2. 急性浸润性肺结核　若支原体发生于结核好发的部位右肺上部时，其 X 线表现为小叶，肺段或肺叶阴影，阴影淡而均匀、边缘模糊，与急性浸润性肺结核有相似之处。但临床表现、病程演变则有相当大的不同。细菌学检查对区别两者有很大的帮助。

3. 病毒性肺炎　本病易发生于儿童，多有上呼吸道感染的病史。有阵发性咳嗽而且较为剧烈，肺部体征较少。肺部 X 线表现，多为间质性炎症。与支原体肺炎有相似之处，但实验室检查可将两者鉴别。

4. 军团菌肺炎　本病肺部病变多变而且进展较快，并可发生胸腔积液。与支原体肺炎有相似之处。但本病咳嗽不重，全身中毒症状明显，可发生呼吸、循环衰竭，此少见于支原体肺炎。

5. 立克次体肺炎　立克次体为只能寄生于真核细胞内的有细胞壁及原核细胞型微生物。常见的致病立克次体有流行性斑疹伤寒（普氏立克次体，进入体内后主要在小血管内皮细胞繁殖），Q 热（贝氏立克次体，进入体内后主要在局部单核细胞内繁殖），恙虫病（恙虫病立克次体，进入体内后主要在血管内皮细胞和单核吞噬细胞内生长繁殖）。引起肺炎者，主要为贝氏立克次体及普氏立克次体。本病起病急、进展快。可引起除肺外其他器官的损害。肺部 X 线表现与支原体肺炎也有相似之处。但本病无阵发性剧烈咳嗽，中毒症状较重，可发生严重的呼吸困难，与支原体肺炎不同。确诊依赖病原学检查。

6. 过敏性肺炎　此因人体对寄生虫、微生物、化学药物等过敏，引起机体 I 型变态反应。临床表现似支原体肺炎，但可有哮喘，肺部可闻哮鸣音，此与支原体肺炎不同。此外胸部病变表现为间质、肺泡、终末支气管有水肿及嗜酸性细胞浸润与支原体肺炎亦异。胸部 X 线表现为单侧或双侧，出现片状浅淡、均匀、边缘模糊的片状阴影，而且呈游走性，此又与支原体肺炎有相似之处。根据病史、血中嗜酸细胞及 IgE 升高而冷凝集试验阴性等有助于鉴别。

【治疗】

（一）一般治疗

参阅军团菌肺炎。

（二）应用抗菌药物

1. 对本病治疗无效的药物

因支原体无细胞壁，因此抑制细胞壁合成的药物对本病治疗无效，这些药物主要有以下几种：

（1）磷霉素：在细菌的细胞内，通过抑制丙酮酸转移酶，阻止黏肽前体 N-乙酰胞壁酸的形成。

（2）万古霉素类：在细菌的细胞膜上，通过抑制胞壁酸聚合酶，阻止细胞壁的合成。

（3）青霉素与头孢菌素：可作用于细菌细胞膜上的青霉素结合蛋白（PBPs），通过与转肽酶结合而抑制其作用，阻止黏肽的最终合成。

2. 可选用的抗菌药物

（1）抑制细菌蛋白质合成的药物：常用的有以下几类：

1）大环内酯类抗生素：因其可与核糖体 50s 亚基结合，导致肽链的形成及延伸受阻。此类药物为首选药物。

a. 红霉素：0.6g，静脉滴入，每日 2 次。

b. 阿奇霉素：0.5g，静脉滴入，每日 1 次。

2）四环素类抗生素：此类抗生素可与核糖体 30s 亚基结合，因而阻止活化氨基酸 tRNA（aa-tRNA）进入 30s 亚基 A 位，使蛋白质的合成受阻，此类药物可作为次选药物。

a. 四环素：0.5g，口服，每日 3~4 次。0.5g，静脉滴入，每日 2 次。
因本品副作用较大，一般已很少应用，尤其是静脉滴入。

b. 强力霉素（多西环素）：0.1g，口服，每日 2 次。

（2）抑制 DNA 合成的药物：此类通过抑制 DNA 回旋酶，使细菌的 DNA 复制受阻，引起 DNA 解体，使细菌死亡。治疗本病也可以应用。

a. 环丙沙星（特美力）：200mg，静脉滴入，每日 2 次。

b. 氧氟沙星（奥复星）：400mg，静脉滴入，每日 1~2 次。
抗菌药物一般应用 7 天左右。

（三）治疗并发症

若肺炎支原体只使肺部受累而不累及肺外器官，因本病有局限性而且对抗菌药物较敏感，故预后好。但若累及肺外器官，须同时进行治疗，而且预后较差。

107

真 菌 简 介

真菌（fungus）是一种具有细胞壁、真核及完善细胞器的微生物。已知有 10 万余种，有致病作用者 300 余种。现仅将主要对肺有致病作用者简介于下。

一、分类

（一）根据形态分类

1. 单细胞真菌 如新生隐球菌。

2. 多细胞真菌 如曲霉菌。

（二）根据感染源分类

1. 内源性真菌感染 如假丝酵母菌。

2. 外源性真菌感染 如皮肤癣菌。

（三）根据病变发生的部位分类

1. 浅部感染真菌 即皮肤表层及相对组织的感染。

2. 深部感染真菌 即皮下组织、脏器及全身性感染。

（四）根据致病形成分类

1. 致病性真菌 主要为外源性真菌感染，包括皮肤、皮下组织、体内脏器感染。

2. 条件致病性真菌 主要为内源性感染，正常人体内部存在这种真菌，当机体抵抗力降低或菌群失调时，即发生感染。

3. 过敏性真菌 有些真菌可引起过敏反应，如曲霉菌。

4. 真菌性中毒 有些真菌可产生毒素，进入体内后可产生中毒现象。

（五）真菌的形态

1. 单细胞真菌 单细胞真菌呈圆形或卵圆形，称为酵母菌（yeast）。以出芽方式繁殖，呈 2 分裂。芽生孢子，成熟后脱落，形成独立的个体。

2. 多细胞真菌 大都可长出菌丝（bacterial filament）及孢子（spore）。并可交织成网，称为霉菌（mold）或丝状菌（filamentous fungus）。

（1）菌丝：菌丝是孢子生出的芽，即芽管。芽管逐渐长成丝状，称为菌丝。菌丝继续生长，并分支交织成网，称为菌丝体（mycelium）。

菌丝体的一部分伸入宿主动物或培养基中，吸收所需的营养物质，以供其生长及繁殖的需要，称为营养菌丝体。另一部分向空间生长生成气生菌丝体，并可产生孢子，称为生殖菌丝体。在菌丝体的生长过程中，在其一定的距离形成分隔者，称为有隔菌丝体，无分隔生成者，称为无隔菌丝体。

不同种类的真菌所形成的菌丝体，形状不同，此对真菌的种类的鉴别很有意义。

（2）孢子：此为生殖菌丝的繁殖体，一条生殖菌丝体可产生很多孢子。

孢子分有性及无性两种。有性孢子是由同一生殖菌丝体或不同的生殖菌丝体的两个孢子的细胞核融合而成、进行减数分裂。无性孢子是由同一生殖菌丝体产生的孢子不经融合直接形成。

（六）真菌与细菌的区别

真菌与细菌均有细胞壁，都有可致病的微生物，但两者在结构等方面，有很多的不同处，其鉴别见表2-9。

表 2-9　细菌与真菌的区别

项　目	细　菌	真　菌
核结构		
细胞核	原核	真核
核仁	无	有
DNA	单个呈环状	多个呈线状
组蛋白	无	有
分裂	直接2分裂	丝状分裂,减数分裂
细胞质结构		
质膜	缺少胆固醇	有胆固醇
线粒体	有拟线粒体	有
核糖体	70s	80s
内质网、高尔基体	无	有
细胞壁		
肽聚糖(黏肽)	有	无
微原纤维	无	有
菌毛	可有	无

真菌比细菌大几倍到几十倍。其细胞壁主要由多糖及蛋白质构成，故对β-内

酰胺抗生素治疗无效，而只对影响胆固醇药物治疗效果好。

二、真菌的培养

常用的培养基为 Sabaurand 琼脂培养基，内含 4%葡萄糖及 10%蛋白质，pH5.5~6.0，真菌易培养，要求条件不高。

三、真菌的致病性

（一）浅部真菌感染

如皮癣菌，因有嗜角质性，并可产生角质蛋白酶，可水解角质蛋白易在皮肤大量繁殖，引起皮肤病变。

（二）深部真菌感染

当真菌进入体内后，可被吞噬细胞吞噬，但并非都能将其杀死，而且可在吞噬细胞中繁殖，引起组织溃疡、坏死或慢性肉芽肿。

（三）条件致病真菌感染

如假丝酵母菌，正常即在人体内存在，为正常菌群的一种，并不致病。当菌种失调时可以致病。

（四）过敏性真菌病

这种细菌可作为抗原，引起机体的过敏反应，如曲霉菌。

（五）真菌中毒病

如霉变粮食中生长的镰刀菌、黄曲菌。霉变甘蔗中生长的节菱孢菌等，可产生毒素，这种毒素为小分子有生物活性的有机化合物，根据其对器官的损害，分为肝毒素、肾毒素、神经毒素、生殖毒素等，可引起体内各种器官的损害。已知真菌的毒素有 200 余种。

（六）真菌毒素的致癌作用

如黄曲菌毒素，可能与肝癌的发病有关。

四、真菌的免疫性

分为天然免疫性及获得性免疫性。

（一）天然免疫性

1. 皮肤、黏膜屏障　当皮肤、黏膜有损伤后，则屏障作用受损，真菌即可入侵。但因皮脂腺所分泌的脂肪酸有杀菌作用。出汗部位的皮肤，缺乏皮脂腺分泌脂肪酸，而易发生真菌感染。

2. 拮抗作用　有些真菌在机体内与细菌同时存在，但两者有相互拮抗作用，不易有大量真菌繁殖而致病。

（二）获得性免疫性

真菌的细胞壁较厚，体液免疫对其作用不大。主要是通过其刺激吞噬细胞、自然杀伤细胞（NK），以及参与炎症细胞所分泌的白介细胞（IL-2）、干扰素-γ（IFN-γ）等，可参与真菌的免疫反应。

肺新生隐球菌病

【概述】

肺新生隐球菌病是由新生隐球菌引起的亚急性或慢性深部真菌感染。病原体常侵入肺内而发生肺新型隐球菌病。并可播散到中枢神经系统、骨髓等处而引起感染。

在成人，本病的好发年龄在 20~40 岁，男性多见。

（一）新生隐球菌简介

1. 一般性状　新生隐球菌属于酵母类真菌，有 17 种，对人有致病作用者有 7 种，但主要为新生隐球菌。

此菌呈圆形或椭圆形为酵母样细菌，直径为 4~8μm 的厚壁孢子，周围由黏多糖构成的较宽的荚膜，厚约 20μm，呈胶冻样，折光性强。用一般的染色方法不易着色，故称隐球菌。用印度墨汁作负性染色后，镜下可见在黑色背影中有圆形或卵圆形包围着一层透明荚膜的菌体。非致病菌无荚膜。根据荚膜在血清中的多糖抗原，分为 A、B、C、D4 型。机体所产生的抗体无保护作用。

本菌为芽生 2 分裂进行繁殖，不形成菌丝。

2. 培养　在 Sabouraud 琼脂培养，在温度 25~37℃时，2~5 天即可生长出乳白色、不规则的、闪光的黏液菌落。菌落由单细胞芽生孢子所组成。

（二）发病机制

新生隐球菌广泛存在于自然界，可从土壤、水果、空气及人的皮肤及黏膜中分离出来。在鸽粪中可分离出此菌，鸽子可能为此菌的自然宿主。

若吸入含有此菌的粉尘微粒后，进入肺内可被吞噬细胞吞噬，在正常情况下，在吞噬细胞内很快死亡。此外，在健康人的血浆中有抗隐球菌生成因子，可抑制其生长，故不致病。若吸入大量新生隐球菌孢子，而机体的抵抗力又低时，此菌可在肺内大量繁殖而致病。此菌也可播散到全身。

（三） 病理改变

早期肺内病变为大量此菌繁殖引起的炎症细胞浸润，后病变逐渐被纤维组织包裹，形成肉芽肿。病变可在肺内各叶发生，可为单侧也可为双侧，可为局限性也可为弥漫性。炎症反应轻微为本病病理变化的特征。

【临床表现】

有 30% 被此菌感染无任何不适而自愈。若感染较重而机体抵抗力又低下，此菌大量繁殖造成肺内病变，就会出现呼吸系统症状，很似上呼吸道感染，随着病情的发展出现支气管肺炎的表现，咳嗽，咳痰，痰呈白色或浅黄色，为胶冻样，可带有血丝。严重者可发生呼吸困难及咯血。胸部有干、湿性啰音，并可有肺实变体征。若胸膜受累，可有摩擦音。

【辅助检查】

（一） 实验室检查

1. 血清学检查　通常多不一定做这些试验。

（1）新生隐球菌抗原测定：用乳胶凝集试验、反向间接血凝试验。

（2）新生隐球菌抗体测定：用间接荧光法凝集试验。

2. 细菌学检查

（1）痰或分泌物做涂片检查。

（2）新生隐球菌培养。

（二） 胸部 X 线检查

无特异性表现。病变多发生肺的中、下叶。可为孤立性结节、支气管肺炎改变或片状肺浸润阴影。也可呈粟粒性结节状，也可有空洞形成，但较少见。

【诊断】

患者有咳嗽、咳黏痰，发生在身体衰弱的病人，用抗细菌药物效果不好，应想到有此菌感染的可能。结合痰涂片痰培养，对明确诊断很有帮助。有些病变需与肺结核鉴别。

【治疗】

（一） 一般治疗

可参阅"军团菌肺炎"的治疗。

（二）　应用抗真菌药物

（1）首先应用两性霉素 B，或两性霉素 B 加 5-FC。需同时用解热镇痛剂或肾上腺皮质类激素。

（2）氟康唑也可应用，但疗效差，而且需药量大、疗程长，但副作用远较两性霉素 B 小。

具体用药量及用药方法，见"内科常用治疗真菌感染的药物"（121 页）。

肺 曲 霉 菌 病

【概述】

（一）　曲霉菌简介

1. 一般性状　曲霉菌广泛存在于自然界，有 132 种，对人有致病作用常见者有 5 种。

引起肺部曲霉菌病者有黄曲霉菌及烟曲霉菌。黑曲霉菌及构巢曲霉菌可引起肺曲霉菌球。棒曲霉菌及构巢曲霉菌可引起寄生性气管曲霉菌病。

曲霉菌由有横隔的菌丝构成，分为 2 种，即营养菌丝及生殖菌丝。

曲霉菌孢子的生长过程是由生殖菌丝从其特化部分生出分出孢子梗，在其顶端形成顶囊，顶囊再产生小梗，从小梗的顶端产生分生孢子，当成熟后分生。5 种肺致病霉菌其鉴别见表 2-10。

113

表 2-10　引起肺曲菌病的病原学鉴别

项　目	黄曲霉菌	烟曲霉菌	构巢曲霉菌	黑曲霉菌	棒曲霉菌
芽管生长	快	快	快	快	快
芽管直径	$3 \sim 7 \mu m$	$5 \sim 8 \mu m$	$5 \sim 6 \mu m$	$2.5 \sim 3 \mu m$	$3 \sim 3.5 \mu m$
芽管颜色	暗黄、带绿	烟灰色	绿色	黑色	略带绿色
芽管形状	平坦、有皱纹	绒状	绒状	厚绒状	线状或毯状
分生孢子梗	粗糙长，1mm	光滑，$300 \mu m$	极短、弯曲	光滑	粗大1.5~3mm
顶囊	瓶形或球形	烧瓶形	半球形	球形	棒状
分生孢子	球形或洋葱形	近球形	球形、粗糙	放射形	椭圆形

2. 培养 曲霉菌在察贝克（Zapek）培养基，pH7.2~7.4，温度为 2.8~30℃，经 10~14 天后可生出菌落，曲霉菌的种类不同其所产生的菌落的颜色也不同，有鉴别意义。

3. 致病性 曲霉菌的致病性有以下几种：

（1）原发性：在正常健康人，若大量吸入此菌的孢子，引起严重的肺部炎症。

（2）继发性：在原有严重慢性疾病的基础上，如糖尿病、肺结核、恶性肿瘤等，即使致病性不强的曲霉菌也可致病。

（3）变态反应性：因吸入的孢子而引起的变态反应。

（4）寄生性：曲霉菌可寄生于肺结核的空洞中。

（二） 发病机制

肺曲霉菌病主要是外源性感染，常通过吸入大量含此菌孢子的粉尘而致病。常见于养鸽子、酿造业工人、与粉尘接触多的农民。

当吸入的此菌孢子进入肺的支气管及细支气管后，生成的菌丝可穿透细支气管壁，侵犯肺小血管，引起栓塞性血管炎，导致肺组织缺血、坏死及化脓，形成急性化脓性支气管肺炎。

曲霉菌进入肺内后，可引起 I 型及 II 型过敏反应，病变主要累及细支气管的近端，引起中心性梗阻性支气管扩张及肺纤维化。

（三） 病理改变

曲霉菌在肺部引起的病理改变主要是急性渗出性炎症，并可引起坏死、形成脓肿及肉芽组织及纤维化。

1. 肉眼所见 肺病变部位的表面有灰白色与暗红色相间、大小不等和形态各异的结节性改变，切面肺叶在支气管、细小支气管中充满脓液及炎症细胞与坏死组织形成的脓肿。

若有肺结核空洞，此菌可入侵于空洞内，并进行繁殖，形成曲菌球，有特征性。

2. 镜下所见 在病变的组织中有大量的脓细胞及脓肿。可发现有大量曲霉菌丝。

在变态反应性肺部病变主要发生在细支气管的近端，可见支气管黏膜中有嗜酸细胞、淋巴细胞浸润及黏液的阻塞，呈中心性气管扩张及肺纤维化。

【临床表现】

临床表现有以下几型。

（一） 支气管肺炎型

可为原发性及继发性，但继发多见。表现为弛张型高热，咳嗽、咳黏稠脓痰，并可带有血丝。痰中可见有针尖大小的灰绿色颗粒，镜下可见孢子及菌丝。若有空洞则可发生大咯血。胸部检查有支气管肺炎体征。

胸部 X 线检查表现为片状、结节状或团块状阴影，病变可发生于单侧或双侧。

并可有空洞形成。病情重，近 30% 可发生血行播散。

（二） 变态反应型

多为继发性。当此菌吸入肺内后，可作为过敏原，引起Ⅰ型及Ⅱ型过敏反应。出现咳嗽、胸闷、气急。有 90% 患者有哮喘发作。可有低热、流鼻涕、流眼泪等。

胸部 X 线检查表现为游走性的肺部浸润阴影，呈片状。病变多发生于下叶，肺纹理增粗，并有囊状阴影。

（三） 寄生型

曲霉菌可寄生于肺结核的空洞内，多发生于肺上叶的空洞，形成曲菌球。咯血为本病的主要症状。咯血量可多可少。此外有咳嗽、咳痰、低热、胸痛等。本病可大咯血危及生命。

胸部 X 线检查表现为在圆形空洞内有致密阴影，其上有新月形透明区，曲菌球可随体位变动而变动。

【辅助检查】

（一） 实验室检查

1. 血常规检查　血中白细胞在支气管肺炎型，可升高并可有核左移。在变态反应型，可有嗜酸性白细胞增多。

2. 病原学检查

（1）痰涂片检查：须在彻底清洁口腔后进行。并做咽拭子确定口腔内无真菌后，咳出的痰做检查才有意义。

（2）痰培养检查：须多次培养出同一细菌，才有参考价值。

3. 血清学检查　血清沉淀试验、琼脂弥散试验，只有参考意义。

（二） 胸部 X 线检查

除在寄生型发现曲菌球外，其他肺部病特征性不大。

【诊断】

肺曲霉菌病的临床表现特征性不强。主要根据病史，有无真菌感染的诱因、肺部病变用抗细菌药物无效，应想到有此菌感染的可能。在顽固的喘息性支气管炎，经治疗效果不好，应除外此菌感染。

【治疗】

（一） 一般治疗

如对症治疗、支持疗法。

（二）应用抗真菌药物

支气管肺炎型病情重，若不经治疗死亡率高。常用药物：

1. 首选药物 两性霉素 B 或两性霉素 B 加 5-FC。若效果不好可用两性霉素 B 脂质体，副作用较少。用法见本书内科常用治疗真菌感染的药物。

2. 伊曲康唑 效果较差，400mg/d，口服。疗程长。

3. 氟康唑 大剂量应用有些效果，但疗程长。

（三）手术治疗

寄生型咯血，应考虑手术治疗。

（四）治疗基础疾病

肺组织胞浆菌病

【概述】

本病任何年龄均可发病，但 40 岁左右的男性多见。

（一）组织胞浆菌简介

1. 一般性状 肺组织胞浆菌病通常是由荚膜组织胞浆菌引起者。可致病的组织胞浆菌分为两种，即荚膜胞浆菌及杜氏（Drouhet）变种。此菌为双相型真菌，在 37℃培养基中培养，呈酵母型。在 25~30℃培养，呈典型的菌丝型。在脓液中用 Wright 或 Giemsa 染色法染色镜检，为芽生有荚膜的孢子，呈圆形，直径为 2~4μm，一头较尖一头较圆，大都在大单核及多形核细胞内。有的在细胞外，在细胞外者的孢子较大，并可见较短的菌丝。

2. 培养 用不同的培养基所产生的菌落并不相同。

（1）在 Sabouraud 培养基培养，在室温中生长缓慢，约 2~3 周后才可生成菌落。菌落开始为白色棉花团状气生菌丝，逐渐变为棕色，在菌落的中心有微细粉末样物，呈丝状菌型。此菌落做涂片染色镜检，可见细长分支，并有分隔的菌丝。在菌丝上长有圆形或鸭梨形、外观光滑、直径为 2.5~3.0μm 的分生孢子，也可见有 7.5~15μm 的厚壁有棘突齿轮状孢子，有诊断意义。

（2）在血琼脂培养基培养，生成出白色光滑、湿润的酵母型菌落。

（3）在脑心血葡萄糖培养基，在 37℃培养，长出呈粉红色、黄褐色、表现有膜状皱褶的酵母型菌落。

酵母型菌落作涂片染色，可见直径为 1~5μm 卵圆形有荚膜的芽生孢子，有时可形成芽管。

（二）发病机制

此菌可存在于流行区的土壤、空气中，在被感染的人和动物的排泄物中也存在此菌。此菌可经人的皮肤、黏膜、呼吸道、消化道进入体内。若机体抵抗力低，进入肺内的此菌可大量繁殖而致病，引起肺组织胞浆菌病。

本病较少见，但因近年来 AIDS 的发病率增加，本病的发病也增多。

（三）病理改变

当吸入的此菌进入肺泡后，被巨噬细胞吞噬，遂寄生于巨噬细胞中大量繁殖，然后使巨噬细胞破裂而进入组织中，导致更多的巨噬细胞受累。这些被感染的巨噬细胞及淋巴细胞等形成局部浸润性病变而且向外扩散，使更多的肺泡受累。在发生感染后 10 天左右，如机体的免疫功能正常，可形成特异性免疫机制，使感染局限于肺的一部分及肺门和纵隔淋巴结。在肺部病变的周围有肉芽肿样改变，最后形成纤维组织而愈合。若机体免疫功能低下，此菌即向远处播散而侵入肝脏、肾脏、脾脏、骨髓等处而引起感染。

【临床表现】

临床表现大体可分为以下几种。

（一）无症状性肺部感染

此多见于流行地区，机体已有对此菌的免疫性，再吸入此菌后并无不适而自愈。在流行地区90%属于此型。但胸部 X 线检查表现在肺内有很多钙化点。

（二）急性肺部感染

1. 轻度肺部感染 此很像上呼吸道病毒感染，咳嗽、无痰、声音发哑等。胸部 X 线检查表现为两下肺纹理增粗。

2. 进行性肺部感染 临床表现为发热、咳嗽、咳黏液脓性痰、出汗，可有呼吸急促。胸部 X 线检查表现为单个或多个肺有结节样病变。经治疗后几周才会消失。但可留有少量的纤维化及钙化点。若不经治疗，则病情进展较快，几个月后而致死。肺部可出现干、湿性啰音。

3. 急肺炎型肺部感染 临床表现为寒战、高热、咳嗽、咳脓性痰，近30%左右有咯血。病变可累及胸膜而发生胸痛。肺部可有肺实变体征及干、湿性啰音。若有胸腔积液，可有胸腔积液体征。胸部 X 线检查表现为片状阴影，并伴有肺门淋巴结肿大。

（三） 慢性肺部感染

多见于中老年人，可开始发病即为慢性或为由急性转变而来。临床表现很像肺结核，有低热、盗汗、衰弱、消瘦等。病程可长达几年。仅有肺部受累。胸部 X 线表现为肺纤维化、慢性空洞，与结核菌引起的肺部 X 线表现相似。也可有似结核引起的肺圆形病灶样结节。

（四） 播散型肺部感染

除肺有病变外，此菌可通过淋巴、血液向全身播散，可引起全身因重度感染而发生严重中毒症状。表现为寒战、高热、淋巴结及脾肿大，肝脏及肾脏等功能损害，因全身衰竭而死亡。

【辅助检查】

（一） 病原学检查

1. 痰检查

（1）痰涂片检查：痰涂片用 Wright 或 Giemsa 染色法染色，镜下可见大都存在于巨噬细胞内的直径为 $2~4\mu m$ 卵圆形菌体。由于巨噬细胞被破坏，故在细胞外也可见到此菌。

（2）痰培养检查：若能培养出此菌，对确诊本病很有帮助。

2. 血培养检查　在严重的病人，血中可培养出此菌。

（二） 血清学检查

用乳胶凝集试验、荧光抗体试验及补体结合试验等，对诊断此病有一定的帮助。

（三） 组织胞浆菌素皮肤试验

若红肿硬结≥5mm 为阳性，此说明已受到感染。

【诊断】

根据流行病学，与家禽密切接触史，出现呼吸系统感染症状，似肺结核病，而用治疗结核药物治疗无效者应想到有本病的可能。做此菌的培养、血清学检查及皮肤试验，对确诊本病有帮助。

【治疗】

（一） 一般治疗

1. 对症处理、营养支持　以解除病人的不适及补充所需的营养物质。

2. 增强患者抵抗力　可应用新鲜血浆及丙种球蛋白，尤其是病情严重的病人。

（二）应用抗真菌药物

（1）在无症状性肺部感染患者多可自愈，不一定需用抗真菌药物。

（2）在急性肺部感染，特别是播散型，死亡率很高，需用抗真菌药物，而且疗程较长。常用药物如下：

1）首选药物

①两性霉素 B：用药总量为 1~2g。疗程需 10~20 周。若同时加用 5-FC 则疗效更好。两性霉素副作用大，两性霉素脂质体副作用较少。②伊曲康唑：在不能耐受两性霉素 B 的患者可口服伊曲康唑，400mg/d，疗程 6~8 个月。注意肝脏损害，需定期检查肝功能。

2）次选药物：氟康唑治疗本病也有一定的效果，疗程在 6 个月左右。

（三）基础疾病

并发症的治疗。

肺假丝酵母菌病

【概述】

（一）假丝酵母菌简介

1. 一般性状　假丝酵母菌，也称念珠菌，为酵母样真菌，属隐球酵母菌科。已知有 270 余种及 7 个变种。常见有致病作用者有白色假丝酵母菌、热带假丝酵母菌，其次为近平滑假丝酵母菌、克柔假丝酵母菌及假热带假丝酵母菌等。1990 年分离出有耐药作用的都柏林假丝酵母菌，给治疗本病带来一定的困难。

白色假丝酵母菌呈圆形或卵圆形，直径 2~4μm，革兰染色阴性。以芽生孢子方式进行繁殖。其繁殖过程，首先是孢子生成芽管，再由芽管生成孢子，孢子不与母体分离形成长丝状，即假菌丝，芽生孢子多集中于生长在假菌丝的连接处。假菌丝向下生成营养菌丝，但无气生菌丝。

假菌丝是芽生殖后的子细胞与母细胞之间以很狭窄之面相连形成细腰状，多次出芽生殖后，子细胞与母细胞相连而呈假丝状体。

2. 培养　此菌在营养琼脂、血液琼脂及 Sabouraud 培养基中均能生长，37℃孵育 1~2 天后，即可长出灰白或奶油色、表面光滑的菌落。白色假丝念珠菌在 Sabouraud 培养基上不变色或呈淡红色，其他念珠菌呈红色或深红色。镜下可见大

119

量分枝状营养菌丝及厚壁孢子。

3. 致病性 此菌的致病性主要有：

(1) 产生毒素：可引起感染中毒性休克。

(2) 当此菌侵入组织后，可转变为菌丝型，并大量繁殖。菌丝型毒力较强。若菌丝长达 $20\mu m$ 后，吞噬细胞就不能将其吞噬，在局部引起炎症反应。

(3) 可粘附在黏膜的上皮细胞上，其所产生的水解酶对组织造成损害。

（二） 发病机制

此菌为条件致病菌，存在于健康人的皮肤、黏膜，如口腔、肠道、阴道等处。特别是肠道有 50% 的健康人可分离出此菌。

此菌侵入支气管、肺内，主要通过上呼吸道及口腔进入。当此菌进入肺内后，特别是在原有肺部疾病的基础上，而且机体抵抗力减低菌种失调时，此菌可由酵母型转变为菌丝型，大量繁殖而致病。

（三） 病理改变

在急性期，肺部主要病变为炎症细胞浸润及组织坏死，并可形成小脓肿。慢性期，可有肉芽组织及纤维组织增生。并有大量此菌在肺组织中。

【临床表现】

根据肺内病变发生的部分，临床表现为支气管炎、支气管肺炎及肺炎。三者亦无明显的界限，也可为疾病的演变过程。因病情的严重程度不同，临床表现也有些区别。但共同的特点是咳嗽、咳痰，痰为白色黏痰或咳胶冻样黏痰，且可有小块状坏死组织小颗粒，可带有血丝。并可出现发热，胸部体征可有干、湿性啰音，若肺大片炎症则出现肺变体征，并有呼吸困难。

【辅助检查】

（一） 实验室检查

1. 血常规检查 在病情较重患者，白细胞升高，并有核左移。

2. 细菌学检查

(1) 痰涂片检查：痰涂中做革兰染色或 Giemsa 染色，若发现此菌的菌丝及孢子，意义较大。但实际上发现孢子常见，而发现菌丝并不常见。

(2) 痰培养：若培养出此菌对诊断本病有帮助。

痰检查需彻底清洁口腔，不然就很难确定口腔是否有此菌的污染。从气管插管或气管切开，特别是气管切开，吸出的痰液做细菌学检查则意义较大。

若口腔做咽拭子涂片检查未发现有此菌，而痰涂片发现有此菌的孢子，即使无假菌丝发现其临床意义不能忽视。

3. 血清学检查 做血清凝集试验，若反复做滴度逐渐升高，有一定的临床意义。

（二） 胸部 X 线检查

此对了解肺部病变的范围及性质很有意义，但并没有明显的特征性。

（1）支气管炎的胸部 X 线表现：为两下肺纹理粗重。

（2）支气管肺炎的胸部 X 线表现：除两下肺纹理增粗外，可发现有片状阴影，但不波及肺叶。

（3）肺炎的胸部 X 线表现：出现大片状阴影，可波及肺叶。

【诊断】

此菌在肺部引起的感染，临床上并无特征性，需结合实验室检查、胸部 X 线检查，才能作出诊断。此外在肺部感染用抗细菌的药物治疗，效果不好，应想有此菌感染的可能。

【治疗】

（一） 一般治疗

可参阅 "军团菌肺炎" 的治疗。

（二） 应用抗真菌药物

首选药物为氟康唑。次选药物为伊曲康唑。

一般说来上述药物疗效很好。若病情严重而用上述药物疗效差时，再应用两性霉素 B 或两性霉素 B 加 5-FC。

肺部念珠菌感染常在原有肺部细菌感染，应用广谱抗生素后发生菌群失调引起。此时应用抗真菌药物是否停用原来应用的抗生素，有不同的看法。停用可能会使细菌感染加重，不停用可能应用抗真菌药效果不好。此时以减少原来应用抗生素的量，或改换用药品种，同时应用抗真菌药物为妥。

121

内科常用治疗
真菌感染的药物

因真菌的细胞壁无黏肽（肽聚糖），故作用于细菌细胞壁黏肽的抗生素对真菌无效。如青霉素及头孢类抗生素，其作用于细菌细胞壁的黏肽合成酶，影响细胞壁的形成而起杀菌作用。多肽类抗生素，如万古霉素，可与黏肽的侧链结合，阻碍细菌细胞壁的形成，也可起杀菌作用。但对真菌无效。

因真菌的核糖体（核蛋白体）为 80S，是由 60S 及 40S 两个亚单位组成。而细菌的核糖体为 70S，是由 30S 及 50S 两个亚单位组成。因此用于 30S 亚单位的抗生素，如氨基糖苷类抗生素，链霉素、庆大霉素等，对治疗细菌感染有效，而对其菌感染无效，又如作用于 50S 亚单位的大环内酯类抗生素，红霉素、四环素等，对细菌感染有效而对真菌感染无效。

真菌为真核细胞微生物，其 DNA 与组蛋白结合形成多条染色体呈线状。细菌为原核细胞微生物，其 DNA 为单一裸露的线状结构。回旋酶（螺旋酶，gyrase）可使环状双链 DNA 断裂而形成切口，继之此酶又可将 DNA 环重新连接形成负超螺环，此对细菌 DNA 的复制有关。喹诺酮类药物可抑制回旋酶，使 DNA 不能重新接上，故可阻止 DNA 复制而起杀菌作用，但对真菌无效。

真菌的细胞膜含有胆固醇，而细菌的细胞膜无胆固醇。故作用于胆固醇的抗真菌药物对治疗细菌感染无效而对真菌感染有效。

（一）常用的抗真菌药物

1. 多烯类抗真菌药物

（1）作用机制：此类药物主要是与真菌细胞膜上甾醇的主要成分麦角固醇相结合，在浆膜上形成小孔，使浆膜的通透性增加，引起细胞内的氨基酸、核苷酸、K^+外溢，导致细胞的代谢发生障碍，引起真菌死亡。

（2）常用药物

1）两性霉素 B（Amphotericin B）：第一日以 1mg，溶于 5% 葡萄糖溶液中，缓慢静脉滴入，5~6 小时滴完。滴入过快可发生心律紊乱，心跳骤停。第二日开始，每日或隔一日，加 5mg，直至增加到 30~40mg/d。总量为 1~2g 为一疗程。

本品副作用很大，加药时需根据病人对药的耐受性而定。常需同时应用解热镇痛药或肾上腺皮质类激素以减少其副作用。脂质体副作用较少。

2）制霉菌素（Nystatin）：50 万~100 万单位，日服，每日 3~4 次，可连用几天，本品不易吸收，对真菌引起的肺部感染无效。

2. 吡咯类抗真菌药物

（1）作用机制：本品主要是通过与细胞色素 P450 结合，可抑制 P450 介导的 14-α 去甲基酶，使甲基化麦角固醇的前体不能转化为麦角固醇，从而干扰真菌细胞膜的合成，导致菌死亡。

（2）常用药物

1）氟康唑（Fluconazole）：200~400mg，口服，每日一次，2~3 周为一疗程。亦可静脉滴入，第一日 200mg，溶于 5% 葡萄糖溶液 500ml 中，静脉滴入。第二日，200~400mg，静脉滴入，每日 1 次，本品对肝脏有毒性，根据病情可用 200mg/d，作为维持量。

2）伊曲康唑（Itraconazole，斯皮仁诺）：200mg，口服，每日 1 次，一般疗程

3个月。其抗真菌的作用。比酮康唑强，而且副作用小。

3）酮康唑（Ketoconazle）：200mg，口服，每日1~2次。

4）咪康唑（Miconazole）：600mg，静脉滴入，每日1~2次。

因酮康唑与咪康唑副作用较氟康唑及伊曲康唑大，故两者临床应用较少。

（3）其他抗真菌药物

1）5-氟胞嘧啶（5-Flurocytosine，5-FC）：1g，口服，每日4次。常与其他抗真菌药物合用，疗程4~12周。

本品的作用机制为进入真菌的细胞后，经代谢形成5-氟尿嘧啶（5-FU），其可阻断胸腺嘧啶核苷，影响真菌DNA的合成。

2）大蒜素：本品可与其他抗真菌药物合用。

（二）抗真菌药物的副作用

治疗肺真菌感染的抗真菌药物，副作用虽然较多，但仍需应用，而且疗程较久，这就给患者的身体带来一定的损害甚至可以致命。因此在临床上如何观察病人及定期做肝、肾功能及常规血、尿检查，及早发现问题并及时处理，就显得很有必要。

现将常用抗真菌药物的副作用列表于下，仅供参考，见表2-11。

表 2-11　常用抗真菌药物的副作用

	肝毒性	肾毒性	骨髓抑制	胃肠反应	皮疹	发热	心律紊乱	低血钾
两性霉素B	-，+	+	+	+	-，+	+	+	+
氟康唑	+	-，+	+	+	+	-，+	-	-
咪康唑	+	+	+	+	+	+	+	+
酮康唑	+	-	-	+	-	+	-	-
伊曲康唑	+	-	+	+	+	+	-	+
5-氟胞嘧啶	+	-，+	+	+	+	+	-	+

注：+：多有；-：多无；-，+：可有

卡泊芬净（Caspofungin），为一种新的抗真菌药物，其可抑制真菌细胞壁的形成，对上述一些抗真菌耐药的真菌有治疗作用。

支气管哮喘

诊断	突然发生呼吸困难、端坐呼吸、两肺满布哮鸣音、用药物治疗后可以缓解的可逆性支气管阻塞
鉴别	左心衰竭、喘息性支气管炎
治疗	扩张气管药物、肾上腺皮质类激素、对症处理

【概述】

支气管哮喘（简称哮喘）是一种以嗜酸粒细胞、淋巴细胞等浸润为主的炎症过敏性疾病，使气道处于高反应状态，变应原的刺激使之发生支气管平滑肌痉挛，黏膜充血、水肿，支气管腺体分泌增加，引起支气管发生可逆性的狭窄，出现哮喘。本病好发于年轻人。

（一）病因

引起哮喘的发病原因，主要有：

1. 遗传因素　本病患者 40% 左右有家族史，有的祖孙三代都患有本病。近年来发现哮喘的基因相当复杂，大都认为本病为多基因遗传性疾病。遗传的基因可能通过调控 IgE 在血中的水平及免疫反应，导致气道处于不稳定、高反应状态。

2. 变应原（allergen）　此指可引起由 IgE 介导的 Ⅰ 型变态反应的抗原。常见者有：

（1）吸入性者：如植物花粉，含有霉菌、螨类排泄物的尘埃，杀菌剂，油烟等。

（2）食入性者：如鱼、虾、蟹、蘑菇等。

（3）药物：如阿司匹林、青霉素等。

3. 气道炎症　哮喘患者，不论发病的早晚、病情的轻重、病程的长短，气道均有炎症细胞浸润，特别是嗜酸粒细胞、淋巴细胞的浸润，有特征性。嗜酸粒细胞的聚集、肥大细胞的活化，造成气管黏膜损伤、气道反应性增高。

4. 气道高反应性　此指气道对各种变应原或有刺激性物质反应显著增强。气道的炎症性损害，是形成气道高反应性的重要因素。因炎症损伤支气管黏膜上皮细胞，发生变性、坏死、脱落，使黏膜的通透性增加，变应原及有刺激性物质可容易地进入黏膜下刺激效应细胞。同时神经纤维末梢暴露，对这些刺激的敏感性进一步提高。

气管的黏膜上皮细胞可产生上皮松弛因子（endothelium derived relaxing factor EDRF 即 NO），也可产生使支气管平滑肌强烈收缩的内皮素。当黏膜上皮损伤后，产生 EDRF 减少，而产生破坏内皮素的内皮肽酶也减少，故有利于支气管平滑肌收缩，导致支气管狭窄。

5. 神经因素　本病的患者，有自主神经功能的改变，表现为迷走神经功能亢进而反射性引起支气管平滑肌痉挛。炎症介质如缓激肽、前列腺素、血栓素等，可增强迷走神经纤维末梢释放乙酰胆碱，也是使支气管发生痉挛的原因之一。

此外乙酰胆碱可刺激支气管黏膜上的腺体 M 受体，使其分泌黏液增多，加重支气管的阻塞。

（二）发病机制

本病的发病机制并不十分清楚。大都认为本病主要是由 IgE 介导的 Ⅰ 型超敏反应（hypersensitivity），又称过敏反应（anaphylaxis）性炎症。引起超敏反应的抗原，称为变应原（allergen）。其发生的过程大致如下：

1. 变应原致敏　当机体通过不同方式与变应原接触后，在某些个体可选择性诱导变应原的特异 B 细胞发生免疫应答（immune response），产生抗特异变应原的 IgE 抗体。IgE 与肥大细胞、嗜碱粒细胞特异 IgE 受体 $FceR\ I$ 及 II 结合，再遇到相同的变应原，可引起上述细胞脱颗粒释放生物活性介质。作用于效应细胞而发生变态反应。

（1）IgE 抗体的特性：IgE 分子的结构为 2 个 ε 重链及 2 个 λ 或 κ 轻链，即 $\varepsilon_2\lambda_2$ 或 $\varepsilon_2\kappa_2$。ε 重链有 550 氨基酸残基。IgE 重链的绞链由一个 IgG 替代。

IgE 的 ε 链包括 4 个 C_H，即 C_H1、C_H2、C_H3 及 C_H4，1 个 V_H 组成。分子质量为 190kDa。IgE 无固定补体的能力，其在血清中的浓度为 0.5mg/L。半衰期为 2 天。

IgE 可通过 C_H2/C_H3 与肥大细胞、嗜碱粒细胞特表面受体 $FceRI$ 结合，而使上述细胞处于致敏（sensitised）状态。这种细胞，称为肥大细胞、嗜碱粒细胞致敏细胞，简称致敏细胞。

（2）$FceR\ I$ 及 $FceR\ II$ 受体：在肥大细胞及嗜碱粒细胞的表面均有上述两种受体，也都能与 IgE 的 C_H2/C_H3 相结合，但这两种受体的结构并不相同。

1）$FceR\ I$ 受体：此由 α、β 及 2 个 γ 链所组成。γ 链是与 IgE 的 C_H2/C_H3 的结合部位。IgE 可直接与 $FceRI$ 相结合，不需要与抗原形成复合物，才能与 $FceRI$ 结合。此与 IgG 与其特异受体 $Fc\gamma RI$ 结合不同，IgG 须与其抗原形成复合物后，才能与 $Fc\gamma R$ 结合。

2）$FceR\ II$ 受体：此又称 B 细胞分化抗原 CD_{23}，属于 Ca^{2+} 依赖性凝集素（adherin）家族。其对 IgE 的亲和力只有 $FceR\ I$ 的 1/100。但 $FceR\ II$ 表达广泛，除上述肥大细胞、嗜碱粒细胞及 B 细胞外，还包括巨噬细胞、自然杀伤细胞、树突细胞及血小板等。

IgE 与其特受体 $FceR\ I$、II 结合后，在体内可存在几个月到几年。若再无相同变应原刺激，则可逐渐消失。

近年来对 Thl 细胞及 Th2 细胞在哮喘的发病机制上受到重视，认为本病是由 Th2 细胞所驱使对抗原的一种超敏反应。

辅助性 T 细胞（Th 细胞），也称 CD_4^+T 细胞。Th 细胞是才从胸腺进入外周的成熟 T 细胞，处于生长周期的 G0 期，此称为未活化的 T 细胞（naive T Cell），也称Th0T 细胞。其可分泌少量的干扰素（IFN）及白介素（IL），对增强细胞及体液免疫作用不大。

Th0T 细胞在 IL-2 或 IL-12 的作用下，转化为 Th1T 细胞。Th1T 细胞主要通过分泌 IFN-γ 及 IL-2，增强细胞免疫。

Th0T 细胞在 IL-4 或 IL-13 的作用下，也可转化为 Th2T 细胞。Th2T 细胞主要通过分泌 IL-4 及 IL-13 可以辅助 IgE 的合成及增强体液免疫。

B 细胞合成特异性抗体 IgE 有赖于 Th2T 细胞分泌的 IL-4。IL-4 可促进 B 细胞的增殖并形成浆细胞，促使其合成及释放 IgE。因此 Th2T 细胞可能是导致 I 型超

125

敏反应的重要因素。

2.**激发阶段** 此指当相同的变应原，再次进入机体后与致敏的肥大细胞、嗜碱粒细胞表面的 IgE 抗体相结合，导致致敏细胞脱颗粒，将生物活性介质释放，引起哮喘一系列病理生理改变及哮喘的临床表现。

一个分子的多价变应原，可与 2 个或 2 个以上的 IgE 抗体相结合，在致敏细胞的表面呈桥联状交叉结合，引起 IgE、FcεRI 聚积。通过 FcεRIγ 链在细胞内部的 C 端的免疫受体酪氨酸活化基序（immunoreceptor tyrosine-based activation motifs）磷酸化，激活 G 蛋白，并活化磷脂酶 C，此酶可催化二磷酸磷脂酰肌醇（phosphatidylinosital-4，5-bisphorphate，PIP_2）水解为二酰基甘油（diacylglycerol，DAG）及三磷酸肌醇（inositol-1，5-trisphorphate，IP_3）。

IP_3 可使细胞内的 Ca^{2+} 储存池中 Ca^{2+} 释放出来，而 DAG 可转变为磷脂酸作为 Ca^{2+} 的载体，使细胞外的 Ca^{2+} 经 Ca^{2+} 通道而进入细胞内，其结果细胞内 Ca^{2+} 的浓度明显增高。Ca^{2+} 与钙调蛋白结合激发细胞内的生物反应，使致敏细胞脱颗粒将生物活性介质释放。并可活化磷脂酶 A_2，促使细胞膜上的花生四烯酸形成前列腺素（PG）及白三烯（LT）。

3.**效应阶段** 此指因致敏细胞脱颗粒后，释放的生物活性物质作用于组织、器官引起的局部或全身过敏阶段。

（1）分类

1）根据致敏细胞所释放的生物活性介质分类

a. 原来储存于颗粒中的介质：如组胺、5-羟色胺、肝素、嗜酸细胞趋化因子、中性粒细胞趋化因子、蛋白酶、β-氨基已糖酶、β-葡萄糖醛酸酶等。

b. 致敏细胞受抗原激发后所产生的生物活性介质为：如 PG、IL、血栓素 A_2（TXA_2）、血小板活化因子（PAF）、缓激肽、粒细胞趋化因子、粒—单核细胞生长因子（GM-CSF）等。

2）根据生物活性介质的致病作用分类

a. 引起支气管平滑肌收缩者：如组胺、白三烯（LT）、LTC_4、LTD_4、LTE_4、PGF_{2a}、PGD_2、PAF 等。

b. 引起支气管黏膜水肿：因血管通透性增加所致者，如组胺、LTC_4、LTD_4、PAF、缓激肽。

c. 引起血管扩张者：如 PGD_2、PGE_2、PGI_2、缓激肽。

d. 引起支气管黏膜分泌增加者：组胺。

e. 引起支气管炎症细胞浸润者：如 LTC_4、LTE_4、LTB_4、PAF、嗜酸及中性粒细胞趋化因子。

（2）嗜酸粒细胞对 I 型变态反应所起的作用：近年来有的作者认为 I 型变态反应，不只是由肥大细胞及嗜碱粒细胞，通过脱颗粒释放炎症介质引起的变态反应性炎症。因嗜酸粒细胞也有 IgE 的受体，受变应原刺激后同样也能释放生物活性介质，如白三烯、血小板活化因子，并释放有毒物质，如碱性蛋白、嗜酸粒细胞氧化物等，对支气管黏膜也会造成损伤。因此认为Ⅰ型变态反应是以嗜酸粒细胞浸润为主的炎症性病变。

（3）由 IgE 介导的变态反应分型

1）急性变态反应（acute allergic reaction）：在接触变应原后，潜伏期很短，常在几分钟内发病。变应原在肺部组织中激活致敏细胞，促使其脱颗粒释放出大量生物活性介质，导致支气管收缩、分泌物增加、哮喘发作。此又称超速型过敏反应（immediate hypersensitivity）。

2）延迟变态反应（delay allergic reaction）：发生于急性变态反应几小时后，受刺激的致敏细胞合成并释放新合成的生物活性介质到组织中，造成炎症性变态反应继续进行。

3）慢性变态反应（chronic allergic reaction）：因变态反应长期、反复刺激的结果。在病变部位有各种细胞浸润，主要是嗜酸粒细胞及淋巴细胞。还有深层组织的反复炎症引起的实质病变。

（三）病理改变

在严重哮喘持续状态死亡的患者有明显的病理改变。

1. 肉眼所见 肺因高度充气而明显胀大。切面可见从支气管到细支气管管腔中有大量的黏液。由白色黏液及纤维蛋白充满支气管管腔，形成白色或灰白色呈树枝状的支气管型，将支气管阻塞。

2. 镜下所见 支气管黏膜充血、水肿，上皮变性、坏死、脱落，基底膜增厚，血管及黏液腺增多，肥大细胞也增多。支气管平滑肌增厚，管腔有大量黏液及嗜酸粒细胞、淋巴细胞及中性粒细胞浸润。可见浅黄色富有弹性的丝状物，中央有一无色发亮的中轴，围绕中轴有疏松的柔软纤维旋转呈丝状的黏液丝，即 Curschman 螺旋体。并有嗜酸粒细胞崩解产物无色的、反光较强的梭形结晶，即 Charcot-Leyden 结晶。也可看到由变性、坏死、断裂、脱落的纤毛上皮形成的 Creola 小体。

【临床表现】

支气管哮喘急性发作时，可分为三期，但其间不能截然分开。实际上是由轻到重、再到缓解的一个演变过程。

（一）前驱期

常先有鼻部发痒、打喷嚏、流鼻涕、干咳、胸闷、呼吸不畅等现象。可较快或突然进入发作期。

（二）发作期

此期临床表现轻重不一。

1. 症状 呼吸困难，多呈端坐位。呼气困难很显著，精神紧张、焦虑。

2. 体征 发作时表情痛苦，端坐呼吸，双手扶膝、两肩高耸、口唇发绀、出冷汗，胸廓呈桶状。呼吸运动动减弱。吸气时颈静脉怒张。语颤减低。叩诊呈过清音，肺界下移。听诊两肺满布哮鸣音。心界缩小，心率增快。

当支气管严重因痰栓阻塞时，呼吸明显减弱，哮鸣减少甚至消失，称寂静肺（silent lung）。易误认为哮喘缓解。但此时病人病情并不减轻，有明显发绀、呼吸运动很弱，神志也可发生障碍。

若支气管哮喘持续 24 小时不缓解，用通常治疗无效，称为哮喘持续状态。常因肺部感染未能控制、变应原未清除或尚有除 I 型外的其他类型的过敏反应参与。

患者此时极度呼吸困难、呼吸次数多在 30 次/分以上，呼吸浅。大汗淋漓、表情痛苦、烦躁焦虑，进一步出现神志障碍。心率多在 120 次/分以上。因脱水可发生低血压。因缺氧而发生代谢性酸中毒，因二氧化碳潴留，而发生呼吸性酸中毒。可因呼吸衰竭而死亡。

（三）缓解期

哮喘多持续几分钟到几小时，经治疗或自发逐渐缓解，在缓解前常咳出黏痰。完全缓解后如常人，肺部检查可无异常发现。

【辅助检查】

（一）实验室检查

1. 血常规检查　血嗜酸细胞增加。

2. 血清学检查　有 70% 左右有 IgE 增高。

3. 痰检查　痰涂片染色可发现嗜酸粒细胞增多，可发现 Curschman 螺旋体、Charcot-Leyden 结晶。

（二）血气分析

在发作期可出现 PaO_2 降低，因过度换气出现 $PaCO_2$ 也降低。若支气管阻塞严重，因 CO_2 排出不畅，可出现 $PaCO_2$ 也升高。若在吸空气的情况下，$PaO_2 < 60mmHg$，$PaCO_2 > 50mmHg$，表示病情严重，此时病人有严重的酸中毒。

（三）肺功能检查

在严重哮喘的病人多不做此项检查。在哮喘发作时，肺功能的改变如下：

（1）肺残气量增加。通气血流比例（V/Q）失调。

（2）第一秒用力呼气量（$FEV_{1.0}$）下降。

（3）用力肺活量（FVC）降低。$FEV_{1.0}/FVC$ 可降低到 70% 以下。

（4）呼气高峰流速及最大呼气流速（PEF）均降低。

（四）胸部 X 线检查

在哮喘发作时，肺呈过度充气状态，两肺透明度增加，肺纹理减少，胸廓为桶状，呈肺气肿影像。因横膈下降，心脏呈垂直现象。

（五）抗原皮肤试验

此用以确定变应原。

（六）激发试验

用于诊断不典型病例，尚未广泛应用。

（七）心电图

在严重哮喘发作的患者，可有心律失常、心电轴右偏、顺时针转位，ST 及 T 波改变。

【诊断及鉴别诊断】

（一）诊断

有反复发作哮喘病史，突然发生呼吸困难、端坐呼吸，两肺满布哮鸣音，用药治疗后多较快缓解。

（1）1992 年全国哮喘会议对支气管哮喘严重度分级列于下供参考，见表 2-12。

表 2-12 支气管哮喘病情严重程度的分级

哮喘严重度	治疗前临床表现	肺功能	控制症状所需治疗
轻度	间歇短发作,每周1~2次 每月夜间发作2次或以下 两次发作间无症状	FEV_1（或PEF）>预计值的80%,PEF变异率≤20% 应用支气管舒张剂后FEV_1（或PEF）在正常范围	仅需间断吸入（或口服）β_2激动剂或茶碱
中度	每周哮喘发作>2次 每月夜间哮喘发作>2次 几乎每次发作均需吸入β_2激动剂	FEV_1（或PEF）为预计值的60%~80% PEF变异率在20%~30%之间治疗后FEV_1（或PEF）可恢复至正常	经常需用支气管舒张剂 需每日吸入糖皮质激素
重度	经常发作哮喘活动受限 近期曾有危及生命的大发作	FEV_1（或PEF）<预期值的60%,PEF变异率>30% 经积极治疗FEV_1（或PEF）仍低于正常	需每日给予支气管扩张剂 需每日吸入大剂量糖皮质激素 经常全身应用糖皮质激素

（2）1992 年全国哮喘会议对哮喘急性发作期分度大致如下见表 2-13，供参考。

129

表 2-13 哮喘急性发作期分度

项 目	轻	中	重	危重(呼吸停止)
气短	步行时	稍事活动时	休息时	—
体位	可平卧	喜坐位	前弓位	—
谈话方式	成句	字段	字词	不能讲话
精神状态	可能有焦虑/尚安静	时有焦虑或烦躁	常有焦虑或烦躁	嗜睡或意识模糊
出汗	无	有	大汗淋漓	—
呼吸频率	轻度增加	增加	常>30次/min	—
辅助肌肉活动及胸骨凹陷	常无	可有	常有	胸腹部矛盾运动
喘鸣音	中度,常见于呼气末期	响亮、弥漫	常响亮、弥漫	减少或无
脉率次/分	<100	100~120	>120	>120,或心动徐缓或不齐
奇脉	无,<10mmHg	可有,10-25mmHg	常有,>25mmHg	若无,提示呼吸肌肉疲劳
应用支气管扩张剂后的PEF占预期值或本人最高值的百分率	高于70%~80%	大约50%~70%	<50%	
PaO_2(吸入空气)	正常	>60mmHg	<60mmHg 可有紫绀	—
$PaCO_2$	<45mmHg	<45mmHg	>45mmHg,可能呼衰	
SaO_2%(吸入空气)	>95%	91%~95%	<90%	—

(二) 鉴别诊断

1.内源性及外源性哮喘的鉴别   这种传统的分类方法,对此有不同的意见。但两者有一定的区别,特别在临床表现方面,故在临床上仍有一定的参考价值。两者的鉴别见表 2-14。

表 2-14　内源性与外源性哮喘的鉴别

项　目	外源性哮喘	内源性哮喘
发病年龄	青少年多见	成年人多见
家族史	有,50%左右	多无
发病频率	间歇	经常
其他过敏现象	有,50%左右	多无
外源性变应原	有	多无
发病诱因	接触过敏原	无
血清IgE	增高多见	多无增高
血嗜酸细胞增多	常有	无
抗原皮肤试验	多为阳性	阴性
激发试验	阳性	阴性
缓解期	如常人	多有慢性咳嗽、咳痰
治疗效果	较好	较差

2. 支气管哮喘与心源性哮喘的鉴别　在年龄超过 40 岁,以往无支气管哮喘的病史,突然发生类似支气管哮喘发作时,特别发生在夜间或体力活动后,应想到有无心源性哮喘的可能。在老年人发生心源性哮喘时,可满布哮鸣音而且持续时间较久甚至几天,而肺底湿性啰音并不明显。两者的鉴别列于下供参考,见表2-15。

表 2-15　支气管哮喘与心源性哮喘的鉴别

项　目	支气管哮喘	心源性哮喘
发病年龄	青少多见	中老年多见
过敏史	50%有	多无
心脏病史	无	多有
发病诱因	接触变应原	体力活动、精神激动
胸气肿征	明显	不明显
哮鸣音	两肺满布	开始为哮鸣音,后为湿啰音替代
心界	缩小	多扩大
心律失常	罕见	多见
奔马律	罕见	多见
病理杂音	无	可有
胸部X线检查	两肺透明度增加	两肺淤血
	肺纹理少	肺纹理重
治疗效果	可很快缓解如常人	效果较差

3. 与肺癌压迫支气管引起狭窄鉴别　若为中心性肺癌压迫支气管引起的狭窄，可出现持续性局部哮鸣音，常有阵发性咳嗽，咳血痰。此多见于老年人。有时可误认为支气管哮喘，值得注意。胸部 X 线检查很容易将两者区别。

4. 胃食管反流　在胃食管反流患者，特别是老年人，在夜间睡眠时，胃内容物反流而被误吸，因胃液呈酸性，对气管的刺激性很大，可突然发生阵咳、端坐呼吸，肺有大量的哮鸣音。有时易误认为支气管哮喘或急性左心衰竭。

【治疗】

（一）急性发作期一般治疗

1. 吸氧　在哮喘发作时，出现发绀、心悸，呼吸次数增加，常为明显缺氧的征象，应立即纠正缺氧。可先用鼻管或面罩给氧，吸入氧的浓度以 40% 左右为宜。若有条件可根据血氧饱和度或血气分析作为给氧是否恰当的指标。

2. 纠正水及电解质平衡失调　在严重哮喘的病人，因过度换气及大量出汗常有水的丢失。在汗液中有 Na^+、K^+ 及 Cl^- 等，大量出汗也会造成电解质紊乱。较重者需注意纠正。

3. 若发热、血中性粒细胞增加　可适当应用抗菌药物。

4. 若有痰不易咳出应对症处理　可用必嗽平等。

5. 若有其过敏的临床表现　可用 H_1 受体阻滞剂。

6. 慎用、禁用药物　镇静剂、β-受体阻滞剂、止咳药物慎用或禁用。

（二）平喘药物

在哮喘发作时，特别是病情严重者，尽快应用平喘药物，解除患者缺氧及呼吸困难。常用的平喘药物有以下几种。

1. β-受体兴奋剂

（1）作用机制

1）作用于支气管平滑肌 $β_2$-受体，通过激活腺苷环化酶，使肌细胞内 cAMP 增加，再经过一系列的作用，使 Ca^{2+} 从细胞内外移到细胞外，导致支气管平滑肌舒张。

2）作用于肥大细胞 $β_2$-受体，抑制肥大细胞脱颗粒释放生物活性介质，降低支气管黏膜的通透性，减轻黏膜充血、水肿，同时也可抑制支气管腺体的分泌而引起的支气管阻塞，并可解除支气管平滑肌痉挛。

（2）常用药物

1）非选择性 β-受体兴奋剂

此类药物对 α、$β_1$ 及 $β_2$-受体均有兴奋作用，因此用药后对心脏的影响较大，使心率增快。严重者可发生心律失常。

A. 肾上腺素

用量及用法：肾上腺素溶液，1∶1000（1mg/ml），每次 0.2~0.3ml，皮下注射。

根据病人有无不良反应，可每隔 3~5 分钟用相同剂量药物皮下注射。如用药 2~3 次后哮喘发作缓解就不再用药，若用药 3~4 次症状并不缓解，也不再用此药。

注意事项：在用药过程中，需密切观察病人，最好在心电监护下进行。如用药后心率达 130 次/分以上，而病人症状有缓解的迹象，可待心率下降后，再考虑用药，但间隔时间要长，用药量也较小。如第一次用药物，病人反应较大，心率持续不降，可停用。若发生心律失常也应停用。

本品适用于年轻而又无下述禁忌证患者。

若本品用量及用法恰当，选择病人合适或用其他平喘药物效果不好者，有时可出现显著效果。

不良反应：常有心悸、头痛、头晕、出汗、双手颤动、恶心，严重者可发生心律失常。特别在病人已有缺氧的情况下，如用药剂量过大，可发生突然血压急剧升高，而发生心力衰竭、脑出血。

禁忌证：心律失常、冠心病、心肌炎、高血压、甲状腺功能亢进、心源性哮喘、年老体弱、孕妇、青光眼等。糖尿病患者慎用。

B. 异丙基肾上腺素：气雾剂，每次吸 1~2 次，相隔 2 小时后再用。对心脏的影响较大。

目前已有新的气雾剂生产，故已少用本品。

2）选择性 β_2-受体兴奋剂

这类药物对 β_2-受体作用强而对 β_1-受体作用弱，故用药后对心脏的影响较少。但也会出现头痛、头晕、双手颤动、心悸等。有用肾上腺素的禁忌证，此类药物也应慎用。

A. 气雾剂

a. 短效作用制剂：当吸入后几分钟见效，作用持续时间较短，4~6 小时。常用者有以下几种：

沙丁胺醇（Salbutamol，舒喘灵）：本品作用强度与异丙基肾上腺素相似，但使心率增快的作用，仅为异丙基肾上腺素的 1/10。

用法：每次吸入 100μg，必要时可连吸 2 次，或 4~6 小时吸 1 次。每日不超过 8 次。

特步他林（Terbutaline，博利康尼）：作用似沙丁胺醇。

用法：每次吸入 250μg，每 4~6 小时吸一次。最大量 2mg/d。

丙卡特罗（Procaterol，美喘清）：本品比沙丁胺醇作用强、持续作用时间长，有较强的抗过敏作用，并可促进气道纤毛细胞纤毛的运动，有利于排痰。

用法：每次吸入 10~20μg，每日吸 2~3 次。

克伦特罗（Clenbuterol，克喘素）：本品比沙丁胺醇扩张支气管的作用强 100 倍。并可增强纤毛细胞纤毛的运动。

用法：每次吸入 10~20μg，每日 2~3 次。

b. 长效作用制剂：吸入后约 20~30 分钟生效，作用持续时间较长，约 12 小

133

时。常用药物：

福莫特罗（Formoterol，安通克）：本品除有扩张支气管外有抗过敏及减少血管通透性作用。

用法：每次吸入 12~24μg，每日 2 次。最大量 72μg/d。

沙美特罗（Salmeterol）：一些病人可出现心律失常。

用法：每次吸入 25μg，每日 2 次。最大量为 200μg/d。

B. 口服剂

a. 短效作用制剂

沙丁胺醇：每次 2~4mg，每日 2~4 次。最大量 32mg/d。

特布他林：起始量每次 2.5mg，每日 3 次。1~2 周后改为 5mg，每日 3 次。最大量 15mg/d。

丙卡特罗：每次 50mg，每日 1~2 次。

克伦特罗：每次 10~20mg，每日 2~4 次。

b. 长效作用制剂

福莫特罗：每次 40mg，每日 2 次。

C. 针剂

沙丁胺醇（1mg/2ml）：每次 0.25~0.5mg，肌肉注射。必要时 4 小时可重复 1 次。

一次 0.4mg 用 5%葡萄糖注射液 100ml 稀释后，静脉滴入。

特布他林（1mg/ml）：每次 0.25mg，皮下注射，若注射后 15~30 分钟无明显好转，可重复 1 次。4 小时内总量不超过 0.5mg。

2. 茶碱类药物

（1）作用机制：茶碱通过以下作用以缓解支气管平滑肌痉挛，以解除支气管可逆性狭窄。

1）抑制致敏细胞脱颗粒，减少生物活性介质的释放。

2）通过阻滞腺苷受体，拮抗腺苷引起的支气管平滑肌收缩。

3）可促进儿茶酚胺类物质的释放，以拮抗迷走神经功能亢进。

4）兴奋呼吸肌的收缩力，以减轻患者的疲劳感。

5）可抑制磷酸二酯酶，减慢此酶分解 cAMP 的速度，使支气管平滑肌内 cAMP 的含量增加，平滑肌舒张以解除哮喘。但目前认为治疗剂量的茶碱类药物不会起这种作用。

（2）常用药物

1）氨茶碱（Aminophylline）：片剂：每片 0.1g，针剂：0.25g/10ml。

a. 片剂：每次 0.1~0.2g，口服，每日 3~4 次。

b. 针剂：每次 0.125g，从静脉小壶内缓慢滴入，滴入时间不短于 10 分钟。或将 0.25g 加入 5%~10%葡萄糖溶液 100ml，静脉滴入，每日总量不超过 0.5g。

本品在血中的浓度，治疗量与中毒量接近，故安全范围小。若血中浓度大于

20μg/ml 则会出现明显中毒反应，如恶心、呕吐、心悸、血压下降、呼吸增快，严重者可发生心律紊乱、抽搐，可发生猝死。因此切勿滴入过快。

2）茶碱（Theophylline）：本品为口服药物，多为缓释片或控释片。

a. 舒弗美：为茶碱的控释片，每次 0.1~0.2g，口服，每日早晚各 1 次。

b. 茶喘平：为茶碱的缓释片，每次 0.25g，口服，每日 2 次。

3）多索茶碱：每次 400mg，口服，每日 2~3 次本品为速效剂。

3. 抗胆碱类药物

（1）有异丙托溴铵（Ipratropine，异丙阿托品）气雾剂

1）有拮抗哮喘患者迷走神经功能亢进使支气管平滑肌痉挛的作用，有高度的特异性，很小剂量即出现治疗效果。本品极少从气道的黏膜吸收，故全身的作用极轻，适用于有心血管疾病的病人，但患有青光眼、前列腺肥大引起的排尿困难者慎用。

2）对呼吸道黏膜腺体的分泌，也无明显的抑制作用，因此不会引起痰的过度黏稠而不易咳出。

3）用量：每次吸入 40μg，每日 4~6 次。吸入后 5 分钟起效，吸入后 5 分钟起效，作用持续 4~6 小时。

吸入本品 40μg，相当于吸入 200μg 沙丁胺醇的疗效。

（2）溴化氧托品气雾剂（Oxytropium Bromide）

本品作用似异丙托溴铵，但起效较缓 10~30 分钟起效，作用持续较长，可达 8~10 小时。每次吸入 100μg，每日吸入 2~3 次。

4. 拮抗炎症介质的药物

（1）糖皮质激素类

1）作用机制主要有：① 阻碍 IgE 与肥大细胞表面的特异性受体 FcεRI 结合，抑制其脱颗粒释放生物活性介质。② 阻止花生四烯酸代谢，产生前列腺素（PG）及白三烯（LT）等炎症介质减少。使黏膜炎症减轻。③ 减少微血管的通透性，使黏膜水肿减轻。④ 增加支气管平滑肌 β_2-受体对 β_2-受体兴奋剂的反应性。⑤ 阻碍炎性细胞的趋化。

2）常用药物

A. 局部用药（气雾剂）

a. 布地奈德（Budesonide，英福美）：每次吸入 100μg，每日 3~4 次。

b. 倍氯米松（Beclomitasone，伯克纳）：每次吸入 100μg，每日 3~4 次。

c. 氟替卡松（Fluticasone，辅舒酮）：每次吸入剂量根据病情而定。

轻度哮喘：100~250μg，每日 2 次。

中度哮喘：250~500μg，每日 2 次。

严重哮喘：500~1000μg，每日 2 次。

B. 全身用药

a. 分类：根据糖皮质激素的生物半衰期的长短分为：

135

短效类：半衰期为 8~12 小时，此类药物有可的松（Cortisone）、氢化可的松（Hydrocortisone）、氢化可的松琥珀酸钠（Hydrocortisone Sodium Succinate）。

中效类：半衰期为 8~36 小时，此类药物有泼尼松（Prednisone，强的松）、氢化强的松（Prednisolone，强的松龙）、甲基氢化泼尼松（Methylprednisolone，甲基强的松龙、甲强龙）。

长效类：半衰期为 36~54 小时，此类药物有地塞米松（Dexamethasone）、倍他米松（Betamethasone）、帕拉米松（Paramethasone）。

b. 用量及用法

片剂：泼尼松或氢化泼尼松，每次 20~40mg，每日 1 次或分 2 次服。

针剂：氢化可的松或氢化可的松琥珀酸钠，每次 100~200mg，加于 5%~10% 葡萄糖溶液 250ml 中，静脉滴入，每日 1 次。

甲强龙，每次 20~40mg，加于 5%~10% 葡萄糖溶液 250ml 中，静脉滴入，每日 1 次。

地塞米松，每次 5~10mg，可以静脉小壶中滴入，每日 1 次。不能与滴入的白蛋白相混。

氢化可的松针剂中含有酒精，对酒精过敏者，易出现过敏反应。

3）不良反应：长期、大剂量应用糖皮质激素，可引起多种不良反应。因此尽可能短期、小剂量，应用这类药物以控制病情。常见的不良反应有：

A. 诱发或加重感染：因本品可使机体免疫力降低。如原有肺内结核病灶，可引起病灶恶化或扩散。

B. 因本品可使蛋白质分解加快，故可引起伤口愈合不良、骨质疏松，甚至股骨头坏死。

C. 由于用药后，胃酸及胃蛋白酶分泌增加及胃黏膜保护机制减弱，故可引起急性胃黏膜损害，消化性溃疡穿孔、出血。

D. 长期、大量用药，若突然停药，可发生肾上腺皮质功能不全。

E. 可引起高血压、糖尿病，促进动脉硬化、精神障碍，或使原有这类疾病加重。

F. 孕妇偶可发生胎儿畸形。

糖皮质激素虽有不少的不良反应，但仍是治疗哮喘重要药物之一。为减少在治疗过程中出现的不良反应，需根据病情控制用药的剂量及持续用药的时间。不应只考虑用药的效果而忽视其所引起的不良反应。

（2）过敏介质拮抗剂：这类药物主要用于预防哮喘的发作，常用药物有：

1）色甘酸钠（Cromolyn Sodium）

A. 作用机制有以下几种：

a. 抑制肥大细胞对 IgE 等各种刺激引起的脱颗粒释放生物活性介质。支气管内的肥大细胞对本品最敏感。

b. 抑制气道的过敏反应。

c. 抑制血小板活化因子。

本品对支气管无直接扩张作用，也无抗组胺、白三烯、具有 β_2-受体及糖皮质激素的作用。

B. 用量及用法：

a. 粉雾剂：每次吸入 20mg，每日 4 次。

b. 气雾剂：每次 40~80μg，吸入，每日 3~6 次。

2）苯氮嘌呤酮（Zaprinast，敏喘）

A. 作用机制：其抑制肥大细胞脱颗粒的作用比色甘酸钠强 20~30 倍。

B. 用量及用法：片剂，每次 20mg，口服，每日 3 次。

3）扎鲁司特（Zafirlukast，安可来）

A. 作用机制：此为白三烯特异抑制剂。不影响 PG、TXA_2、组胺及胆碱受体。

B. 用量及用法：片剂，每次 20mg，每日 1~2 次。

4）孟鲁司特钠（Montelukast Sodium，顺尔宁）

A. 作用机制：此为特异性阻滞半胱氨酰白三烯受体。

B. 用量及用法：

a. 咀嚼片：每次 5mg，每日 1 次。

b. 包衣片：每次 10mg，口服，每日 1 次。

（三）药物选择

平喘药物种类繁多，同一种药物可有几种不同的名称，而不同的药物其名称有时很相似。这就给临床用药常来一定的困难。在应用不熟悉的药物时，应仔细看说明书以免发生差错。

平喘药物种类繁多的原因，可能由于两种因素所致：一是还没有一种药物能取得满意的治疗效果；二是哮喘的发病机制较为复杂。

目前治疗哮喘，特别病情较重者，多用联合治疗方法。但由于病情的轻重不同，病人对药物治疗的反应不同，应注意用药的个体化。

根据病情轻重不同的治疗方法分述于下：

1. 哮喘持续状态的治疗

此时病情严重可危及生命。

（1）立即纠正缺氧：可用鼻管或面罩吸入 60% 的氧气。

（2）应用 β-受体兴奋剂

1）以气雾剂吸入：如效果不好，可用沙丁胺醇（舒喘灵）0.4mg，肌肉注射，1 次。必要时 4 小时后可再重复 1 次。若仍无明显效果，如无用肾上腺素的禁忌证，可用肾上腺素皮下注射。用法及用量见前。

2）静脉滴注氨茶碱：用法及用量见前。

3）静脉滴注糖皮质激素：药物剂量可较大而时间尽可能缩短。

4）若有感染：应用抗菌药物。

5）呼吸机辅助呼吸

A. 指征

a. 上述治疗方法病情不缓解，鼻导管吸入 60%的氧发绀并不缓解，而且逐渐加重。

b. 出现呼吸疲劳、最大吸气压力明显下降，不到−25cmH$_2$O，呼吸浅而速，呼吸次数>30 次/分。

c. 病人一般情况呈衰竭状态，有神志障碍。

d. 血压下降，心率增快达 140 次/分左右。

e. 在吸氧的情况下，PaO$_2$<50mmHg，PaO$_2$>50mmHg，pH<7.3。

B. 方法

a. 首先采用紧闭面罩接呼吸机。如病人神志清楚能够合作，可采用此种方法。

b. 气管插管用呼吸机辅助呼吸。插管前应用镇静剂及肌松剂。呼吸方式：

若有自主呼吸，采用同步间歇指令性通气（SIMV）+压力支持通气（PSV）；若无自主呼吸，采用间歇正压通气（IPPV）。

6）排痰

A. 纠正脱水。

B. 可用祛痰剂，如必嗽平。

C. 如病情不缓解，气管内有大量黏液栓阻塞，可考虑支气管肺泡灌洗术。需在有一定的条件及操作熟练的医生的情况下进行。

2. 重度哮喘发作的治疗

（1）氧气吸入

1）气雾剂吸入 β$_2$-受体兴奋剂。

2）皮下注射特布他林或肌肉注射沙丁胺醇。

3）上述药物无效，皮下小剂量注射肾上腺素。

4）静脉滴入氨茶碱。

5）静脉或口服糖皮质激素。

（2）应用祛痰药

3. 中度哮喘发作的治疗

（1）应用平喘药物

1）气雾吸入 β$_2$-受体兴奋剂。

2）口服氨茶碱或口服短效沙丁胺醇等。

3）吸入糖皮质激素类药物布地奈德、氟替卡松等。

4）口服白三烯抑制剂扎鲁司特等。

（2）若有感染应用抗菌药物。

4. 轻度哮喘发作的治疗

（1）口服茶碱、氨茶碱。

（2）口服抑制白三烯药物。

（3）吸入糖皮质激素。

（4）可吸入抗胆碱药物。

（四） 缓解期的治疗

（1） 避免引起哮喘发作的诱因。

（2） 脱敏疗法。

（3） 色甘酸钠干粉吸入。

（4） 若发作频繁者可喷入糖皮质激素。

（5） 若有鼻窦炎等感染灶，应进行治疗。

急性肺血栓栓塞

诊断	突然胸痛、呼吸困难、咯血，低血压。心电图呈 $S_IQ_{III}T_{III}$、胸部X线表现为楔状阴影
鉴别	急性心肌梗死、自发性气胸
治疗	解痉、止痛、抗凝，溶栓疗法

【概述】

本病在临床上并不少见，但在不典型病例易误诊。

（一） 肺栓塞的病因及发病机制

1. 引起肺栓塞栓子的来源　主要有：

（1） 体静脉：主要来自下肢深静脉，约占50%左右。其次为盆腔静脉、髂静脉等。

（2） 右心：左室间隔缺损、后壁心肌梗死穿通到右室内膜下，或三尖瓣的赘生物脱落引起肺动脉栓塞。

2. 血栓形成的条件　主要有：

（1） 血流缓慢：如长期卧床、充血性心力衰竭、急性心肌梗死等。

（2） 血管内膜损伤：如创伤、严重烧伤、静脉放置导管等。

（3） 高凝状态：如严重脱水，手术后反应性血小板增多等。

3. 血栓形成的过程　在血管或心脏内，血液发生凝固，形成异常的血块 (clot) 的过程，称为血栓形成 (thrombosis)。在此过程中形成的血块，称为血栓 (thrombus)。血栓脱落阻塞血管，称为阻塞血管的血栓 (embolism)，或称为栓子

139

(embolus)。

血栓形成的过程，首先是血小板粘附于血管内膜裸露的胶原开始，从而启动内、外凝血系统，最后导致血栓的形成。有关内外凝血系统见 DIC。

4. 肺血栓栓塞

（1）肺血栓的形成：由右心室或肺动脉血栓形成等，栓子的脱落阻塞肺动脉系统引起的肺血管栓塞，统称肺血栓栓塞（pulmonary thrombo-embolism）。

由肺外静脉，如下肢深静脉血栓栓子脱落引起肺栓塞，称为肺栓塞（pulmonary embolism）。

如肺动脉阻塞后，因血流停滞引起肺组织缺血、缺氧，发生肺组织出血、坏死，称为肺梗死（pulmonary infarction）。

肺栓塞有 20%左右发生肺梗死。肺栓塞后发生肺梗死比较少的原因，与肺组织的血液供应有关。供应肺组织的动脉有三个系统，即肺动脉、支气管动脉及肺血管交通通道，故肺组织的供血很丰富。当肺动脉发生栓塞时，肺支气管动脉可很快建立侧支循环，以避免栓塞部位的肺发生梗死。若肺静脉压升高，如风湿性心脏病、二尖瓣狭窄、心力衰竭引起肺静脉压升高、肺淤血时，如发生肺分支动脉栓塞，单纯依靠肺支气管动脉的压力不能克服肺静脉的压力，易发生肺梗死而发生咯血。

（2）肺栓塞的分型：根据肺栓塞的严重情况，大致分为：

1）巨型肺栓塞：血栓栓塞肺总动脉或其主要左右分支血管，可发生骑跨血栓，约 85%的肺动脉阻塞。常在短时间内死亡。

2）大块型肺栓塞：血栓栓塞肺叶或肺段动脉血管，约 60%肺动脉阻塞。可引起严重的临床表现。

3）中块型肺栓塞：血栓栓塞亚肺段血管，约 40%肺动脉阻塞。可引起明显的临床表现。

4）小块型肺栓塞：血栓栓塞肺的小动脉，约 20%肺动脉阻塞，临床表现不明显，可有 $\dot{V}/\dot{Q}$ 比例失调。

（二）病理改变

在久病卧床、外科大手术后等，这些患者常在突然起床或排便时持续屏气过程中，使静脉中的血栓脱落而形成栓子，经右心进入肺动脉而发生肺栓塞。

若栓子较小，可停留于肺的周边较小的动脉将其阻塞。若为大的栓子，可阻塞较大的血管，在阻塞的肺动脉局部，发生淤血、缺氧、肺组织损伤、坏死，即肺梗死。

肺梗死肉眼所见为梗死部位的表面为暗红色呈锥形，尖端向肺门，底部接近胸膜。若与胸膜连接，可发生胸膜炎，亦可产生胸水。镜下所见为血管扩张、淤血，并有大量红细胞滞留及肺组织坏死。

肺的梗死区在愈合的过程中，在其边缘出现新生的血管，坏死逐渐被吸收而形成肉芽肿，向中心发展，最后形成瘢痕组织。

在阻塞肺动脉的血栓，因血液淤滞，可在原有血栓的基础上，形成新的血栓，易使原有的血栓增大，并使病变扩展，而且血栓中的血小板等，可释放出血管活性物质，如5-羟色胺、缓激肽、组胺等，使肺内血管及气管收缩，同时也可引起气管反射性痉挛，这样就使病情进一步加重。

当血管内血栓形成后已被激活的Ⅻ凝血因子，可使纤溶酶原变为纤溶酶。故血栓形成后不久纤溶作用即开始，故在肺动脉的血栓大都在 10~14 天消失，消失的速度较慢。在新形成的血栓其消失的速度较快。小部分血栓可以机化形成瘢痕而附着于血管壁。

当肺动脉阻塞后，因支气管动脉很快建立侧支循环，血流可大幅度增加，未梗死的肺组织可以重新恢复其功能。

（三）病理生理

1. **血流动力学改变**　在健康的成年人，肺动脉收缩压 22mmHg 左右，舒张压 8mmHg 左右，平均动脉压约 13mmHg，肺动脉壁的厚度仅为主动脉的 1/3，故肺动脉的顺应性远较主动脉大。肺泡的总面积约 80m²，肺血管床的总面积约 70m²。因而肺的储备能力很大。

若肺栓塞时，肺血管阻塞在 50% 以下时，肺动脉平均压在 20mmHg 左右。若肺动脉塞在 65% 时，其平均压力为 40mmHg 左右。此时肺动脉的阻力可较正常大几倍，此时右心室的收缩力已达最高水平。若超过此水平，常说明可因有反复栓塞或其他原因引起右心室肥厚。

肺动脉阻塞面积增大，肺动脉压升高，若超过右心室的代偿能力，就会发生急性肺源性心脏病。若肺动脉有 80% 以上阻塞常很快致命。

2. **肺泡死腔增大**　肺动脉的一支常被阻塞后，被阻塞区域的肺泡只有通气而无血液灌注，也就不能进行气体交换，肺泡的死腔增加。同时因肺泡通气改变不大，而血液则灌注失调，出现通气/血流（$\dot{V}/\dot{Q}$）比例失调。

3. **通气受限**　因血栓中血小板等释放的 5-羟色胺、血栓素（$T×A_2$）等，可引起支气管痉挛、气道阻力增加，引起呼吸困难。

4. **肺表面活性物质减少**　此由Ⅱ型肺泡细胞分泌的磷脂等成分，在肺泡上皮表面形成一层薄膜，有降低肺泡表面张力的作用。当毛细血管终止灌注 2~3 小时，此物质分泌减少，中断 24~48 小时后发生肺泡不张及变形。

【临床表现】

肺血栓栓塞由于其栓塞范围的大小及肺的基础疾病不同，临床表现差别很大，从无任何症状到突然死亡。

141

（一） 巨块型肺栓塞

常在肺栓塞后极度呼吸困难、休克、神志障碍，常在几分钟内死亡。

（二） 大块型肺栓塞

1. 症状　突然发生患侧胸痛、胸闷、严重呼吸困难，可有咯血、精神紧张、烦躁，可有晕厥。

2. 体征　呼吸急促、面色苍白、发绀、四肢厥冷、脉搏细弱，可有发热。颈静脉怒张、肝大、有触痛、肝颈返流征呈阳性等，右心衰竭的临床表现。在瘦弱的病人，可能看到肺动脉区搏动，肺动脉第二音亢进可有吹风样收缩期杂音。三尖瓣可能听到舒张期吹风样杂音。可有奔马律及心律失常。患侧呼吸音减弱，可有干、湿性啰音。若有胸膜受累可听到摩擦音，可发生休克或突然死亡。

此型发生肺梗死者较少见。

（三） 中块型肺栓塞

此型的临床表现较大块型者轻，发生休克及突然死亡少见。但发生肺梗死较多见。因肺梗死多累及胸膜，故可发生阵发性剧烈咳嗽及胸痛，咯血多见。由于胸膜受累故可听到胸膜摩擦音及胸腔积液体征。

（四） 小块型肺栓塞

此型临床表现轻微，多无不适。但因可反复发生小栓子栓塞肺的小动脉，而发生肺动脉高压。

（五） 肺梗死后综合征

此多发生于肺梗死后 10 天左右，出现发热、胸痛、胸腔积液、白细胞升高、血沉快等，似急性心肌梗死后综合征。

肺栓塞的临床表现症状大致依次为：胸痛、胸闷占 88%，呼吸困难占 84%，焦虑占 59%，咳嗽占 53%，咯血占 30%，晕厥占 13%。

临床表现体征大致依次为：呼吸急促占 92%，肺部湿啰音占 58%，肺动脉等二音亢进占 53%，发热占 44%，心率增快占 44%，静脉炎占 32%，发绀占 19%。

实际上肺栓塞各型只是大致的估计，并不能截然分开。而其与临床表现的关系，也只是大致相关，并不是绝对的。

【辅助检查】

（一） 实验室检查

1. 血常规检查　白细胞可以升高，但高于 15×10^9/L 较少见。

2. 血沉检查　血沉可增快。

3. 血生化实验

（1） LDH_3：此酶升高对本病的诊断较有意义。

（2） AST、AKP 等：这些酶可以升高但对本病的诊断意义不大。

（3）血浆 D-二聚体：对肺栓塞的诊断较敏感，但在大手术后、急性心肌梗死、DIC 等，均可增加，故特异性并不强。若小于 $500\mu g/L$（0.5mg/L），则大的肺栓塞的可能性不大。

4. 血气分析　若栓塞的面积较大，PaO_2 降低，因呼吸过快，$PaCO_2$ 也可降低。

（二）心电图检查

若栓塞面积较大者，可有心电图改变，其特点为：

（1）$S_1Q_{III}T_{III}$　在 I 导出现较深的 S 波，>1.5mm。III 导出现 q 波及倒置的 T 波。

（2）可有右心室肥大及右束支阻滞表现。

（3）20%可发生心律失常。

（三）影像学检查

1. 胸部 X 线片　在栓塞范围较大者可以发现下述征象。

（1）肺栓塞：表现为：①肺栓塞区有缺血现象，血管纹理减少或消失。肺透亮度增加。②肺体积缩小、右心阴影扩大。

（2）肺梗死：表现为典型的楔形阴影，一般为 3~10cm 大小，尖端向肺门、底部连接胸膜。无含气气管影。

2. CT 检查　以螺旋增强 CT 检查，可发现血栓发生的部位、栓塞的情况、肺坏死灶的大小及与胸膜的关系。对本病的诊断有帮助。

3. 放射性核素扫描　此为无创性检查，内径大于 3.0mm 的肺动脉阻塞，肺扫描发现异常为 100%，内径为 2.1~3.0mm 的肺动脉阻塞，异常发现率为 92%。

4. 肺动脉造影　此为确诊本病唯一可靠的方法，但为有创性检查，在难以确诊或考虑手术时适用。

【诊断及鉴别诊断】

（一）诊断

在长期卧床、大手术后，突然坐起或排便等，骤然发生呼吸困难、胸痛胸闷、咯血，这是三个肺血栓栓塞的典型症状。体检发现颈静脉怒张、肝脏肿大，肺动脉第 2 音亢进、血压降低。再结合心电图及影像学检查，在较大面积的肺栓塞，诊断并不困难。但在小栓子栓塞面积小，或原已有肺部或心脏疾病，发生这种情况时，会给诊断带来一定的困难。因此在原有肺部或心脏病的基础上，突然呼吸困难加重、胸痛胸闷、咯血、晕厥、血压降低、发绀或发绀加重、发烧等，应想到有本病的可能。

（二）鉴别诊断

见"自发性气胸"。

143

【治疗】

（一）一般治疗

（1）绝对卧床休息。

（2）吸氧。

（3）可结合病人具体情况，应用镇静剂、止痛药物、平喘药物等，对症处理。

（二）应用扩张血管药物

（1）罂粟碱：90~120mg，加入 5%~10% 的葡萄糖溶液中，静脉滴入，每日 1 次。有明显低血压者，慎用。

（2）654-2：2~3mg，静脉小壶滴入或静脉注射，根据病人对药物的反映情况，可隔几分钟给药一次，心率过速达 130 次/分，慎用。

（三）抗凝治疗

（1）低分子右旋糖酐，500ml，静脉滴入。若已有明显的颈静脉怒张、肝大有触痛及无尿者，不宜应用。

（2）肝素类药物、阿司匹林等药物的应用，可参阅 "DIC"。抗凝药物只能防止新的血栓形成，对已坏死的肺组织作用不大。

（四）溶栓治疗

此对加速肺动脉血栓的溶解，对降低肺动脉压力、改善肺循环有效。对已坏死的肺组织同样作用不大。

1. 溶栓的适应证

（1）巨大或大块肺栓塞。

（2）出现明显的血流动力学改变。

（3）原有心、肺疾病，肺栓塞后症状明显加重者。

2. 禁忌证

（1）近期有消化道出血，两个月内有脑出血、外科大手术、视网膜出血者。

（2）有出血倾向的血液系统疾病。

（3）严重肝、肾功能不良。

（4）妊娠。

3. 溶栓前注意事项

（1）一定明确诊断。

（2）监测生命体征。

（3）检查凝血时间（TT）、凝血酶原时间（PT）、部分凝血活酶时间（APTT）、血小板计数、纤维蛋白原等。

（4）用溶栓药物的同时，不用抗凝药物。

4. 药物的种类、剂量、用法

（1）链激酶（SK）：首次剂量 25 万单位，加于 5% 葡萄糖或生理盐水内，30 分钟静脉滴入。继续每小时 10 万单位，静脉滴入，持续 12~24 小时。

静脉滴入 SK 注意事项：

1）应用 SK 前，先静脉小壶滴入 5mg 地塞米松，以防过敏反应，因本品有抗原性。

2）近期患有链球菌感染，体内含链激酶抗体量较高，易发生过敏，不宜应用。

3）在用本品的过程中，避免做有创伤治疗及检查。

（2）尿激酶（UK）：首次剂量 2000~4000U/kg，加入 5% 葡萄糖溶液中，10 分钟滴完。维持量 2000~4000U/h，静脉滴入，持续 12~24 小时。

（3）组织型纤维蛋白溶酶原激活剂（t-PA）：首次剂量 50mg，加入 5% 葡萄糖溶液中，2 小时内静脉滴入。维持量 10mg/h，持续 4 小时。

上述溶栓药物可任选一种，因 SK 副作用较大，而 t-PA 价格昂贵，故用 UK 者较多。

用溶栓药物最大的副作用是脑出血。

注意在用上述药物时有无出血倾向。

应用溶栓药物治疗后，应复查 APTT、PT 等。APTT 比正常对照在 1.5~2.5 倍。PT 比正常对照在 1.2~2.0 倍。

在溶栓药物停用 2~3 小时后，再应用抗凝药物。

（五）应用抗生素

因肺梗死处易发生感染，应用抗生素以预防感染。

（六）手术治疗

适用于巨大肺血栓、内科治疗无效者。

（七）并发症的治疗

（1）若发生心跳骤停，按心跳骤停处理。

（2）若发生休克，针对休克进行处理。

145

自发性气胸

诊断	剧烈咳嗽、持续屏气后，突然发生胸痛、呼吸困难。有气胸体征。X线胸部检查多可确诊
鉴别	支气管哮喘发作、急性心肌梗死、急性肺栓塞
治疗	抽气、闭式引流、外科手术

【概述】

气胸是指因肺泡及脏层胸膜破裂，空气从裂口进入胸膜腔而言。

根据其发病情况分为 3 种：① 创伤性气胸：此因胸部被穿透伤所致，如外伤、胸部手术；② 人工气胸：即将一定量的气体注入胸腔内，以便于胸部 X 线检查胸膜病变；③ 自发性气胸：除上述两种情况下发生的气胸。在无外伤的情况下，发生肺泡及脏层胸膜的自发性破裂引起。

现仅就自发性气胸叙述于下：

（一）分类

1. 根据病因分类　自发性气胸多在有诱因的情况下，如剧烈咳嗽、持续屏气、剧烈运动、上臂抬高等，突然发生。根据病因分为：

（1）原发性气胸：此多见于 20~30 岁的男性患者。胸部 X 线检查肺部无病变，发病的原因可能是靠近脏层胸膜的小泡（bleb）在上述诱因下破裂所致。

（2）继发性气胸：此多见于 40 岁以上的男性患者。在原有肺部疾病的基础上，如肺纤维化、慢性阻塞性肺气肿等，引起支气管狭窄、扭曲。当吸气时，支气管扩张，空气进入肺内，而呼气时支气管收缩变细，空气不易排出，起单向活瓣作用，进气容易排出难，引起远端肺泡压力增加而扩张，扩张的肺泡循环不良易发生变性。如剧烈咳嗽时，胸腔压力增加而发生破裂。

2. 根据病变的情况分类

（1）闭合性气胸：此多见于原发性气胸。因肺泡及脏层胸膜破裂口小，当空气进入胸膜腔后，肺被压缩使裂口自然封闭，故进入的气体不多，胸膜腔内的压力不大，肺被压缩在 30% 左右。抽气时测胸膜腔内的压力为正压，抽气后压力下降，可呈负压。观察几分钟后，压力不再升高，说明裂口已经闭合。此多见于原发性气胸。临床表现一般很轻甚至无不适感。

（2）开放性气胸：肺的裂口因有瘢痕与胸膜的壁层相粘连，因牵拉使裂口不能闭合保持开放，形成支气管胸膜瘘。吸气时，胸膜腔内的压力稍低于大气压，空气进入胸膜腔内。呼气时，胸膜腔内的压力稍高于大气压，空气自胸膜腔排出，故又称交通性气胸。胸膜腔中的压力在零位上下移动，肺被压缩 50% 左右。抽气时测压与大气压相近上下波动，抽气后压力不变。胸部 X 线检查，可见纵隔及气管左右摆动。此时可出现较明显的临床表现。

（3）张力性气胸：在脏层胸膜裂口呈活瓣样，吸气时因胸膜负压增加，活瓣开放，呼气时因胸膜腔内压力增加，活瓣关闭。如此反复胸膜腔内压力也逐渐上升。肺被压缩可达 80% 以上。抽气时测压可达 15mmHg 以上。抽气后压力下降，但不久又可回升。胸部 X 线检查，可见纵隔移位。此时可出现严重的临床表现。

后两者为继发性。

（二）气胸对呼吸及循环功能的影响

1. 对呼吸功能的影响　对呼吸功能的影响大小，取决于肺被压缩的程度及肺部原有病变的情况。在无肺部病变的健康人，当空气进入胸膜腔后，肺被压缩，肺泡塌陷，从而减少肺容量及气体交换面积，当血流经过塌陷的肺泡时，就得不到充分的氧合，出现肺动脉血不经氧合即进入肺静脉的现象，自右向左的功能分流。通气与血流比例（V/Q）失调，PaO$_2$降低，而发生发绀。

2. 对循环功能的影响　在张力性气胸时，胸膜腔内的压力增加到一定程度，可影响静脉回流，回心血量减少，出现心脏搏出量减少，心率增快、脉细弱、血压降低，严重者发生休克。因纵隔移位而发生心律失常。

（三）病理改变

通过胸腔镜检查所见胸膜腔的情况，有的作者分为4级：

Ⅰ级：无异常所见。

Ⅱ级：有壁层胸膜与脏层胸膜粘连。

Ⅲ级：胸膜脏层下，可见直径小于2cm的肺大泡。

Ⅳ级：胸膜脏层下，可见多个直径大于2cm的肺大泡。

[临床表现]

（一）症状

1. 病史　发病前常有剧烈咳嗽等病史。

2. 胸痛　常突然发生。在病例的前胸、腋下，突发尖锐性疼痛，似刀割样。可向病侧的肩部、背部放射，呼吸时加重，后逐渐减轻。胸痛产生的原因，为空气突然进入胸膜腔刺激壁层胸膜的痛觉神经纤维末梢所致。

3. 呼吸困难　呼吸困难的严重程度，与发病的缓急、原有肺部病变的情况及肺被压缩的多少有关。

若为闭合性气胸，虽然肺被压缩30%，常无明显的呼吸困难。但如原有肺部较严重的病变，即使被压缩10%，就可出现明显的呼吸困难，特别在老年人。

在张力性气胸肺被压缩达80%以上时，呼吸困难相当严重。可发生呼吸次数增加、端坐呼吸、发绀、大汗淋漓、烦躁不安、神志障碍甚至昏迷，可因呼吸衰竭而致命。

4. 咳嗽、咳痰　多为刺激性咳嗽，可咳少量白黏痰，偶可带有血丝。

（二）体征

1. 呼吸系统体征　若有大量胸膜腔积气时，可出现典型气胸体征，表现为病例胸廓隆起、肋间隙增宽、肝浊音界下移，呼吸运动减弱，心尖搏动及气管向健侧移位，语颤减弱或消失，叩诊呈过清音，呼吸音减弱或消失。若患者胸膜粘连广泛，气管移位及气胸征可不明显，而患者出现严重的呼吸困难，较易漏诊。此点值得注意。

若为左侧气胸，心脏左界叩诊不清楚，并可听到与心脏搏动一致的噼啪声。称为 Hamman 征。

2. 循环系统体征　可有心率增快、心律失常、脉细弱、血压降低，甚至发生休克。

3. 其他　在继发性者，可有原发病的临床表现。

【辅助检查】

（一）血气分析

因自右向左分流，故 PaO_2 降低。但因呼吸次数增加，过度换气，若无明显原有的肺部病变，可出现 $PaCO_2$ 降低。

（二）胸部 X 线检查

若有空气进入胸膜腔后，肺被压缩，X 线检查表现为在肺野的外带，无肺纹理，而有透明带及弧形肺脏层胸膜形成的纤细影像，即气胸线。进入胸膜腔的气体越多，肺被压缩向肺门越重，肺外带的透亮区就越宽。大量气体进入后，在肺门被压缩的肺呈一块状致密的阴影，并有明显的纵隔移位。若有胸膜腔内积液，则在其下部有水平液面影。如积液量大，应注意有无血气胸。

在有胸腔内广泛粘连时，压缩的肺边缘可呈分叶状，并可出现多个空气腔，称为多房性气胸。若进入胸膜腔空气量不大，多房性气胸在正体 X 线胸片容易漏诊。

肺压缩面积的计算：在后前位胸片上取肺门为中心做 3 条线，第一条线自肺门经第一前肋骨下缘达外侧胸壁，第二条线自肺门平行向外达胸壁，第三条线自肺门斜行向下达肋膈角。每条线全长作为 100%，分别计算出 3 条线上肺压缩的分数，作为肺压缩面积的大致估计。计算方法如下：

$$压缩全肺（\%）= \frac{上（\%）+中（\%）+下（\%）}{3}$$

【诊断及鉴别诊断】

（一）诊断

（1）突然出现胸痛、刺激性咳嗽、呼吸困难呈进行性加重。

（2）体检有气胸体征。

（3）胸部 X 线检查，可见气胸线，线外无肺纹理，肺被不同程度地压缩。

（二）鉴别诊断

1. 支气管哮喘发作或喘息性支气管炎加重　本病合并气胸易被误诊。因此对本病患者突然出现呼吸困难加重，经治疗又不易缓解者，应考虑有气

148

胸的可能。

2. **急性心肌梗死** 可突然前胸部疼痛，也可发生呼吸困难及休克。但急性心肌梗死有心电图改变、心肌酶在血中增加、有心脏病体征，而无气胸体征及胸部气胸 X 线征象。

3. **急性肺梗死** 可突然发生胸痛、呼吸困难、休克，但肺梗死可伴有咯血，胸部可听到摩擦音，心电图可有 $S_1Q_{II}T_{III}$，及胸部 X 线检查有肺梗死征象而无气胸征象。

【治疗】

（一）一般治疗

（1）休息特别是较重的病人，应严格限制活动。

（2）对症处理。

1）吸氧，在有发绀时或呼吸困难者。

2）可应用止咳、止痛药物。

3）若有感染或有胸腔积液时，应用抗生素。

（二）抽气减压

此为减轻患者症状的重要措施。

1. **闭合性气胸** 若肺压缩<30%，又无明显的症状，可不抽气，胸膜腔内的气体可自行吸收，吸收的速度为每天 1.5%。吸氧可使血中氮的张力减低，导致胸膜腔内的氮与血中的氮梯度加大，有利于胸膜腔内的氮转移到血中，使压缩的肺复张加快。

若肺压缩在 30%~50%时，可抽气使压缩的肺复张，同时也减轻患者的症状。

2. **开放性气胸** 需做胸腔闭式引流，持续抽气。

3. **张力性气胸** 必须紧急处理以挽救病人的生命。

（1）病情危重，呼吸极度困难者，应迅速采取治疗措施，可在胸部局部皮肤消毒后，以粗针头从患侧第二肋间穿刺入胸膜腔内排气。

（2）气胸箱抽气：此可测定胸腔内压力与抽气量，一次抽气不宜过多，一般不超过 1000ml 为宜。

（3）胸腔闭式引流

1）简易方法：病人半卧位，于患侧胸部第二肋间锁骨中线稍外方，叩诊呈鼓音区，按胸腔穿刺常用方法，将穿刺针刺入胸腔内约 1cm 深，用血管钳夹住穿刺针，将血管钳用胶布固定在胸壁上即可。将穿针的胶皮管连接到消毒的 500ml 生理盐水瓶内，其中生理盐水只保留 300ml 左右，使液面高过胶皮管末端 1~2cm，瓶口用消毒纱布包盖，皮管内的液面随呼吸而移动，并有气泡排出，说明引流通畅。此法可保留 2~3 天。因易脱落而且对病人很不方便，不宜保留太久。必要时需外科

149

闭式引流。

2）外科闭式引流：于侧胸壁切一小口，放置蘑菇头闭式引流管，接无菌瓶。此可较长时间保留，病人活动可不受限。

在闭式引流过程中，要注意保持引流管通畅，并定时测胸腔内压力。若胸腔内压力已呈负压，可夹住引流管，观察24小时左右，如已无气泡排出，病人无憋气感，可考虑拔出引管。

（三）外科手术

1．手术指征

（1）开放气胸，手术修复胸膜瘘。

（2）复发性气胸，或多房性气胸。

（3）血气胸。

2．手术方式 大泡切除、瘢痕切除等。

（四）原发病治疗

有些病人有肺部病，根据病变的情况进行治疗以防复发。

呼 吸 衰 竭

诊断	有引起呼吸衰竭的基础疾病，发生呼吸困难，缺氧（$PaO_2 < 60mmHg$）或同时有二氧化碳潴留（$PaCO_2 > 50mmHg$）
鉴别	主要鉴别引起呼吸衰竭的基础疾病
治疗	纠正缺氧及二氧化碳潴留

[概述]

呼吸功能衰竭（简称呼衰）是指在海平面大气压下，静息状态呼吸室内空气，血气分析氧分压（PaO_2）< 60mmHg，或同时二氧化碳分压（$PaCO_2$）>50mmHg而言，此常作为诊断Ⅰ型、Ⅱ型呼衰的标准。

（一）分类

1．根据病程长短

（1）急性呼衰：此指原来肺功能正常，因突然的病因而发生呼衰，如溺水、创伤、脑血管意外、药物中毒等。

（2）慢性呼衰：此指在原有肺部疾病的基础上，因呼吸功能逐渐减慢，而引起呼衰，如慢性阻塞性肺气肿、肺纤维化等。

2. 根据病理生理

（1）通气功能障碍：如气道的梗阻。

（2）换气功能障碍（弥散功能障碍）：如肺纤维化。

（3）通气与血流比例（$\dot{V}/\dot{Q}$）失调：如肺不张、肺梗死。

3. 根据血气分析

（1）Ⅰ型呼衰：PaO_2 降低，$PaCO_2$ 正常或降低。

（2）Ⅱ型呼衰：PaO_2 降低，$PaCO_2$ 升高。

4. 根据病变的部位

（1）中枢性：如药物中毒、脑血管意外。

（2）外周性：如 ARDS。

（二）呼吸功能简介

呼吸是指机体不断从外界环境中摄取氧气（O_2），并将机体自身代谢消耗 O_2 过程中产生的二氧化碳（CO_2）排出体外。故呼吸是机体与外界环境的气体交换。

1. 空气及体内各种气体的分压　若空气中的气体的总压力为 760mmHg，则在机体内含种气体的分压（mmHg）见表 2-16。

表 2-16　空气、肺泡气、动脉血、静脉血、组织液、呼出气（mmHg）

项目	空气	肺泡气	动脉血	静脉血	组织液	呼出气
PO_2	157.4	104	100	40	30	120
PCO_2	0.3	40	40	46	50	27
PN_2	592.8	569	573	573	573	566
PH_2O	9.5	47	47	47	47	47
总压力	760	760	760	760	760	760

151

2. 呼吸过程　呼吸过程分为：

（1）肺通气：即肺与外界环境中气体的交换。

（2）肺换气：即肺泡中的气体与肺泡毛细血管中气体的交换。

（3）气体在血循环中的运输：即通过循环将血中的气体（O_2）带到组织。

（4）组织换气：即组织细胞代谢所产生的 CO_2 与肺毛细血管血中的 O_2 交换。

（5）经肺排出：即血液中从组织交换带来的 CO_2 经肺泡排出。

肺通气与肺换气是通过空气中的气体与肺毛细血管中的气体交换，故称外呼吸。

组织换气是组织细胞内的气体与肺毛细血管内的血液中的气体进行交换，故称内呼吸。

O_2 与 CO_2 在肺内的交换，均需溶于水中，通过物理性弥散（扩散 diffusion）的方式进行。

弥散是溶质分子从高浓度的地方向低浓度的转运。气体的弥散是气体分子从高压区向低压区转运，而实现气体的交换。肺泡中的 PO_2 大于血液中的 PO_2，故 O_2 进入血液。而组织液中的 PCO_2 大于血液中的 PCO_2，故 CO_2 进入血液。静脉血中的 PCO_2 大于肺泡中的 PCO_2，故 CO_2 血液进入肺泡而从肺呼出体外。

（三）病因及发病机制

1. 通气功能障碍 此指肺泡通气不足，外界气体不能充分进入肺泡，进行气体交换，导致血中 PaO_2 降低 <60mmg 而 $PaCO_2$ 升高 >50mmHg，发生Ⅱ型呼衰。此可由于：

（1）阻塞性 因呼吸道阻塞而通气不畅。

1）上呼吸道疾病：如喉癌、咽白喉、喉头水肿、咽后壁脓肿等。

2）下呼吸道疾病：如气管异物、支气管癌、痰阻塞、支气管痉挛等。

（2）限制性 因肺泡扩张受限，外界气体不能充分进入肺泡进行交换。

1）胸廓部疾病：如胸廓严重畸形、严重胸膜肥厚。

2）呼吸肌活动受限。

a. 神经病变

中枢性：如脑外伤、药物中毒。

外周性：如急性感染性多发性神经根炎。

b. 呼吸肌病变：如重症肌无力、肌营养不良、低钾血症。

2. 换气功能障碍 此指肺泡的弥散功能障碍，导致血中 PaO_2 降低 <60mmHg，发生Ⅰ型呼衰。此决定于：

（1）气体的分压差：肺泡中各种气体与血液中的各种气体分压差，与弥散功能有很大的关系，若分压差小，则弥散功能差。

（2）气体在水中的溶解系数：气体在液体中的溶解系数大，则易于弥散。如 CO_2 的溶解系数比 O_2 大 20 倍，故 CO_2 易于从血液中进入肺泡，若气道无阻塞则很易从肺内排出，而 O_2 从肺泡进入血液就不如 CO_2 的交换那样容易，故临床上出现 PaO_2 低而 $PaCO_2$ 有时不仅不升高反而降低，而发生Ⅰ型呼衰。

（3）肺泡表面积：正常人共有 6 亿个肺泡，每个直径约 0.2mm，总表面积约为 70m²。在静息状态下，参与气体交换的面积约为 40m²，运动时可达 60m²。在肺泡外毛细血管上皮的总面积约为 80m²。当肺叶切除、肺不张、肺大泡、肺实变等，肺泡的交换面积减少。

（4）呼吸膜增厚：呼吸膜指肺泡—毛细血管膜，此包括肺泡表面的液体层、肺泡上皮、肺泡基底膜、间质、毛细胞管的基底膜及毛细胞管的上皮层，总厚度为 1~4μm。溶解在水中的气体，需通过呼吸膜才能进行气体交换。

在正常情况下、毛细血管中的血液与肺泡接触的时间为 0.73 秒，而完成气体交换的时间，O_2 为 0.25~0.3 秒，CO_2 为 0.13 秒。当剧烈运动时间，因血流速度加快，接触时间可由 0.73 秒缩短为 0.34 秒。也可完成气体的交换。当肺水肿、肺间质纤维化、间质性肺炎、肺泡玻璃膜形成等，均可因呼吸膜增厚而气体交换减少。

（5）肺通气与血流比例（$\dot{V}/\dot{Q}$）失调：在正常情况下，每分钟通气量（$\dot{V}$）为 4L，而血流量（$\dot{Q}$）为 5L 时，$\dot{V}/\dot{Q}$ 比值为 0.8。在病理情况下，此比例发生异常。

1）$\dot{V}/\dot{Q}$ 比值增高：即血液流经肺的病变区减少，通气量并不减少，如肺梗死。

2）$\dot{V}/\dot{Q}$ 比值减低：即病变区通气不足，而血流并不减少，如肺不张。

3）肺部分肺泡通气不足时的代偿作用：当有较大的气管发生阻塞而引起肺不张时，不张的肺发生肺泡通气障碍，而对血流影响不大。故 V/Q 比值降低，在流经此区的血液出现 $PaCO_2$ 升高而 PaO_2 下降。此时流经正常肺的血液，因有呼吸代偿，呼吸次数及深度增加，流经此区的血液 PaO_2 高而 $PaCO_2$ 下降。在正常情况血氧饱和度可达 97%，故在此区的血流 PaO_2 的增加幅度不可能较多，而 $PaCO_2$ 可降低较明显，其结果 PaO_2 的降低不能被纠正，但 $PaCO_2$ 升高则可纠正而且还可能较正常降低。

（6）肺内血流分流：正常肺内支气管静脉，在肺段以下的部分同附近的肺内小的静脉汇合，流入肺静脉而进入左心室，形成体循环与肺循环的交通支，造成静脉掺杂（venous admixture），其血流是占支气管循环总血流量 2/3。在肺段以上近端的支气管静脉，经奇静及半奇静脉注入右心进入肺循环，支气管循环总血流量 1/3。此外有很少支气管静脉经肺内的交通支直接进入肺静脉。

在冠状循环中，有很小一部分血通过 Thebesian 静脉直接进入左心室。分流量占总肺血流量的 2%。

当 $\dot{V}/\dot{Q}$ 比值小于 0.8 时，如肺不张，可形成病理性分流，严重者可达 30%，同时也可引起支气管循环的血流量增加，而使 PaO_2 明显下降。

【临床表现】

153

呼衰是由不同的病因引起肺的病理、病理生理改变的结果，是一个呼吸系统的综合征。所以除有基础疾病的临床表现外，尚有低血 O_2 及高 CO_2 潴留的临床表现。但两者的临床表现有些有相同之处，故很难严格划分。

（一）低 O_2 血症的临床表现

1. 中枢神经系统　脑的重量占体重的 2%，在静息状态下其耗 O_2 是占总体耗氧量 20% 左右。因此脑为高代谢的器官。大脑尤其是皮质对缺氧特别敏感。

在脑缺 O_2 时，有 O_2 代谢发生障碍，ATP 产生减少，Na^+ 泵失灵，Na^+ 进入细胞内，细胞内晶体渗透压升高，水也进入细胞，导致脑细胞水肿，颅压升高。同时因有 O_2 代谢障碍，乳酸产生增加，故发生代谢性酸中毒。当脑脊液 pH 达 7.20 以下时，脑细胞内的酶活力下降，脑内物质代谢障碍，而发生一系列的临床表现。

PaO_2 为 60mmHg 以上时，一般无明显的精神、神经症状。

PaO_2 为 40mmHg 左右时，出现精神活动障碍。

PaO_2 为 30mmHg 左右时，出现神志障碍。

PaO_2 为 20mmHg 左右时，出现昏迷。此时脑细胞又不能从血液中摄取氧气。

通常轻度脑缺 O_2，可有头晕、头痛、注意力不集中、记忆力差。

较重脑缺 O_2，可有定向力差、烦躁不安、抽搐。

严重脑缺 O_2，可有嗜睡、昏睡、昏迷。

单纯呼衰引起的低氧血症，脑损害如不太严重，若及时治疗大部分不遗留后遗症，但若缺 O_2 严重而且持续时间久，较难完全恢复。

2. **呼吸系统** 缺 O_2 可通过化学感受器调节呼吸运动进行代偿。化学感受器分为：

（1）外周化学感受器：此包括位于颈总动脉分叉处的颈动脉体及位于主动脉弓的主动脉体。

颈动脉体血液供应极为丰富，其重量为 2mg。但血流量为 0.04ml/min，相当于 2000ml/(min·100g)。对 PaO_2、$PaCO_2$ 的刺激特别敏感。

（2）中枢化学感受器：其位于延髓的浅表部位，可接受细胞外液的刺激。血中的 CO_2 可很快通过血脑屏障，在脑脊液中形成 H_2CO_3，H_2CO_3 再分解为 H^+ 及 HCO_3^-。H^+ 对中枢化学感受器有刺激作用，但对缺 O_2 敏感。也有作者认为 CO_2 可直接对中枢化学感受器有刺激作用。

当 PaO_2 降低到 80mmHg 以下时，可刺激颈动脉体出现通气增加。但 PaO_2 降低对呼吸中枢有抑制作用。此时 PaO_2 降低对颈动脉体的刺激作用大于 PaO_2 降低的抑制作用，故临床表现为呼吸加快、加深。但当 PaO_2 降低到 40mmHg 以下时，则 PaO_2 对呼吸中枢的抑制起主要作用，而出现呼吸运动减弱、变浅，发生神志障碍加重、发绀。

缺 O_2 对肺循环的影响也很大。正常静息状态下，全肺占总血量的 9%~12%，约为 450~600ml。其中肺毛细血管的血量为 70~100ml。体循环正常平均动脉压为 100mmHg，而肺的平均动脉压只有 13mmHg，但肺循环的血流量与体循环的血流量相当。故肺循环为低阻力高流量系统。

缺 O_2 时，在体循环大都为血管扩张，而肺循环则为血管收缩，当 $PaO_2 \leqslant$ 60mmHg 时，这种现象即可发生。肺血管收缩的原因，可能低血 O_2 直接作用于肺动脉的平滑肌，引起去极化及 Ca^{2+} 内流增加所致。此反应为代偿机制，以维持 $\dot{V}/\dot{Q}$ 比值的平衡。

慢性缺O_2，除使血管收缩引起阻力增加外，还可引起血管壁中层平滑肌肥大、弹力纤维和胶原纤维增生，导致肺动脉高压加重，右心室负荷增加，最后形成肺源性心脏病。若发生心力衰竭可出现体循环淤血的临床表现。

3．循环系统

（1）对冠状动脉的影响：正常静息状态下，冠状动脉的血流量约为80ml/（min·100g）。占心脏搏出量（CO）的3%~4%。冠状动脉的O_2含量为180ml/L，冠状静脉的O_2含量约为86ml/L。心肌从动脉血中摄取O_2达60%~70%。说明冠状动脉血中的O_2大部分被心肌摄取。

当心肌缺O_2时，再进一步从血中摄取O_2的能力有限，但通过局部代谢产物，如CO_2、腺苷、PGI_2等，均有舒张血管的作用而进行代偿。其中腺苷及PGI_2舒张血管的作用最强。

在心肌缺O_2时，心肌细胞内的AMP经冠脉血管间质细胞中的$5'$-核苷酸酶将AMP分解为腺苷，腺苷通过细胞膜扩散到组织间隙，作用于冠状动脉平滑肌细胞膜上的腺苷受体，将其激活，导致细胞内cAMP含量增加，抑制Ca^{2+}内流，对冠状动脉有很强的扩张作用。腺苷的半衰期很短，可在几秒内被破坏，故对其他脏器的血管影响不大。

在心肌缺O_2时，磷脂酶2可将花生四烯酸形成PGH_2，PGH_2在环氧化酶的作用下形成PGI_2，PGI_2也有很强的扩张血管的作用。

（2）对心脏的影响：心脏的耗O_2量很大，在静息状态下，约100g心肌，每分钟耗量为10ml〔10ml/（min·100g）〕。

在缺O_2的早期，PaO_2为50mmHg时，除可引起冠状动脉扩张外，同时通过化学感受器的作用，引起交感神经兴奋，儿茶酚胺分泌增加。出现心率增快、血压升高。临床表现为心悸、胸闷、头痛、呼吸困难。当PaO_2为30mmHg时，因心肌明显缺O_2、代谢性酸中毒，可出现心律失常，进一步心肌收缩力减弱、心脏排出量（CO）降低，血压下降。少数病人因持续心律失常而发生猝死。

4．消化系统 缺O_2可因胃黏膜损害而发生急性糜烂性胃炎，引起胃出血。肝脏因缺O_2肝细胞受损，出现变性甚至坏死，出现黄疸及肝功能异常。表现为食欲不振、恶心、呕吐、腹胀、排便异常。但发生肝昏迷罕见。

5．泌尿系统 低O_2可引起肾血管收缩，肾血流量减少。若同时伴有低血压，甚至发生肾小管坏死，而出现少尿、无尿、代谢性酸中毒，高钾血症所导致的心律失常。代谢性酸中毒时出现深大呼吸。

6．血液系统 急性缺O_2或慢性缺O_2，均可使血液中红细胞及血红蛋白增加，但其作用机制并不相同。在急性缺O_2时，是由于交感神经兴奋，引起血液重分配的结果。慢性缺O_2，是因红细胞生成素（erythropoietin）产生增加的结果，血黏稠度增加，可发生DIC。

155

（二）CO_2潴留的临床表现

1. 中枢神经系统　CO_2潴留时的临床表现与发病的缓急、$PaCO_2$升高的多少有明显关系。

（1）急性CO_2潴留：在急性呼衰时，如窒息、全麻时，因$PaCO_2$很快升高，发生急性呼吸性酸中毒。血中H^+急剧升高，此时H^+泵通过 1 H^+、2 Na^+进入细胞内与 3 K^+从细胞内外移进行交换，可因血K^+突然升高而发生心脏骤停。

（2）慢性呼衰引起的CO_2潴留，可使血管扩张，血流量增加。$PaCO_2$升高10mmHg，脑血流量增加50%，因脑血管扩张，血管的通透性增加，使脑间质水肿，这就加重脑缺O_2时脑细胞水肿引起的颅内压增高。

其对中枢神经的作用是抑制—兴奋—抑制的过程。当$PaCO_2$升至90mmHg时，可出现CO_2麻醉，并对脑皮质下有抑制作用。

在慢性呼衰若进展很缓慢，有时$PaCO_2$达90mmHg，神志可仍较清醒。

CO_2潴留也有使自主神经兴奋的作用而促进儿茶酚胺分泌增加。

（3）肺性脑病：慢性呼衰的病人，因肺部感染、应用镇静药等，导致呼衰加重，发生明显的缺O_2及CO_2潴留。在临床上出现一系列精神及神经系统症状，称为肺性脑病。

1）症状：可分为 2 型。

a. 抑制型：头痛、头晕、精神恍惚、嗜睡、昏睡、昏迷。

b. 兴奋型：失眠、烦躁不安、激动、多语、多动、谵妄、抽搐、昏迷。

2）体征：呼吸困难、发绀、面红耳赤、结膜充血水肿、出汗、手心暖。

2. 呼吸系统　CO_2对呼吸的调节起重要作用，可作用于中枢及外周化学感受器，起刺激作用。

当吸入空气中含有2%CO_2时，可引起呼吸深大，频率增快，肺的通气量较静息状态时增加一倍。若吸入CO_2为6%~7%时，肺的通气量就不再增加，临床表现为呼吸困难、头痛、烦躁不安等。吸入15%CO_2时，出现意识障碍、肌肉颤动。吸入20%CO_2时，出现中枢神经的麻醉作用，呼吸抑制，呼吸变慢、变浅。

3. 循环系统

（1）对心脏的影响：CO_2潴留可使心率增快、心脏排出量增加、血压升高。体征可发现脉搏洪大。

（2）对体循环血管的影响：CO_2潴留及外周血管扩张，而出现皮肤潮红、四肢暖、结膜充血。

4. 对酸碱平衡及电解质的影响　CO_2潴留可引起呼吸性酸中毒，缺O_2可引起代谢性酸中毒，酸中毒可引起高钾血症。

缺O_2与CO_2潴留的鉴别，见表2-17。

表 2-17 缺 O_2 及 CO_2 潴留的鉴别

项 目	缺O_2(PaO_2降低)	CO_2潴留($PaCO_2$升高)
中枢神经系统	皮质受抑制	皮层下兴奋
颅神经受累	无	可有
视乳头水肿	少见	多见
手颤动	无	有
抽搐	多见	少见
睡眠颠倒	无	有
四肢暖	少见	多见
结膜充血	少见	多见
脉洪大	无	有
高血K^+	少见	多见
肾功能损害	多见	少见
肝功能损害	多见	少见
发生DIC	可有	多无
出汗	多无	有

【辅助检查】

（一） 实验室检查

（1）血常规、尿常规、粪常规检查。

（2）血化学检查，包括钾、钠、氯、二氧化碳结合力、尿素氮、肌酐。

（3）结合病人的基础疾病做有关检查。

（二） 血气分析

对呼衰的分型及病情的严重程度的判断，血气分析为必须做的检查。

（三） 呼吸功能检查

若病人病情许可，能够配合，作一些简单肺功能检查，对治疗及病人的预后有帮助。如潮气量、最大吸气负压等。

【诊断及鉴别诊断】

（一） 诊断

呼吸衰竭的诊断依据主要是血气分析。在海平面大气压下，静息状态时，吸室

157

内空气，$PaCO_2<60mmHg$，或同时伴有 $PaCO_2>50mmHg$。只有 $PaCO_2$ 降低，即诊断为Ⅰ型呼衰。同时有 PaO_2 降低及 $PaCO_2$ 升高，即诊为Ⅱ型呼衰。

（二）鉴别诊断

主要是引起呼衰的基础疾病的鉴别诊断。

【治疗】

（一）一般治疗

可参阅"哮喘"。

（二）保持呼吸道的通畅

清理口腔及呼吸道的分泌物。

（1）翻身、拍背、吸痰，必要时插管或气管切开。

（2）必要时气管镜吸痰。

（3）可用祛痰、平喘药物。

（4）气道湿化。

（三）氧疗

1. 气疗的指征

（1）呼吸急促或呼吸缓慢。

（2）自觉呼吸困难。

（3）出现发绀。

（4）PaO_2 降低，或伴有 $PaCO_2$ 升高。

2. 气疗的方法　最好用最简易的方法，使氧（O_2）流量增加能纠正病人的缺 O_2。

（1）鼻管吸 O_2：此适用于轻度低氧血症的病人，一般 O_2 流量为 2~3L/min，流量太大病人感觉不适。吸入 O_2 浓度的计算方法：

$$O_2 浓度（\%）=21+4\times O_2 流量（L/min）$$

若吸入 O_2 为每分钟 3L。则可计算出吸入 O_2 浓度为 21+4×3=33%。若大气压为 760mmHg，此时吸 O_2 的分压为 760×33%=250.8mmHg。

（2）开放面罩给氧：此适用于需大流量吸 O_2 才能纠正缺 O_2 的患者，可用 5~8L/min。病人多无不适。

（3）呼吸机机械通气　此多用于Ⅱ型呼衰的病人。

1）适应证与禁忌证

A. 适应证

a. 严重通气不足：如中枢性呼吸衰竭、呼吸肌麻痹等。

b. 严重换气障碍：如 ARDS、肺水肿等。

c. $PaO_2<50mmHg$，$PaCO_2>50mmHg$，用鼻管或面罩吸 O_2 不能纠正。

d. P (A–a) O_2>50mmHg（正常吸空气时为 5~15mmHg）。

e. 最大的吸气负压<25cmH_2O。

B. 禁忌证

a. 大咯血引起误吸时。

b. 肺大泡有呼衰时。

c. 张力性气胸。

d. 急性心肌梗死。

2）方法

A. 面罩简易呼吸机加压治疗：此适用轻度呼衰的病人。

B. 间歇正压通气（IPPV）：不管患者有无自主呼吸，呼吸机按预设调节的呼吸参数，间歇正压通气，此适用于无自主呼吸的患者。

C. 间歇指令性通气（IMV）：在病人自主呼吸的同时，间歇正压通气。此适用无人机对抗的患者。

D. 同步间歇正压通气（SIMV）：此为指令性通气与自主呼吸同步。适于撤机前。

E. 终末正压通气（PEEP）：在呼气终了时，呼吸机仍保持气道压力大于大气压力。适用于明显 PaO_2 降低患者，用于吸入 O_2 的浓度（FiO_2）对缺 O_2 改善不显著者。终末正压有利于肺泡在终末呼吸仍处于开放状态，防止肺泡不张，对气体的交换有利，适用于 ARDS。

F. 持续气道正压通气（CPAP）：使吸气及呼吸相压力均高于大气压。适用于有自主呼吸的病人，促进呼吸功能的锻炼。

G. 压力支持通气（PSV）：每次通气都有压力支持。适用于呼吸肌无力的患者。

H. 高频通气（HFV）：通气频率比正常大 4 倍，成人大于 60 次/分，适用于不能插管患者。

呼吸机品种繁多，功能也不尽相同，若使用得当可挽救患者的生命，若使用不得当反而对患者造成损害。需熟练的医师进行操作，在使用过程中，对呼吸的监测也是一个很重要的问题。通常临床需观察胸廓的起伏情况、肺内通气的情况、有无痰液阻塞、发绀是否好转、末梢循环有无改变，血压、心率、心律有无改变等。血气分析对监测呼吸机是否使用恰当也是一个重要的监测指标。

3）停用呼吸机的指征

A. 神志清楚。

B. 血流动力学稳定，心律正常。

C. 无呼吸困难及无肺水肿、发绀。

D. 有正常的自主呼吸。呼吸次数、深度正常。

E. 血气分析：FiO_2<0.4 时，PaO_2 为 90mmHg、$PaCO_2$ 为 40mmHg、pH 为 7.35~7.45。

159

F. 可暂停呼吸机观察。

4）拔气管插管的指征：停用呼吸机后，符合下列情况，观察一段时间再考虑拔气管插管。

A. 自主呼吸正常。

B. 吸入 O_2 浓度为 40%（FiO_2）时，PaO_2 为 80~100mmHg，$PaCO_2$ 为 40mmHg。

C. 潮气量>5ml/kg，肺活量>10ml/kg。

D. 呼吸频率<20 次/分。

E. 神志清楚，痰不多而且易于咳出，无呼吸困难，咳嗽有力。

（四）控制感染

结合痰培养及细菌敏感试验选用抗生素，原则是可联合应用、足量、静脉滴入。注意菌群失调。

（五）纠正水、电解质、酸碱平衡失调

在呼衰的病人由于酸碱平衡失调常伴有电解质代谢紊乱。

（六）肾上腺皮质激素

适用喘息性支气管炎、ARDS、支气管哮喘合并细菌性感染。原则是短疗程、大剂量，如地塞米松 10~20mg/d，连用 4~5 日。注意消化道出血。

（七）肺性脑病的治疗

（1）应用脱水药物。

（2）应用肾上腺皮质激素。

（3）应用呼吸兴奋剂。

（4）积极纠正缺 O_2 及 CO_2 潴留。

急性呼吸窘迫综合征

诊断	在创伤、大手术、休克、严重感染等之后,发生进行性呼吸困难,难以纠正的发绀,PaO_2明显降低,胸部X线检查有片状阴影
鉴别	急性左心衰竭、支气管肺炎
治疗	纠正缺氧、病因治疗

【概述】

急性呼吸窘迫综合征（acute respiratory distress syndrome，ARDS）是一种继发于多种疾病的急性呼吸衰竭综合征。本病的名称多达 40 余种，但多以 ARDS 命名。

本病的病理改变为肺毛细血管内皮细胞及肺泡上皮细胞损伤后，引起的肺间质及肺泡水肿、肺泡上皮透明膜形成、肺微血管血栓、肺泡萎陷等肺的弥漫性改变。

其病理生理改变为$\dot{V}/\dot{Q}$比值失调，静脉掺杂（venous admixture）。

临床表现为进行性呼吸困难及难以纠正的缺氧。

（一）病因及发病机制

1. 病因　常见的病因有：

（1）呼吸系统疾病：如细菌性、病毒性肺炎，误吸胃内容物，吸入有害气体等。

（2）循环系统疾病：如各种类型休克。

（3）消化系统疾病：如急性胰腺炎、急性化脓性胆管炎。

（4）泌尿系统疾病：如尿毒症。

（5）血液系统疾病：如 DIC、多次大量输血。

（6）妇科疾病：如羊水栓塞。

（7）结缔组织疾病：如系统性红斑狼疮。

（8）严重感染：如败血症。

（9）创伤：如骨折引起的脂肪栓塞。

2. 发病机制　ARDS 的发病机制并未阐明，似由多种因素致病的结果。引起急性弥漫性肺毛细血管内皮及肺泡上皮细胞损伤，毛细血管及肺泡上皮通透性增加，水及蛋白质渗漏到肺间质及肺泡。而发生一系列肺的病理及病理生理改变。其所以出现上述改变，是与休克、创伤、严重感染等，以及机体发生强烈的应激反应，引起效应细胞及其所产生的炎症介质和血管活性物质有关。

（1）效应细胞：如肥大细胞、多形核白细胞、单核—巨噬细胞、淋巴细胞、血小板，以及血管内皮细胞和肺泡上皮细胞等。

（2）炎症介质及血管活性物质

1）组织源性

a. 肥大细胞、嗜碱粒细胞、血小板等所产生的组胺、5-羟色胺等。

b. 有核白细胞所产生的前列腺素、白三烯、溶酶体成分。

c. 单核—巨噬细胞、淋巴细胞所产生的细胞因子、淋巴因子等。

d. 血管内皮细胞所产生的内皮舒血管因子（EDRF，现认为是 NO）及内皮收

161

缩因子即内皮素、前列腺素等。

2）血浆源性

a. 来自纤维蛋白原的纤维蛋白肽。

b. 来自纤维蛋白及纤维蛋白原的纤维蛋白降解产物。

c. 来自激肽原的缓激肽。

d. 来自血源中的活化补体成分。

此外在强烈应激状态下，可引起交感神经兴奋，使儿茶酚胺分泌增加。

这些物质在不同程度、不同 ARDS 的发病阶段，参与 ARDS 的致病作用，引起肺的弥漫性损伤。

当这些血管活性物质进入肺循环后，可引起肺血管收缩、微循环血液灌注减少，发生缺血、缺氧。因肺的小动脉缺氧而对儿茶酚胺反应差，故呈扩张状态，肺的小静脉对缺氧耐受性强，故仍呈收缩状态，这样就使毛细血管内压力增加，同时因炎症介质的作用，使肺毛细血管内皮细胞及肺泡上皮细胞受损，导致通透性增加。其结果是血浆中的水、蛋白质渗漏到肺间组织及肺泡。在水肿液中的蛋白可达 6g/dl。渗漏到肺泡上皮表面的蛋白凝结，形成一层透明膜覆盖在肺泡上皮细胞的表面，此外因肺血管内皮损害及血液淤滞，在微循环中可形成小血栓。因肺泡Ⅱ型细胞受损，磷脂代谢障碍，导致肺泡上皮细胞表面的活性物质（surfactant）减少，肺泡的张力增加，肺泡萎陷。

（二）病理改变

1. 肉眼所见　病理改变呈双侧分布。肺脏表面有点状出血。因肺充血、水肿，故肺重量增加比正常可大几倍，故称为湿肺（wet lung）。切面可见肺充血、水肿、出血、肺实变、肺不张。部分病肺，可见肺动脉、肺静脉栓塞或血栓形成。也可发现有炎症改变，小脓肿。

2. 光镜所见　早期主要为肺充血、水肿。后期可有少量肺泡出血、灶性肺不张。在肺泡、肺泡管及呼吸细支气管的管壁上及肺泡上皮上，有蛋白膜状物、即透明膜，此为 ARDS 的典型病理改变。透明膜是从毛细血管渗漏出的蛋白质及肺泡坏死组织组成。在肺内微血管中可看到微血栓。肺上皮细胞有变性、坏死及增生，间质有炎症细胞浸润。

3. 电镜所见　肺间质水肿，肺泡上皮细胞坏死。Ⅱ型细胞再生。肺毛细血管基底膜增厚。Ⅰ型及Ⅱ型细胞变性、增生，并有纤维母细胞增生。

4. 病理改变的分度

（1）轻度：主要病变为间质水肿。

（2）中度：除间质水肿外，少量透明膜形成。

（3）重度：透明膜广泛发生，肺血管血栓形成及炎症改变。

（三）病理生理改变

因肺间质、肺泡充血水肿，及肺泡透明膜形成、肺泡萎陷等，导致肺弥散功能障碍。肺活量、功能残气量降低，引起肺通气量减少。

因肺小动脉收缩、肺循环阻力增加，使原来闭合的肺小动脉—肺小静脉短路开放，使肺动脉未经氧合的血进入肺静脉经左室而到达体循环。

因上述原因引起的肺通气与肺血流（$\dot{V}/\dot{Q}$）的比值下降、发生静脉掺杂，出现ARDS进行性 PaO_2 降低、发绀，这种情况缺氧不易纠正。

在ADRS发病的早期，主要是间质及肺泡充血水肿而出现弥散功能障碍。因 CO_2 比 O_2 在水中的溶解系数大20倍，故 CO_2 在肺泡交换不成问题，易从肺毛细血管进入肺泡。O_2 从肺泡进入肺毛细血管则发生困难，故 PaO_2 降低。PaO_2 降低可通过刺激化学感受器，使呼吸加深加快，若气道无阻塞，CO_2 可顺利排出体外，也可发生 $PaCO_2$ 过度排出，出现 $PaCO_2$ 降低、呼吸性碱中毒。

在ARDS的后期，同严重缺氧，可发生代谢性酸中毒。因有广泛肺泡内透明膜形成、肺泡萎陷及肺间质和肺泡炎症，此时 CO_2 从肺毛细血管进入肺泡也发生障碍，出现 $PaCO_2$ 升高、呼吸性酸中毒。出现严重的酸中毒，表示病变亦很严重。

【临床表现】

ARDS是由于肺内或肺外多种病因引起的急性呼吸衰竭综合征。若因肺外疾病所致者，除原有疾病引起的临床表现外，常在抢救原发病，如休克的过程中，或病情好转后几天内，逐渐出现ARDS的临床表现。

若由于肺部疾病引起者，如严重的肺部感染，出现呼吸系统的临床表现逐渐加重，此为肺部原来的病情恶化，还是继发出现ARDS，此时常很难划分。

在肺外疾病，原来肺部正常的患者，引起ARDS时，其主要临床表现如下：

（一）症状

1. 呼吸困难 此为首先症状。呼吸困难常呈进行性加重，呼吸急促呼吸次数多在35次/分以上，出现鼻翼煽动、端坐呼吸、出汗。随着病情加重，出现发绀，呼吸极度困难，呼吸次数可达60次/分以上。鼻管吸氧发绀不见好转。可发生心脏功能衰竭、循环衰竭。

2. 精神、神经症状 因极度呼吸困难、缺氧，出现烦躁不安、精神紧张、焦虑、极度疲乏。进一步可发生精神不振、神志障碍、嗜睡、昏睡、昏迷。

（二）体征

在发病的早期，虽有明显的呼吸困难，肺部无阳性体征，肺呼吸音正常，也无啰音。呼吸困难重，而肺无阳性所见，即症状与体征不符合，是ARDS临床表现的特征性改变。

随着病情的恶化，肺部出现干、湿啰音，甚至有实变体征。

163

（三）ARDS 临床严重程度的分级

详见表 2-18。

表 2-18 ARDS 临床分级

分级	症状、体征	X线表现	吸空气		吸纯氧15分钟后	
			PaO_2 (kPa/mmHg)	$PaCO_2$ (kPa/mmHg)	PaO_2 (kPa/mmHg)	QT/ST(%)
轻度	呼吸>35次/分，无紫绀	无异常或肺纹理增多，边缘模糊	<8.0/60	<4.67/35	>46.66/350	>10
中度	呼吸>40次/分，可见紫绀，肺部异常体征	斑片状阴影或呈磨玻璃样改变，可见支气管气相	<6.67/50	≤5.33/40	>20/150	>20
重度	呼吸极度窘迫，紫绀进行性加重，肺部广泛实变或啰音	两肺大部分密度普遍增高，支气管气相明显	<5.33/40	>6.0/45	>13.33/100	>30

【辅助检查】

（一）实验室检查

1. 血、尿、粪便常规检查

2. 痰液检查　包括涂片及培养和药敏试验。

3. 血化学检查　包括血钾、钠、氯、血糖、尿素氮、肌酐、二氧化碳结合力。

4. 结合原发病做有关检查。

（二）血气分析

此为诊断本病的重要依据。若在呼吸室内空气的情况下，PaO_2 正常，可排除本病。

（三）胸部 X 线检查

1. 早期　在发病 12~24 小时内。出现两侧肺纹理增重，肺野模糊，有散在棉花团状阴影。此期的病理改变为间质水肿。

2. 中期　发病后 2 天左右。肺内出现大片融合阴影，外带较重。但两侧病变多不对称。

3. 后期　发病后 3 天左右。两肺广泛片状阴影实变，肺野变的不对称，常右侧较重。称为"白肺"。白肺不只见于 ARDS，军团菌肺炎、病毒引起的肺炎、左心衰竭、卡氏肺囊孢菌等，也可有此种 X 线表现。

【诊断及鉴别诊断】

（一）诊断

（1）有可能发生 ARDS 的原发病。

（2）出现进行性呼吸困难，呼吸次数每分钟大于 30 次。发绀鼻管吸氧不能缓解。肺部体征在早期不明显。

（3）PaO_2 降低，伴或不伴有 $PaCO_2$ 降低或升高。

（4）胸部 X 线检查开始有散在棉花团状阴影，可很快发展为不对称的融合片状阴影，甚至出现"白肺"。

（5）除外心源性肺水肿或非心源性肺水肿引起的呼衰。

在临床上凡有可引起 ARDS 的原发病，在治疗过程中或在治疗病情好转后，出现进行性呼吸困难，就要考虑有 ARDS 的可能，应及早处理，防止病变发展。

（二）鉴别诊断

ARDS 的鉴别诊断见表 2-19。

表 2-19 ARDS 的鉴别诊断

项　目	ARDS	急性左心衰竭	支气管肺炎	阻塞性肺不张
病史	过去无心肺疾病史现有休克、创伤、严重感染等病史	原有心血管病史，如高血压性心脏病、冠心病、主动脉和/或二尖瓣病变等病史	急性上呼吸道炎或急性传染病史	肺肿瘤或支气管异物等病史
呼吸困难程度鼻管吸氧	严重，早期即有气促氧治疗无效	中度到重度治疗有效	轻度、中度或重度治疗有效	较严重，氧治疗可缓解
血压	进行性严重低血压，输液、输血不能改善	增高、正常或较低	正常或下降	正常
肺部听诊	早期无异常体征	早期两肺有弥漫性湿啰音	两肺弥漫性湿啰音	患部呼吸音减弱，可有干湿啰音
胸部 X 线表现	早期正常，晚期有弥漫性浸润阴影	早期有肺水肿表现	两肺弥漫性浸润阴影，肺底尤甚	病变常为单侧，纵隔气管移位
主要治疗方法	积极、合理管理呼吸，改善肺功能氧疗	洋地黄制剂、给氧，利尿和小剂量血管扩张药	足量有效的抗生素治疗	有指征时做纤维支气管镜检查、外科手术

165

【治疗】

（一）纠正缺氧

1. 保持呼吸道通畅 可参阅"呼衰"。

2. 氧疗 ARDS 缺氧是最突出需要尽快纠正的问题。缺氧时间久后，可引起脑、心、肾、肝等重要脏器的损害，而且较难恢复。

在纠正缺氧时，一方面应满足机体的需要，使 PaO_2 在 60mmHg 以上。另一方面高浓度吸氧，也会发生氧中毒，给机体带来危害，故宜吸入氧的浓度为 40%~50%，较为合适。

在严重缺氧的 ARDS 病人，因肺间质及肺泡水肿、透明膜形成、肺泡萎陷、肺动—静脉短路开放分流增加、$\dot{V}/\dot{Q}$ 比值改变、肺活量及肺功能残气量减少等，导致严重的静脉掺杂。用鼻管、面罩吸氧很难解决缺氧问题。常需气管插管或气管切开使用呼吸机辅助呼吸。

（1）应用呼吸机的适应证

1）呼吸频率>35 次/分。有呼吸窘迫。

2）鼻管或面罩大流量吸氧，$PaO_2<60mmHg$，吸纯氧 15min 后 $PaO_2<300mmHg$。

3）$A-aDO_2$（$P_AO_2-PaO_2$），吸纯氧 15min 后，>200mmHg。

肺泡—动脉氧分后差 $A-aDO_2$ 的计算方法，在吸入室内空气时，如下：

$$A-aDO_2=\left(150-\frac{PaCO_2}{0.8}\right)-PaO_2 \quad 正常值：5~15mmHg。$$

4）肺内分流 （Qs/Q_T）>15%。

Qs/Q_T 的计算公式（吸入纯 O_2 20 分钟后测定）：

$$Qs/Q_T=\frac{0.0031\times（A-aDO_2）}{0.0031\times（A-aDO_2）+CaO_2-CvO_2} \quad 正常值：2%~5.3%$$

式中 Qs 为分流量，Q_T 为总血流量，$A-aDO_2$ 为肺泡—动脉氧分压差、CaO_2 为动脉血氧含量、C_v 为混合静脉血氧含量、0.0031 为氧在全血中的溶解系数。

此时应用间歇正压呼吸（IPPV）效果不好，常需要用呼吸终末正压（positive end-expiratory pressure，PEEP）呼吸。

（2）ARDS 应用 PEEP 呼吸的优点

1）防止小气道、肺泡萎陷，并可使其重新开放。

2）增加肺活量、功能残气量。

3）减少肺内分流、纠正 $\dot{V}/\dot{Q}$ 比值的异常。

4）促使肺间质及肺泡水肿的吸收。

5）不需要用过高浓度的氧而达到纠正缺氧的目的，可减少氧中毒。

6）若有二氧化碳潴留，可促其排出。

（3）应用 PEEP 呼吸时，应注意的问题

　　1）吸入氧的浓度以 40%~50% 为宜。若需增加氧浓度，持续时间不宜过长。

　　2）当吸入氧浓度为 50% 时，尽可能用最低的终末正压来确保 PaO_2 在 60mmHg 以上。

　　3）提高 PEEP 终末压从 2.5~5.0cmH$_2$O 开始，逐渐升高。若达 15mmHg 以上，可使胸腔内压力升高，减少静脉回流量，引起血压降低，因此 PEEP 不宜用于休克及血容量较低的病人。

　　4）PEEP 终末压过高，可引起气胸、纵隔气肿，故不宜用于明显肺气肿的病人。若已有气胸，需在持续用胸腔引流的情况下进行。

　　5）在用 PEEP 呼吸时，应随时注意患者的生命体征，定作血气分析，以调整呼吸机参数。

　　（4）停用 PEEP 的指征：当吸入氧的浓度的 40%，PaO_2 可达 60mmHg，病人无明显的呼吸窘迫。可逐渐减少终末正压，每次减 2.5~5cmH$_2$O，在血气分析的监护下，最后可撤离 PEEP。

　　（5）停止氧疗的指征

　　1）神志清楚、精神状态良好、无呼吸困难。

　　2）无发绀。

　　3）PaO_2 持续在 60mmHg 以上，而且无明显的波动。

　　4）血压稳定、呼吸频率、心率接近正常。

　　（6）氧中毒：氧中毒可直接引起肺部损害，并可影响体内其他器官，可使肺部的疾病加重。氧中毒的严重程度与吸入氧的浓度及持续时间的长短有密切关系，与 PaO_2 的高低无直接关系。

　　1）发生的机制：氧中毒发生的机制并不十分清楚。可能高浓度吸入氧后，氧进入细胞后，在线粒体内细胞色素氧化酶的作用下，绝大部分的氧以四价还原的形式生成水。约有 2% 的氧以单价还原途径，依次接受 4 个电子 (e^-) 而形成水。在此过程中产生氧阴离子自由基 (O_2^-)、过氧化氢 (H_2O_2)、羟自由基 ($\cdot OH$)，其过程如下：

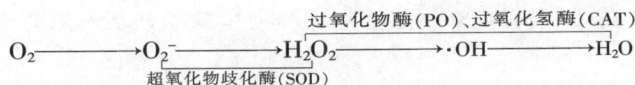

$$O_2 \xrightarrow[\text{超氧化物歧化酶(SOD)}]{} O_2^- \xrightarrow{} H_2O_2 \xrightarrow[]{\text{过氧化物酶(PO)、过氧化氢酶(CAT)}} \cdot OH \xrightarrow{} H_2O$$

　　O_2^-、H_2O_2、$\cdot OH$ 为强的氧化基团，但可较快被 SOD、PO 及 CAT 等清除，在正常情况下吸入空气时，其产生很少，不会对机体造成损害。当吸入高浓度氧时间较久后，如吸入纯氧 12~24 小时，吸入 60% 氧 48 小时，此时因 O_2^- 的产生超过机体消除 O_2^- 等的能力，即使正常的肺也可造成损害。

　　氧中毒时，其所产生的 O_2^- 等，可破坏细胞的脂膜及线粒体，并影响酶的活性，特别是含有巯基 (–SH) 的酶。使血管内皮及肺泡上皮受损，通透性增加，加重肺间质及肺泡水肿，进一步使 ARDS 的肺部损害加重及促使透明膜形成增加。同时可损害气道的纤毛细胞，使纤毛的活动减弱，不能有效地清除气道内的分泌物，造成小气道阻塞，引起肺泡不张，加重肺泡萎陷。长时间吸高浓度的氧，可导致纤维母

167

细胞增生、肺纤维化。

此外氧中毒可影响中枢神经系统酶的活性，而出现神经系统的症状。同时神经网膜血管受累，而影响视力。

2）临床表现：在氧中毒的病人，如神志清楚，可感到咽痛、头痛、顽固性刺激性咳嗽、反应迟钝、神志障碍、抽搐、瘫痪等。

发绀不仅不减轻反而加重。若误认为吸氧的浓度不够而加大吸氧的浓度，可使病情恶化。

3）氧中毒的处理：最有效的方法是减少吸氧浓度。

（二）控制液体入量、保持体液平衡

在 ARDS 时，肺间质及肺泡水肿，是引起肺内的血液分流、缺氧、呼吸窘迫的主要原因。因此有效地清除肺内多余的水分，减轻或消除肺水肿，是治疗 ARDS 重要措施之一。应严格限制液体的入量。在能确保血压稳定的情况下，在最初的 2~3 天，出量应大于入量 1000ml 左右。为了加速水的排出，可同时应用利尿剂，如速尿、丁脲胺。

若患者血浆蛋白不低，在早期可输入晶体液，因此时毛细血管通透性增加。若输入胶体液，如白蛋白、血浆，可通过肺毛细血管渗漏到间质、肺泡中去，反而使间质液中的胶体渗透压升高，不利于使肺间质及肺泡水肿减轻。经过几天肺毛细血管内皮损伤逐渐恢复后。可输入胶体液增加毛细血管中的胶体渗透压有利于间质水的回吸收。当输入胶体液半小时后，再用利尿剂，可使利尿效果明显。若患者病初即有明显的低蛋白症，开始即可输入血浆或蛋白。若无明显的贫血，不输血。不输血浆代用品，如糖酐类药物。

为了很好地监护血流动力学，可放置中心静脉压导管。若病情严重而又有条件时，可放置 Swan-Ganz 导管。

严格记录出入量。

（三）改善肺循环

ARDS 时，因有肺血管痉挛，阻力增加，发生肺循环功能障碍，改善肺循环有利于本病的恢复。常用的方法：

1. α-受体阻滞剂　此适用血压较高的患者。扩张肺内血管，降低肺静脉阻力，对减轻肺水肿有益。

在正常情况下，肺静脉的阻力，可达肺动脉与左心房之间阻力的 30%。在 ARDS 时，因肺静脉收缩阻力增加，不利于肺内水的排出。

α-受体阻滞剂，不仅可使体循环阻力血管扩张，减轻心脏的后负荷，而且可使肺内血管扩张，降低肺静脉阻力，可使肺水肿减轻。常用药物有：

（1）酚妥拉明（瑞支停，Regitine）：每分钟 0.2~0.5mg，静脉泵入。

在应用本品时，密切观察血压，放置导尿管。使收缩压降低到 100mmHg 左右而且有尿持续从导尿管滴出，此说明在这种低血压的情况器官灌注良好。若使血压降低后无尿，则不应使血压降得太低，以免发生急性肾功能衰竭。因此需根据血压的高低及是否有尿滴出，作为调整用药剂量的依据。

（2）乌拉地尔（Urapidil，压宁定）：每分钟 2~4μg/kg 静脉泵入。可逐渐加量。上述药半衰期较短，停药后血压回升。

2. 山莨菪碱（654-2） 本品有解除血管及支气管痉挛的作用，可扩张微循环、减少气管分泌物，对减轻肺水肿有一定的作用。

用法：654-2：每次 2~3mg，静脉小壶滴入，或稀释后，静脉注射，每隔 5~10 分钟一次。

在用药过程中，密切观察血压、心率及末梢循环。心率在用药后超过 130 次/分，不宜再用。

（四）糖皮质激素

1. 作用机制 本品可减轻肺泡上皮及毛细血管内皮的损害，抑制炎症介质从致敏细胞释放、缓解支气管痉挛、抑制血小板聚集，因而可防止血栓形成，降低血管的通透性，提高组织细胞耐受缺氧的能力。大剂量可抑制血管平滑肌的 α 受体，扩张血管改善微循环。在 ARDS 的后期可减轻肺纤维化。

2. 用法 常用药物的剂量及用法如下：

（1）地塞米松：20mg，静脉小量滴入，每日 1~2 次。

（2）琥珀酸氢化可的松：200mg，静脉滴入，每日 1~2 次。

（3）甲强龙（甲基泼尼松龙）：40~80mg，静脉滴入，每日 1 次。

上述药物可选用一种，可连用 3~4 天，不宜过久。对 ARDS 的患者主要副作用为可使感染加重，及上消化道出血。

（五）控制感染

ARDS 患者，可由于严重感染也可由于因机体抵抗力低下，再加以作气管插管或气管切开，频繁吸痰等，易发生肺部感染，而且可危及生命。在 ARDS 的患者可因感染而引起多器官功能衰竭。因此控制肺部感染不应忽视。

静脉插管、放置导尿管也可能成为导致感染的因素。

若能发现致病菌，可根据药敏选用抗菌药物。

（六）加强支持疗法

如给予足够的热量，必要时可输入脂肪乳、氨基酸等，及多种维生素。

（七）积极治疗原发病

根据不同的原发病进行相应的处理。

（八）预防及治疗并发症

在抢救 ARDS 时，常出现的并发症如 DIC、上消化道出血、心律紊乱、气胸等，应对出现的并发症进行处理。

（九）可试用的方法

对治疗 ARDS 有一些试用的方法，如一氧化氮、前列腺素 E_1、抗自由基药物、抑制白介素药物等，这些尚在验证阶段，未广泛应用于临床。

169

（十）加强护理

特别是呼吸道护理。若患者神志障碍出现昏迷时，应及时进行昏迷护理。

咯　血

咯血是指喉以下的呼吸道及肺出血。咯血是呼吸系统及循环系统重要症状之一。

【病因及发病机制】

（一）分类

1. 根据病因分类

（1）呼吸系统疾病

1）支气管疾病：如支气管扩张。

2）肺部疾病

a. 肺部炎症性疾病：如肺炎。

b. 肺循环疾病：如肺梗死。

c. 免疫性疾病：如狼疮肺。

d. 肺血管炎及肉芽肿：如韦格内（Wegener）肉芽肿。

e. 肺肿瘤：如支气管肺癌。

f. 与遗传有关的疾病：如特发性肺含铁血黄素沉着症。

（2）循环系统疾病：如肺水肿。

（3）全身性疾病：如尿毒症、流行性出血热、血小板减少性紫癜、DIC。

2. 根据咯血量的多少分类

（1）小量咯血：咯血量小于 100ml/d。多见于支气管炎、肺炎、肺癌。

（2）中等量咯血：咯血量为 100~300ml/d。多见于肺结核、肺炎、支气管扩张、二尖瓣狭窄。

（3）大量咯血：咯血量大于 300ml/d。多见于支气管扩张、肺脓肿、纤维空间性肺结核。

（二）常见疾病及其临床表现

1. 呼吸系统疾病

（1）气管及支气管疾病：其临床表现为咳嗽、咳痰、咯血、喘息、胸痛。呼吸困难严重者可有发绀。胸部 X 线表现，多为两下肺纹理较粗重，在支气管扩张，可发现支气管呈蜂窝状。常见引起咯血的气管及支气管疾病列于下：

1）支气管炎：多由于病毒或细菌感染引起。多为刺激性咳嗽、咳白色或浅黄色痰，痰中可带血丝。咯血少见。

2）支气管扩张：因炎症破坏气管壁引起。从形态上分为囊型支气管扩张及柱型支气管扩张。从临床表现分为湿性支气管扩张及干性支气管扩张。湿性者，主要表现为咳大量脓性痰。干性者主要表现为咯血。咯血多为中等量或大量，大量咯血可危及生命。血呈鲜红或暗红色。胸部 X 线检查典型的表现为病变部位是蜂窝状改变。

3）支气管结核：此为气管或支气管黏膜及黏膜下层结核。根据病变分为：浸润型、溃疡型、增殖型及纤维狭窄型。表现为刺激性咳嗽、咳透明黏液状痰，痰中带鲜红血丝或小量咯血。胸部 X 线检查若无气管梗阻常无异常所见，若发生气管狭窄而引起梗阻时，可发生肺不张的征象。

（2）肺部疾病：除表现为咳嗽、咳痰、咯血、胸痛外，并伴有发热、呼吸困难。胸部 X 线检查，表现为肺部阴影。由于病因不同，胸部 X 线检查的影像亦异，此项检查对肺炎的诊断很有帮助。

1）肺部炎症性病变

A. 支原体肺炎：此由肺支原体引起，在肺中引起肺小叶及间质的炎症。表现为阵发咳嗽干咳，时轻时重。咳少量的黏痰并可带有血丝。胸部 X 线大都为一侧肺病变。呈肺段性片状密度较淡的阴影。可有中度发热。

B. 细菌性肺炎：一般发热较高、病情重、起病急，可有寒战。常伴有胸痛、血痰。

a. 肺炎球菌肺炎：病变呈大叶性肺实质炎症。起病急，常有寒战、高热、咳嗽，咳铁锈色痰有特征性。多伴有胸痛。胸部 X 线检查，大都为一侧性肺实质性炎症，呈典型的大叶肺炎症改变。

b. 金黄色葡萄球菌肺炎：病变多呈肺叶性或肺段性炎症，一侧或两侧。咳嗽、咳金黄色极为黏稠的黄痰，有特征性。常有痰中带血或咯血，咯血量不大。病情重，可有寒战、高热，也可有胸痛。胸部 X 线检查，为肺叶或肺段实质性炎症改变，其中有透亮区，也可形成多发小空洞。

c. 革兰阴性细菌性肺炎：引起肺炎的革兰阴性杆菌常见的有肺炎杆菌（克雷白菌属）、绿脓杆菌、大肠杆菌、不动杆菌等。多发生于体弱多病的病人，尤其是做气管插管或气管切开应用辅助呼吸的病人。肺炎杆菌引起者，咳砖红色痰。绿脓杆菌引起者，咳痰可呈黄绿色。大肠杆菌引起者，痰有臭味。均可有痰中带血或咯血，但量不大。肺部 X 线检查，多呈两肺下方散在片状浸润病变，并可有小脓肿形成。肺炎杆菌引起者，病变多在右肺上叶，易形成空洞，可有叶间隙膨出，有特征性。

d. 厌氧菌肺炎：引起肺炎的厌氧菌常见者有消化链球菌、消化球菌、产黑杆菌、脆弱杆菌，引起局限性以间质及肺泡的浸润为主的炎症病变。可有发冷、发

171

热、咳嗽、咳脓性臭痰，有特征性。胸部 X 线检查，病变多位于右下叶的大片阴影，其中可有空洞，多为痰中带血，量不大。

e. 军团菌肺炎：军团菌为革兰阴性杆菌。引起肺内病变主要在远端支气管及肺泡。初为一侧，可很快发展到对侧，常引起胸腔积液。病情重进展快。可有畏寒、发热、胸痛、咳黏痰带血丝，也可有咯血，但量不多。胸部 X 线检查，多为右下叶大片状、结节状阴影。也可是肺间质性病变，可出现空洞及伴有胸腔积液。

可引起肝脏、肾脏、心脏等器官的损害，病情多较重。

f. 肺脓疡：常为需氧、厌氧多种细菌引起的病变。高热、寒战、咳嗽。咳大量带有臭味的脓痰，可痰中带血，也可咯血甚至大量咯血而危及生命。胸部 X 线检查，多是大片块状阴影，边缘不清并形成空洞内有液平面。

g. 肺结核：病变多发生于右上叶，病理改变为渗出性、增殖性及干酪坏死性。可有空洞形成。表现为低热、盗汗，无力型咳嗽，咳白色痰并常带有鲜红色血丝。若有空洞形成，可大咯血、甚至危及生命。胸部 X 线检查，为小片状浸润阴影、边缘模糊、多见于右上肺，也可发生于两上肺。胸部 X 线检查，在上肺可见小片状浸润的阴影，边缘模糊。

C. 真菌性肺炎：多为在原病的基础上，长期应用抗生素后发生。常见者有念珠菌、隐球菌、组织胞浆菌、奴卡菌等。可有低烧、咳嗽、咳白色黏痰，痰中带血或小量咯血。

a. 肺隐球菌病：开始为上呼吸道感染的症状，进而发展为支气管炎、肺炎。咳嗽、咳胶冻状黄色黏痰，可带有血丝或小量咯血。胸部 X 线检查，可呈结节状、浸润性片状阴影，或粟粒状高密度阴影，全肺均可累及。可形成空洞，常经久不愈，可持续数年。

b. 肺念珠菌病：多继发于原有的肺病变如肺结核。分为支气管炎型及肺炎型。表现为咳嗽，咳带有酵母菌臭味的黏痰，有特征性。

2）肺循环疾病

a. 肺梗死：由静脉或右心附壁血栓脱落引起。小血栓可无任何症状。若栓塞两个或两个以上肺叶或相当于两个肺叶以上，称巨大血栓。起病突然，胸痛、呼吸困难、咯血，血多呈暗红色，发绀，可猝死。胸部 X 线表现在发生巨大血栓时，可见中、下肺野有边缘不清的楔状阴影，有特征性。肺同位素扫描对诊断有帮助。

b. 支气管静脉怒张破裂：此多见于风心二尖瓣狭窄。咯中等量的暗红色血。

3）免疫性疾病

a. 系统性红斑狼疮：可因累及肺部发生狼疮肺。表现为咳嗽、咯血、呼吸困难。

b. 结节性多动脉炎：以中、小动脉全层炎症及坏死为特征的进行性多系统损害，可发生肺损害，发生发热、咳嗽、咳痰及咯血。

c. 肺出血肾炎综合征（Goodpasture 综合征）：见"血尿"。

4）肺血管炎及肉芽肿病

a. 韦格内（Wegener）肉芽肿：其病理改变为坏死性肉芽肿伴血管炎。周身型可侵犯体内各个器官。若肺受累可出现呼吸系统症状，并常有咯血。胸部 X 线表现为肺内结节性改变，大小不等，可形成空洞。

b. 坏死性结节性肉芽肿：病理改变似韦格内肉芽肿，但病理稍有不同，本病病理有明显的坏死及玻璃样变，此不见于韦格内肉芽肿。

5）肺肿瘤性疾病：见"胸痛"。

6）遗传性疾病：如特发性肺含铁血黄素沉着症。多见于儿童。表现为反复咯血。并有咳嗽、呼吸困难。胸部 X 线检查，两肺野有弥漫性斑点状阴影。

2. 心脏疾病 心脏疾病引起肺咯血主要为肺水肿，此见于二尖瓣狭窄、冠心病、高血压心脏病。

肺水肿根据水肿出现的部位分为肺间质水肿及肺泡水肿。

肺间质水肿临床主要表现为呼吸困难，可有发绀，肺部出现哮鸣音，有时误诊为支气管哮喘。

肺泡水肿临床特征性的表现为咳粉色泡沫痰，量大，发绀等。

3. 全身性疾病 如凡能引起严重出血倾向的疾病，如 DIC，均可发生咯血。

【诊断注意事项】

（一）病史

（1）咯血发生的日期、时间，病的长短。

（2）为偶尔咯血，还是反复咯血，是否有逐渐加重的倾向。

（3）咯血的量、性状，咳痰的情况。

（4）有无呼吸困难及胸痛。

（5）有无发冷、发热、低热、盗汗。

（6）是否出现过皮疹，皮疹的性状。有无其他部位的出血现象。

（7）有无关节痛、肌肉痛。

（8）若咯血同时有咳痰，咳痰的量、性状、有无臭味。

（二）体格检查

（1）面容、精神状态、营养状态、体位。

（2）皮肤有无皮疹及出血点，面色是否苍白、有无发绀。

（3）有无淋巴结肿大，特别是颈部淋巴结。

（4）肺部体征应注意。

1）胸部的外形，呼吸运动。

2）有无肺实变体征。

3）有无干、湿性啰音，喘鸣音。并注意其分布情况。

（5）心脏体征应注意

173

1）心脏是否扩大。

2）有无病理杂音。

3）有无心率、心律及血压的改变。

4）下肢有无水肿，有无杵状指。

（三）辅助检查

（1）血常规、尿常规、血沉。验血型，作出凝血试验。

（2）痰涂片、痰培养、痰找结核菌：必要时找癌细胞。

（3）胸部影像学检查：包括胸片、胸部 CT、同位素肺扫描、核磁共振成像、肺导管检查。

（4）纤维支气管检查，吸出的痰做涂片、培养：必要时找癌细胞，做活组织检查。

（5）针对不同的情况，做 PPD 试验、免疫学检查、抗中性粒细胞抗体（ANCA）、呼吸功能试验、血气分析。

而心脏方面的检查包括心电图、超声心动图、Holter。

【鉴别诊断】

（一）与呕血鉴别

见呕血。

（二）与上呼吸道及口腔部位出血鉴别

上述部位的出血，可误吸到气管而咯出，但这些部位的病变，只要能想到，通过检查多可发现病变，不易误、漏诊。

（三）咯血的病因与下列因素的关系

1. 与年龄的关系

（1）儿童：常见于急性支气管炎、气管异物。

（2）青壮年：常见于肺炎、肺结核、支气管扩张。

（3）中老年：常见于慢性支气管炎、肺癌。

2. 与起病缓急的关系

（1）急性起病：常见于急性呼吸感染、肺栓塞。

（2）慢性起病：常见于慢性支气管炎、肺癌。

3. 与病程长短的关系

（1）病程长：常见于支气管扩张、肺结核、慢性支气管炎、隐球菌肺炎。

（2）病程短：常见于细菌性肺炎、急性支气管炎、肺栓塞。

4. 与咳嗽的临床表现的关系

（1）阵发性刺激性咳嗽：常见于支原体肺炎、支气管结核、肺癌中心型。

（2）无力型咳嗽：常见于重症肺结核。

（3）慢性持续咳嗽：常见于慢性支气管炎、支气管扩张。

(4) 干咳：常见于干性支气管扩张。

5. 与痰的性状的关系

(1) 痰中带鲜红色血丝：常见于浸润性肺结核、支原体肺炎。

(2) 铁锈状痰：常见于肺炎球菌肺炎。

(3) 砖红色痰：常见于肺炎杆菌肺炎。

(4) 棕黄色痰：常见于特发性含铁血黄素沉着症、肺长期淤血。

(四) 咯血的伴随症状，对咯血的病因诊断有一定的帮助

1. 伴随痰的性状

(1) 伴有大量脓痰：常见于支气管扩张、肺脓肿。

(2) 伴有发臭痰：常见于肺部大肠杆菌、厌氧杆菌感染。伴有酵母样发臭常见于白色念珠菌肺炎。

(3) 伴白色黏痰：常见于支原体肺炎、肺结核。

2. 伴有喘息　常见于喘息性支气管炎、左心衰竭早期、肺癌压迫支气管。

3. 伴有胸痛　常见于肺炎、肺梗死、肺癌。

4. 伴有寒战、高热　常见于肺炎球菌肺炎、金黄色葡萄球菌肺炎。

5. 伴有低血压　常见于重症肺炎、肺梗死。

6. 伴有关节痛、肌肉痛　常见于狼疮肺。

7. 伴有贫血　常见于尿毒症。

(五) 咯血的伴随体征，对咯血的病因诊断有一定的帮助

1. 伴有胸膜摩擦音　常见于肺炎。

2. 伴有肺部固定性啰音　常见于支气管扩张、肺结核、肺炎、肺淤血。

3. 伴有局限性喘鸣音　常见于中心型肺癌。

4. 伴有全肺喘鸣音　常见于左心衰竭早期、慢性喘息性支气管炎、支气管哮喘。

175

【治疗】

(一) 小量咯血

1. 卧床休息

2. 可用止血药物

(1) 酚磺乙胺 (Etamsylate，止血敏)

1) 作用机制：本品可促使血小板数增加、增强黏附、聚集功能，减低毛细血管的通透性。但止血作用不强。

2) 用法：0.5~1.0g，口服，每日 3 次。2.5~5g，于 5%葡萄糖溶液 250~500ml中，静脉滴入，每日 1 次。滴入速度每分钟不超过 5mg。

(2) 卡络柳纳 (Carbazochrome Salicylate，安特诺新，安络血)

1）作用机制：本品可降低毛细血管通透性。

2）用法：5mg，口服，每日 3 次。5~10mg，加于 5% 葡萄糖溶液 250~500ml 中，静脉滴入，每日 2~3 次。

小量咯血只需口服即可。

（3）云南白药口服。

3．若咳嗽较重者，可用止咳药

（1）喷托维林（Pentoxyverine，咳必清）

1）作用机制：本品对咳嗽中枢有选择性抑制作用。

2）用法：25mg，口服，每日 2~3 次。

（2）苯丙哌林（Benproperine，咳快好）

1）作用机制：本品为中枢及外周有双重镇咳作用，比可待因强 2~4 倍。不引起呼吸抑制。

2）用法：20mg，口服，每日 3 次。

（3）可待因（Codeine）

1）作用机制：本品可抑制延髓的咳嗽中枢，镇咳作用较强。但有成瘾性、镇痛作用。

2）用法：15mg，口服，每日 3 次。

（二）中等量或大量咯血

1．严格卧床休息 半卧位或病侧卧位，避免活动。若精神紧张，可给镇静剂。

2．验血型、配血 检查出、凝血试验。

3．应用药物治疗

（1）垂体后叶素（Pituitrin）

1）作用机制：本品由牛、猪等动物的垂体后叶提取。含有催产素（Oxytoxin）及抗利尿激素两种成分。抗利尿激素大量应用，可作用于平滑肌的 V_1 受体，引起小动脉平滑肌痉挛，使血压升高，故又称加压素（Vasopressin）。因其可使肺内小血管收缩，使血流量减少，在受损伤的血管容易凝血。但因可使体循环的血管收缩，故可发生高血压。使冠状动脉收缩而发生心绞痛。肠道平滑肌收缩而发生腹痛。子宫肌肉收缩而有促产作用。

2）用法：10 单位，溶于 20ml 生理盐水中，静脉缓慢推注，不少于 20 分钟推注完。可从静脉小壶内缓慢滴入。若发现有明显腹痛或心前区不适，应停止滴入。

3）禁忌证：高血压、冠心病、脑血管病、妊娠等禁用。

（2）酚妥拉明（瑞支停，Regitine）

1）作用机制：本品可阻滞 α 受体，可扩张小动脉，降低肺循环阻力，降低肺毛细血管嵌入压（PWP）及左心室舒张压。适用于二尖瓣狭窄合并关闭不全的病人。因可使血压很快下降。一般不作为常规治疗。

2）用法：10~20mg 加入 5%~10% 葡萄糖溶液 100~200ml 中，静脉滴入。密切观察血压的改变。

（3）山莨菪碱（654-2）

1）作用机制：可解除四肢血管的平滑肌痉挛，使血管扩张。肺内血液易进入四肢的血管内，而使肺内血管压力降低，从而达到止血的目的。此种方法在临床上并不常用。

2）用法：10~20mg，加于 5%~10%葡萄糖溶液 100ml 中，静脉滴入。注意心率。

（4）糖皮质激素 用上述药物效果不好时，可加用此药。

1）作用机制：本品可降低毛细血管的通透性，可阻止肥大细胞脱颗粒释放组织胺及肝素，使血中肝素减少，有利于止血。

2）用法：地塞米松，10~20mg，静脉滴入，每日 1 次，连用 2~3 天。

注意消化道出血。

（5）其他止血药物 这种药物品种很多，可选用 1~2 种。

1）巴曲酶（Batroxobin，立止血）

a. 作用机制：本品由蝮蛇毒液中提取，含有类凝血酶及类凝血激酶的成分，可促使血凝。止血作用强。

b. 用法：1~2U/次，静脉小壶内滴入，每日 1 次。

2）凝血酶原复合物

a. 作用机制：本品含有凝血因子Ⅱ、Ⅶ、Ⅸ、Ⅹ，止血作用强。

b. 用法：粉针剂，每瓶含 200ml 血浆当量单位。用生理盐水或 5%葡萄糖溶液 100ml 中稀释后，30~60 分钟，静脉滴入。

3）氨甲苯酸（Amenomethylbenzoic Acid，止血芳酸，对羧基苄胺）

a. 作用机制：本品可抑制纤溶酶原激活因子，使纤溶酶原不能转变为纤溶酶，从而使纤维蛋白溶解减少而发挥止血作用。

b. 用法：0.1~0.2g，静脉小壶内滴注，每日 2~3 次。

4. 纤维支气管镜止血 适用于上述方法无效的病人。用纤维支气管镜检查出血的部位，若能发现出血处，可用去甲肾上腺素 5~8mg，加入 20ml 生理盐水中，局部滴。若仍不能止血，可用 Forgarty 导管堵塞出血部位。

5. 支气管动脉栓塞 此适用于支气管动脉破裂出血。用其他方法治疗无效而又不能进行手术的病人。先造影确定出血的血管，再进行栓塞。若能栓塞成功，止血效果很好。但技术并不易熟练掌握。

6. 手术

（1）适应证

1）咯血量 24 小时>1200ml，或一次咯血量>500ml 者，用上述止血方法无效。

2）反复咯血，有引起窒息病史者。

3）出血部位肯定。

4）适用于支气管扩张、肺脓肿、纤维空洞性肺结核等。

（2）禁忌证

1）未确定引起咯血的病变部位。

2）已有肺功能不全，肺叶切除后可发生呼吸衰竭者。

3）体质衰弱不能承受手术者。

4）有出血倾向的血液疾病。

（三）大咯血窒息的治疗

（1）立即体位引流：俯卧于床缘，头向下，臀部垫高，轻拍背部。

（2）气管插管吸痰。

（3）硬管支气管镜吸痰。

大咯血的死亡原因主要是窒息，尽快消除口腔及气管中的血液，是治疗本病的关键。

第三章

心血管系统疾病

心 脏 骤 停

诊断	心音消失、颈动脉搏动消失、呼吸停止、瞳孔扩大
治疗	保持呼吸道通畅、人工呼吸、心外按摩、电除颤、应用肾上腺素

【概述】

心脏骤停（cardiac arrest）是指心脏由于各种原因引起心脏停止收缩或不能有效泵血，导致中枢神经系统和其他脏器得不到供血、供氧，迅速导致死亡。此又称循环骤停（circulatory arrest）。

不论任何原因引起的心脏骤停，其临床表现相同，即神志突然丧失，颈动脉、股动脉不能触知、心音消失、呼吸停止、瞳孔散大、各种反射消失。

【分类】

（一）根据病因分类

1. 心源性　心脏原有器质性病变，突然恶化。如急性心肌梗死、急性心肌炎等。

2. 非心源性　如意外事件引起。电击、溺水、麻醉、药物等。

（二）根据心电图分型

1. 心脏停搏　心脏处于静止状态。心电图呈直线。

2. 心室颤动　心室呈不规则颤动，无心脏排出量，心电图呈心室颤动波形。此型多见。

3. 电机械分离　心电图可有 P-QRS-T 综合波形出现，但无有效的机械性收缩。这3种情况的临床表现相同，故在临床上无法辨认。

（三）死亡的分类

1. 临床死亡　此指心跳及呼吸停止，此时抢救有复苏的希望。

2. 生物死亡　发生于心脏停搏 20~40 分钟，此时器官的细胞已发生坏死，抢救已无希望。

3. 脑死亡　关于脑死亡的诊断标准，各国并不一致，国内通常认为：

（1）无自主呼吸。

（2）无任何自主动作，对刺激无反应。

（3）脑干反射全部消失。

（4）肢体软瘫。

（5）血压需升压药物维持。

（6）体温有下降趋势。

（7）脑电图呈直线，"脑电静息"。

上述情况观察 6~12 小时，病情无好转。

需排除由药物及低体温引起的昏迷。

4. 脑干死亡

（1）脑干反射

1）瞳孔对光反射：此反射弧包括：光线进入视网膜→视神经及视束→顶盖前区细胞→埃—魏（Edinger-Westphal）核→动眼神经→睫状短神经→瞳孔括约肌→缩瞳。

2）角膜反射：刺激角膜→三叉神经→桥脑→面神经核→轮匝肌→眨眼。

3）压眶反射：刺激三叉神经→桥脑面神经核→面神经→面肌收缩→面部表情。

4）咳嗽反射：刺激呼吸道黏膜→迷走神经→脑干网状结构→网状脊髓束→脊髓前角细胞→膈肌、肋间肌、腹肌收缩→咳嗽。

5）冷水试验：冷水灌注外耳道→耳窝淋巴对流→刺激壶腹嵴细胞→前庭神经→桥脑前庭神经核→内侧纵束→眼肌收缩→眼震。

（2）脑干死亡：至少 2 次检查均无上述反射，即脑干反射消失。若同时无自主呼吸，称脑干死亡。

5. 植物人

脑干功能存在，如呼吸、循环、消化、泌尿功能存在，但大脑皮层发生不可逆的功能丧失，无任何认知能力，称植物人。

181

【临床表现】

（一）心脏骤停的预兆

（1）在有可能发生心搏骤停的患者，突然发生烦躁不安。

（2）突然血压下降，心跳过缓。

（3）神经系统改变，如眼无神、眼球向上翻、瞳孔较前扩大。

（4）心电图改变

1）多发性室性期前收缩、多源性室性期前收缩、R on T。

2）房室传导阻滞。室内阻滞，QRS 增宽。

3）室性逸搏，室性阵发性心动过速。

4）心跳过缓而且逐渐加重。

（二）心脏骤停

（1）心音消失，颈动脉、股动脉脉搏消失。

（2）呼吸停止。在心搏停止后，呼吸只能维持 30 秒。

（3）抽搐，心搏停止后 6~8 秒，意识丧失。

（4）瞳孔散大，心搏停止后 30 秒瞳孔开始散大，60 秒可散大到边。

（5）心电图呈直线，心室颤动。少数呈电机械分离，此多见于心包急性压塞。

【诊断】

若心音消失、呼吸停止、颈动脉不能触知，这说明脑供血停止，眼底血流中断，若不立即进行心肺复苏，几分钟后就可能出现脑死亡。故抢救需争分夺秒。

心脏骤停发生在 4 分钟以内，积极抢救，大部分病人可使心脏复跳成功，心脏停搏愈久则苏复的机会就愈小。

【治疗】

对心跳、呼吸停止病人进行的急救处理，即心肺复苏。

1968 年 Peter Safer 提出以英文字母排列，即 A~I，可使进行急救的医生便于记忆，按次序进行，以避免遗忘重要的急救措施。

A.（airway opened）打开气道，保持呼吸道通畅。

B.（breathing restored）恢复呼吸。

C.（ciculation restored）恢复循环。

D.（drugs）药物治疗。

E.（ECG）心电图监护。

F.（fibrillation treatment）治疗心室颤动。

G.（gauge）对病情及治疗的判断和估计。

H.（human mentation，hypothermia）意识状态，低温治疗。

I.（intensive care unit）监护治疗。

心肺复苏包括 3 个阶段，即

（1）基本生命支持（basic life support），即初期复苏处理，包括 A~C。

（2）对心脏支持（advanced cardiac support），即后期复苏处理。包括 D~F。

（3）复苏后处理（post resucitative support），包括 G~I。

现分述如下：

（一）保持呼吸道通畅

方法：患者平卧、头向后仰，托下颌使下门齿对上门齿，或下门齿在上门齿的上方，这样舌就不能后坠而阻塞气道。同时彻底消除口腔中黏液、呕吐物或异物，以保持呼吸道的通畅，以免人工呼吸时，口腔中的内容物进入到气道内。

（二）恢复呼吸功能

需用人工呼吸。其目的是供氧及排出二氧化碳。

1. 人工呼吸的方法　正常人潮气量 500ml 左右。常用的方法有：

（1）仰卧压胸法：每次潮气量 350ml。

（2）举臂压胸法：每次潮气量 875ml。

（3）口对口人工呼吸法：每次潮气量 1250ml。

（4）胸外按压心脏：快按摩心脏，每次潮气量 125ml。慢按摩心脏，每次潮气量 225ml。

2. 器械加压人工呼吸　若有条件尽快插管用呼吸机帮助呼吸，效果则更好。因人工呼吸肺泡中的 PaO_2 为 100mmHg，吸纯氧可达 600mmHg。故对改善缺氧效果很好。用高浓度氧时间过长可发生氧中毒。

吸气与呼气时间的比应为 1:2，每分钟 14~16 次。若同时做心脏按摩，5 次心脏按压 1 次人工呼吸。

呼吸停止后，体内储存的氧在几分钟内即消耗殆尽。此时血中 $PaCO_2$ 的升高不著，其原因是体液的缓冲作用所致。

因肺泡中 $PaCO_2$ 及 PaO_2 与血中的 $PaCO_2$ 及 PaO_2 的分压不一样，故此时肺泡中的气体与血中的气体进行扩散，因此时血中氧的浓度下降很快，故氧从肺泡扩散到血中很快，而二氧化碳自血中扩散到肺泡因血中 $PaCO_2$ 低，故较慢，从而肺泡中形成负压而将空气吸入到肺泡中。如此时给予吸入 O_2，通过这种方法，可以延缓致死的缺氧，可达 10 分钟之久。因此在呼吸停止后，吸入纯氧可延缓极度缺氧，但需在肺泡有灌注的情况下进行。

3. 吸氧　鼻管吸氧的浓度如下式。

鼻管吸氧浓度（O_2%）=21+4×吸入 O_2（L/min）

O_2（L/min）即每分钟吸入氧的升数。

最好是口罩吸氧，以提高吸氧的浓度。吸纯氧时间过久，注意氧中毒。

4. 兴奋呼吸中枢的药物

（1）用药的原则：有自主呼吸，但不规则，不够深，可应用这类药物。若无自主呼吸，这类药物可增加耗氧量，反而不利。

（2）呼吸不规则是中枢性问题：呼吸不规则的形式与中枢神经病损的关系如下：

1）脑干上型：如 Biot 呼吸、潮式（Cheyne-Stokes）呼吸。

2）脑干型：中脑病变，呼吸 30~60 次/分。桥脑病变，呼吸慢。延髓病变，呼吸不均匀，快慢不等，深浅不等。下颌呼吸，只有下颌有呼吸动作，但无呼吸肌动作，为呼吸即将停止的表现。

（3）药物

1）直接影响呼吸中枢者

可拉明（Coramine，尼可刹米，Nikethamide）：直接作用于延髓呼吸中枢。也作用于颈动脉及主动脉体化学感受器。0.25~0.5g/次，静脉注射，极量 1.25g/次。

回苏林（Dimefline）：对呼吸中枢的作用强，8mg/次，肌肉或静脉注射。

2）直接作用于颈动脉窦

洛贝林（Lobeline）：3mg/次，静脉注射，极量20mg/次。

呼吸不恢复是延髓受损、脑水肿较重的结果。

（三）恢复循环

心脏按压是恢复循环的重要方法。其目的是有节律地对心脏按压，以代替心脏的自主搏动，达到维持血液循环的目的。心脏按压操作是否正确，直接与复苏有关。心脏按压分为：

1.胸外心脏按压法

（1）病人仰卧在硬板床上或地上。

（2）按压的部位：胸骨下 1/3。

不能太靠下，理由是 ①胃内容反流易造成误吸；②肝破裂。

不能太靠上，理由是 ①易损伤主动脉；②而且按压效果不好。

（3）按压的方法：术者立于或跪于病人的右侧，左手掌根部置于病人胸骨下 1/3。右手掌压在左手掌背上。肘关节伸直，手臂与病人的胸骨垂直，借助术者的体重，有节律并带有冲击性地向脊柱方向压迫胸骨。每次压陷 3cm 左右。按压后迅速抬起，但手掌不要离开胸壁。胸骨需恢复原位。

（4）按压有效的判断

1）收缩压能达 80mmHg 左右。主动脉压>60mmHg，复苏成功率高。

2）口唇颜色转红。

3）可触到颈动脉搏动。

4）瞳孔缩小，对光反应出现，说明脑干供血好转。

5）四肢有不自主运动。

6）出现叹气样呼吸。

在任何情况下，如心脏不复跳，心脏按压不要停止>5 秒。按压应坚持到心脏复跳。

（5）胸外心脏按压的优缺点

1）优点

a. 立即可作，方法简便；

b. 若按压方法正确可有效建立循环；

c. 没有开胸按压心脏的合并症。

2）缺点

a. 易发生肋骨骨折、气胸、脂肪栓塞；

b. 可发生肝损伤；

c. 心内给药不方便；

d. 心脏情况不能直观，对诊断疾病较困难；

e. 看不见心律的改变。

2.胸内心脏按压法 除非在做手术中出现心脏骤停，目前已较少开胸作心脏按压。

以上即抢救心搏骤停的 A、B、C。如处理及时，操作正确，可给心肺复苏创造很有利的条件。

（四）药物治疗

只有心脏自主心律恢复，才算心脏复苏成功。

经过上述处理 5 分钟左右，心脏仍不复跳，应开始用药。

1. 给药的途径

（1）静脉途径：静脉开放，最好放置中心静脉管，这样给药后可迅速到达心内。其次为开放肘静脉。下肢开放静脉，给药需较长时间才能到达心脏，故效果差。

（2）心内注射：有以下几个缺点：

1）需暂停心肺复苏的操作，延误插管时间。

2）易误伤肺脏引起气胸。

3）有损伤冠状血管的可能性。

4）若药物误注入心肌内可引起严重心律失常。

由于有以上缺点，故心内注射给药已多不采用。但由静脉给药效果不好，病情危重而静脉未能及时开放，若对心内注射的操作熟练，仍可考虑心内注射。心内注射一般较静脉给药用药量小，起效迅速。

（3）气管途径：通过气管插管将药物滴入。可滴入的药物有肾上腺素、利多卡因及阿托品。碳酸氢钠、去甲肾上腺素，不能气管滴入。

气管途径给药作用缓慢。

2. 药物 常用的治疗心肺复苏的药物有以下几种：

（1）肾上腺素（Epinephrine，副肾素，Adrenaline）：心脏骤停的首选药物。肾上腺素对 α 及 β 受体均有兴奋作用，可增强心肌的收缩力、加快心率、兴奋高位起搏点、扩张冠状及脑血管，并可升高血压。

用量：初始剂量 1~2mg/次，静脉推注。隔 3~5 分钟如效果不好，可重复并加量，5mg/次。这个剂量可隔几分钟重复。如果心脏复跳效果不好，最大剂量有的作者主张 10mg/次。

若为心内注射，剂量不应过大，应从 1mg/次开始。

关于肾上腺素在心脏复苏的作用问题，近来研究较多。认为肾上腺素所以起作用是通过兴奋 α 受体的结果。理由是：

1）用单纯兴奋 α 受体的药物，如新福林（Phenylephrine），对于心室颤动、电机械分离，同样有效。

2）单用异丙肾上腺素（Isoprenaline），对心脏复跳无效。因其只兴奋 β 受体。

故认为肾上腺素→兴奋 α 受体→小动脉收缩→血压升高→冠状动脉扩张。结合按压心脏使心脏搏出量增加。

而兴奋 β 受体→心肌耗氧量增加→加重心肌缺血→骨骼肌血管扩张→心脏按压时→冠状动脉血流减少→诱发室颤。

临床观察，大剂量应用肾上腺素复苏的病人，其心功能差，易发生室颤。并发生心跳过速，增加心肌的耗氧量。

肾上腺素可使心室颤动由细颤变为粗颤，有利于电转复，其作用不是直接作用于心肌，被认为与冠状动脉血流量增加有关。

若在心肺复苏后，有明显的心动过缓、严重的房室传导阻滞，可用异丙肾上腺素少量静脉滴入。

（2）多巴胺、多巴酚丁胺：可用于复苏后心力衰竭。

去甲肾上腺素，多巴胺，可用于复苏后发生的低血压或心源性休克。

（3）阿托品：适用于迷走神经过度兴奋及锑剂中毒，亦可用于复苏后的心动过缓。

（4）利多卡因（Lidocaine）：能抑制异常自律性。抑制早期去极化。在心电图为心室颤动或怀疑为心室颤动的患者而无条件电除颤时，或电除颤效果不好时，用量为 50~100mg/次，静脉小壶滴入，或静脉推注，半衰期 3~5 小时，故常需重复给药，亦可溶于 5%~10%葡萄糖溶液中以 2~4mg/min 的速度滴入。大剂量应用对心肌有抑制作用，同时也抑呼吸。

（5）溴苄胺（溴苄胺托西酸盐，Bretylium Tosylate）：其作用于交感神经节及节后纤维，有抗肾上腺素能的作用。可延长心房、心室及心肌传导纤维的动作电位时程及有效不应期，提高室颤阈值，是唯一的能增加心肌收缩力的抗心律失常药物，用于心脏复苏有独特的优越性。半衰期 5~10 小时。2~5mg/kg，溶于 5%~10%葡萄糖溶液 20~50ml 中，10~20 分钟，静脉滴入，维持量 1~4mg/min。本品可引起低血压、心悸，偶有使心律失常反而加重。

（6）碳酸氢钠（Sodium Bicarbonate）：用本品的目的在于：① 纠正因缺氧葡萄糖无氧酵解增加，乳酸产生过多引起的代谢性酸中毒；② 对抗高钾血症；③ 对儿茶酚胺类药物反应好。

若用量过大而产生代谢性碱中毒，则会产生以下不良反应：① 氧解离曲线左移，不利于氧在组织中释放；② 降低心肌的收缩力；③ 因输入大量碳酸氢钠引起高钠血症，钠进入脑细胞内，促使发生脑水肿。

用药的原则是：宁少勿多，宁有轻度的酸中毒，不要发生代谢性碱中毒。

在心脏骤停时间内，多为呼吸性酸中毒，主要通过通气、吸氧解决。若时间较长可用 5%碳酸氢钠 200ml，静脉滴入，最好在化验监护下应用。若血 pH>7.25 时，不必积极纠正。

（7）氯化钙：一般不主张应用，因血中 Ca^{2+}升高，Ca^{2+}进入心肌及冠状动脉，可使心肌顺应性差、冠状动脉痉挛，心肌血流量下降，可发生"石头心"。

但若发生高钾血症而危及生命时，仍可考虑适当应用。

（五）心电图监护

做心电监护，密切观察心率、心律及血压。准备临时起搏器。做呼吸监护，包括使用呼吸机、做血气分析。

（六）治疗心室颤动（室颤）

因心脏骤停大部分病人为室颤，故主张在条件不允许的情况，可盲目叩击心前区。将拳抬举距心前区 20~25cm 处，可连续捶击 3 次。亦可盲目除颤，即使是心脏停搏，也不会造成心肌损害。

如做心电图确定心脏骤停的类型，应按以下处理：

1. 心脏骤停（cardiac arrest）处理如下，供参考。

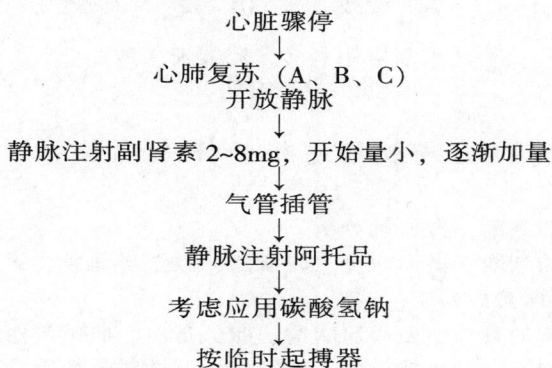

心脏骤停

心肺复苏（A、B、C）
开放静脉

静脉注射副肾素 2~8mg，开始量小，逐渐加量

气管插管

静脉注射阿托品

考虑应用碳酸氢钠

按临时起搏器

2. 心室颤动处理如下，供参考。

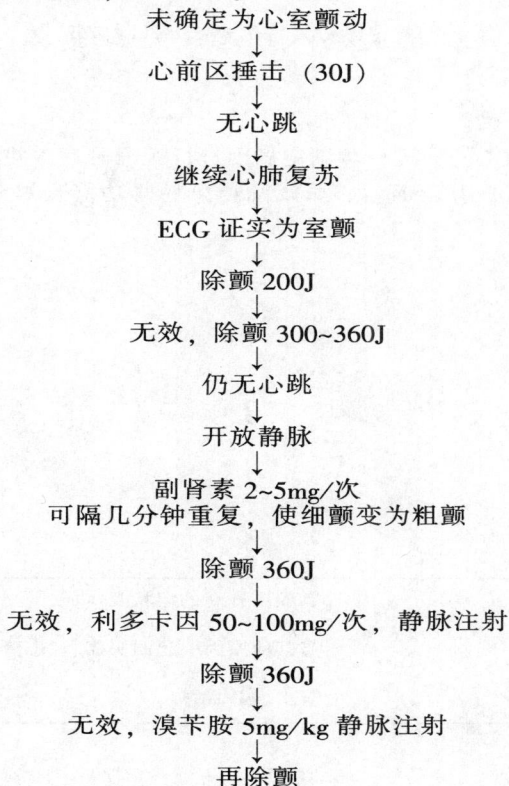

未确定为心室颤动

心前区捶击（30J）

无心跳

继续心肺复苏

ECG 证实为室颤

除颤 200J

无效，除颤 300~360J

仍无心跳

开放静脉

副肾素 2~5mg/次
可隔几分钟重复，使细颤变为粗颤

除颤 360J

无效，利多卡因 50~100mg/次，静脉注射

除颤 360J

无效，溴苄胺 5mg/kg 静脉注射

再除颤

$$\downarrow$$

无效，溴苄胺 10mg/kg 静脉注射

$$\downarrow$$

除颤 360J

$$\downarrow$$

无效， >360J 除颤

重复应用利多卡因或溴苄胺
除颤>360J

（七）对病情、治疗效果判断的评价

（1）初步判断病因。

（2）对呼吸功能判断，做血气分析。

（3）对肾功能的判断，做血肌酐、尿素氮，放置导尿管，严格记录出入量。做尿常规检查，尿 β_2 球蛋白检查。

（4）对心肌损害的判断，做心肌酶谱、肌红蛋白、肌球蛋白检查。

（5）对肝功能判断，做血转氨酶、转肽酶、碱性磷酸酶等检查。

（6）做血糖检查。

（八）降低体温，恢复病人神态——脑复苏

见本书脑水肿。

（九）监护治疗

进心脏监护室（CCU），进一步确定病因进行病因治疗。并治疗心脏骤停的并发症，如心源性休克、心力衰竭、心律紊乱、急性肾功能衰竭等。具体方法见本书各章节。

脑 水 肿

诊断	有颅压升高的症状及体征
鉴别	与其他原因引起的头痛、神志障碍
治疗	脱水、病因治疗

188

[概述]

水在脑细胞外积聚，称为脑水肿（brain edema）。

水在脑细胞内积聚，称为脑肿胀（brain swelling）。

实际上两者在临床上不易分开，即使在病理上也很难发现是单独存在。

（一）有关脑的解剖及生理

1. 中枢神经系统的解剖

（1）中枢神经系统：脑加脊髓。

（2）颅内的中枢神经系统：脑。

（3）脑：包括有大脑皮层、脑干及小脑。

（4）脑干：包括有中脑、桥脑及延髓。

2. 脑室 包括两个侧脑室，在间脑为第三脑室，在中脑及桥脑之间为第四脑室。

3. 脑组织

（1）主质：神经元是由胞体+树突+轴突构成。

（2）间质：包括神经胶质细胞及血管等。

1）星形胶质细胞：有支架作用，其有许多突起，在突起的末端有膨大而且较长的突起围绕在脑内毛细血管的表面，有 85% 毛细血管的表面被突起包围，其与毛细血管内皮细胞连接紧密，构成血脑屏障。也可能具有转运神经元与毛细血管的物质的作用。这种细胞可以分裂，故可填充衰老神经元凋亡所留下的空隙。

当发生脑水肿时，星形胶质细胞水肿，导致将其包绕的毛细血管受压，使其变细甚至关闭，这样就加重脑缺血、缺氧，使水肿进一步加重而形成恶性循环。

2）少突胶质细胞：其功能为形成髓鞘及对神经元有营养作用。

3）小胶质细胞：有吞噬功能，主要吞噬变性较重的神经元。

脑皮层共有 140 亿个细胞。脑细胞有钠泵以维持细胞内外的离子梯度，保持细胞膜的膜电位及动作电位。

4. 颅腔 颅腔是由颅骨构成的固定的腔。颅腔的容积成人为 1400~1500ml。

颅腔内包括脑实质+脑脊液+血管及血液等。

脑实质约占 85%，血管及血液约占 5%，脑脊液约占 10%。脑脊液每天生成 500ml 左右，以同等量回吸收。每 6~8 小时更新 1 次。

颅内压力正常为 80~180mmH$_2$O（1cmH$_2$O=0.098kPa），>200mmH$_2$O 为高颅压。低于 80mmH$_2$O 为低颅压。

5. 代谢 脑细胞的能量来源于葡萄糖。成人在安静情况下，消耗葡萄糖量及消耗氧量如下：

脑的重量占体重的 2% 左右。在静息状态下，脑的耗氧量占全身耗氧量的 20% 左右，消耗葡萄糖量占全身消耗葡萄糖量的 20% 左右。由此可见，脑是一个代谢很活跃的器官。

一旦停止脑部血液供应，脑内贮存氧约 10ml。这 10ml 氧约在 10 秒内即消耗完。缺氧 10 分钟脑皮层可发生不可逆损害。由此可见脑又是一个很娇嫩的器官。

（1）葡萄糖的代谢与作用

1）葡萄糖的代谢可产生 ATP

a. 无氧代谢 1 分子的葡萄糖，可产生 2 分子的 ATP。

b. 有氧代谢 1 分子的葡萄糖，可产生 36 分子的 ATP。

2）ATP 对脑细胞的作用

a. 维持脑细胞内外电解质的平衡。

细胞外液的 Na^+ 为 140mmol/L，细胞内液为 10mmol/L。细胞外液的 K^+ 为 4mmol/L，细胞内液为 150mmol/L。消耗 1 分子 ATP，可通过 Na^+-K^+ATP 酶（钠泵），将细胞内液 3 个 Na^+ 泵到细胞外液，而将 2 个 K^+ 由细胞外液泵入细胞内液。

脑细胞缺氧→ATP 产生减少→钠泵失灵→Na^+ 进入细胞内液→细胞内液晶体渗透压升高→水进入细胞内→脑细胞水肿。

因此，细胞内外水的转移是由晶体渗透压决定。

b. 参加神经递质的合成。保证细胞器的功能与物质的运转。

（2）氧的供应：氧供应脑组织是通过血流。

1）脑的血流量：在安静状态下，脑血流量为每 100g 脑组织 45~55ml/min。

2）控制脑血流量的稳定因素

A. 血压高低的自动调节：当平均血压为 60~140mmHg（1mmHg=0.133kPa）时，脑的血流量改变不大，其原因：

a. 平均血压升高，脑血管收缩，平均血压>140mmHg，调节失控，发生高血压脑病。

b. 平均血压降低，脑血管扩张，平均血压<35mmHg，脑出现供应不全。

B. 代谢因素的调节

a. PaO_2 升高，脑血管收缩。

b. $PaCO_2$ 升高，脑血管扩张。

c. pH 升高，碱中毒、脑血管收缩。

d. pH 降低，酸中毒、脑血管扩张。

C. 颅内压的高低：颅内压增高，脑血流量减少，当颅内压高 450mmH₂O 时，机体为了应对高颅压，可出现血压升高、心率及呼吸变慢，这种防御反射，称为 Cushing 现象。

当颅内压与动脉收缩压一样高时，则脑的血液灌注完全停止，称为无灌注综合征（non-fill syndrome）。

一旦脑血液停止灌注，脑内储存的 10ml 氧，10 秒钟即消耗完。储存的葡萄糖仅 1~2g，2~3 分钟即耗尽。储存的 ATP，也只够用几分钟，因此在临床上，脑供血停止 6~8 秒钟左右就可发生意识丧失、抽搐。20~30 秒脑功能完全丧失。脑电图开始变慢，45~90 秒成直线。瞳孔在 30 秒开始扩大。

（二）脑水肿与颅压升高

脑水肿是颅内有异常水的积聚，颅腔是一个固定容积的腔，不管是什么病因引起的脑水肿，其结果是颅内压力增高。

当颅压增高后，经过下列因素进行调节：

1. 增加脑脊液的回吸收　脑脊液从侧脑室脉络丛产生后，流入蛛网膜下腔，最后由蛛网膜下腔颗粒渗入颅内静脉窦。当脑水肿时，脑脊液被挤压入脊髓蛛网下腔增加，以促使其吸收。

2. 调节脑血流量　当颅压升高时，通过 Bayliss 效应，脑血管收缩，灌注压下降。使流入颅内的血流量减少，也可使毛细血管内压力减低，渗出减少。

当上述代偿因素不能起代偿作用时，颅内压则升高。

【分类】

（一）脑水肿的分类

脑水肿是多种病因所致，通常分为：

1. 血管源性脑水肿

（1）病因：常见于颅内炎症、肿瘤压迫所致。

（2）发生机制：由于毛细血管通透性增加，血脑屏障损害所致。导致血浆中的水及其他物质外渗的结果，水肿液以蛋白质为主。

（3）水肿发生的部位：白质部分表现为细胞外间隙扩大，灰质部分细胞内水肿，星状细胞水肿最明显。

（4）脑 CT 检查：水肿区呈低密度。因水肿部位轻重不等，可有占位效应。

2. 细胞毒性脑水肿

（1）病因：常见于脑缺血、缺氧、各种中毒性脑病。

（2）发病机制：因为离子泵失灵，由于 Donnan 平衡，细胞外液中的 Na^+ 及 Cl^- 浓度高于细胞内液，故大量的 Na^+ 及 Cl^- 扩散到细胞内，细胞内液晶体渗透压升高，水也进入细胞内，使细胞水肿。因 Ca^{2+} 泵失灵，Ca^{2+} 也进入细胞内，对晶体渗透压也有升高作用。水肿液不含有大量蛋白质。

（3）水肿发生的部位：水肿发生的部位呈弥漫性。

（4）脑 CT 检查：为普遍低密度，脑室变小、脑沟变浅。

3. 渗透性脑水肿

（1）病因：常见于低钠血症及水中毒。

（2）发病机制：因细胞外液的晶体渗透压急剧下降，而脑细胞内液相对较高，水向细胞内转移。形成细胞内水肿。

（3）水肿发生的部位：灰质及白质均有水肿，但白质较重，细胞外间隙不扩大，血脑屏障完整。水肿液中渗透压低，Na^+，K^+ 含量均低。而 K^+ 降低更显著。

（4）脑 CT 检查：与细胞毒性脑水肿相似。

4. 间质性脑水肿

（1）病因：梗阻性脑积水、脑蛛网膜粘连，故又称脑积水性脑水肿。

（2）发病机制：由于脑室结构改变，使部分脑室液溢出渗入脑白质的结果。

（3）水肿发生的部位：水肿主要发生于脑室的周围白质。脑室扩大。

（4）脑 CT 检查：可见脑室周围白质呈蝴蝶状密度减低。

将上述四种脑水肿列表 3-1，供参考。

表 3-1　四种脑水肿的区别

项目	血管源性	细胞毒性	渗透性	间质性
病因	炎症多见	缺血、缺氧	低血钠、水中毒	梗阻性脑积水
机制	血管通透性增加	细胞膜损害	细胞外液渗透压低	脑脊液循环障碍
水肿部位	细胞间隙为主	细胞内	细胞内	脑室周围白质
水肿成分	血浆渗出	低钠体液	低钠体液	脑脊液
细胞外液	增加	不增加	增加	增加

（二）脑疝的分类

脑疝，又称颅压升高，是因颅压升高不断发展，调节机能不能代偿，可使一部分脑组织发生移位，通过一些颅内解剖上的孔道由压力高的部位移向相对较低的部分的一种病理现象。

根据脑疝发生的部位一般将脑疝分为 4 大类，即小脑幕切迹疝、小脑扁桃体疝、大脑帘疝及穿颅疝。前两种在临床较常见，故作较为详细的介绍。

1. 小脑幕切迹疝　此又称小脑幕裂孔疝、海马沟回疝，此为下降型疝。在脑水肿时，通常是小脑幕上半球的水肿最早发生，幕上的压力大于幕下的压力，故小脑半球的上方靠近小脑幕孔边缘位置的海马回被压向下，突出于小脑幕下，形成小脑幕切迹疝，开始常发生于一侧。

2. 小脑扁桃体疝　此又称枕骨大孔疝。当颅压急剧升高时，小脑扁桃体被挤向枕骨大孔。枕骨大孔上面为延髓的呼吸及循环中枢，此处受压引起延髓缺血缺氧。

【临床表现】

（一）脑水肿的临床表现

不论是哪一种脑水肿，到达一定的程度后，代偿机制失代偿，其结果是颅压升高。

1. 急性颅压升高　此常见于急性硬膜外血肿、脑室出血、心脏骤停等。其临床表现为：

（1）在神志未丧失前：较为剧烈的头痛，并常伴有喷射性呕吐。

（2）意识障碍：是急性颅压升高重要的临床表现之一，是脑干供血因颅压增高而出现障碍的结果。实验结果证实，若无脑脊液循环受阻，颅压在 500mmH$_2$O 以下，一般不会发生脑疝。

（3）癫痫发作：此为脑缺血、缺氧及脑水肿所致，是大脑皮层运动区受刺激引起。

（4）乳头水肿：在急性颅压升高时，很短时间即可出现。颅压升高不一定出现乳头水肿，但有乳头水肿一定有颅压升高。

2. 慢性颅压升高　此常见于脑肿瘤。早期症状不明显，后逐渐出现头痛、呕吐、视乳头水肿三联征。慢性颅压升高，颅压较少超过 500mmH$_2$O。

（1）头痛：早期持续时间不长，几分钟到几小时，呈周期性、搏动性。以后头痛逐渐加重呈撕裂样。在用力咳嗽、排便，因可使颅压进一步升高而使头痛加重。

（2）呕吐：可频繁发生，可呈喷射状。有时为最早出现的症状。

（3）意识障碍：此少见于慢性颅压升高。

（4）视乳头水肿：早期为视乳头鼻侧边缘发毛、模糊，视网膜血管搏动消失、增粗。后逐渐视乳头隆起，周边呈火焰状。

（二）脑疝的临床表现

1. 小脑幕切迹疝　小脑幕切迹疝的临床表现为急性颅压增高的临床表现。

（1）若神志尚清楚：常有剧烈的头痛、呕吐。

（2）意识改变：可有嗜睡、浅昏迷，甚至深昏迷。

（3）瞳孔改变：此因动眼神经受压所致。支配瞳孔的副交感神经通路在脑干的低级中枢是缩瞳核，也称 Edinger-Westphal 核。由该核发出的节前纤维加入动眼神经，而且就在动眼神经的表面。因此当动眼神经受压时，就会出现瞳孔的变化。

早期受压表现为瞳孔忽大忽小。进而发生一侧较对侧变大。变大的一侧为动眼神经受压较重的一侧，故出现双侧瞳孔大小不等，两侧眼孔大小相差 0.5mm。若两侧瞳孔扩大到边，表示动眼神经严重受压，此多见于小脑扁桃体疝。

（4）锥体束征：此因大脑脚受压所致，故发生对侧肢体瘫痪，病侧腱反射亢进，并有病理反射。若中脑受损，则出现去大脑强直。

（5）生命体征：可发生呼吸及心率变慢、血压升高。

小脑幕切迹疝，若能早发现、早治疗，有逆转的可能。

2. 小脑扁桃体疝　在发生小脑扁桃体疝的早期，双侧瞳孔开始逐渐扩大，血压进行性升高，心率逐渐减慢，呼吸变慢而且不规则，应立即采取积极措施进行抢救。若瞳孔扩大到边，对光反射消失，呼吸停止，即使仍有心跳，逆转的可能性已经较少，在成人几乎不可能逆转。

3. 临床分期　根据脑疝的发展变化，在临床上可分为 3 期，即初期（前驱期）、中期（代偿期）、及晚期（失代偿期），3 期的区别见表3-2。

表 3-2 脑疝各期的区别

项 目	初 期	中 期	晚 期
意识障碍	突然加重	昏迷	深昏迷
剧烈头痛	有	无知觉	无知觉
躁动	可有	无	无
呕吐	可有	无	无
呼吸	深、快	深、慢	浅、慢、不齐、停
心率	快	慢	慢
血压	升高	升高	先升高、后降低
体温	可升高	可升高	降低
肌张力	无改变	病侧肌张力高	降低、软瘫
瞳孔	忽大、忽小	不等大	双侧扩大
锥体束征	多无	有	先有后消失

【辅助检查】

(一) 实验室检查

(1) 血、尿常规检查。

(2) 肝、肾功能检查，特别要注意肾功能检查，在用脱水药物如甘露醇后，需定期随诊。

(3) 检查血、电解质、血气。

(二) 影像学检查

如头颅的 CT、磁共振检查，对颅内病变的诊断很有帮助。

(三) 脑脊液检查

必要时在用脱水剂后做腰穿较为安全。

【诊断】

因各种原因引起的脑水肿是使颅压升高的重要原因。

头痛+呕吐特别是喷射性呕吐+视乳头水肿，是典型的颅压升高的临床表现，但这并不是颅压升高的早期表现。

诊断颅压升高需解决以下问题。

(一) 是否有颅压升高

头痛常是颅压升高的早期症状，但并不是只有颅压升高才有头痛，故需排除由其他原因所致。若有头痛伴有呕吐，而且有逐渐加重的倾向时，应想到有高颅压的可能。

（二）判断颅压升高的严重程度

从临床表现上也可有大致的估计，见表3-2。

（三）确定引起颅压升高的病因

这需要仔细询问病史、做体格检查，特别注意眼底的检查，再结合恰当辅助检查，大部分病人可能明确引起脑水肿的病因。

【治疗】

急性脑水肿是一种急症，因其可很快危及生命，特别是心搏停止之后。因脑供血供氧停止，ATP产生减少，钠泵失灵，Na^+及水很快进入细胞内，故脑水肿可在心搏骤停后1~2分钟即可出现。如脑循环不能恢复，脑水肿可很快发展。在临床上心脏复苏之后，如不及时解决脑水肿，最终脑复苏也不会成功。现仅就心脏骤停，心脏复苏后脑复苏的治疗问题介绍于下。

（一）维持脑的血液灌注

（1）心脏复苏后，尽可能使血压短暂升高达平均压为100~120mmHg，维持2~3分钟即可，理由是尽快使脑循环重新建立，将存留在脑内微循环中的红细胞及血小板移去，以防止小血栓形成。

可用升压药物将血压升高，但血压升高太多，可加重脑水肿，甚至会发生脑出血。

（2）尽可能保持血压在正常水平，因此时脑自动调节血压的功能已丧失。

（二）保证脑的供氧

1. 保持呼吸道通畅 必要时做气管插管或切开。

（1）气管切开的优点

1）减少死腔30%；

2）易排痰；

3）可从气管内局部给药；

4）防止误吸；

5）可应用呼吸机。

（2）气管切开的缺点

1）手术对病人的打击；

2）易发生呼吸道感染。

2. 吸氧问题 应以血气检查作为指标。

（1）使PaO_2维持在100mmHg或稍高于100mmHg。

（2）吸入氧的浓度以<40%为宜。如当时的大气压为760mmHg，吸入氧浓度为40%时，则吸入氧的压力为760mmHg×40%，即304mmHg。

（3）注意氧中毒

1）吸入氧的浓度>60%，时间较久后，就有发生氧中毒的可能。吸入 100%的氧持续 24 小时，发生氧中毒的机会就更大。

2）氧中毒的发病机制及临床表现

a. 发生的机制：因高浓度吸氧，使呼吸道黏膜变性；损害肺毛细血管而引起通透性增加，间质水肿，玻璃膜形成，可发生 ARDS。

同时通过对细胞内巯基的氧化作用及磷脂类的过氧化作用产生对细胞代谢的有害物质，使细胞的功能受损。

b. 临床表现：呼吸困难、咳嗽、紫绀。

3. $PaCO_2$ 应控制在 30~35mmHg 之间，若 $PaCO_2$ 过高，则脑血管扩张，对脑水肿不利；过低，则氧解离曲线左移，对氧从红细胞中释放不利。

4. pH 维持在 7.3~7.5 之间较好，太低则脑血管扩张，太高影响氧的解离。

（三）应用脱水药物

1. 渗透性利尿剂

（1）甘露醇与山梨醇

1）甘露醇与山梨醇及葡萄糖的化学结构如下：

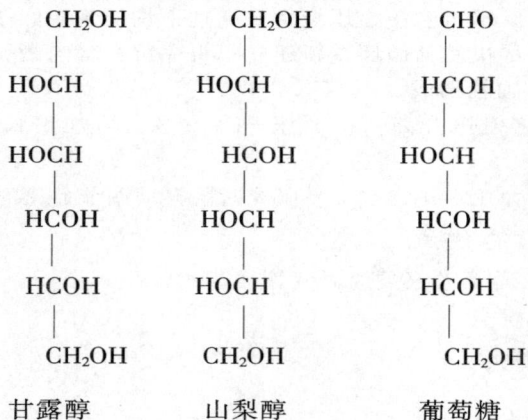

```
    CH2OH         CH2OH          CHO
      |             |             |
    HOCH          HOCH          HCOH
      |             |             |
    HOCH          HCOH          HOCH
      |             |             |
    HCOH          HOCH          HCOH
      |             |             |
    HCOH          HOCH          HCOH
      |             |             |
    CH2OH         CH2OH         CH2OH

    甘露醇         山梨醇         葡萄糖
```

甘露醇与山梨醇均为六碳醇，分子量为 182，葡萄糖为醛糖，分子量为 180。

2）作用机制

a. 甘露醇自静脉滴入体内后，仅有很少部分在细胞内转变为糖原，大部分不参加代谢，可由毛细血管渗入间质液，但不能进入到细胞内，故可使血管内液的晶体渗透压升高，促使细胞内液、间质液的水向血管内转移，水可自肾脏排出，以达到使细胞内、间质内脱水的目的。

b. 因水在血管内增加，故静脉滴注后有短暂的降低血液黏稠度及扩充血管内容量的作用。

c. 甘露醇大部以原形从肾脏排出，不在肾小管重吸收，故可增加肾小管内液的晶体渗透压，从而减少水及 Na^+ 等离子的吸收，而发生利尿作用。

d. 该药有扩张肾脏血管的作用，同时因血容量增加，故可增加肾脏血流及肾小球滤过率，对利尿有利。

e. 该药不仅增加 Na^+ 及 Cl^- 的排出，而且 K^+ 的排出也增加，其机制是抑制近曲小管、髓袢升支对 K^+ 的重吸收。

山梨醇为甘露醇的异构体，作用似甘露醇，但山梨醇进入体内后，进入细胞较多，转变为糖原，失去利尿作用，故其脱水作用较差。

3）制剂：5.07%的甘露醇为等渗液。临床用的制剂为 20%高渗液。

4）用法：首次剂量多主张 0.5~1.0g／kg，根据病情每 6~8 小时静脉滴注 1 次。

以 20%甘露醇 250ml，静脉滴入后，可提高血浆晶体渗透压约 60mmol/L，当晶体渗透压大于 330mmol/L 时，可引起肾小管上皮细胞脱水，造成肾损害。

静脉滴入 20%甘露醇 250ml 后，15 分钟脑细胞开始脱水，脑细胞脱水在出现利尿作用之前。持续作用时间约 6~8 小时。故需 6~8 小时 1 次，以维持疗效。

如果利尿顺利，可使颅压下降 40%，脑脊液生成减少 50%左右。

5）脱水有效的指标：脱水有效的指标有以下几个：

a. 病人神志清楚，自觉症状减轻，头痛及呕吐好转。

b. 严格记录出入量：一般说来第 1 个 24 小时出量大于入量 1000ml 左右，第 2~4 个 24 小时，出量大于入量 500ml 左右，第 5~6 个 24 小时出量与入量相等。不显性失水不计算在内，但输入的甘露醇量应计算在内。

如病人已出现小脑幕切迹疝时，首次可用 20%甘露醇 500ml。甘露醇用量大，滴入速度快，利尿作用强，排尿速度也快，但对肾脏损害也重。这点值得注意。

如无特殊情况，通常主张用药 6 天停药。

c. 有脱水现象：如眼球下凹、眼压降低、皮肤弹性差、口干。

6）应用甘露醇注意事项

a. 如果血压过低，平均血压为 60mmHg 以下时，有效肾小球滤过率为零，泌尿停止。不宜用甘露醇。用后不能排出，不仅不能使脑水肿减轻反而使其加重。因此在用甘露醇之前，首先应使血压达到适当的高度。

b. 甘露醇静脉滴入过快时，其可使间质液及细胞内液进入到血管内，血量增加，使 PWP 升高，可发生肺水肿。老年人、有心功能不全、低蛋白血症患者，应特别注意。

c. 若输入 20%甘露醇后，4 小时尿量不足 300ml，有可能已经发生肾脏较严重的损害。检查尿比重不能反映肾小管浓缩功能的好坏，因尿中有甘露醇可使尿比重升高。

d. 甘露醇可引起出血性膀胱炎而引发血尿，严重者可发生肉眼血尿。

e. 甘露醇可少量通过有损害的血脑屏障而进脑组织内，故可有反跳现象。

f. 甘露醇在利尿的过程中，可排出 Na^+、K^+、Mg^{2+}、Cl^- 等，故需注意电解质的平衡，同时注意酸碱平衡是否失调。

g. 用药后由于利尿作用，而使血容量降低，故发生低血压，血液浓缩如血红蛋白及血球压积升高，这对微循环灌注不利。应补充胶体，如白蛋白、血浆、低分子右旋糖酐，以扩充血容量，提高血压，稀释血液。但在肾功能不良时慎用低分子右旋糖酐。

h. 从排出尿量看，用20%甘露醇125ml，以半小时的速度滴入，每3小时或每4小时1次，或每次用甘露醇250ml，每6小时或每8小时1次，同样半小时内滴入，这两种输入甘露醇的方法，尿量总的排出相差不多。因此除非在病情危急的情况下，静滴甘露醇不要太快，以减少因用药而发生的急性肾功能衰竭。

目前对量大而快速静滴甘露醇的副作用已引起重视。有的作者主张，第一次用药量为0.5~1.0g/kg，后改为0.05~0.15g/(kg·h)，持续滴入，以减少发生急性肾功能衰竭的可能性。

i. 若有条件，应测定血浆晶体渗透压，若大于330mmol/L，因引起肾小管上皮细胞脱水，可发生急性肾功能衰竭。发生的原因说法不一。可能由于所谓渗透性肾病所致，或因高浓度的甘露醇导致肾血管痉挛、肾小球滤过率下降、肾小管缺血，引起肾小管损害，国内报告每天用甘露醇的总量为200g时，12天后，发生肾功能衰竭者最高达70%。

j. 加用袢利尿剂，如速尿、丁尿胺以减少甘露醇的用量，不失为一个可试用的方法。只用袢利尿剂，对严重脑水肿的治疗效果不好。

（2）甘油：此为三碳醇，分子量为92，其结构式如下：

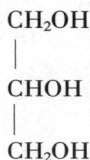

$$CH_2OH$$
$$|$$
$$CHOH$$
$$|$$
$$CH_2OH$$

1）作用机制：该药自静脉滴入后，80%~90%经肝代谢，10%~20%经肾排出，因而发生渗透性利尿作用。仅有小量进入脑脊液，其优点是能改善受损脑组织的氧化磷酸化作用，促进脑细胞的主动运输功能，改善脑细胞代谢，且不会发生反跳作用。

2）制剂：临床常用的制剂为10%甘油果糖，滴入250~500ml，可增加血浆晶体渗透压20~30mmol/L。缓慢滴入需时3~4小时。

3）用法：每次用量500ml，静脉滴入过快可发生溶血。滴注后30分钟有效，作用时间为3~5小时，甘油在血浆中的半衰期为30~40分钟。每天用量500ml。

4）该药的优点为副作用少，对电解质的影响较少，但脱水功能差，故常与甘露醇交替使用，即在两次用甘露醇之间应用。

2. 非渗透利尿剂 常用者有：

（1）速尿（呋喃苯胺酸，呋噻米，Furosemide）：此为邻氯基苯甲酸衍生物，其作用机制为抑制Cl^-的主动重吸收及Na^+的被动重吸收，在髓袢升支粗段，可能

与抑制此处的 Na^+–K^+ATP 酶有关。此药可扩张肾脏血管，增加肾脏的血流量，并有利尿作用。

用量：该药的用量依病情而定，一般以 20~200mg，静脉小壶内滴入。若 1 次用药量达 200mg 时，仍无尿排出，用量再大效果也不好。

速尿的副作用主要是可引起低血钠、低血钾、低血镁、低血氯等。此外有高尿酸、高血糖、听力下降、视力模糊、肌肉痉挛。少数可引起白细胞及血小板减少。大量持续应用可导致肾损害、肝损害。

有的作者主张为了避免甘露醇引起的肾损害，以速尿代替甘露醇，但在病情较重的病人单用速尿效果不好。

（2）丁尿胺（布美他尼，Bumetanide）：本品与速尿的结构及作用机制相似。但比速尿作用强 20~40 倍，排 K^+ 作用较弱。用量 1~3mg，静脉小壶滴入，每日 1~2 次。

治疗脑水肿引起的颅压升高，脱水是最重要的治疗方法。只有降低颅压后，才能恢复良好的血液灌注，解决脑缺血缺氧。若发展成无灌注时，其他内科治疗方法也就无济于事。因此，及早发现有无颅压升高，并采取有效的措施也就显得非常重要。

（四）肾上腺皮质激素类药物

在脑水肿的病人应用这类药物的目的为：

（1）稳定脑细胞膜，稳定 Na^+、K^+ 等离子的主动转移。

（2）防止细胞内溶酶体破裂。

（3）防止细胞膜与自由基起反应。

（4）保护颅内毛细血管上皮细胞，增强对血脑屏障的保护。

（5）减少脑脊液的生成，降低颅压。

关于这类药物的用量问题，多主张大量、短期。常用的药物为地塞米松（Dexamethasone，氟美松）。用量为 40mg/d 左右，静脉小壶内分次滴入。用药后 6~8 小时，可降低颅压 20% 左右。地塞米松在血中的半衰期为 3 小时，组织内为 3 天。一般用药 2~3 天。

为防止上消化道出血，可同时应用洛赛克（Losec），40mg，静脉小壶内滴入，每日 1 次。

（五）降低颅内温度

若体温下降到 32℃ 时，可使脑耗氧量减少 50%。采用冬眠疗法，其副作用大。目前多用冰帽或颈动脉、股动脉等处放置冰袋，若能使鼻温下降到 32℃ 较为满意，但很难达到这个要求。

（六）应用改善脑细胞代谢的药物

常用者：

1. 细胞色素 C 其可促进脑细胞的氧化代谢，提高氧的利用，促使细胞呼吸

199

顺利进行。一般用量为 15~30mg，每日 1 次，静脉小壶滴入。用药前需做皮试。

2. 三磷酸腺苷　此含有高能磷酸键，是细胞的能量的主要来源。但本品不易通过细胞膜，故其疗效难以肯定。用量为每次 20mg，静脉小壶滴入，每日 2~3 次。

3. 克脑迷（抗利痛，Antiradon）　本品具有促进和恢复脑细胞代谢及功能的作用。用量 1g 加于 5%~10%葡萄糖溶液 250~500ml 中，静脉缓慢滴入。

4. 胞二磷胆碱（胞磷胆碱）　本品可促进卵磷脂合成，增加脑血流量，改善脑循环及代谢，促进脑恢复功能。用量为 200~600mg，用 5%~10%葡萄糖溶液 250~500ml，稀释后，静脉滴入，每日 1 次，5~10 天为一疗程。

5. 氯脂醒（Meclofenoxate）　本品可促进脑细胞的氧化还原过程，增加葡萄糖的利用，改善脑细胞的代谢，起促进苏醒的作用。用量为 250mg，自静脉小壶内滴入，每日 2~3 次。

6. 辅酶 A　本品为体内乙酰化的辅酶，对糖、蛋白质、脂肪的代谢，起重要作用。用量为 100 单位，溶于 5%~10%葡萄糖溶液中，静脉滴入，每日 1 次。

对改善脑细胞代谢的药物，品种繁多，在治疗严重脑水肿的病人很难对其疗效作出评价，可选择应用 1~2 种。

（七）应用保护脑细胞的药物

本品保护尚存活的脑细胞，是治疗急性脑功能衰竭的措施之一，常用药物有：

1. 巴比妥盐类　该类药物可降低脑细胞的代谢，减轻细胞毒性脑水肿，也有清除自由基的作用。用量为苯巴比妥（鲁米那，Luminol），0.1~0.2g，肌注。本品可使昏迷加深，并对呼吸有抑制作用。故临床上并不常用。

2. 纳络酮（Naloxone）　本品为阿片受体拮抗剂。阿片受体有 8 种亚型，在脑内至少有 4 种，即 μ、κ、δ、σ。在急性脑功能衰竭时 β-内啡肽含量增加，其作用于阿片受体可产生氧自由基、细胞内 ATP 代谢障碍、影响细胞的离子泵，使脑水肿加重。纳络酮可拮抗 β-内啡肽，改善脑的代谢，减轻脑水肿，促使脑功能恢复。用量为 0.4~0.5mg，皮下、肌内或静脉注射，必要时可重复。其半衰期为 60 分钟。

（八）清除再灌注时的自由基

常用的药物有：

1. 超氧化物歧化酶（superoxide dismutase，SOD）　此酶可使 O_2^- 转化为 H_2O_2，其反应式如下：

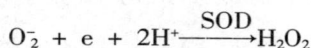

$$O_2^- + e + 2H^+ \xrightarrow{\text{SOD}} H_2O_2$$

此酶为清除氧自由基的主要药物。用量为每次 8mg，肌内注射。

2. 维生素 E　本品为线粒体呼吸链中电子转移过程中的电子携带物，具有消除脂类过氧化产生的自由基，为抗氧化及细胞膜稳定剂。用量为 50~100mg，肌内注射，每日 1 次。

3. **维生素 C** 本品参与糖代谢及氧化还原反应,具有很强的还原性,故有清除自由基的作用。用量 3~4g,静脉小壶中滴入。

4. **辅酸 Q₁₀** 此酶在呼吸链中起递氢作用,可提高 SOD 的活性以消除自由基。用量为 10mg,肌内注射,每日 1 次。

(九) 钙离子拮抗剂

钙离子拮抗剂为选择性阻断细胞膜上的钙离子慢通道,阻滞钙离子进入细胞内,抑制发生细胞内钙离子超负荷所产生的细胞损害。常用的药物有:

1. **尼莫地平 (Nimodipine)** 此药对扩张脑血管有高度的选择性,可增加脑血流量,抑制脑血管痉挛,而且不发生盗血现象,经肝代谢,经肾排出,半衰期为 1.5~2.0 小时。用量为开始 2 小时 0.5mg/h 静滴,若无血压下降可改为 1mg/h,可与 5%~10%葡萄糖同时输入。注意监测血压。

2. **尼卡地平 (Nicardipine)** 本品有选择性扩张脑血管的作用,其增加脑血流量比罂粟碱大 100~200 倍,用量为 10mg,以 5%葡萄糖稀释成 0.01%~0.02%溶液静脉滴入,每日 1 次。

这类药物可使血压降低,影响脑血管的自动调节能力,反而使颅压增高,在急性脑水肿不主张使用。在恢复期这些药物可增加脑血流,减少脑细钙离子负荷,有一定的作用。

【预后】

心脏骤停后发生的脑水肿,脑能否复苏,关键的问题是心脏复苏之后及早进行有效的脑脱水治疗。也只有经脱水脑水肿减轻或消退,颅压降低,脑组织才会有充分的血液灌注,缺血及缺氧问题才能解决,脑复苏才有可能。若脑水肿不解决,脑灌注不良,其他药物治疗也就不能发挥其应有疗效。

但实际上,由于种种原因,如血压过低、肾功能不良等,未能及时进行脱水治疗,故心脏骤停后解决脑复苏常不能令人满意。

脑细胞对缺血、缺氧的耐受并不一致。大约皮层为 3~4 分钟、小脑为 10~15 分钟、延髓为 20~30 分钟、脊髓为 45 分钟,因此在脑复苏过程常先是低级反应、反射先出现,最后才会有神志好转。心脏骤停后脑复苏的过程大致如下:

心脏复跳后→呼吸恢复→对光反应出现→角膜反射出现→吞咽及咳嗽反射出现→痛觉出现→头动→四肢动→听觉出现→神志好转。

心肺复苏后,昏迷是否能苏醒,与预后的关系如下:

<12 小时的昏迷,脑组织无改变,可以清醒,而无后遗症。

>12 小时的昏迷,脑组织有改变,可出现后遗症。

1. **病灶型** 意识恢复,但可出现以下病变:

(1) 皮层:出现遗忘、软瘫、痴呆。

(2) 脊髓:两下肢轻瘫。

201

（3）其他：共济失调、惊厥发作、锥体束征。

2. 全部型　意识不恢复，但可出现以下病变。

（1）皮层：植物人。

（2）皮层加脑干：脑死亡。

休　克

【概述】

休克（Shock）不论是什么原因引起，其结果为循环系统功能衰竭，从而不能维持组织细胞的正常灌注，导致组织细胞的代谢障碍，器官功能受损，最终细胞死亡。

【分类】

（一）根据病因及病理生理分类

维持正常的血液循环及血压，有三个主要因素，即有适当的有效循环血容量、心脏功能正常、周围血管功能正常。上述三个主要因素，有 1 个发生异常就可引起休克。在临床实际工作中，尤其是休克晚期的患者，三个主要因素常同时存在。依据上述三个维持正常循环的主要因素，可将休克分为：

1. 低血容量休克　如大量失血、失水，丢失血浆。

（1）失血性休克：见于溃疡病出血，食管静脉怒张破裂出血，肝、脾破裂，宫外孕破裂，外伤性出血等。

（2）失水性休克：如大量腹泻、呕吐、出汗。

（3）血浆丢失：如大面积烧伤。

2. 心源性休克　见于：

（1）心肌收缩无力：如急性心肌梗死、急性心肌炎引起的泵衰竭。

（2）严重的心律失常：如阵发性室性心动过速、心室扑动、心室颤动，Ⅲ度房传导阻滞等。

（3）心室射血障碍：如大面积肺梗死、室间隔穿孔。

（4）心室充盈障碍：如急性心包压塞。

3. 血管源性休克　因广泛末梢血管扩张，有效循环血量相对不足。同时有毛细血管通透性增加,血管内液外渗,故有效循环血量绝对不足。如过敏性休克。

(二) 根据休克的发展过程及严重程度分类

1. 早期可逆性休克　此期因儿茶酚胺分泌增加,小动脉收缩,无明显的血压改变,但脉压变小。

2. 晚期可逆性休克　此期微循环扩张,有效循环血容量相对或绝对不足,血压下降。

3. 难治性休克　此期已发生器官功能衰竭、DIC、ARDS等。

4. 不可逆性休克　此期因长期组织细胞缺血、缺氧,生命器官受到严重损害,故治疗反应差。

(三) 根据休克时心脏排出量及外周血管阻力的改变分类

1. 高排低阻型休克　即心脏排出量增加、外周血管阻力减小,见于某些感染性休克。

2. 低排高阻型休克　即心脏排出量小,外周血管阻力增加,见于出血性休克、心源性休克。

【休克的病理生理改变】

(一) 组织细胞的改变

主要有两种改变:

1. 线粒体改变　线粒体为产生能量的场所,在休克时,因细胞缺血、缺氧,线粒体肿胀进而发生破坏。因能量产生受阻,ATP产生减少,不能维持细胞膜钠泵的功能,钠进入细胞内,水也进入,使细胞发生水肿、功能障碍。

2. 溶酶体改变　因细胞缺血、缺氧,溶酶体破裂,其中的各种酶进入细胞基质,细胞发生自我消化而死亡。

细胞破坏是引起器官功能障碍的主要原因。

(二) 对心脏的影响

(1) 因血压降低,冠状动脉供血不足,心功能障碍,心排出量降低,进一步使血压下降形成恶性循环。

平均血压 (MBP) 与冠状动脉血流量之间的关系大致如下:

MBP 为 100mmHg 时,每 100g 心肌冠状动脉血流量约为 100ml/min。

MBP 为 60mmHg 时,每 100g 心肌冠状动脉血流量则为 80ml/min。

MBP 为 30mmHg 时,冠状动脉则无血液灌注。

保持冠状动脉血流供应,是抢救能否成功是关键问题之一。

(2) 在感染中毒性休克时,可发生中毒性心肌炎。

(3) 心肌抑制因子、缓激肽等抑制心肌的因素增加。

(4) 代谢性酸中毒、高钾血症。

（5）心肌内微循环血栓形成。

上述因素均直接影响心脏功能。

（三）对肺脏的影响

1. 肺水肿　因心肌受损易引起的心力衰竭。诱发因素，如5-羟色胺、缓激肽、组织胺等，使肺毛细血管通透性及肺动脉阻力增加，再加以输液量不适当，可很快发展成肺泡水肿，临床表现似急性左心衰竭。

2. 成人呼吸窘迫综合征（ARDS）　主要为肺间质水肿，发展慢，表现为进行性呼吸困难、发绀。

（四）对肾脏的影响

在休克的早期因肾脏灌注不良，可发生少尿或无尿，如持续时间较久可发生急性肾功能衰竭。特别是老年人。

（五）对消化系统的影响

1. 胃　可发生急性胃黏膜损害而出现出血。

2. 肠道　可发生肠麻痹。

3. 肝脏　可出现肝功能异常。

4. 胰腺　可出现急性胰腺炎。

（六）对内分泌系统的影响

在休克的早期，ACTH、TSH及升压素、肾上腺素等分泌增加，晚期可发生肾上腺皮质功能不全。

（七）对血液系统的影响

在休克的后期可发生出血倾向，DIC。

（八）多器官功能衰竭

严重休克的病人，可发生多器官功能衰竭，但其诊断标准各国并不一致。大致如下：

1. 心血管功能衰竭　需用升压药物维持血压，中心静脉压$\geqslant 20cmH_2O$，肺动脉嵌入压（PWP）$\geqslant 18mmHg$。

2. 肺功能衰竭　需用呼吸机维持呼吸两天以上，吸纯氧$PaO_2 < 200mmHg$。

3. 肝功能衰竭　血总胆红素$> 4mg/dl$，血ALT、AST、LDH大于正常的2倍。

4. 肾功能衰竭　少尿或无尿，血BUN$> 50mg/dl$，肌酐$> 2mg/dl$。

5. 胃肠道　有消化道出血或肠麻痹。

6. 脑功能衰竭　有神志障碍。

7. 血液系统　有DIC。

若有以上任何4项功能衰竭，死亡率明显增加。

【临床表现】

休克的临床表现与微循环的改变有密切关系。在休克时，由于组织缺血、缺氧，体内产生大量影响微循环的血管活性物质，使微循环发生改变，临床上也出现不同的表现。

（一）影响微循环血管的血管活性物质

1. 收缩微循环血管物质 如去甲肾上腺素、血管紧张素Ⅱ、升压素、血管内皮素等。

2. 舒张微循环血管物质 如缓激肽、β-内啡肽、PGI_2、CO_2、NO、乳酸、ATP 的代谢产物等。

3. 增加微循环血管通透性的物质 如组织胺、血栓素、PGE_2、5-羟色胺等。

4. 促使微循环血栓形成的物质 如 5-羟色胺、血栓素、PGE_2 等。
这些物质对微循环的影响相当复杂，因而休克的临床表现也很不一致。

（二）临床表现

1. 微循环血管痉挛期 此期因收缩血管的物质占优势，血管收缩、周围阻力增加、心排出量降低，组织缺血缺氧，多发生于休克的早期。

临床表现为：

（1）烦躁不安，兴奋。

（2）皮肤苍白，四肢厥冷，出冷汗。

（3）心率快，多在 100 次/分以上。收缩压可低于 90mmHg，脉压可低于 20mmHg。但也可血压正常或偏高，但脉压并不增加。

（4）呼吸次数增加，多在 20 次/分以上，可有呼吸性碱中毒。

（5）尿少。

（6）眼底血管痉挛。

2. 微循环血管舒张期 此期血管舒张物质占优势，微循环血管扩张，血管床扩大。血流入微循多而从微循流出少。毛细血管通透性增加，血管内液外渗，有效循环血量相对或绝对减少。

临床表现为：

（1）神志障碍。

（2）皮肤末梢紫绀，可发生花斑。

（3）心率快、心音弱。血压降低，但脉压可不减少。脉细弱。

（4）可发生呼吸衰竭。

（5）少尿或无尿。

（6）眼底血管扩张。

3. 微循环衰竭期 此期因血液在微循环停滞、血液浓缩、血管内酸性代谢产物聚积、血管内皮损害、血小板崩解等，可促使发生 DIC。

临床表现为：

（1）因凝血功能障碍而发生出血倾向：出现皮肤、黏膜出血斑、出血点。胃肠道、呼吸道、泌尿系统、阴道出血等。

（2）因微循环血栓形成，一些主要器官功能衰竭。表现为：

a. 神志不清。

b. 皮肤、黏膜出血，发绀重，四肢厥冷。

c. 血压低，甚至不可测知，心音低钝，脉细弱，几乎触不到。

d. 呼吸快，多在 35 次/分以上。

e. 无尿。

此期多为不可逆休克。

【辅助检查】

（一）需做的检查

（1）血、尿、粪常规检查。

（2）血电解质检查。

（3）血气分析。

（4）血尿素氮、血糖。

（二）根据病情选做的检查

（1）出、凝血试验、3P 试验、FDP 及 D-二聚体检查。

（2）肝脏酶谱及胆红素检查，血浆蛋白定量。

（3）心肌酶谱及肌钙蛋白检查。

（4）血、尿、粪培养。

（5）胸片、腹平片。

（6）B 型超声检查，心电图检查。

（7）必要时做内镜检查、穿刺液检查。

【诊断】

（一）休克的诊断标准

大致如下：

（1）有导致休克的病因。

（2）血压降低，收缩压在 80mmHg 以下，脉压<20mmHg，若原有高血压，收缩血压下降>30%。

（3）脉细弱，>100 次/分或不能触知。

（4）有微循环灌注不良表现。如皮肤发绀、发花、苍白等。

（5）尿量减少。

（二）微循环障碍的临床判断

见表3-3。

表 3-3　微循环障碍的临床判断

观察指标	反映血液灌注的部位	微循环灌注障碍的临床表现
神志意识	中枢神经血流灌注情况	烦躁、不安、淡漠、嗜睡、意识模糊、昏迷
皮肤黏膜色泽、温度	皮肤黏膜血流灌注情况	苍白、发绀、四肢厥冷，按压甲床苍白区消失慢
尿量	肾脏血流灌注情况	尿量<20ml/h
血压和脉搏	全身血流灌注情况	血压降低，脉压缩小

【治疗】

（一）一般治疗及处理

（1）体位　采取平卧位，以减少脑缺血。

（2）吸氧。

（3）补充足够的热量及维生素，常需静脉输入。

（4）有烦躁不安时，可适当给予镇静剂。

（5）加强对病人的监护。包括：

1）心脏监护：包括心电监护，观察血压、颈静脉充盈情况，测中心静脉压。必要和条件允许时，可做漂浮导管观察血液动力学改变。

2）呼吸监护：观察呼吸次数、节律、深度、肺底啰音，观察血气改变。必要时做床旁X线摄片。

3）肾脏监护：严格记录出入量。定时观察尿量，反复查尿常规包括尿比重。

4）注意皮肤改变：包括颜色、温度、湿度，有无出血点、出血斑，有否发花。在胸前皮肤发红处，用手指压迫抬举时变白，若>2秒，颜色不恢复正常，表示有微循环功能障碍。

5）注意神志改变。

（二）扩充有效循环血容量（扩容）

各种原因引起的休克都有程度不同的有效循环血容量相对或绝对不足。因此治疗休克扩容是治疗重要措施之一。

1. 液体的种类与选择　常用的液体如下：

（1）5%及10%葡萄糖溶液：输入体内后，葡萄糖被机体利用，剩下为水。实际上除供给热量外，也补充水分。水可进入间质及细胞内。

（2）生理盐水或5%葡萄糖盐水：每升含钠及氯各154mmol。输入体内后

207

1/3 在血管内，2/3 进入间质，因生理盐水与细胞内液的晶体渗透压相等，故不进入细胞内。

（3）低分子右旋糖酐：平均分子量为 4 万。输入体内后大都在血管内。可从尿中排出。输入 6%500ml 该溶液，可扩充血容量 1000ml，扩容持续时间几小时。大量输入可发生出血倾向。若病人无尿或尿少，可引起急性肾功能不全。

（4）血浆及白蛋白：白蛋白的分子量为 67000，半衰期为 20 天，可较长保留在血管内。

5%葡萄糖、生理盐水、高张盐水、5%白蛋白、25%白蛋白，输入体内后对体液的分布及扩容的效果，见表 3-4。

表 3-4　不同溶液输入体内后对体液分布的影响

项目	5%葡萄糖	0.9%盐水	5%盐水	5%白蛋白	25%白蛋白
血管内液	增加	增加	增加	增加	增加
间质液	增加	增加	增加	不变	减少
细胞内液	增加	不变	减少	不变	减少

根据临床需要那一部分体液量增加，可依据上表进行选择，如需要血管内液量增加，最好是胶体，生理盐水次之。

（5）全血：除有贫血外，多不用全血作为扩容治疗。

2. 适当扩容的指标　在休克治疗时，如扩容不足，则休克不易纠正，如输液过多可增加心脏负荷而发生心力衰竭。特别是老年人及有心肺功能不全的患者。若能以中心静脉压监测，或肺动脉嵌入压（PWP）作监测那就更好。

以血压（BP）及中心静脉压（CVP）作为扩容的监测，见表 3-5。

表 3-5　以 BP 及 CVP 作为扩容的监测指标

BP	CVP	原因	处理
低	低	血容量不足	积极补充液体
正常	低	血容量轻度不足	适当补充液体
低	高	血容量相对较多	限制补液
		心功能不良	应用强心剂
高	正常	小静脉收缩	适当应用血管
		肺循环阻力增加	扩张药物

以 CVP 及 PWP 作为扩容指标，见表 3-6。

表 3-6   以 CVP 及 PWP 作为扩容指标

① CVP(cmH$_2$O)	② PWP(mmHg)	原　因	处　理
<5	<5	血容量不足	积极补液
<12	<15	血容量轻度不足	继续适当补液
12~18	15~18	血容量已正常	适当限制补液
12~18	20~25	肺充血	限制补液，应用血管扩张药
12~18	25~30	重度肺充血	严格限制补液，用强心及扩张血管药
12~18	>30	肺水肿	同上

注：① CVP 在 14cmH$_2$O 时，右心室充盈最好。② WP 在 18mmHg 时，左心室充盈最好。

（三）应用血管活性药物

1. 分类

（1）只作用于 α-受体的药物

1）α-受体兴奋剂：如甲氧胺（Methoxamine）、新福林。

2）α-受体阻滞剂：如酚妥拉明。

（2）只作用于 β-受体的药物

1）β-受体兴奋剂：如异丙基肾上腺素。

2）β-受体阻滞剂：如心得安。

（3）作用于 α-受体及 β-受体的药物：目前临床常用者有去甲肾上腺素、肾上腺素、阿拉明、多巴胺、多巴酚丁胺。这几种药对 α-受体及 β-受体的比较，见表 3-7。

表 3-7   几种兴奋 α 及 β-受体药物比较

药物	α（血管收缩）	β$_1$（心肌收缩）	β$_2$（血管扩张）
去甲肾上腺素	╫	＋＋	＋
肾上腺素	＋＋	╫	╫
阿拉明	╫	＋	－
多巴胺	＋＋	＋＋	＋
多巴酚丁胺	＋	╫	＋＋

注：╫：作用最强；－：无作用

（4）上述药物的常用剂量

1）去甲肾上腺素：0.05~1.0μg/（kg·min）

2）阿拉明：0.5~5μg/（kg·min）

3）多巴胺：1.0~10μg/（kg·min）

4）多巴酚丁胺：2.0~8.0μg/（kg·min）

多巴胺用量>10μg/（kg·min）时，收缩血管作用明显。

肾上腺素不作为治疗休克的常用药物。

5）常用的舒张血管药物：目前常用者有硝普钠、硝酸甘油、酚妥拉明。这些药物对血管作用的比较及用量，见本书急性心肌梗死合并泵衰竭。

2．血管活性药物的应用指征

（1）收缩血管药物：这类药物因可收缩小动脉而使血压升高，但影响微循环的血液供应，对组织灌注不利。

应用指征：当血压过低，应急措施是首先将血压升高，以保证生命器官的血液供应。高排低阻型休克是应用这类药物最好的指征。在低排高阻型休克，当血容已有适当的补充后，而血压仍不回升者，可与舒张血管药物联合应用。

（2）舒张血管药物：这类药物可解除微循环血管痉挛，使组织灌注改善。

应用指征：有明显的交感神经兴奋现象。低排高阻型休克，有适当的血容量，CVP正常或升高。在低血容量、高排低阻型休克慎用或禁用。

3．应用血管活性药物注意事项

（1）判断微循环状态及血容量是否适当，微循环的情况判断已如上述。判断血容量是否适当，通常从以下几方面观察：

1）颈静脉是否充盈。

2）肝是否增大，有无压痛，有无肝颈静脉反流，若有表示血容量已够。

3）让病人半卧位，心率及血压与平卧时有无改变。若心率增快、血压降低表示血容量不足。

4）让病人平卧，将双下肢抬高90°，看血压是否上升，若上升表示血容量不足。

5）收缩压减脉率在负10以下表示血容量不足。

（2）应用血管活性药物从小量开始，随时观察血压及心率的变化。

（3）随着病情的变化，随时调整药物的用量及种类。

（4）根据血流动力学的指标，考虑联合用药问题。

（5）注意在扩容的同时，纠正水、电解质及酸碱平衡失调。

上述是讨论休克的共同的问题。各种病因引起的休克的特殊治疗，分别见本书的其他章节，如心源性休克见本书"急性心肌梗死"，出血性休克见本书"消化道出血"，过敏性休克、感染性休克见以下章节。

感 染 性 休 克

诊断	严重感染之后出现末梢循环灌注不良、低血压、尿少
鉴别	血容量不足、心源性休克、过敏性休克
治疗	抗感染、扩容、应用血管活性药物、纠正代谢性酸中毒

【概述】

感染性休克是指因致病微生物侵入人体后，发生严重感染。其内毒素、外毒素及其代谢产物，引起机体免疫系统、内分泌系统等出现明显的反应，以及大量血管活性物质产生，导致微循环功能障碍，组织灌注不良，细胞缺血、缺氧，发生器官功能障碍等一系列改变。

引起本病的致病微生物主要是细菌，其中革兰阴性菌占80%左右。

革兰阴性菌主要有：大肠杆菌、痢疾杆菌、绿脓杆菌、变形杆菌等。

革兰阳性菌主要有：金黄色葡萄球菌、肺炎球菌、白喉杆菌等。

其他致病微生物，如病毒有流行性出血热，霉菌有白色念球菌，螺旋体有钩端螺旋体。

革兰阳性细菌产生的外毒素，革兰阴性细菌产生的内毒素这两种毒素的不同点，列于表3-8。

表 3-8　外毒素与内毒素的区别

项目	外毒素	内毒素
菌种	革兰阳性菌	革兰阴性菌
来源	细菌的代谢产物分泌到细胞外	细菌细胞壁的成分裂解后释放
化学成分	蛋白质	脂多糖中类脂
毒性	强，对组织有选择性，引起特殊疾病，如白喉	弱，对组织无选择性引起全身中毒
常见的菌种	金黄色葡萄球菌等	大肠杆菌等
引起休克的类型	高排低阻型(暖型)	低排高阻型(冷型)

211

由于细菌感染的类型不同，引起休克的类型大致可分为两种，即低排高阻型和高排低阻型。两者共同的特点是低血压及组织灌注不良。

这两种休克的发病机制并不太清楚，简述如下。

（一） 低排高阻型休克

特点为心脏排出量减少、外周阻力增加、血压降低。其发病机制：革兰阴性菌所产生的内毒素及其他致病因素作用→交感神经兴奋→去甲肾上腺素分泌增加（几倍）→α-受体兴奋→微循环小动脉、小静脉收缩→毛细血管网缺血静脉压降低→组织液进入毛细血管网→代偿性循环血容量增加（此为一代偿机制，发生于休克早期）→组织缺血、缺氧→发生代酸→小动脉、毛细血管网前括约肌对去甲肾上腺素反应下降而松弛，但毛细血管网后括约肌耐受缺氧能力强，仍呈收缩状态→血液进入毛细血管网多而出少→毛细血管网内血液淤滞→静脉压升高液体外渗→血容量减少→心脏排出量减少→血压降低。

（二） 高排低阻型休克

特点为心脏排出量增加、外周阻力降低，血压下降。其发病机制：革兰阳性菌所产生的外毒素及其他致病因素作用于肾上腺髓质→肾上腺素分泌增加（50倍）→β-受体兴奋→微循环中的动静短路开放→外周血管扩张→血不经毛细血管→血液回流快→心排出量增加，但毛细血管网缺血、缺氧通透性增加血管内液外渗→血容量减少→血压降低。

低排高阻型休克，因去甲肾上腺素分泌过多，引起α-受体兴奋，皮肤血管收缩，四肢皮肤发凉，故又称冷型休克。这种休克认为与去甲肾上腺素分泌增多引起血管痉挛有关，此即α-受体兴奋血管痉挛学说。

高排低阻型休克，因肾上腺素分泌过多，引起β-受体兴奋，皮肤血管扩张，四肢暖，故又称暖型休克。这种休克认为与肾上腺素分泌增多引起血管扩张有关，此即β-受体兴奋血管扩张学说。此型休克，可最后发展为低排高阻型休克，最快只需几小时。若能及时治疗可阻止其发展。

一般认为在感染性休克的早期，革兰阳性细菌感染休克前无体液丢失，血容量正常，多发生高排低阻型休克。

两型休克虽然血流动力学不尽相同，但均有微循环功能改变、组织灌注不良及血压降低的共同特征。

【临床表现】

（一） 感染性休克原发病的临床表现

如急性胆囊炎、急性菌痢、大叶肺炎等，各自的临床表现。

（二） 严重的感染中毒现象

如寒战、发冷、发烧、头痛、心悸、呼吸急促、神志改变、发绀等。

（三）　不同类型的休克

其临床表现各异。

1. 低排高阻型休克　表现为四肢凉，出冷汗，面色苍白，末梢发绀，心率快、脉细弱，血压低，脉压小。

2. 高排低阻型休克　表现为四肢温暖，皮肤较干燥，皮肤潮红，脉弱但不细，血压低但脉压不小。

在临床表现上两型休克并无明显的界限。而且高排低阻型可向低排高阻型转变。低排高阻型经治疗（如用 654-2 治疗）可转变高排低阻型。

【辅助检查】

（一）　诊断

主要依据为：

（1）有严重感染的临床表现。

（2）有休克的临床表现。

（二）　休克早期的诊断

临床上早期发现休克比较困难，特别是高排低阻型休克。如有引起感染的原发病，患者出现兴奋、烦躁不安、轻度末梢发绀、脉弱而快、血压较前降低或升高、脉压小，应考虑有早期休克的可能。如适当治疗可阻止其发展。

（三）　如何判断是革兰阳性或阴性细菌感染

在未培养出细菌之前，可根据原发病作初步判断，如为胆道感染、泌尿系感染或肠道感染，则多为革兰阴性菌感染。若为大叶肺炎、丹毒、蜂窝织炎，则多为革兰阳性菌感染。如为肺脓肿、脓气胸，则多为混合感染。

【治疗】

感染性体克的治疗原则是控制感染及治疗休克。

（一）　控制感染

1. 选择适当的抗生素

（1）当病原菌未明时：可按感染的部位选用抗生素。如急性胆囊炎、急性肾盂肾炎，多由于大肠杆菌引起；大叶肺炎，多由于肺炎球菌引起；急性骨髓炎，多由于金黄色葡萄球菌引起。

（2）当培养出致病菌时：参考敏感试验进行选用抗生素。

2. 临床常见的致病菌及抗生素　见表 3-9。

213

表 3-9 致病菌与抗生素的选择

致病菌	首选抗生素	次选用抗生素
金黄色葡萄球菌	邻氯青霉素,万古霉素	红霉素、林可霉素、利奈唑胺(斯沃)
肺炎球菌	青霉素G、氨苄青霉素	红霉素、头孢三嗪、万古霉素
肠球菌	氨苄青霉素	红霉素、万古霉素
奈氏淋球菌	壮观霉素(淋必治)	头孢三嗪、氟哌酸(淋得治)
大肠杆菌	氨苄青霉素	氧哌嗪青霉素、三代或四代头孢菌素
克雷白杆菌	三代或四代头孢菌素	喹诺酮类
绿脓杆菌	氧哌嗪青霉素	头孢哌酮、头孢他啶、泰能、美平
变形杆菌	氨苄青霉素	丁胺卡那霉素、喹诺酮类
不动杆菌	氧哌嗪青霉素	羧苄青霉素、喹诺酮类
消化道链球菌	苄青霉素	红霉素、林可霉素
产黑色素杆菌	苄青霉素	甲硝唑或替硝唑、头孢西丁
军团菌	红霉素	利福平、喹诺酮类
嗜麦芽假单胞杆菌	哌拉西林、特美汀	泰能或美平

3. 病灶消除 若病情许可,手术治疗感染病变,可适当消除病灶。

(二) 休克的治疗

休克的治疗已如前述,仅就感染性休克治疗需注意者,简述于下。

1. 扩充血容量 (扩容)

(1) 因发烧、微循环毛细血管通透性增加,血管内液外渗,故血容量降低较明显。若有呕吐、腹泻、出大汗,则更加重血容量不足。

(2) 液体的选择及胶体液与晶体液的比例

1) 胶体液包括血浆、白蛋白及高分子物质、低分子右旋糖酐。晶体液包括生理盐水、5%葡萄糖生理盐水及 5%~10%葡萄糖溶液。其比例为不低于胶体液与晶体液 1:3。晶体液易进入间质,甚至细胞,不利于扩充血管内液。

2) 血浆有抗体、补体,对抗感染有利。但需注意检查有无乙肝、丙肝等。

3) 用量需根据有无失水、年龄、有无心肾功能不全等因素全面考虑,一般在3000ml/d 左右。

4) 最好以中心静脉作扩容的指标。

2. 应用血管活性药物

(1) 若血容量明显不足,而且是低排高阻型休克:

1）首先迅速扩容。

2）在扩容的同时，应用多巴胺提高血压，以保证心、脑、肾血液供应。

3）当充分扩容后，血压回升、尿量增多，可将多巴胺的量逐渐减少。如末梢循环不好，可加用山莨菪碱（Anisodamine，654-2）。

山莨菪碱为 M-受体阻滞剂，可解除平滑肌痉挛，舒张血管，改善微循环及保护细胞膜和亚细胞结构的作用，可提高细胞缺氧的耐受性。用于感染性休克，若用药适当效果好。用法：每次 2~5mg，隔 3~10 分钟 1 次，至末梢循环改善为止。若血容量不足可引起低血压。在严重缺氧时可发生心律失常。用量过多可出现阿托品样中毒现象。

（2）若血容量无明显不足，而且是高排低阻型休克：

1）适当扩容，液体的选择同上。

2）可用阿拉明（Aramine）加多巴胺同时应用，以提高血压，保证心、脑、肾的血液供应。

3）若血容量已充分补充后，在应用阿拉明的同时，可适当应用酚妥拉明（Phentolamine）。

3. 纠正酸中毒 见本书代谢性酸中毒。

4. 肾上腺皮质激素的应用问题 关于感染中毒性休克时，应用该类药物意见并不一致。一般认为短期（2~3 天），大量（如地塞米松 20mg/d），在大量抗生素应用的同时，利大于弊。

该药的作用为：

（1）有抗毒素作用。

（2）稳定细胞膜，防止溶酶体破裂。

（3）促使乳酸生成糖原，增加 ATP 形成。

（4）防止组胺释放。

（5）使毛细血管通透性降低。

（6）稳定肺微循环的内皮细胞。

（7）小剂量可加强儿茶酚胺的作用，大剂量有扩张血管作用。

（8）抑制炎症反应。

（9）抑制内啡肽的分泌。

（10）抑制花生四烯酸的代谢。

（11）稳定补体系统。

5. 治疗感染性休克引起的并发症 如 ARDS、DIC、急性肾功能衰竭等，分别见本书第二章呼吸系统疾病，第七章血液系统疾病及第五章泌尿系统疾病。

过敏性休克

诊断	多有明确的病因,立即出现胸闷、气急、晕厥、面色苍白、出汗、血压降低
鉴别	出血性休克
治疗	肾上腺素、肾上腺皮质激素、扩容

【概述】

　　过敏性休克是最严重的 I 型超敏反应引起的急性全身性变态反应，涉及多个器官及系统，如不及时治疗可迅速因过敏性休克而死亡。

　　超敏反应是因为致敏原（抗原）在首先接触机体时，使机体产生 IgE 抗体。IgE 分子质量为 190kDa，在血清中的半衰期<2.5 天，血清中浓度为 0.1~0.9mg/L。但 IgE 一旦与细胞膜上高度亲和力的 IgE 受体相结合后，在体内可存在几个月，并可使细胞处于致敏状态。若再有同一致敏原进入体内后，可与肥大细胞上的 IgE 结合，形成 IgE—致敏原复合物，激活肥大细胞使其脱颗粒，分泌出组胺、白三烯、缓激肽等。可引起毛细血管扩张及通透性增加，平滑肌收缩，腺体分泌增加，可引起皮肤改变—荨麻疹，呼吸道反应—哮喘，胃肠道反应—腹痛、腹泻、恶心、呕吐，全身反应—过敏性休克。此因毛细血管扩张和通透性增加，血管内液外渗，循环血容急剧下降，而发生休克。故过敏性休克实际上是低血容量休克。

　　临床上常见的致敏原有：

　　1. **药物**　常见者有青霉素、链霉素、碘制剂、右旋糖酐等。

　　2. **异种蛋白**　异体血清、胰岛素、糜蛋白酶等。

【临床表现】

（一）急性型

当注射药物或吸入致敏原后，在 5 分钟发病，发病愈快预后愈差。

（二）慢性型

发病多在与致敏原接触后，5 分钟甚至 24 小时以上发病，此多见于对食物过敏。

（三）临床表现

(1) 血压急剧下降,甚至不能触知。

(2) 意识障碍或丧失。

(3) 呼吸系统：喉痒、喉痉挛、打喷嚏、哮喘、咳嗽、呼吸困难,可为开始出现的症状。

(4) 皮肤：面色苍白、瘙痒、四肢冷、出冷汗、发绀、荨麻疹。

(5) 消化系统：腹痛、腹泻、恶心、呕吐。

(6) 循环系统：除血压降低外,心率快、心音弱、脉细弱甚至不可触知。

【诊断及鉴别诊断】

（一）诊断

根据病史及临床表现，多可明确诊断。

（二）鉴别诊断

需与心源性休克及出血性休克鉴别。

【治疗】

(1) 解除支气管痉挛：立即以 0.1%肾上腺素 0.5~1.0ml，皮下注射。根据病情,可在 5~10 分钟重复给药。在严重的病人可用 0.1~0.2ml，0.1%肾上腺素以生理盐水稀释到 5~10ml，静脉缓慢注射。肾上腺素是治疗过敏性休克最主要的药物。

肾上腺素可拮抗由组胺、缓激肽等引起的血管扩张，毛细血管通透性增加，而使血压回升。并可解除支气管平滑肌痉挛引起的呼吸困难。可抑制过敏物质的释放。

(2) 迅速开放静脉进行扩容：必需补充血容量以维持组织灌注。注意补充白蛋白、血浆或低分子右旋糖酐。最好以中心静脉压监测，使中心静脉压介于 10~14cmH$_2$O。

(3) 升高血压：静滴去甲肾上腺素、阿拉明，提高血压使收缩压达 80mmHg以上。

(4) 减轻炎症反应：静滴肾上腺皮质激素，琥珀酸可的松 500mg 或甲基强的松龙 80mg。亦可以地塞米松 20mg 静脉小壶内滴入。氢化可的松含有酒精，对酒精过敏者禁用。

肾上腺皮质激素，可抑制组胺的释放，减低毛细血管的通透性及抑制炎症反应，对治疗过敏有效，但不能取代肾上腺素。

（5）保持呼吸道通畅：需清除口腔、气管分泌物，吸痰。

（6）抑制过敏反应：可给予抗组胺药物，如苯海拉明 50~100mg，非那根 12.5~25mg，扑尔敏 5~20mg。

（7）扩张细支气管：可静脉滴入氨茶碱 0.25g。

（8）纠正缺氧：吸氧。必须应用辅助呼吸。

（9）若心脏骤停，按心、肺复苏处理。

心 力 衰 竭

诊断	心脏病的临床表现
	左心衰竭：肺循环淤血，出现呼吸困难，咳泡沫痰，肺部湿性啰音
	右心衰竭：体循环淤血，颈静脉怒张，肝肿大，下肢浮肿，尿少
鉴别	左心衰竭：需与支气管哮喘、自发气胸鉴别
	右心衰竭：需与心包炎、肝硬化、肾炎鉴别
治疗	休息、低盐饮食、强心剂、利尿剂、病因治疗

【概述】

心力衰竭（heart failure）是指心脏功能障碍，心脏排出量不能满足全身组织代谢需要的病理现象。心力衰竭时，虽然其心脏排出量可正常或增加，但对机体的需要仍不能适应。

【分类】

（一）根据病因

1．原发性心脏功能障碍

（1）心肌病变：如心肌炎、心肌梗死、心肌病等。

（2）心肌代谢障碍：如严重贫血、维生素 B 缺乏、休克。

2. 心脏负荷过重

（1）压力负荷过重：此又称后负荷过重。

1）左心室负荷过重：见于高血压、主动脉瓣狭窄。

2）右心室负荷过重：见于肺栓塞、肺动脉瓣狭窄。

此指心脏收缩时所承受的阻力增加。

（2）容量负荷过重：此又称前负荷过重。如严重贫血、甲状腺功能亢进。

此指在心脏舒张末期所承受的容量负荷过大。

3. 心脏舒张受限　如心包积液、缩窄性心包炎、限制性心肌病。

（二）根据心力衰竭发病的部位

1. 左心衰竭多　由于：

（1）左室收缩无力：如急性心肌梗死引起的泵衰竭、急性心肌炎。

（2）左室顺应性差：如冠心病、肥厚性心肌病。

（3）左室负荷过重：如主动脉瓣关闭不全。

2. 右心衰竭　如肺动脉瓣狭窄，二尖瓣狭窄。

3. 全心衰竭　多发生于左心衰竭之后，而又导致继发右心衰竭。

（三）根据发病的缓急

1. 急性心力衰竭　此指在短时间内发病几分钟到几小时。急性心力衰竭发生的原因为心脏负荷突然加重，心脏突发严重病变。

（1）急性左心衰竭：见于急进性肾炎、急进性高血压、急性心肌梗死。临床表现为肺水肿。

（2）急性右心衰竭：见于大面积急性肺梗死，也就是急性肺源性心脏病。

2. 慢性心力衰竭　多发生于慢性心脏负荷加重，或慢性心肌收缩性减退。不论是心功能代偿期还是非代偿期，均可有钠及水潴留。故又称充血性心力衰竭。

（四）按心肌功能改变分类

1. 收缩功能不全性心力衰竭　此种占2/3。由于心肌收缩功能不全所致，如急性心肌炎。

2. 舒张功能不全性心力衰竭　此种占1/3。因心肌顺应性差、心肌舒张弛缓。

【临床表现】

（一）心肌收缩功能不全性心力衰竭

1. 左心衰竭　左心衰竭的临床表现主要是肺循环淤血所致。

（1）症状：呼吸困难。左心衰竭的早期即可出现。

1）发生机制：肺淤血导致肺的顺应性降低，肺活量减少，气道阻力增加，使肺功能降低。因低氧血症、通气/血流（$\dot{V}/\dot{Q}$）比例失调、PWP升高、心排出量降低、代谢性酸中毒等因素，使呼吸次数增加，呼吸加深。

2）呼吸困难的类型

a. 劳力性呼吸困难：在活动，用力后出现。

b. 夜间阵发性呼吸困难：睡前无不适，睡后因呼吸困难憋醒。此为左心衰竭的早期典型症状。

c. 端坐呼吸：因严重呼吸困难，被迫采取坐位。

d. 急性肺水肿：因肺毛细血管嵌入压（PWP）大于肺毛细血管内胶体渗透压，血浆蛋白及水渗入肺间质，造成细支气管狭窄，出现满肺哮鸣音。后进入肺泡出现肺部湿性啰音。最初出现于两肺底部，而后全肺出现大、中、小水泡音。从哮鸣音发展为大量水泡音，时间最短不到 30 分钟，最长可达几天。

3）咳嗽、咳痰：最初为白色泡沫痰。在急性肺水肿，可咳粉红色泡沫痰。出现这种现象表示肺水肿已相当严重。

4）全身乏力：在左心力衰竭的患者，几乎均可出现全身乏力。此因心排出量减低，骨骼肌供氧不足引起。

5）神经系统症状：可发生记忆力减退、头痛、失眠、焦虑、多梦、幻觉、神志障碍等，特别是老年最容易发生上述症状。主要因脑供氧供血不足所致。

（2）体征

1）心脏：心扩大、心率快，可有奔马律、心律失常、肺动脉第二心音亢进。可有交替脉。

2）肺脏：呼吸增快、初为肺底湿性啰音，严重者大部分肺部出现湿性啰音。急性肺水肿的早期，可有满肺哮鸣音。

3）皮肤可有发绀。

4）原有心脏病的体征。

2. 右心衰竭　右心衰竭的临床表现主要是体循环淤血所致。

（1）症状

1）胃肠道：食欲不振、恶心、呕吐。

2）肝脏：肝区胀痛。

3）呼吸困难：因右心衰竭大部分发生在左心衰竭之后。

（2）体征

1）静脉怒张。

2）发绀。

3）肝脏肿大，有压痛，可有黄疸。

4）下肢浮肿。

5）可有胸水、腹水。

3. 全心衰竭　其临床表现为左心及右心衰竭同时出现的临床表现。

（二）心脏舒张功能不全性心力衰竭

1. 发病机制　如冠心病引起的心肌纤维化、高血压引起的心室肌肥厚，均可使心肌顺应性降低、心室的僵硬性增加。导致心室舒张功能障碍，左心室舒张末压升高，左心房压及肺动脉嵌入压（PWP）升高，肺循环淤血。若累及右心室时，则有体循环淤血。

2. 临床表现　似心脏收缩功能不全性或二尖瓣狭窄引起的心力衰竭，但在超声心动图等检查仍有些不同处。

【辅助检查】

需作下述检查：

（1）实验室检查

1）血、尿常规。

2）肝、肾功能检查。

3）血清电解质、血气检查。

（2）心电图检查。

（3）超声心动图检查。

（4）胸部 X 线检查。

（5）测肘静脉压。

【诊断及鉴别诊断】

（一）诊断

根据症状和体征，一般诊断不难，早期诊断有时比较困难。在通常体力活动即出现呼吸困难，需较长时休息才能缓解。阵发性夜间呼吸困难，60%的左心衰竭的病人有此病史，但常被忽略。

1. 左心心力衰竭的诊断标准

（1）主要标准

1）夜间阵发性呼吸困难或端坐呼吸。

2）劳累时出现呼吸困难和咳嗽。

3）颈静脉怒张。

4）肺部湿啰音。

5）心扩大。

6）急性肺水肿。

7）奔马律（舒张期）。

8）静脉压升高（>16cmH$_2$O）。

（2）次要标准

1）踝部水肿。

2）夜间咳嗽。

3）活动后呼吸困难。

4）肝肿大。

5）肺活量比最大肺活量降低 1/3。

6）心动过速，≥120 次/分。

7）胸水。

主要或次要标准包括：治疗 5 天以上时间后，体重减轻≥4.5kg。

诊断：符合两项主要标准或一项主要标准及两项次要标准者，肯定为心力衰竭。

2. 原发左室舒张功能障碍引起的心力衰竭 其特点如下：

（1）心脏可以不扩大。

（2）左室 EF 可以≥45%。

（3）可先有左房扩大。可发生 A 峰＞E 峰。

（4）洋地黄等收缩心肌的强心剂疗效不佳。

（5）心电图可见 T 波倒置。

（6）在临床上多见于高血压心脏病发生的心衰，冠状动脉硬化性心脏病发生的心力衰竭，肥厚性心肌病的心力衰竭或主动脉瓣膜狭窄等引起的心力衰竭。

3. 难治性心力衰竭

（1）近期经系统的积极药物治疗后临床症状无改善者。

（2）有继发的水、钠潴留和显著心排出量下降。

（3）对洋地黄、利尿剂和血管扩张剂常规治疗反应差。

4. 心功能分级

Ⅰ级：一般体力活动不引起明显的呼吸困难和疲乏。

Ⅱ级：休息时无症状，一般体力活动引起呼吸困难和疲乏。

Ⅲ级：休息时无症状，轻体力活动引起呼吸困难和疲乏。

Ⅳ级：休息时有呼吸困难和疲乏，轻微体力活动能使呼吸困难和疲乏加重。

（二）鉴别诊断

1. 心脏收缩功能不全性与舒张功能不全性心力衰竭的鉴别

两者有很多临床表现方面相似之处，但也有区别，两者的鉴别如表 3-10。

表 3-10 心脏收缩功能不全与舒张功能不全性心力衰竭的鉴别

项 目	心脏收缩功能不全	心脏舒张功能不全
冠心病史	较多见	多见
高血压病史	较多见	多见
心脏瓣膜病	多见	少见
心扩大	明显	不明显

续表

项　目	心脏收缩功能不全	心脏舒张功能不全
心音低	明显	不明显
舒张期奔马律	多见	少见
收缩期奔马律	少见	多见
心电图低电压	多见	罕见
EF值降低	明显	不明显

超声心动图检查,若发现肺动脉压升高,左房扩张,A峰>E峰,而EF值正常甚至偏高,对诊断左室舒张功能不全很有帮助。其血液动力学改变与二尖瓣狭窄相似,若输液速度过快,输液量较大,可引起产生的肺淤血。

2. 左心衰竭需与下列疾病相鉴别

(1) 支气管哮喘　可突然发作呼吸困难、端坐呼吸,两肺满布哮鸣音、发绀、心率快等,与急性左心衰竭有相似之处。但患者多见于年轻人,以往有发作病史,发作前有过敏表现,如打喷嚏、流鼻涕等,治疗后肺部哮鸣音消失,不会出现湿性啰音,无心脏病病史及体征,可作鉴别。但在年龄超过40岁,以往无支气管哮喘发作的病史,而突然出现有类似哮喘发作时,特别是在夜间,应首先想到有无左心衰竭的可能。心源性哮喘,发作时可发生全肺哮鸣音,但多在短时间内由湿性啰音所取代。但有的老年人,哮鸣可持续时间较久,甚至几天,很像喘息支气管炎,易发生误诊,值得注意。

(2) 自发气胸　可突然发生呼吸困难、端坐呼吸、发绀,而与左心衰竭有相似之处,但有胸痛、咯血,而不是粉色泡沫样痰。查体有气胸体征而不是心脏病体征,可作鉴别。

(3) 成人呼吸窘迫综合征　可较快发生呼吸困难、发绀,肺部可有两侧湿性啰音,而与右心衰竭相混。但多有休克、创伤等病史。但病人多可躺平。呼吸困难与体征不相符,即呼吸困难、发绀很重,而肺部检查阳性所见很少。鼻管吸氧后,青紫不能缓解,用强心剂效果亦不明显,可作鉴别。

(4) 肺栓塞　可突然发生呼吸困难、发绀,与左心衰竭有相似之处,但有胸痛、咯血,肺部无啰音,大面积肺梗死可发生休克现象,肺动脉第2音亢进。心电图电轴右偏,呈$S_I Q_{II} T_{III}$型。胸部X线检查可发现肺部阴影等,以作鉴别。

(5) 代谢性酸中毒　可有明显呼吸困难,但病多可躺平,呼吸深大,肺部检查无阳性所见。有原发病的临床表现。

3. 右心衰竭需与以下疾病相鉴别

(1) 心包疾病　在有心包积液或缩窄性心包炎时,可出现颈静脉怒张、肝大、水肿、静脉压升高,而似右心室衰竭。心血管检查可发现奇脉、心包摩擦音、心脏外形改变,超声心动图可作鉴别。

223

（2）肝硬化　可有浮肿、腹水，但颈静脉不怒张、静脉压不高，可作鉴别。

（3）肾小球肾炎　可有浮肿、腹水，但多无呼吸困难、可平卧，无心脏病体征。

【治疗】

（一）治疗引起心力衰竭的病因

如严重贫血引起的贫血性心脏病，甲状腺功能亢进引起的甲状腺功能亢进性心脏病，活动性风湿热引起的风湿性心肌炎心力衰竭，高血压引起的高血压心脏病等。治疗这些引起心力衰竭的病因，对纠正心力衰竭起重要作用。

（二）治疗引起心力衰竭的诱因

如肺部感染、过度体力活动、情绪过度激动、过量使用抑制心肌药物、不适当的输液等。

（三）一般处理

见本书"急性心肌梗死合并心力衰竭"。

（四）药物治疗

治疗心力衰竭的药物大致可分为增强心肌收缩力、减轻心脏的前后负荷。

1. 增强心肌的收缩力的药物——洋地黄类药物

（1）种类及用药方法

1）作用快的药物

a. 西地兰：在未曾用过洋地黄类药物者，开始剂量以 0.2mg 静脉缓慢注射，或加入静脉小壶滴入。必要时可过 4 小时后，再用 0.2~0.4mg，静脉注射。头 24 小时总量以 0.8mg 为宜。维持量因人而异，由 0.2~0.4mg。

b. 毒毛旋花素 K（Strophanthin K）：在未曾用过洋地黄类药物治疗者，开始剂量以 0.125~0.25mg 静脉缓慢注射，或加入静脉小壶内滴入。必要时过 6~8 小时后，可再给 0.125~0.25mg，头 24 小时总量不超过 0.5mg 为宜。维持量 0.125~0.25mg。

以上两种药物皆为快作用者，静脉用药后均在 10 分钟起作用，持续时间 1~2 天。毒毛旋花素 K 的作用比西地兰对心肌的作用强，但对传导系统的作用比西地兰差。因此西地兰对心房纤颤的病人减慢心率的作用比毒毛旋花素 K 好。在近期已用过或正在用洋地黄类药物治疗的病人，需要急用静脉给药时最好选择西地兰而不用毒毛旋花素 K。

2）作用慢的药物

a. 地高辛（Digoxin）：0.25mg，每日 2~3 次口服，2~3 天后改为 0.125~0.25mg，每日 1 次维持。1~2 小时起作用，持续时间 1~2 天。

b. 洋地黄毒苷（Digitoxin）：本品属于作用慢的洋地黄类药物。0.1mg，每日 2~3 次，口服 2~3 天后改为 0.05~0.1mg，每日 1 次口服。用药后 2~4 小时起作用，持续时间 4~7 天。因其作用时间长，易发生洋地黄中毒，目前较少应用于临床。

（2）洋地黄类药物的作用机制：自 1785 年 W.Withering 描述洋地黄类药物治疗心力衰竭以来，已有 200 多年的历史，但目前仍用于临床的原因，因其治疗心力衰竭确有一定的疗效。洋地黄类药物的作用机制有：

1）增强心肌收缩力：因其抑制心肌细胞膜上的 Na^+-K^+ATP 酶，阻碍 Na^+-K^+ 的交换，增加 Na^+-Ca^{2+} 的交换。导致 Ca^{2+} 在细胞浆内增加，使收缩力增强，心搏出量增加，心室残留血量减少，心室容量减少，肌张力减低，心肌耗氧量减少，对心脏有利。

2）减慢心率：因心排出量增加。由于心排出量减低，代偿性心率加速的反射作用被抵消；交感神经兴奋性降低，迷走神经兴奋性增高，心率减慢。心率减慢后，心脏舒张期延长，心脏的休息时间也延长，心肌耗氧量也随之减少。

心肌收缩力加强、心率减慢，心肌耗氧量减少、心排出量增加，这与拟交感神经药物加强心肌收缩力、增加心率、增加耗氧量不同。

3）减慢房室传导：由于洋地黄通过迷走神经兴奋性增加使房室结自律性降低，而使心率减慢。

洋地黄对心脏的传导系统作用并不一致。

对窦房结——自律性降低。

对蒲氏纤维——自律性升高。可发生室性期前收缩。

对房室结——传导速度减慢。

对心房、蒲氏纤维——有效不应期缩短。可发生房性阵发性心动过速。

（3）用药指征：原则上凡属心力衰竭都可用洋地黄类药物治疗，但其效果因引起心力衰竭的病因不同而异。

1）室性过度负荷而引起的心力衰竭，效果较好。如高血压心脏病心力衰竭、主动脉瓣关闭不全引起的心力衰竭。

2）因机械性梗阻而发生的心力衰竭，则效果差。如严重的二尖瓣狭窄。

3）高排出量引起的心力衰竭，则效果差。如甲状腺功能亢进、严重贫血引起的心力衰竭。

4）肺源性心脏病、心肌炎、严重的心肌损伤等引起的心力衰竭，用洋地黄治疗，易发生毒性反应。

5）室上性心动过速、心房颤动、心房扑动伴快速室性心动过速患者，效果较好。

（4）禁忌证

1）洋地黄中毒引起的心力衰竭。

2）室性心律失常。

3）预激综合征合并心律失常。

4）电转复前 24 小时。

5）肥厚性心肌病梗阻型。

（5）用药选择及注意事项

1）心力衰竭严重者，用作用快的药物。

2）已用洋地黄类药物治疗者，不宜立即应用毒毛旋花素 K 静脉注射。

3）因洋地黄类药物有效剂量与中毒剂量很接近，故需熟悉该类药物中毒的临床表现。

4）心动过缓、低钾血症慎用。

（6）洋地黄类药物中毒的临床表现及处理：以往认为应用洋地黄类药物需先给饱和量，如西地兰，在一日之内给药 1.0~1.2mg，再以每日 0.2~0.4mg 维持。近来发现用小量洋地黄类药物即可发挥治疗作用，在一定的范围内，用药量与效果成正比。即使用小量药物，如地高辛，0.25mg，每日 2~3 次口服，几天后血中浓度也可达稳定水平。因此测定血中药物浓度，是防止洋地黄类药物中毒的很有用的方法。

在有下述临床表现时，有洋地黄中毒的可能。

1）出现消化系统症状：如恶心、呕吐。一般停药物 2~3 天即可消失。但需注意有无其他药物引起，如氨茶碱。亦需注意因心力衰竭引起的胃肠道淤血引起。

2）心律失常：这类药物引起的心律失常最常见者有：室性期前收缩形成二联律、房性阵发性心动过速伴有房室传导阻滞。因此在用药前心律齐，用药后变为不齐，应注意有无洋地黄过量。在用药前心律不齐，如心房颤动，用药后心律变齐者，除可能心房颤动转变窦性心律外，注意有无房性阵发性心动过速伴有房室传导阻滞。

3）黄视：目前较少见，但对洋地黄类药物中毒有诊断意义。

（7）洋地黄类药物中毒的治疗

1）立即停药。

2）若有低钾血症应补钾。

3）治疗由洋地黄类药物中毒引起的心律失常：室性异位节律，宜用利多卡因。异位节律伴有传导阻滞者，宜用苯妥英钠。窦性心动过缓、心房颤动而心室率缓慢，房室传导阻滞、窦房阻滞、窦性停搏，宜用阿托品。

4）儿茶酚胺类强心药物：如多巴胺、多巴酚丁胺，见急性心肌梗死合并心力衰竭。

2. 减轻心脏负荷的口服药物

（1）减轻前、后负荷药物

1）硝酸甘油类：见心绞痛。

2）双肼苯哒嗪（Dihydralazine）：此为降压药物，可使小动脉扩张，心排出量增加。与硝酸盐类药物合用，则扩张小动脉效果更好。用法：25mg，每日 2~3 次，口服。

3）哌唑嗪（脉宁本，Prazosin，Minipress）：本品为 α–受体阻滞剂，可直接扩张血管平滑肌，抑制细胞膜下的磷酸二酯酶，使细胞内 cAMP 增加。可扩张小动脉、小静脉，减轻前、后负荷，增加心排出量。很少引起心跳过快，对肾脏无影响。用法：0.5~1mg，每日 2~3 次，口服。可逐渐加量到 1~2mg，每日 3~4 次。严重心、肾功能障碍、痛风者慎用。

　　4）血管紧张素转换酶抑制剂（ACEI）：这类药物品种很多常用者有：依那普利（Enalapril，悦宁定，Renitec），有扩张小动脉及小静脉的作用。减低心脏前、后负荷。半衰期30~35小时。用法：2.5mg，每日2次，口服。在心力衰竭的病人，2.5mg，每日1次。

　　近来认为在充血性心力衰竭病人，用药后可降低死亡率。但其副作用咳嗽，给用带药来一定的影响。同时应注意发生高钾血症。

　　（2）减轻前负荷药物

　　1）排钾、排钠利尿剂：双氢克尿噻（氢氯噻嗪，Hydrochlorothiazide），用量25mg，每日2~3次，口服。氯噻酮（Chlortalidone），用量50~100mg，每日1~2次，口服。

　　2）保钾、排钠利尿剂：氨苯喋啶（Triamterene），用量50mg，每日3次，口服。安体舒通（Antisterene，螺内酯，Spironolactone），用量20mg，每日2~3次，口服。

　　通常排钾与保钾利尿剂合用。

　　（3）减轻心脏负荷的药物分类

　　1）减轻心脏前负荷的药物：如硝酸甘油等。

　　2）减轻心脏后负荷的药物：如酚妥拉明、压宁定。

　　3）减轻心脏前、后负荷的药物：如硝普钠。

　　4）磷酸二酯酶抑制剂：如氨力依、米力依。

　　这些药物的用量及用法，见本书急性心肌梗死泵衰竭的治疗。

　　3. 心力衰竭心功能的分级与治疗措施

　　（1）心功能Ⅰ级（心力衰竭0级）：不作剧烈运动及重体力劳动，避免引起心力衰竭的诱因。

　　（2）心功能Ⅱ级（心力衰竭Ⅰ级）：适当休息+少吃盐。

　　（3）心功能Ⅲ级（心力衰竭Ⅱ级）：卧床休息+少吃盐+适当应用利尿剂+洋地黄类药物+减轻前、后负荷药物。

　　（4）心功能Ⅳ级（心力衰竭Ⅲ级）：卧床+少吃盐+应用利尿剂+洋地黄类药物+减轻前后负荷药物+多巴胺、氨力依等药物。

　　有的作者主张，血管紧张素转换酶抑制剂，对所有级别的心力衰竭均可有改善，对预后改善亦有较好的效果，故认为可作为心功能不全的常规用药。一旦出现心力衰竭的症状，首选地高辛及利尿剂。若效果不好用硝普钠或多巴酚丁胺。

　　4. 药物治疗心力衰竭效果的判断指标

　　（1）心率减慢：可在一般活动后，心率不超过100次/分。

　　（2）呼吸平稳，次数正常。

　　（3）心力衰竭征象消失。

　　（4）PWP正常，心排出量、心脏指数正常或接近正常。

227

（5）尿量正常，可耐受普通含盐饮食。

（五）手术治疗

在有些先天性心脏病，如房、室间隔缺损、风湿性心脏二尖瓣狭窄等，手术治疗可获得明显的效果。

（六）心力衰竭几种特殊情况的处理

1. 急性左心衰竭肺水肿

（1）病因：常见的病因有急性心肌梗死、急性心肌炎、急进性高血压、急进性肾炎、严重风湿性心脏病二尖瓣狭窄等。

（2）临床表现

1）突然发生呼吸困难、端坐呼吸、出大汗。

2）烦躁不安、面色苍白、口唇、四肢末梢发绀。

3）咳嗽、咳白色泡沫痰，后可转变为咳大量粉色泡沫痰。

4）心扩大，舒张期奔马律，可有心律不齐。肺水肿严重时，心音可听不清楚。

5）两肺在肺水肿早期为满布哮鸣音，可迅速出现肺底湿性啰音，后全肺满布大、中、小水泡音。

6）血压可升高，此见于急进性高血压、急性肾炎。亦可发生低血压或休克，此见于急性心肌梗死、急性心肌炎。

（3）治疗：应抓紧时间，迅速处理。因可在短时间内死亡。

1）纠正缺氧

A. 吸氧：最好用口罩吸氧，氧浓度 8~10L／min。必要时高压吸氧。

B. 氧通过 70%酒精，以减少泡沫痰。

C. 彻底吸痰，保持呼吸道通畅。

2）减轻心脏负荷

A. 减轻心脏前负荷

a. 两下肢下垂，并可用止血带轻轻结扎两下肢，以减少血液回流。

b. 速尿 20~40mg，或丁脲胺 3mg，静脉缓慢注射或静脉小壶内滴入。

c. 硝酸甘油含于舌下，或静脉滴入。特别适用于二尖瓣狭窄引起的急性肺水肿。

B. 减轻心脏后负荷：此适用于伴有高血压者，低血压或伴有心源性休克禁用。单纯二尖瓣狭窄禁用，伴有关闭不全，慎用。常用的药物为酚妥拉明、压宁定。

C. 减轻心脏前、后负荷：如硝普钠。

酚妥拉明静脉注射，硝普钠静脉滴入，若用药得当，可迅速缓解肺水肿。需密切观测 BP。

3）强心剂：如近期未用洋地黄类药物治疗者，可迅速洋地黄化，首次剂量，西地兰 0.4mg，或毒毛旋花素 K0.25mg，静脉缓慢注射，若近期已用过洋地黄类药物治疗效果不好者，可用多巴胺或多巴酚丁胺。

4）静脉可滴入氨茶碱 0.25g。对早期心力衰竭肺水肿在全肺哮鸣音时效果较好。

5）镇静剂：吗啡 5mg，肌肉注射，可减轻病人精神紧张，使呼吸减慢变浅，胸腔负压减少，回心血量减少，对肺水肿也可减轻。但在神志障碍，呼吸抑制，特别是老年人，慎用。

6）在二尖瓣狭窄引起急性肺水肿，主要的治疗方法为减轻前负荷，及应用氨茶碱。洋地黄可增加右心室收缩力，进入肺中血量会更多不利于缓解肺淤血。

减轻前后负荷药物在二尖瓣狭窄合并关闭不全时可适当应用。减轻前后负荷药物，如硝普钠，因其可使返回到左心房的血液减少而进入主动脉的血量增加，对减轻肺淤血有利。但用剂量不当可发生严重低血压，此点值得注意。

2. 难治性心力衰竭

（1）严格卧床休息。

（2）针对诱发因素进行处理：如感染、心律失常、高血压、严重贫血、电解质紊乱及酸碱平衡失调等。

（3）仔细研究洋地黄用量，是过量还是用量不足，若能测定洋地黄浓度，则对指导治疗更好。血清地高辛治疗量为 $0.5\sim2.0\mu g/ml$。当高于 $2.0\sim3.0\mu g/ml$ 时，有可能中毒，大于 $3.0\mu g/ml$ 时，则为中毒剂量。洋地黄毒苷血清水平为 $15\sim25\mu g/ml$ 时，为治疗剂量。若大于 $25\mu g/ml$ 时可能为中毒剂量。大于 $35\mu g/ml$ 时，则为中毒剂量。

（4）仔细研究应用利尿剂效果不好的原因，一般说来，效果不好的原因为心排出量低、肾功能不良、电解质紊乱、继发性醛固酮增高等。此时应考虑联合应用利尿剂，如速尿+安体舒通，速尿+丁尿胺，利尿剂+小量多巴胺静脉滴入，利尿剂+肾上腺皮质类激素，利尿剂+血管扩张剂等。低钠血症也可使利尿剂效果不好。托拉塞米（Torasemide），利尿作用比速尿好，比丁尿胺差。

（5）若有大量胸水、腹水时，应放胸、腹水。

（6）可试用肾上腺皮质类激素，如地塞米松。

（7）在严密观察下试用多巴胺、多巴酚丁胺、硝酸甘油、硝普钠。

（8）可试用氨力侬、米力侬。

（9）若无禁忌证，可用血管紧张素转换酶抑制剂，特别伴有血压较高者。本品可干预心室的重构过程。注意发生高钾血症，不宜与含钾药物同时应用。

（10）提高心肌的稳定性：用药时需从小剂量开始，常用药物如倍他乐克（Betaloc，美托洛尔，Metoprolol），12.5mg，每日 1~3 次，口服，密切观察心率、血压及症状有无改变。用药不当可能使心力衰竭加重。

（11）利尿剂：可迅速改善较轻的病人临床表现。可较快减低前负荷。

3. 心脏舒张功能不全性心力衰竭的治疗

（1）一般治疗：如休息、吸氧，适当用镇静剂、利尿剂。

229

（2）洋地黄类药物应用问题：因为在心脏舒张功能不全性心力衰竭有时也可合并心脏收缩期功能不全性心力衰竭，因此在合并存在时，洋地黄类药物可以应用，如扩张性心肌病、冠心病。但单纯二尖瓣狭窄则效果不好。

（3）血管紧张素转换酶抑制剂：效果较好，特别合并有高血压时。

（4）磷酸二酯酶抑制剂：如氨利侬、米利侬，有扩张小静脉及小动脉的作用，可用于本病的治疗，但有的作者认为口服本品可增加死亡率。

（5）硝酸酯类药物：可减轻前负荷，降低左室充盈压，对治疗本病有效。

（6）β-受体阻滞剂：其作用为：

1）抑制儿茶酚胺的作用。

2）使心肌 β-受体的密度上调。

3）减慢心率，减少心肌耗氧量。若心率减慢明显，则使心脏搏出量降低。

4）使心脏松弛，增加心室的充盈。

不论是哪一种心力衰竭均需将体内多余的水排出，以减少血容量（前负荷）。

若不能将体内多余的水排出，其他治疗方法就不能发挥好的效果，因此利尿是治疗心力衰竭的一个很重要的措施，这点很值得注意。

心 绞 痛

诊断	胸骨下发作性绞痛，可放射到左肩、左臂、颈部、下颌，多与体力劳动有关，口含硝酸甘油可缓解
鉴别	急性心肌梗死、反流性食管炎、食管痉挛、胸壁疾病
治疗	休息，应用扩张血管药物

【概述】

心绞痛发生的原因为心肌的供氧量与心肌的需氧量不相适应，是心肌缺氧的结果。主要由于冠状动脉粥样硬化所致，多见于中老年人。发病的诱因与劳动、饱餐、情绪激动等有关。

【分类】

根据发病的诱因、持续时间的长短、发生的频率、疼痛的性质、心电图的改变等，分类方法不尽相同，举例如下，见表 3-11。

表 3-11 心绞痛常用分类

WHO(1979)	国内习惯分类(1980)绞痛
劳力性心绞痛	稳定性心绞痛
初发性劳力性心绞痛	不稳定性心绞痛
稳定性劳力性心绞痛	初发性劳力性心绞痛
恶化性劳力性心绞痛	恶化性劳力性心绞痛
自发性心绞痛	心肌梗死前心绞痛
	心肌梗死后心绞痛
	变异性心绞痛

有的作者，将变异性心绞痛、卧位心绞痛及中间综合征并列入不稳定心绞痛。

【临床表现】

（一） 稳定性心绞痛

此为病程在 3 个月以上，发作的诱因、痛的程度、缓解方式相似，多呈典型心绞痛的表现。其特点为：

（1）胸骨下或心前区发作性绞痛、压迫感、堵塞感、窒息感，也可为剧痛。

（2）可发射到左肩、左臂、左手尺侧，多不会单独放射到右肩、右臂。

（3）胸痛持续时间几分钟到半小时。

（4）休息后，口含硝酸甘油 2~5 分钟缓解。

（5）70%在发作期有心电图缺血改变。

（6）Holter、运动试验、放射性核素心脏扫描，对诊断有帮助，冠状动脉造影对确诊有帮助。

有些病人表现为劳累后颈部痛、下颌痛、下牙痛，很易发生误诊，值得注意。

（二） 不稳定性心绞痛

此为介于稳定性心绞痛与心肌梗死之间的一种综合征。其临床表现特点：

（1）胸痛较重而且常疼痛的范围较广。

（2）持续的时间较长。

（3）发作时多有心电图缺血改变。

（4）易发生心肌梗死，冠状动脉病变较重。

（三） 变异性心绞痛

其临床表现特点：

（1）休息时发作与劳动关系不大。

（2）胸痛重、持续时间长。

（3）可呈周期性发作，多在清晨。

231

（4）发作时心电图 ST 段抬高，此为诊断变异性心绞痛的重要依据。

（5）多因冠状动脉痉挛引起。

变异性心绞痛属于自发性心绞痛。

【鉴别诊断】

（一）急性心肌梗死

（1）胸痛重，持续几小时到 1~2 天。

（2）休息、口含硝酸甘油痛不缓解。

（3）可发生休克、心力衰竭、严重心律紊乱、猝死。

（4）有典型心肌酶谱改变，可有典型的急性心肌梗死的心电图改变。

上述表现不见于稳定性心绞痛。

（二）急性心包炎

心前区疼痛的持续性，有发烧，可有白细胞升高、心界扩大、奇脉、心包摩擦音及心包压塞体征，超声心动图可确诊。

（三）心脏神经官能症

（1）胸痛为刺痛、跳痛，持续时间很短，有时仅几秒钟，可反复发作。

（2）发作可与精神不快、紧张有关。

（3）心脏各种检查无阳性发现。

（4）多伴有神经官能症的临床表现。

（四）返流性食管炎

（1）在饱餐、饮酒后，出现剑突下或胸骨下烧灼感、烧灼性疼痛，多伴有反酸。

（2）服碱性药物可缓解。

（3）无心电图改变，胃镜检查可确诊。

（五）弥漫性食管痉挛

（1）痉挛性、持续性、剧烈性胸骨后痛，持续几分钟到几小时。

（2）服硝酸酯类药物可缓解。此与心绞痛有相似之处。

（3）但伴有吞咽困难，吃过冷、过热食物可诱发，此不见于心绞痛。

（4）X 线钡剂食管造影在发作时可见食管呈痉挛性收缩，呈串珠状、螺旋状。心电图正常。

（六）胆囊炎、胆石症

（1）右上腹疼痛，若有结石可呈阵发性绞痛，持续时间长。

（2）可有发烧、黄疸、右上腹肌紧张及压痛，此不见于心绞痛。

（3）胆囊病变可引起植物神经功能紊乱，发生冠状动脉痉挛导致心肌缺血，即所谓胆心综合征，给鉴别诊断带来困难。

（七）肋间神经痛

（1）若发生在左侧胸部在心前区时，可发生针刺样、烧灼样、闪电样疼痛。

（2）体位转动可使疼痛加重。

（3）沿肋间神经有压痛。

（4）胸椎检查可有异常发现。

【治疗】

（一）稳定性心绞痛发作时的治疗

1. 立即休息、吸氧

2. 硝酸酯类药物　本品主要作用为降低心脏的前、后负荷，降低心室终末压，扩张冠状动脉，增加心肌血液供应，从而改善心肌缺氧，达到供需平衡而止痛，常用药物有：

（1）硝酸甘油：0.3~0.6mg/片，舌下含。1~2分钟有效，4~5分钟达高峰。如效果不好5~10分钟后可再含服。药效可维持10~15分钟。这是首选药物。

耐绞宁（Nitrostate）：0.6mg/片，舌下含。注射剂，5mg/ml。

耐安康（Nitrolingual）：控释剂，2.5mg/片。口服初始剂量2.5~5mg/次，每日3次。后酌情调整剂量。

护心贴（Nitroderm）：贴剂，25mg/张，贴于皮肤每日1贴。

（2）硝酸异山梨（醇）酯（Isosorbide Dinitrate，消心痛）：5mg/片，舌下含。2~3分钟起效，持续1~2小时。作用较缓和，但维持时间较久。口服，5~10mg/次，15~40分钟起效，持续4~6小时。

控释片有异舒吉（Isoket控释片），2mg/片。

缓释胶囊剂有易顺脉（Iso-MACK缓释胶囊），2.5mg、20mg、40mg 3种。

注射剂有异舒吉，10mg/支；爱倍，5mg/5ml。

（3）单硝酸异山梨酯（Isosorbide Monontrate，长效心痛治）：20mg/片，口服20mg，每日2~3次。

异乐定（Elantan）：20mg/片，20mg/次，每日3次，口服。

德脉宁缓释胶囊：40mg/粒，40mg/次，口服每日1~2次。

硝酸酯类药物可引起头痛、头晕。低血压、青光眼慎用。

一般说来，用药适当多可使心绞痛很快缓解，若效果不好，除加量口服用药外，可静脉给药或加用以下药物。

3. β-受体阻滞剂　本品可减慢心率，减低心肌张力，从而使心肌耗氧量减少而发挥止痛作用。禁用于休克，以及各种原因引起的心跳过缓、支气管哮喘、心力衰竭。常用药物有：

（1）美托洛尔（Metoprolol，倍他乐克，Betaloc）：50mg/片，口服25~50mg，每日2~3次。本品作用缓和，副作用较小，是目前最常用的药物。

233

（2）阿替洛尔（Atenolol，氨酰心安）：12.5mg/片，口服 0.25~12.5mg，每日 2次。每日最大量为 100mg。本品作用强，使明显减低心率及降低血压。特别是老年人，用药不当可发生严重的心跳过缓、休克。

（3）普萘洛尔（Propranolol，心得安）：12.5mg/片，口服 12.5mg，每日 3 次。本药可阻滞 β_2-受体，使支气管收缩。禁用于哮喘病人。

注意事项：①这项药物应用时从小剂量开始；②使心率不低于 60 次/分；③使血压无明显下降；④停药时应逐渐减量；⑤老年人用药应减少；⑥可选一种应用。

4. 钙通道阻滞剂 本品主要作用为扩张小动脉。

（1）硝苯地平（Nifedepine，硝苯吡啶，心痛定）：10mg/片，口服 10~20mg，每日 3~4 次。

拜心通（缓释片）：30mg/片，口服，每日 1~2 次。

艾克迪平（Ecodipin）：20mg/片，口服 20mg，每日 2 次。

本品可使血压降低，心率增快，故可使心肌耗氧量增加。但可扩张冠状动脉使心肌供血增加，减轻后负荷。

（2）维拉帕米（Verapamil，异搏定，Isoptin）：40mg/片，口服 40mg，每日 3 次。

本品缓释片：120mg/片，口服 120mg，每日 1 次。

注射液：5mg/2ml，静滴 5~10mg/次。

本品可降低心率、心肌收缩力，故有抗心律失常作用。病态窦房结、严重房室传导阻滞、低血压禁用。

（3）地尔硫䓬（Diltiazem，合心爽，Herbeser，硫氮䓬酮，恬尔心，心泰）：30mg/片，口服 30~60mg，每日 3 次。注射液：5mg/2ml，静滴 5~10mg/次。

本品作用似维拉帕米。

上述 3 种药物对心血管的作用比较，见表 3-12。

表 3-12 硝苯地平、维拉帕米、地尔硫□作用比较

项 目	硝苯地平	维拉帕米	地尔硫䓬
心肌收缩力	增强	减弱	减弱
房室传导	无影响	降低	降低
冠状扩张	很明显	较差	较差
心率	增快	减慢	减慢
抗心率紊乱	无	有	有
降压作用	强	较弱	较弱

上述药物可参考其对心血管的作用进行选择用药。

心绞痛伴有高血压患者，硝苯地平与 β-受体阻滞剂合用，以减轻其对心率增

快作用，效果较好。但维拉帕米、地尔硫䓬与β–受体阻滞剂合用，加强对心肌抑制及减慢心率作用，可发生严重不良反应，值得注意。

硝酸酯类药物与钙通道阻滞剂，可以合用。

β–受体阻滞剂与硝酸酯类药物合用可以拮抗其增快心率的作用，而硝酸酯类药物可防止β–受体阻滞剂引起心脏扩张。

心绞痛合并心律失常推荐药物。

窦性心动过缓：拜心通。

窦性心动过速（非心力衰竭引起）：维拉帕米、β–受体阻滞剂。

快速心房纤颤：维拉帕米、β–受体阻滞剂。当然应首选考虑应用洋地黄类药物。

室性心律失常：β–受体阻滞剂、地尔硫䓬。当然应首选Ⅰ类及Ⅲ类抗心律失常药物。

左心功能不全轻度：拜心通。

高血压：钙拮抗剂如拜心通或心痛定加β–受体阻滞剂。当然也可用其他降低血压的药物。

上述方案可供参考。

5. 抗血小板聚集药物 常用药物有：

（1）阿司匹林（Aspirin）：本品可抑制环氧化酶，使血小板产生血栓素 A_2 受阻，并可抑制血小板聚集及释放反应，从而阻止血栓形成。口服100~200mg，每日1次。大剂量长期服用应注意上消化道出血，特别是老年人。

（2）双嘧达莫（Dipyridamole，潘生丁，Persantin）：本品可抑制体内腺苷酶分解腺苷，增强腺苷及三磷酸腺苷扩张冠状动脉的作用，并可抑制血小板聚集。25mg/片，口服25~50mg，每日3次。

阿斯达美（Asdamoli，脉路通）：双嘧达莫25mg加阿司匹林75mg/片。

这类药物对心绞痛发作止痛作用不太，在冠状动脉硬化的病人，可长期小量服用。

波立维（Plarix）此为抗血小板聚集的药物。只服每日75mg。

（二）稳定性心绞痛防止复发

1. 常用药物

（1）硝酸酯类：如消心痛、异舒吉、德脉宁、长效心痛治、护心贴、易顺脉等。

（2）心率快加服β–受体阻滞剂。

（3）高血压加服钙通道阻滞剂。

（4）可长期服量小剂量阿司匹林、双嘧达莫。

（5）控制高血脂。

2. 注意休息，不宜过劳

3. 不宜饮酒、吸烟

4. 控制体重

（三）不稳定心绞痛的治疗

1. 不稳定心绞痛的分型并不一致 现简述于下：

（1）初发性劳力性的心绞痛：即以往无心绞痛病史，新近一个月内发生的心绞痛。在以后发展过程中，有 12% 发生急性心肌梗死。

（2）恶化性心绞痛：即长期稳定性心绞痛，近一个月内病情恶化，耐劳力差，发作频繁，疼痛时间长，服药效果不好。

（3）心肌梗死前心绞痛：即在 3 个月内易发生心肌梗死的心绞痛，因其包含有中间综合征、变异性心绞痛等，界限不清故已不用此名称。

（4）心肌梗死后心绞痛：即心肌梗死后 30 天内又发生心绞痛，发生的原因：①可能因梗死有关动脉发生再通，形成不完全梗死或侧支循环形成不完全梗死，使存活心肌发生缺血；②即未梗死的一支动脉有严重病变，此型易发生再次急性心肌梗死。

（5）卧位性心绞痛：在休息时发作，疼痛重、持续时间长，故又称心绞痛持续状态。

（6）中间综合征：此指 24 小时间心绞痛反复发作，而且较重，又称急性冠状动脉供血不全。冠状动脉新近发展较快，形成严重狭窄。

2. 治疗

（1）卧床休息、吸氧，精神紧张可给镇静剂。

（2）急诊监护或住院治疗。

（3）药物治疗

1）硝酸酯类药物：若舌下含服、口服效果不好，可静脉滴入硝酸甘油，初始剂量为 $5\sim10\mu g/min$，如效果不好，可每隔 $5\sim10$ 分钟加量 $5\sim10\mu g/min$，每日最大量为 $200\sim240\mu g$。在滴注过程应注意监测心率、血压，如收缩压低于 120mmHg，不宜再增加药量。若病情允许，可每日停药 12 小时，以免耐药。持续滴药一般为 $2\sim4$ 天。

2）可选择应用 β-受体阻滞剂、钙通道阻滞剂。

3）服用抗血小板聚集药物，如阿司匹林、双嘧达莫，波立维。

4）若病情较重，可用抗凝药物低分子肝素钙（Nadroparin Calcium，速避凝，Fraxiparine）：0.3ml/支，皮下注射。应监测出凝血时间、凝血酶原时间。

（四）变异性心绞痛的治疗

（1）基本同不稳定性心绞痛。

（2）因变异性心绞痛主要由于冠状动脉痉挛所致，钙通道阻滞剂效果较好。

不稳定心绞痛，变异性心绞痛、稳定性心绞痛病情逐渐进展，在疼痛缓解后，若无作冠状动脉造影的禁忌证，应做此项检查，为提供非药物治疗的指征。根据冠状动脉造影的结果药物治疗效果不好时，可考虑介入治疗，如经皮腔内冠状动脉成形术（PTCA）、冠状动脉内支架术（STENT）、冠状动脉内斑块切除术等，如病变严重不适合介入治疗时，可做冠状动脉搭桥手术。

急性心肌梗死

诊断	突然发生严重的心前区痛,可伴有心律失常、心力衰竭、休克,有心电图及心肌酶异常
鉴别	心绞痛、夹层动脉瘤、急性肺梗死、急性胰腺炎
治疗	止痛,抗心律失常、抗休克,控制心力衰竭,条件允许早期溶栓

【概述】

绝大多数急性心肌梗死（AMI）发生的原因是由于冠状动脉粥样硬化引起。因心肌的严重缺血而导致部分心肌坏死。发病年龄多在 40 岁以上，男性多见。

【分类】

（一）根据病变的范围

1. 穿透性（透壁性）AMI 心室壁的整个厚度发生梗死。
2. 非穿透性（心内膜下）AMI 心肌坏死只限于心内膜下。

（二）根据病程、心电图改变

1. 超急性期 胸痛发生后 6~12 小时，心电图表现为 J 点上移、高尖 T 波。
2. 急性期 胸痛发生后 24~48 小时内，出现异常 Q 波。几小时到十几小时，出现 ST 段明显上移，弓背向上，多在几天恢复正常。
异常 Q 波多不再消失。
3. T 波演变期 5~6 周后，T 波逐渐变浅，形成低平或倒置 T 波，可在几个月后恢复正常。
4. 陈旧性心肌梗死 只有异常 Q 波持续存在，少数异常 Q 波一年后在部分导联消失。

（三）根据有无胸痛

可分为有痛性及无痛性心肌梗死。

237

【临床表现】

(一) 症状

1. 典型表现

(1) AMI 发生前，多有心绞痛加重病史。

(2) 胸痛的性质似心绞痛，但突然加重，痛剧烈难以耐受，有窒息感、压迫感、濒死感，可伴有出汗。持续时间长，可达 1~10 小时甚至 1~3 天。口含硝酸甘油疼痛不缓解，痛可放射到左肩、左臂、左手尺侧。但罕见放射到右肩、右臂。

可发生颈部、咽部、下颌、下牙痛。

(3) 可有明显的恶心、呕吐。此多见于下壁 AMI，此由于迷走神经反射活动所致。

(4) 发病后第 2 天可出现发烧，体温多在 38℃左右，但可以以高烧作为唯一的主诉，但较罕见。

2. 不典型 AMI 表现

(1) 无痛性 AMI：约有 10%~20%AMI 无痛感。其原因：①老年人对痛觉不敏感；②因脑供血不全而出现神志障碍者；③糖尿病患者；④因休克、心力衰竭的症状较重而掩盖疼痛者。

(2) 突然发生急性左心室衰竭的临床表现。

(3) 突然发生急性晕厥、脑卒中的临床表现。

(4) 突然发生休克。

(5) 突然发生上腹部或右上腹痛，伴有恶心、呕吐。

(二) 体征

主要的体征为：

(1) 患者表情痛苦、烦躁不安、焦虑、恐惧。

(2) 心脏检查

1) 可有心脏扩大。

2) 心率快，并可有心律不齐。

3) 第一心音多减弱。

4) 可听到第 4 心音、舒张期奔马律。

5) 血压多偏低。

6) 病后 2~3 天可出现心包摩擦音。

(3) 若合并休克、心力衰竭及严重心律紊乱，则出现相应的体征。

【辅助检查】

(一) 血常规检查

(1) 发病后 2~3 小时，血白细胞即可升高，24 小时达高峰，3~4 小时恢复正常。白细胞计数多在（10~24）×10^9/L。中性粒细胞75%~90%，嗜酸粒细胞减少。

（2）血沉增快。

（二）其他血液检查

（1）血糖、血脂、肌酐、尿素氮、肝功能。

（2）验血型、配新鲜血。

（3）测血电解质。

（三）诊断 AMI 的标志物检查

临床常用的诊断 AMI 的标志物有以下几种，见表 3-13。

表 3-13　诊断 AMI 的几种标志物

项　目	分子量	开始上升时间(h)	达高峰时间(h)	持续时间(d)	血清正常值
乳酸脱氢酶（LDH）	135 000	10	24~48	8~14	40~100U/L
羟丁酸脱氢酶（HBDH）	135 000	6~12	30~72	10~20	70~190U/L
天冬氨酸转氨酶(AST)	120 000	8~12	18~36	3~5	<40U/L
肌酸磷酸激酶－MB（CK-MB）	86 000	3~12	24	3~4	<10U/L
肌钙蛋白 I（TNI）	23 500	3~12	24	5~10	<0.2μg/L
肌钙蛋白 T（TNT）	23 500	3~12	5~14	12~48	<0.1μg/L

　　LDH 是由 H 及 M 两个亚单位构成的 4 聚体，故有 LDH_1（H_4）、LDH_2（H_3M_1）、LDH_3（H_2M_2）、LDH_4（H_1M_3）及 LDH_5（m_4）5 种同工酶。在心肌、肾脏、红细胞中，LDH_1 及 LDH_2 含量最高。在肝脏、骨骼肌中，LDH_4 及 LDH_5 含量最高。脾脏、胰腺、肺脏中，LDH_3 含量最高。因此只测定总 LDH 对诊断 AMI 缺乏特异性。在 AMI 发生后 10 小时，血清中 LDH_1 即早于 LDH 出现升高。若发生溶血，则 LDH_1 也升高，羟丁酸脱氢酶（HBDH）是以 α-羟丁酸代替乳酸或丙酮酸做底物以测定总 LDH 活性，在这个测验中 LDH_1 及 LDH_2 的活性比 LDH_5 明显增大，实际上是间接测定 LDH_1 及 LDH_2。故准确性及特异性不如用电泳方法测定 LDH_1 好。

　　CK 是由 M 及 B 2 个亚单位的二聚体复合物。故有 3 个同工酶，即 CK-MM、CK-MB 及 CK-BB。1g 骨骼肌含 CK 活性约为 2000U，其中约 95%以上为 CK-MM，5%左右为 CK-MB。1g 心肌含 CK 活性约为 500U，其 CK-MM 约占 70%，CK-MB 约占 30%，在脑组织中只有 CK-BB。在正常血清中 CK 为 5~

239

200U/L，CK-MM 占 96%~100%，CK-MB<6%，CK-BB 测不到。在 AMI，CK-MB 占总活性的比例增加，最高可达 38%。

肌钙蛋白（troponin）是由 C、T 及 I 三个亚单位构成的复合体。C 亚单位可与 Ca^{2+} 结合。T 亚单位是将肌钙蛋白结合到原肌凝蛋白（tropomyosin）上。I 亚单位可将 C 亚单位与 Ca^{2+} 结合后的信息传给原肌凝蛋白，引起原肌凝蛋白发生结构改变，解除其对肌动蛋白（actin）和肌凝蛋白横桥相互结合的阻碍作用，而引起肌肉收缩。虽然在心肌及骨骼肌中均有肌钙蛋白 T 及 I，但因由不同的基因编码，两者有不同的氨基酸排列顺序。因而可根据不同的肌钙蛋白制作特异性抗体，以测定心肌的肌钙蛋白 T 及 I 作为诊断 AMI 的标志物。肌钙蛋白在正常血清中含量甚微，故少量心肌坏死即可使血中肌钙蛋白高于正常，与 CK-MB 比较其特异性及敏感均较好，在 AMI 发生后，其在血中持续时间较久，可达 10 日左右。而且可以作为再灌注的指标。

（四）心电图（ECG）检查

1. 典型的 ECG 改变

（1）ST 段抬高。

（2）异常 Q 波。

（3）异常 T 波。

冠状动脉供给心脏的血液，其各支供给心肌的部位大致如下：

（1）右冠状动脉：分布于右心房、右心室、室间隔后下 1/3 及左室后壁。

（2）左冠状动脉：从主干分为两支，其分布如下：

1）前降支：分布于左室前壁、右室前壁的一小部分及室间隔前上 2/3。

2）回旋支：分布于左室壁、左心房。

冠状动脉梗死后心肌梗死发生的部位及心电图导联出现改变的关系，见表3-14。

表 3-14　冠状动脉病变 AMI 发生的部位及 ECG 导联的改变

冠状动病变	心肌梗死的部位	ECG导联的改变
前降支	前间壁	V_{1-3}、V_4
回旋支	前侧壁	V_{4-6}、I、aVL
前降支+回旋支	前壁	V_{3-5}
回旋支	高侧壁	I、aVL
右冠状动脉	下壁	II III、aVF
右冠状动脉+回旋支	正后壁	V_{7-9}
前降支+回旋支	广泛前壁	V_{1-6}、I、aVL
右冠状动脉	右室	$V_4R \sim V_6R$

2. 不典型 AMI 的心电图改变

（1）心内膜下心肌梗死

1）无异常 Q 波。

2）R 波降低。

3）ST 段明显下移而且持久。

4）T 波倒置。

（2）右心室心肌梗死

1）$V_4R \sim V_6R$ 至少一个导联 ST 段上抬 $\geqslant 0.1mV$。

2）多伴有左室下壁梗死或右束支传导阻滞。

（3）心房心肌梗死

1）P-Ta 段移位，其幅度约为 0.5mm。

2）P 波改变，增宽、有切迹、粗钝。成 W 型、M 型。亦可出现 P 波高尖。

（4）AMI 合并右束支阻滞：右束支阻滞不会掩盖 AMI 的典型心电图改变。

（5）AMI 合并左束支阻滞：左束支阻滞可掩盖 AMI 的典型心电图改变，不能依靠异常 Q 波来诊断，应注意 ST 段的改变，尤其是动态改变。在Ⅰ、Ⅱ、V_{4-5}导联有 q 波，在左胸导联呈 rS 图形而 S 波的降支有切迹时，也应考虑有 AMI 的可能，普遍出现低电压，也应注意有无 AMI 的可能。

（6）AMI 合并预激综合征：心电图典型的 AMI 改变可被掩盖。而预激综合征不合并 AMI 也可出现类似 AMI 的心电图形。即在Ⅰ、Ⅱ、aVF，或 V_{1-2} 有深的 Q 波，故诊断 AMI 带来一定的困难。在以 R 波为主的导联，出现 ST 段抬高。或在以 S 为主的导联，出现倒置而又深尖的 T 波，应考虑有 AMI 的可能。

（7）陈旧心肌梗死合并 AMI 时，应特别注意 ST 及 T 波的改变。

（8）AMI 超急性期，心电图表现为 J 点上移、高尖 T 波。随着病情的进展，超急性期出现的 ST 段抬高及 J 点上移逐渐接近等电位线，高尖的 T 波也降低，但 T 波未倒置，而异常的 Q 波未出现前，此时心电图可貌似正常即"伪正常化"，易导致漏诊。高尖 T 波及 J 点上移也见于早期复极综合征。高钾血症亦可出现 T 波高尖，但无 J 点上移。在鉴别诊断上值得注意。

（9）在下列情况，AMI 可不出现 AMI 心电图改变，如：

1）小灶性心肌梗死，因病灶太小一般心电图反映不出来。

2）心肌内心肌梗死，病灶在心肌内，不靠近心内、外膜。

3）多发性、大小相似的 AMI 坏死灶、位置相对应，也可呈与正常相似的心电图。

4）AMI 合并左束支阻滞或预激综合征，掩盖典型的 AMI 心电图图形。

5）未做 $V_3R \sim V_6R$ 导联而漏诊的右室 AMI。未做 V_{7-9} 导联而漏诊正后壁 AMI。

（10）在下列情况下，非 AMI 而心电图酷似 AMI 的心电图表现，如：

1）急性心包炎。

2）急性大面积肺梗死。

3）急性胰腺炎。

4）因肥胖、横膈抬高，Ⅲ导出现 Q 波，T 波倒置。有时也见于 aVF 导联。

（五）放射核素心肌梗死灶显像，在 AMI 发病 12 小时后即可显影

通过心肌显像，可估计心肌梗死的大小、位置。AMI 发病 2 周后，此检查则呈阴性。

（六）超声心动图检查

可发现：

1. AMI 发生后立即出现室壁节段性运动异常　持久存在、含硝酸甘油后室壁运动异常不消失，此与心绞痛发作不同。透壁性 AMI 特征是心内膜的运动振幅和速度降低，并有室壁增厚率减低。

2. 陈旧性心肌梗死　主要表现为瘢痕区回声增强及舒张期室壁厚度变薄。

【诊断及鉴别诊断】

（一）诊断

AMI 的诊断主依据为：

（1）典型的临床表现。

（2）AMI 特征性的心电图改变。

（3）心肌酶谱改变、肌钙蛋白改变。

3 项中具有 2 项即可确诊。

临床表现可不典型，有 20%左右的病人无明显的胸痛，而突然发生上腹痛、颈痛、咽痛、牙痛，或胸闷伴有出汗，或突发心力衰竭、休克、严重心律紊乱、脑供血不全。

心电图诊断 AMI 阳性率为 80%左右。异常 Q 波的振幅多超过同一导联 R 波的 25%，宽度>0.04 秒。V_1 有 R 波，而 V_2、V_3 R 波较 V_1 低或消失。即使无 Q 波也有诊断意义。

左束支传导阻滞 V_1~V_2 可呈 QS 波。各种原因引起的右心室肥大、预激综合征，在 V_{1-2} 可出现深 Q 波或呈 QS 型，易误诊为心肌梗死，应注意。

（二）鉴别诊断

AMI 需与以下疾病鉴别

（1）心绞痛　疼痛较 AMI 轻，持续时间短，口含硝酸甘油有效，不会发生心力衰竭及休克。不发烧、白细胞不升高、血沉不快。心肌酶谱正常。心电图无异常 Q 波，但可有 ST 段及 T 波短暂改变。

（2）主动脉夹层动脉瘤　可突然发生剧烈的胸痛，并可放射到左肩，也可发生明显的背痛。并有面色苍白、出汗、四肢厥冷等休克的临床表现，似 AMI。但虽有休

克的临床表现，而血压不低有时反而升高。疼痛可背部为重，此皆少见于 AMI。但可发生两上肢血压相差较多，心电图、心肌酶谱正常，X 线、CT 及 MRI 检查均可发现主动脉阴影增宽，而与 AMI 相区别。有 2% 左右的主动脉夹层动脉瘤（DeBakey Ⅰ型及Ⅱ型）可累及冠状动脉而发生心肌梗死，而忽略夹层动脉瘤的诊断。溶栓治疗对夹层动脉不利，可增加死亡率。

（3）急性肺梗死：可突然发生剧烈的胸痛，伴有严重的呼吸困难，血压降低或休克、发绀。血清 LDH 可增高。心电图表现为 S_I、Q_{II}、T_{III}，无 ST 段明显抬高。此与 AMI 有相似之处，但可出现肺动脉高压体征，如肺动脉第 2 音亢进，右室扩大。心电图电轴明显右偏、顺时针转位。可有明显的颈静脉怒张，多有咯血。胸部 X 线检查肺部可发现肺梗死阴影，以与 AMI 区别。

（4）自发气胸：可突然胸痛、呼吸困难，严重者可有低血压，与 AMI 有相似之处。但体检可发现气胸症，有时可有皮下气肿。无 AMI 心电图改变。X 线检查可确诊。

（5）急性胰腺炎，急性胃、十二指肠溃疡穿孔，急性胆囊炎等：均为常见的急腹症，均可突然发生剑突下痛、发烧、低血压或休克、白细胞增高，与 AMI 有相似之处。但上述疾病均有上腹部明显压痛、肌紧张及反跳痛，肠鸣音减弱或消失，此不见于 AMI，亦无心肌酶谱改变，可以鉴别。

（6）急性心包炎：由于急性感染引起者，可有心前区痛，并可放射到颈、肩部。可有发烧、白细胞升高，心电图可有 ST 段及 T 波异常，与 AMI 有相似之处。急性心包炎胸前区疼痛持续时间较长，多可耐受。咳嗽时加重，前俯位可减轻。早期即出现心包摩擦音、奇脉、颈静脉怒张，此皆不见于 AMI。此外心电图无病理 Q 波。超声心动图可发现心包积液。

【治疗】

（一）无合并症者

（1）严格卧床休息。

（2）吸氧及口服阿司匹林 200~300mg。

（3）止痛　若胸痛严重可给予止痛药物。度冷丁 25~50mg，肌注。若不止痛可再重复给药 1 次。仍未能止痛，可给予吗啡 5~10mg，皮下。有呼吸缓慢，尤其是老年人，不宜用吗啡。

（4）烦躁不安、情绪激动，可用安定 10mg，肌注。

（5）开放静脉，记出入量。

（6）做心电监护，监测血压。

（7）做血常规、尿常规检查。

（8）做 AMI 标志物检查，做出、凝血试验。

（9）硝酸酯类药物、β-受体阻滞剂、钙拮抗剂、抗血小板聚集药物、抗凝药物等的应用指征、副作用等见心绞痛。

（10）溶栓治疗

1）溶栓的适应证

a. AMI 发病在 6 小时以内。若发病在 12 小时以内，胸痛用硝酸甘油静滴不缓解，心电图 ST 段抬高≥0.1mV。

b. 年龄<70 岁，或年龄>70 岁，但一般情况好。

2）禁忌证

a. 近两个月内有出血史，如消化道出血、咯血、脑出血。近期眼底出血。糖尿病视网膜病变。

b. 有出血倾向的疾病，如肝病、血小板减少症、纤维蛋白原减少症等。

c. 孕妇、严重肾功能不全。

d. 怀疑主动脉夹层动脉瘤。

e. 严重高血压。

f. 10 日内做过手术或溶栓。

适应证、禁忌证，各个作者意见并不完全一致，仅简列于上。

3）溶栓前需做的检查

a. 血常规。

b. 出、凝血时间、凝血酶原时间、纤维蛋白原定量等。

c. 肝功能检查。

d. 验血型、配新鲜血。

4）溶栓有静脉溶栓及冠状动脉内溶栓。静脉溶栓方法简单，在急诊室为首选的溶栓方法。冠状动脉溶栓需作冠状动脉插管须专业医生操作。不在此赘述。

5）溶栓所用的药物及用法

a. 尿激酶：150 万单位，加于 100ml 生理盐水中，30 分钟内从静脉缓慢滴入。血管再通率约 65%。

b. 链激酶：150 万单位，加于 100ml 生理盐水中，1 小时内从静脉缓慢滴入。在静脉滴入此药前，先从小壶内静脉滴入氟美松 5~10mg，以防过敏。血管再通率约 70%。

c. 组织纤溶酶原激活物（t–PA）：100mg 总量。第 1 小时 50mg 加入生理盐水 50ml，取 10~20mg 作为首剂于 5 分钟内，静脉注射。剩余的剂量在 1 小时内静滴完。以后 1~2 小时，再滴 50mg。本剂昂贵，较少用于临床。

6）溶栓效果的判定

a. 溶栓后 2 小时内是否胸痛明显缓解或消失。

b. 在观察心电图 ST 段抬高的导联，溶栓后 2 小时下降是否>50%或恢复正常。并在溶栓后每小时作心电图检查连续 4~6 小时。

c. 溶栓后在 2 小时内出现再灌注心律失常。

d. 溶栓后血清中 CK–MB 峰值是否提前到发病后 1 小时内。

7）溶栓并发症及处理

a. 出血倾向，可输新鲜血、输新鲜血浆或补充纤维蛋白原。

b. 预防再栓塞，可在溶栓后，尿激酶 4 小时、12 小时，链激酶 12 小时、24 小时，测凝血时间，若恢复到对照的 1.5~2 倍时，可给肝素 600~800U/h，持续静脉滴入。或肝素钙，皮下注射 7500~10000U/12h，3~5 天，维持凝血时为对照的 1.5~2 倍。随时调整肝素的用量。若发生明显的出血倾向，可用鱼精蛋白纠正。

溶栓后可口服阿司匹林 150mg/d，长期服用。

（二）AMI 合并泵衰竭

AMI 由于大面积心肌坏死，心肌收缩无力，泵血功能减退，导致出现一系列严重的临床表现，即泵衰竭。

AMI 引起泵衰竭的表现为左心衰竭引起的肺淤血及周围循环灌注不良——心源性休克。

根据 Killip、Forrester 等，通过了 Swan—Ganz 漂浮导管对泵衰竭血流动力学监测与临床表现的关系分为Ⅳ型，见表 3-15。

表 3-15　泵衰竭血流动力学与临床表现的关系

分型	肺淤血	周围循环衰竭	心脏指数(CI) [L/(min·m²)]	肺动脉嵌入压 PWP(mmHg)	发病率	病死率
Ⅰ	无	无	>2.2	<18	40%~50%	3%~6%
Ⅱ	有	无	>2.2	≥18	30%~40%	9%~17%
Ⅲ	无	有	≤2.2	<18	10%~15%	23%~38%
Ⅳ	有	有	≤2.2	≥18	5%~10%	51%~81%

在有条件、病情允许的 AMI 合并泵衰竭的患者作血流动力学监测，对治疗泵衰竭很有帮助。

漂浮导管测定正常值如下：

右房压（RAP）：1~6mmHg

右室压（RVP）：收缩压 15~30mmHg（2.0~4.0kPa），舒张压 1~7mmHg（0.13~0.93kPa）

肺动脉压（PAP）：收缩压 15~30mmHg（2.0~4.0kPa）

舒张压：8~14mmHg（1.07~1.87kPa）

肺毛细血管楔压：4~12mmHg（0.53~1.60kPa）

平均 9mmHg（1.20kPa）

心排出量（CO）：正常值 4~6L/min

心脏指数（CI）：2.8~4.2L/(min·m²)

AMI 合并左心衰竭的临床表现及治疗：

1. 临床表现

（1）轻、中度左心衰竭：PWP 18~25mmHg，CI>2.2L/(min·m²)。无休克。

临床表现：呼吸困难、乏力、咳嗽、咳白色痰可有泡沫、轻度发绀、尿少。不能平卧、呼吸次数增加、心率快、可有奔马律、心尖可有收缩期杂音，肺动脉第 2 音亢进。肺底啰音，但不超过两肺野的 50%，PaO_2 降低多在 60~85mmHg。

胸片有肺淤血表现。但不宜搬动病人作此检查。

（2）重度左心衰竭：PWP>25mmHg，可达 30mmHg 以上，CI>2.2L/（min·m²）。无休克。

临床表现：严重呼吸困难、端坐呼吸、咳嗽重，咳白色泡沫痰，明显紫绀。>50%肺满布湿性啰音，亦可有散在哮鸣音。心率快，可有心律不齐，心音因被啰音掩盖而听不清楚。皮肤湿冷，可有神志障碍、烦躁不安。PaO_2 多在 60mmHg 以下。

胸片肺门血管明显扩张，肺野呈云雾状。但不作此项检查，以免使病情加重。

2. 治疗　治疗的原则应消除肺淤血，急性肺水肿在 AMI 的患者，可很快发展而引起死亡。

（1）一般处理

1）尽可能减少活动，可将两下肢下垂。

2）可用镇静剂，必要时用吗啡。

3）口罩吸氧，吸痰。

4）开放静脉，如医疗条件及病情允许可放置漂浮导管或中心静脉压。做心电图监测。

（2）药物：用药的目的是减轻心脏的前、后负荷，增加心脏的收缩力，以消除肺淤血。急诊常用的药物如下：

1）减轻后负荷的药物：如α-受体阻滞剂，酚妥拉明（Phentolamine，瑞支停，Regitine）、压宁定（优匹敌，Ebrantil，乌拉地尔）。本品主要扩张小动脉，减轻后负荷降低血压。

上述药物治疗严重肺水肿的用量及用法如下，供参考。

酚妥拉明：0.3mg/min，静脉滴入。急性肺水肿，0.5~1.0mg/次，静脉注射，每 3~10 分钟，重复 1 次。直至血压下降 20~30mmHg，肺水肿明显改善，但血压不应降得太低，不宜低于收缩压 90mmHg。需密切观血压。

压宁定：每分钟 2~10μg/kg，静脉滴入，可根据血压下降的情况进行调整。

2）减轻前负荷的药物：本品主要扩张小静脉，减轻前负荷，如硝酸甘油，同时可扩张冠状动脉。硝酸甘油的用量及用法如下：

硝酸甘油：5~200μg/min，静脉滴入。

3）减轻前、后负荷的药物：本品可扩张小动脉及小静脉，如硝普钠。其用量及用法如下：

硝普钠：5~100μg/min，静脉滴入，注意氰化物中毒，尤其是老年人，可发生神志障碍、神经错乱。但其效果显著。

减轻心脏负荷的药物，治疗肺淤血快速而且效果显著。因其降低血压故特别适用于伴有高血压的患者。若血压不高，则用药量受限。在用药过程，应特别注意血压及心率的监测。用药量常从小剂量开始逐渐加大。

目前常用的扩张血管药物对心血管的作用大致如下，见表 3-16。

表 3-16　几种扩张血管药物作用的比较

项　目	心率	平均血压	PWP	心排血量	动脉阻力	静脉阻力
硝普钠	-	↓↓	↓↓	↑	↓↓	↓↓
硝酸甘油	-，↑	↓	↓↓	↑	↓	↓↓
酚妥拉明	↑	↓↓	↓↓	↑↑	↓↓	↓

注：↑：升高，↓：降低，-：无改变

应用减低前、后负荷的药物，需注意的问题：

a. 血压不要降的太低，不低于 90mmHg/60mmHg 观察导尿管是否有尿滴出，若血压在 90mmHg/60mmHg 时无尿液滴出，应适当调整血压到有尿液滴出。以防止发生急性肾功能不全，特别是老年人。

b. 避免使左室充盈压过低，使 PWP 保持在 14mmHg 左右。若未放置漂浮导管，参考中心静脉压也有帮助。

c. 硝普钠：本品可降低前、后负荷而使血压很快降低、减少小动脉阻力、扩张静脉增加心排出量，对治疗急性肺水肿是很有效药物。

d. 硝酸甘油：本品主要扩张小静脉，减低前负荷，但因其可扩张冠状动脉，而很少发生窃血现象。静脉滴入从 $10\mu g/min$ 开始，逐渐加量，直至胸痛缓解，收缩压下降不低于 90mmHg，或下降幅度>15mmHg。其作用缓慢。

e. 多巴胺：本品有肺淤血同时有低血压的患者是治疗效果较好的药物，虽然其可兴奋 α-受体使小动脉收缩，增加前负荷，但在滴注<$5\mu g/(kg \cdot min)$ 时，不会兴奋 α-受体。可逐渐加量使血压达到理想水平。

f. 多巴酚丁胺：本品无兴奋 α-受体作用很小，其加强心肌收缩的作用比多巴胺大几倍，但使心率增快的作用比多巴胺大。多巴胺及多巴酚丁胺可与硝基类药物联合应用。

4）强心药物：可增强心肌的收缩力及排血量，从而使肺淤血减轻。常用的药物有以下几类：

a. β、α-受体兴奋剂：如多巴胺，其常用剂量，$3\sim20\mu g/(kg \cdot min)$。大于 $10\mu g/(kg \cdot min)$，则出现兴奋 α-受体的作用。使血压升高。

b. β-受体兴奋剂：如多巴酚丁胺（Dobutamine，杜丁胺，Inotrex，独步催，Dubutrex）。常用剂量：$2.0\sim10\mu g/(kg \cdot min)$。

其产品有布托巴胺（Butopamine）、普瑞特罗（Prenatreal）。

多巴胺与多巴酚丁胺对心血管的作用不尽相同，列表于下供参考，见表 3-17。

多巴胺静脉滴入>$5\mu g/(kg \cdot min)$ 时，则扩张肾动脉作用减弱。>$10\mu g/(kg \cdot min)$ 时，则兴奋 α-受体。

表 3-17 多巴胺与多巴酚丁胺作用的比较

项 目	多巴胺	多巴酚丁胺
心率	↑	↑
心搏出量	↑	↑↑
PWP	↑	↓
末梢循环阻力	↓,↑	↓
平均动脉压	↑	↑
肾动脉扩张	↑↑(小剂量时)	-
加速心脏传导系统	-	↑
由β→α作用	有	无

注：↑：增加，↓：降低，-：无改变。

5）磷酸二酯酶抑制剂：通过抑制磷酸二酯酶，增加心肌细胞内的 cAMP，而起到强心作用，同时使外周血管扩张，增加心排出量。增加心率的作用不明显。常用的药物有：氨力依（Amrinone，米力酮、氨力酮、氨联吡啶酮）、米力依（Milirinone，鲁南力康，Primacor）。常用的剂量如下：

氨力依：首先以 0.5~0.75μg/（kg·min），静脉小壶滴入，继而以 5~10μg/（kg·min），静脉滴入，每日量不超过 10mg/kg。

米力依：0.375~0.75μg/（kg·min），每日量不超 1.13mg/kg，静脉滴入。

米力依的作用比氨力依强 20 倍左右，而且无氨力依引起的血小板减少的副作用。

两者均可引起低血压，并可引起室上性及室性心律不齐，此外可引起恶心、呕吐。多用于对洋地黄治疗心力衰竭效果不好的病人。单独应用效果不佳。已有心房纤颤、心房扑动者不用。肝、肾功能不良慎用。

6）心肌细胞膜 Na^+-K^+ATP 酶抑制剂：这类药可通过抑制 Na^+-K^+ATP 酶，使心肌细胞膜 Na^+-K^+ 交换减少，Na^+-Ca^{2+} 交换增加，导致心肌细胞内 Ca^{2+} 浓度增加，收缩力加强。急诊常用药物有西地兰（Cedilanid，毛花强心苷，Lanatoside）、毒毛花苷 K（Strophanthin K，毒毛旋花子苷 K）。缺血的心肌对这种药物反应差，而且易发生中毒，一般不主张在 AMI 发病后 24 小时内应用，但若合并心房纤颤、心房扑动，可用少量西地兰，0.2mg/次，静脉注射。

7）利尿剂：常用的利尿剂有：呋噻米（Furosemid，速尿，呋喃苯胺酸）、布美他尼（Bumetamide，丁尿胺，丁苯氧酸，丁胺速尿，呋喃苯胺酚，利尿磺氨）。常用剂量如下：

速尿：20~40mg，静脉注射或小壶内滴入。

丁尿胺：1~3mg，用法同上。

利尿在治疗肺淤血、急性肺水肿时，起很重要的作用。如尿不能排出，用强心剂、减轻前后负荷的药物，虽然可初步好转，但最终疗效仍不令人满意。

（三）AMI 合并心源性休克

发生心源性休克心肌的坏死面积在 40% 以上，故死亡率较高。

1. 诊断指标

（1）血压<90mmHg/60mmHg。脉压小。

（2）若无房室传导阻滞，心率>100 次/分。

（3）有周围循环灌注不良的表现：如皮肤湿冷、面色苍白、末梢发绀、呼吸深快、脉搏细弱、心音低纯，并常有神志障碍，尿少。

（4）血流动力学检查 CI≤2.2L/（min·m²）、PWP<18mmHg，相当于 Killip 分类 III 型。

（5）需排除其他原因引起的低血压，如因呕吐、出汗引起的脱水等。

2. 治疗

治疗 AMI 合并心源性休克是使血压升高，组织灌注不良，特别是冠状动脉的灌注不良得到改善。

（1）适当扩充血容量：如血容量不足，则心脏的充盈压过低，不利于使血压升高。如血容量过多，很容易诱发心力衰弱。故 AMI 合并休克时，能否适当扩容是一重要的问题。

1）最好在监测血流动力学的情况下进行。监测中心静脉压亦可对适当扩容有一定的帮助。

2）密切观察血压、心率、心律、做心电监测。观察呼吸次数，若呼吸次数逐渐增快，常是肺淤血的早期表现。呼吸增快常发生在肺底出现啰音之前。

3）精确记录出入量，定时作中心静脉压监测。

4）放置导尿管随时观察有无尿液滴出。用升压药物等治疗措施后，血压已达90mmHg/60mmHg 以上时，仍无尿液滴出，应注意有无发生急性肾动脉衰竭的可能。特别在老年人，低血压无尿 1~2 小时，即可发生急性肾功能衰竭。

5）输液量及输入液体的种类：应根据病人的具体情况而定，晶体液与胶体液的比例 1:1 左右。每日输液量及其组成列于下，仅供参考。

低分子右旋糖酐（含糖）500ml，分两次输入。

10% 葡萄糖 500ml，可适当加量。

5% 葡萄糖盐水 500ml。

血浆 200ml 或白蛋白 10g。根据病人情况可加量。

若有贫血可输新鲜血 200ml。

胶体或低分子右旋糖酐（高分子液体）应与晶体交替应用。

低分子右旋糖酐可引起急性肾功衰竭，在无尿时间已久的老年人不宜应用。

（2）应用升压药物

1）多巴胺：此为治疗 AMI 合并心源性休克首选药物。输液速度每分钟 15 滴

（1ml）左右，药量开始为 $5\mu g/(kg\cdot min)$。逐渐调整药量，维持收缩压在 90mmHg 或以上，而且导尿管中有尿滴出。若不能达到要求应将量加大，可增加达 $20\mu g/(kg\cdot min)$，增加药量时，有两种办法，一种输液中的药物浓度不变，而增加输液的速度，另一种是增加输液中药物浓度，而输液速度不变，采用哪一种方法，应根据病人的病情看是否缺水判断。

2）多巴酚丁胺：如单纯用多巴胺效果不好，可同时加用多巴酚丁胺，用量也是从小量开始，但以不超过 $10\mu g/(kg\cdot min)$ 为宜，因其可使心率明显加快，增加心肌耗氧量。

3）间羟胺（Metaraminol，阿拉明，Aramine）：在用多巴胺加多巴酚丁胺效果不好时，可换用多巴胺加间羟胺。

4）去甲肾上腺素（Levarterenal，Noradrenaline）：本品尽可能不用。只用上述药物不能使血压升高的患者。

（3）纠正电解质及酸碱平衡失调。

（4）主动脉内气囊反搏治疗，在严重心源性休克用药物治疗无效者，可考虑应用，但需特殊设备，需专业人员操作，不在此赘述。

（四） ＡＭＩ 合并心力衰竭及休克的治疗

这是一个 AMI 非常严重的合并症，预后很差。

1. 临床表现

（1）有心力衰竭及心源性休克的临床表现。

（2）血流动力学检查 PWP 多在 25mmHg 以上，心脏指数 $\leq 2.2/(min\cdot m^2)$ 以下。为 Killip 分类的第Ⅳ型。

（3）血气分析 $PaCO_2$ 升高 PaO_2 降低，并可有代谢性酸中毒。

2. 治疗

（1）一般处理

1）保持病人安静。

2）高浓度吸氧。

3）开放静脉，最好做中心静脉压。

4）有条件做漂浮导管（Swan-Ganz 导管）。

5）放置导尿管。

6）作心电监护。

（2）药物：按心力衰竭及休克同时治疗。但为了提高血压而用升压药物的量过大，因增加小动脉的阻力，使心脏的后负荷加重，对心力衰竭肺淤血不利。若用扩张血管药物，可减轻后负荷，增加心脏的排出量，对肺淤血有利。但可使血压进一步地降低，对组织灌注不利，特别是影响冠状动脉对心脏的灌注，使心脏功能更差。因此在用升压药物使小动脉阻力增加的同时，应用扩血管药物，在这两者之间达到一个理想的平衡点，既不使肺淤血加重而又能使血压维持到理想的水平。若无中心静脉压，特别是漂浮导管作为血流动力学的参考数据，在治疗就更加困难。

（3）扩充血容量：在休克的病可以说大部分有效循环血容量不足。因此扩充血容量是治疗休克很重要的问题。一般说来，中心静脉压在 14cmH$_2$O，是右心室灌注压理想的水平。PWP 在 18mmHg，是左心室灌注压理想的水平。若 PWP 高于18mmHg，特别在 20~25mmHg 时，是应用扩张血管药物的指标。若大于 25mmHg则肺淤血已较严重，大于 30mmHg 则出现急性肺水肿。

（4）关于山莨菪碱（Anisodamine，654-2）的应用问题：654-2 可解除血管痉挛，改善微循环，同时可抑制支气管腺体的分泌，减少肺淤血。

用法：每次 1mg，静脉注射，1 分钟 1 次，密切观察血压及心率，若心率在用药后无明显增速，可逐渐将药量加至 2~3mg，每 2~3 分钟 1 次。在严重缺氧、明显低血容量、心率在 140 次/分，不宜应用。用药后可出现血压升高、心率反而变慢。在经治疗及观察的少数病人，确有一定的疗效。

常用的儿茶酚胺类药物与硝普钠对心血管的作用比较，见表 3-18。

表 3-18　儿茶酚胺类药物与硝普钠对心血管的作用

项　目	心率	CI	PWP	末梢血管阻力	平均动脉压
多巴胺	↑	↑↑	↑↑	↓（小量时）	↑
多巴胺加硝普钠	↑	↑↑	↓↓	↓↓	↓
多巴酚丁胺	↑	↑↑	↓	↓	-，↑
多巴酚丁胺加硝普钠	-，↑	↑↑↑	↓↓	↓↓	↓

注：↑：增加，↓：减低，-：无改变

多巴胺用量大于 5μg/(kg·min) 时，逐渐发生对 α-受体的兴奋作用，>10μg/(kg·min) 时，这种对 α-受体的作用则较明显，故除了对心肌收缩作用加强外，小动脉也收缩而使血压升高。同时 PWP 也可升高，而此对肺淤血不利。多巴胺与多巴酚丁胺的合用，特别是与硝普钠合用，可拮抗多巴胺对 PWP 的升高作用。

251

（五）AMI 合并心律失常

AMI 合并心律失常相当常见。有些心律失常，对生命影响不大，如偶发房性期前收缩，但有些心律失常，如室性阵发性心动过速、Ⅲ度房室传导阻滞、心室颤动，均可引起血流动学异常而危及生命。

治疗 AMI 并发心律失常除治疗原发病 AMI 外，也要注意一般诱发或加重因素，如低钾、低镁血症、低氧血症、贫血、酸碱平衡失调。

AMI 合并心律失常需做心电监护，在治疗过程中特别要注意心率、心律、血压的变化。

现将 AMI 常见合并的心律失常及治疗方法分述于下：

1. 窦性心动过缓　此多见于下壁或后壁 AMI 后 1 小时内，是因迷走神经张力过高引起，在下壁及后壁心肌迷走神经分布较多。并常伴有低血压，若 AMI 后 6 小时出现，则由于窦房结功能不全或缺血所致，多不伴有低血压。应用吗啡止痛，可加重窦性心动过缓。

治疗：

（1）低于 40~50 次/min，可用阿托品，0.3~0.5mg，静脉缓慢注射，若不好转，可隔几分钟后重复应用 1 次。

（2）因窦房结功能不良或缺血引起者，若心率较快而又无血流动力学改变，无需治疗，或试用阿托品治疗，但多效果不佳。若伴有血流动力学改变，而阿托品治疗又无效，应考虑按临时起搏器。

2. **窦性心动过速** 多由于交感神经兴奋性过高引起，亦见于心功不全、应用儿茶酚胺类药物。心率过快可增加心肌的耗氧量，同时因心肌舒张期过短，影响心室的充盈，而使心脏每次搏出量（SV）降低。使心肌缺血加重，而心排出量（CO）反而降低。若窦性心动过速持续时间过长，预后不良。

治疗：

（1）去除诱因：如治疗发烧、心功能不全。停用儿茶酚胺类药物、止痛、纠正低氧血症及低血容量等。

（2）应用硝酸酯类药物，治疗心肌缺血。

（3）可试用少量 β-受体阻滞剂，如美托洛尔（倍他乐克，Betaloc），少量口服等。若有低血压，心力衰竭，PWP>20mmHg、CI<2.2L/(min·m²)，不宜应用。

3. **房性期前收缩** 此多因心室舒张末期充盈压过高，引起心房继发性扩张所致。若为偶发，每分钟不超过 6 次，不需治疗，当心功能不全好转，自会消失。若为频发，而又无心功不全，可用维拉帕米（Verapamil，异搏停，异搏定，戊脉安，Iproveratril）40mg，1 日 3~4 次，口服。

4. **心房纤颤、心房扑动** 需及时治疗，特别是已有血流动力学改变时，可用西地兰，0.2~0.4mg，稀释后静脉缓慢注射或加于静脉小壶内滴入。若无效，可隔 1 小时后，再重复 0.2mg，静注 1 次。可应用胺碘酮。若仍无效，心率>120 次/min，可考虑电转复。

5. **室上性阵发性心动过速** 可用西地兰 0.4mg，稀释后静脉缓慢注射或从静脉小壶内滴入，若无效隔 1 小时后，可重复给药 0.2mg 1 次。亦可用异搏停 5~10mg，稀释静脉缓慢注射或静脉小壶内滴入，有心功不全慎用，或用每次 1mg，隔 2~3 分钟 1 次，连用几次。或改用胺碘酮。若不能终止发作，或有血流动力学改变，考虑电转复。

6. **房室传导阻滞**

（1）Ⅰ度房室传导阻滞：不需治疗。

（2）Ⅱ度房室传导阻滞：多见于右冠状动脉梗死导致缺血引起。

Ⅰ型：多不需治疗。

Ⅱ型：多见于前壁心肌梗死，常需按临时起搏器。若心率<50 次/min，可试用

阿托品治疗。

（3）Ⅲ度房室传导阻滞：多发生于前壁及下壁心肌梗死，可试用异丙基肾上腺素治疗。以该药 0.1~0.2mg，加于 100ml 葡萄糖或生理盐水中，静脉缓慢滴入，密切观察心率，使心率达 60 次/min 左右即可。若无效，则应按临时起搏器。

7. 室性期外收缩 此可发展为严重的心律失常，特别是>5 次/min，多形性室性期外收缩，心电图呈 R on T 现象，成对室性期外收缩，常预示可能发生室性阵发性心动过速、心室颤动，需及早治疗。

治疗方法如下：

（1）纠正低钾、低镁、低氧血症。

（2）治疗心功能不全。

（3）停用排钾利尿剂。

（4）利多卡因（Lidocaine，赛罗卡因，Xylocaine，昔罗卡因，Lignocaine）：50~100mg 静脉小壶内滴入，若无效，可隔 10~15 分钟再重给药一次。若期外收缩消失。可以 1~2mg/min，静脉滴入，维持 2~3 天。也可试用胺碘酮。

在心力衰竭，肝、肾功能不全，低血压，则该药代谢缓慢。应及时调整用药量避免中毒，可发生室内传导阻滞、心肌收缩无力、中枢神经兴奋然后出现抑制。一般用药 3 小时后，血中药物饱和，仍用原给药量不变，血中浓度可持续上升，应注意将药量减少。

8. 加速性室性自主律 此也称缓慢性室性心动过速，心室率为 60~125 次/min。多见于前壁和下壁心肌梗死，在 AMI 后最初的 2 天内。可能是因蒲肯野（Purkinje）纤维自律性增高引起。多不需治疗。若发生心室率过缓而影响血流动力学时，可用阿托品。

9. 室性心动过速 室速可分为非持续性，即室速连续 3 个以上、室率>100/min，持续时间<30 秒。对 AMI 住院死亡率影响不大。持续性室速，即持续>30 秒，可引起血流动力学改变。心电图单形性室速，其发生的原因可能由于心肌内的瘢痕所致。多形性室速，多发生在 AMI 后 48 小时内，可能因心肌缺血，死亡率高。

治疗：室速需紧急处理

（1）使血清钾维持在 4.5mmol/L 及血清镁维持在 1mmol/L 以上。

（2）快速多形性室速，治疗方法同心室颤动，以 200J 除颤。

单一形态室速，可用 10~30J，同步除去。

（3）药物治疗 在心室率<150 次/min，对血流动力学无影响，可试用药物治疗。若用药治疗不好，可试用电复律、常用药物有：

1）利多卡因：用量及用法见前。

2）普鲁卡因胺（Procainamide，Pronestyl，普鲁卡因酰胺）：本品对心肌抑制作用较强，影响心肌收缩力较大，故不是首选药物。以 50~100mg，从静脉小壶内滴入。无效，可在 30 分钟后重复一次。可以 1~4mg/min，静脉滴入维持。总量 800mg/d。

3）胺碘酮（Amiodarone，乙胺碘呋酮，安律酮，可达龙，Cordarone）：75~

253

150mg/次，静脉缓慢注射或从静脉小壶内滴入。5~10分钟，可重复1次。日总量1200mg。室速终止后改为口服。其对心肌收缩力影响较小，但可使外周阻力降低。

10. 心室颤动 多发生在 AMI 后 12 小时内。在 AMI 后 4 小时内发生者，称为原发性心室颤动。发生于心力衰竭、休克恶化后，称为继发性室颤。在 AMI 后 48 小时发生者，称为迟发性心室颤动。

电除颤是主要的有效治疗办法，愈早除颤愈好。

右室梗死

诊断	胸痛、颈静脉怒张、Kussmaul征阳性、低血压或心源性休克
鉴别	急性肺梗死、急性心包炎、心包压塞
治疗	同急性心肌梗死，重点扩容、纠正低血压

【概述】

急性心肌梗死通常指急性左室梗死，近年来注意到右室梗死（right ventricular infarction）是急性心肌梗死的一个特殊类型，而且右室梗死也并非罕见。

右心室主要由右冠状动脉供血，若其阻塞后可发生大面积右室梗死。但是有 93%的人左室下壁、90%的人房室结、55%的人窦房结，也由右冠状动脉供血，因此右室梗死常并发左室下壁梗死。右室梗死也常累及窦房结、房室结。

单纯右室梗死较少见而与左室下壁梗死同时存在可多达 50%左右。

冠状动脉对心脏各部位的供血，见表 3-19。

表 3-19 冠状动脉对心脏各部位的供血

心脏部位		供血血管
左心室	前壁、侧壁、心尖	LAD、CX
	下壁、后壁	RCA、CX
	空间隔前2/3	RCA
	空间隔后1/3	LAD

续表

心脏部位		供血血管
右心室	前壁	RCA、LAD
	后壁	RCA
	左心房	RCA、CX
	右心房	RCA
	窦房结	RCA(55%)、CX(45%)
	房室结	RCA(90%)、LAD(10%)

注：LAD左前降支；RCA右冠状动脉；CX左回旋支

【临床表现】

急性右室梗死常被急性左室梗死的临床表现所掩盖，特别是小面积右心梗死。若为大面积右心室梗死，除有一般急性左室梗死的临床表现外，尚有其特征性临床表现。

（一）颈静脉怒张

发生于右室梗死的早期，可出现 Kussmaul 征，即在吸气时颈静脉怒张反而较明显，与正常情况不同。其产生机制为正常人吸气时，胸腔内负压增大，静脉回流增加。在右室梗死时，因右心室收缩力减弱、心排出量减少，右室舒张终末压升高，充盈受限，静脉回流受阻，故吸气时颈静怒张反而加重。在右心室大面积梗死，其敏感性为 60%，特异性为 50%。

Kussmaul 征亦见于心包压塞。

（二）体循环淤血

在右室梗死较晚时出现，肝脏肿大、下肢浮肿。

（三）血压降低

因右心室收缩无力，进入肺的血流减少，肺静脉压降低，左室充盈压降低。左室搏出量减少，因而血压下降。甚至发生心源性休克。

（四）心律失常

因右冠状动脉阻塞后，部分病人出现窦房结、房室结供血障碍。可出现窦性心律失常、房室传导阻滞。

（五）心音改变

可出现奔马律、肺动脉第二音分裂，及因乳头肌供血障碍，出现收缩期吹风样杂音。

（六） 用硝酸甘油治疗

可发生严重低血压，因其使静脉扩张后，回心血量进一步减少所致。在左室下壁心肌梗死时，用硝酸甘油时可出现这种情况，应考虑有右室梗死。

【辅助检查】

（一） 实验室检查

同急性左室心肌梗死。

（二） 心电图检查

1. 心电图改变　在左室下壁、正后壁急性心肌梗死患者，$V_{3R} \sim V_{6R}$ST 段抬高 $\geq$ 1mm，诊断右室梗死敏感性 90%、特异性 91%。但 ST 段抬高持续时间仅 1~2 天。因此在左室下壁、正后壁急性心肌梗死时若不作 $V_{3R} \sim V_{6R}$，或作 $V_{3R} \sim V_{6R}$ 过时较久，易漏诊右室梗死。

2. 提高右室梗死的确诊率　在下述情况下应加作 $V_{3R} \sim V_{6R}$。

（1） 左室下壁、正后壁急性心肌梗死，特别有传导阻滞时。

（2） 临床有急性心肌梗死现象，特别伴有血压降低而心电图常规导联未见异常时，应加作 $V_{3R} \sim V_{6R}$。

（三） 超声心动图检查

（1） 右室扩大>30mm，舒张末期。

（2） 右室舒张末经/左室舒张末经>0.70。

（3） 右室壁有节段性运动异常。

（四） 漂浮导管检查

（1） 右房压>10mmHg。

（2） 右室充盈压/左室充盈压>0.65。

（五） 胸部 X 线检查

无肺淤血表现。

【诊断及鉴别诊断】

（一） 诊断依据

（1） 颈静脉怒张、Kussmaul 征阳性。

（2） 体循环淤血，肝肿大，下肢水肿。

（3） 肺部听诊清晰，无湿性啰音。X 线胸部检查无淤血表现。

（4） 可听到右心室奔马律，右室乳头肌功能不全，三尖瓣反流杂音。肺动脉第二音分裂。

（5） 血压降低或心源性休克。

（6）右室附壁血栓、心包积液，右室梗死比左室梗死明显增多。肺栓死比左室梗死多9倍。

（二）鉴别诊断

胸痛+颈静脉怒张+低血压或休克，常见于右室梗死、急性肺大面积梗死、急性心包压塞三种病。因此主要在这三种病进行鉴别。

【治疗】

（一）一般处理

与急性左心室心肌梗死相同。

（二）对低血压或发生心源性休克时，右室梗死与左室梗死略有不同

因为左室梗死发生低血压或心源性休克是因左室收缩无力——泵衰竭引起。而右室梗死是因为右室泵衰竭所致。因右室收缩无力，右室舒张末压升高，充盈压升高，而肺动脉压降低，PWP降低，肺不会淤血，因肺静脉压降低，左室充盈压降低，左室舒张期容量减少，心排出量降低，血压降低。因此增加右心的排出量是治疗低血压的主要问题。积极扩容，使右室舒张终末压进一步升高，将右室视作一个通道，将血液通过阻力的肺血管床进入肺静脉、左心房，以增加左心室的充盈压、血容量，使左室排出量增加，以纠正低血压。

（1）若以漂浮导管做监测血流动力学，当PWP<12mmHg时应积极补液，PWP≤18mmHg不会发生肺淤血，而PWP为18mmHg时，则左心室充盈最好。在补液时，需注意患者有无低蛋白血症，在有低蛋白血症时，PWP过高易发生肺淤血、肺水肿。故需注意补液中晶体与胶体的比例。

（2）若PWP已>18mmHg，而血压仍不升高，可用小量强心药物，如多巴胺、多巴酚丁胺。利尿剂应慎用。

（3）若中心静脉已很高，而PWP>18mmHg，血压较稳定后，可试用血管扩张药物，以减轻肺血管及体循环血管阻力，增加左、右心室排出量。

（4）若同时有左室下壁心肌梗死，按急性心肌梗死处理。

（5）若有心跳过缓，试用阿托品。必要时按临时起搏器。

如未作漂浮导管作血流动力学监测，在积极补液的过程中，需特别注呼吸次数及肺底有无啰音。补液过程呼吸次数逐渐加快，常是肺淤血的表现，如不注意则肺底啰音出现，甚至发生急性肺水肿。

急性病毒性心肌炎

诊断	胸闷、心悸、心前区不适，心脏扩大、心音低钝，心电图及心肌酶谱异常
鉴别	风湿性心肌炎、中毒性心肌炎
治疗	休息、改善心肌代谢、去除病因、应用抗菌药物、应用肾上腺皮质激素、治疗并发症

【概述】

急性病毒性心肌炎是指各种亲心肌病毒引起的心肌炎症性病变，心肌间质呈炎性细胞浸润、水肿及不同程度的心肌细胞变性、溶解、坏死。病变可为局限性也可为弥漫性，并可发生心包浆液纤维渗出。

致病病毒有 24 种之多，常见者有：

（一） 微小核糖核酸病毒

如柯萨奇病毒、埃可病毒。

（二） 副黏病毒

如麻疹病毒、副流感病毒、流行性腮腺炎病毒。

（三） 疱疹病毒

如水痘—带状疱疹病毒、EB 病毒、巨细胞病毒。

（四） 腺病毒

如小儿常见的腮腺炎病毒。

（五） 流感病毒

我国最常见致病病毒为柯萨奇病毒，其次为腺病毒、埃可病毒。其他病毒少见。

人类感染病毒的机会很多，但发生急性病毒性心肌炎并不多见，这就说明了还有其他条件引起本病的发生。如细菌感染、营养不良、身体虚弱、应用抗癌药物、长期应用肾上腺皮质类激素、缺氧、妊娠等。

【分类】

急性病毒性心肌炎的分类，目前并不一致。现简述于下。

（一）按病程的长短分类

1. **急性期**　近期发病，病程在 6 个月以内。根据临床表现分为：

（1）轻型：又称隐袭型，心脏损害的临床表现不明显。

（2）心力衰竭型：主要表现为左心衰竭。

（3）心源性休克型：主要表现为低血压、休克。

（4）心律失常型：主要表现为各种不同的心律紊乱。

（5）猝死型：表现为突然死亡。

2. **恢复期**　病程在 6 个月以上，随着病情的好转，心电图也逐渐恢复正常。

（1）慢性型：病程在 1 年以上，但可反复发病，迁延不愈。

（2）后遗症型：曾在几年前患病，无临床表现，但有心电图异常，可能发展成扩张性心肌病。

分型是人为的划分，各型之间并无严格的界限。各型之间，可相互演变，轻型可以变为重型，各型之间可以重叠。如心力衰竭、心源性休克时也可以出现心律失常。

（二）按病理改变分类

1. 根据病变发生的范围

（1）局限性：即心肌的局部受累。

（2）弥漫性：即心肌广泛受累，心脏扩张、心肌松弛。

2. 根据病变的组织学改变

（1）以心肌细胞为主的心脏病变。

（2）以心肌间质为主的心脏病变。

【临床表现】

临床表现的严重程度，取决于致病病毒的种类、被感染者机体的反应、病变范围的大小、病变的严重程度等。故急性病毒性心肌炎临床表现轻重不一，轻者可无任何心脏受累的症状；重者可因心力衰竭、心源性休克、严重的心律失常，而且可发病不久即危及生命。

（一）轻型

约有 50% 有上呼吸道感染的临床表现，如发烧、咽痛、咳嗽，全身不适或酸痛、食欲不振、腹部不适、腹泻等。心电图可有一过性异常，大多数病人痊愈。少数病人可在 1~3 周后出现心肌受损的症状。

（二）心力衰竭型

此型以心力衰竭为主，多见于左心衰竭，也可发生右心衰竭或全心衰竭。表现为胸闷、气促、心悸、咳嗽、咳白沫痰，重者则为粉红色泡沫痰。不能平卧，体检可发现心脏扩大、心音低钝、心率快，可有奔马律及心尖部收缩期吹风样杂音，肺部有啰音,若同时累及右心,则有颈静怒张、肝大、下肢浮肿。此多见于心肌广泛损害。

(三) 心源性休克型

此型主要表现为低血压、休克。表现为烦躁不安、面色苍白、出冷汗,四肢厥冷、发绀,心率快、心音弱,可出现钟摆律。脉搏细弱,有时不能触知。血压低甚至不能测到。此多见于心肌广泛损害。

若合并Ⅲ度房室传导阻滞,心率则不快。

若合并心包积液,产生心包压塞,可出现血压降低,但可出现颈静脉怒张,此点值得注意。

(四) 心律失常型

此型主要表现为心律失常,其他心脏病的症状不明显。心律失常以室性期前收缩最常见。房室传导阻滞以Ⅰ度常见,亦可有Ⅱ度及Ⅲ度,多在经治疗后消失。但也可常伴有束支阻滞。Ⅲ度房室传导阻滞可永久存在需按起搏器,此多提示心肌广泛受损。

产生心律失常的原因,可能与心肌细胞膜性质改变、心肌纤维化、坏死心肌中有存活的细胞等有关。

(五) 猝死型

平时无不适,可突发心室颤动、心脏停搏而死亡。此为青少年猝死原因之一。

【辅助检查】

(一) 实验室检查

1. 血常规检查　多无异常发现,可有白细胞轻度增高,血沉增快。

2. 心肌损害标志物检查　可有肌酸激酶 (CK)、CK-MB、乳酸脱氢酶 (LDH)、门冬氨酸转移酶 (AST)、羟丁酸脱氢酶 (HBDH)、肌钙蛋白 I (TNI) 及肌钙蛋白 T (TNT) 等在血中升高。参阅本书"急性心肌梗死"部分。

3. 血清病毒抗体测定　这是诊断本病常用的实验室检查方法。发病 2~3 周后,血清抗体滴度较发病初期高出 4 倍,或 1 次检查≥1:640 为阳性,有诊断意义。

4. 免疫学检查　可有自然杀伤细胞 (NK) 减低,α-干扰素效价降低而γ-干扰素效价增高,抗核抗体、类风湿因子可呈阳性,但对本病的诊断意义不大。

5. 分离病毒　从血液、粪便、咽拭子、心肌活检中分离病毒,虽有诊断意义,但多不做此项检查。

(二) 心电图检查

此为诊断急性病毒性心肌炎的重要方法之一。其主要的表现为:

1. 传导阻滞　如 P-R 间期延长,束支传导阻滞,病变严重者可出现Ⅱ、Ⅲ度房室传导阻滞。

2. Q 及 S 波　可出现时限延长，波形可有切迹，电压降低。

3. ST 段　ST 段多表现为下移，若有心内膜下心肌损害，心包炎时，ST 段可上移。

4. T 波　T 波低平或倒置，亦可显示为冠状 T 波。ST-T 波改变与病变的改变相平行。

5. Q-T 间期　Q-T 间期延长，但不是都会出现这种现象。

6. 心律失常　以期前收缩、阵发心动过速、心房颤动及心房扑动多见。

心电图对各种病因引起的心肌炎可有同样的表现，因此不能作为引起心肌炎病因的唯一诊断指标。

（三）超声心动图检查

在轻型心肌炎超声心动图检查无改变，在严重者可有下述异常。

1. 左室收缩功能减低　多见于弥漫性心肌病变，表现为左室腔有不同程度的扩张，心肌收缩力减低，EF 值明显减低。

2. 左室舒张功能减低　表现为 A/E 比值增大，左房扩大。

3. 节段性室壁收缩功能减低　此见于心肌限局性病变。

4. 心肌回声反射不均，厚度短暂增加。

5. 可有心包积液，可有附壁血栓。

（四）放射性核素检查

以 ^{201}Tl，^{99m}Tc 标记异腈类化合物，作静脉注射可被心肌细胞摄取而使心肌显影，称为心肌灌注显影。以了解心肌炎是局灶性还是弥漫性。

以放射性核素 ^{67} 镓（^{67}Ga）做心肌扫描，因 ^{67}Ga 对炎症性病灶有一定的亲和力，故心肌内出现此种物质说明有感染存在。

（五）心肌活检

常不需做此项检查。

261

【诊断及鉴别诊断】

（一）诊断

1987 年中华医学会提出的《成人急性病毒性心肌炎诊断参考标准》草案录于下，供参考。

1. 在上呼吸道感染、腹泻等病毒感染后 1~3 周内或急性期中出现心脏表现（舒张期奔马律、心包摩擦音、心扩大等）及（或）充血性心力衰竭或阿-斯综合征者。

2. 上述感染后 1~3 周内或发病同时新出现的各种心律失常而在未服抗心律失常药物前出现下列心电图改变者：

（1）房室传导阻滞或窦房阻滞、束支传导阻滞；

（2）2 个以上导联 ST 段呈水平型或下斜型下移≥0.05mV，或多个导联 ST 段异常抬高或有异常 Q 波者；

（3）频发多形、多源成对或并行早搏；短期、阵发性室上速或室速，扑动或颤动等；

（4）2 个以上以 R 波为主的导联 T 波倒置，平坦或降低<R 波的 1/10；

（5）频发房早或室早。

注：具有（1）至（3）任何一项即可诊断。

具有（4）或（5）或无明显病毒感染史者，要补充下列指标以助诊断：①房室收缩功能减弱（经无创或有创检查证实）；②病程早期有 CPK、CPK-MB、GOT、LDH 增高。

3. 如有条件应进行以下病毒学检查：

（1）粪便、咽拭子分离出柯萨奇或其他病毒及（或）恢复期血清中同型病毒抗体滴度较第一份血清升高 4 倍（双份血清应相隔 2 周以上）或首次滴度>640 者为阳性，320 者为可疑；

（2）心包穿刺液分离出柯萨奇或其他病毒等；

（3）从心内膜、心肌或心包分离出病毒或特异性荧光抗体检查，多无此必要。

4. 对尚难明确诊断者可长期随访，在有条件时可做心肌活检以帮助诊断。

5. 在考虑病毒心肌炎诊断时，应除外甲状腺功能亢进症、β-受体功能亢进症及影响心肌的其他疾患如风湿性心肌炎、中毒性心肌炎、冠心病及代谢性疾病等。

一般说来，根据临床表现，心电图及心肌酶谱的检查，对本病的诊断并不困难。但如何在发病的早期作出诊断并不太容易。在上呼吸感染、腹泻的年轻患者，若能检查发现发烧与脉搏增快不平行，即脉搏增快相对较明显，心音弱、听到明显的第 3 心音或奔马律，血压偏低，及时作心电图及心肌酶谱检查，可早期提供诊断本病的有意义的线索。

（二）鉴别诊断

1. 风湿性心肌炎　多有链球菌感染的病史，如急性扁桃体炎。心肌炎的临床表现、心电图及心肌酶谱等检查与急性病毒性心肌炎无明显的差别。但风湿性心肌炎多伴有游走性关节痛、结节性红斑，心脏听诊可发现心尖部雷鸣样杂音，抗链"O"滴度增高。而抗病毒抗体阴性。此不见于急性病毒性心肌炎，可资鉴别。

2. 中毒性心肌炎　本病是由于毒素或毒物引起的心肌炎症。常见的毒素与毒物有：

（1）细菌毒素引起的感染性心肌炎：如白喉、伤寒。

（2）生物毒素引起者：如蛇毒、毒蕈。

（3）药物引起者：如吐根素、锑制剂。

（4）化学物质引起者：如一氧化碳（CO）、汞。

这些毒物和毒素可引起心肌炎症改变、心肌细胞变性坏死、间质纤维化，临床有心肌炎的表现。但多有明确的病因，有别于急性病毒性心肌炎。

【治疗】

（一）一般治疗

1. **休息**　病毒性心肌炎无特效的药物，而体力活动对本病显然不利。很好的休息对本病的治疗至关重要，特别是有心脏扩张、心悸、心律失常、低血压，应严格卧床休息，直到病情好转。心电图基本正常、心肌酶正常。通常需休息 2~3 个月，并随时观察心电图及心肌酶的改变。若不恢复，应适当延长休息时间。

2. **改善心肌代谢的药物**

（1）维生素 C：3~5g，加入 5%~10% 葡萄糖溶液中，静脉滴入，每日 1 次。

（2）能量注射液：此为复合剂，每支含辅酶 A 50 单位、三磷酸腺苷（ATP）20mg、胰岛素 4 单位，每日 1~2 支，溶于 10% 葡萄糖 500ml 中，静脉缓慢滴入，注意发生低血糖。

（3）环磷酸腺苷（cAMP）：本品为蛋白酶激活剂。20mg，溶于 10% 葡萄糖溶液 500ml 中，静脉缓滴入，每日 1 次，15 次为 1 疗程。

（4）辅酶 Q10：本品为代谢激活剂。10mg，肌肉注射，每日 1 次。15 次为 1 疗程。

（5）细胞色素 C：15~30mg，溶于 5%~10% 葡萄糖溶液中，静脉缓慢滴入，每日 1 次。本品可引起过敏反应，应先做皮试。

（6）1，6-二磷酸果糖：本品可改善心肌细胞代谢，增加心肌能量。用量 5g，加于 10% 葡萄糖溶液 250ml 中，静脉滴入，每日 1~2 次。

上述改善心肌代谢的药，尚难定其疗效，可选择 1~2 种应用。应缓慢静脉滴注以防发生心力衰竭，同时需注意其他反应，如过敏反应。

（二）抗病毒药物治疗

1. **无环鸟苷**（阿昔洛韦，Aciclovir，Acyctovir）：本品对水痘—带状疱疹病毒效果较好。干扰聚合酶、抑制病毒 DNA 复制。用量：口服 200mg，每 4 小时 1 次，可连用几天。静脉滴注，1 次用量 5mg/kg，加在 5%~10% 葡萄糖溶液 100ml 中，滴注时间为 1 小时，每 8 小时 1 次。肝功能异常、孕妇禁用。可有低血压、胃肠道反应、神志障碍等。

2. **利巴韦林**（Ribavirin，病毒唑）：本品对流感病毒、疱疹病毒效果较好。用量 0.8~1.0g/d，分 3~4 次口服，可连用 7 日。肝功能异常、白细胞减少、孕妇禁用。

此外尚有金刚烷胺、吗啉胍等。这些抗病毒药物，对治疗急性病毒性心肌炎疗效均不显著。

（三） 抗菌药物治疗

因细菌感染常为病毒感染创造条件，故应该应用抗菌药物。

（四） 肾上腺皮质激素治疗

这类药物可抑制干扰素的形成，有利于病毒的繁殖，一般主张发病 10 日内不宜应用。但若发生严重的心律失常、心力衰竭、休克的危重病人，多主张仍可应用，从临床观察利大于弊。

用量应根据病情而异，常用量：

地塞米松（Dexamethasone，氟美松）：10mg，静脉小壶滴入，每日 1~2 次。

甲基强的松龙（甲基泼尼松，Methylprednisone）：40~80mg，静脉滴入。

氢化可的松 100~300mg，加入 5%~10% 葡萄糖溶液中，静脉滴入。此为乙醇溶液，对酒精过敏者可改用琥珀酸钠氢化可的松。每支 135mg，相当于氢化可的松 100mg。

上述药物可选用其中 1 种，待病情好转后可改用口服强的松 10~20mg，每日 2 次，后逐渐减量。在大量应用这类药物时注意副作用、禁忌证。

关于严重心律失常、心源性休克、心力衰竭，请参阅本书急性心肌梗死及其他有关章节，不在此重复。

急性心包炎

诊断	胸前区痛、心界扩大、心音遥远、心包摩擦音，心电图、超声心动图可有异常发现
鉴别	急性右室梗死、急性肺梗死
治疗	病因治疗、必要时心包穿刺

【概述】

急性心包炎是指由于各种致病因素引起急性心包炎症，是一个综合征。

【分类】

（一） 根据病因分类

1. 非特异性　原因不明，可能与病毒感染有关。

2. 感染性　如病毒、细菌、霉菌、寄生虫（阿米巴）等感染引起。

3. 伴全身疾病

（1）结缔组织病：如系统性红斑狼疮、风湿热、皮肌炎等。

（2）代谢性疾病：如尿毒症、黏液水肿、痛风。

（3）邻近器官疾病：如急性肺梗死、急性心肌梗死。

4. 肿瘤

（1）原发性：如心包间质瘤。

（2）转移性：如肺癌转移。

5. 药物性：如肼苯达嗪、普鲁卡因酰胺。

6. 物理因素：如放射性、外伤性。

（二）根据病变的性质

1. 纤维蛋白性

2. 渗出性

（1）浆液纤维蛋白性：如结核、结缔组织病。

（2）浆液血性：如结核、肿瘤。

（3）出血性：如外伤、夹层动脉瘤破裂。

（4）化脓性：如金黄色葡萄球菌、肺炎球菌、变形杆菌等感染。

（5）乳糜性：如外伤、肿瘤，累及淋巴管。

[临床表现]

（一）与急性心包炎病因有关的疾病临床表现

如风湿性急性心包炎有发烧、游走性关节痛。尿毒性心包炎有肾功能障碍、贫血、高血压。

（二）纤维蛋白性急性心包炎

在心包腔中有纤维蛋白、白细胞及内皮细胞组成的渗出物，覆盖于心包的壁层及脏层。可为局限性也可为弥漫性，但多不会引起血流动力学改变。其临床表现主要是胸前区痛。心包仅壁层有痛觉感受器，主要在前面及下面。该病的临床表现如下：

1. 症状　胸前区疼痛是本病的主要的症状，其特点是：

（1）疼痛位于胸前区、胸骨下、剑突下。

（2）可放射到左肩、颈部及左臂。

（3）可只有轻度不适，也可为钝痛、胀痛、尖锐痛、剧痛、压迫感，有时很像急性心肌梗死。一旦心包内渗出液出现，疼痛减轻。

（4）与体位有关，体位改变、深呼吸、咳嗽可使疼痛加重。坐位、前躬位可使疼痛减轻。

2. 体征　在心前区可听到摩擦音,与心跳有关对本病的诊断有重要意义。此由心房及心室收缩、心室舒张早期快速充盈心室时,三个成分组成,称为三相摩擦音。由心室收缩及舒张构成,称二相摩擦音。由心室收缩引起者,称单相摩擦音。当有液体渗出少量时仍可听到,大量时则消失。此杂音持续几小时到几周。

(三) 渗出性急性心包炎

临床表现的严重程度取决于渗出液的多少、渗出液的性质、心包壁层是否增厚。临床的主要表现是由于心脏受压,舒张期受限,导致动脉压降低及体静脉压升高,当心包积液大时,压迫邻近器官引起的症状及体征。

1. 症状

(1) 压迫气管及肺脏,出现呼吸困难、咳嗽、声音嘶哑,严重者可出现哮鸣音。呼吸增快。

(2) 心脏受压,可出现心悸、心前区胀痛,颈静脉怒张引起四肢水肿、血压降低。

(3) 压迫食管,可出现吞咽困难。

(4) 压迫横膈、肝静脉及下腔静脉,使血液回流受阻,可发生门脉高压、肝脾肿大、腹水、下肢水肿。

(5) 因上腔静脉回流障碍,发生面部水肿、发绀。

2. 体征

(1) 颈静脉怒张。

(2) 心脏向两侧扩大。心尖搏动减弱或消失,心尖搏动位于心脏浊音界以内,心音遥远。

(3) 可触到奇脉,奇脉的产生常说明右室终末舒张压与心包内压力相一致。对诊断心包积液是一个有意义的体征,这也说明已有心包压塞。

(4) Kussmaul 征,因心包积液,心包压力增加,右心房及右心室舒张受限,在吸气时右心不能相应接受吸气时增加的回心血量,颈静脉反而充盈更加明显。

(5) 因肺脏受压而出现 Ewart 及 Dressler 征,Ewart 征是心包大量积液有特异性的体征,因压迫左肺下叶,引起左肺下叶肺不张。在肩胛下语颤增强、叩诊浊音,并可听到支气管呼吸音。

Dressler 征,因心包积液压迫邻近肺组织,在胸骨下半部分出现实音。

(四) 急性心脏压塞

此因心包迅速积液、积血,使心包内压力迅速增加,导致心脏排出量减少,静脉回流障碍,出现所谓急性心包压塞三联征。即①动脉压降低;②静脉压升高;③心脏缩小而且安静。

正常心包由纤维心包及浆膜心包两部分组成。纤维心包是一个坚韧的结缔组织囊,心包内有 50ml 左右的清澈液体起滑润作用。心包内的压力为 $-2\sim+5$ mmHg。

正常右房、右室舒张期压力为 $3\sim4$ mmHg。

正常左房、左室舒张期压力为 $5\sim6$ mmHg。

当心包内压增加到+5~+6mmHg时，心包压塞的现象就可出现。若压力达左室舒张压水平，就会发生排出量降低，从而引起交感神经兴奋，表现为心率增快、心肌收缩力加强，射血分数增加，以代偿因心脏充盈受限而引起的心排出量的降低。若心包内压力继续升高超过其代偿能力，则心排出量明显下降，出现器官灌注不良，特别是冠状动脉灌注不良，心电图可出现电机械分离，最后停搏。

因心包是坚韧的结缔组织组成，短时间内不会出现代偿性扩张。故突然心包内增加200ml液体或血液，其中压力可急剧上升，出现严重的心包压塞而致死。

当心包内的压力达15mmHg时，临床上出现休克现象。

急性心脏压塞发生的原因，常见者有：

（1）急性心包炎。

（2）心包内大血管、心肌损伤，如夹层动脉瘤破裂到心包、急性心肌梗死心肌破裂。

（3）心脏有创性检查，如心脏活检、心脏导管检查。

（4）外伤、手术创伤。

1. 症状　表现为呼吸困难、烦躁不安、面色苍白、出冷汗、神志障碍，处于休克状态。

2. 体征　颈静脉怒张、奇脉，血压下降、脉压小，脉细弱。心尖搏动不明显、心音弱。可有肝脏肿大、下肢浮肿。

[辅助检查]

（一）实验室检查

1. 常规检查　因病因不同，常规检查变化很大，如由于化脓菌感染引起的急性心包炎，血白细胞可明显增加，反之由结核菌引起者，则血白细胞可不增多。

2. 心肌损伤标志物检查　一般正常，但也可有CK-MB轻度升高。不能用CK-MB作为与急性心肌梗死的鉴别指标。见本书急性心肌梗死。

3. 心包渗出液检查　此检查对发生急性心包炎的病因很有帮助。

（1）浆液纤维蛋白性心包渗液：外观为黄色半透明液体，细胞数多在（0.2~0.5）×10^9/L，蛋白含量在30~50g/L。见于结核性、胶原性、病毒性、非特异性心包积液。

（2）浆液血性心包渗液：外观呈洗肉水样，红细胞多在（5~10）×10^9/L。见于结核、肿瘤引起者，以肿瘤引起者多见。肿瘤引起者抽出的血易凝固。液中可找到瘤细胞。结核引起凝固较慢。

（3）血性：外观呈血样，红细胞多在（5~10）×10^9/L以上。红细胞与白细胞之比与血液中相似。见于外伤、肿瘤、夹层动脉瘤破裂、急性心肌梗死心脏破裂。

（4）化脓性心包渗液：外观呈脓样，白细胞多在（5~10）×10^9/L。金黄色葡萄

267

球菌引起者，渗液较稠且呈浅黄色。链球菌引起者有渗液较稀薄。肺炎球菌引起者渗液较浓色深。渗液涂片、培养可找到致病菌。

（5）乳糜性：外观呈乳状，镜下可见大量的脂肪滴。见于外伤、肿瘤引起的淋巴管破裂。脂肪含量 0.4~4.0g/dl。

（二）心电图检查

急性心包炎的心电图改变，大致如下：

1. 早期　除 aVR ST 段降低外，各导联 ST 段均抬高，T 波直立。

2. 发病几天后　ST 段下降到基线，各导联 T 波平坦、双相、倒置。但 aVR 的 T 波直立。

3. 心包炎预后　T 波改变可持续数月而后恢复正常。

4. 有心包积液后　因心肌产生的电流通过有渗出液的心包，发生短路，而发生低电压。

急性心包炎与急性心肌梗死心电图表现不同处：

（1）ST 段抬高，在急性心包炎除 aVR 外均抬高，而急性心肌梗死只限于某些导联。

（2）急性心包炎 ST 段弓背向下，而急性心肌梗死多弓背向上。

（3）急性心包炎不会出现病理性 Q 波。

（三）超声心动图检查

正常人心包有液体 50ml 左右，超声不能探知。若心包中液量增加，通过心包内有无回声液性暗区可确诊。关于心包内积液量的估计，大致如下：

（1）少量心包积液（<200ml）于左室后壁舒张期有 1.0cm 液性暗区。

（2）中等量心包积液（200~500ml）于心脏舒张右室前壁与胸壁之间有 0.5~1.0cm 的液性暗区，左室后壁与肺组织之间有 1.0~1.9cm 液性暗区。

（3）大量心包积液（>500ml）　在右室前壁前面，左室后壁的后面，心包的液性暗区>2.0cm。

（四）放射性核素心脏血池显影

以 ^{99m}Tc 标记人血清蛋白静脉注射后扫描，若心包积液量大时，则心脏的血池影明显小于 X 线胸片的心脏影像。通常不需做此检查。

（五）X 线检查

（1）心包积液<250ml，胸片摄影无异常所见，但心脏透视时，心脏搏动减弱。

（2）心包积液>250ml，胸片可见心脏向两侧扩大。

（3）心包积液>1000ml，心影像呈瓶状、梨状。

（4）若短期复查心脏，心影迅速扩大，需与左心衰竭鉴别，一般有下列现象：

心扩大+肺纹理少，见于心包积液；

心扩大+肺淤血，见于左心衰竭。

（六）心包穿刺检查

通过检查心包内的积液，可了解急性心包炎的性质、病因，对诊断及治疗都有很大的帮助。但若积液量不大，心包穿刺有一定的危险。

【诊断及鉴别诊断】

（一）诊断

（1）根据典型的临床表现，心电图改变、超声心动图改变，一般说来对诊断急性心包炎并不困难。

（2）确诊为急性心包炎后，需进一步确定两个问题，即：

1）有无心包压塞。

2）急性心包炎的发病原因。此常需做心包穿刺，化验心包渗液的渗液的性质。

（3）若心包穿刺液为浆液纤维素蛋白性或血性渗液，而尚未找到确诊的病时，应先按结核性心包炎治疗。

（二）鉴别诊断

常见的急性心包炎的鉴别，见表3-20。与急性心肌梗死、急性肺梗死等的鉴别见本章急性心肌梗死。

表 3-20　常见的急性心包炎的鉴别

项目	结核性	化脓性	非特异性	风湿性
病史	结核病史	败血症史	上呼吸道感染病史	急性风湿热
发烧	低烧	高烧	发烧较重	发烧不规则
冷汗	常有	常无	常无	常无
胸痛	轻	较重	较重	较轻
心包摩擦音	早期多见	早期多见	多见	较少见
心脏病理杂音	无	无	无	可有
抗链"O"	阴性	阴性或阳性	阴性	多为阳性
渗出液外观	稍浊、黄色或血性	脓性	浅黄色	浅黄色
渗出液白细胞	淋巴细胞为主	多形核为主	淋巴细胞为主	淋巴细胞为主
致病菌	结核菌	化脓菌	可能为病毒	链球菌感染后

【治疗】

（一）一般治疗

（1）卧床休息。

269

（2）胸痛可用止痛药物。

（3）为减轻渗出、防止心包粘连，在浆液纤维蛋白性、浆液血性心包渗出液可考虑应用强的松类药物。

（二）针对病因治疗

如为结核性应用抗痨药。风湿性应用抗风湿药物。化脓性根据细菌的种类，应选择适当抗菌药物。

（三）心包压塞的治疗

严重的心包压塞可引起血流动力学改变，对机体造成严重损害，甚至危及生命。其主要的治疗方法为心包穿刺。

心包穿刺术前准备

（1）扩充血容量：用血浆、血蛋白或生理盐水。扩容可延缓血流动力学迅速恶化。

（2）若血压已明显降低，可应用多巴胺、多巴酚丁胺、去甲肾上腺素，纠正低血压，可延缓出现缺氧。

（3）用超声心动图检查，标出穿刺进针点，或在超声检查引导下进行穿刺。

（4）在穿刺过程中需做心电图监护。

盲目做心包穿刺，死亡率可高达 20%，特别在心包积液量不大时。若在超声检查引导下，死亡率仅有 2%~5%。若前心包有 10mm 的液性暗区，则危险性很小。

穿刺应由有经验心脏科的医生进行，以免发生严重的并发症。在穿刺困难的病人，在胸部做小切口，放置导管，则安全性更大。

穿刺抽液不宜太快，放出液体 200ml，可使心包内压明显下降。若放液太快，可因心脏扩张，静脉血回流突然增加，而发生肺水肿。

缓解心脏压塞的指标：①心包内压力降到 $-3\sim+3$ mmHg；②奇脉消失；③心排出量增加；④升高的右房压下降，与右心室之间的充盈压分离。

心 律 失 常

【概述】

正常成年人的心律规整、心率平均 75 次/分，正常范围为 60~100 次/分。通常认为高于 100 次/分为心动过速，低于 60 次/分为心动过缓。

心率增快，心脏排出量（cardiac output, CO）增加，因 CO 与每搏心搏出量

(stroke volume，SV）及心率（heart rate，HR）有关。CO=SV×HR。如心率过快，心脏的舒张期过短，心脏充盈不足，SV 减少，则 CO 亦减少。在心率为 170 次/分时，CO 只有心率正常时的 1/2。若心率过缓，如低于 40 次/分，虽然心脏舒张期延长，有利于心脏的充盈，但因早已达到充盈的极限，故也可发生 CO 减少。两者均可引起血流动力学改变，导致供血及供氧不足，在临床上会出现一系列表现。

【分类】

心律失常的分类方法很多，现举例如下。

（一）按病因分类

1. 生理性　如健康人过度剧烈活动之后，心率可显著增快可达 170 次/分以上。

2. 药物性　如应用洋地黄、肾上腺素等之后。

3. 病理性　如心肌炎、心力衰竭。

（二）按激动起源分类

1. 激动起源异常

（1）窦性心律失常：如窦性心动过缓、窦性心律不齐、窦性停搏、窦房阻滞。

（2）异位心律失常

1）被动性：逸搏及逸搏心律。

2）主动性：期前收缩、阵发性心动过速、颤动、扑动。

2. 激动传导异常

（1）生理性传导障碍：如干扰性房室脱节。

（2）病理性传导阻滞：如窦房、房内、束支传导阻滞。

（3）异常传导途径：预激综合征。

（三）按发作时心率快慢分类

1. 快速心律失常

（1）过早搏动：房性、房室交界性、室性早搏。

（2）心动过速：窦性、室上性、室性。

（3）扑动和颤动：房性扑动、颤动，室性扑动、颤动。

（4）可引起快速心律失常的预激综合征。

2. 缓慢性心律失常

（1）窦性：窦性心动过缓、窦性停搏、阻滞及病态窦房结综合征。

（2）房室交界心律。

（3）心室自主律。

（4）房室传导阻滞。

（5）心室内传导阻滞。

【心律失常的发生机制】

（一）快速心律失常

1. 折返 折返发生的机制是心脏冲动的传导过程中，遇到两条通道，其中一条有单向传导阻滞，传导较慢。因此，冲动只能沿着另一条无传导障碍的通道前进。当冲动到达有单向传导阻滞的通路的远端时，冲动可以逆行传导原来有阻滞的那一条通道。当冲动逆行到近端时，原来无阻滞的通道，已恢复应激性，故冲动又可顺此通道产生第二次冲动，激动心室，而引起折返性早搏。若连续发生折返，则形成阵发性心动过速。

发生折返的必需条件要有两个或两个以上的通道，其中有一条有单向阻滞。原来单向阻滞的通道再次兴奋，从而发生折返。

2. 自律性增高 除窦房结外，在心房特殊分化的纤维、房室交界处、蒲肯野纤维，都有自律性。在正常情况下，心脏由窦房结发出冲动所控制，在某些情况下，如血中儿茶酚胺增加、电解质紊乱、心肌缺血、缺氧，以及药物，如洋地黄，这些可使潜在的心肌起搏点兴奋，发生异位起搏，引起心律失常。

3. 触发活动与后除极 触发活动需要由一个除极化波来触发。即在一次兴奋后，在心肌复极化完成之前或以后，再次发生除极，称为后除极或电位，此为一特殊的振荡电位。如果振荡电位的振幅达到阈电位，便可再一次激动心室引起收缩。多见于缺血性心脏病、低血钾、洋地黄中毒等。根据除极出现的位相，分为早发后除极化及迟发后除极化。

（1）早发后除极化：通常发生于动作电位的 2 相（平台相），故又称平台振荡，可发生一次激动，即早搏，也可在膜电位很低的情况下，连续发生激动，引起阵发性心动过速或颤动。发生的原因与 K^+ 的外流减少有关。

（2）迟发后除极化：通常发生于动作电位的 4 相，即膜电位完全复极后的振荡电位。当其振幅增大到阈电位时，可触发激动而发生早搏及心动过速。发生的原因为短暂的内向电流引起，主要与 Na^+ 有关。

（二）传导阻滞

指心脏某一部分，不应期异常延长，使冲动不能正常传导所致。若传导阻滞发生于窦房结与心房之间，称为窦房阻滞。若发生于心房内的阻滞，称为房内阻滞。若发生于房室之间，称为房室阻滞。若发生于心室内，称为室内阻滞。

传导阻滞可为一过性，间断发生及慢性。前两者可为器质性，也可由于迷走神经张力过高引起，后者则为器质性病变所致。

传导阻滞发生的机制主要有：

1. 组织结构的特点 房室交界区在形态上分为 4 个部分。

（1）过渡细胞带：位于房室束的后上方。

（2）房室结：位于房间隔的下部，冠状窦口的下方，约 8mm×4mm×1mm 大小。

272

在房室结内的心肌纤维比较少，交织成网状迷走样结构，故其传导速度显著减慢。冲动在结区的传导速度约 20~200mm/s。

（3）穿透房室束：又称穿隔部，为希氏束的穿隔部分。

（4）分支房室束：HiS束分出左束支及右束支，即分支的起始。

由于此区的特点，在房室结内冲动传导慢易发生阻滞。

2．由于传导递减 在冲动的传导过程中，动作电位的波幅逐渐降低，除极速度也逐渐减慢，称为递减传导。严重者可发生完全性传导阻滞。在正常情况下，可见于房室交界处。在病理情况下可发生在心脏任何传导部分。

3．由于不均匀传导 传导组织中邻近的心肌细胞，如果受抑制及损害的程度不同，则递减传导的程度也就不一致，除极波也极不规则，导致传导速度减慢，称为不均匀传导，最易发生在房室交界区。

4．单向传导阻滞 指冲动只能向一个方向传导，反方向发生阻滞或传导减慢，在病理情况下，凡能引起非对称性抑制因素，都可导致单向传导阻滞，这是产生折返激动的必要条件。

（三）快速心律失常对重要器官供血的影响

如对脑、冠状动脉及肾动脉的影响，列于表 3-21。

表 3-21　快速心律失常对重要器官的影响

项 目	脑动脉	冠状动脉	肾动脉
室上速	14%	35%	18%
房颤(快)	25%	40%	20%
室速	45%~75%	60%	60%
频发房早	8%	25%	8%~10%
频发室早	12%	25%	8%~10%

【心律失常预后的判断】

273

不同心律失常预后的判断是值得临床上关注的问题，列于表 3-22。

表 3-22　心律失常预后的判断

项 目	缓慢性	快速性
Ⅰ致命性	心脏停搏	心室颤动、心室扑动
Ⅱ致命或可发展成致命性	病窦、莫氏Ⅱ型传导阻滞、完全性传导阻滞，心室率<40 次/分	室速、频繁发作的室速、心房扑动、急性心肌梗死室早>3次/分
Ⅲ无致命危险，但需治疗	Ⅱ度文氏传导阻滞、完全性传导阻滞，心室率>40次/分	频发房早、室早、室上速、房颤心室率快者
Ⅳ不需治疗	窦性早搏、Ⅰ度房室传导阻滞	偶发室早、房早、房颤心室率不快

【常见心律紊乱及其治疗】

(一) 窦性心动过速

此指成人心率超过 100 次/分而言。

1. 病因　常见者有：

(1) 生理性：如体力活动、情绪激动、惊吓、饮酒、喝浓咖啡等。

(2) 药物性：如服用麻黄素，应用肾上腺素、异丙肾上腺素、多巴胺等。

(3) 病理性：如甲状腺功能亢进、发烧、休克、心力衰竭、贫血等。

2. 临床表现　主要的临床表现为：

(1) 心悸，胸闷。

(2) 原发病的临床表现。

3. 依据窦性心动过速的伴随症状，对引起窦性心动过速的原发病，可提供有用的诊断线索

(1) 窦速+出汗，常见于甲状腺功能亢进、低血糖、嗜铬细胞瘤。

(2) 窦速+发热，常见于甲状腺功能亢进、感染。

(3) 窦速+面色苍白，常见于贫血。

(4) 窦速+发绀，常见于各种原因引起的缺氧。

(5) 窦速+呼吸困难，常见于心、肺功能不全。

(6) 窦速+低血压，常见于休克、心肌炎、心包压塞、肺栓塞。

(7) 窦速+高血压，常见于嗜铬细胞瘤。

4. 心电图表现

(1) 成年人，心率在 100 次/分以上。

(2) 窦性 P 波，可重叠前一个 T 波上。

(3) P–R 间期 ≥ 0.12 秒。QRS 波正常。

5. 治疗

(1) 病因治疗：治疗引起窦速的病因是治疗本病的关键。如休克引起者治疗休克，贫血引起者治疗贫血等。

(2) 防止其发生：在生活中，有些因素可引起窦性心动过速，如喝浓咖啡、浓茶、饮酒、吸烟等。如应用拟肾上腺药物，如麻黄素，也可使心率增加。

(3) 药物：一般无不适，不需处理，原发病治疗自然会恢复正常，但如因心率过快而感到不适时，可用 β–受体阻滞剂，如美托洛尔（倍他乐克，Metoprolol, Betaloc）；钙通道阻滞剂，如维拉帕米（异搏定，Verapamil, Isoptin）。从小剂量开始，不宜使心率降低太快，引起心动过缓。

(二) 窦性心动过缓 (窦缓)

此指成人心率低于 60 次/分而言。

274

1. 病因　常见者有：

（1）生理性：如老年人、运动员、迷走神经功能亢进。

（2）药物性：如洋地黄、β–受体阻滞剂。

（3）病理性：如甲状腺功能低下、梗阻性黄疸、病态窦房结综合征、高颅压、伤寒、白喉等。

2. 临床表现　主要有：

（1）头晕、乏力。

（2）心悸。

（3）心率低于 40 次/分，可诱发心绞痛、心力衰竭，甚至阿—斯（Adams-Stokes）综合征。

（4）高度窦缓为窦房结衰竭的表现，可发生心跳停搏。

3. 窦缓伴随症　对引起窦缓的原发病，可提供有用的诊断线索。

（1）窦缓+低体温，常见于甲状腺功能低下。

（2）窦缓+心绞痛，常见于缺血性心脏病。

（3）窦缓+黄疸，常见于严重梗阻性黄疸。

（4）窦缓+视乳水肿，常见于高颅压。

（5）窦缓+发烧，常见于白喉、伤寒。

（6）窦缓+异位心动过速，常见于快—慢综合征。

（7）窦缓+高血压，常见于高颅压。

（8）窦缓+小瞳孔，常见于吗啡中毒。

（9）窦缓+昏迷，常见于甲状腺功能低下危象。

4. 心电图表现

（1）成年人，心率在 60 次/分以下。

（2）窦性 P 波，P 波形态一致。

（3）P–R 间期固定且正常（0.12~0.20 秒）。

（4）常伴有窦性心律不齐。QRS 波正常。

275

5. 治疗

（1）病因治疗：此为主要的治疗方法之一。

（2）药物治疗：若无心脏排出量（CO）降低，临床无不适，一般不需要处理，若有 CO 降低或出现临床症状，可试用下列药物。

1）阿托品：用小量阿托品口服，严重者皮下注射，有一定的效果，在老年人特别有前列腺肥大的老年人，可发生排尿不畅，甚至不能排尿，此点应注意。

2）氨茶碱：口服。

3）麻黄素：口服。应注意发生高血压。

（三）病态窦房结综合征

此指因窦房结及其周围组织病变，导致起搏及冲动传出障碍，从而引起一系列心律失常和临床表现，本病也称窦房结功能不全。因其可交替出现心动过缓及快速心律失常，故又称心动过缓—心动过速综合征，简称快—慢综合征。

1. **病因**　常见者有：

（1）缺血引起的心肌损害：如缺血性心肌病、急性心肌梗死、原发性心肌病等。

（2）炎症引起的心肌损害：如病毒性心肌炎、风湿性心肌炎、系统性红斑狼疮心肌损害等。

（3）代谢障碍引起的心肌损害：如心肌淀粉样变、色素沉着症等。

2. **病理改变**　本病的主要病理改变为窦房结纤维组织增生，亦可伴有窦房结动脉病变。

3. **临床表现**　主要有：

（1）起病隐袭，进展缓慢。

（2）因中枢神经供血不足：出现乏力、头晕、眼花、眩晕、记忆力减退，反应迟钝、易激动。可发生阿-斯综合征。

（3）因心脏供血不足：出现胸闷、心悸、心绞痛、心功能不全、低血压。

（4）因肾脏供血不足：出现少尿或无尿。

（5）因胃肠道供血不足：出现食欲不振、恶心。

4. **心电图改变**　主要有：

（1）心率持续在 50 次/分以下，而非由于药物引起。

（2）常伴有窦房阻滞、窦性停搏、交界处逸搏等。

（3）可出现交替性阵发性室上速、房扑、房颤。在室上性心律失常发作终止后，窦性节律恢复缓慢。

（4）持久性缓慢异位节律。

（5）注射阿托品 0.04mg/kg 后，心率低于 90 次/分。

Rubenstein 根据心电图将病态窦房结分为 3 型：

Ⅰ型：窦性心动过缓（50 次/分以下）。

Ⅱ型：窦房阻滞、窦性停搏。

Ⅲ型：快—慢综合征。

5. **治疗**

（1）病因治疗：如缺血性心肌病、心肌炎、红斑狼疮心肌损害，治疗原发病对本病的治疗就很重要。

（2）药物治疗：一般心率在 50 次/分或大于 50 次/分，无临床症状，不需治疗。

若心率<50 次/分或虽达 50 次/分，但出现血流动力学改变，临床出现器官供血不全的表现，如脑供血不全，可考虑用下述药物进行治疗。

1）异丙基肾上腺素：以异丙基肾上腺素 1mg，加入 5%葡萄糖溶液 500ml 中，缓慢静脉滴入，随时调整用药量，使心率在 60 次/分左右，患者无器官供血不全的症状即可。在用药的过程中最好作心电监护。

2）可用麻黄素、阿托品、654-2、氨茶碱等可增加心率的药物，口服、静脉缓慢滴入或肌肉注射。在用药过程中注意所用药物的副作用。

（3）安装起搏器：若用药物治疗效果不好，因心率过慢而出现心功能不全、脑供血不足，应考虑安装起搏器。

（4）快—慢综合征的治疗：其治疗原则是以起搏器纠正心动过缓，以抑制心脏的药物，如洋地黄、胺碘酮、β-受体阻滞剂控制异位心动过速。若不安装起搏器而应用心脏抑制药物，可发生严重的心动过缓而危及生命。

（四）阵发性室上性心动过速（室上速）

此指起源于心房、房室交界处的心动过速。其病因、临床表现很相似，故统称为室上性心动过速。

1. 病因 常见者有：

（1）生理性：多见于儿童、青少年，因精神紧张、情绪波动而发病，无器质性心脏病。

（2）药物性：多见于洋地黄中毒、服用拟交感神经药物。

（3）病理性：多见于缺血性心脏病、风湿性心脏病、心肌炎、心肌病、甲状腺功能亢进等。

2. 临床表现 主要有：

（1）突然发作、突然中止的心悸，持续时间不等，从几秒到几天。可自行停止发作。

（2）感觉胸闷、心前区不适。

（3）精神紧张、焦虑。

（4）可有恶心、呕吐，在发作时出现。

（5）可有多尿。

（6）老年人，因脑动脉硬化，发作时因心脏舒张期太短，影响心脏排出量（CO），可发生晕厥。

（7）在有心脏病患者，可诱发心力衰竭，若已有心力衰竭可使其加重，甚至可发生急性肺水肿。

（8）脉搏快而齐，心音强弱一致。

3. 心电图改变 主要有：

（1）连续出现 3 个或 3 个以上的房性或交界性早搏，频率在 160~250 次/分，节律规整。

（2）若起源心房 P′波型正常，P′-R 间期<0.12 秒，P′-P′间期相差不超过 0.01 秒。

（3）若起源于房室交界处：①可见逆行 P′波在 QRS 之前，P′-R 间期<0.12 秒；②P′在 QRS 之后，则 R-P′间期<0.20 秒；③若 P′ 在 QRS 之内，则 P′缺如。

（4）QRS 波型正常，若发生室内差异传导时，可出现宽大的 QRS 波。

（5）若心率过快，因 P′波与 T 波重叠不易辨认。

277

窦性心率可很快，若达 170~180 次/分以上时，与室上速鉴别较困难，列表于下供参考，见表 3-23。

表 3-23　窦速与室上速的鉴别

项　目	窦　速	室上速
病史	多无心脏病史	多有心脏病史
症状	心悸、胸闷相对较轻	较重
心室率	多<140次/分	多>180次/分
发作与终止	逐渐发作与终止	突然发作与终止
心律	可略有不齐	绝对齐
与运动关系	有	无
P波	窦性P波	异形P′,P′可倒置
P-R间期	>0.12秒	<0.12秒,或无法测量
QRS波	正常	正常或增宽
刺激迷走神经	改变心率不大	可使发作突然终止

室上性心动过速可伴有差异传导，而发生宽大的 QRS 波形，有时需与室性阵发性心动过速鉴别，见表 3-24。

表 3-24　室上速伴宽大 QRS 波与室速的鉴别

项　目	室上速伴宽大QRS波	室　速
病史	可有心脏病史	多有心脏病史
症状	相对较轻	较重
心室率	多在180~240次/分	多在120~200次/分
心律	绝对规整	基本规整
心音强度	第一心音无改变	有改变
P波	异形P波	窦性P波,但不易辨认
QRS波	可呈右束支阻滞图形	宽大,畸形
T波	与立波方向相同	相反
夺获	无	有
刺激迷走神经	可突然终止	无效
食道导联	异形P波与QRS有关	窦性P波与QRS无关
血流动力学改变	多无	多有

（6）变异情况

1）在伴有不完全传导阻滞时，若比例固定为 2:1，则心室率不快而且均匀，在听诊时易误诊为窦性心律；若比例不固定，如 2:1、3:1 规则下传，则易误认为心房颤动。

2）若伴有束支阻滞、预激综合征或室内阻滞时，因 QRS 形态发生变化，心电图较难与室性阵发性心动过速鉴别。其主要的鉴别方法为比较发作前的心电图，为房性或交界性早搏，还是室性早搏，以前有无束支阻滞、预激综合征，或室内阻滞。

3）室上性阵发性心动过速，在有洋地黄类药物中毒或低钾血症时，可发生房室分离。心房由房性异位节律所控制，而心室由房室交界处或心室自主节律所控制。

4）多源性房性心动过速，多见于缺氧、心肌缺血、冠心病、肺心病等。

4. 鉴别诊断

（1）窦性心动过速：心率较少超过 150 次/分，压迫颈动脉窦时可使心率减慢，体位变换、运动均对心率可发生影响，深呼吸可出现窦性心律不齐。心电图呈窦性 P 波。

（2）室性阵发性心动过速：心率很少超过 200 次/分。可稍有不齐，压迫颈动脉窦不能转变为正常节律，QRS 波形呈右束支传导阻滞者少见。各胸导联的 QRS 波群均向下或向上，V_6 呈 QS 或 RS 时，多提示系室性心动过速，可有室性夺获和室性融合波，并可有房室脱节现象。

（3）心房扑动：房率为 250~350 次/分，心电图上可有锯齿形的 F 波，而心室率多为 160 次/分左右。压迫颈动脉窦不能转变为正常节律，但可按此例改变心室率，对 F 波无影响。

（4）心房颤动：心室律绝对不齐，有脉短绌。心电图上 R-R 间期不等，P 波消失，代之以不规则的 f 波，压迫颈动脉窦可使心室率减慢一些。

5. 治疗

（1）刺激迷走神经：兴奋迷走神经使房室结内慢通道传导减慢而终止发作，适用于年轻人，无器质性心脏病、高血压，而且窦房结功能良好的患者。此对窦房结、房室结及旁道折返性心动过速有一定的效果。由于自律性增高及并行心律性心动过速效果不好。常用的方法有：

1）乏塞乏动作（Valsalva's act）：嘱病者紧闭声门时做用力呼气动作。最好使胸腔压力保在 40mmHg 正压并维持 10~20 秒。动作停止，胸腔压力突然下降，心室充盈恢复，血压升高，使迷走神经兴奋增高以终止室上速。约 50% 的病人有效。

2）用压舌板刺激咽部使病人恶心、呕吐。

3）压迫眼球：卧位，让病人眼向下看，以手指自眶下压迫眼球上部角膜上方的巩膜，使病人略有胀痛即可，不能用力过大，每次压迫 10~20 秒，若无效隔 10~15 分钟可再重复 1 次。在压迫眼球时，同时听诊心脏，若已恢复正常心律立即停止压迫。有青光眼及其他眼病者禁用此法，高度近视亦不宜用此法。此为刺激球后副交感神经末梢而起作用。

4）压迫颈动脉窦：卧位，先压迫右侧，若无效，再压迫左侧。在颈动脉窦作压迫按摩动作，每次 10~20 秒。若无效，隔 2~3 分钟再压迫 1 次。每次只能压迫一侧。压迫时同时听诊心脏，若心律恢复正常，立即停止压迫。老年人，有脑血管病患者，颈动脉有硬化、颈动脉有杂音、颈动脉窦过敏患者，不宜应用。

（2）药物治疗　常用的药物有以下几种：

1）升压药物：此适用于在发作时，有血流动力学改变、血压过低者。以新福林，5mg，用 5%~10%葡萄糖溶液 20~50ml 稀释后，缓慢静脉滴入。一般说来，使收缩上升较原来高 30mmHg 左右，即可达到治疗目的，在用药过程中，要密切注意血压的变化，不应使其上升过高，当达到所需的高度时，即停止用药，同时注意心率及心律的改变。其作用为通过使血压上升，刺激主动脉弓的压力感受器，反射性使发作停止。在原有高血压、冠心病、心力衰竭、脑血管病，老年人禁用此种方法治疗。

2）洋地黄类药物：在非洋地黄引起者、有心力衰竭者，可用西地兰 0.2~0.4mg，加于 5%~10%葡萄糖溶液中，静脉缓慢注射。若无效，过 2~3 小时后，可再重复 1 次，在用西地兰后，再用刺激迷走神经的方法，则可能有效。

3）维拉帕米（异搏定）：此为钙通道阻滞剂，可抑制细胞膜 Ca^{2+} 内流，抑制窦房结及房室结动作电位产生，减慢房室传导。适用于房室结及房室折返性心动过速。常用剂量为 5mg，加于 5%葡萄糖溶液 20ml 中，缓慢静脉注射（应有心电图监护）。若无效，隔 30 分钟后可再加 2.5~5mg。静脉滴注每小时 5~10mg，加于 5%葡萄糖溶液中。每日总量不超过 50~100mg。口服，40~80mg，每日 3 次。

此药禁与 β–受体阻滞剂合用及与心律平反复或交替使用。因其可加速旁通道传导，禁用于预激综合征并发房颤时。有心衰、房室传导阻滞、预激综合征者亦禁用。

4）普罗帕酮（心律平）：本品有明显的抑制动作电位 0 相除极。可明显延长心房、心室、蒲肯野纤维及旁路的传导。国内推荐，此药为治疗室上速的首选药物，对持续性及非持续性室速也有效。静脉注射的首次剂量为 70mg，于 5%~10%葡萄糖溶液 20ml 中，缓慢静脉注射。或加于静脉小壶内滴入。若无效可在 10~20 分钟后重复用药 1 次。严重的心功能不良、缓慢型心律失常、心肌疾病，低血压，也可致心律失常，应注意。

口服每次 100~200mg，每日 3 次，每日总量不超过 900mg。静注不超过 350mg/d。

5）由洋地黄类药物引起者，若血钾低者，应补钾。亦可应用苯妥英钠 0.1~0.2g，用注射用水 20ml 稀释后，做静脉注射。

（3）电转复，射频导管消融：在非洋地黄类药物引起的室上性心动过速，用上述方法治疗效果不好时，可考虑作直流电同步电转复。

若反复发作，用上述治疗方法不好时，可考虑射频导管消融。

（4）治疗原发病

（5）预防复发：根据病情可选用下述药物：

1）洋地黄。

2）异搏定。

3）β-受体阻滞剂等。

（五）心房扑动

此为较为少见的一种心动过速，为起源于心房内一种快速而规则的房性异位节律。频率在 250~350 次/分。大都以 2:1 的比例激动心室，极少数为 1:1。多为一过性，或转为心房颤动，或转为窦性心律。如持续两周不复律，则可能转为永久性。

发生的机制尚有争论，可能由于在心房内存在有微小激动的折返环。折返环产生的原因是局部组织的传导速度及不应期循环可以使激动在最短途径进行，使心房进行连续激动。

心房扑动由于折返环发生的位置不同而分为两型：

Ⅰ型：为典型的心房扑动，频率在 250~350 次/分，其折返环在右心房。

Ⅱ型：为非典型的心房扑动，频率在 400 次/分左右，其折返环在左心房。

1. 病因

（1）生理性：偶见于劳累、饮酒、精神紧张、情绪激动。

（2）药物性：可见于洋地黄类药物、奎尼丁中毒。

（3）病理性：多见于缺血性心脏病、心肌炎、风湿性心脏病、肺源性心脏病、高血压心脏病、甲状腺功能亢进、病态窦房结综合征。

2. 临床表现　主要有：

（1）多呈阵发性发作，突然发生也可突然终止。

（2）心悸、胸闷、胸部压迫感、胸痛。

（3）乏力、头晕，偶可引起血压降低而发生晕厥。

（4）因多数有心脏疾病，因而可引起心力衰竭及血流动力学改变。

（5）可有恶心、呕吐。

（6）当房室传导不固定时，心律不规则，第一心音可强弱不等。

（7）颈静脉可看到浅而快的搏动，为心室率的倍数。

（8）心室率慢者，听诊可发现轻而快的心房音。

（9）原发病的临床表现。

3. 心电图的表现　主要有：

（1）P 波消失，代以心房扑动波——F 波。F 波呈粗大锯齿样，其大小、间隔基本相同。

F 波所以呈锯齿样，因在扑动波中有两个相反的方向波组成。第一部分为心房的除极波，第二部分为心房的复极波，两部分交替出现，故呈锯齿

281

样。扑动波是不对称的，常为负波部分较明显，典型的扑动波在导联Ⅱ、Ⅲ、aVF 及 V_{1-2} 最明显。

（2）Ⅰ型频率为 250~350 次/分，Ⅱ型（非典型心房扑动）频率可达 400 次/分左右。

（3）心室率，因 F 波多以 2:1 下传，故心室率多>100 次/分，称为快速型心房扑动，若 F 波以 4:1 下传，心室率<100 次/分，称为缓慢型心房扑动。

（4）若房室传导比例固定，则心室率齐。若不固定，如在 2:1、3:1 之间变动，则心室率不齐。

（5）QRS 波形态。多呈室上型，QRS 间期小于 0.10 秒。若伴有差异传导、束支阻滞，则 QRS 增宽。

4. 鉴别诊断　快而规律的心房扑动需与窦性心动过速、阵发性心动过速相鉴别。快而不规律的心房扑动需与心房颤动相鉴别。鉴别的方法主要依靠心电图。

当心房扑动伴有差异传导、束支阻滞时，因为 QRS 波形异常，有时和心室性阵发性心动过速相鉴别有一定的困难。但若心室率>250 次/分时，则心房扑动可能性大。如颈静脉搏动快于心室律，压迫颈静脉窦可使心率突然减半，应考虑为心房扑动，尤其是当心室率减慢后，并显示出原来不易辨认的 F 波，诊断可以确立。若压迫颈动脉窦后，心律恢复为正常窦性节律，可以排除心房扑动的诊断。

5. 治疗

（1）病因治疗：因心房扑动多由于器质性心脏病所致，因此治疗原发病就特别重要。

（2）直流电复律：如条件允许，有完善的心肺复苏设备及有经验的心脏科医生，直流电复律是治疗心房扑动最有效的治疗方法。

在直流电复律要注意的问题：

1）若已应用洋地黄类药物，需停药 3 天。

2）测定血钾及血镁，若有低钾血症、低镁血症，应纠正到正常水平。

3）可应用 β-阻滞药物，如美托洛尔（倍他乐克）、普萘洛尔（心得安），口服 1 次。

4）电复律前，以安定静脉注射，逐渐增加剂量直至病人不能被唤醒，在给药过程中监测呼吸、血压、心率。作超声心动检查以确定左心房有无血栓形成。

5）在心脏转复时，需注意除颤器是否为同步放电的工作状态。电转复时电击能量从 25J 开始，如不能转复，可增加 50J。约有 95%的心房扑动可转为窦性心律。

6）转复正常心律后，常需用胺碘酮维持疗效。

（3）药物治疗：常用的药物如下：

1）洋地黄类药物（西地兰）：除洋地黄类药物中毒、并发预激综合征及高度房室传导阻滞外，本品治疗心房扑动使其心室率减慢，特别在有心力衰竭时，有良好的疗效。该药常使心房扑动转变为心房颤动，而后转为窦性心律，有效率在50%左右。若效果不好，可加倍他乐克。

2）心律平：可控制心房扑动，亦可转变为窦性心律。

3）胺碘酮：本品也有良好的复律作用，并对防止心房扑动复发有良好效果。

4）异搏定：可使心室率减慢，但多不能恢复正常心律，在并发预激综合征时，不用此药。

上述药物的用量及用法，可参阅阵发性室上性心动过速。

5）若病人心室率不太快，又无自觉症状，可用地高辛、β-受体阻滞剂减慢心室率，在心室率减慢后，也可考虑奎尼丁转复。若无效，可考虑电转复。

（六）心房颤动

此为一种常见的心律失常，可为阵发性，也可为持续性。

心房颤动发生的机制，至今并未搞清楚，可能由于各种原因引起心房复极不均，出现多处传导障碍，形成很多大小不等、速度不同的折返环，从而形成典型的心房颤动。其与心房扑动有密切关系。

1. 病因　常见者有：

（1）生理性：此可见于正常人，在情绪激动、精神紧张、剧烈运动、酗酒、吸烟时，可发生心房颤动。

（2）药物性：可见于应用洋地黄类药物、乌头碱类药物等。

（3）病理性：多见于风湿性心脏病有二尖瓣狭窄、缺血性心脏病、甲状腺功能亢进、心肌炎、心肌病等。

2. 临床表现　主要有：

（1）因心室律过快，出现明显心悸、胸闷、心前区不适。

（2）可因心脏排出量（CO）不足，发生头晕、乏力、焦虑、不安、血压下降，甚至可发生晕厥。

（3）可导致原有心脏病患者发生心力衰竭。

（4）心律绝对不整，可有脉短绌，第一心音强弱不等。

（5）未经治疗的心房颤动，心室率多在80~150次/分。

3. 心电图改变主要有：

（1）P波消失，代以f波。其大小、形态及间隔极为不同。

（2）f波的频率在350~600次/分。

（3）在Ⅱ、Ⅲ、aVF及V_1导联较明显。

（4）根据心室率的快慢，分为4型：

1）超速型：心室率>180次/分，常见于预激综合征合并房颤，可引起心力衰竭或原有心力衰竭加重、休克。

2）快速型：心室率在101~180次/分，常见于未经治疗的房颤，多由于器质性心脏病所致。

3）缓慢型：心室率≤100次/分，属稳定型。

4）过缓型：心室率<50 次/分，多伴有房室传导阻滞。

（5）根据 f 波的形态，分为 2 型：

1）细波型：f 波的波幅<0.1mV，多见于冠心病，持续房颤病程较久者。

2）粗波型：f 波的波幅>0.1mV，多在 0.3mV 以上，常见于风湿性心脏病二尖瓣狭窄，甲状腺功能亢进。

（6）根据房颤持续的时间，分为两种：

1）阵发性房颤：持续时间不到一个月，大部分在几分钟或几小时，发作与终止突然，多见于预激综合征，病态窦房结综合征（快—慢综合征）、甲状腺功能亢进。

2）持续性房颤：持续时间在一个月以上，多伴有器质心脏病，如风湿性心脏病二尖瓣狭窄、冠状动脉硬化性心脏病。R–R 间距不等心律绝对不齐，呈房颤的典型表现。

（7）房颤伴有宽大的 QRS 波时，其鉴别很重要，因为与治疗的关系很密切。其鉴别见表 3–25。

表 3–25　房颤伴有宽大 QRS 波的鉴别

项　目	房颤伴有束支阻滞	房颤伴有预激综合征	房颤伴有室内差异传导	房颤伴有室性阵发性心动过速
室率	不定	>180次/分	不定	140~180次/分
节律	绝对不整	绝对不整	绝对不整	基本规整
QRS波形	呈束支阻滞图形	可有预激波形	V₁呈右束支阻滞图形	多呈单相室性波形
QRS易变性	不变	易变	与时相有关	不变
室性融合波	无	无	无	可有
与药物的关系	慎用奎尼丁	禁用洋地黄	可用洋地黄	可用利多卡因等

室上性心动过速的发生机制，总结如下，见表 3–26。

表 3–26　室上性心动过速的发生机制

项　目	折　返	触发活动	自律性增高
窦性心动过速	？	？	+
房性心动过速	+	+	+
心房扑动	+		
心房颤动	+		
房室结心动过速	+	−	+

4. 鉴别诊断

（1）房颤若 f 波的波幅很小，在普通心电图甚至不易显示出来，此时易误诊为交界性心律，但前者心律不齐，而后者心律齐。

（2）房颤若 f 波的波幅粗大，有时易与心房扑动相混，但后者粗大的 F 波大小及间距一致，F-R 间距固定或呈规则性不整，心室率常规则。

（3）房颤伴有束支传导阻滞或预激综合征时，易与室性心动过速相混，应仔细分析心电图，最好与发作前的心电图相对照，对诊断有帮助。

（4）室上性心动过速，伴有不规则房室传导阻滞时，在肢体导联上，有时像心房颤动，但在 V_1 导联，多可发现规律的 P 波。

5. 治疗

（1）病因治疗：如甲状腺功能亢进引起者，治疗甲状腺功能亢进，缺血性心脏病引起者治疗缺血性心脏病等。

（2）若心室律不快，临床上又无明显症状者，不需特殊治疗，若心率快，又有明显的临床症状，如心力衰竭，则应积极处理。

（3）控制心室率：此为治疗心房颤动的第一步。常用的药物如下：

1）洋地黄类药物：对有心室快而又有心力衰竭者为首选药物。

A. 用量及用法：若原来未曾用洋地黄类药物者，可用西地兰 0.4mg，稀释于 5%~10% 葡萄糖溶液 20ml 中，缓慢静脉注射或加入输液小壶中滴入。若效果不好，隔 4~6 小时，再重复应用西地兰 0.2mg。

加用 β-受体阻滞剂，如倍他乐克，则效果好，但有心力衰竭、支气管喘息者慎用或禁用。

B. 应用洋地黄类药物的注意事项：

a. 房颤伴有预激综合征，禁用洋地黄类药物及异搏定，因其可缩短旁道的不应期及抑制房室交界区的传导，使房颤沿旁道传导，使心室率更快，QRS 波宽大畸形，而可诱发心室颤动。

b. 甲状腺功能亢进伴发房颤，主要应治疗甲状腺功能亢进，若有心力衰竭，可小剂量应用洋地黄类药物以控制心率，同时可加用小剂量 β-受体阻滞剂。

c. 急性心肌梗死伴发房颤及心力衰竭，在急性期 12 天内，多不主张应用洋地黄类药物，理由是缺血的心肌组织对洋地黄类药物反应不好，而且易发生中毒。正常的心肌在血中儿茶酚胺增加的情况下，已经使收缩力达到最高限度，若房颤引起心力衰竭，仍可小剂量试用。

d. 病态窦房结伴发房颤，若心室率不快，可不必处理，若心率快并引起心力衰竭时，可在按起搏器后，应用洋地黄类药物。

2）异搏定，5~10mg，加于 5%~10% 葡萄糖溶液 20ml 中，静脉缓慢注射。若无效，在 30 分钟后可重新注射 2.5~5mg。也可将本品 5~10mg，从静脉小壶中滴入。在用药过程中，需有心电监护。

3）β-受体阻滞剂，可使心室率减慢，而且副作用小。常用药物如倍他乐克，

25mg，口服，每日 3 次。有心力衰竭、支气管喘息、低血压者慎用或禁用。

4）胺碘酮，静脉注射 100~250mg，以 5%~10%或葡萄糖溶液 20ml 稀释后，缓慢静脉注射，需时 10 分钟，需心电监护；后改为 0.2g，口服，每日 2~3 次。对碘过敏、甲状腺功能亢进、严重房室传导阻滞者禁用。长期应用副作用较大，应注意。

（4）恢复窦性节律

1）适应证

a. 房颤持续未超过半年。

b. 心脏无明显扩大。心房内有无血栓。

c. 心肌受损较轻。

d. 甲状腺功能亢进已治疗，但房颤仍持续。

e. 用药前无心力衰竭。

2）药物转复

a. 奎尼丁：本品转复心律有一定的危险性，需住院在密切观察下进行。用药时心力衰竭基本控制，心室率在 80 次/分左右。用量及用法：奎尼丁 0.1g 口服，观察 1~2 小时，若无反应，再用 0.2g，每隔 2 小时给药 1 次，共 5 次，若无效，在第二天，给 0.3g，共 5 次，复律后维持量 0.2g 每日 3 次。在用药前后测血压，在大量给药时，应做心电监护。在维持给药时，定期做心电图检查。

本品副作用较多，除可有过敏反应外，对心脏、血压、胃肠道、中枢神经系统，都可能受到影响。故目前用此药来转变心房纤维较少。

b. 胺碘酮：本品可控制房颤，并可转变为窦性心律，安全性及副作用均较奎尼丁为优。

c. 心律平：亦有转复窦性心律的作用，但需时较久。

3）直流电复律：见心房扑动。

在转复前，需用抗凝剂，并做超声心动检查应特别注意确定左心房有无血栓形成。

4）防止复发：可用胺碘酮、心律平等。

（七）室性早搏（室早）

此为起源于希氏束以下的异位冲动而引起心室的过早搏动。这是最常见的心律失常之一。做 24 小时动态心电图监测（Holter）检查，有 60%发上的成年人可发现室早，但 24 小时多少于 180 次。

1. 病因　常见者有：

（1）生理性：可由于过度兴奋、精神紧张、焦虑等。

（2）药物性：多见于应用洋地黄、麻黄素、拟交感神经药物等。

（3）病理性：多见于缺血性心脏病、心肌炎、心肌病、急性心肌梗死、缺氧、酸中毒、电解质代谢紊乱等。

2. 临床表现　主要有：

（1）偶发者可有轻度不适。

（2）可发生心悸，自觉心律不齐、心停顿、心前区搏动感。

（3）频繁的室早或形成二联律、三联律时，可因心脏排出量（CO）减少，而发生脑供血不全，出现头晕，甚至发生低血压、晕厥。

（4）室早时，因舒张期过短心脏充盈减少而发生第一心音亢进，第二心音减弱或消失。在室早后有间歇。

（5）颈静脉在室早时可发现搏动增强。

室早是否影响血流动力学与每分钟室早出现的次数有关，室早在每分钟 20 次时，心脏排出量（CO）可减小 10%~15%。出现二联律、三联律时，心输出量可减少 15%~25%。若室早发生在有器质性心脏病时，则心排出量减少则较明显。

3. 心电图改变　主要有：

（1）提前出现在 QRS-T 波，其前无 P 波。

（2）QRS 波宽大，畸形，间期>0.14 秒。T 波方向与 QRS 波的主波方向相反。

（3）有完全的代偿期。

4. 根据心电图对室早的判断

（1）室早需与室上性早搏伴有差异传导相鉴别，见表 3-27。

表 3-27　室早与室上性早搏伴差异性传导的鉴别

QRS波	室早	室上性早搏伴差异性传导
相关P波	无	有
初始向量	与窦性不同	相同
形态	多为二相性	多为RSR′三相性
融合波	有	无
代偿间期	多为完全性	多为不完全性

（2）根据 QRS 波群的形态，对良性室早与恶性室早的鉴别，Schamaroch 提出下列标准，见表 3-28。

表 3-28　Schamaroch 对室早的分类

QRS波	良性室早	恶性室早
振幅	>20mm	<10mm
时限	<0.14秒	>0.14秒
切迹	无	多见
ST段等电位线	无	有
T波	倒置非对称性	对称性倒置呈高尖形

287

（3）Lown 对室早的分级，见表 3–29。凡属 3 级或以上多提示心肌病变广泛。

表 3–29 Lown 对室早的分级

分 级	心电图特点
0	无室性早搏
1	偶发室早，<30次/小时，或<2次/分
2	频发室早，≥30次/小时，或≥2次/分
3	多源性室早
4A	连续成对室早
4B	3次以上连续室早
5	R on T的室早

（4）良性室早的判断标准 有以下几项：

1）无心脏病史，常偶然发现。

2）临床无自觉症状，活动正常。

3）心脏不大，无器质性杂音。

4）早搏在夜间休息时多，活动后心率增快，早搏明显减少或消失。

5）心电图显示早搏为单元性，配对型，无 R 波落在 T 波上。无其他心电图异常。

（5）病理性室早的判定标准 有以下几项：

1）多源性、多形性及连发的室性早搏。

2）频发室早，尤其形成二联律者。

3）早搏的 QRS 波振幅<10mm。

4）早搏的 QRS 波时间>0.14 秒，甚至达 0.18 秒，并有明显切迹。

5）ST 段呈水平下降形，T 波与 QRS 主波一致。

6）室性并行心律型早搏有 80% 为病理性。

7）室性早搏及房性或交界性早搏同时存在。

8）有早搏后 ST–T 改变者。

9）过早提前的室早（R–R'<0.43 秒），尤其是 R on T 现象。

10）无感觉的室早病理性较多。

11）运动后心率增快后室早增多。

12）心肌损伤及心功能不全时出现室早肯定为病理性的。

病理性室早也称器质性室早，指具有器质性心脏病或其他异常情况的病人所发生的室早。符合上述一项或一项以上时，可视为病理性室早，但在临床上确定病理性室早时，应结合患者的心脏情况，综合判断。

5. 治疗

（1）若为偶发良性室早，心脏无器质性病变又无临床表现，不需治疗。

（2）若室早出现于急性心肌梗死、洋地黄中毒、心脏手术或心导管检查时，或有器质性心脏病发生多源性室早、成对及连续室早、R on T，为了防止发生阵发性室性心动过速，应积控进行治疗，常用的药物有：

1）利多卡因（Lidocaine）：以本品 50mg，静脉注射，或加于静脉小壶内滴入，若无效可隔 10 分钟后，重复上述剂量，后以 1~2mg/min，静脉持续滴入，直到室早消失，每小时总量不超过 300mg，待室早消失后，可以口服药物维持。

利多卡因作用快，安全有效。在严重心力衰竭、休克、房室传导阻滞禁用或慎用。

2）心律平、胺碘酮，对室早效果亦很好，多用于利多卡因无效的病人。

（3）对于良性室早，病人症状较明显者，可用下列药物：

1）β-受体阻滞剂，如倍他乐克 25mg，每日 3 次。对血流动力学有障碍者，哮喘患者、心力衰竭、肝肾功能不良慎用。若用药剂量大者，突然停药可诱发严重心律失常、心绞痛，以至猝死。血液浓度因个体差异用药后相差较明显。

2）慢心律：本品作用似利多卡因，100mg，口服，每 6~8 小时 1 次。对室早亦有较明显的疗效，本品可引起心动过缓、低血压、头晕、头痛、眩晕、恶心、呕吐等。

（八）阵发性室性心动过速（室速）

由希氏束、蒲肯野纤维系统的任何部位发生的异位搏动，连续 3 个，即室性心动过速。因其可发生明显的心脏排出量（CO）减少，故出现血流动力学改变，并可发展成致命的心室颤动，是临床上常见的一种严重心律紊乱，需及时进行治疗，多见于有严重器质性心脏病患者。

1. 病因 常见者有：

（1）生理性：偶见于无器质性心脏病患者，在劳累或剧烈运动后发生。

（2）药物性：多见于用洋地黄类药物、胺碘酮、锑制剂等。

（3）病理性：多见于缺血性心脏病、心肌炎、心肌病、风湿性心脏病、先天性心脏病等。

2. 分类 室速有不同的分类方法，简述于下：

（1）根据室速发作持续时间分类：

1）持续性室速：持续时间自 30 秒到几天，或室性早搏连续>100 次，不易自动终止，并可引起血流动力学改变。

2）非持续性室速：为短阵室速，持续时间<30 秒，室性早搏连续<100 次。可自动终止，对血流动力学影响不大。

3）反复性室速：反复发作时间很短，室性早搏连续 3~15 次。可自动终止，多见于年轻健康人。

（2）按室速发生的机制分类：

1）异常自律性：因膜电位降低，使不具有自律性的心肌细胞在舒张期发生自动除扳，而且除极的速度比窦房结的固有心率快。导致室性异位兴奋灶控制心室。

2）折返性：当冲动传导过程中出现单向阻滞，为发生折返激动的基础。

3）触发激动：与有些因素导致钙离子向细胞内流增加、钾离子外流减少等因素有关。

（3）按 QRS 的波形分类：

1）单形性室速：室速的 QRS–T 形态一致。

2）多形性室速：也称多源性室速，室速的 QRS–T 波形态不同。

3）双向性室速：室速的 QRS 波形方向，交替出现改变。

4）尖端扭转性室速：室速的 QRS 波呈宽大多形性，QRS 主波呈周期性绕基线扭转。

3. 临床表现　室速的临床表现的严重程度取决于室速发生的频率、持续时间的长短、有无血流动力学改变、心脏的基础疾病是否严重、有无心功能不全等。

临床表现主要有：

（1）心悸，突然发生突然终止。

（2）胸闷，心前区不适。

（3）可发生心绞痛，特别是冠心病患者。

（4）因血流动力学改变，可发生脑供血不全、低血压，甚至发生休克。可出现头晕、眩晕、乏力、四肢厥冷、面色苍白等。

（5）可发生心力衰竭而出现呼吸困难、肺水肿、下肢浮肿等。

（6）因肾脏供血不良而发生少尿。

（7）心室率一般为 150~200 次/分。

（8）颈静脉可发现巨型 A 波，搏动强弱不一。

4. 心电图改变

（1）早搏型　主要改变有：

1）心室率在 140~250 次/分。

2）呈室性早搏心室波。QRS 波宽大畸形。

3）有房室分离。

4）有心室夺获或室性融合波：此为临床上最常见的类型，可呈持续性也可呈非持续性。

（2）并行心律型　主要改变有：

1）心室率在 70~120 次/分。

2）有时心率可倍增或减半。

3）室速的第一个 QRS 波或室早与前一个基本节律之间的配对时间明显不等，相差>0.06 秒。QRS 波宽大畸形。

4）室速呈间歇一组一组出现：此为有两个独立的起搏点同时活动，一个通常为窦房结，另一个为心室异常起搏点。按其自身的节律不断地发出冲动，同时竞争抑制心室，并存在有传导阻滞。故室速呈一组一组出现。

（3）双向性室速　主要改变有

1）心室率 140~180 次/分。

2）QRS≥0.12 秒，宽大畸形。

3）无 P 波。

4）V_1 导联呈左束支传导阻滞图形。

5）QRS 主波发生方向性交替变化。

6）基础心律可为窦性心律、房颤等。

此型较罕见。因有两种以上的 QRS 波主波的方向相反，并交替出现，故称双向性室速。

（4）扭转性室速　主要改变有：

1）有一系列宽大的 QRS 波。

2）QT 间期延长，U 波明显。

3）发作持续时间几秒到十几秒。

4）每隔几个 QRS 波的主波绕基线相扭转一次。

5）呈多形性室速。

此为短暂性室速，并可自行消失。因心肌损伤引起弥漫性心肌病变，导致除极及复极时间不一致，可引起明显血流动力学改变，可发生心室颤动。

（5）加速性室性自主律　主要改变有：

1）一系列宽大 QRS 波。

2）其频率与窦性频率相接近。心室率在 60~120 次/分。

3）与窦性心律无关，呈房室分离现象。

4）当窦性心律增快时，可发生心室夺获而被窦性节律控制。

此又称非阵发性心动过速。当窦性或房性冲动不能达到或通过房室连接处时，而房室连接处又不能发出逸搏冲动，此时心室可产生被动逸搏或室性逸搏节律，称为室性自主律。

291

5．治疗

室速是一种严重的心律失常，需积极处理。

（1）药物治疗

1）利多卡因：以本品 50~100mg，稀释后作静脉注射，需时 2~4 分钟。必要时 10 分钟后，可再注射 50mg，共 2~3 次。有效后，1~2mg/min 静脉滴入，在老年人，有心力衰竭、呼吸功能不全、房室传导阻滞者慎用。总用药量为 250mg 为止。

2）普鲁卡因酰胺（Procainamide）：50~100mg，加于 5%~10%葡萄糖溶液 20ml

中，静脉缓慢注射。或以本品溶于 5%~10% 葡萄糖溶液中，以 2.0~4.0mg/min 静脉滴入，24 小时总量不超过 2.0g。在用药过程中，应密切观察心率、心律、血压的变化。定时做心电图，若 QRS 宽超过原来的 25% 则应停药。此药对心肌的抑制作用较强，因此心力衰竭、休克时慎用。此外此药有致心律失常作用，可使有心功能不全者的室性心率加快，也可发生各种传导阻滞。

3）若上述药物效果不好，可选用胺碘酮或心律平。

（2）直流电复律。

（3）预防复发，可口服普鲁卡因酰胺 0.25~0.5g，每日 3 次。心律平 150mg，每日 3 次。慢心律 0.1~0.2g，每日 3 次。

6. 特殊类型室速的治疗

（1）并行心律型：可口服普鲁卡因酰胺、心律平。口服胺碘酮 0.2g，每日 3 次，一周后改为 0.2g，每日 2 次，一周后改为 0.2g，每日 1 次。用药时间久后易出现副作用，应注意。

（2）双向性室速

1）由洋地黄中毒引起者，停药。并可用：

a. 苯妥英钠，口服 0.1~0.2g，每日 3~4 次。

b. 美西律（慢心律）。

c. 纠正低钾及低镁血症。

2）如因心肌病、缺血性心肌病引起者，可用利多卡因。同时治疗基础病。

（3）扭转性室速（多形性室速）

1）去除诱因：停用抗心律失常药物，如奎尼丁，纠正低钾、低镁血症等。

2）发作时，可拳击心前区，进行心外按摩或直流电复律。

3）复律后可采用下列治疗：

a. 异丙基肾上腺素：以本品 0.1~0.2mg 加入 5%~10% 葡萄糖溶液 100~200ml 中，0.5~2μg/min，静脉滴入使心率在 110 次/分左右，持续十余小时。

b. 阿托品：以本品 1~2mg，静脉注射，10~15 分钟一次，使心律达 110 次/分左右。

上述药可提高基础心率，使 Q-T 间期缩短。

室性心律失常在治疗过程中，应注意：

1. 是否需紧急处理 此决定于：

1）有否血流动力学改变。

2）是否可以发展为严重的心律失常，如室速、心室扑动、心室颤动。

2. 在治疗过程中 不能忽视基础疾病及诱发因素的治疗。

（九）房室传导阻滞

1. 分类

（1）根据传导阻滞的持续时间分为：①暂时性；②永久性。

（2）根据传导阻滞的严重程度分为：

1）度房室传导阻滞：心电图表现为 P-R 间期延长。

2）度房室传导阻滞，此又分为 2 型：

a. Ⅰ型：即 P-R 递增型。心电图表现为 P-R 间期逐渐延长，R-R 间隔相应的逐渐缩短，直至在 P 波后无 QRS 波出现心室漏跳。此后 P-R 间期又变短，如此周而复始。此称文氏现象或莫氏Ⅰ型。

b. Ⅱ型：心电图表现为 P-R 间期固定，但隔一定的 P 波后，出现一个或多个 QRS 脱落心室漏跳。若 2 个或 2 个以上的 P 波不传导到心室，是严重的Ⅱ度房室传导阻滞。Ⅰ、Ⅱ型为不完全性房室传导阻滞。

故Ⅱ度传导阻滞心电图主要表现为心室漏跳。

3）Ⅲ度房室传导阻滞：即完全性房室传导。

2. Ⅲ度房室传导阻滞

此为内科常见的急症。简述于下：

（1）病因　常见者有：

1）生理性：罕见于迷走神经张力过度增高的健康人。

2）药物性：多见于洋地黄类药物中毒、β-受体阻滞剂、奎尼丁等药物中毒。

3）病理性：多见于缺血性心脏病、心肌炎、心肌淀粉样变性等。

（2）临床表现　主要有：

1）心跳缓慢。

2）心悸、胸闷、心前区不适。

3）活动时可发生头晕、晕厥。

4）若心室率过缓在 25~40 次/分时，可发生心脏功能不全，阿-斯综合征，甚至可发生猝死。

5）可听到心房音及响亮的第一音。

（3）心电图改变　主要有：

1）P 波与 QRS 波无关。

2）心房率较心室率快。窦性 P 波通常为 70~80 次/分，P-P 间期一般规律。

3）QRS 波的频率慢而规则，通常为 30~60 次/分。QRS 波的形态，则视节律点的位置而异，如节律点在房室束分支以上，则 QRS 波为室上型，频率较快；若节律点在分支以下，则 QRS 增宽畸形。

（4）治疗

1）病因治疗。

2）若心室率在 40 次/分，可选用下述药物：

a. 阿托品：以本品 0.3~0.6mg，肌肉注射，如效果不好，可用异丙基肾上腺素。

b. 异丙基肾上腺素：以 1~2μg/min，静脉滴入，使心室率维持在 60~70 次/分。

3）安装起搏器。

4）若由炎症、水肿导致房室传导阻滞，可考虑肾上腺皮质类激素治疗，如强的松每日 30mg 分次口服，可连用 5~7 天，病情好转逐渐减量。

（十） 房室传导异常

此见于预激综合征。

预激综合征是指房室传导途径异常，自心房发出的冲动较通过房室结的冲动提前到达心室的某一部分，引起提前激动，形成预激波，同时心室其他部分由正常从房室结传来的冲动所激动，而与预激波相融合，故在心电图上显示出 QRS 波的起始部有 δ 波出现，导致 QRS 波呈宽大而粗钝的 QRS 波群。δ 波为预激综合征的典型、特征性改变。而且可有阵发性心动过速发作。于 1930 年首先由 Wolff、Parkison 及 White 描述，故称 WPW 综合征。

1. 房室旁道（附加束）有以下几种：

（1）Kent 束：此由心肌细胞及蒲肯野纤维组成，从心房穿过心房纤维环到达左侧，右侧心室壁房室间沟处及室间隔的肌桥。后者又称 Paladin 束。一个患者可有不只一条 Kent 束。

根据传导速度与正常房室径路相比是快还是慢，而分为快通道及慢通道两种，快通道比房室径路传导快，慢通道相反，前者为 WPW 的重要解剖基础。此由于 1914 年前先由 Kent 发现，故称 Kent 束，也称房—室旁路。

（2）James 束：在窦房结与房室结之间，有前、中结间纤维，即结间束。从窦房结发出后均终止于房室结的上部，但结间束可有一部分纤维和前及中结间束的一小部分纤维，绕过房室结的上部，直接进入房室结或希氏束的上部使传来的冲动避开房室结的延搁时间，使心室提早激动。此由于 1963 年首先由 James 发现，故称 James 束，也称结—室旁路。

（3）Mahaim 纤维：此为自房室结直达心室肌间的旁路纤维，即房室结—室旁路。起自房室结下部或希氏束的贯穿部越过中心纤维体后终止于室间隔嵴部。

也可以起源于心脏正常传导系统，左、右束支的近端，终止于心室肌，此称为束—室旁路。

此纤维于 1947 年由 Mahaim 发现，故称 Mahaim 纤维。

2. 病因 WPW 可以发生在任何年龄。大都在胚胎发育过程中形成异常的传导径路。在心肌病、冠心病等，可使原来异常径路表现出来。

3. 临床表现 心室预激的本身不会引起血流动力学的改变，因而也不会出现任何症状。但有 40%~80% 的 WPW 有阵发性心动过速发作。亦可发生阵发性心房颤动及扑动，而出现相应的临床表现。

4. 心电图改变 主要有：

（1）典型的 WPW 由 Kent 束传导，心电图有以下几个表现：

1）窦性 P 波，但 P-R 间期 ≤0.11 秒。

2）QRS 的起始部分出现切迹或粗钝，即 δ 波，但并非所有异联均可见到。QRS 增宽可达 0.11 秒或超过 0.11 秒。

3）P–J 时间正常（P–R 间期+QRS 时间）。

4）可发生 ST 段及 T 波异常，T 波方向可与 QRS 波方向相反或相同。

典型 WPW 由于 Kent 束所在的部位不同，又分为三种类型。

A 型：Kent 束终止于左室或右室的后底部，在胸前导联的 QRS 主波基本向上，呈 R 或 RS 型，似右束支传导阻滞。

B 型：Kent 束位于右心房及右心室之间，V_{1-2} 导联的 QRS 波呈 QS、Qr 或 rS 型，主波基本向下。而 V_{5-6} 的 QRS 呈 R 或 RS 型，主波基本向上，似左束支传导阻滞。

C 型：Kent 束终止于左室前侧缘，右心室前导联主波向上，而左心室导联主波向下，此型很少见。

（2）James 型：此型由 James 束传导，心电图有以下表现：

1）PR 间期<0.11 秒。P–J 正常。

2）QRS 波形正常。无 ST–T 改变。

3）无 δ 波。

（3）Mahaim 型：此型由 Mahaim 纤维传导，心电图有以下表现：

1）PR 间期正常或延长。

2）QRS 波形增宽。

3）有 δ 波。

5. 与 Kent 束（房—室旁路）有关的心动过速的心电图特征

（1）前传型房室反复性心动过速：此型较常见。房室结作为折返环路的缓慢前向支，而 Kent 束为快速传导的逆向支。此型心动过速的 QRS 波不增宽，逆向 P 波必然紧随 QRS 波之后，频率常在 150~240 次/分。似室上性心动过速。

（2）逆传型房室反复性心动过速：此型较少见。Kent 束作为折返环路的前向支，而房结作为逆向支。此型心动过速的 QRS 波增宽，似室性心动过速。折返冲动自心房经 Kent 束迅速下传到心室，故 P 波在 QRS 波的前面。

凡心动过速时，P 波在宽 QRS 波之前，而在窦性心律时呈短 PR 及有 δ 波，应疑及逆传型房室反复性心动过速。

（3）房颤和房扑：WPW 合并房颤者可达 20%左右，可突然发生也可由心动过速转变而成，房颤、房扑也可转变为房折返性心动过速。WPW 伴发房扑比房颤少见。

（4）隐性 Kent 束参与心动过速：此指 Kent 束仅具有逆向传导，即由心室至心房的传导能力而不能前向传导，自心房向心室传导。因而窦性心律心电图没有心室预激的表现，此型在所有的室上性心动过速中占较大比例。当有以下现象时应疑及有隐性预激症候群。

1）有频繁的心动过速发作史。

2）在窦性心率增快时，自发出现反复心动过速，而其前无房性早搏或间期延长。

3) 发生功能性束支阻滞时，心动过速的频率减慢。

4) 在房室反复心律和反复性心动过速时，在 QRS 波后可清楚地看到逆传 P 波，在Ⅱ~Ⅲ导联及 aVF，P 波倒置。

5) 发生心房扑动和心房颤动时，伴有房室反复心律。

6. 临床意义

(1) 典型的 WPW 的有 1/2 的病人呈间歇发作，也可呈完全正常的心电图，而且各型之间，少数病人可以转换。

(2) A 型在Ⅰ及 aVF 导联者可有异常的 QRS 波，似下壁肌梗死。

(3) 当发生阵发性房颤时，因其 QRS 宽，可易误诊为室性阵发性心动过速。在发生室上性心动过速时，大部分病人预激波消失，QRS 正常。小部分病人 QRS 仍为预激波，而且 QRS 增宽更明显，此时需与室性阵发性心动过速鉴别。

(4) WPW 由于心室内的异常传导，而易掩盖实际上已存在的心肌梗死。

(5) 一旦诊断为 WPW 时，则可预期将会发生阵发性室上性心动过速或其他快速心律失常。

7. 鉴别诊断

(1) WPW 发生阵发性房颤时，或发生室上性阵发性心动过速时，因有异常而增宽的 QRS，很像阵发性室性心动过速或室上性心动过速伴有差异传导，鉴别有一定困难；若有以往典型的 WPW，心电图对鉴别帮助很大。

(2) 与在束支传导滞鉴别：在典型的 WPW 可以看到 PR 间期缩短及δ波。PJ 时间在束支传导阻滞常>0.27 秒，而 WPW 则<0.27 秒。束支阻滞较为恒定，而 WPW 则改变较频。

(3) 与心肌梗死鉴别：WPW 可在Ⅱ及 aVF 导联 QS 波，而似下壁心肌梗死。如果注意到 PR 间期缩短及增宽的 QRS 起始部有δ波及以往有反复发作过阵发心动过速病史，则易鉴别。

8. 治疗

(1) 预激综合征本身，无任何症状，亦不需要处理，但当并发心律失常时，则应进行治疗。

(2) 预激综合征合并快速性心律失常的治疗。

1) 前传型房室反复性心动过速：其治疗方法同一般室上性阵发性心动过速。

2) 逆传型房室反复性心动过速：此时需用延长旁路不应期的药物，如奎尼丁、普鲁卡因酰胺、利多卡因、胺碘酮、心律平等。禁用西地兰、异搏定。

a. 心律平：本品 70mg，用 5%~10%葡萄糖溶液 20ml 稀释后，静脉缓慢注射。15~20 分钟后，若无效可重复一次。24 小时总量，不超过 350mg。通常用量 70~140mg 后，多可控制。

b. 普鲁卡因酰胺：本品 100mg，用葡萄糖溶液 40ml 稀释后，静脉滴入，每 10 分钟 100~200mg，直至发作停止，但 24 小时总量不超过 1~2g。80%以上可控制。

　　c. 胺碘酮：100~150mg，稀释后，静脉注射或静脉小壶内滴入。30 分钟到 1 小时后，可重复该剂量 1 次。

　　d. 利多卡因：50~100mg，静脉小壶滴入或稀释后静脉缓慢注入。但一小时总量不超过 300mg。注射过快可引起呼吸抑制、意识模糊、谵妄等。

　　在用上述药物时，注意心率、心律，最好做心电监测，同时密切观察血压。

　　3）WPW 并发房颤、房扑，忌用洋地黄类药物、心得安、异搏定。因其可抑制房室结，使冲动更易通过旁路传导，而使心室率更快，造成极为严重的血流动力学障碍，甚至发生心室颤动而死亡。而奎尼丁、普鲁卡因酰胺、利多卡因、心律平、胺碘酮均可应用。

　　（3）若并发快速心律失常，伴有心力衰竭、休克、顽固性心绞痛，或用上述药物无效时，应做直流电同步电转复。

　　（4）导管射频消融：近年来用此方法治疗 WPW 合并快速心律失常，取得很好的效果，如条件许可又无用此法治疗的禁忌证，应考虑用此方法治疗。

高 血 压 急 症

诊断	血压明显升高,伴有心、脑、肾等器官损害
鉴别	原发性还是继发性
治疗	迅速降压、病因治疗

297

【概述】

　　高血压是指由于体循环小动脉收缩，使血压高于正常人而言，根据 WHO 的建议，成年人高血压的诊断标准：收缩压 ≥140mmHg，和/或舒张压 ≥95mmHg，即可诊断。

　　高血压急症是指高血压患者在某些因素的作用下，血压突然升高，而发生高血压危象、高血压脑病，以及引起心脏、肾脏等重要器官损害，或血压达 220/140mmHg，需要紧急处理。高血压急症一般认为包括恶性高血压、高血压危象、高血压脑病。

【分类】

高血压的分类由于依据不同，分类亦异，而且相当不统一。简列于下。

（一）根据发病的原因分类

1. 原发性高血压　此又称高血压病。原因未明。

2. 继发性高血压　此又称症状性高血压。可找到引起高血压的明确病因，如慢性肾炎引起的高血压。

（二）根据血压的高低分类

1. 舒张压

（1）正常血压：<85mmHg。

（2）正常血压高值：85~89mmHg。

（3）轻度高血压：90~104mmHg。

（4）中度高血压：105~114mmHg。

（5）重度高血压：>115mmHg。

2. 收缩压（舒张压在90mmHg以下时）

（1）正常血压：140mmHg。

（2）临界性收缩期高血压：140~159mmHg。

（3）收缩期高血压：>160mmHg。

（三）根据器官损害的程度分类

1. Ⅰ期　无明显器官损害征象。

2. Ⅱ期　至少符合下列3项中的1项。

（1）心电图有左室肥厚或劳损，或X线、超声心动图检查有左室扩大征象。

（2）视网膜动脉普遍或局限性狭窄。

（3）蛋白尿或血肌酐浓度轻度升高。

3. Ⅲ期　符合下列4项中的1项。

（1）左心衰竭。

（2）肾功能衰竭。

（3）颅内出血。

（4）视网膜出血、渗出。

（四）根据病程分类

1. 缓进型（良性）高血压　病程很长几年到几十年，进展缓慢，但也可在某些因素作用下，发展成为急进型（恶性）高血压。

2. 急进型（恶性）高血压　在原发性或继发性高血压，在某些因素影响下，突然血压升高引起体内重要器官损害。也可以往无高血压病史而突然发生明显的高血压。

（五）急进型高血压（accelerated hypertension）**与恶性高血压**（malignant hypertension）

这两者是同一个疾病呢，还是恶性高血压是由急进型高血压发展而来的，对此有不同的看法。

1. 急进型（恶性）高血压的诊断标准

（1）血压：治疗前舒张压通常在 130mmHg 以上。

（2）眼底：Keith-Wagner 分类Ⅳ度，示视乳头水肿。

（3）肾脏：急速进行性肾功能障碍，如不治疗则形成肾功能衰竭。

（4）病程：示全身症状的急速恶化，尤其是血压、肾功能障碍同时多并发脑症状及心衰。一般在 6 个月内左右进展到此程度。

2. 急进型（恶性）高血压的诊断判断

（1）组恶性高血压：全部具备以上 4 项。

（2）组恶性高血压：

1）舒张压不到 130mmHg，但超过 120mmHg，并具备其他以上 3 项。

2）Keith-WagnerⅢ度高血压视网膜改变。

3）虽有肾功能障碍，但达不到肾功能衰竭，并具备其他以上 3 项。

附：Keith-Wagner 分级法：

Ⅰ级：小动脉轻度变细到硬化，动静脉比例为 4:5。

Ⅱ级：动脉中度到重度硬化，小动脉屈曲度减少，动静脉比例 3:5。

Ⅲ级：小动脉呈痉挛性和硬化性视网膜病变（水肿、白斑、出血）。

Ⅳ级：在Ⅲ级的基础上伴有视神经乳头水肿。

【临床表现】

现将高血压急症常见的疾病简述于下。

（一）恶性高血压

本病基本病理改变为纤维样小动脉坏死，病情发展迅速。舒张压多在 130~140mmHg。若不经治疗，可在几个月到两年的时间内出现严重的心脏、脑、肾脏等重要器官的损害。眼底可出现视网膜渗出、视乳头水肿，临床表现头痛、头晕、头胀。可有心悸、气促、少尿、血尿。还可出现失眠、乏力、记忆力减退等。

（二）高血压危象（hypertensive crisis）

此为在高血压患者疾病的过程中的一个特殊的临床表现。其原因是周围小动脉发生暂时性强剧性痉挛，导致血压急剧升高而引起一系列的临床表现常有剧烈头痛、头晕、烦躁不安、心悸，可发生心绞痛，气促。面色苍白或潮红、视力障碍，血压多在 220/130mmHg，最高可达 260/140mmHg，视乳头水肿，视网膜渗出。治

299

疗不当可发生高血压脑病。多见于原发性高血压、嗜铬细胞瘤、急进性肾炎、急性主动脉夹层动脉瘤、妊娠高血压综合征。

（三）高血压脑病（hypertensive encephalopathy）

通常认为此由于恶性高血压、高血压危象，血压迅速升高，平均血压可在150mmHg 以上。使脑血管发生过强的自动调节反应，使脑小动脉普遍过度痉挛，造成脑缺血、缺氧，发生脑水肿及颅压升高。临床表现为剧痛，多为全头痛，头痛加重的同时，出现恶心、呕吐，并出现神经系统的症状及体征。早期有肌肉颤动、肌阵挛。后可发生四肢麻木、癫痫发作、瘫痪、一过性失语、失明；继而可有谵妄、神志障碍、精神错乱、昏迷，眼底可发现视乳头水肿，视网膜渗出、出血，当降低颅压后，各种急性脑部症状可迅速缓解。

恶性高血压、高血压危象、高血压脑病，三者彼此有联系。恶性高血压可以发展为高血压危象，也可以发展为高血压脑病，因此彼此之间较难截然划分。

【辅助检查】

（一）实验室检查

（1）血、尿常规检查。

（2）肾功能检查。

（3）血电解质检查及血气分析。

（4）必要时检查肾上腺髓质，肾上腺皮质激素，如醛固酮，去甲肾上腺素等。

（二）心电图检查

对了解心肌是否受损有帮助。

（三）同位素检查

必要时做：

（1）肾图、肾扫描。

（2）心肌扫描。

（四）超声波检查

必要时做：

（1）肾超声检查。

（2）彩色超声检查心脏及大血管。

（3）必要时作动脉血管造影，以了解有无动脉狭窄。

（五）眼底检查

对高血压的分期很有帮助。

（六）做 CT 检查

对有高血压脑病的患者，了解其有无脑部少量出血或其他脑实质病变有帮助。

【诊断及鉴别诊断】

（一）诊断

结合临床表现及血压，高血压急症一般不难诊断。

（二）鉴别诊断

鉴别高血压急症是因原发性高血压恶化所致，还是由继发性高血压引起，有时并不太容易。特别是临床表现不典型的原发性醛固酮增多症、肾动脉狭窄、嗜铬细胞瘤持续高血压者，临床表现与原发性高血压相似，易发生漏诊。

引起继发性高血压常见的疾病有：

1. 肾脏疾病

（1）肾实质病变：如急、慢性肾炎，急进型肾炎，慢性肾盂肾炎，多囊肾等。

（2）肾血管病变：如肾动脉狭窄。

上述疾病除需做尿常规检查及血肌酐、尿素氮、二氧化碳结合力、血电解质外，常需结合病情选择作同位素肾图、肾扫描、超声检查、肾 CT、肾盂造影、肾血管造影及肾活组织检查才能确诊。

2. 内分泌系统疾病

肾上腺皮质疾病：

（1）柯兴病：需检查血醛固酮、醛固醇、血糖、血电解质。

（2）原发性醛固酮增多症：需检查血肾素、血管紧张素Ⅱ、醛固酮、血电解质。

（3）嗜铬细胞瘤：需测定血中儿茶酚胺及尿中 VMA。

上述疾病均需做影像学检查进行确诊。

3. 大动脉疾病 如先天性大动脉狭窄、缩窄性大动脉炎，除需测量四肢动脉及检查有无杂音外，常需作彩色多普勒（Doppler）血流显像检查，必要时做血管造影。

301

【治疗】

高血压急症的治疗原则是迅速将血压降到理想水平。

（一）高血压急症从治疗的角度分为两大类

1. 高血压危症（hypertensive emergencies） 此指舒张压>120mmHg，并有严重的靶器官受损，如高血压脑病、急性左心衰竭肺水肿、急性主动脉夹层动脉瘤、急性心肌缺血或梗死、嗜铬细胞瘤危象、眼底 Keith-WagnerⅣ级病变,并有剧烈头痛这一类疾病需静脉给予降压药物，1~2 小时内将血压降到理想水平。

2. 高血压急症（hypertensive urgencies） 此指舒张压>120mmHg，但无

明显的重要靶器官心、脑、肾受损。眼底 Keith-Wagner I~II 级病变，头痛不重。对这种高血压急症可用静脉给予降压药，也可口服降压药，在 24 小时内将血压降至理想水平。

（二） 药物治疗

1. 理想的降低高血压急症的药物选择标准

（1）作用快、作用强。

（2）持续作用时间短。

（3）主要作用血管平滑肌，对其他部位的平滑肌及心脏作用不大。不使心率增速。

（4）对中枢及神经系统无作用。

（5）副作用小。

2. 常用药物的剂量及用法

（1）静脉注射或滴入的药物，见表 3-30。

表 3-30　常用静脉注射或滴入的降压药

药物	作用	用法	用量	开始作用	最大效应	持续时间	副作用
硝普钠	扩小动脉、小静脉	滴入	10~300μg/min	即刻	1~2min	1~3min	氰化物中毒
硝酸甘油	主要扩小静脉	滴入	5~200μg/min	1~2min	1~2min	1~3min	头痛、心悸
酚妥拉明	主要扩小动脉	滴入	1~3mg/min	1min	1~3min	3~10min	心悸
		注射	1~3mg/次	1~2min	2~3min	3~10min	心悸

亦可用压宁定 2~10μg/(kg·min) 静脉滴入。

这些药物均可引起严重的低血压，最好用输液泵静脉泵入，以精确控制滴入的药量，因其药效很快，作用又强，需密切监测血压，一旦发现血压低于理想的控制水平，立即停药，不久血压即可回升。

（2）口服药物，见表 3-31。

表 3-31　常用口服药

药物	作用	用法	用量	开始作用	最大效应	持续作用	副作用
心痛定	Ca^{2+}拮抗剂	口服	10~20mg	30min	1~2h	8~12h	心悸、浮肿
哌唑嗪	α-受体阻滞剂	口服	0.5~2mg	30min	1~2h	8h	眩晕、心悸、出汗
开搏通	转换酶抑制剂	口服	6.25~12.5mg	15min	1~2h	4~6h	干咳、瘙痒、乏力
可乐定	$α_2$-受体激动剂	口服	0.1~0.2mg	30min	1~2h	8~12h	心跳缓慢、嗜睡

3. 药物的作用机制及选择

（1）硝普钠：本品为治疗高血压急症的首选降压药物。

硝普钠为一有机盐，分子式为 $Na_2[Fe(CN)_5NO]2H_2O$，当其溶于 5%~10% 葡萄糖溶液后，很不稳定，需避光滴入。

硝普钠的降压机制为其释放出 NO，NO 激活鸟苷酸环化酶，使 GTP 变为 cGMP，使平滑肌细胞内 cGMP 增加，cGMP 激发 cGMP 依赖性蛋白激酶导致肌凝蛋白轻链脱磷酸化，使平滑肌松弛，扩张小动脉及小静脉。

硝普钠在组织中浓度很低，半衰期为 2~30 分钟，故作用短暂，其作用的特点是起效快，作用强持续时间短，因此容易控制血压的高低，适用于高血压危症。

硝普钠用量过大可发生明显的低血压，故需输液泵滴入，密切观察血压的变化，随时调整药量，初始剂量为 $5\mu g/min$，可 5 分钟调整 1 次，使血压达到理想水平，如血压过低，停药后 2~10 分钟多可回升。常用剂量为 $30~70\mu g/min$。最大剂量不超过 $300\mu g/min$。

硝普钠的副作用是氰化物可与血红蛋白结合形成氰化血红蛋白，可阻碍血红蛋白带氧。硝普钠在肝脏代谢与硫代硫酸盐（thiosulfate）形成硫氰酸盐（thiocyanat）而从肾脏排出，大量氰化物可与细胞色素结合，抑制细胞的氧化反应。

一般常用药量时，持续 72 小时不会发生氰化物中毒，若用药量 $70\mu g/min$ 以上时，最好不要时间太长，当然如能测定血中氰化物的含量时对预防氰化物中毒更好。在肝、肾功能障碍时则易中毒。

临床上氰化物中毒的表现为乳酸中毒、神志障碍、血流动力学改变，硫氰酸盐中毒表现为腹痛、谵妄、头痛、恶心、肌肉痉挛、不安。

（2）硝酸甘油：硝酸甘油进入血液后，与血管壁上的硝酸酯受体结合，与半胱氨酸提供的 SH 形成 NO_2，NO_2 再与 H^+ 起反应，形成 NO 而起扩张血管的作用，见硝普钠。

（3）钙拮抗剂：肌肉细胞在安静情况下，细胞内液的 Ca^{2+} 浓度为 $10^{-7}mmol/L$ 而细胞外液的 Ca^{2+} 浓度为 $10^{-3}mmol/L$。在细胞膜去极化的短暂时间内，细胞外液中的 Ca^{2+} 进入细胞内使 Ca^{2+} 的浓度升高 100 倍，达 $10^{-5}mmol/L$，此时 Ca^{2+} 可与肌钙蛋白结合，启动了肌肉的收缩过程，若肌细胞内 Ca^{2+} 的浓度低，则影响肌肉的收缩。

Ca^{2+} 进入肌细胞内经过：

1）通过浓度梯度。

2）通过电化学梯度。

3）通过 Na^+–Ca^{2+} 及 K^+–Ca^{2+} 交换。

4）通过钙通道，这是 Ca^{2+} 进入肌细胞内的主要方式。Ca^{2+} 通道有两种即：

a. 电压依赖性 Ca^{2+} 通道：当肌细胞膜去极化到一定水平时，此通道被激活，Ca^{2+} 通道开放，Ca^{2+} 进入肌细胞内。

b. 受体激活 Ca^{2+} 通道：此通道可被特异的激动剂激活而开放。如去甲肾上腺素、5-羟色胺等。

303

钙通道拮抗剂可阻滞 Ca^{2+} 通道开放，阻止 Ca^{2+} 内流，从而对心肌及血管起到以下作用。

a. 抑制心肌收缩力：当心肌收缩力减弱时心肌作功减少，心肌耗氧量减少。抑制心肌收缩力的强度，依次为硝苯地平>维拉帕米>地尔硫草。

b. 负性频率和负性传导作用：因心脏的窦房结和房室结缓慢反应细胞，Ca^{2+} 是使其去极化的主要离子，故对钙拮抗剂很敏感。

维拉帕米和地尔硫草可使窦房结及房室结 4 期除极化速率降低，心率减慢。硝苯地平对窦房结及房室结的作用弱，而对平滑肌的作用强，故使血压降低较明显，反射性使交感神经兴奋，心率反而增快。

维拉帕米和地尔硫草可减慢房室传导，延长有效不应期，故可治疗房室结折返引起的室上性心动过速。

c. 对平滑肌的作用：平滑肌没有肌钙蛋白（troponin）。当平滑肌兴奋时，膜外的 Ca^{2+} 进入细胞内，引起肌浆网的 Ca^{2+} 释放到肌浆中，Ca^{2+} 与肌浆中的钙调蛋白（钙调素，calmodulin）相结合，此与骨骼肌中的肌钙蛋白 C 相似，Ca^{2+} 与钙调蛋白结合的复合物，激活粗丝中肌凝蛋白（myosin）的头部的轻链。进而激活肌凝蛋白头部的 ATP 酶，使 ATP 裂解。引起肌凝蛋白头部变构，而发生收缩。

钙拮抗剂的分类：WHO 根据通道作用的专一性，将药物分为选择性及非选择性两大类。又根据对心肌、平滑肌等作用的不同，将药物分为 6 类，见表 3-32。

表 3-32 钙拮抗剂的分类

效应	选择性				非选择性	
	Ⅰ 维拉帕米类	Ⅱ 硝吡啶类	Ⅲ 硫氮草酮类	Ⅳ 氟桂嗪类	Ⅴ 心可定类	Ⅵ 其他类
选择性阻滞钙通道	+	+	+	-	-	-
阻滞钠通道	-	-	-	0	+	+
抑制窦房结及房室结	+	+	+	0	+	+
负性肌力作用	+	+	-	-	0	0
抑制血管平滑肌	+	+	+	-	0	0
抗高血压效应	+	+	+	-	0	0
防止心血管细胞内 Ca^{2+} 过多的损害	+	+	+	+	+	+

注：+：有效应；-：无效应；0：无可靠资料。

以上各类常用的主要药物列举于下：

Ⅰ 维拉帕米类：维拉帕米（Verapaml，异搏停），此为罂粟碱的衍生物，其作用可能为当 Ca^{2+} 通道打开时，与通道内侧侧面的膜蛋白结合，使膜的表面发生结构改变，引起闸门变形，阻滞 Ca^{2+} 进入细胞内，其抗心绞痛的作用，异搏停>硫氮草酮>沛心达。抗室上性心律失常异搏停>硫氮草酮。

Ⅱ**硝吡啶类**：本品可阻塞细胞表面 Ca^{2+} 通道入口处，便 Ca^{2+} 通道开放的数目减少，Ca^{2+} 进入细胞内减少。此为二氢吡啶类钙拮抗剂。

这类药物有：硝苯地平（Nifedipine，心痛定）、尼莫地平（Nimodipine）、尼卡地平（Nicardipine）、尼群地平（Nitrendipine）等。

降压作用心痛定>异搏停>沛心达。

心痛定，主要扩张小动脉，降低血压效果很好，可扩张冠状动脉并可增加侧支循环。但可反射性引起交感神经兴奋使心率加快，与 β-受体阻滞剂合用可减低心率过快。口服 5~20mg，每日 1 次。

尼莫地平（尼莫通），对外周血管作用较小，降压作用不大，但对缺血性脑损害有保护作用，对拮抗脑血管痉挛作用明显。口服 20~60mg，每日 3 次。

尼卡地平，其作用似心痛定，有迅速明显的降压作用。口服 10~20mg，每日 3 次。

尼群地平，有降压作用。口服 10mg，每日 2~3 次。

Ⅲ**硫氮草酮类**：此为苯噻氮草类钙拮抗剂。

地尔硫草（Diltizen，硫氮草酮），可选择性阻止去极化的蒲肯野纤维放电。并可消除电去极的心室肌的自动节律性，抑制房室结的传导及延长不应期，使心率减慢。可扩张外周及冠状动脉有降压作用但较弱。口服 30~60mg，每日 3~4 次。

Ⅳ**氟桂嗪类**：此为草嗪类钙拮抗剂。对血管平滑肌有扩张作用，可改善脑动脉及冠状动脉血循环，可选择阻滞病理 Ca^{2+} 内流。如脑益秦，副作用不大。

Ⅴ**心可定类**：此为双苯烷胺类钙拮抗剂。

除阻滞 Ca^{2+} 内流外，并可抑制磷酸二酯酶及交感神经的作用，可降低心肌收缩力，降低耗氧，可松弛血管平滑肌，扩张冠状动脉，降压作用不强。

普尼拉明（Prenylanine，心可定）为代表药物。

Ⅵ**其他类**：包括：

哌克昔林（Perhexiline，沛心达，Pexid）为双环乙哌啶马来酸盐。与其他钙拮抗剂相似，能阻滞心肌和血管平滑肌细胞 Ca^{2+} 内流，使冠状动脉及外周血管扩张，使心肌收缩力减弱，对心绞痛治疗有效，但副作用大，故临床较少应用，降压作用弱。

苄普地尔（Bepridl），抑制钙内流可明显抑制房室结、减慢房室传导，目前未广泛应用。

（4）血管紧张素转换酶抑制剂（ACEI）：这类药物的作用机制，见图3-1及图3-2。

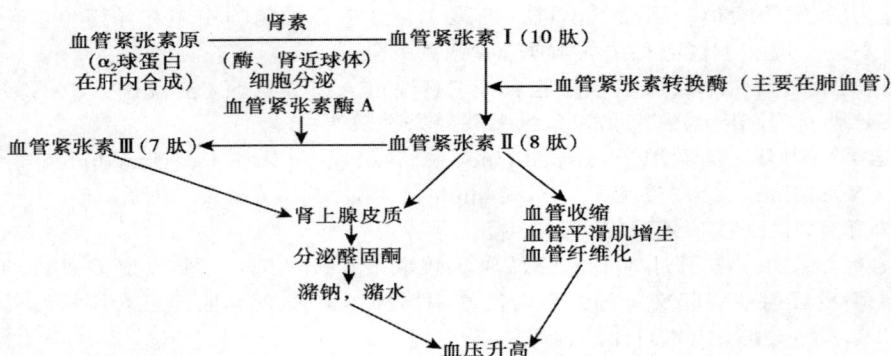

图 3-1 肾素—血管紧张素—醛固酮系统

血管紧张素转换酶抑制剂，可抑制血管紧张素转换酶而减少血管紧张素Ⅰ形成血管紧张素Ⅱ，故使血管收缩减弱，同时可减少醛固酮的分泌，使钠及水潴留减少，最后可使血压降低。

血管紧张素转换酶抑制剂也可同时抑制激肽酶Ⅱ，使缓激肽水解受阻，亦使 PGI_2、PGE_2 生成增加，血管扩张血压降低（图 3-2）及（图 3-3）。

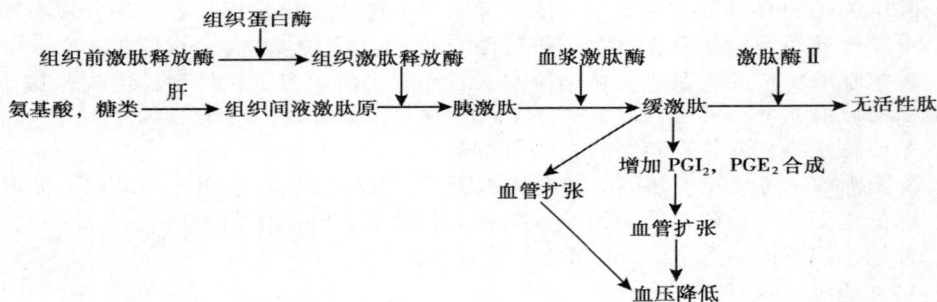

图 3-2 组织激肽系

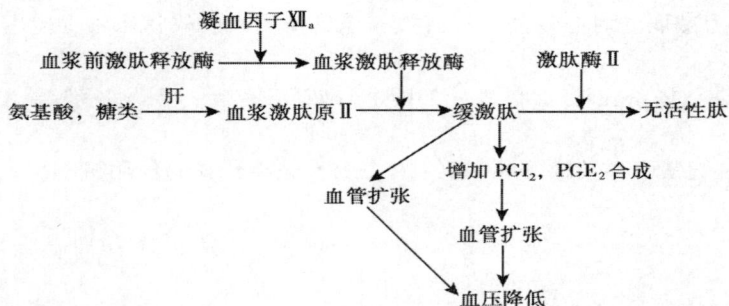

图 3-3 血浆激肽系

1）ACEI 根据化学性质分为 3 类

a. 含有巯基（SH）的 ACEI 类：常用药物为卡托普利（Captopril，开搏通）。

b. 含有羧基（COO）的 ACEI 类：常用药物为：

依那普利（Enalapril，悦宁定，Renitec），口服，2.5~5.0mg，每日 2 次。

培哚普利（Perindopril，雅施达，Acertil），口服，4mg，每日 1 次。

贝那普利（Benazepril，洛汀新，Lotensin），口服，10~20mg，每日 1 次。

西拉普利（Cilazapril，抑平舒，Inhibace），口服，2.5~5mg，每日 1 次。

c. 含有磷酸（POO）的 ACEI 类：目前应用的药物：

福辛普利（Fosinopril，蒙诺，Monopril），口服，10mg，每日 1~2 次。

2）ACEI 的药理作用

a. 通过减少血管紧张素 I 转变为血管紧张素 II，使小动脉及小静脉扩张，血压降低。

b. 通过减少醛固酮的分泌，减少钠及水潴留，减轻心脏的前后负荷。

c. 可防止心脏重构。

d. 减轻血管平滑肌增生及纤维化，因血管紧张素 II 有生长因子的作用。

e. 通过扩张肾小球后动脉，增加肾小球血流量，在肾功能良好者，可有利尿作用。

3）用 ACEI 的指征：高血压、充血性心力衰竭。

4）副作用，常见者有以下几种：

a. 干咳：发生的原因可能与前列腺素（PG）形成增加有关。

b. 高钾血症：此与醛固酮分泌减少有关。钾自尿排出减少，避免与钾盐、保钾利尿剂合用，若原已有高钾血症，禁用 ACEI。

c. 血管性水肿：可能由于缓激肽增多所致。

d. 一过性肾功能不良：此与低血压引起的肾灌注不良有关。在已有慢性肾功能不良的病人，可引起急性肾功能衰竭。卡托普利可引起肾损害。

e. 药疹与皮肤瘙痒。

f. 少数病人可有味觉消失，白细胞减少。

307

（5）血管紧张素 II 受体阻滞剂：洛沙坦（Losartan），此为二苯咪唑类化合物，本品的作用机制为：血管紧张素 II→血管平滑肌上的血管紧张素 II 受体→血压升高，细胞外液量增大，细胞增殖。洛沙坦可阻滞血管紧张素 II 受体，而使血压下降。口服，初始剂量为 50mg，每日 1 次，可增加到 100mg，每日 1 次。

本品不影响血中血管紧张素转换酶的浓度。副作用有头晕、胃肠道反应，1.5%病人服药后，可发生高钾血症。可出现皮疹。

（6）α_2-受体激动剂：可乐定（Clonidine），可直接激动下视丘及延髓中枢的突后膜的 α_2-受体，使中枢交感神经冲动减少，而抑制性神经元活动增加，外周交感神经受抑制。同时还可能激动外周神经突触前膜 α_2-受体，增强其负反馈作用。故使心率减慢，血压降低。

用量及用法

1）治疗高血压，0.075~0.15mg，每日3次，口服。

2）高血压危重症，0.15~0.3mg加入50%葡萄糖溶液50ml中，缓慢静脉滴注，一般10分钟出现降压作用，30~60分钟达高峰，可持续3~7小时。

副作用：口干、嗜睡、厌食、心跳过缓，可有钠潴留，长期服用大剂量后，突然停药可发生血压突然升高、心跳快、出汗等现象。

目前临床上并不常用这种药。

4.各种疾病降压药物的选择 仅供参考：

（1）恶性高血压：若舒张压>140mmHg，会给血管及内脏重要器官造成严重损害，较快的降低血压是治疗本病的重要措施。

首选药物为硝普钠。亦可应用硝酸甘油、钙拮抗剂，如硝苯吡啶。ACEI，如依那普利。α及β-受体阻滞剂，如拉贝洛尔（Labetelol）。

使血压降到用药前的25%~30%，或160/100mmHg左右。

（2）高血压脑病：血压降低速度不要太快。降至160/100mmHg左右即可。降血太低，可能引起脑供血不全。

首选药物为硝普钠、酚妥拉明，其次为硝苯吡啶、依那普利等。

（3）高血压合并蛛网膜下腔出血：使血压下降到150/90mmHg左右即可，以免发生脑供血不全，首选降压药物为硝苯吡啶、依那普利等。不宜用硝酸甘油、硝普钠。可用脱水剂。

（4）高血压合并脑出血：治疗药物同蛛网膜下腔出血。亦可用利血平，1mg，肌肉注射，或25%硫酸镁，肌肉注射。用脱水药物也可降血压。

（5）高血压合并脑血栓：血压不要降得太低。若血压很高，首选硝普钠、硝酸甘油，若血压升高不著，可用钙拮抗剂、血管紧张素Ⅱ转换酶抑制剂。不宜用β-受体阻滞剂，因其可使脑血管痉挛。血压降到150/90mmHg左右为宜。

（6）高血压合并心力衰竭：首选药物为硝普钠、硝酸甘油。亦可用硝苯地平、依那普利等。应用利尿剂。

（7）高血压合并缺血性心脏病：首选药物为硝酸甘油、硝普钠。其次为硝苯地平、依那普利。

（8）高血压合并主动脉夹层动脉瘤：首选药物为硝普钠、β-受体阻滞剂、利尿剂。不宜用硝酸甘油，因其可使心率增快、心肌收缩力加强。使血压下降到100/60mmHg较好。

（9）嗜铬细胞瘤：首选降压药物为酚妥拉明、β-受体阻滞剂，不单独应用β-受体阻滞剂。亦可应用硝普钠。

（10）原发性醛固酮增多症：首选降压药物为血管紧张素Ⅱ转换酶抑制剂、醛固酮拮抗剂，如安体舒通。

主动脉夹层动脉瘤

诊断	突然发生剧烈胸痛，有休克的临床表现而血压不低,心电图及心肌酶谱正常
鉴别	急性心肌梗死、急性肺梗死
治疗	降低血压、手术

【概述】

主动脉夹层动脉瘤是血液进入主动脉中层，而将主动脉壁分为两层。发病原因，可能因高血压主动脉壁中的小动脉长期处于痉挛状态，导致中层缺血、坏死，形成血肿。也可能由于主动脉内膜撕裂。因主动脉腔内的压力不断推动而造成主动脉壁分离，并顺主动脉的血流方向，向前扩展。在主动脉分层中间的血肿形成一个假腔。

本病多见于中年以上男性，常有高血压、动脉粥样硬化、先天性心脏病、Marfan 综合征、 Ehlers–Danlos 综合征等。

【分类】

309

（一） DeBakey 分型

1. Ⅰ 型 起始于升主动脉根部，可扩展到髂动脉。

2. Ⅱ 型 起始部位同Ⅰ型，但病变只限于升主动脉。

3. Ⅲ 型 起始于主动脉弓以下或左锁骨下动脉以下，向胸、腹降主动脉发展。

Ⅰ 型、Ⅱ 型常发生于 Marfan 综合征，Ⅲ 型多见于长期高血压患者。

（二） Stanford 分型

1. A 型 不管起始的部位，所有累及升主动脉的夹层动脉瘤。

2. B 型 所有不累及升主动脉的夹层动脉瘤。

（三） 解剖分类

1. 近端 包括 DeBakey Ⅰ 型及Ⅱ型及 Stanford A 型。此类约占 2/3。

2. 远端　包括 DeBakey Ⅲ 型及 Stanford B 型。此类约占 1/3。

（四）病理改变

1. **内膜完整**　多为中层营养血管病变所致。

2. **内膜不完整**　多为内膜破裂所致。

（五）按病程分类

1. **急性型**　中动脉壁中层夹层，内膜破裂和外膜穿孔发生在 24~48 小时内。

2. **亚急性型**　发病后生存数天到 6 周。除生存时间较长外，临床特点分类似急性型。

3. **慢性型**　生存 6 周以上，可因夹层血肿远端再破入内膜，血液又流到主动脉腔内而症状缓解。或因夹层血肿血液凝固或纤维化而自行愈合，如发生主动脉瓣闭锁不全，可发生充血性心力衰竭。

【临床表现】

（一）症状

1. **胸痛**　其特点为：

（1）80%左右，突然发生剧痛，不能耐受且用吗啡不缓解。剧烈疼痛发生的原因是在主动脉壁内交感神经纤维相应丰富，而主动脉的痛感是由交感神经传导。

（2）疼痛的性质，呈撕裂样、刀割样、搏动性，可与心跳一致。

（3）疼痛持续时间长，可达 2~3 周，有 1/3 的患者疼痛持续到死亡。此不常见于急性心肌梗死（AMI）。

（4）疼痛有转移性，随着主动脉夹层分离的方向，而疼痛也随之移位。

（5）疼痛发生的部位与病变的部位有关。

1）前胸痛，病变多发生于升主动脉。也可引起颈部、咽喉部、下额部痛。

2）肩胛间痛，病变多发生于降胸主动脉。

3）痛在背部、腹部或下肢，病变多发生于降胸主动脉及腹主动脉。

（6）疼痛的缓解与体位无关，但与血压降低有关，有特征性。血压降低后痛可减轻。

（7）若夹层内的血肿远端内膜破裂，血肿的血可引流到主动脉腔内，或血肿凝成血栓或纤维化，疼痛可缓解。

（8）反复发作的剧烈疼痛，为外膜将破裂的先兆。

2. **休克样的临床表现**　由于剧烈的疼痛，交感神经兴奋性提高，临床表现为面色苍白、出冷汗、手足厥冷、末梢发绀、脉细而快等。但血压下降不明显，90%反而升高，为本病特征性表现之一。此与 AMI 有显著不同。

3. **因主动脉分支受累而出现不同的临床表现**

（1）因主动脉根部病变，DeBakey Ⅰ 型及 Ⅱ 型，可发生下述表现：

1）因冠状动脉受累，可发生心绞痛、AMI。在这种情况下，很易只诊断 AMI 而忽略夹层动脉瘤。

2）影响主动脉瓣而发生主动脉瓣关闭不全，可发展为左心衰竭而出现肺淤血的临床表现。

（2）因颈动脉受累，可发生晕厥、脑卒中。

（3）因供应脊髓的动脉受累，可发生下肢截瘫。

（4）因腹腔动脉、肠系膜上下动脉受累，可发生上腹部剧痛、恶心、呕吐。若发生肠坏死，可出现便血。若有肠穿孔，则有急性腹膜炎的表现。

（5）因肾动脉受累，可发生肾绞痛、血尿、腰痛、肾性高血压、肾功能损害。

（6）因髂动脉受累，可因下肢供血不全而出现肌无力。

4. 因夹层动脉瘤压迫邻近组织或器官引起的临床表现

（1）压迫喉返神经，可出现声音嘶哑、呛咳。

（2）压迫食管，可出现吞咽困难、哽噎感。

（3）压迫上腔静脉，可出现上腔静脉压迫综合征。

5. 因夹层动脉瘤破裂引起的临床表现

（1）破裂到心包，出现心包压塞的表现。

（2）破裂到胸腔，出现胸腔积液的表现。

（3）破裂到腹腔，出现腹水及急性腹膜炎的表现。

主动脉夹层动脉瘤破裂，因主动脉内压力很高，故出血量大而且迅速出现出血性休克而死亡。

少数无疼痛症状的主动脉夹层动脉瘤，可以下列疾病的临床表现出现，如晕厥、脑卒中、截瘫、充血性心力衰竭、周围神经疾病、猝死，易导致误漏诊。

（二）体征

（1）急性病容，痛苦表情、烦躁不安。

（2）多有高血压。

（3）累及锁骨下动脉，两上肢血压可相差很多，在狭窄的血管处可听到杂音。

（4）累及主动脉瓣，可听到主动脉区舒张期吹风样杂音，可有心力衰竭体征。

（5）因肾动脉多累，在肾区可有叩击痛及杂音。

（6）髂动脉受累，可有下肢血压降低，髂动脉处可有杂音。

（7）若破裂到心包，胸腔、腹腔可出现相应的体征。

【辅助检查】

（一）实验室检查

可有白细胞增多。尿可有异常所见。可有血脂增高。

311

（二）其他检查

1. 心电图　可有左室肥厚的征象及非特异的 ST 段及 T 波改变。因其需除外急性心肌梗死，故需做此项检查。

2. 超声心动图　对诊断本病有一定的价值，因其为无创性检查，方便，价廉，其表现为：

（1）升主动脉增宽，直径>40mm（正常为 35mm 左右），动脉壁增厚。

（2）主动膜壁由一条回声带变为两条，在其间有无回声区，即血液。

（3）主动脉腔内有撕裂的主动脉内膜漂浮在主动脉腔内。

食管超声可提高升主动脉夹层动脉瘤诊断的敏感率达 98%。

3. CT 检查　其对主动脉夹层动脉瘤的诊断特异性及敏感性在 85% 左右。

（1）平扫：可见主动脉腔扩大及内膜钙化。若主动脉阴影内钙化的位置与主动脉壁外缘相距 2~3mm，应怀疑是否有本病存在。

（2）增强后扫描：可见增强显著的真腔及不增强的假腔，在两腔之间有剥脱的主动脉内膜分隔，即可确诊。

4. 磁共振显像（MRI）　这种检查很适用于本病的检查，因其无创，并可在横截面、矢状面、冠状面，以及显示整个主动脉。

其表现为有线状的内膜瓣，隔开主动脉腔而分为真腔，即主动脉腔。假腔即夹层血肿。T_1 加权像，真腔为流空呈黑色，假腔则呈高信号，白色，可确诊。

5. 血管造影　对诊断本病亦很有帮助，但一般不需做此项检查。

【诊断及鉴别诊断】

（一）诊断

1. 急性主动脉夹层动脉瘤的早期诊断　因本病累及血管的范围不同，临床表现各异。若有不同系统的多器官受损表现，无任何能有一个共同解释时，应考虑有本病的可能。下述情况可提供诊断线索。

（1）剧烈的胸痛、腹痛，起病急骤，用吗啡不能缓解，而无明显的阳性体征。

（2）有胸痛、腹痛，并出现休克现象，但血压轻度下降，或反而升高者。

（3）突然出现主动脉闭锁不全的体征，或伴有心力衰竭而且进行性加重。

（4）胸骨上窝、腹部可能触及搏动性肿块，并听到收缩期杂音，也可触及震颤。

（5）两侧颈动脉、肱动脉、股动脉搏动强弱不一致，甚至出现无脉症。

2. 主动脉夹层动脉瘤的诊断指标（美国纽约心脏病学会）　可供参考。

典型的疼痛：突然发生剧烈的、持续的、撕裂样或挤压样胸痛，且向背部放射。同时伴有下列一种或几种表现：

（1）主动脉瓣关闭不全。

（2）胸主动脉增宽。

（3）脉搏非对称减弱。

（4）主动脉造影显示一个假管道或夹层膜将主动脉腔分为两个腔道。

该病根据典型的症状、体征，只要能想到有本病的可能，临床诊断并不太困难。确诊需靠影像检查，但不典型者，如无痛型，或腹痛、肾绞痛为主要临床表现时，给诊断带来较大的困难。

主动脉夹层动脉瘤可合并心肌梗死，一定注意是否两者同时存在。

（二）鉴别诊断

需与下列疾病鉴别：

1. 急性心肌梗死

疼痛的范围较局限，持续时间较短，剧烈程度较轻，用止痛药物有效，向后背放射较少见，若发生休克现象则血压降低，有典型急性心肌梗死的心电图表现、心肌酶谱改变，此不见于主动脉夹层动脉瘤。

诊断心肌梗死而漏诊主动脉夹层动脉瘤，诊断主动脉夹层动脉瘤而漏诊心肌梗死，并不少见。因两者可同时存在，这点应加以注意。

2. 急性肺梗死

患者呼吸系统症状较为突出，如咳嗽、咯血、呼吸困难，胸痛多不严重可耐受，胸痛常与呼吸有关。可有肺部体征及肺动脉区第2音亢进，心电图可有 $S_I Q_{III} T_{III}$ 特征性改变。X线胸部检查肺部出现阴影，若为楔状阴影则更具有诊断意义。血气分析，在大面积肺梗死的患者 PaO_2 可明显降低。一般与主动脉夹动脉瘤不难鉴别。

3. 急性胰腺炎，急性胆囊炎，胃、十二指肠穿孔

它们与夹层动脉瘤均可发生上腹部、腹部疼痛。但夹层动脉瘤虽然腹痛可很剧烈，而无肌紧张、压痛、反跳痛、气腹征、尿淀粉升高、黄疸等。可有腹部搏动性肿块及杂音。

当然若夹层动脉瘤穿破主动脉，就会出现腹膜刺激征及腹水征，并很快出现休克。

可参阅急性心肌梗死的鉴别诊断。

【治疗】

本病若不经治疗，有25%的患者约在24小时内、50%在1周内、75%在1个月内、90%在1年内死亡，故需分秒必争，积极处理。

（一）内科治疗

1. 指征

313

（1）无并发症远端的主动脉夹层动脉瘤。

（2）稳定孤立的主动脉夹层动脉瘤。

（3）发病在 2 周以上无并发症稳定的主动脉夹层动脉瘤。

（4）为需手术的病人做准备，以减少手术的危险性。

2. 治疗的目的　通过降低外周血管阻力，减低心脏的收缩力，减慢心室的收缩速度以降低血压，减慢心率，阻止血肿增大，使夹层分离停止扩展。

3. 药物

合并高血压者

（1）硝普钠：本品可迅速降血压，为治疗本病的首选药物。开始剂量为 $20\mu g/min$，静脉滴入，一般 30 秒开始生效，最大的降压作用在 5 分钟左右，若效果不佳，可在几分钟内，严密监测血压的情况下调整药量，每次加 $10\sim20\mu g$。直至收缩压降到 $100\sim110mmHg$ 之间，太低则难以保证心、脑、肾的有效灌注。一般药量达 $50\mu g/min$ 以上，多可将血压降到理想水平。

血压降低后，疼痛减轻或消失，是血肿停止增大及夹层停止进一步分离的指标。

（2）β-受体阻滞剂：硝普钠与 β-受体阻滞剂联合应用是治疗主动脉瘤较为理想的药物。因 β-受体阻滞剂可降低心肌收缩力，而硝普钠则有升高心肌收缩力的作用，应用 β-受体可降低心率，使心率维持在 60 次/分以上不超过 75 次/分。

若心率增快不多，可用口服药物，如氨酰心安（Atenolol，阿替洛尔）。用量为 12.5mg，每日 2 次，若降低心率效果不著，可增加到 25mg，每日 2 次，本品降低血压及心率的作用较强，特别是年老者，须严密观察血压及心率。美托洛尔（metoprolol，倍他乐克，Bataloc），用量 25~50mg，每日 2 次，本品作用较缓和。

1）收缩压已在 110mmHg 左右者，若非因病变累及肢体血管引起，即所谓假性低血压。可单独应用 β-受体阻滞剂，如维拉帕米（Verapanil，异搏定），硫氮草酮（Diltiazem，合心爽，恬尔心）。

2）若有严重的低血压，应注意有无心包压塞、主动脉破裂，需扩容，若需立即升压可用去甲肾上腺素。

（二）手术治疗指征

1. 急性近端主动脉夹层动脉瘤

2. 急性远端主动脉夹层动脉瘤　有下列情况时，需手术治疗。

（1）重要器官受累。

（2）主动脉破裂或即将破裂。

（3）逆行进展到升主动脉。

（4）Marfan 综合征发生夹层动脉瘤。

主动脉瘤是一种严重的血管病变，虽然近年来由于手术治疗的进展，死亡率较前有明显的降低，但仍是一个危及生命的疾病。

第四章

消化系统疾病

急性单纯性胃炎

急性化脓性胃炎

应激性溃疡

急性胃扩张

上消化道出血

急性出血坏死性肠炎

伪膜性肠炎

念珠菌性肠炎

急性肠系膜上动脉栓塞

肠系膜静脉血栓形成

小肠梗阻

阿米巴肝脓肿

细菌性肝脓肿

肝肾综合征

肝性脑病

急性胆囊炎

急性梗阻性化脓性胆管炎

胆道蛔虫症

急性胰腺炎

急性腹膜炎

急性单纯性胃炎

诊断	有发病的病因,起病急,恶心、呕吐、上腹部疼痛。呕吐后症状可缓解
鉴别	消化性溃疡
治疗	暂禁食,输液,应用制酸、保护胃黏膜药物

【概述】

急性单纯性胃炎,是由于不同致病因素,引起胃黏膜急性炎症性病变。诱因去除后可较快好转。为临床上常见的急性胃肠道疾病。

(一) 病因

常见引起本病的病因:

1. 物理因素　如吃过硬、过热、过冷的食物等。

2. 化学因素　如饮高浓度的酒、浓茶、浓咖啡等,对胃黏膜有刺激作用。

3. 细菌毒素　如体内有严重感染引起的毒血症。

4. 细菌　如吃被致病菌污染的食物。

5. 病毒感染　有几种病毒可引起病毒性胃肠炎。

(二) 病理改变

1. 肉眼所见　胃黏膜充血、水肿,可有小出血点。

2. 镜下所见　胃黏膜有炎症细胞浸润、血管充血。腺体细胞可发生变性甚至坏死。

【临床表现】

(一) 症状

1. 腹痛　多发生上腹部疼痛,程度不一。多呈痉挛性。在呕吐后可有不同程度的缓解。

2. 恶心、呕吐　恶心、呕吐常较频繁而且较重。呕吐物为食物、黏液,严重

316

时呕吐出黄色的胆液。呕吐物量大。呕血少见。

3. 腹泻 可有腹泻，此多见于吃被细菌污染的食物后。粪便多为水样，量大。但多无里急后重。

4. 其他 可有低热、乏力、精神萎靡、口干、舌燥。

（二）体征

1. 腹部检查 上腹部有压痛，但无腹肌紧张。肠鸣音较亢进。

2. 脱水征 口干皮肤干燥等。

3. 心率及血压 心率可增快，血压降低。

【辅助检查】

（一）实验室检查

1. 血常规检查 白细胞升高，若有脱水则血红蛋白增加。

2. 测定电解质 在严重脱水的病人可有电解质紊乱。

3. 呕吐物检查 根据呕吐物的内容、气味，对诊断致病的病因有帮助。若为细菌污染食物引起，做胃液的培养对确定细菌的感染有意义。

（二）胃镜检查

可发现上述病理改变。但多不需要做胃镜检查。

【治疗】

（一）一般治疗

（1）短暂禁食。

（2）输液，补充水及补充机体必需的电解质。

（3）对症处理。

（二）应用治疗胃病的药物

应用制酸药物

（1）碱性药物

1）碳酸氢钠：1g，口服，每日3次。现已不常用。

2）胃得乐（胃速乐）：2~3片，口服，每日3次。

（2）保护胃黏膜药物

1）硫糖铝（胃溃宁）：1g，口服，每日3~4次。

2）胶体果胶铋（维敏胶囊）：1~3片，口服，每日3次。

（3）降低胃酸分泌的药物

1）质子泵抑制药物：奥美拉唑（洛赛克，Losec）：20mg，口服，每日1~2次。

静脉给药，40mg，每日1次。兰索拉唑（达克普隆）：30mg，口服，每日2次。

2）H_2受体拮抗剂：如西咪替丁、雷尼替丁、法莫替丁。

西咪替丁，200mg，口服，每日3次。200~600mg，稀释后静脉滴入。

雷尼替丁，150mg，口服，每日2次。25mg，稀释后静脉滴入，每日2次。

法莫替丁，20mg，口服，每日2次。20mg，稀释后静脉滴入，每日2次。

上述药可选择1~2种，但不要同类药物用两种。

急性化脓性胃炎

诊断	上腹痛,寒战、高热、恶心、呕吐,呕出脓血样物有特征性,发病急
鉴别	消化性溃疡穿孔
治疗	应用抗生素、外科切开引流、支持疗法

【概述】

急性化脓性胃炎是由化脓菌引起胃壁黏膜下层的蜂窝织炎性胃炎。为胃少见的一种病变，多发生于30~60岁之间的男性。

【病因及发病机制】

化脓性胃炎是因化脓菌侵犯胃壁所致。70%的致病菌为溶血性链球菌，其次为金黄色葡萄球菌、肺炎链球菌及大肠杆菌。

细菌入侵胃壁的途径为：

（1）因胃溃疡、胃癌、胃憩室、胃内异物等，使胃黏膜受损，咽下的致病菌可直接侵犯受损的胃黏膜，进而累及胃壁。

（2）在患败血症、细菌性心内膜炎、猩红热、骨髓炎等疾病时，致病菌通过血流进入胃壁。

（3）在患急性胆囊炎、腹膜炎时，致病菌通过淋巴系统进入胃壁。

饮酒、营养不良、年老体弱、低胃酸或无胃酸，常为本病发病的诱因。

【病理改变】

病理主要是胃壁化脓性改变，可遍及全胃，很少超过幽门及贲门。多在胃部远端，发生在胃黏膜的下层。胃黏膜表面发红，可有糜烂、溃疡及坏死和出血。胃壁因炎症性肿胀而发硬变厚。切开有脓自胃壁流出。炎症可波及浆膜，甚至可发生胃穿孔。镜下所见，在黏膜下层大量的细胞浸润，也可发现大量细菌。血管可有小血栓形成。肌层也有炎症细胞浸润。

【临床表现】

（一）症状

1. 腹痛　急性上腹部痛，腹痛较重，但不放射，坐位时腹痛减轻或缓解，为本病特异症状，与急性消化性溃疡穿孔有鉴别意义。

2. 恶心、呕吐　通常可出现恶心、呕吐，呕吐物可混有胆汁。可能呕出脓血样物，但不多见，但对本病的诊断很有帮助。也可呕血。

3. 腹泻　可发生腹泻、便血。但无里急后重。

4. 发热　可有寒战、高热，体温达39℃左右，多为弛张热。

5. 其他　出现乏力、纳差、精神萎靡、气促、心悸、出汗多等。

6. 基础疾病的临床表现。

（二）体征

1. 一般检查　急性病容、表情痛苦、心率增快。

2. 腹部检查　上腹肌肉紧张、有压痛。若累及腹膜则有反跳痛。肠鸣音早期亢进，以后则减弱或消失。

3. 可在早期出现末梢循环衰竭现象　严重病人，在12小时内可以死亡。

【辅助检查】

（一）实验室检查

1. 血常规检查　白细胞升高可达20×10^9/L左右，中性粒细胞中可有中毒颗粒。

2. 胃内容物涂片或培养，可找到致病菌。

（二）腹部X线检查

腹部平片可发现胃扩张或局限性的肠胀气，并可发现胃壁增厚。此时作钡剂造影检查可能引起胃穿孔，不宜做此项检查。

319

（三）腹部B型超声检查

此对本病有一定帮助。

【诊断及鉴别诊断】

（一）诊断

发病较急，上腹痛，寒战、高热，若呕吐出脓血样胃内容物，对本病的诊断有意义。

（二）鉴别诊断

1. 消化性溃疡穿孔　消化性溃疡穿孔，发病很急，突然上腹部痛，很快波及全腹，早期体温不高，腹肌紧张可呈板状，反跳痛显著，肠鸣音消失。腹部X线检查膈下可有游离气体。此与本病不同。

2. 急性胆囊炎　发病急，可有寒战、高热，上腹痛与本病相似，但腹部压痛常局限于右上腹部，并且Murphy征阳性及多有黄疸，与本病有别。

【治疗】

本病的治疗关键在可早期诊断、早期治疗。

（一）一般治疗

支持疗法。纠正水及电解质平衡失调。

（二）应用抗生素

原则是足量、联合应用、疗程较长。

（三）外科手术

做引流术或切除病变处。

应 激 性 溃 疡

诊断	有致本病的基础疾病。发病急,出现上消化道出血,多无腹痛
鉴别	肝硬化食管静脉破裂
治疗	补充血容量、应用止血药、治疗原发病、手术治疗

【概述】

应激（stress）是指机体受各种刺激因素的干扰，使正常生理平衡处于紧张状态所引起的反应。

在应激状态下，引起的胃黏膜糜烂、溃疡，称为应激性溃疡，有的作者称为急性胃黏膜损害、急性出血性胃炎。

（一）病因

（1）由大面积烧伤引起者，称为Curling溃疡，因此病在1824年由Curling首先报道。

（2）由颅内外伤、颅内疾病引起者，称为Cushing溃疡。因此病首先在1932年，由Cushing报道。

（3）由非甾体药物引起者，称为非甾体药物性溃疡。

（4）其他原因引起的溃疡：如休克、严重创伤、严重感染、ARDS、DIC、大手术后等，统称为应激性溃疡。

（二）发病机制

1. 损害胃黏膜的因子（攻击因子）增强　如颅脑外伤后引起的迷走神经兴奋，引起胃酸分泌增加，损害胃黏膜的作用增强。

2. 保护胃黏膜的因子（防御因子）减弱　如休克时，胃黏膜血流量减少，导致胃黏膜缺血、缺氧，使保护胃黏膜的因素，如黏液分泌及前列腺素分泌减少、表皮生长因子减少、胃黏膜上皮更新障碍等，保护胃黏膜的作用减弱。

不论上述哪一种因素，其结果是导致H^+从胃腔向胃的黏膜扩散，最终造成胃黏膜的损害，发生胃黏膜糜烂、坏死及溃疡形成。

（三）病理改变

1. 肉眼所见　胃黏膜充血、水肿、糜烂，并有大小不等的溃疡形成。大者可达直径5~6cm，形状各异，可分散在全胃各部分。一般溃疡较浅，但也可深达肌层甚至到浆膜。有多发的出血点分布于全胃。

2. 镜下所见　主要为黏膜充血、水肿、黏膜下出血。炎症细胞浸润不明显，无纤维化形成。

【临床表现】

（一）症状

1. 呕血、便血　此为本病最主要的症状。多突然发生呕血、便血。出血量一般较大，可同时发生便血，严重者很快出现出血性休克。出血可呈持续性，也可间隔长时间再次发生。

321

2. 腹痛　多无腹痛，但可有上腹部不适或胀满。一旦出现腹痛很可能发生胃穿孔，值得注意。

3. 可出现低血容量的表现　如心悸、胸闷、烦躁不安、恐惧等，并可出现神志障碍，特别是老年人。

（二）体征

1. 腹部体征　可有上腹部胀满。在出血时，肠鸣音亢进。肠鸣音亢进可作为是否在肠腔内存留较多的血液的客观指标。

若发生出血性休克，则肠鸣音减弱或消失。而出现肠麻痹的体征。

若发生胃穿孔，则出现典型的急性腹膜炎体征。

2. 休克体征　由于大量出血，可出现出血性休克的体征，如面色苍白、出冷汗、末梢发绀、心率快、血压降低等。

3. 其他疾病　可发现基础疾病的临床表现。

【辅助检查】

（一）实验室检查

1. 血常规检查　血红蛋白、红细胞可减少，但在早期不明显，随着时间的延长，血液被稀释后，贫血就可显现出来。

2. 查血型　以备输血时用。

3. 常规做以下检查　如血电解质、血糖、二氧化碳结合力、出、凝血检查。

4. 根据基础疾病做相应的检查。

（二）胃镜检查

此为确定本病诊断最重要的检查方法。但发生出血性休克时应慎重考虑，注意避免发生意外。

【诊断及鉴别诊断】

（一）诊断

因本病发生于原发疾病的基础上，故常被原发疾病的临床表现所掩盖，早期诊断比较困难。常在发生大出血后才被诊断出来。胃镜检查是确诊的最有用的检查方法。但需根据病人是否能耐受，再考虑做此项检查。

（二）鉴别诊断

肝硬化食管静脉破裂出血，出血量较大而且也无腹痛，与本病有相似之处。但多可根据患者有肝硬化的体征，以作鉴别。

肝硬化也可发生急性胃黏膜损害，这就给区别两者带来较大的困难，也只有通过胃镜检查，方能鉴别。

【治疗】

1. 内科治疗　可参阅"上消化道出血"。

2. 外科治疗　若出血不止，内科治疗效果不好时，才考虑外科治疗。但须待病情较稳定后，被迫作急诊手术危险性较大。

3. 治疗原发病。

4. 预防用药　在有发生本病的可能时，如休克、颅脑创伤、大手术后，若用制酸药物，如胃壁细胞质子泵抑制剂，洛赛克（Losec）、兰索拉唑（达克普隆，Takepron），H_2受体阻断剂，如雷尼替丁、法莫替丁，对预防本病有一定的作用。

急性胃扩张

诊断	暴饮暴食、手术后等，出现上腹部极度胀满、胀痛、呕吐，可见巨大胃形，有振水音。X线有巨大胃泡、液平段
鉴别	急性胃炎、急性机械性小肠上部梗阻、幽门梗阻
治疗	胃减压彻底清除胃内容物，纠正水、电解质及酸碱平衡失调

【概述】

急性胃扩张是指胃及十二指肠，因大量胃内容物不能排出，导致胃及十二指肠极度膨胀而言。

（一）病因及发病机制

常见导致急性胃扩张的病因有：

1. 暴饮暴食　因暴饮暴食后，大量食物及液体进入胃内，使胃壁平滑肌过度拉长，引起收缩无力，蠕动减弱，不能将胃及十二指内容物排出。

因十二指肠水平部被夹在腹主动脉与肠系膜上动脉之间，而腹主动脉与肠系膜上动脉之间为一锐角。若用石膏背心使脊柱前凸或腹内肿物压迫十二指肠水平部，皆可使十二指肠水平部发生部分梗阻，若胃内容物增加，胃部下垂，则可使梗阻加重。此时胃内容物及咽下的气体以及消化液、唾液、胆汁、胰液在胃及十二指肠内潴留，胃壁张力增加，胃泌素分泌增加，胃液分泌也增加，使胃扩张进一步加重，形成恶性循环。

2.胃及十二指肠壁神经麻痹　此可能由于腹部手术牵拉、中枢神经损伤、内脏神经受累、低钾血症、细菌毒素、糖尿病植物神经病变等。均可使胃及十二指肠壁神经功能失调，蠕动减弱，加上上述因素作用下，可导致急性胃扩张。

（二）病理改变

胃及十二指肠呈高度扩张状态，胃壁很薄，甚至似牛皮纸样薄。表面充血、水肿。可有黏膜因缺血而发生坏死、出血，严重者可发生胃穿孔。无幽门梗阻。

【临床表现】

（一）症状

1.腹痛　初觉上腹部胀满，后出现上腹部胀痛。性质多为持续性，可有阵发性加重，但不剧烈。

2.呕吐　呕吐时，每次仅1~2口，呕吐物为胃内容物，量不多，后逐渐频繁。实际上是胃内容物从口中溢出，故虽呕吐而腹胀不减轻。呕吐物初为食物及液体，后多变为褐色或咖啡色的液体，隐血试验阳性。可混有胆汁而呈浅黄绿色。

3.排便　在发病的早期可有排便，后期则排便停止。

4.口渴、尿少　因大量的液体潴留在胃及十二指肠内，最多可达5000ml以上，因而有脱水征，发生口干、口渴、尿少。因循环血量减少，出现精神萎靡不振、烦躁不安、嗜睡。

5.呼吸急促　扩张的胃可占满大部分腹腔，致使横膈上移，肺活量减少，出现呼吸急促。

（二）体征

1.腹部体征　上腹部高度膨隆，可见到巨大的胃形，无胃蠕动波。上腹部有压痛，但无反跳痛。有明显的振水音。肠鸣音减弱或消失。

2.循环系统　可发生心率增快、脉细弱、血压降低。

（三）急腹症的临床表现

少数病人可突然发生急性胃穿孔。发生急剧全腹痛，伴有明显的压痛及反跳痛。肝浊音界消失，有腹水征，血压可很快下降而发生休克，甚至死亡。

【辅助检查】

（一）实验室检查

1.血常规检查

（1）白细胞：在无胃穿孔的病人白细胞多不升高。

（2）红细胞及血红蛋白：因脱水引起血液浓缩，故可有红细胞及血红蛋白增加。

2. 血生化检查

（1）可有血钾、钠、氯降低，碳酸氢根升高。

（2）血尿素氮、肌酐可升高。

3. 尿常规检查 可有少量尿蛋白。

4. 呕吐物检查 隐血试验多呈阳性。

（二）影像学检查

1. B型超声检查 可发生巨大的胃轮廓。

2. X线检查 立位腹部平片，可见巨大的胃囊，口服小量碘油可看到巨大的胃轮廓。

[诊断及鉴别诊断]

（一）诊断

根据病史、体征及腹部X线检查，典型病例不难诊断。

（二）鉴别诊断

在不典型病例，需与下列疾病进行鉴别：

1. 急性胃炎 此病也可在暴饮暴食后发生，也可出现频繁的呕吐、上腹部痛。但急性胃炎呕吐量大，无明显的腹胀，呕吐后症状减轻。

2. 小肠上部机械性梗阻 本病也可有腹痛及呕吐。但腹痛为阵发性绞痛，而且较重。呕吐物量大，肠鸣音亢进，可见肠蠕动波，而无胃部明显胀满。X线立位腹部检查，可发现多数肠管扩张及梯状液平段，无巨大的胃形。与急性胃扩张有别。

3. 幽门梗阻 本病多由于十二指肠溃疡病所致。可发生上腹胀满、疼痛。呕吐物为胃内容物，量大。可见胃蠕动波，并可有振水音。呕吐物中无胆汁。X线检查可发现幽门梗阻，胃扩张。但无十二指肠扩张。

[治疗]

（一）内科治疗

1. 持续作胃减压 由暴饮暴食引起者，将内容物抽干净后，用生理盐水洗胃。胃减压直到吸出为正常胃液为止。去掉胃减压后，可进少量水，若无不适，可进少量流食，逐渐加量，不能操之过急。待症状完全缓解后逐渐过渡到吃普通饭。

2. 纠正脱水及电解失衡 输入5%~10%葡萄糖溶液及5%葡萄糖生理盐水，以纠正脱水及低钠血症。若有尿，根据血钾及血镁化验的结果，进行补充。

3. 纠正低血压 若有低血压，除用晶体液补充外，可补充低分子右旋糖酐、血浆或白蛋白。

4. 经常变换体位 避免十二指肠水平部受压。

5. 做化验检查 定时检查血钾、钠、氯、镁、碳酸氢根，根据化验结果进行处理。

（二）外科治疗

外科治疗适用于下列情况：

（1）内科治疗无效者。

（2）胃内容存有大量食物无法抽出者。

（3）怀疑有胃壁坏死者。

（4）有胃穿孔者。

上消化道出血

诊断	呕血、黑便、血压降低、原发病的临床表现
鉴别	假性呕血、咯血
治疗	输血、补液、止血、原发病治疗

【概述】

上消化道出血是指Treitz韧带以上部位，包括食管、胃、十二指肠、胆管、胰腺的出血。呕血是上消化道出血的典型症状。

呕血常伴有黑便，但黑便不一定伴有呕血。

柏油样便是红细胞在胃肠道破坏后释放出血红蛋白在肠道停留久后与硫化物结合形成硫化铁，呈深黑色，可刺激肠道黏膜分泌黏液，附着于黑便的表面而发亮，故呈柏油样。一次出血量达60ml即可形成柏油样便。

若出血量大，因血液刺激肠道，使其蠕动加速，不到4个小时即可排出体外，可呈暗红色血便。这是由于红细胞不能完全被破坏所致。有时与下消化道出血不易鉴别。

上消化道出血3ml，粪便隐血试验可呈阳性。出血量达1000ml时，黑便可持续排出几天。在回盲瓣以下的结肠出血，很少出现黑便。

【分类】

（一）根据病因分类

1. 食管疾病

（1）门脉高压引起食管下端静脉怒张破裂出血，通常将门脉高压分为三型：

1）肝前型：如门脉血栓形成。

2）肝内型：如肝硬化，肝内型占90%。

3）肝后型：如Budd-Chiari综合征。

正常门脉的压力为$10\sim14cmH_2O$。当门脉压增加到$25cmH_2O$时，即可视为门脉压增高，达$30cmH_2O$时有可能出血。达$40cmH_2O$时，多可引起食管下端静脉怒张，故门脉压很少达$50cmH_2O$以上。

影响门脉压增高的因素很多，如饱餐可增加门脉血流量75%，剧烈咳嗽门脉压可达$50cmH_2O$。排便、憋气也可使门脉压增高。在已有门脉高压的病人，这些因素可能使怒张的食管下段静脉破裂而发生大出血。多表现为呕血及便血，常导致血压降低。

（2）食管贲门黏膜撕裂综合征（Mallory-Weiss综合征）：此为由于剧烈干呕之后，引起食管、贲门黏膜下层撕裂而发生出血。初呕出内容物，后则呕出颜色较鲜红的血，量可大可小。可伴有胸部不适或胸痛，多发生在酗酒后。

正常食管蠕动时，食管内压力仅50mmHg，在剧烈干呕时，压力可达160mmHg，而造成黏膜撕裂。

（3）食管自发破裂（Boerhaave综合征）：病因同上，也是在发生剧烈呕吐之后，但引起为食管全层破裂。伴有剧烈的上腹痛、胸痛、后背痛。可呕吐不等量的鲜血。但大量的血进入胸腔内及纵隔，故出现休克现象及皮下气肿。

（4）Barrett食管：此为食管下端的鳞状上皮由单层柱状上皮所取代的一种病理现象。可发生类似消化性溃疡病的病理改变，称为Barrett溃疡。可发生出血、穿孔。

（5）食管憩室：此指食管的管壁全层或部分向食管腔外形成的囊状突起。临床除可有吞咽困难、食物反流、胸部不适外，可发生溃疡、出血、穿孔。

（6）食管癌：由于癌组织坏死、溃烂而发生呕血、便血。若侵及大血管，可因大出血而死亡。

2. 胃部疾病

（1）消化性溃疡病：在上消化道大出血的病例中，消化性溃疡病引起者占50%左右，胃溃疡大出血多累及胃左动脉分支，十二指肠溃疡病大出血多累及十二指肠上动脉。

（2）急性胃黏膜损害：此包括急性糜烂性胃炎及应激性溃疡。其病理改变为多发性胃黏膜糜烂及溃疡。可突然发生大量出血，而无疼痛或无明显疼痛。可发生胃穿孔。因其腹痛不重容易发生误诊。

（3）胃癌：胃癌出血一般不重，但食欲不振、消瘦、贫血较重。若有呕血多呕吐咖啡样物。

（4）胃憩室：因在憩室内可发生炎症、溃疡而发生出血。

（5）胃内异物：常见的胃内异物引起出血者常见于胃柿石。因其可引起胃炎、胃溃疡，故也可发生胃出血。

3. 胆道疾病　胆道疾病引起的出血，临床上较为少见，常由于胆道感染、结石、胆道手术后等。临床的主要表现在胆道大出血时，为右上腹绞痛、呕血、便血。可发生黄疸，若同时可触到肿大的胆囊，对本病的诊断有特征性。

4. **胰腺疾病** 胰腺疾病引起的上消化道出血，见于急性胰腺炎、胰腺癌，大量出血较少见。

5. **内分泌肿瘤** 常见者有胃泌素病，又称Zollinger-Ellison综合征，以严重、顽固性消化性溃疡、高胃酸分泌、非β胰岛细胞瘤为特征。胃窦部分泌胃泌素的G细胞明显增多而致病者，称Zollinger-Ellison Ⅰ型。由胰腺D细胞过多分泌胃泌素所致者，称Zollinger-Ellison Ⅱ型。临床表现为难治性消化性溃疡病的表现，可发生出血、穿孔。

6. **急性传染病** 急性传染病常见引起上消化道出血者有：流行性出血热、钩端螺旋体病、重症肝炎、败血症等。

7. **其他疾病** 常见者有急性白血病、DIC、尿毒症、急性再生障碍性贫血。

（二）根据出血的严重程度分

1. **轻度出血** 成人失血量 <500ml。

2. **中度出血** 成人失血量 800~1000ml。

3. **重度出血** 成人失血量 >1500ml。

【临床表现】

除引起上消化道出血的原发疾病临床表现外，尚有消化道出血的临床表现。

（一）呕血、便血

当胃内存留血液达300ml左右时，大部分患者发生呕血。

呕吐咖啡样物，说明出血量不大而且在胃中存留时间较久。

饭后呕血则混有食物，呕出的血多呈暗红色。

呕大量鲜红色血，说明动脉破裂。

（二）急性循环衰竭

短时间大量出血，可以引起急性循环衰竭——休克。

1. **休克的严重程度** 取决于：

（1）出血量的多少：量多则症状严重。

（2）出血的速度：速度快、症状重。

（3）此次出血前是否已有贫血。

（4）病人的一般健康情况。

（5）年龄的大小。

（6）机体对大量出血的代偿反应。

2. **若一次出血量较大** 可发生下列代偿性反应：

（1）交感神经的作用

1）出血后，血容量减少、心排出量减少、动脉充盈差、颈动脉窦及主动脉压力感受器冲动传入频率少、在延髓中迷走神经中枢受抑制、心脏及血管神经中枢兴奋，引起血管收缩、心率增快。故出现皮肤苍白、四肢厥冷、出冷汗。

2）这种交感神经兴奋的代偿作用，在大出血后，30秒即可发挥作用。

3）若血容量降低10%，因交感神经的代偿作用，对心脏排出量影响不大，血压不会发生明显改变。若无交感神经的代偿作用，失血量占总血容量的30%以上即可致死。

（2）内分泌的作用

1）大出血，血容量减少，肾血流量减少，肾素分泌增加，血管紧张素及醛固酮分泌增加，血管收缩，钠及水潴留，有利于使血压升高。

2）因血容量减少，心房及胸腔大静脉的容量感受器对下视丘的抑制冲动减少，ADH分泌增加，使尿量减少以保持血容量。同时ADH也有血管收缩作用。

内分泌系统在大出血后，发生代偿作用较慢，约需30~60分钟。在老年人这种代偿作用发生得更慢。

（3）血管回吸收间质液：因血容量降低后，引起毛细血管前括约肌收缩，毛细血管滤过压降低，而其中的胶体压不变，故间质的液体回吸收到血管内增加，使血容量相对增加，血液被稀释。此种稀释现象通常从1小时开始，可持续36小时。

（4）脾脏收缩：脾脏收缩可将其中储存的几百毫升血液补充到循环血液中。

（三）出血量与临床表现的关系

1. **突然出血500ml左右** 部分病人可表现为头晕、眼花、乏力。心率可稍快，脉压可稍低。

2. **若一次出血量为1000ml左右** 表现为不安、烦躁、口干、面色苍白、四肢厥冷、出冷汗。血压降低，收缩压在90mmHg左右，心率可达100次/分，尿量减少。此即轻度出血性休克。

3. **若一次出血量为1500ml左右** 表现为神志淡漠、口渴重、面色明显苍白、四肢末梢发绀。心率可达100~120次/分，收缩压可下降至70~60mmHg左右。颈静脉下陷，尿量很少，此即中度出血性休克。

4. **若一次出血量为2000ml左右** 表现为意识模糊，甚至昏迷。皮肤可呈花斑样，发绀明显、呼吸困难，心率在120次/分，收缩压下降到60mmHg以下，无尿。此即重度出血性休克。

（四）贫血症状

大量出血或出血量虽然不大，但反复、持续小量出血，可引起贫血症状。

【辅助检查】

（一）实验室检查

（1）血常规检查。

（2）出、凝血试验检查，验血型、配血。

（3）血生化检查包括肝、肾功能检查。

（4）血气分析。

（5）血电解质检查。

（6）查呕吐物、粪便隐血试验。

（二）内镜检查

对明确上消化道出血的病因很有帮助。若病情许可，可作急诊内镜检查。

（三）影像学检查

1. B型超声检查　此项检查对确诊肝脏、胆道、胰腺疾病引起的上消化道出血很有帮助。

2. CT及磁共振成像检查　可用于B型超声检查较难确诊的病例。

3. X线钡餐上消化道造影检查　此对食管及胃部疾病引起的上消化道出血的病因诊断的意义较大。

【诊断及鉴别诊断】

（一）诊断

上消化道出血是由于多种病因所致，因此对诊断上消化道出血并不困难，病人有呕血、便血即可诊断，但对引起上消化出血的病因的初步诊断，仍需从病史、体检入手，再结合辅助检查。

1. 病史　仔细询问病史，不仅可提供引起出血的病因，对出血量的多少判断也有帮助。

（1）询问呕血前有无酗酒、暴饮暴食。

（2）呕血前有无严重的恶心，剧烈的呕吐。

（3）呕血的量、次数、颜色、有无食物。

（4）有无便血，便血的次数、量、便的颜色。

（5）有无反酸、烧心、吞咽困难。

（6）有无头晕、眼黑、四肢冷、出冷汗，有无心悸。

（7）食欲有无改变。

（8）体重有无改变。

（9）有无烟酒嗜好，有无长时间服用某些药物的历史。

2. 体格检查

（1）精神及神志状态，营养的好坏，面色。

（2）皮肤温度，有无黄染、蜘蛛痣、肝掌、出血点、出血斑、发绀。皮肤有无花斑。

（3）有无肿大的淋巴结。

（4）口腔、鼻腔、咽腔有无异常。

（5）心率的快慢，测血压。

（6）腹壁有无静脉怒张，肝、脾是否肿大，腹部有无肿块，有无腹水。

（7）下肢有无浮肿。

（8）有无循环衰竭的征象。

（9）神经系统检查。

（二）鉴别诊断

1. 出血是否来自上消化道 需与假性呕血及咯血鉴别：

（1）假性呕血：此指从鼻腔、口腔、咽腔疾病引起的出血，咽入胃内后经口吐出，或排出黑便，因此，在有些病人需做这些部位的检查以排除这些可能。

（2）咯血：咯血是指喉部以下呼吸道出血，经口咯出，称为咯血。因呕血、咯血均为血经口吐出，因此两者需进行鉴别。一般说来，呕血先有恶心，呕出血呈暗红色或咖啡色，常混有食物，呈酸性反应，后常排出黑便，多伴有其他消化系统的症状。咯血则先有咳嗽，咯出血为鲜红色，混有痰液、泡沫，呈碱性反应，不一定排出黑便，咯血后咳痰，痰中常带血丝、血块。

当上消化道出血只排黑便而无呕血时，此时较难分辨血出自上消化道还是下消化道。鉴别方法除通过病史、体检外，下胃管抽取胃液。若胃液，特别是混有胆汁的胃液无血，隐血试验阴性，则可排除上消化道出血的可能性。当然做急诊内镜检查对鉴别两者也很有意义。

2. 出血量多少的估计 上消化道出血量的估计比较困难，因虽然没有大量的呕血、便血，但可能有大量的血存在于肠道中，不能很快地排出，因此需从其他方面来估计出血量的多少。

（1）呕血加便血，血呈暗红色，出血量大，呕咖啡样物，出血量不大。

（2）根据临床表现：1978年杭州全国消化系统疾病会议制订上消化道出血程度分级，见表 4-1 。

表4-1 上消化道出血程度分级

分级	失血量	血压	脉搏	血红蛋白	症状
轻度	全身总血量的10%~15%，成人失血量<500ml	基本正常	正常	无改变	可有头晕
中度	全身总血量的20%左右，成人失血量800~1000ml	下降	100次/分左右	70~100g/L	一时性昏厥、口渴、心烦、尿少
重度	全身总血量30%以上，成人失血量>1500~1800ml	收缩压在80mmHg以下	>120次/分	<70g/L	四肢厥冷、冷汗、少尿、无尿、神志恍惚等

（3）根据脉率及收缩压判断出血的严重程度（Allgoewer 休克指数），供参考。见表 4-2。

表4-2 根据脉率血压判断出血的严重程度

脉率(每分)/收缩压(mmHg)	休克指数	出血量(%)
70/140	0.5	0
100/100	1.0	30
120/80	1.5	30~50
140/70	2.0	50~70

这种根据脉率、收缩压判断出血的程度有时并不可靠。如原来有高血压的病人，血压为180/110mmHg，出血后血压降到110/80mmHg，如不知道出血前血压的情况，很可能认为出血并不严重，而实际上收缩压已下降70mmHg。

脉率增快通常发生在血压下降之前。如病人有窦房结功能障碍，即使血压已有明显的降低，而心率增快不著，这些情况在老年人上消化道出血时并不少见。值得注意，不能只根据心率及血压判断出血的严重程度。

（4）根据输液、输血量判断出血的严重程度。

0度：不需静脉输液，脉率、血压稳定。

Ⅰ度：仅需静脉输液，脉率、血压稳定。

Ⅱ度：少量输血（400ml），脉率、血压即稳定。

Ⅲ度：中量输血（1000ml），脉率、血压才稳定。

Ⅳ度：大量输血（1000ml以上），在休克时，血压升高不著。

0~Ⅰ度，无休克。Ⅱ~Ⅲ度，可逆性休克。Ⅳ度，难治性休克。

（5）根据卧位及坐位血压及脉率情况判断出血量。

大出血后，卧位及坐位脉率、血压可有明显不同，如坐位比卧位收缩压下降10mmHg以上，或脉率增快20次/分时，出血量已达1000ml以上。

（6）根据实验室检查。

1）红细胞及红细胞压积：至急性上消化道出血时，因红细胞及血浆成比例地丢失，故只有血容量的改变，而红细胞与血浆的比例不变，故血红蛋白、红细胞计数与红细胞压积不变。随着间质液进入到血管内，血液逐渐被稀释，红细胞与血浆的比例也发生改变。大出血1小时后，红细胞、血红蛋白及红细胞压积开始下降。一次大出血后，血液被充分稀释的时间约需36小时。若此时只输液不输血，则血液被稀释会很快出现。如连续作血常规检查，根据血红蛋白等下降的情况，大致可估计出血量的多少。

2）血尿素氮：当血液进入肠道后，被消化分解，部分被吸收，因此可使血尿素氮升高。如血尿素氮超过14.28mmol/L（40mg/dl）时，估计出血量在1000ml以上。如病人已有肾功能衰竭，此项指标判断出血就不可靠。

3）核素检查：以^{21}Cr标记红细胞可以测定红细胞容量。以^{131}I标记白蛋白，可以测定血浆容量，对失血量多少的判断较可靠，但尚未普遍应用于临床。

3. **出血是否停止**　常通过下述方法初步判断：

（1）下胃管或三腔管：下胃管或三腔管后，持续或间歇吸引，并以生理盐水冲洗。若出血未止，则会有持续或间断的血吸出。这是判断幽门以上部位出血是否停止，简单而且有用的方法。同时也可通过胃管或三腔管进行局部治疗，在肝硬化食管静脉怒张破裂出血，若能将胃内的血液吸出，对防止发生肝昏迷，也有一定的作用。

（2）反复呕血、便血，次数较频繁。便血的颜色由黑色变暗红色，肠鸣音亢进。这不仅说明出血量较大，而且可能出血未止。

（3）治疗反应

1）出血后经适当的输液、输血后，血压回升，心率变慢，说明出血已止。

2）若经上述处理后，病情稳定，但又突然恶化，说明止血后又突然再出血。

3）若经上述处理，病情一直未稳定，说明出血仍继续。

4. **上消化道出血根据伴随症状对疾病的诊断有一定的帮助**

（1）呕吐伴有吞咽困难，见于食管炎、食管憩室、食管癌。

（2）伴有胸痛，见于Mallory-Weiss及Boerhaave综合征、Barrett食管、良性食管溃疡。

（3）伴有周期性、节律性上腹痛，腹痛与饮食有关，出血后腹痛消失或缓解，见于消化性溃疡病。

（4）伴有右上腹痛，呈绞痛，出血后绞痛不缓解，见于胆道出血。

（5）伴有黄疸，见于肝、胆疾病。胰腺疾病也可发生黄疸。

（6）在剧烈呕吐后发生呕血，见于Mallory-Weiss及Boerhaave综合征。

（7）大量出血，见于食管下端静脉怒张破裂、急性胃黏膜损害、消化性溃疡病、Boerhaave综合征。

（8）在应激状态下，长期服用阿司匹林、肾上腺皮质类激素后发生出血，见于急性胃黏膜损害。

（9）粪便隐血试验持续阳性，见于胃癌、慢性胃炎、消化性溃疡、胰腺癌等。在结肠癌的病人，95%有粪便隐血试验阳性。

（10）伴有出血倾向，见于严重肝病、尿毒症、急性白血病、血小板减少性紫癜、过敏性紫癜、流行性出血热、钩端螺旋体病等。

【治疗】

上消化道出血，由于出血量、病因、病人的一般情况等不尽相同，因此治疗亦异。但总地说来，治疗的目的是稳定循环、止血、防止再出血、治疗病因。

（一）一般治疗及处理

在上消化道大出血时：

（1）卧床休息、若有低血压、头位放低。

（2）禁食。

（3）吸氧，特别在老年人、贫血严重者。

（4）严密观察病人的血压、心率、呼吸、神志、末梢循环情况。准确记录出入量、呕血及便血量。

（5）立即查血常规，出、凝血时间，血电解质，二氧化碳结合力及血糖。

（6）验血型及配血。

（二）补充血容量

1. 输液　如出血量大、血压低，在没有配好血之前，可先输葡萄糖盐水。单纯输葡萄糖效果差。

低分子右旋糖酐，平均分子量为4万。输入静脉后基本保留在血管内，可从尿排出。输入6%低分子右旋糖酐500ml，因其可将间质液转移到血管内，故扩容可达1000ml，半衰期为3小时左右。大量应用可发生出血倾向，故每日用量不超过1000ml。右旋糖酐70，分子量为7万，在血中存留的时间较久。

2. 输血　应立即输血的指征，一般认为：

（1）收缩压低于90mmHg，心率大于100次/分。

（2）若放置中心静脉压，压力在5cmH$_2$O以下。

（3）若血压很低，如收缩压在60mmHg以下，可在积极扩容的同时，应用升压药物，以保证心、脑、肾重要器官的血液供应。

（三）应用止血药物

在上消化道出血时，应用止血药物一般收效不著。常用止血药物有以下几种：

1. 止血药

（1）止血敏，250mg，静脉小壶滴入，每日2~3次。

（2）维生素K$_1$，10mg，静脉小壶滴入，每日1~2次。

（3）安络血（安德诺新），5~10mg，静脉小壶滴入，每日2~3次。

可选择1~2种应用。

2. 抗纤溶药

（1）对羧基苄胺（止血芳酸），200mg，静脉小壶滴入，每日2次。较6-氨基己酸作用强。

（2）6-氨基己酸，4~6g，加于100ml液体中，15~30分钟静脉滴入。

可选用其中1种。

3. 止血因子

（1）凝血酶原复合物，每瓶200血浆单位，相当于200ml新鲜血浆中的凝血因子Ⅱ、Ⅶ、Ⅸ、Ⅹ。用法：每瓶用生理盐水或5%葡萄糖100ml稀释，30~60分钟滴完。根据病情可隔6~24时重复1次。可连续用2~3天。

（2）纤维蛋白原，每瓶1.5g，以20~30℃的注射用水100ml，充分溶解后，以40滴/分的速度静脉滴入。

（3）凝血酶，为从猪血中提取的凝血酶原，作局部止血用，严禁注射。

（4）立止血（巴曲酶，Reptilace），此为从巴西洞蝮蛇毒液中分离、提纯的一种含类凝血酶及类凝血活酶的蛇毒止血剂。用法：成人肌注或静脉注射1U，1日1~2次。

（5）输血小板：有明显出血倾向或血小板小于20×10^9/L时，应输血小板。

凝血因子这类药物，适用于消化道出血，根据病情应用这些药，可取得较好的效果。

（四）常见的引起上消化道出血疾病的治疗

1. 消化性溃疡病出血的治疗

（1）尽可能下胃管，将胃内容抽净，并以生理盐水冲洗。

（2）凝血酶8000~20000U，以牛奶或生理盐水稀释，通过胃管注入胃内，每日2~3次。无不良反应，对止血有一定的效果。

（3）以冰盐水100ml，加去甲肾上腺素6~8mg，注入胃内，隔30~40分钟抽出，看出血是否已经停止，若未止血，可反复用此法连续灌注4~5次，多数病人有止血效果。应注意测血压，若有血压升高，应将去甲肾上腺素减量或停用。

（4）以10%孟氏液（Monsell's solution），成分为$Fe_4(OH)_2(SO_4)_5$，30~50ml，自胃管注入胃内，常感有上腹不适、恶心，甚至呕吐。若反应较大，可用5%溶液或停止使用。注入胃内后，20~30分钟抽出，看出血是否停止，若未停止，可连续再用1~2次。止血效果较冰盐水加去甲肾上腺素好。

（5）内镜观察下止血：这种止血方法如能满意地观察到出血的部位，局部止血效果好。

1）在出血部位喷洒药物，常用的药物有：

去甲肾上腺素加冰盐水。

凝血酶、立止血。

喷洒孟氏液有时可引起食管痉挛，胃镜取不出来，应注意。

2）出血的局部注射药物，常用的药物有：

无水酒精，每点0.1~0.2ml，总量不超过1~2ml。

高渗盐水局部注射。

肾上腺素1mg，稀释成20ml，局部注射。每点0.5~1ml。总量可达20ml。注意心率的变化。

硬化剂，5%鱼肝油酸钠溶液。

3）通过物理方法止血，常用的方法有：

电凝止血，利用高频电热效应原理，可使组织蛋白凝固而止血。

激光止血，也是通过热能，使蛋白凝固。

微波止血，通过热能，将蛋白凝固。

上述方法如应用适当均能达到止血的目的，可选择使用。

（6）应用制酸药物：常用的药物有：

1）质子泵抑制剂：此为H^+—K^+ATP酶抑制剂，在目前为抑制胃酸分泌效果最好的药物。常用药物有：

洛赛克（Losec）：以40mg，静脉小壶滴入，每日1次。副作用少。

兰索拉唑（Lansoprazol）：30mg，每日1次，口服。

潘妥拉唑（Pantoprazol）：40mg，每日1次，口服。40mg，静脉小壶滴入，每日1次。

在放置胃管引流时，不用口服药物。

2）H_2受体阻滞剂：常用药物有：

雷尼替丁、法莫替丁、西咪替丁（甲氰咪胍）等，用量用法见急性胰腺炎。

（7）手术指征，消化性溃疡大出血时，在下述情况下考虑手术治疗：

1）出血量大，应用内科方法治疗无效时。

2）内镜检查发现小动脉出血。

3）以往有反复出血的病史。

4）出血量虽不大，但经内科治疗，24小时出血不止。

5）合并幽门梗阻或穿孔。

6）怀疑胃溃疡有癌变的可能。

2. 急性胃黏膜损害出血的治疗　在有可能发生本病的病因，最好采取预防措施，一旦发生大出血，病情常很严重。易引起急性胃黏膜损害的疾病有：颅脑损伤、脑血管意外、颅脑手术后、大面积烧伤、大创伤后、大手术后、休克、大量应用肾上腺皮质类药物。若及时给予强有力的制酸药物，就可能预防发生本病引起的大出血。

由颅脑病变引起的应激性溃疡，称为Cushing溃疡。

由大面积烧伤引起的应激性溃疡，称为Curling溃疡。

一旦发生本病，治疗方法同消化性溃疡病。但因病变较广泛，局部注射药物及局部物理方法治疗，效果均不好，也多不采用手术治疗。

3. 食管静脉曲张破裂出血的治疗　多采用以下方法：

（1）三腔管压迫止血：此为首选方法。若压迫方法合适，有80%以上可以达到即刻止血的目的。但在肝硬化时，急性胃黏膜损害、消化性溃疡病的发病率，远较一般人高。因此若压迫不满意时，应想到有此可能。放置三腔管后，可将胃内的血尽可能抽净，以防发生肝昏迷。同时观察出血是否止住。若未止住，可用灌注药物的方法，试验治疗。

（2）应用生长抑素类药物：这类药物可使内脏血管收缩，降低门脉压及血流量。降低肝内血管阻力，可给肝提供营养。抑制多种血管舒张因子。生长抑素收缩内脏血管的作用，可能是与抑制胰高血糖素（Glucagon）有关。常用的药物有：

善得定（Sandostatin）及施他宁（Stilamin）：用量及用法，见急性胰腺炎。

这类药物治疗食管静脉曲张破裂出血有一定的疗效。但并不都令人满意。

（3）血管加压素（Vasopressin）：应用垂体后叶素静脉滴入后，可使腹腔内小动脉收缩，从而使门脉压降低，血流量减少，以达到止血的目的。用法：以垂体后叶素5~10U，自静脉小壶内滴入，速度不宜太快。然后以10~20U，加入5%~10%葡萄糖溶液500ml中，以每分钟0.1~0.3U的速度滴入。隔4小时重复1次。冠心病、高血压、心力衰竭、脑供血不全患者及妊娠妇女禁用。

其不良反应有：面色苍白、心悸、胸闷、腹痛、排便感及血压升高。大量用药病人往往不能耐受。每日用量超过100U，对老年人常出现胸闷、头痛、头晕，甚至发生脑供血不全。

为减少因小动脉收缩引起的不良反应，有的作者主张同时用硝酸甘油，0.3~0.6mg，口含，每1~2小时1次。或用硝酸异山梨酯（消心痛），5~10mg，每日3~4次。注意测血压及药物引起的头痛、心悸，若反应较重，则应减少用药量。

（4）硬化剂注射及圈扎术治疗：这两种治疗方法，均可对急性出血有治疗作用，但长期效果因不能根治引起食管下端静脉出血的病因，故仍有复发的可能。

（5）手术治疗：在急性出血时，急诊手术有很高的死亡率。在止血后，如果病人一般情况较好，无心脏、肺脏及肾脏功能不全，可考虑手术治疗。手术效果的好坏与肝脏功能的好坏有密切关系，国内作者在Child肝脏功能分类的基础上，加以修订，提出积分评级法，如表4-3，供参考。

表 4-3　肝功能积分评级法

检查项目	0	1	2	3
血清胆红素（mg/dl）	<1.0	1.0~1.5	1.5~2.0	>2.0
血清白蛋白（mg/dl）	>3.5	3.0~3.5	2.5~3.0	<2.5
腹水	无	无	易控制	顽固

Ⅰ级（基本正常）：积分为0分。

Ⅱ级（中等损害）：积分1~3分。

Ⅲ级（重度损害）：积分在4分以上。

Ⅰ~Ⅱ级手术死亡率为3.1%，Ⅲ级为22.2%。

337

（五）小量上消化道出血

小量上消化道出血时，虽不是急症，应尽力寻找病因，针对病因进行处理。有时小量出血可能为大量出血的预兆，不能忽视。

（六）老年人上消化道大出血后易发生的问题

（1）老年人因动脉硬化，而影响心脏、肾脏及脑，故在大出血后，易发生上述器官供血不足，而出现心律紊乱、心绞痛、脑供血不全、氮质血症，甚至发生急性肾功能衰竭。

（2）因老年人肝脏缩小，即使原来无肝脏病，也可发生高血氨，甚至肝昏迷。

（3）在扩容过程中，如输液过快，易发生心力衰竭。

急性出血坏死性肠炎

诊断	多有吃不洁食物史。突然发生腹痛、发烧、腹泻、粪便呈血水样有恶臭,并有明显中毒血症。粪便培养出致病菌
鉴别	见伪膜性肠炎
治疗	应用抗生素、支持疗法、外科手术

【概述】

急性出血坏死性肠炎,是由可产生β毒素的C型产气荚膜杆菌(C型Welchii杆菌)感染所致。其引起小肠的主要病变为出血及坏死。严重者可危及生命。多在夏、秋季发病,农村多见,各种年龄均可发病,但以青少年多见。

(一) 病原菌

产气荚膜杆菌广泛存在于自然界。包括人及动物的肠道内。该菌为G+厌氧杆菌,有荚膜。荚膜本身无毒性,但可保护细菌不被吞噬细胞吞噬,同时有抗体液因素的杀菌作用。

该菌分为A、B、C、D、E 5型,每克粪便含菌量10000~100000个。此为肠道的正常菌群,通常即使进入感染的组织甚至血液中,也不一定致病。但在有缺血坏死时,由于造成的无氧环境,该菌可大量繁殖并产生外毒素而致病。该菌产生的外毒素有α、β、γ、δ、ε、η、θ、κ、ι、λ、μ及ν12种外毒素。对人类有致病作用者有产生α外毒素的A型产气荚膜杆菌,其可引起气性坏疽。产生β外毒素的C型产气荚膜杆菌,其可引起急性出血坏死性肠炎。

至于β外毒素如何引起小肠病理改变并不太清楚,可能其可引起肠道运动神经麻痹导致微循环障碍、损伤肠道小动脉的内皮,导致纤维蛋白沉积、血栓形成。同时也可能有免疫反应 I 及 III 型介入。

(二) 发病因素

多有暴饮暴食及食不洁食物史,营养情况差、过度劳累,导致机体抵抗力降低,也可能为诱发因素。此外肠道内胰淀粉酶缺乏或减少,不能充分破坏外毒素,也可能是发病的原因。

（三）病理改变

本病的主要病理改变为小肠壁的小动脉内有纤维素沉积，引起血栓形成，导致小肠出血、坏死。细菌首先侵入肠黏膜下层进行繁殖，向黏膜肌层发展。肠壁充血、水肿，肠管扩张、积气、积液。肠壁外观呈暗紫红色，肠壁增厚。黏膜糜烂，并发生溃疡。可累及浆膜，严重者可发生肠穿孔，引起急性化脓性腹膜炎。

病变可呈节段性分布，病变短者仅几厘米肠管受累，长者可波及全部小肠，甚至结肠也受累。

【临床表现】

（一）症状

起病多突然，有以下主要临床表现：

1. 腹痛　此为最早出现的症状，呈持续性疼痛阵发性加重。疼痛很剧烈，初局限在脐周，后可扩散到全腹部。

2. 恶心、呕吐　在腹痛较重时出现，呕吐物可呈褐色。

3. 腹泻　多在发生腹痛12~72小时出现。初粪便呈水样，量较大，后转变成暗红色血水样便，有恶臭。可有血块及坏死组织碎片。排便次数不定，多在5次左右。但无里急后重现象。

4. 发烧　多在发病后1~2天出现，体温常在38~39℃之间，达40℃少见。持续时间约7天左右。

5. 感染中毒症状　可有精神不振、烦躁不安、神志障碍。也可出现感染中毒性休克现象，如面色苍白、四肢凉、发绀、心悸、呼吸困难等现象。

（二）体征

1. 腹部检查　初为局限脐部压痛，后可扩展到全腹，并可发生腹肌紧张。肠鸣音于发病初期增强，后期减弱。腹部明显胀气，出现肠麻痹征象。若发生肠穿孔则出现典型化脓性腹膜炎的体征。

2. 循环系统　可有心率快、血压低、脉搏细弱、心音低钝等及休克现象。

3. 皮肤可出现紫癜　并可有脱水现象。

（三）临床分型

根据病人的临床表现，人为地分成以下几型：

1. 腹泻便血型　以腹泻便血为主的临床表现。

2. 休克型　以循环衰竭的临床表现为主。

3. 腹膜炎型　以急性腹膜炎的临床表现为主。

4. 肠梗阻型　以肠梗阻的临床表现为主。

5. 毒血症型　以高烧、谵妄、昏迷的临床表现为主。

339

但这种人为分类方法在实际上各型并不能划出明确的界限，常混合存在。

【辅助检查】

（一）实验室检查

1. 血常规检查　可有白细胞升高、核左移现象。若有大量出血则有血红蛋白降低。

2. 粪便检查　常规检查可发现大量红、白细胞。粪便培养可发现致病菌。

3. 血生化检查　可有低钾、钠、氯血症。碳酸氢根可降低。

（二）影像学检查

1. B型超声检查　可发现肠壁增厚、肠管扩张及积气、积液。肠蠕动改变。若发现有腹水，在B型超声指引下做腹腔穿刺，抽出腹水做检查及培养对诊断有帮助。

2. X线腹部平片　可发现肠梗阻征象。若肠管横向排列，并有不规则致密阴影，多表示有肠坏死。并可出现肠壁中有积气，此对本病的诊断很有意义，表明有产气菌感染。若有肠穿孔，则膈下出现游离气体。

【诊断及鉴别诊断】

（一）诊断

典型病例，如有吃不洁食物病史，突然发生腹痛、发烧，腹泻水样血便并有恶臭，全身中毒症状明显，可发生麻痹性肠梗阻、休克，粪便培养出致病菌。诊断并不困难。

（二）鉴别诊断

在不典型病例，须与急性菌痢等鉴别，见伪膜性肠炎。

【治疗】

（一）内科治疗

1. 一般治疗

（1）禁食，腹胀较重者做胃肠减压。

（2）输液，纠正水、电解质、酸碱平衡失调。

（3）补充营养，可输脂肪乳、血浆或白蛋白、氨基酸及多种维生素。若贫血重者，应输血。

2. 若有休克　应进行抗休克治疗。

3. 抗生素

（1）应用抗生素应早期、足量、联合用药。

（2）对本病敏感的抗菌药物有：甲硝唑（灭滴灵）、克林霉素、氨苄青霉素、头孢他啶（复达欣）、卡那霉素等。

4. 肾上腺皮质激素　本品可抑制变态反应，提高机体的反应能力，减轻中毒症状。但也有促使肠穿孔的作用。故用量不宜过大，时间也不宜过久。可用地塞米松，3~5mg/d，连用3~5日。

（二）外科疗法

外科手术的适应证有：

（1）肠坏死。

（2）肠穿孔。

（3）反复大量出血，经内科治疗无效。

（4）肠梗阻不缓解。

（5）难以排除需外科手术治疗的急腹症。

伪 膜 性 肠 炎

诊断	有用广谱抗生素史,急性发生腹泻,粪便呈水样,可排出伪膜,腹痛,发烧不著,结肠镜检查多可确诊
鉴别	急性出血性坏死性肠炎、急性痢疾、真菌性肠炎、金黄色葡萄球菌肠炎
治疗	应用抗厌氧菌药物,停用原来应用的抗生素,调整肠道菌群失调,支持疗法

【概述】

伪膜性肠炎是急性肠黏膜纤维素性坏死性炎症性病变，主要累及小肠及结肠。发病年龄多在50岁左右。男女发病率无明显差别，多见于年老、体弱及患有消耗性疾病的患者。有90%的病人与应用抗生素，特别是广谱抗生素有关。故本病可以视为是抗生素应用后的继发病或合并症。

（一）病原学

近来认为难辨梭状芽孢杆菌为本病的致病菌。此菌为革兰阳性厌氧菌。属于梭状芽孢菌属。因其能形成比细菌菌体粗大的芽孢，而两端较细中间较粗，呈梭状，故称梭状芽孢杆菌。又因其培养困难，故又称难辨梭状芽孢杆菌。

芽孢是因细菌大量繁殖，氧源、碳源等营养物质减少，在细菌内部形成圆形或椭圆形小体。芽孢可完全保留细菌的生物活性。一旦芽孢形成后，菌体就变成空壳，最后芽孢从空壳中出来生存于自然界，当外界环境适宜时，又可以发芽而形成细菌。

在正常人的肠道中有90%为大肠杆菌、肠球菌。梭状芽孢杆菌属只占10%，而难辨梭状芽孢杆菌仅占5%。每克粪便中约含有10^2~10^6个。故本菌为肠道的常驻菌种。

难辨梭状芽孢杆菌可产生外毒素A及B。这两种毒素可使肠黏膜出血坏死。均可导致伪膜形成。并可刺激小肠陷窝细胞，通过产生大量cAMP而发生水样腹泻。在正常情况下，由该菌数量较少，故不能显出其致病作用。

（二）病理改变

由于该菌产生的毒素可使肠黏膜、黏膜下层小血管凝血、血栓形成、肠壁坏死，使肠黏膜及黏膜下层组织水肿、充血、坏死、变性，与纤维组织形成伪膜。

1. 肉眼所见　病变的肠管扩张，充血呈暗红色。肠黏膜充血、糜烂、凝固、坏死，有大小不等、黄白色、直径为2~30mm伪膜形成。有的伪膜也可呈灰白色或黄绿色。

2. 镜下所见　腺体可呈广泛坏死，因炎性渗出而变厚。可见由纤维组织、白细胞、巨噬细胞、黏蛋白及坏死组织形成伪膜。也可见小血管血栓形成。严重者可累及肠壁全层包括肌层浆膜。

（三）发病机制

因患者患感染性疾病应用抗生素，引起肠道菌群失调，由于对抗生素敏感的细菌被大部消灭，厌氧的难辨梭状芽孢杆菌也可部分被消灭，对抗生素耐药的残存者，则可大量繁殖并产生大量外毒素而致病。

【临床表现】

本病是因原发感染性疾病应用抗生素而发生，因此临床表现除本病外尚有原发感染性疾病的临床表现。

由于患者的病情不同、机体的反应不同及应用的抗生素种类不同，用药后本病的发病时间也不一致，大都在用药后5~7天。快者，在用药后几小时即可发病。慢者，在用药2~3周发病。病情可急可缓，但急性发病较多见。伪膜性肠炎主要的临床表现如下。

（一）症状

1. 腹泻　此为本病的主要临床表现，多为水泻。大便呈浅黄色水样，也可呈米汤样，量大，腹泻次数也不一致，从几次到几十次。严重患者，粪便可从肛门不断间歇流出，很难计算其次数。

在典型病例，水样粪便中有漂浮的伪膜，呈大小不同的片状，大者可呈肠管状，长达20~30cm。颜色呈灰白或灰黄色。

腹泻持续时间也可长可短，短仅1~2天，长可达几周，这与治疗是否得当有很大的关系。

2. 腹痛　在发生腹泻时，可有肠绞痛，痛可轻可较重，但严重腹痛少见。

3. 发热　本病发烧不明显。若有高烧，可能由原发病引起。

4. 脱水症状　可有口干、口渴、尿量减少，同时可有心悸、气短等现象。

5. 消化系统症状　可有食欲不振、恶心、呕吐、腹胀。

（二）体征

可有腹部胀气、轻压痛、肠鸣音亢进。严重的患者因脱水、血容量减少，出现心率加快、血压降低、肢端发凉及发绀。

【辅助检查】

（一）实验室检查

1. 血常规检查　白细胞可轻度升高。可有血浓缩现象。

2. 血电解质检查　可有血钾、钠、氯降低，也可发生碳酸氢根降低。

3. 粪便常规检查　可发现球菌、杆菌比例失调。红、白细胞可有轻度增多。若能发现伪膜对本病的诊断很有帮助。

4. 粪便培养　用甲氧噻吩头孢菌素—环丝氨酸—果糖琼脂特殊培养基90%~95%可培养出此菌，但有25%的正常人粪便也可培养出此菌，因此临床意义并不太大。

5. 难辨梭状芽孢杆菌毒素试验　为抗毒素中和试验，滴定度在1:100~1:200，有诊断意义。

（二）其他检查

1. X线检查　腹部平片结肠扩张、结肠袋增大。X线气钡造影检查，可发现结肠黏膜紊乱、边缘不整。

2. 结肠镜检查　早期仅有黏膜充血、水肿及散在的浅糜烂，后则可发现斑点状、地图样呈黄白色的伪膜，直径只有1~2mm。晚期可见大的斑块，长达10~30mm。周围充血，覆盖于结肠黏膜，易剥离，在伪膜下有浅溃疡。

【诊断及鉴别诊断】

（一）诊断

因感染应用抗生素后，发生水样腹泻，应考虑到有肠道菌群失调，若同时发现排出伪膜，则诊断大都成立。故典型病例诊断伪膜性肠炎并不困难。在不典型病例需与下列疾病鉴别。

343

（二）鉴别诊断

1. **急性出血坏死性肠炎**　此由产气荚膜杆菌，又名Welchii杆菌，所产生的β毒素引起小肠坏死性病变。发病急，发高烧，腹痛较重，腹泻血水样便并有恶臭。全身中毒症状严重，可发生抽搐、昏迷、休克。无伪膜。

2. **急性细菌性痢疾**　多有吃不洁食物的病史。腹痛重，排脓血便、量不大，但里急后重明显，排便次数频繁，粪便可培养出痢疾杆菌。有别于伪膜性肠炎。

3. **真菌性肠炎**　有应用抗生素史。腹泻，粪便呈水样也可黏液便，腹痛不重。大便次数可较多。可有伪膜。粪便涂片容易找到真菌孢子、菌丝。

4. **金黄色葡萄球菌肠炎**　多有用抗生素史。起病急，水样便，典型粪便呈蛋花汤样，伪膜呈黄色。腹痛较重。粪便涂片有大量葡萄球菌。粪便培养可培养出金黄色葡萄球菌。

伪膜性肠炎与急性坏性肠炎、急性菌痢等的鉴别见表 4-4。

表 4-4　伪膜性肠炎与急性坏死性肠炎等的鉴别

项目	伪膜性肠炎	急性坏死性肠炎	急性菌痢	真菌性肠炎	金黄色葡萄球菌肠炎
病原体	难辨梭状芽孢杆菌	Welchii杆菌	痢疾杆菌	真菌	金黄色葡萄球菌
起病	急	急	急	较缓	急
病程	较短	短	短	较短	短
腹痛	多不重	重	重	多不重	多不重
腹泻	水样便	血水样便	脓血便	水样或黏液便	蛋花样水样便
里急后重	不重	不重	重	不重	不重
发烧	不著	高烧	高烧	发烧	可有高烧
休克	可有	多有	有	多无	可有
粪便检查	有伪膜	无伪膜	无伪膜	无伪膜	可有伪膜
用抗生素史	有	无	无	有	有

【治疗】

（一）一般处理

（1）停用原来应用的抗生素。

（2）纠正水、电解质与酸碱平衡失调。

（3）调整肠道菌群失调可试用下列药物：

1）乐托尔（Lactel）：本品为嗜酸乳杆菌（乐托尔菌株）所产生的代谢产物。其有抑菌作用，并可刺激防护性产酸菌丛的生长。可增强局部前IgA含量，使肠道的免疫屏障增强。每天服2～4粒胶囊。

2）丽珠肠乐（Bifidobiogen）：本品为双歧杆菌活菌制剂。双歧杆菌可与肠黏膜上皮细胞结合，形成生物屏障，增强肠道的定植阻力，可防止致病菌、条件致病菌的定植和入侵。并可发酵葡萄糖产生大量乳酸及醋酸，抑制致病菌生长。每次服2~4粒，每日2~3次。

3）整肠生：本品为地衣芽孢杆菌制剂，此为活菌。可产生抗菌活性物质，对致病菌有抑制作用。口服每次2~4粒胶囊，每日3次。需停用抗菌素。

4）培菲康（双歧三联活菌胶囊，Bifico）：本品含有双歧杆菌、嗜酸乳杆菌、粪链球菌。可补充正常生理性菌，调整肠道的菌群。口服3~5粒胶囊，每日2~3次。

亦可用6个胶囊放于10~15ml生理盐水内，缓慢从肛管内滴入。每日2~3次。有时有很好的效果。

（二）抗生素

可用下列抗生素：

1. 灭滴灵　500mg，静脉滴入，每日2次。该药副作用少，效果好，可作为首选药物。连续应用7~10天。

2. 去甲万古霉素（Norvancomycin）　本品口服不吸收，250~400mg，每日4次。亦可以针剂1~1.5g，溶于5%~10%葡萄糖溶液500ml，静脉缓慢滴入，每日1次。

去甲万古霉素通常不作为一线药物，静脉用药因副作用较大，适用于由金黄色葡萄菌引起者。

（三）支持疗法

可补充血浆、白蛋白、脂肪乳以及多种维生素。

（四）对症处理

如腹痛可给予解痉止痛药物。不用强作用的止泻药物。

念珠菌性肠炎

诊断	多有抗生素应用史,发生急性腹泻,粪便呈水样,可有蛋清样黏液或豆腐渣样物,腹痛不重
鉴别	伪膜性肠炎、急性菌痢
治疗	应用抗真菌药物、停用原来应用的抗生素或换用其他抗生素,支持疗法

【概述】

现已发生的真菌有几千种，但致病的真菌不过几十种。念珠菌性肠炎是最常见的肠道深部真菌感染。近年来由于抗生素大量、广泛应用，其发病率明显增加。

（一）病原体

念珠菌有30多种，仅有8种可以致病，较常见引起肠炎者，主要为白色念珠菌。

白色念珠菌又称假丝酵母菌。菌体呈圆形或椭圆形，G^+。以出芽的方式生长、繁殖。孢子伸长成芽管，不与母体脱离，形成假菌丝。孢子集中于假菌丝的连接处。

本菌广泛存在于自然界，为条件致病菌，分为外源性及内源性。

1. 外源性　其存在于污水、蔬菜、水果、奶制品等，大量食入该菌可致病。

2. 内源性　在正常人的皮肤带菌率约2%，咽部约30%，消化道20%~50%，阴道约30%。

白色念珠菌为深部真菌感染属最强致病菌之一。在真菌性肠炎中，该菌引起者也最常见。

（二）发病机制

白色念珠菌可产生两种毒素，高分子及低分子，前者毒力较强，可引起毒性反应。

当该菌发展成假菌丝型时，若长达20μm，就不易被吞噬细胞吞噬，其对黏膜有附着作用，若有假菌丝则附着力更强，其分泌的水解酶可对黏膜造成损伤，出现以中性粒细胞为主的炎症反应，形成小脓肿。后期可发生炎症坏死，形成白膜，脱落后可有底层糜烂及大小不等的浅溃疡。

正常情况下，虽肠道中有白色念珠菌但不发病，在遇到下述情况时，就可发生肠炎。

（1）应用抗生素，特别较长期应用广谱抗生素，可将敏感的细菌消灭或抑制，发生肠道菌群失调，使白色念珠菌大量繁殖。

（2）机体抵抗力减弱，如慢性消耗性疾病、尿毒症、恶性肿瘤、重症糖尿病、肝硬化等，导致机体抵抗力减弱。

（3）应用肾上腺皮质激素，可将淋巴细胞破坏，抗体产生减少，亦可抑制纤维母细胞增生，及吞噬细胞吞噬作用减低，有利于该菌的繁殖。

（4）抗癌药物，可使中性粒细胞减少，抗菌力减低。

（三）病理改变

肠道黏膜充血、水肿，乳白色融合成片白色斑块易剥离，在黏膜斑下有潮红的基底，并可出现糜烂及浅溃疡。但发生肠穿孔罕见。

346

【临床表现】

（一）腹泻
起病较急的顽固性腹泻。粪便多呈水样，也可为蛋清样黏液便、豆腐渣便，很少有血液，大便频繁，有时无法计数，从肛门中间断流出，多无里急后重现象。

（二）腹痛
腹痛多不严重，可有轻度的肠绞痛。

（三）其他表现
常伴有鹅口疮，特别是婴幼儿。

（四）腹部体征
腹部无明显压痛，但腹部胀气较重，肠鸣音亢进。

【辅助检查】

（一）粪便检查
1. 粪便涂片检查 可发现真菌孢子，若发现假菌丝，可确定。
2. 粪便真菌培养 可培养出此菌，也可进行鉴别其类型。

（二）血液化验检查
测定血钾、钠、氯等，确定是否有电解质代谢紊乱。

【诊断及鉴别诊断】

（一）诊断
有典型的病史及临床表现，粪便中找到真菌孢子，特别是假菌丝可确诊。

（二）鉴别诊断
见伪膜性肠炎。

347

【治疗】

（一）应用抗真菌药物
常用药有：

1. 制霉菌素（Nystatin） 用法：50万~100万单位，口服，每日3~4次。其作用机制为本品可与真菌细胞膜上的受体相结合，导致通透性改变，细胞内容物外溢而致死。常用的口服剂量血中浓度很低，几乎全部自粪便排出，故其副作用很小，为治疗肠道真菌感染的首选药物。

2. 酮康唑（Ketoconazole） 用法：200mg，口服，每日1~2次。其作用机制为抑制真菌细胞膜上的麦角甾醇的生物合成，影响细胞的通透性，从而抑制其生长。口服吸收较好，服药时间较长，需直到症状消失、粪便中找不到真菌为止。可有转氨酶升高。

3. 氟康唑（Fluconazule，大扶康，Diflucan） 用法：150~300mg，口服，每日一次。亦可用200~400mg，溶于5%~10%的葡萄糖溶液中，静脉滴入，每日一次。作用机制同酮康唑，但作用较强，副作用同酮康唑，但副作用较少。

（二） 防止菌群失调

停原来用的抗生素，如病情不许可，可减量或改换。可用整肠生、培菲康。

（三） 支持疗法

如纠正脱水，纠正电解质失调，给予维生素，必须输入脂肪乳、白蛋白。

急性肠系膜上动脉栓塞

诊断	多有心脏病史,突然发生剧烈腹痛,早期体征不明显,晚期出现肠麻痹、急性腹膜炎、休克体征
鉴别	急性溃疡病穿孔、急性胰腺炎、肠系膜静脉血栓形成
治疗	一旦诊断即手术治疗、支持疗法

348

【概述】

急性肠系膜上动脉栓塞是一个比较少见的急腹症，病情严重，发展很快，若不及时诊断及治疗，可危及生命。

（一） 肠系膜上动脉的解剖

肠系膜上动脉，起自腹主动脉腹腔动脉干的稍下方。向下经胰头后方、十二指肠水平部的上方，进入肠系膜根部，其主要分支如下：

1. 空肠及回肠动脉 此动脉分布于空肠及回肠，供应该部分的血液。

2. 回肠动脉 此动脉分布于回肠末端、盲肠、阑尾和升结肠的一部分，供应该部分的血液。

3. 右结肠动脉 此动脉分布于升结肠，供应该部分的血液。并与回肠动脉、中结肠动脉吻合。

4. 中结肠动脉 起自右结肠动脉的上方。分布于横结肠，供应该部分血液。并与右结肠动脉和左结肠动脉分支吻合。

成人肠系膜上动脉平均血流量为700ml/min。肠系膜上动脉的供血量的多少，受自主神经的控制。刺激迷走神经，则肠道血流量增加。刺激交感神经，则可使动脉收缩，供血量减少。但持续几分钟后，血流量仍可恢复，其原因是引起局部缺血后，代谢产物可导致局部血管舒张。交感神经使肠道血管收缩的意义，其可使肠道血液转移到体循环。在休克时可补充体循环血量几百毫升。

（二）病因

肠系膜上动脉栓塞常见的病因有：

（1）心脏瓣膜置换术后或感染性心内膜炎的栓子脱落。

（2）心房纤颤伴有心房内附壁血栓的栓子脱落。早期心肌梗死附壁血栓脱落。

（3）主动脉粥样硬化病变的碎片脱落。

（三）病理改变

病变的严重程度与栓子的大小及栓塞的部位有关。栓塞常发生在分出结肠中动脉以前的肠系膜上动脉的狭窄处，可进一步因栓子破碎，再脱落到远端分支。

血管栓塞后几小时，远端将继发血栓形成引起血运中断而发生肠坏死。

肠系膜上动脉以终动脉的血管分支到肠管，若主干栓塞则无侧支循环以代偿血流中断的肠管，故栓塞后1~2小时，因肠壁缺血、缺氧，发生黏膜水肿，继而累及黏膜下层、肌层及浆膜。因肠黏膜上皮细胞的更新速度为1~2天，故首先出现病理改变，发生溃疡、坏死，最后才发生肠壁坏死。肠腔内、外均出现大量渗出，渗出物进入腹腔，因肠腔内的细菌进入，故发生急性腹膜炎。若处理不及时，可发生肠壁穿孔。

因血管损伤，故腹水呈血性。若为肠系膜上动脉主干栓塞，则其所供血的小肠及结肠大部坏死。

349

【临床表现】

（一）症状

1. 腹痛 常突然发生，开始较轻，很快变为剧烈疼痛，呈持续性，也可呈持续性疼痛，阵发性加重。止痛药物多不能止痛。开始以脐部为主，后波及全腹。

2. 恶心、呕吐 在发生腹痛时常伴有恶心、呕吐，呕吐物隐血试验多呈阳性。

3. 腹胀 腹痛开始不久即发生腹胀，而且可相当明显。

4. 便血 在发病几小时后，可发生便血，或稀便混有血液，量不多。

（二）体征

在发病的早期，腹痛剧烈但腹部多无明显的体征，与临床上表现剧烈的疼痛不相符合，肠鸣音可有轻度亢进。随着病情的发展，很快发生腹部胀气、肠鸣音减弱或消失。腹肌紧张、压痛、反跳痛。出现急腹症的临床表现，并出现心率增快、血压降低、末梢循环差等休克的临床表现。

【辅助检查】

（一）实验室检查

1. 血常规检查　当发生肠坏死时，白细胞升高，有核左移。

2. 血生化及酶学检查　因肠坏死，可发生血中无机磷、肌酸磷酸激酶（CPK）、淀粉酶、碱性磷酸酶、C-反应蛋白（CRP）等，均可在血中升高。

（二）影像学检查

1. B型超声检查　可发现肠腔扩大，肠壁增厚、黏膜皱襞增粗。在后期可发现腹腔中游离气体。若此时在B型超声波指引下穿刺，能抽出血性暗红色液体，对诊断本病帮助很大。为对诊断本病的简易有用的方法。

2. X线检查　早期无异常发现，几小时后，可见肠梗阻征象。肠黏膜皱襞变钝、肠壁增厚有液平段。若发生肠坏死，可见肠壁中积液。若有穿孔可见膈下游离气体。

3. 肠系膜上动脉造影　此对早期诊断本病帮助很大，亦可鉴别是栓塞（embolism）、血栓形成（thrombosis）还是血管痉挛。并可确定栓塞的范围。但由于设备条件、病人病情严重，较难进行此项检查。

【诊断及鉴别诊断】

（一）诊断

早期诊断比较困难。在有心脏瓣膜病、瓣膜置换术后、心房纤颤、急性心肌梗死及原有肠绞痛（intestinal angina）的病人，若突然发生剧烈的腹痛，而腹部检查无明显的阳性体征，应想到有本病的可能。早期诊断对病人的预后关系很大。

（二）鉴别诊断

需与下列疾病鉴别：

（1）急性溃疡病穿孔、急性胰腺炎，见急性胰腺炎。

（2）肠系膜静脉血栓形成　起病较缓，腹痛开始不重，有腹胀、腹泻。腹痛逐渐加重，呈绞痛、剧烈，止痛剂不能缓解，此时似肠系膜上动脉栓塞，但出现休克及急性腹膜炎的临床表现较晚。

【治疗】

（一）外科治疗

一旦确诊应尽快进行手术治疗。术前应纠正水、电解质、酸碱平衡失调，纠正休克，应用抗生素。

（二）内科治疗

在因各种情况不能做手术的病人，可试用下述药物：

（1）罂粟碱，90~120mg，加于5%~10%葡萄糖溶液500ml中，静脉滴入，每日1次。

（2）可试用抗凝剂。

一般对小动脉栓塞可能有效，对主干动脉栓塞作用不大。

肠系膜静脉血栓形成

诊断	起病较缓的剧烈腹痛，初无阳性的腹部体征，后期出现局限性或弥漫性腹膜炎体征、休克体征
鉴别	急性肠系膜上动脉栓塞、急性胰腺炎、急性溃疡病穿孔
治疗	手术治疗，支持疗法

【概述】

肠系膜静脉血栓形成，是少见的严重急腹症之一。因其起病较缓慢，虽然腹痛很重，但在初期较长的时间，甚至3~4天，都无阳性体征出现，辅助检查也无异常，所以给早期诊断带来很大的困难，常直到晚期才诊断出来。早期诊断、早期手术，是降低死亡率的关键。

（一）肠系膜静脉的解剖

门静脉由肠系膜上静脉及脾静脉构成。

（1）肠系膜上静脉自上而下分支为肠系膜上静脉、中结肠静脉、右结肠静脉、回结肠静脉及阑尾静脉。

（2）肠系脉下静脉，由左结肠静脉及乙状结肠静脉组成。肠系膜下静脉与脾静脉汇合进入门脉。

肠系膜静脉基本上与肠系膜动脉伴行。

（二）病因及发病机制

引起肠系膜静脉血栓形成，按发病的原因分为：

1．原发性　即找不到引起发病的原因，但这种情况较少见。

2．继发性　即继发于其他疾病，如腹腔内感染、门脉高压、创伤、高凝状态、高黏稠综合征。口服避孕药物也可能为本病发病因素。

肠系膜静脉血栓预后的好坏与栓塞的范围大小有关。栓塞的范围可大可小，小者预后好，大者则相反。

血栓在肠系膜静脉形成后，可发生肠坏死，但坏死发生较晚。

【临床表现】

（一）症状

1．腹痛　本病初起时较为隐袭。只有不固定的腹痛，呈持续性疼痛。并有阵发性绞痛。疼痛愈来愈剧烈。病人不能耐受，止痛药物无效。

2．恶心、呕吐　在发病的早期不明显，但在疼痛剧烈时，恶心、呕吐加重，但不会发生呕血。

3．腹胀　腹胀发生在本病的后期。

4．便血　便血出现较晚，常在几天后出现，一旦便血出现说明起码已出现肠黏膜坏死。

（二）体征

1．腹部检查　在发病的初期虽然腹痛剧烈但常无明显的腹部体征，与腹痛的严重程度不相吻合。常在几天后出现腹部局限性肌肉紧张及压痛，肠鸣音较亢进。在后期腹部肌紧张及压痛已较弥漫，出现反跳痛，明显胀气，肠鸣音减弱或消失。若发生肠穿孔，则发生腹水征及肝浊音界消失。

2．后期　在发病的后期可出现循环功能不全的体征。

【辅助检查】

（一）实验室检查

血常规检查、血清学及酶学检查，似急性肠系膜上动脉检查。

（二）影像学检查

（1）B型超声腹部检查及X线腹部平片检查，似急性肠系膜上动脉栓塞。

（2）肠系膜动脉造影对诊断很有帮助，其表现为：

1）造影剂可反流到主动脉。

2）若肠系膜有痉挛现象，可有分支不显影。

3）动脉相延长达40秒。

4）40秒内肠系膜静脉栓塞部分不显影。

5）病变部分肠壁增厚。

6）若有血管破裂，造影剂可进入腹腔。

【诊断及鉴别诊断】

（一）诊断

本病诊断相当困难，特别在发病的初期，而早期诊断及早期治疗是防止栓塞范围扩大的关键。因此在上述有可能导致本病的发病时，出现上述临床表现，应注意有本病的可能。

（二）鉴别诊断

需与急性肠系膜上动脉栓塞鉴别。

【治疗】

（一）外科治疗

一旦明确诊断，若病情许可尽快进行手术。

（二）内科治疗

(1) 纠正水、电解质及酸碱平衡失调。

(2) 纠正休克。

(3) 应用抗菌药物。

353

小肠梗阻

诊断	肠绞痛、恶心呕吐、腹胀、排气及排便停止
鉴别	急性胃炎、急性胰腺炎
治疗	胃肠减压、纠正水、电解质及酸碱平衡失调、手术治疗

【概述】

小肠梗阻是指由于各种原因，使小肠内容物通过时发生障碍。其临床表现为肠绞痛、恶心呕吐、腹胀及排气和排便停止。此为临床上常见的急腹症。

小肠梗阻、因病因不同、发生的机制不同，临床上有不同的分类方法，简述于下。

（一）按发病的原因分

1. 机械性肠梗阻　见于：

（1）肠腔内异物的梗阻，如蛔虫、柿石。

（2）肠腔内病变的梗阻，如小肠淋巴瘤、平滑肌瘤、平滑肌肉瘤。

（3）肠腔外病变，如粘连、腹腔肿瘤压迫。

2. 麻痹性肠梗阻　见于腹腔手术后、低钾血症、休克、严重感染中毒。

3. 血管性肠梗阻　见于肠系膜上动脉栓塞、肠系膜静脉血栓形成、肠系膜血管血液灌注不良。

（二）按病程分

根据病程分为急性及慢性肠梗阻。

（三）按梗阻的严重程度分

根据肠梗阻的严重程度分为完全性及不完全性小肠梗阻。

（四）按梗阻的部位分

根据小肠梗阻的部位分为高位及低位小肠梗阻。

（五）按有无血运障碍分

根据小肠有无血运障碍分为单纯性及绞窄性小肠梗阻。

（1）单纯性肠梗阻是指肠腔内容物通过障碍，肠管血运正常。如蛔虫引起的肠梗阻。

（2）绞窄性肠梗阻是指不仅肠腔中内容物通过障碍，同时有血液循环障碍。如嵌顿疝。

【临床表现】

（一）症状

1. 腹痛　此为典型的阵发性肠绞痛，有间歇期，腹痛发作时伴有肠鸣音亢进或高调的气过水音。梗阻的部位愈靠近远端，腹痛愈重，但发作的时间间隔较远端梗阻长。一般为3~9分钟发作一次。若发生肠麻痹时，则肠绞痛减轻或消失。

2. 恶心呕吐　呕吐在开始时为胃内容物，后则为肠内容物。小肠上端梗阻，呕吐频繁而且量较大，为胃内容物、十二指肠液、胰液及胆汁，故可呈黄色。小肠下端梗阻，呕吐物量少，可呈稀粪便样。此因肠内容滞留时间较久，细菌过度繁殖，将肠内容物分解所致。

3. 腹胀　在小肠梗阻的后期出现。近端小肠梗阻腹胀较轻，因呕吐频繁。远端则较重，若发生肠麻痹则腹胀更重。在绞窄性肠梗阻时，腹胀可呈现不对称现象。

4. 排气排便停止　机械性肠梗阻表现最明显。若由于肠系膜血管栓塞、肠套叠引起的肠梗阻，可有血便、黏液血便或稀水样血便排出。

以上为肠梗阻的4个主要症状。此外由于呕吐可出现脱水征，如口干、口渴、尿少、心跳增快等。

（二）体征

1. 早期　在肠绞痛发作时，可看到脐周肠形，肠蠕动现象。但在腹壁脂肪较多，腹壁很厚的肥胖患者则不易看到。在绞痛发作时，肠鸣音亢进，或呈高调的金属音、气过水音，可有局部压痛。

2. 后期体征　腹胀逐渐加重，若有腹肌紧张、反跳痛，压痛明显时，即腹膜刺激征。表明绞窄性肠梗阻已有肠管坏死。当发生肠麻痹时，肠鸣音减弱或消失，但可以偶尔听到声音弱、音调高的金属音。脱水或休克可出现脱水及休克体征。体温升高也是肠坏死的一种临床表现。

凡有小肠梗阻的患者，一定注意腹部有无手术瘢痕及疝。

【辅助检查】

（一）实验室检查

1. 血常规检查　可有血浓缩现象，若有中性粒细胞升高，表明有肠坏死的可能。

2. 查血钾、钠、氯、血糖、尿素氮、碳酸氢根　以确定有无电解质代谢紊乱及酸碱平衡失调。

3. 查血磷、肌酸磷酸肌酶（CPK）、C-反应蛋白（CRP）、血淀粉酶　这些在肠坏死时均可升高。

（二）影像学检查

1. B型超声检查　可发现在梗阻的上端肠管扩张，管径增宽，因肠腔内有液体及气体积存，故在肠管内流动及反流活跃，并可形成多囊样改变。若发现有腹水，在B型超声指引下做腹腔穿刺，若为血性腹水，表明肠壁已坏死，对诊断很有帮助。

2. X线腹部平片检查　小肠梗阻后3~6小时，可出现典型的X线检查所见。表现为肠管扩张充气、积液，立位有充气扩张的肠下方有液平面，充气扩张的小肠襟上缘呈拱门状。

空肠肠管充气管径较宽，一般在3cm以上。多位于上腹部或左上腹部，肠管气影内可见多数横贯肠管、密集排列的线条状或弧线形黏膜皱襞。

回肠肠管充气，表现为连贯、均匀肠袢，管壁无黏膜皱襞影像，管腔较小，位于中下腹部。

两者均可有多个液平面，呈阶梯状。结肠内有少量气体或无气体。

若肠管直径大于6cm时，应考虑结肠梗阻的可能性。

【诊断及鉴别诊断】

（一）诊断

据有典型症状的小肠梗阻病人，如肠绞痛、呕吐、腹胀、排气排便停止。腹部检查发现肠形、肠蠕动波、高调肠鸣音等，再结合X线腹部透视或平片有阶梯状液平段，诊断不难。

（二）鉴别诊断

1. 小肠梗阻的早期　需与急性胃炎、急性胰腺炎相鉴别，因均有腹痛、呕吐，但其均不会出现肠梗阻的临床表现。

2. 机械性肠梗阻与麻痹性肠梗阻的鉴别　（见表4-5）

表4-5　机械性肠梗阻与麻痹性肠梗阻的鉴别

项　目	机械性	麻痹性
病因	机械梗阻	腹部手术后、休克、感染中毒、低钾血症
腹胀	较轻	重
肠绞痛	重	无或轻
肠形	有	无
肠蠕动波	有	无
肠鸣音	亢进,金属音	减弱,消失或偶有金属音
X线检查	只限于梗阻以上部位肠管扩张,肠袢大小不一	小肠及结肠均充气,小肠肠袢基本一致

3. 小肠梗阻与结肠梗阻的鉴别　（见表4-6）

表4-6　小肠梗阻与结肠梗阻的鉴别

项　目	小肠梗阻	结肠梗阻
肠绞痛	重	轻
呕吐	重	轻或无
腹部胀气	较对称	不对称
肠形	明显,在脐附近	不明显,在结肠部位
肠蠕动波	明显,在脐附近	不明显
X线腹平片	多个梯形液平面小肠扩张多在3cm左右	高度扩张的肠袢,可见结肠袋扩张直径>6cm

4. 单纯性与绞窄性肠梗阻的鉴别 （见表 4-7）

表 4-7 单纯性与绞窄性肠梗阻的鉴别

项 目	单 纯 性	绞 窄 性
肠绞痛	轻重	严重
呕吐	相对较轻	重
呕血、便血	少见	可有
休克	晚期出现	早期出现
腹水征	无	有
发病机制	单纯梗阻，无血运改变	梗阻加血运改变
血CPK、CRP	无改变	可升高

5. 肠绞窄现象 若有下列征象时可能已发生肠绞窄现象。

(1) 持续性剧痛并阵发性加重。肠鸣音不亢进。

(2) 病情进行性恶化，早期即发生休克。

(3) 腹胀不对称，可触到有压痛的色块。

(4) 有腹膜刺激征。

(5) 有便血。

(6) 呕吐物呈血性。

(7) 腹腔穿刺腹水呈血性，带有臭味。

【治疗】

（一）内科治疗

(1) 禁食、持续胃肠减压。

(2) 纠正水、电解质及酸碱平衡失调。

(3) 应用抗生素以抑制肠道内细菌繁殖。常用的抗生素有灭滴灵（甲硝唑）、氧哌嗪青霉素、头孢菌素等。

(4) 对症处理，密切观察病人的变化。

（二）外科手术治疗

若有严重的肠梗阻，或出现肠绞窄现象，应考虑手术治疗。

357

阿米巴肝脓肿

诊断	常有阿米巴痢疾病史。出现发烧、肝区痛、肝脏肿大,并有压痛。B型超声、CT检查有肝脓肿形成。肝穿刺抽出巧克力样脓液
鉴别	细菌性肝脓肿、肝癌
治疗	应用抗阿米巴药物、支持疗法、抽脓、外科手术

【概述】

阿米巴肝脓肿是由溶组织阿米巴引起的肝脓肿。实际上是阿米巴痢疾引起的并发症。溶组织阿米巴原虫由肠道病变处,经门静脉进入肝脏。约有50%以上的病人有阿米巴痢疾病史。从得阿米巴痢疾到发生阿米巴肝脓肿,时间长短不一,短则几日长则20余年。

本病多见于男性,发病年龄在30岁左右。

(一) 病原学

寄生于人体中的消化道内阿米巴近10种之多。但只有溶组织阿米巴有侵袭组织的能力而致病。

溶组织阿米巴 (简称阿米巴) 在其生活过程中有两种形式:

1. 包囊体 此为传播阿米巴病的病原体,只在肠腔内形成,在患者的粪便中可以找到。

2. 滋养体 此寄生于肠腔及肠壁中,在急性阿米巴痢疾患者的粪便中可以检出。在肝脓肿的脓液中,少数病人也可以检出。

当阿米巴包囊被食入后,在回肠的末端包囊被胰蛋白酶、小肠碱性消化液及虫体的活动,虫体从囊壁逸出。经一系列的变化后分裂出4~8个小滋养体,以肠内容物、细菌为养料,经两次分裂变为很多的滋养体,寄生于结肠肠腔或肠壁。

(二) 发病机制

寄生肠腔、肠壁的阿米巴,当结肠黏膜有损伤或机体免疫功能低下时,小滋养体可变为大滋养体。大滋养体可分泌组织溶解酶,此可使肠黏膜破坏,发生糜烂及溃疡,形成阿米巴痢疾。

　　阿米巴大滋养体可破坏黏膜和血管，可进入肠系膜静脉进入门静脉而到达肝脏，溶解肝细胞，堵塞微血管，使肝细胞缺血、坏死，形成小脓肿，小脓肿又可融合成大脓肿。因回盲部及右结肠血流入肝右叶，故肝脓肿有80%发生于肝右叶。在脓肿的周围有由结缔组织形成的壁。其中为坏死组织，红、白细胞，如无细菌感染则脓液呈巧克力样，有特征性。

　　脓肿的直径多在5~10cm之间，可逐渐扩大并有向周围其他组织侵犯及扩散的倾向。可引起腹膜病变、心包病变，也可引起肺脓肿、脑脓肿。

【临床表现】

（一）症状

　　1.发烧　此为本病的早期症状，甚至为早期的唯一表现，有时给临床早期诊断带来一定的困难。病初可有畏寒，体温高低不一，最高可达39℃以上。多呈弛张热，亦可呈稽留热及间歇发烧者。出汗较多。将脓抽出后，体温大幅下降。

　　2.肝区痛　肝区常有钝痛或胀痛，多为持续性，痛不太严重，阵发痛少见。疼痛可因呼吸、咳嗽、深吸气加重。若脓肿靠近横膈，因刺激膈神经可有右肩部痛。若穿破横膈，引起胸膜炎，其疼痛似胸膜炎。若累及心包，疼痛似心包炎。

　　3.消化系统症状　可有纳差、恶心、呕吐、腹胀，亦可发生腹泻。若同时有阿米巴痢疾，则可有便频、里急后重、血便或脓血便等。

　　4.其他　可有消瘦、浮肿。若发生支气管胸膜瘘，可有咳嗽、咳巧克力样脓痰。若侵入心包，可有心前区不适、心前区痛、心悸、气短。若破入腹腔，则出现腹膜炎的临床表现。

（二）体征

　　1.肝脏肿大　多为右叶肝肿大，局部有压痛及叩击痛。若脓肿巨大而表浅，可触到巨大脓肿的波动感，有压痛的囊性肿物，局部皮肤可有红肿。

　　2.黄疸　可有轻度的黄疸。

　　3.胸腹部体征　当脓肿侵及胸膜时，可有胸膜炎体征。若累及心包时，可有心包炎及心包压塞体征。若破入腹腔，则有腹膜炎的体征。

【辅助检查】

（一）实验室检查

　　1.血常规检查　白细胞可有中度升高，多在$15.0 \times 10^9/L$。若超$20.0 \times 10^9/L$，则多有继发细菌感染。红细胞及血红蛋白可有轻度降低。

　　2.粪便检查　取新鲜粪便做生理盐水涂片检查，可能发现溶组织阿米巴。将粪便用硫酸锌浮聚法，可能找到阿米巴包囊。但阳性率不太高。

3. **脓液检查**　阿米巴肝脓肿的脓液呈巧克力样，若同时找到阿米巴滋养体，可确诊本病，如脓液呈橘黄色或棕色。有臭味，则有细菌混合感染。

4. **免疫学检查**　用血清补体结合试验，对阿米巴肝脓肿有诊断意义。间接血凝法、间接免疫荧光、对流免疫电泳、琼脂扩散法，大部分本病也可呈阳性。

5. **肝功能检查**　血胆红素、转氨酶、转肽酶、碱性磷酸酶均可升高。白蛋白多降低，球蛋白升高，但对本病的诊断意义不大。

（二）影像学检查

1. **B型超声检查**　对肝脓肿的诊断意义很大，不仅可检查出脓肿，而且可以鉴别其大小、部位、数目，穿刺抽脓需进针的深度及部位。

2. **CT及MRI检查**　对肝脓肿与B型超声检查的意义相同，但多不需做此项检查。

[诊断及鉴别诊断]

（一）诊断

根据病史、体格检查，再结合B型超声检查，对典型病例诊断多无困难。

（二）鉴别诊断

在不典型的病例需与以下疾病鉴别。

1. **细菌性肝脓肿**　本病多有胆道感染、腹腔内感染、败血症病史。肝肿大多不太显著。B型超声检查脓肿多呈多发性。脓肿穿刺抽出的脓液呈黄白色带有臭味，此与阿米巴肝脓肿不同。其鉴别见表4-8。

表 4-8　阿米巴肝脓肿与细菌性肝脓肿的鉴别

项　目	阿米巴肝脓肿	细菌性肝脓肿
病原体	原虫	细菌
侵入途径	经门脉	经门脉、肝动脉、胆道
原发病	阿米巴痢疾	阑尾炎、胆囊炎、败血症
起病	可急、可缓	起病急
发烧	都发烧但多为中度	都发烧多为高烧
寒战	较少见	多见
黄疸	少见	多见
B型超声检查	多为单发性	多发性
脓液颜色	巧克力色	黄白色
脓液涂片	可能找到阿米巴	可找到细菌
细菌培养	阴性	阳性

2. 肝癌 起病缓，肝肿大质硬，有结节，压痛不著。B型超声检查为实质占位病变，若有中心坏死也可有液平段，但直径可达3cm以上，达6cm罕见。其鉴别如表4-9。

表 4-9 阿米巴肝脓肿与肝癌中心液化的鉴别

项 目	阿米巴肝脓肿	肝癌中心液化
年龄	30~40岁	40~50岁
病程	较短	较长
肝硬化史	多无	多见
阿米巴痢疾史	多见	罕见
发烧	多见	较少见
肝区痛	多见,早期常有	晚期有
肝脏触痛	多有	较少见
肝脏质硬表面不光滑	多无	多有
黄疸	少见,多为轻度	多见,多为中度
$\alpha-FP$	阴性	阳性多见
B型超声检查		
液面形状	圆形	不规则
边缘	清楚	不清楚
回声	无回声	有强回声
液平段	多>3cm	多<3cm

3. 肝囊肿 多无症状，常在体检时B型超声发现，大小不一，呈多发性，有时肾脏也有囊肿。

4. 急性胆囊炎 发病急、病程短，常有发冷发烧，右上腹痛并向右后肩胛下放射。右上腹肌紧张，有压痛，Murphy征阳性。B型超声检查可发现胆囊病变。通常与阿米巴肝脓肿容易鉴别。

【治疗】

(一) 内科治疗

1. 抗阿米巴药物

（1）甲硝唑（Metronidazole，灭滴灵）：本品为首选药物。对阿米巴包囊及滋养体均有效。甲硝唑对病原体的作用机制可能是甲硝唑在体内形成还原型的硝基咪唑，后者可抑制病原体内DNA合成，或使已合成的DNA变性。其用量及用法：1g，每日一次，静脉滴入，连续用10天左右。其副作用可有轻度头晕、头痛、食欲减退、恶心、皮肤瘙痒。也可引起白细胞减少。用药后体温可较快下降，脓肿也缩小。同类药物替硝唑（Tinidazole）亦用于抗阿米巴病。

（2）氯喹（Chloroguine）：本品对阿米巴滋养体有杀灭作用。氯喹对病原体的作用机制是其与核蛋白亲和力强，可与DNA形成复合物，阻止DNA的复制和RNA的转录。其用法为0.25g，每日4次，连服7天后改为0.25g，每日2次，再应用20天。亦可用0.5g，每日2次。连服2天后，减半量再用20天。

氯喹的副作用较大，除有恶心、呕吐、头晕、皮肤瘙痒外，还可引起心脏骤停，虽不多见，但应注意。在原有心脏病患者慎用或禁用。

氯喹治疗效果不如甲硝唑，不作为首选药物。

（3）吐根碱（Emetine，依米丁）：对阿米巴脓肿亦有较好的治疗效果，但对心脏的副作用较大，已很少用。

2.穿刺抽脓　此适用于肝脓肿较大者，在用药的同时，结合抽脓，效果较好。

（二）外科治疗

脓肿大，内科治疗效果不好，或有混合感染，穿刺抽脓疗效不好，可考虑手术治疗。常用的外科治疗方法有闭式或切开引流。

（三）一般治疗

支持疗法、对症处理、治疗合并症或并发症。

细菌性肝脓肿

诊断	常有胆道、肠道等腹腔内器官感染，或败血症病史。发热、肝区痛，肝大有触痛。腹部B型超声、CT多可确定诊断
鉴别	阿米巴肝脓肿
治疗	应用抗生素、支持疗法、基础疾病的治疗

【概述】

细菌性肝脓肿是由细菌感染引起的肝脏的化脓性改变，临床上并不少见，通常病情严重。

【病因及发病机制】

（一）病原学

引起肝脓肿常见的致病菌有：大肠杆菌、变形杆菌、假单胞菌、金黄色葡萄球菌等。

（二）致病菌进入肝脏的途径有以下几种

1. 由门脉系统　常见于阑尾炎、结肠炎等腹腔内脏器感染性疾病。
2. 由胆道系统　常见于胆囊炎、急性化脓性胆管炎、胆道蛔虫病等。
3. 由血行感染　在发生败血症时，细菌可由肝脏动脉进入肝脏。
4. 由淋巴系统　见于膈下脓肿。

【病理改变】

当细菌由上述途径侵入肝脏后，可发生炎症细胞浸润、肝细胞坏死形成多发小脓肿。继而可融合成多发或单个较大的脓肿。脓肿多发生于肝右叶或右叶及左叶，单发于左叶者少见。后期脓肿周围有较多的纤维肉芽肿组织形成的脓肿壁。

【临床表现】

（一）症状

（1）发病急，寒战、高热、热型为稽留或弛张型，多汗。
（2）肝区痛常呈持续性，与深呼吸、咳嗽有关。
（3）常伴有食欲不振、恶心、呕吐、腹胀。

（二）体征

（1）肝脏肿大，有触痛、叩痛，右上腹有腹肌紧张。
（2）可有轻度黄疸。
（3）病情严重者，可出现休克体征及恶液质。
此外可有基础疾病的临床表现，如胆道感染、阑尾炎、败血症等。

【辅助检查】

（一）实验室检查

（1）血常规检查，白细胞可达15×10^9/L以上，并可发生核左移。血红蛋白可有轻度降低。
（2）肝功能检查，可有血胆红素升高，转氨酶、转肽酶及碱性磷酸酶升高，但不显著。
（3）穿刺抽出脓液做涂片染色，镜下可找到致病菌。
（4）若由败血症引起者，做血培养可能培养出致病菌。

（二）影像学检查

1. B型超声检查　此为诊断肝脓肿简易有用的方法，可发现肝内有低回声或无回声占位性病变。一般呈多发性。病变的周围组织的界限可较清晰，也可为模糊不清。边缘多不太整齐。可发现伴随现象，如膈下脓肿、胸腔积液等。

2. 胸部X线透视　多可发现右侧膈肌抬高，活动受限。

3. 腹部CT检查　平扫可发现肝脏低密度、大小不等的病灶，CT值为2~29Hz，直径多在3~10cm。若病灶中发现气体，诊断可以确定。注入增强剂，脓肿腔内无改变，但其周围边缘有密度增高不太规则的"月晕征"。

4. 磁共振显像（MRI）检查　早期因脓肿水肿存在，MRI表现为T_1权重像边缘不清的低信号。T_2信号强度增高。当肝脓肿形成后，T_1为低信号，而脓肿壁因有结缔组织形成，信号较脓肿腔强。T_2脓肿腔信号强而其周围则较弱。

腹部肝脏B型超声检查，对肝脓肿的诊断很有帮助，同时在B超指引下作肝穿，若抽出脓液即可确诊，不一定做腹部CT及MRI。

【诊断及鉴别诊断】

（一）诊断

根据病史、临床表现，结合B型超声检查大部分病人可明确诊断。

（二）鉴别诊断

（1）与阿米巴肝脓肿鉴别　见阿米巴肝脓肿。

（2）与肝脏转移癌鉴别，见表4-10。

表 4-10　细菌性肝脓肿与肝脏转移癌鉴别

项　目	细菌性肝脓肿	肝脏转移癌
病史	多有腹腔器官感染史	多有腹腔器官肿瘤史
病程	短	长
发热、寒战	有高热、寒战	低热、无寒战
肝区痛	有，较重	可有较轻，晚期痛可重
肝触痛	有，较重	不重
肝肿大	较明显	明显
肝结节	无	有
α-FP	阴性	可呈阳性
X线检查	横膈抬高，活动受限	横膈可抬高，活动不受限
B型超声检查	脏多发液性暗区	肝主要为结节，若有中心液化可有厚壁性液化暗区
抗生素治疗	有效	无效，结节进行性肿大

【治疗】

（一）内科治疗

1. 治疗原发性疾病 如治疗败血症。若有膈下脓肿，应引流。
2. 支持疗法、对症处理 给予足够的热量，若血浆蛋白降低，应输白蛋白或血浆。同时针对患者出现的症状给相应的处理。
3. 应用抗生素
（1）原则 是剂量大、疗程长，尽可能使脓腔完全消失。
（2）若能抽出脓液进行细菌培养，结合药敏试验选择抗生素应用，效果较好。若为腹腔内器官感染多为革兰阴性杆菌。若为败血症引起者多为金黄色葡萄球菌。
霉菌也可引起肝内多发结节性病变，形成脓腔少见。
4. 若脓腔较大 可在B型超声指引下，做穿刺抽脓或放置导管引流。

（二）外科治疗

脓腔较大导管引流不畅者做手术切开引流。

肝肾综合征

诊断	在有严重肝脏病的基础上,发生进行性肾功能衰竭,最后发生尿毒症
鉴别	肾前性少尿、急性肾功能衰竭
治疗	治疗肝功能不全,纠正水、电解质、酸碱平衡失调,扩容

【概述】

肝肾综合征（hepatorenal syndrome）是指在严重肝脏病的基础上，如晚期肝硬化、腹水、重症病毒性肝炎，出现进行性肾功能衰竭，少尿、无尿。最后出现尿毒症，预后差。

（一）肝肾综合征

此又称功能性肾功能衰竭，理由是：
（1）肾脏组织无明显的病理改变，或仅有轻微的肾小球上皮、内皮细胞增生，基底膜增厚、断裂，免疫复合物沉着，系膜基质增加等，但不足以解释会产生严重的临床表现。

（2）将患肝肾综合征的病人的肾脏，移植到患尿毒症的病人，移植的肾脏可恢复功能。

（3）肝肾综合征患者做肝移植后，其肾脏的功能可以恢复。

（4）给肝肾综合征的患者生前作肾动脉造影，肾动脉痉挛、扭曲、充盈不良。而死后再作肾动脉造影，显示肾血管充盈良好。

（二）肝肾综合征的发病机制

目前尚不太清楚。可能与下列因素有关：

1.血循环因素

（1）有效循环血容量减少：在正常情况下，有效循环血容量与总的细胞外液量呈正相关。当肝脏失代偿期发生腹水，因血浆蛋白产生减少，特别是白蛋白，虽有水及钠的潴留，总细胞外液量增加，因血管内胶体渗透降低，水不易保留在血管内，而发生有效循环血容量减少，导致肾脏供血不足，而发生少尿。

（2）肾脏皮质血管收缩：肾脏皮质血管收缩，肾小球滤过减少。此可能是交感神经兴奋性提高，也是造成肾脏皮质血管收缩，肾脏滤过率降低，发生少尿的原因。

2.体液因素　因体液因素导致肾脏循环功能障碍者有：

（1）肾素—血管紧张素—醛固酮系统：在肝肾综合征患者，因肾脏灌注不良，而导致肾素、血管紧张素、醛固酮分泌增加。血管紧张素Ⅱ及Ⅲ，而引起肾脏血管收缩，加重肾血管痉挛，使尿量减少。因醛固酮分泌增加，钠水潴留加重，水肿加重。

（2）内源性前列腺素释放失衡：在肝肾综合征时，肾脏局部产生前列腺素PGE_2、PGI_2减少，而此为扩张血管物质，因其减少，使肾皮质血管收缩加重，肾脏灌注减少。在体循环中PGI_2、PGE_2都产生增加，而出现体循环血管扩张，使有效循环血容量相对减少。

同时肾脏有TXA_2增加，此也可加强肾脏血管收缩。

（3）激肽释放酶—缓激肽系统：肾脏局部的激肽释放酶—缓激肽系统，参与肾脏血流动力学、水盐代谢及血压调节。在肝肾综合征时，肾脏产生缓激肽减少，对肾脏血管扩张不利。

（4）内毒素血症：因肝脏病时引起门静脉高压，侧支循环的建立，肠道中产生的内毒素，可不经肝脏解毒，而直接进入到体循环中。内毒素是大肠内革兰阴性杆菌的细胞壁上的一种脂多糖，对肾脏血管有收缩作用。

（5）肾小球加压素：正常人的肾脏可能分泌一种调节肾小球滤过及肾功能的激素，即肾小球加压素。在肝脏功能障碍时，此物质合成减少，引起肾小球滤过率减低。

上述各种因素作用的结果是肾小球入球小动脉收缩，血流量减少，肾内血流的再分布，自肾皮质流向髓质，肾皮质缺血，其最终结果导致肾小球滤过率降低，尿量减少。

【分类】

（一）根据肝肾综合征的发病机制分类

（1）在严重肝脏病的基础上发生急性肾功能衰竭，称为肝肾综合征，也称为功能性肾功能衰竭、狭义的肝肾综合征。

（2）肝脏及肾脏为同一致病因素引起，称为假性肝肾综合征，又称广义的肝肾综合征。

引起假性肝肾综合征的常见疾病：如四氯化碳中毒、鱼胆中毒、苍耳子中毒、四环素中毒、败血症、流行性出血热、钩端螺旋体病、系统性红斑狼疮、心力衰竭、休克等。

（二）根据肝肾综合征肾功能衰竭的严重程度分类

分为氮质血症前阶段、氮质血症阶段。

氮质血症阶段又分早期、晚期、尿毒症期。

（三）根据发病的缓急分类

1. 急性发病　此多见于有明显发病诱因，如大量放腹水后、食管静脉曲张破裂出血、大剂量应用利尿剂、发生严重感染之后等，可在短期内，甚至1~2天内，出现少尿，并发展为无尿、尿毒症。

2. 缓慢发病　此多见于无明显的诱因，进展缓慢，在肝硬化有腹水、水肿的病人，对利尿剂逐渐效果不好，多在几日到几周内逐渐尿量减少，在临床上易被忽略，但可较快发展成无尿，最后也会形成尿毒症。

【临床表现】

肝肾综合征大都发生于肝硬化失代偿期。而原来并无肾脏疾病，而出现急性肾功能衰竭，因此至临床上除有肝脏病变的临床表现外，尚有肾功能衰竭的临床表现。

肝功能衰竭与肾功能衰竭，两者在临床表现上很相似。如消化系统症状，恶心、呕吐、食欲不振、腹胀。神经系统症状，如精神不振、乏力、淡漠、嗜睡、昏睡，甚至昏迷。在这两种疾病均可出现。如上述症状加重时，确定哪一个疾病所致，实验室检查就显得格外重要。若症状加重，血胆红素、血氨、血转氨酶较前升高，肝病加重引起症状加重的可能性大。反之，若为血尿素氮、肌酐升高，则可能为肾病加重所致的可能性大。

（一）肝功能衰竭的临床表现

肝肾综合征大都发生在肝硬化失代偿期。多有明显的纳差、恶心、呕吐、腹胀、消瘦、乏力、黄疸、腹水、脾肿大、蜘蛛痣、下肢浮肿等。

（二） 肾功能衰竭的临床表现

根据肝肾综合征肾功能损害的严重程度分为：

1. 氮质血症前期　此期肾功能检查，血尿素氮<7.0μmol/L、血肌酐<177μmol/L、内生肌酐清除率50%~70%。此期为肝病的临床表现。

2. 氮质血症期

（1）早期：血尿素氮7.1~12.5μmol/L，血肌酐177~354μmol/L，内生肌酐清除率25%~50%。此期可出现精神不振、嗜睡。

（2）晚期：血尿素氮12.6~21.4μmol/L，血肌酐355~530μmol/L，内生肌酐清除率10%~25%。可出现低血钠、高血钾、尿量<400ml/d、尿钠排出<10mmol/L。并出现淡漠、嗜睡。

3. 尿毒症期　此期可出现无尿，血尿素氮及肌酐明显增加，并可发生高钾血症，代谢性酸中毒。呈现浅昏迷、昏迷。

【辅助检查】

（一） 实验室检查

（1）血常规检查。

（2）尿常规检查。

（3）肝功能检查　除血胆红素、转氨酶、转肽酶外，查血氨及血β_2-微球蛋白。

（4）肾功能检查　除血尿素氮、肌酐、内生肌酐清除率外，查尿酸及血β_2-微球蛋白。

血尿素氮升高在肝肾综合征的病人，其意义比其他肾脏疾病引起的血尿素氮升高意义较大。因为尿素氮只能在肝脏中合成。肝功能损害则尿素氮的合成减少。同等量的血尿素氮升高，肝肾综合征肾脏受损的严重程度，可能比其他肾病肾脏损害的程度要重。

（二） B型超声检查

检查肝脏及肾脏，了解其形态、大小及结构的改变。

（三） 心电图检查

特别对于有可能发生高钾血症，要做随诊检查。

（四） 放射核素检查

做肾图、肾显像，做肝显像等检查，对肾脏及肝脏病变的诊断有帮助，但在肝肾综合征的患者，多不必做此项检查。

【诊断及鉴别诊断】

（一） 诊断

一般诊断多不困难。当出现下述情况时，应考虑有肝肾综合征的可能。

(1) 先有严重的肝脏疾病。

(2) 后出现急性肾功能衰竭，而且是在原来无肾脏疾病基础上发生。

(3) 少尿或无尿、尿排钠明显减少。

（二）鉴别诊断

1. 需与假性肝肾综合征鉴别　假性肾病综合征多有同时损害肝脏及肾脏的致病因素。如前所述。

2. 需与急性肾小管坏死进行鉴别　见表4-11。

表 4-11　急性肾小管坏死与肝肾综合征的鉴别

项　目	急性肾小管坏死	肝肾综合征
肝病的临床表现	无	有
尿肌酐/血肌酐	<20	>30
尿钠(mmol/L)	>40	<10
尿渗透压(mmol/L)	<350	>450
尿常规检查	有蛋白及有形成分	多无明显改变
尿酶	升高	正常
病程	可能缓解	进行性恶化

【治疗】

肝肾综合征预后较差，内科又无特殊的治疗方法，因此尽可能防止其发生，一旦出现早期的临床表现，应寻找其发病的诱因，并进行恰当的治疗。

（一）一般治疗

(1) 给予低蛋白、高糖、高热量饮食。

(2) 纠正电解质、酸碱平衡失调。纠正低蛋白血症，可静脉适当补充白蛋白。

(3) 避免应用对肝、肾有损害的药物。

（二）积极治疗肝脏疾病

如应用保肝药物，给予多种维生素等。

（三）防治发病的诱因

如控制感染、治疗消化道出血。避免应用大剂量利尿剂、大量放腹水。

（四）改善肾脏血流量

1. 扩容治疗　扩容治疗对于纠正低血容量、改善肾脏灌注有一定的作用。但若尿少或无尿时，若扩容超过心脏的负荷，特别有低蛋白血症时，可发生心力衰竭、肺水肿。在处理这种情况时，测中心静脉压或放置漂浮导管（Swan-Ganz导

369

管）测肺毛细血管压，以调节及控制输入液量及速度，较为妥当。

可用白蛋白及新鲜血浆，有贫血时，输新鲜血。库存血，血浆含钾量很高，不适于这种病人。

2. 应用扩张肾脏血管的药物　常用者有：

（1）多巴胺：2~3μg/(kg·min)，静脉滴入，大剂量则可使肾血管收缩。

（2）罂粟碱：90mg 加于 5%~10% 葡萄糖溶液中，静脉滴入，每日1次。

3. 若血压低，血管阻力低，可试用：

1）间羟胺（阿拉明）：200~300μg/min，静脉滴入，将血压适当提高，可增加肾脏灌注，大剂量可使肾动脉收缩，对肾脏灌注反而不利。

2）多巴酚丁胺：2~3μg/(kg·min)，静脉滴入，此药增加心肌收缩力的作用较强，因而增加心脏搏出量，使血压升高，增加肾脏的血液灌注。

上述药可能对部分病人有治疗效果，但总的说来不令人满意。

（五）透析治疗

在上述治疗无效时，在目前国内也是一种治疗方法，对纠正尿毒症有短期疗效，但对肝脏功能改善效果不佳。

（六）肝移植

可能是一种有前途的治疗方法。

肝 性 脑 病

诊断	严重肝病患者发生神经、精神症状,血氨升高,脑电图异常
鉴别	神经系统疾病、糖尿病酮中毒、尿毒症
治疗	治疗肝病,除去诱因,降低血氨

【概述】

肝性脑病（hepatic encephalopathy）是指由于严重的肝脏疾病引起的可逆性神经及精神症状综合征。后期可发生肝昏迷（hepatic coma）。

（一）引起肝性脑病的病因

常见的病因有：

(1) 肝硬化失代偿期。

(2) 重症病毒性肝炎、重症中毒性肝炎、重症药物性肝损害。

(3) 原发性肝癌晚期。

(4) 门脉分流术后。

(5) 妊娠急性脂肪肝。

（二）发病的诱因

常见者有：

(1) 上消化道出血。

(2) 高蛋白饮食。

(3) 严重感染、创伤、大手术后。

(4) 应用镇静药、安眠药、麻醉药后。

(5) 大量放腹水，大量应用利尿剂。

(6) 严重电解质紊乱。

（三）发病机制

肝性脑病的发病机制并不清楚，有以下几种学说。

1. 氨中毒学说

(1) 氨的来源

1) 氨由肠道细菌的氨基酸氧化酶分解氨基酸产生，自门脉进入肝脏。从侧支循环进入体循环。

2) 氨自肾小管上皮细胞的谷氨酰胺酶分解谷氨酰胺而来，大部分从尿排出，小部分进入血液。

3) 氨自肌肉中的谷氨酸脱羧酶分解谷氨酸而来。但量很小，不会影响血氨。

(2) 氨的代谢：

氨的代谢有以下途径：

1) 在肝合成尿素。

2) 在肝、肾、脑合成谷氨酰胺。

3) 在各种组织细胞内与α-酮戊二酸合成氨基酸。

(3) 肝脏病时血氨升高的原因

1) 因消化不良、消化道出血，蛋白进入肠道增加。

2) 因肝脏受损后，肝细胞数目减少，功能障碍，产生ATP减少。鸟氨酸循环障碍，合成尿素减少。

3) 若有侧支循环建立，肠道产生的氨可直接入血循环中。

(4) 氨在肝性脑病中的作用

1) 抑制丙酮酸脱氨酶的活性，ATP产生减少。

2) 消耗α-酮戊二酸，影响三羧酸循环的进行，ATP产生减少。

3) 影响脑细胞内ATP酶的活性，K^+进入脑细胞内减少，使脑功能出现障碍。

4) 增加色氨酸进入血脑屏障，因而产生5-羟色胺增加，5-羟色胺为神经抑制介质，使神经系统抑制。

5）氨可影响γ–氨酪酸的形成，γ–氨酪酸为神经抑制性介质。

由于以上原因氨是肝性脑病产生的原因，支持氨中毒学说是大部分肝性脑病的病人，血氨升高。

不支持此种学说的证据是在肝性脑病的病人，有时血氨并不升高。

2. 氨基酸不平衡及假介质学说

（1）氨基酸在血中不平衡的原因

1）芳香族氨基酸：酪氨酸及苯丙氨酸，主要在肝脏代谢，肝功能不好，这两种氨基酸在血中增加。

2）支链氨基酸：亮氨酸、异亮氨酸及缬氨酸，主要在骨骼肌代谢，因此这3种氨基酸在血中减少。在正常情况下，支链氨基酸/芳香族氨基酸=1.3~3.5，在肝性脑病时，特别在肝昏迷时，比例可达1:5。

（2）氨基酸不平衡对脑细胞的影响

1）在脑细胞内，当色氨酸增加时，形成5–羟色胺增加，5–羟色胺为神经抑制介质，可促使肝昏迷。

2）在脑细胞内酪氨酸增加，由于酪氨酸羟化酶受抑制，不能形成儿茶酚胺。而使苯丙氨酸形成苯乙醇胺，酪氨酸形成鳝胺。苯乙醇胺与鳝胺的化学结构与儿茶酚胺相似，可被肾上腺素神经细胞贮存与释放，取代了儿茶酚胺，但比儿茶酚胺的作用小，仅为儿茶酚胺的几十分之一。

脑之所以能维持清醒状态，主要是中枢神经系统胆碱能及儿茶酚胺神经纤维相互作用的结果。

脑干中网状结构儿茶酚胺神经元最多，如被假介质取代，则维持大脑的冲动受阻，大脑活动受抑制而发生肝昏迷。

锥体外系统神经节含有抑制性多巴胺神经元及兴奋乙酰胆碱神经元，如多巴胺减少，乙酰胆碱神经元功能亢进，出现扑翼样震颤。

支持假介质学说的证明为动物发生肝昏迷时脑细胞中芳香族氨基酸、苯乙醇胺、鳝胺增多。

不支持的根据为给动物大量苯乙醇胺未能引起肝昏迷。

（3）短链脂肪酸增多：短链脂肪酸为4~10个碳原子的脂肪酸，在肝硬化发生侧支循环时，体循环中此种脂肪酸在血中增加。其可抑制脑细胞的氧化磷酸化作用，使葡萄糖代谢障碍，能量产生减少，同时也可直接作用于神经元干扰其突触后电位。

由上述可知，尚无一种学说能很好地解释肝性脑病的发病机制。

【分类】

根据发病的缓急分为：

（一） 急性型

发病急、病程短、出现明显黄疸，并且很快出现神志障碍、嗜睡、昏迷。此型多见于暴发性肝炎、妊娠脂肪肝、毒蕈中毒。预后差。

（二） 慢性型

起病缓、病程长，黄疸可轻可重，常有发病的诱因，多为首先出现精神、神经症状，而后逐渐发生昏迷。此型多见于肝硬化。预后较好。

【临床表现】

（一） 症状

1. 严重肝病的症状　几乎都有黄疸。

2. 神经精神症状　有两种类型。

（1）兴奋型：表现为烦躁不安、谵妄状态、躁动、语无伦次，甚至打人、骂人，易误诊为精神病。但常很快进入昏迷。

此型多见于急性肝坏死，急性肝功能衰竭。

（2）抑郁型：精神不振、淡漠。意识错乱、定向力差、行为失常、昏睡，最后昏迷。

此型多见于肝硬化晚期。此为慢性型。

3. 分期　一般将肝性脑病分为5期，虽然在慢性型各期较清楚，但也有重叠、交叉。而且各家分期亦不完全相同，仅作参考。见表4-12。

表 4-12　肝性脑病的分期

分　期	临床表现	扑　颤	病理征	脑电图
0	可有轻精神障碍	无	无	无异常
I	欣快、不安、抑郁	可有	腱反射亢进	无异常
II	思维迟钝、性格异常	有	可有病理反射	异常θ波
III	定向力差、意识模糊	有	可有病理反射	明显异常θ波
IVa	狂躁、语无伦次	有	可有病理反射	出现δ波
IVb	昏迷	无	无	3相波

（二） 体征

（1）皮肤有蜘蛛痣、黄疸、肝掌、肝性面容、出血点、出血斑。

（2）乳房增大。

（3）肝脏左叶增大，脾多可触知，有腹水征。

（4）神经系统，可有扑翼样震颤、肌张力改变、病理征、神志障碍。

严重的肝性脑病，常有明显黄疸、出血倾向、肝臭。易发生肝肾综合征、脑水肿。

373

【辅助检查】

(一) 实验室检查

1. 血常规检查　在脾功能亢进时，可有全血减少，肝坏死时，可有白细胞升高及核左移。

2. 尿常规检查　尿胆红素、尿胆原增加。

3. 肝功能检查

(1) 血浆蛋白：白蛋白降低，特别是前白蛋白降低、球蛋白相对或绝对升高，白/球比例倒置。白蛋白半衰期为20天。前白蛋白半衰期为1.9天。均由肝脏合成。故前白蛋白更能反映肝脏合成功能，可反映近期肝功能损害的程度，也就是说肝功能近期损害，前白蛋白在血中的浓度即降低。

(2) 转氨酶：ALT在肝脏含量丰富，存在于肝细胞质中，肝脏有1/100受损，此酶在血中即可升高。

AST有两个同工酶，即ASTs存在于细胞质中，ASTm存在于细胞线粒体中。当肝细胞损害严重时，不仅ASTs释放到血液中，ASTm也释放到血液中，故当肝细胞严重受损时，血中AST明显升高大于ALT。

(3) γ-谷氨酰转肽酶 (γ-GT)：γ-GT在肝内主要存在于肝细胞胞质和肝内胆管上皮细胞中。肝病时可明显在血中升高。在胆管病变时明显升高，胆道梗阻，其排泄受阻，反流入血。

(4) 碱性磷酸酶 (ALP)：在肝内产生，经胆道排到肠内。当胆道梗阻时，则因排出障碍，在血中升高。其增高的程度与梗阻的程度，持续时间成正比。

(5) 胆碱酯酶 (CHE)：在血中的CHE主要由肝脏合成，分泌到血液中。血中胆碱酯酶的降低与血中白蛋白相平行，可反映肝脏受损的严重情况。一般肝损害可下降到正常的60%，严重肝损害可降低到仅为正常的10%。

通常认为ALT、AST，反映肝实质细胞损伤；γ-GT、ALP，反映胆道梗阻，胆汁淤积；CHE反映肝脏合成蛋白质的功能。

(6) 胆红素：若血中直接胆红素迅速升高，除反映有胆道梗阻外，肝细胞坏死时，同样出现这种情况，若胆红素由于肝细胞坏死达342μmol/L，预后很差。

(7) 血氨：血氨在肝脏通过鸟氨酸循环而产生尿素，如肝功能障碍，尿素合成减少，血氨升高，见于肝性脑病。

(8) 凝血试验：凝血酶原在肝脏合成，其半衰期为60小时。在肝功能障碍时，其合成减少，凝血酶原时间即延长，凝血酶原活动度很快降低。如降低到40%以下表示肝受损严重，死亡率可达40%。

(9) 胆固醇：血中的胆固醇有外源性，从食物获得。内源性，主要来自肝脏的合成。血中胆固醇降低说明肝脏受损。若血中胆固醇降低<1.65mmol/L (60.3mg/dl)，预后不好。若<1.12mmol/L (40mg/dl)，死亡率很高。

（10）电解质检查：肝损害严重的病人。因肝细胞代谢障使ATP产生减少，钠泵失灵，其结果肝细胞内Na$^+$增多而K$^+$减少，血中则相反。

（11）血气分析：在肝病病人，可发生低氧血症，呼吸性碱中毒及代谢性酸中毒。

（12）肾功能检查：见"肝肾综合征"。

（二）B型超声检查

可了解到下述情况：

1. 肝脏的大小　正常肝脏左右叶最大横径为18cm左右。腹主动脉前：前后径为4.1~7.4cm，上下径为4.0~8.3cm。锁骨中线：前后径为9.5~13.1cm，上下径为8.4~13.0cm。

在肝性脑病患者，大都肝脏缩小。

2. 肝脏的形态　正常肝脏被膜回声整齐，光滑、回声较强。肝硬化时可有结节。

3. 肝实质回声　均匀一致的中低水平的点状回声。肝硬化时回声增强，结构紊乱。

4. 脾脏　厚度<4cm，长度<12cm。超过此值可视为脾肿大。

5. 判定门脉高压　门静脉<12cm，脾静脉<0.9cm。超过此值可能有门脉高压。

（三）脑电图脑电各种波形

α波：频率8~13Hz，波幅10~100μV的正弦波是脑的基本节律，主要出现在大脑后半球，特别是枕部。安静闭眼时出现多，波幅高，睁眼时减弱或消失。为正常波形，是中枢神经兴奋的表现。

β波：频率>13Hz，波幅5~20μV，主要出现在大脑前半部，额部明显。β波幅增高是神经兴奋性增高的表现，属快活动。

θ波：频率4~7Hz，波幅10~120μV。可为病理波。

δ波：频率0.5~3Hz，波幅10~200μV。可为病理波。

θ波及δ波属于慢活动。正常见于婴幼儿，成人睡眠时。病理情况下，局限性慢活动见于局限性癫痫、脑肿瘤、脑脓肿等。弥漫性见于中毒、颅压高、肝昏迷等。

375

【诊断及鉴别诊断】

（一）诊断

肝性脑病的主要诊断依据。

（1）有严重肝病或广泛侧支循环形成或门脉分流术后。

（2）精神错乱、昏睡或昏迷。有肝臭、黄疸。

（3）有明显的肝功能损害，大都血氨升高。

（4）有引起肝性脑病的诱因。

（5）扑翼样震颤和典型的脑电图改变有重要的参考价值。

（二）鉴别诊断

1. **以精神症状为突出表现者** 易误诊为精神病。在急性型，黄疸未出现前，精神症状即可出现。

2. **以昏迷为主要表现者** 需与糖尿病酮中毒、尿毒症、低血糖、中毒、脑血管意外引起的昏迷鉴别。

【治疗】

肝性脑病是由多种因素所致，因此在治疗上需综合分析，综合处理。

（一）治疗引起肝性脑病的诱因

1. **感染** 特别是腹水的感染，因原发性腹膜炎临床上常不典型，应特别注意。

2. **出血** 若有上消化道出血，应将胃内存留的血抽净，清洁洗肠、服用泻剂。

3. **纠正电解质紊乱及酸碱平衡失调** 应用利尿剂后，易发生低钾、低氯性碱中毒，纠正低血钠，血钠过低易发生脑水肿，并对利尿剂反应差。

4. **纠正出血倾向** 因凝血因子除Ⅲ、Ⅳ及部分Ⅷ外，均在肝脏产生，肝功能障碍，使凝血因子产生减少，易发生出血倾向。此外肝细胞坏死后，凝血物质可进入血液内发生DIC。

5. **防止发生低血糖** 因肝功能障碍，胰岛素的灭活差，易发生低血糖。

（二）降低血氨的药物

常用者有：

1. **谷氨酸钠（Sodium Glutamate）**

（1）制剂：20ml，含谷氨酸钠5.75g。

（2）用法：11.5~17.25g，溶于5%~10%葡萄糖溶液500~1000ml中，静脉滴入，每日1次。

大量输入，可加重腹水及水肿。

2. **谷氨酸钾（Potassium Glutamate）**

（1）制剂：20ml，含谷氨酸钾3g。

（2）用法：20ml，溶于5%~10%葡萄糖溶液500~1000ml中，静脉滴入，每日1次。

上述药物的作用机制：

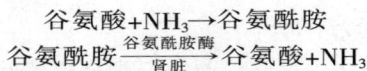

$$谷氨酸 + NH_3 \rightarrow 谷氨酰胺$$

$$谷氨酰胺 \xrightarrow[肾脏]{谷氨酰胺酶} 谷氨酸 + NH_3$$

NH_3排到肾小管腔与氯结合形成氯化铵（NH_4Cl），随尿液排出体外。谷氨酸又回到血中。

谷氨酸为神经的兴奋介质。但近来认为其不能通过血脑屏障，故对昏迷苏醒的作用可能不大。

谷氨酸盐为一碱性液，大量应用可发生代谢性碱中毒，但可纠正代谢性酸中毒。谷氨酸钾可引起高血钾，应注意。

3. 精氨酸（Arginine）

（1）制剂：20ml，含盐酸精氨酸5g。

（2）用法：15~20g，溶于5%~10%葡萄糖溶液500ml中，静脉滴入，每日1次。

因其含有氯。故可纠正代谢性碱中毒。但如有肾功能不全，可发生高氯性代谢性酸中毒。

精氨酸降低血氨的作用机制是通过鸟氨酸循环而产生尿素，尿素从肾脏排出。见下图。

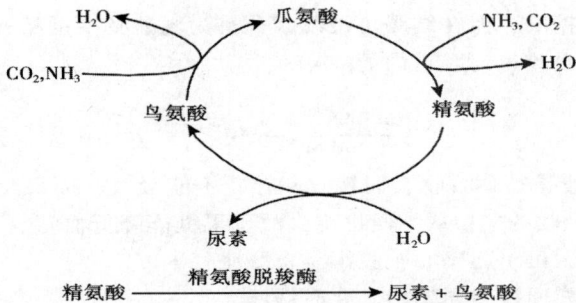

每合成1mmol尿素，能清除2mmol的氨，消耗2mmol的ATP。

尿素的合成需在肝细胞内进行，若肝脏功能障碍，精氨酸脱羧酶减少，效果就不好。

盐酸精氨酸为酸性液，故可纠正代谢性碱中毒。

其与谷氨酸钠合用，可以纠正谷氨酸钠引起的代谢性碱中毒。但不能放在同一瓶溶液中滴入。

上述药物治疗肝昏迷有不同的看法。但临床治疗效果看，在有诱因引起的肝昏迷，如大出血后，食用大量蛋白饮食、门脉分流术后，有一定的降低血氨的作用，在治疗这些诱因引起的肝昏迷有一定的效果。

4. 氨酪酸（Aminobutyric Acid，γ-氨酪酸，γ-氨基丁酸）

（1）制剂：5ml，含药量1g。

（2）用法：2~3g，加于5%~10%葡萄糖溶液500ml中，静脉滴入，每日1次。

其降低血氨的机制是：

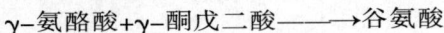

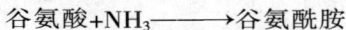

γ-氨酪酸+γ-酮戊二酸————→谷氨酸

谷氨酸+NH₃————→谷氨酰胺

γ-氨酪酸除可降低血氨外，也是一种神经抑制性递质，可减轻病人的躁动不安。

在滴注快时，可发生低血压、呼吸抑制、肌无力、运动失调等。因治疗效果不好，该药已较少应用。

（三） 抑制氨产生及吸收的药物

常用者有：

1．抗生素　可抑制肠道细菌生长，减少氨的产生，常用药物有：

（1）庆大霉素（Gentamycin）：8万U，每日2~3次，口服。本品口服不易在肠道吸收，局部浓度高，抑菌效果好。

（2）灭滴灵（甲硝唑，Metronidazole）　200~400mg，每日2~4次，口服。若不能口服，0.5~1.0g静脉滴入，每日1次。本品经肝代谢，肝功能不良者药物可蓄积。

2．乳果糖（Lactulose，杜秘克，Duphalac）：10~20g，每日3次，口服。

乳果糖是半合成的双糖，含有1个分子的半乳糖和1个分子的果糖。在小肠内没有分解乳果糖的双糖酶，但在结肠可被细菌分解为乳酸及少量醋酸，导致结肠内趋向于酸性。肠黏膜吸收氨与肠道内的pH有关。

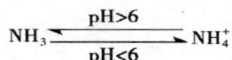

$$NH_3 \xrightleftharpoons[pH<6]{pH>6} NH_4^+$$

氨（NH_3）可被肠黏膜吸收，而铵（NH_4^+）不能吸收，而且反而由血液向肠内排出NH_3。不能被吸收的NH_4^+从粪便排出。故乳果糖能降低血氨。

口服剂量过大，可引起恶心、腹泻、胃肠胀气。

此外，应保持粪便排出通畅，必要时洗肠。

（四） 拮抗假介质

常用的药物有：

1．左旋多巴（Levodopa，美多巴，Madopar）5g，加入生理盐水500ml中，一次从鼻饲管注入胃内。0.3~0.4g，加入5%葡萄糖溶液中，静脉滴入，每日1次。待清醒后，改为0.2g，每日1次。

本品的作用机制为其可进入脑细胞中经酶的作用，产生儿茶酚胺，以对抗假介质。并可对抗芳香族氨基酸被脑细胞吸收。因血中的儿茶酚胺不能进入血脑屏障。本品可损害肝脏。

本品副作用较大，效果并不太显著。

2．溴隐停（Bromocriptine）　2.5~10mg，每日2次口服。

本品可直接激动多巴胺受体。在门脉分流术后肝昏迷，可能有助于神志恢复。

（五） 纠正氨基酸不平衡

常用的药物有：

1．支链氨基酸　3H注射液，每100ml含L-异亮氨酸1.35g，L-亮氨酸1.65g，L-缬氨酸1.26g。每次用量250~500mg，静脉滴入，每日1次。

2．六合氨基酸　本品又称肝醒灵注射液。含有L-亮氨酸、L-异亮氨酸、天门冬氨酸、缬氨酸、谷氨酸、精氨酸。每100ml中，含氨基酸总量为8.4g。用量250~500mg，静脉滴入，每日1次。

（六） 胰高血糖素、胰岛素疗法

胰高血糖素，1~2mg。胰岛素，10~12U。加于10%葡萄糖溶液500ml中。胰岛素与葡萄糖的比例为1:4~1:6糖。

此种疗法可能对肝细胞再生有利。可能纠正氨基酸平衡失调。作用于肝细胞膜上的腺苷环化酶，促使肝细胞内cAMP增加，使肝细胞中cAMP依赖性蛋白激酶，促使肝细胞中某些组蛋白解除其对DNA的阻碍作用，使DNA及蛋白合成增加，肝细胞再生，加速NH_3的代谢。

（七） 促肝细胞生长素

本品为从乳猪新鲜肝内提取的小分子多肽。可刺激正常肝细胞DNA合成，促使肝细胞再生，改善肝细胞膜的通透性，降低血氨。

用法：80~120mg，加于5%~10%葡萄糖溶液500ml，静滴。适用于重症肝炎、慢性肝、肝硬化。对肝昏迷效果较差。

（八） 其他

血浆转换、人工肝、肝移植，但未广泛应用于临床。

【预后】

有诱因者预后较好，无诱因者差。

急性胆囊炎

379

诊断	急性右上腹痛并向右肩胛下放射、发烧、恶心、呕吐、黄疸、Murphy征阳性、B超对确诊有帮助
鉴别	胆道蛔虫、急性胰腺炎、急性溃疡病穿孔、急性心肌梗死
治疗	禁食、输液、抗感染，外科治疗

【概述】

急性胆囊炎是最常见的胆道疾病急腹症。发病年龄多在40~60岁。女性多于男性。约有90%是由于胆囊结石引起。

【分类】

(一) 根据病因及发病机制分类

急性胆囊炎有90%左右是由于胆囊结石梗阻胆囊管引起，发生炎症的原因为：

1. 机械性炎症　当胆囊管被结石梗阻后，胆囊内压力增加，胆囊肿大，因供应胆囊的血管受压，使胆囊壁及黏膜缺血，抵抗力减低，易发生感染。

2. 化学性炎症　当胆囊管梗阻后，胆囊上皮细胞释放磷脂酶，此酶可水解卵磷脂，释放出溶血磷脂。此对胆囊上皮是一种有害物质。由于胆汁的作用，导致胆囊黏膜的黏液糖蛋白屏障受损，也可引起炎症反应。

3. 细菌性炎症　此为继发感染引起的炎症，在急性胆囊炎的早期，胆汁中并无细菌，常在过一段时间后发生细菌感染。虽然细菌为继发感染，但对急性胆囊炎的严重并发症起重要作用。如化脓性胆囊炎、胆囊积脓、胆囊坏死、胆囊穿孔。

引起胆囊炎症的致病菌有大肠杆菌、链球菌、绿脓杆菌、产气杆菌、葡萄球菌等。

(二) 根据病理分类

1. 单纯性胆囊炎　黏膜下水肿、充血及中性粒细胞浸润，胆囊壁可有轻度增厚。

2. 化脓性胆囊炎　炎症波及胆囊的全层，并有大量的中性颗粒细胞浸润，在囊壁可有多发性小脓肿，囊内可有大量的脓液及渗出物。浆膜可与附近的器官、网膜粘连。胆囊明显肿大。

3. 坏死性胆囊炎　当胆囊内炎症加重，囊内压力增加较著，囊壁血管受压，血液灌注减少，囊壁缺血。出现局限性的坏死灶、出血灶。

在坏死性胆囊炎可发生胆囊穿孔。若在穿孔前与附近器官粘连或网膜将胆囊包裹，则可发生局限性穿孔；若与附近器官未发生粘连，可发生游离性穿孔，引起弥漫性胆汁性腹膜炎；若与肠道粘连，发生穿孔形成胆囊肠瘘。

4. 急性气肿性胆囊炎　因为有产气杆菌及魏氏杆菌混合感染所致。出现胆囊内及胆囊周围积气。此多见于非结石性胆囊炎。70%发生于70岁以上的糖尿病病人。有10%左右可发生胆囊穿孔，死亡率高。

(三) 根据胆囊内有无结石分类

分为结石性胆囊炎、非结石性胆囊炎两种。

(四) 根据年龄

分为老年性及儿童性急性胆囊炎。

【临床表现】

(一) 症状

1. 腹痛　多为急性发作的腹痛，而且进行性加重，呈持续性。若有胆结石，

380

可呈持续性疼痛阵发性加重的胆绞痛。腹痛发生的部位多位于右上腹部或上腹部。可向右肩胛下、右肩或后背放射。若炎症波及腹膜，疼痛可随呼吸、咳嗽加重。若胆囊穿孔引起弥漫性胆汁性腹膜炎，而出现急性腹膜炎的临床表现。因胆汁为碱性液，对腹膜的刺激与酸性的胃液相比，症状相对较轻，不像溃疡病穿孔那样严重。但常较快发生腹水及低血压或休克。

2. 发烧　若为急性化脓性胆囊炎或急性化脓性胆管炎，可发生寒战、高烧。

3. 食欲不振、恶心、呕吐　这是急性胆囊炎常见的症状。若呕吐严重，则可发生电解质紊乱及酸碱平衡失调的临床表现。

4. 黄疸　黄疸在发病的早期并不明显，若发生明显的黄疸，说明病变侵及胆管，最大可能是结石排到总胆管而引起总胆管梗阻，也可能由于炎症波及总胆管所致。

寒战高烧+上腹部绞痛+黄疸，称为夏科（Charcot）热，为胆石突然梗阻总胆管引起急性胆道炎症的征象。

寒战高烧+上腹部绞痛+黄疸+神志淡漠+休克，为Reynolds五联征。

（二）体征

主要体征为：

（1）上腹部可有明显的压痛、肌紧张，Murphy征阳性。

（2）有25%~50%的病人，右上腹部可触到肿大并有明显压痛的胆囊。

（3）若有胆囊穿孔，可有急性腹膜炎的体征。但由于胆汁引起的腹膜炎，可有压痛、反跳痛不明显，易漏诊。若有突然黄疸加深，有腹水征应想到胆汁性腹膜炎的可能。

（4）有黄疸。

（5）可有低血压。严重者可出现休克体征。

以上为急性胆囊炎的通常临床表现，但由于病理的类型不同。其表现也有不同之处，分述于下：

1. 非结石性胆囊炎　此多发生于年老、体弱、严重败血症后，胆囊常出现过度肿大，胆汁在胆囊内淤积、胆汁浓缩对胆囊黏膜造成损伤。胆囊壁明显水肿，可伴有局灶坏死及动静脉血栓形成，有特征性。

2. 急性气肿性胆囊炎　多见于非结石性急性胆囊炎。起病突然、急剧恶化，常出现循环衰竭，胆汁培养50%可培养出梭状芽孢杆菌。腹部平片可发现胆囊内及其周围积气。

3. 老年性急性胆囊炎　在60岁以上的老年人，特别患有糖尿病者，对疼痛感觉不灵敏。虽然病情较重，但自觉腹痛不重，体温升高不明显，腹部检查无明显阳性体征，容易漏诊、误诊。

【辅助检查】

（一）实验室检查

1. **血常规检查** 白细胞可增高，若超过 $20×10^9/L$（20000／mm^3）时，应考虑有坏死性急性胆囊炎的可能，白细胞分类中性颗粒细胞可明显升高。

2. **肝功能检查** 胆红素可升高。转氨酶、转肽酶、碱性磷酸酶均可增高。若胆红素明显升高而且以直接胆红素为主时，应考虑有总胆管梗阻，此时转肽酶及碱性磷酸酶也均升高。

3. **血电解质检查**

（二）影像学检查

1. **B型超声检查** 此项检查对诊断急性胆囊炎帮助很大而且简单易行。

在超声显像测试：正常胆囊长约5~7cm，超过7cm为胆囊增大，宽2~3cm，前后径<3cm。胆囊管长约3~4cm，内径0.3cm，胆囊壁厚约<0.3cm，总胆管长约7~8cm，内径为0.5~0.8cm，≥1.0cm有诊断意义。

不同类型的急性胆囊炎B型超声显示如下：

（1）急性单纯性胆囊炎：表现为胆囊轻度增大，因胆囊内压力增大，故呈圆形或椭圆形，边缘欠光滑，囊内壁粗糙、模糊。囊壁增厚>0.3cm。

（2）急性化脓性胆囊炎：胆囊明显扩张，囊壁因水肿增厚，可呈双边影。囊内可见光点。此为坏死组织及组织碎屑。

（3）急性坏死性胆囊炎：胆囊极度扩张，囊壁增厚>0.5cm，并呈双边影。内外缘轮廓比较模糊。

（4）胆囊穿孔：表现为胆囊缩小，轮廓不清，胆囊内可有积气，在其周围有液性暗区。胆囊外可有炎症包块。腹腔中可有液性暗区。

（5）胆结石：可发现胆结石，并可初步确定其梗阻的部位。

2. **X线检查**

（1）X线腹部平片检查：部分病人可发现结石。若发现胆囊内及其周围有积气，对诊断急性气肿性胆囊炎很有帮助。

（2）静脉胆囊造影：如注射剂造影后，胆总管显像而胆囊管不显影，4小时后仍不显像，说明胆囊管梗阻，此在诊断困难的病例，可补充B型超声检查的不足。

3. **CT检查** 对急性胆囊炎有无合并胆结石、有无穿孔及是否有胆囊及其周围积气，亦很有帮助，但一般不都需做此项检查。

4. 心电图检查　因急性胆囊炎可影响冠状动脉的血液灌注，从而导致心电图改变，如T波改变、心律失常，即所谓胆心综合征。

【诊断及鉴别诊断】

（一）诊断

根据病史突然发生右上腹绞痛、发烧、黄疸、右上腹压痛、Murphy征阳性，若能触到肿大的、有压痛的胆囊，结合B型超声检查，即可确诊。

（二）鉴别诊断

见本书急性胰腺炎及急性心肌梗死。

【治疗】

（一）内科治疗

1. 禁食、输液　纠正水、电解质及酸碱平衡失调，必要时作胃肠减压。

2. 止痛　常用药物有：

（1）阿托品：0.5mg，肌肉注射。在老年人易发生尿潴留，此点应注意。

（2）度冷丁：25~50mg，肌肉注射。此药用阿托品不能止痛的患者。止痛后可掩盖发生胆囊穿孔所引起的临床表现。此点应注意。

（3）可试用硝酸甘油、消心痛，口服。

3. 应用抗生素　因急性胆囊炎由革兰阴性杆菌引起的感染多见。在选用抗生素时应偏重针对革兰阴性杆菌。

（二）外科治疗

外科治疗的指征：

（1）经内科治疗24~48小时无效。

（2）怀疑有胆囊壁坏死，发生胆囊穿孔或有穿孔的先兆。

（3）伴有胆囊、胆囊管或总胆管结石者。

（4）伴有急性胰腺炎者。

（5）有严重的症状、明显的体征，白细胞>20×10^9/L。

（6）右季肋部有炎症包块。

（7）急性气肿性胆囊炎。

发病超过72小时，因胆囊周围发生严重水肿、充血，给手术带来一定的困难。一般待炎症消退后手术。

383

急性梗阻性化脓性胆管炎

诊断	起病较急、腹痛、发烧、黄疸、神志障碍、循环障碍、右上腹有压痛、肌紧张
鉴别	急性胆囊炎、急性细菌性肝脓肿
治疗	抗感染、抗休克、支持疗法、外科手术

【概述】

急性梗阻性化脓性胆管炎是一个严重的胆管感染性疾病，病情凶险，如诊治不及时，可危及生命。

（一）胆囊及胆管系统的解剖简介

了解该系统的解剖及各管道系统的长短、内径的大小，对诊断该系统疾病的诊断有实际的临床参考价值。

1. 肝外胆管系统

（1）胆囊：胆囊为呈梨形的囊状器官，位于右季肋区的肝脏下面的胆囊窝内，其上面有疏松的结缔组织与肝脏相连，游离的部分有腹膜覆盖。平均长约5~7cm，宽2~3cm，前后径<3cm，胆囊壁厚<0.3cm。胆囊管长为3~4cm，内径为0.3cm。

胆囊长度>7cm，胆囊已有可能增大，胆囊壁厚>0.3cm，为增厚，胆囊容量为35~50ml。

胆囊分为胆囊底部、体部、颈部及胆囊管。

1）胆囊底部：此为胆囊膨大部分。当其充盈时，可超过右肝的下缘而与腹壁接触。

2）胆囊体部：此在肝门的右侧，连接胆囊底部及胆囊颈部。

3）胆囊颈部：在肝门右侧，细而弯曲，在其始部形成膨大的Hertmann囊，结石可存在于此。

4）胆囊管：此长约3~4cm，直径为0.3cm，其内的黏膜呈螺旋状，称Herster瓣，有调节胆汁进出的作用。

胆囊有储存、浓缩、分泌及排空功能。

（2）胆道：此为将肝脏分泌的胆汁输送到十二指肠的管道。其中包括左右肝管、肝总管、胆总管。此为肝外胆管。

左、右肝管出肝后，合成肝总管。肝总管与胆囊管汇合成胆总管。

1）左、右肝管：左肝管较长，平均1.6cm，右肝管较短，平均0.8cm，两者的直径平均为0.2cm。

2）肝总管：平均长3~4cm。直径约为0.6cm。

3）胆总管：平均长7~9cm。直径约为0.6~0.8cm，壁厚0.2cm。≥1.0cm为胆管扩张。

空腹时，胆管内压力增高，抑制胆囊排出胆汁，饭后胆管压力降低，胆囊收缩胆汁排出。若胆管压力超过30cmH$_2$O，则可抑制肝脏胆汁分泌。

胆总管分为4个段，即十二指肠上段、后段、胰腺段及十二肠壁段。十二指肠壁段为胆总管的末端，约2cm长，斜穿十二指肠降部与胰管汇合后较为膨大，形成Vater壶腹。在壶腹周围有括约肌，称Oddi括约肌，开口于十二指肠腔，出口直径约0.9cm。

2. 肝内胆管系统 肝内胆管起自肝小叶相邻细胞间的毛细胆管，它们汇合成小叶间胆管、肝段胆管、肝叶胆管，肝叶胆管分别与肝内左、右肝管相连。而后出肝门与肝外左、右肝管相接。

3. 门管区 肝小叶主要由肝细胞组成，呈多面棱柱状，其中有一条纵贯肝小叶的中央静脉。肝细胞以中央静脉为核心，向四周呈放射状排列形成肝索，肝索内含有胆小管，肝索之间的间隙，即肝血窦，在相邻的肝小叶有较多的结缔组织纤维，其中有小叶间胆管、小叶间动脉及来自门脉的小叶间静脉，3种管道在区域通过，此区域即门管区，这3个管道在此区域相邻密切，因此若有肝内胆管炎，致病菌或毒素很容易进入血管而发生败血症或毒血症。

（二）病因及发病机制

胆石症及胆管恶性肿瘤引起胆管梗阻，导致近端胆管扩张，易发生细菌感染，为本病最常见的发病原因。原发性硬化性胆管炎、胆总管十二指肠吻合口闭塞、胆道蛔虫症，在这些疾病的基础上，发生感染。

当胆管梗阻后，胆汁流动不好，特别在有胆管在梗阻上端扩张，胆汁淤积，有利于细菌的繁殖。细菌进入胆管的途径有以下几种。

（1）肠道中的细菌通过门脉进入胆管。

（2）细菌通过血行或淋巴进入胆管。

（3）胆道蛔虫症，蛔虫将细菌带进胆管。

引起本病常见的细菌有大肠杆菌，其次为克雷白杆菌、绿脓杆菌、产气杆菌、变形杆菌。葡萄球菌、链球菌较少见。实际上混合感染相当多见。

（三）病理改变

因胆管的炎症反应，管壁充血、水肿、增厚，胆管中积脓。肝脏肿大可发生肝内小脓肿，肝内胆管和其周围组织有中性粒细胞浸润，并可有纤维组织增生。胆管的梗阻部位愈高，则肝受损愈重，胆囊亦多受累。有时可发生化脓性腹膜炎。

【临床表现】

（一）症状

1. **发烧** 发烧多为弛张热或稽留热，体温可高达40℃，在发烧之前多有寒战，若无发烧或为低烧，此多因机体抵抗力很低，预后不良。

2. **腹痛** 开始以发烧为主者，腹痛可不严重，随着病情的发展，腹痛也逐渐加重，多呈持续性疼痛阵发性加重。疼痛的部位主要在右上腹及肝区，并可有右肩胛下痛。若发生腹膜炎，则为全腹痛。

3. **黄疸** 早期即可出现轻度至中度黄疸，在重症患者，黄疸也加重，可有皮肤瘙痒及粪便颜色变浅，甚至呈白陶土样。

4. **神志障碍** 可发生感染中毒性脑病，而出现神志淡漠、烦躁不安、谵妄、抽搐、意识障碍，甚至昏迷。

5. **循环障碍** 可发生心悸、呼吸困难。

以上为本病常见的Reynolds五联征，也就是Charcot三联征再加神志及循环障碍。

6. **其他症状** 可有头痛、头晕、恶心、呕吐、食欲不振、出汗等。

（二）体征

1. **腹部体征** 于右上腹及肝区可有触痛，右上腹局限性腹肌紧张。肝大，有明显的触痛。若累及腹膜，则出现反跳痛。

2. **循环障碍体征** 可有血压降低、心率增快、脉搏细弱、四肢发冷、发绀。

3. **其他体征** 皮肤、巩膜黄染。

【辅助检查】

（一）实验室检查

1. **血白细胞检查** 血白细胞多在$20×10^9$/L左右，多伴有核左移。若白细胞不升高或降低，预后不好。

2. **血清酶学检查** 多有转氨酶、转肽酶、碱性磷酸酶升高。

3. **其他** 可有血尿素氮和肌酐升高、碳酸氢根降低。

4. **胆汁培养** 可培养出致病菌，血培养也可能培养出致病菌。

（二）影像学检查

1. **B型超声检查** 此检查对确定胆管梗阻的部位及引起胆管梗阻的病因诊断很有帮助。

（1）胆管梗阻部位的确定：见表4-13。

表 4-13　确定胆管梗阻的部位

梗阻部位	扩张部位				
	肝内胆管	肝总管	胆囊	胆总管	胰腺管
肝内胆管	有	无	无	无	无
肝总管	有	有	无	无	无
胆总管	有	有	有	有	可有
Vater壶腹	有	有	有	有	有

偶有胰管单独开口于十二指肠。

胆囊的长度为7cm，>7cm，即认为有胆囊增大。肝内胆管直径为0.2cm，>0.3cm即认为扩张。

总胆管直径为0.6cm，≥0.7cm为可疑扩张，0.8~1.0cm为轻度扩张，>1.0cm为明显扩张。

（此为国内B型超声诊断胆道系统疾病的标准）

（2）梗阻病因

1）胆道蛔虫症：在扩张的胆管内，蛔虫体壁呈两条平行的强回声影，中间暗区为蛔虫的假体腔，若蛔虫未死，可观察到蛔虫的蠕动，并在蠕动时，发生胆绞痛。

2）胆管结石：胆管内可见强回声影，其后方有声影。结石以上胆管扩张。

3）胰头癌：可发现胰头肿大及回声异常，除有胆总管扩张外，胰管也有扩张。

2. 磁共振胰胆管成像（MRCP）　对胰、胆管有定位及定性的较高诊断的准确性，而且是无创性检查。

【诊断及鉴别诊断】

（一）诊断

根据Reynolds 五联征，结合辅助检查，诊断并不困难。在出现下述情况时，常表示病情危重。

（1）有神志、精神障碍。

（2）血压降低，心率超过120次/分。

（3）体温升高>39℃或体温降低<36℃。

（4）有出血倾向。

（5）血中培养出致病菌。

（二）鉴别诊断

急性胆囊炎、急性细菌性肝脓肿，两者的临床表现均似本病，但两者均无胆管梗阻。但本病也可同时发生急性胆囊炎、急性细菌性肝脓肿，此点也应注意。

387

【治疗】

(一) 内科治疗

此适用于年老、体弱不能耐受外科手术者。

1. 一般治疗

(1) 纠正水、电解质、酸碱平衡失调。

(2) 应用抗生素的原则是早期、足量、联合,尽快控制感染。

(3) 治疗并发症,如休克、出血倾向、ARDS、DIC等。

2. 内镜取石 在有些病人可考虑通过内镜切开括约肌取石,以解除梗阻,引流脓液,降低胆管内的压力。

(二) 外科治疗

此为主要治疗本病的方法。如无外科手术禁忌证,应首先考虑此治疗方法。

胆 道 蛔 虫 症

诊断	有肠道蛔虫病史,突然发生剧烈的胆绞痛、恶心、呕吐,体征不明显。B型超声及X线造影检查多可明确诊断
鉴别	胆石症、急性胰腺炎
治疗	解痉止痛、驱虫,内镜取虫,外科治疗

【概述】

胆道蛔虫症是一种较常见的胆道疾病,在农村比较多见,儿童及青壮年发病率较高。近年来由于卫生条件的改善,发病率明显降低。

(一) 病原学

蛔虫是寄生于人体小肠内常见的寄生虫。成虫体长约20~30cm,雌性较雄性长。雄性尾端卷曲,有单管的生殖器官,有射精管通入肛殖腔,有镰状交合刺一对。雌性生殖器官为双管腔,阴门开口于虫体前半部腹面。

蛔虫卵分为受精及未受精两种,在外界环境中,已受精的虫卵内卵细胞发育成感染性幼虫。此种幼虫卵有感染性,可污染蔬菜、瓜果等,再经口食入,进入人体胃内。在胃经蛋白酶的作用,将其外面的蛋白质膜消化,在卵内孵出的幼虫可释放出含有壳质酶、脂酶及蛋白酶的孵化液，将卵壳消化，幼虫孵出。幼虫可侵入小肠黏膜、黏膜下层，进入小肠壁内的静脉，经门脉入肝。再经肝静脉、下腔静脉、右心而进入肺内。幼虫可穿过肺泡，进入肺泡内。幼虫在肺内经第二、第三次脱皮，然后经气管到达咽部，再从咽入胃内，经胃进入小肠。主要寄生于空肠，其寿命为1~2年。

雌性幼虫进入小肠到发育成熟、产卵，需时60~70天，每条雌虫每天可产卵20万个。

人若感染蛔虫后，其粪便中可发现有蛔虫卵。经受精的蛔虫卵污染的食物，为蛔虫的感染源。

（二）发病机制

蛔虫有钻孔的习性。在小肠内寄生的蛔虫，因发烧、饥饿、胃酸减少等小肠内环境的改变，可上行到十二指肠而钻入胆道，在其通过Oddi括约肌的过程中，可引起括约肌强烈的痉挛，发生剧烈难以耐受的胆绞痛。蛔虫可以从胆管退出，也可完全进入胆管或胆囊，此时腹痛反而减轻。

蛔虫进入胆道多为一条，但也可达十几条，多数停留在胆道内，很少进入胆囊，蛔虫在胆道内可生存10天左右。

蛔虫进入胆道时，可将细菌带入胆道引起急性胆管炎、胆囊炎、急性胰腺炎、胆道出血。甚至因胆道感染而发生败血症，也可因胆道被穿破而发生胆汁性腹膜炎。

蛔虫可进入肝脏而引起肝脓肿，并可进入被损伤的肝静脉，经右心室、肺动脉而引起肺梗死。也可从肝脏进入胸膜引起胸膜炎，进入心包引起心包炎。这些情况虽有可能性，但罕见。

【临床表现】

（一）症状

1. 腹痛　腹痛为本病的主要临床表现。常突然发作突然缓解。在发作时，剑突下有钻顶样剧痛，辗转不安、大汗淋漓、大声呼叫，疼痛持续时间不等，多在5~15分钟。可突然缓解，腹痛消失，如常人。此种临床表现有特征性，对诊断本病很有帮助。相隔时间不久再次发作。若蛔虫从胆道退出，则腹痛完全缓解，若完全进入胆道，腹痛也可缓解或消退。

2. 恶心、呕吐　在腹痛发作时，可有明显的恶心、呕吐，有时可吐出蛔虫，对诊断本病也有帮助。

3. 黄疸　多无明显黄疸，若黄疸较重，多表示已发生胆道感染。

4. 发烧　若无感染不会出现体温升高。

（二）体征

在无合并症时，仅在剑突下偏右处有深在压痛。腹痛很剧烈，但腹部体征不明显，亦为本病特征之一。

389

【辅助检查】

（一）B型超声检查

可看到胆管扩张，胆管内有蛔虫影。

（二）胃镜检查

若蛔虫未完全进入胆道，可看到部分在Oddi括约肌外的虫体。

（三）X线检查

以稀钡剂作上消化道造影，可发现蛔虫阴影。

【诊断及鉴别诊断】

（一）诊断

有典型的临床表现，结合影像学及胃镜检查，多不难确诊。

（二）鉴别诊断

1. 胆石症　可有右上腹痛，但腹痛不像本病那样剧烈。无钻顶样疼痛。腹痛虽也可呈阵发性，但缓解时腹痛也不会完全消失。通过B型超声检查、胆囊造影易与本病鉴别。

2. 急性胰腺炎　上腹部可有明显的持续性疼痛，伴阵发性加重，并可向后背放射。上腹部有明显的压痛、反跳痛及肌紧张。病情重，常伴有发烧、低血压、白细胞升高等。B型超声、CT可发现胰腺增大、边缘模糊而与本病相区别。而此不见于胆道蛔瘤。

当然胆道蛔虫症也可并发急性胰腺炎，此点也应注意。

【治疗】

（一）内科治疗

1. 解痉止痛　常用的方法有：

（1）阿托品：0.5mg，肌肉注射。

（2）度冷丁：25~50mg，肌肉注射。当阿托品治疗效果不好时，可考虑应用。不用吗啡，因本品可使Oddi括约肌痉挛。

（3）因蛔虫厌酸，可试用下述方法

1）食醋：50ml，口服，每3~4小时1次。

2）阿司匹林：0.5~1.0g，口服，每日2~3次。

3）中药：乌梅丸。

（4）针刺内关、合谷、足三里、中脘等穴位。

2．驱虫　可用以下方法：

（1）在胃镜观察下：若能发现虫体将其取出。

（2）氧气驱虫：在空腹时放置胃管，缓慢注入氧气2000ml。再注入33%硫酸镁40ml。当蛔虫遇氧气后即不活动。硫酸镁通过刺激十二指肠黏膜反射性引起胆管括约肌松弛，胆囊收缩，促进胆汁排出，有利将蛔虫排出。

（3）在腹痛发作时，多不主张用药物驱虫。当腹痛缓解后，需立即驱虫，以免复发。常用的驱虫药物有：

1）驱蛔灵：成人每日3g，一次服。可连用2天。

2）肠虫清（Zentel）：400mg，口服1次。

3．若呕吐严重　应注意有无水、电解质及酸碱平衡失调，若有应加以纠正。

4．可适当应用抗菌药物，以预防感染。

5．治疗蛔虫引起的其他并发症。

（二）外科治疗

（1）经内科治疗无效、反复发作者。

（2）并发急性胆囊炎、急性化脓性胆管炎、肝脓肿者。

（3）蛔虫进入胆管、胆囊，而无法排出者。

急性胰腺炎

诊断	急性上腹部剧痛,常向后背放射,发烧、呕吐、低血压、上腹压痛、血白细胞增多、血及尿淀粉酶升高、血脂肪酶增高
鉴别	急性胆囊炎、急性胃穿孔、急性心肌梗死
治疗	解痉、止痛、禁食、输液、减少胰腺分泌、抗感染

【概述】

急性胰腺炎是胰酶对胰腺自身消化的结果。以20~40岁的成年人发病率最高，男女发病的比例相差不多。

发病的原因多由于胆道疾病、胰管梗阻、高脂血症、胰腺的外伤及感染等。

发病的诱因多由于酗酒、暴饮暴食。

病理改变可分为急性水肿型和急性坏死型。

（一）急性水肿型

此型约占90%左右，表现为间质水肿、白细胞浸润、胰体增大，可有少量的脂肪坏死，无血管坏死及出血。

（二）急性坏死型

此型的血管坏死出血、脂肪大量坏死为特征性改变。病变可累及周围组织，可形成假性囊肿、脓肿。

【临床表现】

（一）症状

1. 腹痛　有90%以上有腹痛，无腹痛者常有并发症而且死亡率高，可以猝死。

（1）腹痛诱因：与酗酒、暴饮暴食有关占20%~45%。

（2）腹痛部位：炎症主要在胰头，腹痛多在右上腹部。在胰体，则为中上腹部。在胰尾，则为左上腹部。不会发生在脐下部，除非发生腹膜炎。

（3）腹痛的特点：

1）突然发生，在几小时内达高峰。

2）腹痛多呈烧灼痛、刀割样痛。

3）腹痛多呈持续性阵发性加重，通常持续12~48小时。

4）约有50%左右向后背放射。

5）屈膝、弯腰，可能使腹痛减轻，有特征性。

有10%左右的病人患急性胰腺炎无腹痛的原因，可能由于短时间内胰腺大量坏死，病人很快进入昏迷状态而不感到疼痛；也可能由于病人极度衰竭而无法讲述。这种病人可在睡眠中死亡。

2. 恶心、呕吐　发生率在80%以上。

3. 发烧　多为中度发烧。多在3~5天退烧，如发烧持续不退，应考虑有无胰腺脓肿、腹膜炎、腹腔内脓肿。

4. 黄疸　约有30%可发生黄疸，但多不严重。

5. 低血压、休克　发生低血压、休克约占10%左右，主要见于急性坏死型胰腺炎。

（二）体征

1. 病容　多为急性病容，有10%左右有休克现象。

2. 皮肤可有轻度黄疸　脐部出现皮下青紫，即Cullen征。侧腹部可出现皮下青紫，即Grey-Turner征。在严重急性坏死性胰腺炎时，因大量出血、积液沿侧腹壁到脐周所致。有特征性。

3. 腹部检查　上腹部有肌紧张、压痛、反跳痛。如炎症波及全腹，可出现腹膜炎体征。

4. 胸腔积液　有20%左右的急性胰腺炎可发生胸腔积液。

[辅助检查]

(一) 实验室检查

1. 血常规检查　可有白细胞分类及总数升高。若有血红蛋白降低，对急性出血型胰腺炎有参考价值。

2. 尿常规检查　可有少量尿蛋白。

3. 尿淀粉酶检查　因作的方法不同，故测定值变化很大。

碘-淀粉比色法参考值如下：

血清：80~180U/L

尿液：100~1200U/L

尿淀粉酶在发病后几小时开始升高，量高可达几千单位，持续时间1~2周，若持续不下降，表示炎症未消退。

4. 血清淀粉酶　此酶在发病后8~12小时开始升高，48小时达高峰，持续时间3~5天。

在重症急性坏死型胰腺炎时，血清淀粉酶可不升高，可能因胰腺腺泡大量坏死所致。

在消化性溃疡穿孔、急性胆囊炎、急性肠梗阻等，血清淀粉酶也可升高，此点值得注意。

5. 尿淀粉酶肌酐清除率　在急性胰腺炎时，若肾功能正常，则肾脏对血清淀粉酶的清除率升高，正常值为3.1%左右，一般认为>5.5%可诊断急性胰腺炎。

$$淀粉酶清除率/肌酐清除率（\%）=\frac{尿淀粉酶}{血淀粉酶}\times\frac{血肌酐}{尿肌酐}\times100\%$$

6. 血清脂肪酶　此酶发病后血中升高较迟，24~72小时升高，持续时间7~10天，正常值为0.2~1.5U/ml，大于1.7U/ml有诊断意义。

7. 血清正铁白蛋白测定　在急性胰腺炎时由于内出血，红细胞破坏产生正铁血红素增多，此除与球蛋白结合外，多余的正铁血红素与白蛋白结合，形成正铁白蛋白，此对估计是否为急性坏死型胰腺炎很有参考价值。正常血中为阴性。

8. 血钙测定　在急性坏死型胰腺炎时，因脂肪被胰脂肪酶分解形成脂肪酸，脂肪酸与Ca^{2+}结合形成钙皂，故血钙降低，若血钙低于1.75mmol/L（7mg/dl）时，预后不良。

9. 血糖　在重症胰腺炎时，空腹血糖升高，糖耐量试验呈糖尿病型曲线。若空腹血糖明显升高，说明胰岛受损较重，预后不好。

10. 肝功能检查　在急性胰腺炎时，特别是重症胰腺炎时，可有血胆红素、转氨酶、转肽酶、乳酸脱氢酶、碱性磷酸酶升高。

11. 血电解质检查　在严重呕吐的病人，多有血清电解质紊乱。

12. 血气分析　在有呼吸困难的病人应作此项检查。

13. 其他　在急性胰腺炎时，弹力纤维酶、磷脂酶、脱氧核糖核酸酶等，均可在血中升高，但不作为常规检查。

（二）影像学检查

1. B型超声检查　此项检查对诊断急性胰腺炎有很大的帮助，而且对水肿型与坏死型的鉴别也很有意义。两者的鉴别见表4-14。

表 4-14　B型超声对急性胰腺炎的鉴别

项　目	水肿型	坏死型
大小	弥漫性肿大较轻	重度肿大
回声	均质、低回声	不均质、强回声、混合回声
边缘	规则、清楚、肿胀	不规则、不清楚、高度肿胀
周围血管	多清晰可见	多显示不清
胸水、腹水	少见	多见
继发脓肿	少见	多见
假性囊肿	无	可有

若有肠麻痹，因肠内大量积气，胰腺常显示不清。

2. CT检查　其表现似B型超声检查所见。

（1）胰腺肿大，边界不清，肾筋膜增厚，此为胰腺感染的特异指征。

（2）胰腺内有CT值大于60Hu的高密度区，是胰腺内出血的表现。

（3）可有肾前间隙、肾后间隙内液体潴留。

（4）胰腺周围脂肪层模糊，可有大量蜂窝织炎性渗出。

（5）胰腺内可发现有大小不等的灶性坏死。

3. 磁共振检查　对急性胰腺炎的诊断亦很有帮助，但费用较高，多不做此项检查。

4. X线检查　腹部平片可发现十二指肠积气、扩张。同时可检查胸腔有无积液及肺部有无改变。

（三）心电图检查

可有ST段及T波改变。在突然发生上腹部剧痛，做心电图应视为常规检查，以除外心肌急性梗死。

【诊断及鉴别诊断】

（一）诊断

在酗酒、暴饮暴食之后发病，突然发生剧烈的上腹部痛，伴有恶心、呕吐，呕吐之后腹痛不缓解，应想到有急性胰腺炎的可能。做血、尿淀粉酶检查，结合腹部B型超声检查，多可明确诊断。

1. **急性胰腺炎一些特殊的临床表现** 虽然发病率不高，但易发生误诊、漏诊。

（1）突然死亡，特别在酗酒夜间熟睡之后。

（2）突然休克，伴有腹痛。心电图正常。

（3）突然无尿，发生急性肾功能衰竭，但无腹痛。

（4）糖尿病高渗性非酮症昏迷，少数病人有急性胰腺炎。

（5）似急性心肌梗死。

（6）在胆道、胃部手术后，发生腹痛、发烧、休克。

2. **老年性急性胰腺炎的特点**

（1）起病隐袭。

（2）有50%的病人不发烧。

（3）有30%的病人只有恶心、呕吐。

（4）黄疸的发生率高，常伴有胆管结石。

（5）易发生休克、昏迷。

（6）高血糖多见。

（7）腹痛可发生在右下腹部。

3. **诊断坏死型急性胰腺炎的线索**

（1）腹部有Cullen、Grey-Turner征。

（2）血清正铁白蛋白阳性。

（3）腹痛剧烈，肠鸣音消失。

（4）烦躁不安。

（5）腹水呈血性。

（6）休克，此为急性坏死型胰腺炎的特征。

（7）出现肺、肾功能衰竭。

（8）血钙很低、血糖很高。

（9）白细胞升高，核左移。

（二）鉴别诊断

1. **急性胰腺炎与慢性胰腺炎的鉴别** 在1963年马赛会议，将胰腺炎分为急性胰腺炎，此包括急性胰腺炎及急性复发性胰腺炎。慢性胰腺炎，此包括慢性胰腺炎及慢性复发性胰腺炎。

1986年马赛会议，将胰腺炎分为：急性胰腺炎，即可逆性胰腺炎，包括水肿型及坏死型；慢性胰腺炎，即进展性胰腺炎，此包括痛型及无痛型。

急性胰腺炎与慢性胰腺炎的鉴别，见表4-15。

表4-15　急性胰腺炎与慢性胰腺炎的鉴别

项　目	急性胰腺炎	慢性胰腺炎
病史	多无	多有
起病	突然	较缓
腹痛	剧烈	较轻
恶心、呕吐	重	较轻
腹泻	无	多有
发烧	有	无
血尿淀粉酶	多明显升高	多升高不著
胰腺钙化	无	多有
糖尿病	多无	多有
胰腺功能	多可恢复	不可恢复

2. 与其他引起剧烈腹痛疾病的鉴别

（1）急性单纯性胃炎：此多发生于酗酒、吃不洁食物之后。上腹痛、恶心、呕吐，呕吐后常使腹痛减轻或消失。而急性胰腺炎呕吐后腹痛并不缓解，而且可发生发烧、黄疸、休克。此不见于急性单纯性胃炎。

（2）急性消化性溃疡穿孔：本病起病突然、腹痛剧烈，似急性胰腺炎。但腹肌紧张呈板状、肠鸣音消失、膈下有游离气体，多有消化性溃疡病史，与急性胰腺炎不同。

（3）急性胆囊炎：发病相对较缓，主要表现为右上腹痛，向右肩胛下放射。右上腹压痛较重，Murphy征阳性，黄疸多见。若能触到肿大的胆囊对诊断急性胆囊炎很有帮助。由于胆道疾病引起的急性胰腺炎，称胆源性急性胰腺炎，若两者同时存在，当然也就不易鉴别开。

（4）急性心肌梗死：本病可突然发生剧烈的上腹痛、恶心、呕吐、发烧、低血压或休克，而且心电图可有ST段及T波改变，与急性胰腺炎有相似之处。但急性胰腺炎，有腹膜刺激征，血、尿淀粉酶升高而不是心肌酶谱升高。心电图无心肌梗死图形，B型超声腹部检查可发现急性胰腺炎的征象。

在临床怀疑急性胰腺炎时，要做心电图检查。在怀疑急性心肌梗死时，要做血、尿淀粉酶检查，以减少两者之间的误诊。

3. 病情严重程度的鉴别

（1）国内作者对急性胰腺炎危重的指标。

1）>60岁。

2）白细胞>20000/mm³。

3）血糖>200mg/dl。

4）血钙<8mg/dl。

5）PaO$_2$<50mmHg。

6）尿素氮>40mg/dl。

7）胆红素>5mg/dl。

（2）Renson提出的急性胰腺炎的危险因素11项，见表4-16。

表 4-16 急性胰腺炎的危险因素（Renson）

入院时	住院治疗48小时内
年龄>55岁	红细胞压积减少>10%
血糖>200mg/dl	血尿素氮增加>5mg/dl
白细胞>16000/mm³	血钙<8mg/dl
血清LDH>350IU/L	PaO$_2$<60mmHg
血清GOT>120IU/L	碱缺失>4mmol/L
	体液缺乏>6000ml

注：有上述3项以下，死亡率0.9%

3~4项，死亡率16%

5~6项，死亡率40%

7~8项，死亡率100%

（3）Hollander提出根据临床表现，估计病情严重情况分为3度，见表4-17。

表4-17 急性胰腺炎的临床表现与病情的关系

分 度	临床表现	化验检查
Ⅰ水肿	症状：腹痛较轻,呕吐可有可无体征:腹部压痛(+)、腹肌紧张(+)、血压正常、心率<100次/分 病程：内科治疗效果好,2~3天可愈	血尿淀粉酶升高 血脂肪酶升高
Ⅱ局限坏死	症状：腹痛(++)、呕吐(±) 体征：腹压痛(+),肌紧张(+) 腹胀、黄疸、肠麻痹 上腹部包块 收缩压<100mmHg 心率>100次/分 体温38℃ 病程：内科治疗无效或好转	血糖150~200mg/dl 血钙<8mg/dl 血、尿淀粉酶升高 SGPT升高<650U SGOT升高<250U 白细胞>15000/mm³ 腹水(+) 血尿素氮升高
Ⅲ弥漫性坏死	症状：同局限性坏死 体征：休克(+)、少尿(++)、呼衰(++) 脑病、消化道出血 心率>140次/分、体温>38℃ 病程：内科治疗无效	血糖>200mg/dl、钙<8mg/dl 血淀粉酶可不升高 代谢性酸中毒 PaO$_2$<60mmHg 白细胞>20000/mm³

【并发症】

(一) 近期并发症

因胰腺炎时,胰酶释放到血液中以及一些血管活性物质,如磷脂酶、弹力蛋白酶、激肽酶、胰蛋白酶、糜蛋白酶、脂肪酶等,因而造成身体各器官损害。

1. 急性腹膜炎　开始可为化学性,后则继发细菌性。

2. 急性肾功能衰竭　其发生率在急性坏死型胰腺炎可达10%左右。发生的原因主要是因休克而引起肾小管坏死、DIC及血管活性物质有关。多发生于病后4~5天内。

3. 成人呼吸窘迫综合征 (ARDS)　多发生于急性坏死型胰腺炎病后几天内。发生的原因为休克、DIC、磷脂酶损害肺泡减张物质,其次因组胺及缓激肽释放,造成支气管痉挛及通透性增加。

4. DIC　因弹力蛋白酶、透明质酸酶破坏血管使血管破裂,使胶原纤维暴露激活凝血因子XII,使内源性凝血系统激活,而形成血栓。同时有胰腺坏死组织进入血液,促使发生DIC。

5. 脑病　可由于颅压增高所致,表现为精神障碍、幻听、幻视、谵妄、抑制、嗜睡,甚至昏迷。病后2~3天后可出现。

6. 急性胃黏膜损害　可发生消化道出血。

7. 心力衰竭　可引起心脏损害而发生心力衰竭。

(二) 远期并发症

1. 胰腺脓肿　此由于感染所致,多在发病后10~15天左右,表现为体温正常,后再度发烧、血白细胞升高、血及尿淀粉酶持续或再度升高。上腹部压痛,有时可触到有压痛的肿块,此对诊断本病意义很大。

2. 假性囊肿　此多发生于病后20天左右。腹部出现逐渐增大的肿块。

两者腹部B型超声、CT检查对确诊意义很大,若结合肿块穿刺则更好。

【治疗】

(一) 解痉止痛

剧烈的腹痛不仅给病人带来极大的痛苦,而且可使胆管、胰管张力增加,不利于胆液、胰液的排出,而剧烈的疼痛也可加重休克,故止痛、解痉不仅是解除症状。常用的解痉、止痛药物:

1. 度冷丁　25~50mg,肌肉注射,必要时3~4小时1次。多与阿托品合用。

2. 阿托品　0.5mg,肌肉注射,必要时可4小时重复1次。阿托品可抑制胰酶的分泌,解除胆管、胰管的痉挛,有利于胆液、胰液的排出,故有止痛作用。但用量过大可使肠蠕动减弱、加重肠麻痹，老年因膀胱收缩无力可发生排尿困难。

（二）抑制胰液分泌

此为内科治疗急性胰腺炎重要措施之一。

1. 禁食 禁食是减少胰液分泌有用的方法之一。直到腹痛缓解、血淀粉酶正常。开始先用流食逐步过渡到吃普通饭，如进流食后出现腹痛，应继续禁食。

2. 胃肠减压 在腹痛较重、频繁呕吐，肠胃气较明显，可作胃肠持续减压。不仅可解除症状，而且可将胃酸持续吸出，以减少胃酸引起十二指肠促胰泌素及促胰酶素的分泌，使胰液分泌减少。

3. 应用制酸药物

（1）质子泵抑制剂，有强的抑制胃酸分泌作用。常用者有：

1）洛赛克（Losec）：40mg，每日1~2次，静脉小壶滴入，抑制胃酸分泌效果好，但价钱昂贵。

2）兰索拉唑（Lansoprazol，达可普隆，Takepron）：30mg，每日1次，口服。

3）泮托拉唑（Pantoprazol）：40mg，每日1次，口服。在有胃肠减压时，不宜口服药。静脉小壶滴入，40mg，每日1~2次。

（2）H_2受体阻滞剂：常用药物有：

1）西咪替丁（Cimetidine，泰胃美，Tagamet）：200mg，静脉小壶内滴入，每4~6小时1次。

2）雷尼替丁（Ranitidine，善胃得，Zantac）：以每小时25mg的速度间歇静脉滴注2小时。每日2次。

3）法莫替丁（Famotidine，高舒达，Gaster）：20mg，静脉小壶滴入，每日2次。

西咪替丁为第一代，雷尼替丁及法莫替丁为第二代H_2受体阻滞剂。雷尼替丁的制酸作用较西米替丁大5~10倍。而法莫替丁比雷尼替丁更强，而且副作用较小。

若有胃肠减压，可抽取胃液监测是否还有游离酸存在，可作为用制酸药物的效果指标，当胃液中pH为2时，为胃蛋白酶发挥水解蛋白的最适宜的环境。随着pH的升高胃蛋白酶的活性也逐渐降低。pH4时胃游离酸已消失。pH6以上时，胃蛋白酶发生不可逆变性，如胃液的pH已达4特别是6以上时，不论用哪一种制酸药物，均可以达到制酸的目的。

（3）生长抑素（Somatostatin）：对所有消化液都有抑制作用，故试用于治疗重症急性胰腺炎，常用的药物有：

1）善得定（Sandostatin）：此为人工合成的8肽化合物，具有天然生长抑素的功能，而且有长效作用。半衰期为100分钟。注射药物为每支含量为50μg及100μg两种。

用法：0.1mg（100μg），皮下注射，每6小时1次，可连用3~7天。亦可用0.1mg，加于10%葡萄糖溶液25ml中，缓慢静脉注射，亦可加于静脉小壶内滴入。

2）施他宁（Stilamin，生长抑素）：此为天然14肽生长抑素，半衰期仅为2分钟。每支含药量为250μg及3000μg两种。

用法：250μg，静脉小壶滴入，后以250μg/h，连续滴入，连续3~7天。

这些药物可抑制胰液分泌，但价钱昂贵，而且很少单独使用，故有的作者认为其疗效尚难肯定。故不作为常规治疗急性胰腺炎的药物，多用于治疗重症胰腺炎。

（三） 抑制胰酶药物

因急性胰腺炎是胰酶自身消化的结果，因此用抑制胰酶作用的药物，从理论上讲应取得应有的疗效，但实际上其疗效很难评价。常用的药物有：

5-氟尿嘧啶（5-Fu，氟尿嘧啶，Fluorouracil）　本品为一种抗癌药物，能抑制DNA及RNA的合成。胰腺腺泡中含有丰富的DNA及RNA，故对5-Fu很敏感，可抑制胰酶的产生。

用法：500mg，溶于5%~10%葡萄糖溶液中，静脉滴入，每日1次。连续5~7天，可引起粒细胞缺乏，值得注意。

上述抑制胰酶的药物，疗效有待进一步判定。

（四） 抗休克治疗

急性胰腺炎因大量液体渗出、出血，常发生严重的低血容量，同时胰腺受损时，引起腺泡中溶酶体崩解释放出大量蛋白水解酶，水解胞浆中蛋白，产生具有活性的小分子心肌抑制因子，使心肌收缩力减弱，心脏排出量减少，也是形成休克的原因之一。

休克可以逐渐发生，也可突然发生，特别是酗酒后熟睡而猝死，多由于突发休克所致。

扩容是治疗急性胰腺炎引起休克的主要的治疗措施。每日输液量因人而异，大致在4000ml左右。同时注意输入胶体，如血浆、白蛋白。

在扩容的过程要特别注意心、肺、肾功能。

（五） 纠正电解质、酸碱平衡失调

根据电解质化验的结果进行纠正。

（六） 全胃肠道外营养

在急性胰腺炎的病人短时间禁食，问题不大。在重症急性胰腺炎，长期不能进食，同时因炎症、组织损伤，机体处于高分解状态，消耗很大，对身体的康复带来很大的影响，补充充足的热量、各种营养成分，以及各种维生素，就非常重要。

（七） 抗生素的应用

在急性水肿型胰腺炎时，一般认为不需用抗生素。但在临床判断病情的严重程度有一定的困难，而且水肿型也可进展成坏死型。故适当应用一些抗菌药物，无可非议。如氧哌嗪青霉素（Piperacillin，哌拉西林）、甲硝唑（Metronidazole，灭滴灵）、喹诺酮类药物。若为坏死型急性胰腺炎，可以说感染不可避免。常需用头孢

类抗生素。通常感染的细菌多为革兰阴性菌、厌氧菌等。

（八）经内镜取石术

适用于总胆管下端经石嵌顿的患者。

（九）腹腔灌洗

适用于腹腔内有大量渗出者。

（十）手术指征

（1）有胆总管结石，黄疸逐渐加重。

（2）重症胰腺炎经内科治疗效果不好者。

（3）疑有内脏穿孔诊断不清者。

（4）发生胰腺脓肿。

急 性 腹 膜 炎

诊断	急性腹痛、发烧、腹膜刺激征，腹水混浊，培养有致病菌
鉴别	需与外科急腹症鉴别
治疗	抗感染，胃肠减压，纠正水、电解质及酸碱平衡失调，抗休克，有些疾病需手术治疗

【概述】

急性腹膜炎是指腹膜的急性炎症，多见于空腔脏器穿孔因细菌感染所致，是临床上常见的急腹症。

（一）腹膜的解剖及生理

腹膜属于浆膜，表面光滑、半透明，覆盖于腹腔壁层的表面，称为壁层腹膜。覆盖于脏器的表面，称为脏层腹膜。两个腹膜之间形成腹腔，男性腹腔为封闭式不与外界相通，女性则通过输卵管与外界相通。腹腔腹膜的面积成人为$1.5\sim2.0m^2$，相当于体表面积。腹腔中有100~200ml的浆液，以作为腹膜润滑及减少摩擦之用。这些液体由脏层分泌、壁层吸收，每日都在不停地变换。

腹膜每天最大的渗出量可达4000ml，而每日的回吸量仅900ml。腹腔膈部的吸收能力最强。

腹膜腔有细菌、异物等进入时，吞噬细胞可从腹膜渗出，将其吞噬。

（二）急性腹膜炎的分类

1. 按发病过程分类

（1）继发性腹膜炎：由于胃、肠道、胆囊等穿孔，以及手术、创伤导致者继发细菌感染。

（2）自发性细菌性腹膜炎（spontaneus bacterial peritonitis）：此见于肝硬化腹水及肾病综合征腹水的病人。前者的发病率可达10%，继发细菌感染。

（3）原发性腹膜炎（primary peritonitis）：此指发生于腹腔的细菌性炎症，而无腹腔感染的原发病灶，也就是说发生于原来正常的腹腔。多见于6~9岁的儿童，女孩发病率较高。细菌如何进入腹腔尚不太清楚，男孩可能因败血症引起，女孩可能自生殖系统进入。

2. 按致病的病因分类

（1）化脓性腹膜炎：此指由于细菌感染引起者，如上述的三种腹膜炎。

（2）胆汁性腹膜炎：此指由于胆道创伤、手术等引起胆道损伤、胆囊坏疽穿孔，导致胆汁流入腹腔所致。

（3）化学性腹膜炎：此指由于溃疡穿孔、胃外伤等，导致胃酸流入腹腔所致。

（三）致病菌

引起腹膜炎最常见的细菌为大肠杆菌、变形杆菌、产气杆菌等，其次为克雷白杆菌、肺炎球菌、链球菌等。近年来因培养厌氧菌的技术改进，发现急性细菌性腹膜炎中，厌氧菌的感染率相当高。厌氧菌感染的原因是由于需氧菌感染后，将氧气消耗，给厌氧创造了无氧环境，给厌氧菌繁殖造成有利的条件。常见腹腔感染致病的厌氧菌有脆弱类杆菌、梭菌及消化链球菌等。

实际上腹腔内感染多为混合感染，即使培养出一种细菌，如大肠杆菌，也不一定是单纯地由大肠杆菌单一病菌所致。

胆汁性腹膜炎，因胆汁对细菌有抑制作用，故培养细菌的阳性率较低。

（四）病理改变

不论是哪一种致病因素引起的急性腹膜炎，其病理改变过程为：早期为腹膜水肿、充血、透明度减低，并有浆液渗出。随着病情的发展，腹腔的渗出物也逐渐增多。由纤维蛋白、白细胞增多，腹水混浊也可呈脓性。后期炎症逐渐消退，腹水减少，出现纤维化而引起肠粘连。

【临床表现】

（一）急性腹膜炎共同的临床表现

1. 腹痛 多呈弥漫性，有压痛、反跳痛，腹肌紧张，腹膜炎刺激征，肠鸣音减低或消失。

2. 发烧 发烧可高可低，化脓性腹膜炎最明显，而自发性腹膜炎体温较低。

3. 腹胀 若原无腹胀，随着病情的发展，可出现腹胀，原有腹水，则腹水可明显地增多，最后常发生麻痹性肠梗阻。

4. 腹水征 多可发现腹水征。

（二）几种常见的急腹症

1. 急性溃疡病穿孔

（1）发病的初期因胃酸突然进入腹腔，胃酸对腹膜刺激很重，因此临床表现也很严重。

1）发病急骤。

2）腹痛：腹痛非常严重。常呈平卧位，双膝屈曲，不敢活动及深呼吸，故呼浅而快，出冷汗，手足冷，指端苍白或轻度发绀。

3）恶心、呕吐：在穿孔的早期为反射性恶心、呕吐、吐物量不多。

4）口渴：因体液的丧失所致。

5）腹胀：不明显，而且可以凹陷呈舟状，故名舟状腹。

6）腹肌非常紧张，有明显的压痛及反跳痛。

7）肠鸣音多消失。肝浊音界可消失。

（2）过数小时后，因腹腔渗出液较多，将胃酸稀释，胃酸对腹膜的刺激减轻，但同时有细菌繁殖而出现化脓性腹膜炎的临床表现。

1）腹痛：腹痛较前减轻，病人自觉症状稍好转。

2）发烧：可逐渐加重，呈弛张热或稽留热，体温可达39℃以上。可有寒战。

3）恶心、呕吐：可较前明显，呕吐量也较大，可呕吐咖啡样内容物。

4）腹胀：腹胀常愈来愈重，较久可发生麻痹性肠梗阻。并出现腹水征（腹水一般超过1500ml）。

5）腹肌紧张：腹肌紧张较前减轻。仍有压痛，反跳痛、鸣音多消失，肝浊音界消失。

6）脱水：可出现低血容量现象，口干、口渴、心率增快、血压降低，严重时可发生休克。

7）精神状态：精神萎靡，淡漠。

2. 胆汁性腹膜炎 因胆汁为碱性液，对腹膜的刺激相对较轻，因此临床表现不像急性胃穿孔严重。

（1）起病急。

（2）腹痛：多呈持续性，而且较重。

（3）发烧：出现较早。

（4）黄疸：因胆汁在腹腔中被吸收，可很快出现梗阻性黄疸的临床表现。

（5）腹胀：出现较早而且较严重。较早发生肠麻痹，并出现腹水。

（6）腹部体征：腹肌紧张，压痛及反跳痛相对较轻。肠鸣音多减弱或消失。

（7）恶心、呕吐：可有恶心、呕吐，但多不严重。

403

（8）较早出现休克、ARDS。

（9）病人中毒症状较重。

3. 自发性腹膜炎　多见于肝硬化腹水的病人。10%可发生本病，80%呈急性发病。

（1）腹痛：呈弥漫性，持续性疼痛，但不严重，多可耐受。

（2）发烧：在早期即可出现但多无寒战，体温很少能超过39℃。

（3）腹胀：当腹水发生感染后，腹水可明显增多，因此腹胀也随之加重。

（4）腹肌有轻度的紧张、压痛及反跳痛，肠鸣音减弱，但很少消失。易发生漏诊。

【辅助检查】

（一）实验室检查

1. 血常规检查　血白细胞升高并有核左移。但在肝硬化的病人可因脾脏肿大、脾功能亢进，血白细胞可不增加，并可出现血红蛋白降低、血小板减少及贫血。

2. 肝功能检查　在胆汁性腹膜炎，胆红素特别是直接胆红素明显增加，肝硬化腹水感染胆红素也可升高，但通常轻、中度升高。两者均可有转氨酶、转肽酶等升高。后者并可有白蛋白降低及球蛋白升高。

3. 腹水常规检查　腹水均为渗出液，胆汁性、化脓性、原发性腹膜炎，腹水均较混浊，白细胞多在5.0×10^9/L。肝硬化腹水感染，白细胞在500×10^6/L，或中性粒细胞>250×10^6/L即可诊断。

4. 腹水培养　腹水若能培养出致病菌，对诊断及治疗均很有帮助。

（二）影像学检查

1. B型超声检查　在胆汁性腹膜炎可发现胆管病变，若为胆囊破裂可发现胆囊缩小。肝硬化腹水感染可发现诊断肝硬化的B型超声波指征。胃肠穿孔引起的腹膜炎早期腹水很少，可在B型超声指引下，进行穿刺抽出腹水检查，对诊断很有帮助。

2. X线腹部立位平片　在胃肠穿孔可发现膈下游离气体。当发生麻痹性肠梗阻时，腹部出现梯状液平段。

【诊断及鉴别诊断】

（一）诊断

通过病史及典型的腹部体征，再结合腹水检查及影像学检查，诊断多无困难。

（二）鉴别诊断

（1）原发性腹膜炎及胃肠穿孔引起的继发性腹膜炎，需与急性胰腺炎鉴别，见急性胰腺炎。

（2）肝硬化腹水感染，需与结核性腹膜炎腹水型进行鉴别，而肝硬化腹水发生

404

结核菌感染并不少见，两者鉴别有一定的困难。主要依靠腹水细菌培养，此外结核中毒症状的有无，对鉴别诊断也有一定的帮助，有无其他部位的结核如肺结核、淋巴结核，对结核性腹膜炎的诊断也可提供一些诊断的线索。可作PPD试验，血结核菌抗体测定。

【治疗】

（一）内科治疗

（1）纠正水、电解质及酸碱平衡失调。

（2）营养支持。

（3）若有休克，进行纠正。

（4）若有肠麻痹需做胃肠减压。

（5）应用抗菌药物。应注意到厌氧菌感染问题。

（6）若为肝硬化腹水感染，应适当放腹水。

（二）外科治疗

急性胃肠穿孔、胆囊穿孔，若病情许可，应及时手术。

第五章

泌尿系统疾病

肾小球肾炎分类

【概述】

为了对肾小球疾病有一个较全面的认识，将其结构、发病机制等简介于下。

(一) 肾单位简介

肾单位是由肾小体及与其相接的肾小管构成。

每个肾有肾单位 100 万~200 万个。

肾小体（renal capsule）包括肾小球及肾小囊。呈球形，直径约为 200μm。

肾小管包括近端（近球）肾小管，细段（髓袢细段）及远端（远球）肾小管。见图5-1。

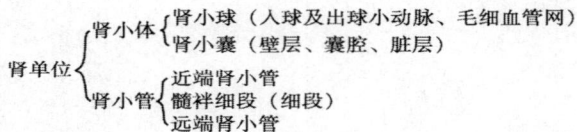

$$
肾单位
\begin{cases}
肾小体
\begin{cases}
肾小球（入球及出球小动脉、毛细血管网）\\
肾小囊（壁层、囊腔、脏层）
\end{cases}\\
肾小管
\begin{cases}
近端肾小管\\
髓袢细段（细段）\\
远端肾小管
\end{cases}
\end{cases}
$$

图 5-1 肾单位结构

1. **肾小球** 此由较粗较短的入球小动脉，分支成 20~40 个毛细血管，蜷曲成球形的毛细血管网后，汇成较细长的出球小动脉。

肾小球的毛细血管由一层很薄的内皮细胞与其外侧的基底膜（基膜）构成。

内皮细胞有许多小孔，直径约 50~100μm。基膜厚约 0.1μm，占内皮细胞表面积的 30%左右，呈排列整齐的筛状，孔中有一层极薄的隔膜，在肾小球滤过的过程中有防止大分子物质通过的作用。

基底膜是一层薄且连续不断的膜，共分三层，即外疏层、致密层和内疏层，由无定形物质及埋于其中的许多微丝网组成。厚约 0.1μm。其化学组成 90%为蛋白质，其中有胶原蛋白、糖蛋白、脂蛋白，此外尚有半乳糖、甘露糖、唾液酸等。唾液酸含有离子基团，而使基底膜带有负电荷。

基底膜是毛细血管内皮细胞与其外侧的上皮细胞，即足细胞共同的基底膜。

基底膜对肾小球的滤过功能有重要意义。在正常情况下，可限制蛋白质的滤过。

2. **肾小囊** 此又称 Bowman 囊，是由肾小管的盲端扩大，并凹陷形成杯状的双层囊，包在肾小球的外面。两层囊壁之间的腔隙为肾小囊腔。囊壁的外层，即壁层，在肾小球的尿极与近端肾小管相连接，实际上是近端肾小管的延续。但细胞的形态有大的改变，成为单层扁平细胞。

囊壁的内层，即脏层，是壁层细胞在肾小球的血管极内，外折成肾小囊的脏层。脏层细胞是壁层细胞的延续，但与壁层细胞在形态上又有很大的差异，不是扁平细胞而是一种特殊的细胞，即足细胞。

足细胞（podocyte）胞体较大，从胞体中伸出几个初级突起，每个初级突起又分出大量的呈指状的次级突起，次级突起相互交错、穿插，形成栅状，其顶部紧贴在肾小球毛细血管基底膜的外侧。次级突起之间有宽约 25nm 的狭窄的裂孔。在裂孔上覆有厚约 4~6nm 的裂孔膜。在突起中有微丝可改变裂孔的宽度。

肾小球毛细血管内体液的滤过，需经毛细血管小孔基底膜、裂孔膜及突起之间狭窄的裂孔，才能进入肾小囊内，形成原尿。这几层组织称为滤过屏障（filtration barrier），只能通过分子量小于 7 万的物质。

3. 系膜和系膜细胞　血管系膜是在血管球毛细血管、入球小动脉及出球小动脉之间的间质成分，由系膜细胞及基质组成。

在球内的系膜细胞，称为球内系膜细胞。在球外者，称为球外系膜细胞。

球内系膜细胞分布于毛细血管袢内，约占肾小球总细胞数的 25%~30%，有突起可伸入毛细血管内皮细胞与基底膜之间。球内系膜细胞的功能可能有以下几种：

（1）合成基底膜的组成物质。

（2）吞噬基底膜内沉积的免疫复合物。

（3）参与基底膜的更新和修复。

（4）通过其中的微管、微丝的作用，可使细胞收缩及调节血管球的血流量。

（5）可分泌肾素。

（6）有支架作用。

球外系膜细胞与致密斑、球旁细胞组成肾小球旁器（juxtaglomerular cell）。

球外系膜细胞，也称 Lacis 细胞，是位于血管极入球及出球小动脉之间的细胞，与球内系膜细胞相连接，其功能尚不太清楚。在一定条件下，可转化为具有肾素颗粒的细胞，而有分泌肾素的功能。

极周细胞，位于肾小囊壁层与脏层细胞移形处，环绕于肾小体的血管极。可分泌一种使肾小管对 Na^+ 重吸收的物质。

了解有关肾小球的基本知识，对理解肾小球的病变及其临床表现很有帮助。

（二）肾小球疾病

此指病变发生于肾小球，临床表现为水肿、高血压、蛋白尿及管型尿。后两者是诊断肾小球疾病的重要指标。管型尿提示病变的部位在肾小管或小管以上部位，若同时出现大量蛋白尿，则病变发生在肾小球的可能性最大。

肾小球肾炎是指由炎症引起的肾小球病变，与肾盂肾炎及间质性肾炎等相区别。

409

【分类】

(一) 根据发病的免疫机制分类

1. 抗基底膜肾炎　在某些因素的作用下，机体产生自身抗肾小球基底膜抗体。抗体与肾小球毛细血管内皮下面的基底膜结合，激活补体系统，造成基底膜破坏，毛细血管通透性增加，从而发生蛋白尿，尿中亦出现红、白细胞及管型。

因血小板在破坏的基底膜聚积，发生凝血，纤维蛋白沉积，导致肾小球纤维化，肾功能受损。

2. 免疫复合物型肾炎　在外源或内源性抗原的作用下，机体可产生针对抗原的特异性抗体，与抗原相结合，产生抗体—抗原复合物。若形成的复合物分子量过大，即抗体过多抗原过少。这种复合物易被网状内皮系统吞噬。反之，若抗体过少而抗原过多，形成的复合物分子量过小，极易从肾小球漏出。只有在抗原稍多于抗体时，形成的复合物，分子量大小合适时。当其随血液流经肾脏时，可在肾小球基底膜上沉积下来，激活补体发生肾炎。

以上免疫反应是通过补体系统激活的经典途径，即 IgG、IgM 类抗体与相应的抗原形成免疫复合物，能经补体 C1，依次激活补体系统各成分。

3. C3 途径（替代途径）肾炎　此指在某种病理情况下，血中出现能直接激活补体 C3 的物质，而不经过补体 C1、C2 及 C4 的经典的补体激活途径。如细菌的内毒素、IgA 聚合体等，在血中 B 因子、D 因子、备解素的配合下，可使 C3 及其以下补体依次被激活，并沉积到肾小球内，引起肾炎。

除以上所述 3 种引起肾小球肾炎发病的途径，可能还有其他途径。

(二) 根据原发性与继发性肾小球疾病分类

1. 原发性肾小球疾病　此指病变原发于肾小球的一组疾病，包括肾小球肾炎及肾小球肾病。

2. 继发性肾小球疾病　此指有原发病，继而引起肾小球损害，如糖尿病肾病、系统性红斑狼疮肾损害、痛风肾等。

(三) 原发性肾小球疾病分类及组织学主要改变

1. 轻微肾小球异常　肾小球的结构基本正常，或仅有轻度的上皮细胞肿胀、空泡变性、系膜增生。足细胞的足突有融合现象。

2. 局灶性和节段性肾小球损害　病变只限于肾小球，但受累的肾小球不超过 50%。系膜细胞及基质增生，基底膜有致密物沉着，内皮细胞肿胀，白细胞浸润，可有局灶硬化及节段性坏死。

3. 弥漫性肾小球肾炎

（1）膜性肾炎：上皮下有大量致密物的沉着。基底膜增厚，膜上物质呈钉突状增生，足突融合。

(2)增殖性肾炎

1) 系膜增殖性肾炎：系膜细胞及基质增多，系膜区有免疫球蛋白及补体形成的沉积物增多。

2) 毛细血管增殖性肾炎：系膜细胞及上皮细胞弥漫性增多，毛细血管上皮下有驼峰状致密物。

3) 系膜毛细血管性肾炎：系膜增生，系膜细胞插入基底膜，呈双层化。皮下有致密物沉积，有血细胞浸润。

4) 致密物沉积肾炎：系膜增生，基底膜增厚，呈双层化，有致密物沉着。

5) 新月体肾炎：由肾小囊的壁层上皮细胞增生形成新月体，肾小囊因被新月体占据而封闭，肾小球毛细血管受压，为毛细血管外性肾炎。

6) 硬化性肾炎　多数肾小球硬化。

4. 不能分类肾炎

（四）肾小球疾病的各种综合征

1. 急性肾炎综合征　突然发作血尿、蛋白尿、高血压、肾小球滤过率减退和钠水潴留。

2. 急进性肾炎综合征（急进性肾小球肾炎）　突然或隐匿发作的血尿、蛋白尿、贫血和快速进行的肾功能衰竭。

3. 再发性或持续性血尿　隐匿或突然发作，大量或镜下血尿，伴有或无蛋白尿，没有其他肾炎综合征的证据。

4. 慢性肾炎综合征　缓慢发展的肾功能衰竭伴有蛋白尿、血尿和高血压。

5. 肾病综合征　大量蛋白尿（>3.5g/d）、水肿、低蛋白血症（血清白蛋白<30g/L），常有高胆固醇血症，伴有多种多样的肾小球病变。

（五）肾小球病变的类型与五种综合征之间的关系

1. 以急性肾炎综合征为主要表现者　见于局灶性肾炎、毛细血管增殖性肾炎、新月体肾炎、系膜增殖性肾炎。

2. 以肾病综合征为主要表现者　见于轻度肾小球异常、膜性肾炎、局灶性和节段性肾小球损害、系膜增殖性肾炎、致密物沉积肾炎。

3. 以慢性肾炎综合征为主要表现者　见于硬化性肾炎。

（六）国内1992年肾脏病专业组对肾小球原发疾病的分类

(1) 急性肾小球肾炎（急性肾炎）。

(2) 急进性肾小球肾炎（急进性肾炎）。

(3) 慢性肾小球肾炎（慢性肾炎）。

(4) 隐匿性肾小球疾病。

(5) 肾病综合征。

急性肾小球肾炎

诊断	发病前有乙型链球菌感染史，出现水肿、高血压、蛋白尿、血尿
鉴别	急进性肾小球肾炎、IgA肾病
治疗	控制感染、对症处理、透析

【概述】

急性肾小球肾炎是临床上常见的肾脏疾病，多发生于儿童及青壮年。

（一）发病机制

绝大多数病与 β-溶血性链球菌 A 族感染有关，多在链球菌感染后 2~3 周发病。感染后引起机体免疫反应，产生抗体。抗体与抗原形成免疫复合物，沉积于肾小球毛细血管袢处，亦在该处激活补体，导致肾小球损伤。

（二）病理改变

其主要改变为双侧肾脏肿大，呈灰白色。病变呈弥漫性分布，几乎所有的肾小球均受累，从而引起肾小球血流量减少。严重者可有新月体形成。电镜检查特征为肾小球基底膜上皮侧，上皮细胞下有半圆形的电子致密物，形成似骆驼的峰背，故称驼峰。

【临床表现】

本病常在链球菌感染后 2~3 周，出现急性发病、水肿、高血压、蛋白尿、血尿、急性肾炎综合征的临床表现。

（一）水肿

典型的水肿表现为晨起眼睑水肿，此为最早出现的症状，严重者可波及全身。水肿呈可凹性，可有胸水、腹水及心包积液。水肿发生的原因是由于肾小球滤过率明显减低、水潴留的结果。

由于钠、水潴留，血容量增加，使心脏的负荷加重，故可发生心功能不全。儿童亦可因脑水肿而出现神经系统症状。

（二）高血压

此见于 80% 以上的病例，多为中度高血压，在少数病人也可出现高血压脑病。高血压常与水肿同时出现，当水肿消退后，血压也多恢复正常。发生高血压的原因显然与钠、水潴留有关。

（三）蛋白尿、血尿

100% 的患者尿有蛋白，肉眼血尿见于 50% 的病人，可呈洗肉水样。肉眼血尿多在几天后消失，而变为镜下血尿，血尿常持续时间很久，约在 4~6 个月消失，若超过 6 个月镜下血尿仍不消失者，有可能转变成慢性肾炎。

（四）尿少

在较严重的急性肾小球肾炎的病人，可发生少尿，每日尿量在 400ml 以下。若少尿持续时间较久，可发生氮质血症。严重者可发生急性肾功能衰竭。

（五）其他临床表现

如无力、食欲不振、恶心、呕吐、头病、头晕、嗜睡等。

【辅助检查】

（一）尿常规检查

尿可呈洗肉水样，红细胞增多，可有红细胞管型、颗粒管型。可有少量白细胞及肾上皮细胞。尿蛋白常在 2g/d 左右。

（二）血常规检查

因钠、水潴留，血液被稀释及大量血尿，故可有轻度贫血。血沉常较快。

（三）血生化检查

在严重少尿的患者可有血肌酐及尿素氮升高，血钾升高。

（四）血气分析

严重患者可发生代谢性酸中毒，$PaCO_2$ 降低、HCO_3^- 降低，AG 升高。

（五）免疫学检查

血抗链球菌溶血素 "O" 滴度升高，补体 C_3 降低。

（六）肾穿刺活组织检查

一般不需要做，但急进性与急性肾小球肾炎鉴别有困难时，为了治疗的目的，可考虑做。

【诊断及鉴别诊断】

（一）诊断

有链球菌感染的病史，发生水肿、高血压、血尿及蛋白尿，一般诊断不难。

（二）鉴别诊断

1. 与急进性肾小球肾炎鉴别　见急进性肾小球肾炎。

2. 与 IgA 肾病鉴别　IgA 肾病是指有 IgA 在肾小球沉积而命名。导致 IgA 在血中升高的原因，可能与病毒感染引起机体自身免疫反应有关。IgA 免疫复合物沉积于肾小球后，通过旁路激活补体而造成肾小球损害。

临床表现，常在上呼吸道感染（多为病毒引起）之后，发生反复发作的血尿。起病缓、病程长为其特点，此与急性肾小球肾炎不同。

但在少数病人可呈急性肾小球肾炎或急进性肾小球肾炎，则与急性肾小球肾炎的鉴别只有通过肾穿刺活组织检查。

IgA 肾病肾小球的病理特征为肾小球系膜区、基底膜有 IgA 为主的免疫球蛋白及补体 C3 呈颗粒样沉积。

【治疗】

（一）一般治疗

1. 卧床休息　直到水肿、蛋白尿、血尿消失，血压及肾功能恢复正常。

2. 饮食　在有水肿的病人应限盐、限水。在有氮质血症时，应限制蛋白质的入量。

（二）对症处理

1. 利尿剂　在有水肿的病人，若水肿较重可用利尿剂，常用的利尿剂有双氢克尿噻、速尿。静脉滴注小量的多巴胺 $2 \sim 3 \mu g/(kg \cdot min)$，可通过兴奋肾动脉的多巴胺受体，扩张肾动脉，增加肾小球血流量，有利于利尿。

用利尿剂应注意作血电解质监测。

2. 应用降压药物　在有高血压的病人，需应用降压药物，常用的降压药物有心痛定或其缓释片拜新同。严重的高血压可用乌拉地尔（Urapidil，压宁定）口服或静脉滴注。硝普钠降压作用很强，但需注意氰化物中毒。开搏通类（ACEI）可引起高血钾，值得注意。

3. 心力衰竭　若有心力衰竭，则应按心力衰竭处理。见"心力衰竭"。

4. 急性肾功能衰竭　若有急性肾功能衰竭，则需进行透析治疗。

5. 感染　若有感染，需应用抗生素。

急性肾小球肾炎，若治疗及时，大部分病人可以痊愈。

急进性肾小球肾炎

诊断	发病急、病情重、水肿,高血压、蛋白尿、血尿,病情持续进展,很快发生肾功能衰竭
鉴别	急性肾小球肾炎
治疗	皮质激素、免疫抑制剂、血浆置换、透析疗法

【概述】

本病是由多种病因所致，故是一个综合征。

其发病机制，可由于抗基底膜抗体引起，也可由于免疫复合物引起。

若有原发病者，则称为继发性急进性肾小球肾炎。常见的原发病有系统性红斑狼疮、过敏性紫癜、结节性多动脉炎、溶血性尿毒症、肺出血—肾炎综合征。本文重点讨论原发性者。

其病理改变的特点是弥漫性肾小囊壁层上皮细胞明显增生，此属于毛细血管外病变，在细胞间有纤维组织，形成新月体。随着新月体的增大可填塞肾小球囊腔，亦压迫肾小球毛细血管的血管祥，引起肾小球缺血、坏死，使其丧失功能，导致肾功能衰竭。若有 70% 以上肾小球有新月体形成，大都不能恢复肾功能。

本病多见于青中年男性患者。

【临床表现】

(1) 原发病的临床表现，可有病前感染史。

(2) 起病急，可有疲乏无力、全身关节肌肉酸痛、食欲不振、腹痛、发烧、皮疹、出血点等。

(3) 血压可中度升高。

(4) 可有肉眼血尿。

(5) 可有较明显水肿。

(6) 较短期出现肾功能衰竭，而发生少尿、无尿。

【辅助检查】

(一) 实验室检查

1. 尿常规检查 尿红细胞增多，可有红细胞管型、蛋白尿。

415

2. 血常规检查　可有中度贫血及血小板减少。

3. 肾功能已衰竭的患者　可有血尿素氮、肌酐升高，二氧化碳结合力降低。

4. 血清检查　约有 50% 的患者血清中可检查出抗中性粒细胞胞浆抗体（ANCA）；20% 左右的病人，血清中可检查出抗肾小球基层膜抗体。

（二）B 型超声检查

可发现双肾增大。

（三）肾穿刺活组织检查

此为确诊本病最重要的方法。若病人情况及设备条件允许，应考虑做此项检查，对病人的治疗及对预后的估计很有帮助。若病理表现为细胞新月体、间质水肿、炎症细胞浸润，积极治疗，可望病情缓解，若已形成纤维新月体，则治疗效果很差。

肾活组织荧光显微镜检查，可分为 3 型。

Ⅰ 型：抗肾小球基底膜抗体型，占 20%~30%，在肾小球基底膜有弥漫性细线状沉积物沉积。其主要成分为 IgG、C3，偶有 IgA。血清中抗基底膜抗体可呈阳性。

Ⅱ 型：免疫复合物型，占 30% 左右，在肾小球基底膜及系膜区，呈弥漫性颗粒状物沉积其主要成分为 IgG、IgM 及 C3，偶有 IgA。血清中免疫复合物可呈阳性。

Ⅲ 型：可能为细胞介导的免疫病，肾小球中无免疫复合物沉积。主要表现为小血管炎，此型占 50% 左右。血清中有 70% 抗中性粒细胞浆抗体（ANCA）呈阳性。

分型对治疗方法的选择有帮助。

【诊断及鉴别诊断】

（一）诊断

1992 年国内肾脏病专业组提出的诊断标准，供参考。

（1）起病急，病情重，进展迅速，多在发病数周或数月内出现较重的肾功能损害。

（2）一般有明显的水肿、蛋白尿、血尿、管型尿等，也常有高血压、低蛋白血症及迅速发展的贫血。

（3）肾功能呈进行性加重，可出现少尿或无尿。如病情未能得到及时、有效的控制，常需替代治疗延长生命。

（二）鉴别诊断

本病需与急性肾小球肾炎进行鉴别。两者在临床上有很多相似之处，如高血压、水肿、蛋白尿、血尿等。

急性肾小球肾炎，多见于儿童及青年人，有急性链球菌感染的病史，但病情无进行性加重，预后好，有别于急性进行性肾小球肾炎。肾脏活组织检查，对两者的鉴别很有帮助。急性肾小球肾炎的病理特征为毛细血管基底膜上皮侧有驼峰状电子致密物沉积，而急进性肾小球肾炎的病理特点为肾小球囊壁层上皮细胞严重增生，细胞间有纤维组织增生形成"新月体"。

【治疗】

目前尚无特效的治疗方法，故大都预后不好。

（一）一般治疗

1. 卧床休息

2. 饮食 吃高热量、高维生素饮食，蛋白入量依肾功能的情况而定。不能经口食入，应胃肠道外补充。适当限制水的入量，不宜摄入含钾量大的食物。

3. 对症处理

（1）若有明显水肿，应用利尿剂。

（2）若有高血压，适当应用降压药物。

（3）纠正电解质、酸碱平衡失调。

（4）若有感染，适当应用对肾脏无损害的抗生素。

（二）肾上腺皮质类激素的应用

这类药物对Ⅱ型及Ⅲ型效果较好，对于Ⅰ型则效果较差。

冲击疗法：以甲基强的松龙（Methylprednisolone）0.5~1.0g，加于5%葡萄糖溶液250~500ml中，在2~3小时内，静脉滴入。每天或隔日一次，连用3次。根据病情，可隔3~5天重复上述剂量和用法，可再用1~2次。

在用冲击疗法的间歇期间，或在冲击疗法以后，口服强的松（Prednisone）40~60mg/d，分次服。2~3周后，可逐渐减量。每隔5~7天可减用药量的10%~20%。原则是服用药量大时每次减药量也较大，间隔时间也较短。用药量小时，减药量也少，而且间隔时间也应较长。激素用药的持续时间，约在4个月左右，但有的病用药持续时间相当长，以免病情再次加重。

在大剂量冲击疗法时，应特别注意激素的副作用，尤其是消化道出血、感染、高血压、高血糖、股骨头坏死。用药前最好照胸片及作PPD试验，若有结核感染的迹象，应加用抗结核药物。此外应注意心律失常、电解质紊乱、心力衰竭等。

环磷酰胺（Cyclophosphamide，Endoxan，癌得星，CTX）与激素类药物合用，效果较好。用法：50mg，每日2~3次，口服。

（三）血浆置换疗法（Plasmapheresis）

1. 作用机制

（1）可清除血液中的抗原、抗体及免疫复合物。

（2）可清除血液中的炎性介质、凝血因子等。

（3）可清除血液中的抑制单核—巨噬细胞系统的物质。

（4）可改善机体内环境的稳定性，可降低免疫反应对机体的致病作用。

417

2．适应证　对Ⅰ型及Ⅱ型效果较好。在发病的早期，肾功能尚无明显损害时，可取得较好的疗效。

3．方法的原理　将患者的血浆与血细胞分离，去除病人的血浆，以正常人的新鲜血浆替代。

（四）透析疗法

见急性肾功能衰竭。

急性间质性肾炎

诊断	发病急、寒战、高烧、全身关节肌肉痛，可有白细胞增高、尿有蛋白及有形成分
鉴别	急进性肾小球肾炎
治疗	病因治疗、对症处理、透析

【概述】

肾间质疾病，为肾间质为主的肾脏疾病，有多种病因可致病，是一个综合征。肾间质简介如下：

肾间质是肾小管与血管之间的间叶组织，肾间质包括少量网状结缔组织和胶原纤维，以及各种细胞。

（一）网状结缔组织

其分布在皮质较少，在髓质较多，在肾乳头最多。

（二）基质

在基质中有组织液、透明质酸及大量黏多糖，组织液的含量在髓质较多而皮质较少。在组织液中，含有从肾小管重吸收及向毛细血管输送的液体。黏多糖可吸收大量水及盐类，故对水及电解质的调节起重要作用。

（三）间质中的细胞

1．成纤维细胞　此位于肾小管及毛细血管之间，从胞体发出的突起与近曲管的基膜及毛细血管的基膜相接触。

2．单核细胞系　此主要在皮质，有吞噬细胞、肥大细胞。正常人肥大细胞很少，在慢性肾盂肾炎则明显增多。

3. 间质细胞 此为一个特殊的间质细胞。位于髓内肾小管升支及降支和毛细血管之间，及集合管和毛细血管之间，在乳头处最丰富。分为3型。

Ⅰ型：细胞外形较长，呈不规则形状或呈星形。有长的突起，似成纤维细胞，在髓质的髓襻与毛细血管之间，一个细胞可与几根毛细血管、几个髓襻相接触。可产生胶原纤维和网状纤维。

Ⅱ型：细胞呈圆形，似单核细胞或淋巴细胞。位于Ⅰ型细胞附近，可能具有吞噬功能。

Ⅲ型：细胞呈扁平状，有薄的突起，属于血管周细胞。位于肾小管降支周围，与小血管有密切关系。

因肾间质在肾髓质，特别是肾乳头最丰富，因此肾间质病的病变发生的部位常以肾乳头较明显。

【分类】

（一）根据病变的分类

1. 以肾间质的炎症为主 称为间质性肾炎（interstitial nephritis）。

2. 以肾间质的变性、萎缩、硬化为主 称为间质性肾病（interstitial nephropathy）。

在肾间质病变的早期累及肾小管较轻，在晚期均累及肾小管，故又称小管—间质性肾炎（tubular-interstitial nephritis）。

（二）根据发病的缓急及致病因素分类

1. 急性间质性肾炎

（1）常见的病因

1）急性细菌性肾盂肾炎：如上行性泌尿系统感染。

2）全身感染引起者：如金黄色葡萄球菌感染引起的败血症、军团菌病。

3）药物引起者：如庆大霉素、万古霉素、消炎痛。

4）排异反应：如肾移植。

（2）常见的病理改变，见表5-1。

2. 慢性间质性肾炎

（1）常见的病因

1）药物：如环孢素A、甲氨蝶呤。

2）感染：如真菌感染、分支杆菌感染。

3）血液系统疾病：如多发性骨髓瘤、阵发性血红蛋白尿。

4）免疫疾病：如系统性红斑狼疮、干燥综合征。

5）代谢疾病：如高尿酸血症、淀粉样变、高钙血症、糖尿病。

6）遗传因素：如先天性多囊肾、海绵肾。

7）尿路梗阻：如输尿管结石、后腹膜纤维化。

8）特发性：如特发性间质性肾炎。

（2）常见的病理改变，见表 5-1。

（三）根据发病机制分类

1. 感染直接侵犯肾脏　如败血症。

2. 通过免疫反应

（1）由免疫复合物所致：如系统性红斑狼疮、干燥综合征。

（2）由抗肾小管基底膜抗体所致：如药物性。

（3）由细胞介导：如药物性、梗阻性。

3. 由毒性物质造成肾小管损害

（1）镇痛药：如阿司匹林。

（2）抗生素：如庆大霉素。

（3）毒物：如重金属。

（4）物理因素：如放射性物质。

表 5-1　急性及慢性间质性肾炎病理改变及其鉴别

项　目	急性间质性肾炎	慢性间质性肾炎
肾脏大体所见		
大小	双侧对称,正常或稍大	双侧不对称,缩小
外形	表面光滑	表面不平,有瘢痕
肾盂	若输尿管梗阻,可有扩张	肾盂扩张及增厚
肾脏髓质镜下所见		
细胞浸润	中性或嗜酸粒细胞	淋巴细胞、浆细胞浸润
间质水肿	较重	轻
肾小管上皮	有变性坏死	肾小管扭曲、扩张、萎缩
肾乳头	坏死、可脱落	肾乳头硬化
肾小球镜下所见		
肾小球	多正常	部分或弥漫纤维化、硬化
抗基底膜抗体	可呈阳性,由过敏所致者	阴性
免疫复合物沉积	阴性	可呈阳性,由免疫疾病所致者

【临床表现】

因引起急性间质性肾炎的病因不同，临床表现亦异。现将急性药物性及细菌感染性间质性肾炎分述于下。

（一）急性药物性间质性肾炎

（1）多在用药后 3~4 天发病。

（2）发冷、发烧。

（3）出现瘙痒较重的药疹。

（4）伴有全身关节痛、肌肉痛。

（5）伴有全身淋巴结肿大。

（6）尿检查，有蛋白尿，但<1.5g/d，并可有红、白细胞及管型。可有脱落的坏死乳头。

（7）血嗜酸细胞增加，并可发现有抗肾小管基底膜抗体。

（8）可突然发生少尿、无尿，而出现急性肾功能衰弱的临床表现。

（9）肾穿刺活组织检查，多可确诊。

（二）急性细菌感染性间质性肾炎

（1）常在败血症发病后。

（2）寒战、高烧、全身无力。

（3）可有尿路刺激症状。

（4）肾区有叩痛、触痛，有时可能触到有压痛肿大的肾脏。

（5）有蛋白尿，属肾小管蛋白尿，尿蛋白量<1.5g/d。尿有多数白细胞，可有白细胞及管型。尿培养可能培养出致病菌。

（6）可发生急性肾功能衰竭。

【诊断及鉴别诊断】

421

（一）急性药物性间质性肾炎的诊断

用药史+药物热及肾小管受损的临床表现。

（二）急性细菌感染性间质性肾炎的诊断

细菌感染史+败血症或急性肾盂肾炎及肾小管受损的临床表现。

在用药过程中出现过敏反应及在严重感染的治疗过程中，伴有进行性尿少、肾功能减退应考虑有急性间质性肾炎，急性间质性肾炎可很快发展成急性肾功能衰竭，值得重视。

（三）鉴别诊断

1.急性间质性肾炎与慢性间质性肾炎临床表现的鉴别　见表5-2。

表 5-2　急性与慢性间质性肾炎临床表现的鉴别

项目	急性间质性肾炎	慢性间质性肾炎
病因	严重感染、用药史	长期服药物史,如镇痛剂
起病	急	缓
寒战、高烧	有	无
肾区痛	有	多无
贫血	无	有
血嗜酸细胞增多	有	无
脓尿	无	可有
尿有脱落坏死肾乳头	可有	无
尿培养致病菌	无	可为阳性
急性肾功能衰竭	可有	无

2.急性间质性肾炎与急进性肾小球肾炎的鉴别　见表 5-3。

表 5-3　急性间质性肾炎与急进性肾小球肾炎

项目	急性间质性肾炎	急进性肾小球肾炎
病因	严重感染、用药史	原发性,继发性,如过敏性紫癜
发病	急	急
水肿	不明显	较重
高血压	不重	重
肉眼血尿	少见	多见
血嗜酸细胞增多	多见	无
抗肾小管基底膜抗体	可有	无
抗肾小球基底膜抗体	可有	有
肾活检	主要病变在肾小管	主要病变在肾小球,有新月体形成
预后	较好	差

【治疗】

(一) 一般治疗

(1) 对症处理,如应用降压药物、利尿剂。

(2) 纠正水、电解质及酸碱平衡失调等。

（二）病因治疗

如停用有损害肾脏的药物，控制肾盂肾炎的进展，治疗痛风等。

（三）由药物引起者

（1）立即停药。

（2）应用肾上腺皮质类激素，如强的松龙（Prednisolone）或强的松（Prednisone），20~60mg，口服。

根据病情的严重情况决定用药剂量，用量不宜过大，时间不应过长，一般在一个月内逐渐将药撤完。在严重的病人，可用甲基强的松龙（methylprednisolone）40~80mg，静脉滴入，3~5天后，改为口服强的松或强的松龙。

（3）可用抗过敏药物。

（四）由严重细菌感染引起者

（1）应用抗生素，若能培养出致病菌，选择针对该菌的药物最好，若未培养出致病菌，则联合用药，但需注意不应用对肾脏会造成损害的药物。

（2）注意维持营养。

（3）必要时可输新鲜血浆或丙种球蛋白，以增强抵抗力。

（五）透析治疗的指征

若发生急性肾功能衰竭为非少尿型，可用一般内科处理，见"急性肾功能衰竭"；若为少尿型，则需进行透析治疗。

肺出血——肾炎综合征

诊断	发烧，呼吸系统感染症状，咯血，几日后出现急性肾功能衰竭现象
鉴别	系统性红斑狼疮、Wegener肉芽肿
治疗	对症处理、皮质激素、细胞毒性药物、血浆置换、透析

【概述】

肺出血—肾炎综合征（Goodpasture's syndrome）于1919年首先由Goodpasture报道，其临床特点是前驱症状为发烧及呼吸系统感染的表现，如咳嗽、咳痰、咯血、胸痛等。经过数日后出现急性肾小球肾炎的临床表现，有蛋白尿、血尿、白细胞及管型，并可迅速发展为急性肾功能衰竭。

　　发病的原因可能由于肺部病毒感染，改变了肺泡上皮细胞基底膜的抗原性，引起机体免疫反应，产生抗体（IgG）选择性作用于肺泡基底膜及肾小球基底膜。因为这两种基底膜有共同的抗原性，从而导致肺脏及肾脏受损，在肺泡及肾小球基底膜出现 IgG、C3 呈线状沉着。

　　肺脏的病理改变：肺肿大，肺表面有出血、机化。肺泡及毛细血管基底膜内皮下有电子致密物沉积、断裂、溶解、肺间质及肺泡出血、水肿。肺泡隔膜增厚，间质可有纤维化，多核细胞浸润，有大量红细胞渗出，并有大量吞噬含铁血黄素的巨噬细胞，内皮细胞正常。

　　肾脏的病理改变：肾脏增大，肾表面有出血点、出血斑，在皮质下有点状出血。肾小球血管襻被 PAS 染色呈阳性的嗜伊红物质阻塞。肾小球上皮细胞增殖，抗基底膜抗体（IgG）及 C3 在肾小球基底膜沉积，呈急性增殖性肾小球肾炎的病理改变。随着病情的发展，出现肾小球纤维化，肾小囊壁层细胞增生，形成新月体。晚期肾小球纤维化、萎缩，并有间质小动脉炎，肾小管也变性萎缩坏死，肾小球与球囊壁层粘连。

【分类】

（一）根据 Glassock 的诊断标准

肺出血、肾炎、抗肾小球基底膜抗体阳性。也称狭义 Goodpasture 综合征。

（二）概据 Cameron 的诊断标准

也称广义 Goodpasture 综合征，此包括：

（1）狭义的 Goodpasture 综合征。

（2）原发或继发性血管炎引起的肺出血—肾炎综合征。

【临床表现】

　　本病多见于青壮年，男性多于女性。多有上呼吸道感染的病史。

（一）呼吸系统的表现

（1）发烧、咳嗽、咳痰、胸痛、呼吸困难。

（2）严重者可发生呼吸功能不全，出现发绀、神志障碍，甚至死亡。

（3）咯血，量可多可少，大量咯血除引起贫血外，可发生窒息。

（4）肺部可出现啰音，可有眼底渗出或出血。

（二）肾脏疾病的表现

多在发病后数日后出现。

（1）可发生高血压、水肿。

（2）出现蛋白尿、红细胞、白细胞增多，并有管型。

（3）多在 1 年内发展为肾功能衰竭，出现少尿、无尿，并有尿毒症的临床表现。

（三）其他

偶见肝、脾肿大。

【辅助检查】

（一）实验室检查

（1）血常规检查，可有明显的缺铁性小细胞贫血。

（2）尿有蛋白、红细胞、白细胞及管型。

（3）若发生肺功能衰竭，可出现 PaO_2 下降、$PaCO_2$ 升高，pH 降低，发生呼吸性酸中毒。

（4）若发生肾功能衰竭，可出现血尿素氮、肌酐、血钾、尿酸升高，发生代谢性酸中毒。

（5）痰检查可发现含有含铁血黄素的巨噬细胞，对本病的诊断有帮助。

（6）血中若检查出抗基底膜抗体，对本病的确诊很有意义。

（二）B 型超声检查

此病的早期，双侧肾脏增大，晚期缩小。

（三）X 线胸片

因反复咯血，出现继发性含铁血黄素沉着，肺片可呈粟粒状大小不等的小结节，对本病的诊断有意义。

（四）活组织检查

在不典型的病例，若条件允许，做肾穿刺活组织检查，可以确诊。

【诊断及鉴别诊断】

（一）诊断

（1）青壮年有上呼吸道感染史。

（2）出现咳嗽、咳痰、咯血、胸痛等。

（3）出现肾小球肾炎的临床表现。

（4）血中抗基底膜抗体阳性。

（5）可发展为肺功能、肾功能衰竭。

（6）痰内有含有含铁血黄素巨噬细胞。

（二）鉴别诊断

肾炎伴有咯血在临床上并不少见，三种典型急进性肾炎，如系统性红斑狼疮、Wegener 肉芽肿和肺出血—肾炎综合征（Goodpasture's syndrome），均可出现一些相同的表现。如肺部症状咳嗽、咳痰、咯血、呼吸困难，最后可发展为呼吸功能衰竭。肾病表现为尿中有蛋白、红细胞、白细胞及管型，同时有水肿、高血压，最后可发展成肾功能衰竭。而且病理改变均有血管炎。但三者也有不相同之处，其区别见表5-4。

表 5-4　肺出血—肾炎综合征、系统性红斑狼疮及 Wegener 肉芽肿的鉴别

项目	肺出血—肾炎综合征	系统性红斑狼疮	Wegener肉芽肿
发病机制	抗基底膜抗体介导	免疫复合物介导	ANCA介导
特征皮疹	无	蝶形红斑	中心坏死丘疹,坏疽性溃疡
心肌受累	少见	常见	常见
心包积液	无	常见	可见
眼部病变	无	可有	可有
痰有含铁血黄素巨噬细胞	有	无	无
关节痛	无	可有	无
抗核抗体	无	有	无

【治疗】

（一）一般治疗

（1）卧床休息。

（2）吃低盐饮食。

（3）对症处理，如降低血压、利尿、止血等。

（二）肾上腺皮质激素治疗

如甲基强的松龙冲击治疗。

（三）细胞毒类药物

如环磷酰胺。

（四）血浆置换

此为治疗本病的有效方法之一。

（五）透析疗法

适用于已发生肾功能衰竭的病人。

急性肾盂肾炎

诊断	起病急、寒战、高烧,肾区痛,肾区叩痛、压痛,尿白细胞增多,尿培养可找到致病菌
鉴别	急性肾周围炎
治疗	应用抗生素、多饮水或输液以增加尿量,对症处理

【概述】

急性肾盂肾炎是指致病病原体侵犯肾脏的肾盂、肾盏及肾实质,引起急性炎症性病变。可为一侧肾脏受累,也可为双侧受累。

(一) 肾盂及肾盏简介

肾实质可分为肾皮质及肾髓质两部分。

肾皮质在肾实质的外围部分,由肾小球及肾小囊组成的肾小体主要位于肾皮质,肾小管主要位于肾髓质。肾皮质厚约0.5cm。

肾髓质在肾实质的深部,肾皮质深入肾髓质的内部。肾髓质厚约1.0cm,由15~20个呈圆锥形的肾锥体组成,锥体的底部与肾皮质相接,其尖端向内呈乳头状,称为肾乳头。在肾乳头的尖端伸入到漏斗状的肾小盏内。在乳头的尖端有许多开口,称为乳头孔,此与肾小管相通,尿液由乳头孔流入肾盂。

在肾锥体之间有皮质伸入,称为肾柱。

肾小盏为漏斗状的膜性管道,一个肾小盏可包绕2~5个肾乳头。相邻的肾小盏合并成肾大盏,肾大盏再合成肾盂。

肾盂呈扁平的漏斗状,出肾门后逐渐缩小,移行于输尿管的上端。

肾盂的容积约5~10ml,其中的压力为10mmHg左右。

(二) 急性肾盂肾炎常见的致病菌

1. 非特异性感染

(1) 革兰阴性菌:如大肠杆菌、副大肠杆菌、产气杆菌、变形杆菌等。最常见为大肠杆菌,约占70%。

(2) 革兰阳性球菌:如金黄色葡萄球菌、链球菌等。

2. 特异性感染 如结核杆菌、淋球菌、白色念珠菌等。

427

(三)感染途径

主要有：

1. 逆行感染　致病菌由尿道逆行到膀胱引起膀胱炎，再经输尿管逆行到肾盂，而引起肾盂肾炎，逆行感染常见的致病菌为大肠杆菌。

2. 血行感染　致病菌由血行侵入而引起肾盂肾炎。常见于金黄色葡萄球菌败血症、白色念珠菌败血症等。

3. 淋巴系统感染　如结肠炎，因结肠的肝曲与右侧肾脏有淋巴管相通，致病菌可经淋巴管进入肾脏而致病。当盆腔炎时，致病菌可经输尿管周围淋巴管侵入肾脏引起肾盂肾炎。

4. 直接蔓延　如阑尾脓肿、腹腔脓肿，可直接蔓延到肾脏。

5. 细菌直接侵入　多由于肾脏外伤引起病菌直接侵入。

(四) 引起肾盂肾炎的易感因素

主要有：

1. 膀胱炎　此为引起肾盂肾炎最常见的原因。

2. 尿路梗阻　如尿路结石、前列腺肥大、肿瘤、尿路狭窄等。可引起尿路积水、肾盂扩张，使肾实质受压而发生循环及代谢障碍，抵抗力降低，有利于感染的发生。在有尿路梗阻时，有50%左右可发生肾盂肾炎。

女性尿道短，易发生逆行感染引起膀胱炎、肾盂肾炎。男性尿道长不易发生膀胱炎，在男性发生肾盂肾炎时，要除外尿路梗阻因素。

3. 肾脏病变　如肾囊肿、肾肿瘤、急慢性肾炎等。

4. 全身病变　如糖尿病等。

(五) 急性肾盂肾炎的主要病理改变

(1) 肾盂肾盏充血、水肿，黏膜表面有脓性分泌物，黏膜下可有小脓肿形成。

(2) 可有向肾皮质伸入的楔形炎症性病灶。在病灶处的肾小管管腔中有脓性分泌物，肾小管上皮细胞肿胀、脱落。

(3) 肾间质中可有小脓肿形成。

【临床表现】

急性肾盂肾炎的主要临床表现为：

(1) 发病急、寒战、高烧、腰痛、乏力。

(2) 若有膀胱炎同时存在，可发生尿急、尿频、尿痛。少数病人可有肉眼血尿。

(3) 可有食欲不振、恶心、呕吐、腹痛、腹胀、腹泻。

(4) 肾区有叩痛、压痛。

【辅助检查】

（一）实验室检查

1. 尿液检查

（1）尿常规检查：尿色混浊，可有臭味，此多见于革兰阴性细菌感染。并可有大量白细胞，并可有红细胞。

（2）尿涂片检查：尿涂片若能找到致病菌，若每个油镜视野能发现 1~2 个细菌，就说明细菌数在 10^5/ml 以上。

尿检查涂片能检出细菌可达 80%。

（3）尿培养：若两次冲洗后做中段尿培养，尿细菌数>10^5/ml，并且为同一菌种，则为真性菌尿。10^4~10^5/ml，则为可疑菌尿。

（4）亚硝酸盐试验：革兰阴性细菌，可使尿中硝酸盐还原成亚硝酸盐，使 Griess 试剂发生反应变成红色可溶性偶氮色素。阳性球菌此反应呈阴性。

尿细菌检查对本病的确诊很有价值。

2. 血常规检查　血中白细胞增多，并可有核左移。若由于败血症引起本病，血培养可找到致病菌。

3. 肾功能检查

（二）影像学检查

1. B 型超声检查　可确定肾脏的大小，有无畸形、尿路狭窄、结石、肿瘤，并可发现有无肾盂积水、积脓，肾盂有无扩张。肾脏有无小脓肿。

2. X 线检查　腹部平片可补充肾脏 B 超所见，肾盂静脉造影，可观察肾盂有无形态改变，但在急性肾盂肾炎常不需做此项检查。

【诊断及鉴别诊断】

429

（一）诊断

根据病史、临床表现、尿检查。

（二）鉴别诊断

本病与肾周围炎有共同之处，如寒战、高烧、肾区痛、尿白细胞增多、血白细胞增多核左移等。因此两者在鉴别上有一定困难。

肾周围炎是致病菌引起肾包膜与肾周围筋膜之间的脂肪组织发生感染所致，如肾周围脓肿。

引起肾周围炎多由于血源性感染及肾邻近组织有创伤所致。常见的致病菌为金黄色葡萄球菌及大肠杆菌。

肾周围炎可波及横膈，使其活动受限，并可引起胸腔积液，此不见于急性肾盂肾炎。

肾周围炎可使病侧腰大肌受累，出现腹肌紧张、疼痛，肾区及腰大肌压痛相当明显。并可出现局部皮肤肿胀、发红等炎症表现，此亦不见于急性肾盂肾炎。

肾周围炎不会发生尿急、尿频、尿痛等膀胱刺激症状，而急性肾盂肾炎则可发生。

【治疗】

（一）一般治疗

（1）卧床休息直到体温正常。

（2）多饮水，若不能进食，应输液。使尿量保持在每日 2000ml 以上，可通过排尿将细菌及毒素排出。在肾髓质渗透压降低后，有利于吞噬细胞清除细菌。

（3）对症处理，如尿痛严重可给予解痉止痛药，高烧可适当应用退热剂等。

（二）应用抗生素

通常需注意下述问题：

1. 在用药前做尿涂片及尿培养后，立即应用抗生素，不必等尿培养的结果。

2. 首选应用对革兰阴性作用强的抗生素　因本病的致病菌多为革兰氏阴性杆菌。待尿培养出致病菌及药物敏感试验结果后，选择适当的抗生素。

3. 选用的抗生素需在尿中浓度高者。

4. 对肾脏无害或损害很小　肾功能不良时对抗生素的选择列于下，供参考。

（1）肾功能不良时，不需减量或仅稍需减量的抗生素有：邻氯青霉素、氧哌嗪青霉素、头孢哌酮（先锋必）、头孢三嗪（君必治、罗氏酚）、头孢他啶（复达欣）、红霉素、克林霉素等。

（2）在有明显肾功能不良时，应减少药量的药物有：青霉素 G、氨苄西林、阿莫西林、头孢拉啶（先锋Ⅴ）、头孢呋新（西利欣）、美平（Mepem）、泰能（Tienam）、马斯平（Maxipime）。

（3）在有肾功能不良时，应明显地减少用量，慎重用药有：氨基苷类抗生素、去甲万古霉素、环丙沙星、奥复星、利福星等。

（4）肾功能不良禁用的抗生素有：杆菌肽、呋喃坦啶、四环素、萘啶酸等。

5. 联合用药问题　多用单一抗生素无效、病情严重、有混合感染的患者可联合用药。

6. 常用的药物

（1）在未确定致病菌前

1）轻症患者：可用喹诺酮类、氧哌嗪类抗生素等。

2）重症患者：可选用三代头孢类抗生素、泰能、美平等，并可联合用药。

（2）在确定细菌的菌种后，应根据药物的过敏试验选用抗生素。一般说来：

1）大肠杆菌：广谱青霉素类、二代及三代头孢、泰能、美平、喹诺酮类。

2）产气杆菌、阴沟杆菌：氧哌嗪青霉素、环丙沙星、丁胺卡那霉素、奈替米星（Nitromycin）、泰能、美平。

3）不动杆菌：丁胺卡那霉素、奈替米星、氧哌嗪青霉素、替卡西林、头孢他啶（复达欣）。

4）产碱杆菌：氧哌嗪青霉素、三代头孢。

5）变形杆菌：氧哌嗪青霉素、头孢呋新（西力欣）、氟喹诺酮类、丁胺卡那霉素、奈替米星、泰能、美平。

6）绿脓杆菌：替卡西林、氧哌嗪青霉素、头孢他啶、头孢哌酮（先锋必）、环丙沙星、泰能、美平等。

7）嗜麦芽假单孢杆菌：头孢他啶、泰能、美平。

8）厌氧菌：克林霉素、甲硝唑（灭滴灵）、替硝唑、泰能、美平等。

9）耐甲氧西林金黄色葡萄球菌：去甲万古霉素、环丙沙星、他格适（Teicoplamin）、利奈唑胺（斯沃）。

10）真菌感染：氟康唑（大扶康）、伊曲康唑（斯皮仁诺）等。

（三）应用抗生素的疗程

通常用药两周为一个疗程。用药3天后症状无明显好转，应调整药物。如尿菌仍呈阳性，也应选用较强的抗生素。因用抗生素时间较长，应注意菌种失调。

疗程结束后5天做尿培养，若尿菌仍呈阳性，可根据药敏试验选择有效的抗生素，再治疗两周。如治疗后尿菌为阴性，需经3~4周后复查尿菌，如仍为阴性，可认为临床治愈。急性肾盂肾炎若治疗及时，用药恰当，有90%左右可治愈。

在用药过程中注意检查肾功能。

431

肾乳头坏死

诊断	急性型：发病急，寒战、高烧、腰痛、血尿、肾绞痛，可发展成急性肾功能衰竭。慢性型：发病缓，多尿，夜尿增多，可发展成肾小管酸中毒、尿毒症
鉴别	急进性肾小球肾炎、急性间质性肾炎、慢性肾盂肾炎
治疗	治疗原发病，解除尿路梗阻，抗感染

【概述】

肾乳头坏死（papillary necrosis）是多种病因引起的一种严重的肾间质疾病，是一个综合征。可发展成急性肾功能衰竭、慢性肾功能衰竭。

（一）肾髓质血液供应的特点

肾动脉进入肾脏后—叶间动脉—弓形动脉—小叶间动脉—入球小动脉—肾小球毛细血管网—出球小动脉—围绕于肾小管的毛细血管网—小叶间静脉—弓形静脉—叶间静脉—肾静脉。

其特点是：入球小动脉—毛细血管网—出球小动脉—毛细血管网—小叶间静脉。

肾小管的血液供应来自于出球小动脉。

肾脏血液供应占心脏排出量的 20%~25%，相当丰富，但血液的分布很不均匀，其中 94% 左右的血液分布于肾脏的皮质，5% 在外髓，在肾乳头仅有 1%。而且血液流经肾脏各部分的时间也不一样，在肾皮质只有 2.5 秒，而在髓质可长达 21.7 秒。

肾髓质血液供应减少的原因：

（1）出球小动脉进一步分支成为细而长的直小血管，在其起始部有平滑肌及交感神经分布，易发生收缩。

（2）在髓质的血管周围的间质液渗透压较高，因此血管内液的液体不断外渗，使血液的黏稠度增加。

虽然流经肾脏的血占心搏出量的 20%~25%，但肾脏从血吸取的氧并不多，在 100ml 血中只吸取氧 1.7ml，而其他组织则吸收 5ml 左右。

由于以上原因，肾髓的血液供应的特点是：

（1）血流量少。

（2）血液黏稠度大。

（3）血流速度缓慢。

（4）从血中吸收的氧少。

故肾脏髓质，特别是乳头，易发生缺血、缺氧而出现乳头坏死。

（二）引起肾乳头坏死的病因

（1）糖尿病，因肾动脉硬化，若发生感染而易引起乳头坏死。

（2）尿路梗阻，因肾盂内压力增加。正常肾盂内的压力为 10mmHg，当尿路梗阻时，肾盂压力可达 40mmHg 左右，不仅泌尿停止，而且压迫肾乳头及血管发生供血障碍。

（3）严重的肾盂肾炎，可造成肾乳头坏死。特别是原有糖尿病的病人。

（4）长期服用镇痛药物，如非那西丁（Phenacetin）可直接对肾髓质产生毒性作用。水杨酸类可抑制肾脏前列腺素合成，影响肾血管舒张及供血。

（5）其他如镰状细胞病、坏死性血管炎、休克等。

【分类】

（一）根据发病的缓急分类

1. 急性肾乳头坏死　发病急、病情重，可因两侧肾乳头坏死，坏死的乳头脱落阻塞肾小管，而发生急性肾功能衰竭。多见于重症肾盂肾炎，特别在患有糖尿病病人。

2. 慢性肾乳头坏死　发病缓、病情轻，但可反复发作，似慢性肾盂肾炎，可发展成为肾小管酸中毒、慢性肾功能衰竭。

（二）根据病变在肾髓发生的部位分型

肾乳头坏死可分为 3 型：

1. 髓质型　其病变发生的过程是早期肾髓质内带有局灶性坏死—坏死区融合、肿胀—乳头黏膜破坏—坏死乳头分离—窦道形成—坏死乳头脱落—在髓质形成空腔—空腔与肾盏相通。

2. 乳头型　其病发生的过程是早期髓质外带肾乳头坏死、肿胀—乳头黏膜破坏—坏死乳头分离—坏死乳头脱落、窦道形成。

3. 混合型　两型兼而有之，一般病情严重，可发生急性肾功能衰竭。

病可发生于一侧或两侧，两侧多见。

【临床表现】

（一）急性型

（1）多见于患有糖尿病的老年人，或有尿路梗阻患者，并发急性肾盂肾炎。

（2）突然发烧、寒战、腰痛。

（3）肉眼血尿，若有血块或坏死脱落的肾乳头阻塞输尿管，可发生肾绞痛。

（4）可有膀胱刺激症状。

（5）若为双侧肾乳头坏死，可发生急性肾功能衰竭。

（6）肾区有触痛、叩痛。

（7）血白细胞增加，可有核左移。

（8）可有脓尿，尿培养可发现致病菌。

（9）可因肾出血不止而发生失血性休克。

（二）慢性型

（1）有长期服用镇痛剂的病史，逐渐发生肾功能不良。

（2）起病隐袭，似慢性肾盂肾炎。

（3）有肾小管功能障碍，出现多尿、夜尿增加，肾浓缩功能差，可发生肾小管酸中毒。

（4）可发展为慢性肾功能衰竭，血尿素氮、肌酐升高，可有贫血等。尿中有蛋白、红细胞、白细胞。

（5）可有血尿、脓尿。尿培养可发现致病菌。

（6）若因血块排出阻塞输尿管，可发生肾绞痛。

[诊断及鉴别诊断]

（一）诊断

下述情况提供诊断本病的线索：

（1）肉眼血尿+肾绞痛+逐渐发生肾功能减退。

（2）糖尿病患者，突然发生急性肾盂肾炎。

（3）尿路梗阻患者，突然发生急性肾盂肾炎，或尿路急性感染如膀胱炎。

（4）重症肾盂肾炎，肉眼血尿，对治疗反应差，肾功能逐渐减退。

（5）长期服用镇痛剂，出现慢性肾盂肾炎的临床表现，肾功能逐渐减退。

确诊的方法：

（1）尿中有肾乳头坏死组织。

（2）肾盂X线造影，可发现下述改变：

1）乳头处有环形空洞，或环形征。

2）乳头缺损。

3）肾阴影缩小，轮廓不规则。

4）乳头处有钙化。

5）肾小盏边缘有虫蚀样改变。

肾盂X线造影在早期不易发现肾脏改变。

（二）鉴别诊断

1. 急性肾乳头坏死与急进性肾小球肾炎、急性间质性肾炎等的鉴别见表5-5。

表5-5　急性肾乳头坏死与急进性肾小球肾炎、急性间质性肾炎、肾动脉血栓及栓塞的鉴别

项目	急进性肾小球肾炎	急性间质性肾炎	肾动脉血栓、栓塞	急性肾乳头坏死
病因	原因不明或继发于狼疮等	严重感染、药物毒物	左房栓子脱落，动脉血栓形成	糖尿病或尿路梗阻并发急性肾盂肾炎
发病	较急	较急	急或突然	急或突然
寒战高烧	无	可有	可有	有
肾绞痛	无	少见	多见	多见
肉眼血尿	有	无	有	有
高血压	有	多无	有	有
尿镜检				
红细胞	多数	少数	多数	多数

续表

项目	急进性肾小球肾炎	急性间质性肾炎	肾动脉血栓及栓塞	急性肾乳头坏死
白细胞	少数	多数	少数	多数
坏死乳头	无	无	无	可有
尿培养	无菌	可有菌	无菌	可有菌
肾衰进展	较快	慢	双侧者可有	较快
X线检查	双肾可稍大	双侧肾增大	一侧或双侧肾盂病变	病肾缩小

2. 慢性肾乳头坏死与慢性肾盂肾炎的鉴别　比较困难，主要依赖于影像学检查。

【治疗】

（一）治疗原发病
如糖尿病、尿路梗阻。

（二）控制感染
可根据尿培养细菌的种类选用抗生素。

（三）若有血块或脱落的坏死乳头阻塞输尿管
需用肾盂镜取出。

（四）若发生急性肾功能衰竭
应按急性肾功能衰竭处理。

（五）在慢性肾乳头坏死发生肾小管酸中毒后
需按肾小管酸中毒处理。

（六）若为单侧肾乳头出血不止而发生休克时
可考虑手术治疗。

435

双侧肾皮质坏死

【概述】

双侧肾皮质坏死（acute bilateral renocortical necrosis）是因全身性疾病导致肾

脏血管病变，引起双侧肾皮质供血障碍，发生双侧肾皮质坏死，出现急性肾功能衰竭，持续无尿。此为一种罕见的肾脏疾病。

致病的病因很多，常见于产后大出血、急性胰腺炎、大面积烧伤、休克、DIC、蛇毒、药物、毒物中毒等。这些致病因素引起肾脏血管内皮细胞损害、血管痉挛，肾皮质损伤、坏死，从而导致急性肾功能衰竭。

【分类】

根据病理改变，分为：

（一）灶性型
肾皮质有散在坏死灶，直径在 0.5mm 左右。

（二）轻型
坏死灶直径达 3mm 左右。

（三）大型
累及面广泛，可达肾皮质全层。

【临床表现】

（一）有致病病因的临床表现
如大出血、急性胰腺炎、DIC 的临床表现等。

（二）有急性肾功能衰竭的临床表现
即突然出现无尿，尿量<100ml/d，甚至只有 20~30ml/d，持续几个月，仍无多尿期，这与急性肾小管病变引起的急性肾功能衰竭有很大的不同，有重要的鉴别意义。

几个月后，在皮质与髓质交界处未坏死的肾小球功能可能恢复，并发生代偿性肥大，但仍不能完全解决尿毒症，始终不能恢复。

（三）肾脏血管造影检查
可发现弓形动脉、叶间动脉分支消失，肾脏被膜的血管粗大，肾皮质有缺血表现。此项检查对肾脏可造成损害，不作为常规检查。

（四）肾活组织检查
多可确诊。

【治疗】

（1）治疗原发病。如纠正休克，治疗 DIC 等。

（2）透析治疗。适用于发生肾功能衰竭的患者。

（3）肾脏移植。如病情严重，条件许可，可考虑肾脏移植。

肾动脉血栓及栓塞

诊断	有发生本病的病因,突然发生腰痛、血尿、血酶升高,影像学有异常所见
鉴别	见肾乳头急性坏死
治疗	溶栓,抗凝,手术治疗,对症处理

【概述】

肾动脉血栓(renal artery thrombosis)及肾动脉栓塞（renal artery enbolism）是指肾动脉或其分支有血栓形成，或栓子脱落引起肾动脉栓塞。不管是哪一种情况，其结果是肾动脉堵塞而引起不同程度的肾梗死。肾血管堵塞后由于肾组织缺血、缺氧，几小时后在堵塞血管的梗死区即发生病理改变。若为大血管堵塞，其梗死后呈楔形三角，其底部向肾脏的被膜，肾组织凝固性坏死，在梗死的边缘区有充血、出血、白细胞浸润。坏死后被结缔组织所取代而形成瘢痕。

肾动脉血栓及栓塞的预后，决定了堵塞血管的大小，是一侧还是两侧，以及原发病是否严重。本病少见，因而易误诊。

【分类】

根据其发病的病因分为两种：

（一）栓子脱落引起肾动脉栓塞

此常见于感染性心内膜炎，左房附壁血栓脱落。

（二）肾动脉血栓形成

此常见于肾动脉硬化、血管炎、肾动脉瘤、主动脉夹层动脉瘤等。

【临床表现】

（一）肾内小动脉栓塞，反复发生

如感染性心内膜炎，引起肾小球破坏，可发生局灶性肾炎，临床只表现为阵发性镜下血尿及原发病的临床表现。

（二）肾脏大动脉的堵塞

临床表现可很严重：

（1）病侧肾区、腰部可突然发生持续性剧烈疼痛，有时绞痛，很像肾结石引起者，易误诊，此点值得注意。

（2）病例肾区叩痛、触痛，少数患者可能触知其有压痛的肾脏。

（3）可有全身不适、发烧，体温可达 38℃ 以上，亦可出现恶心、呕吐。

（4）可出现肉眼血尿。

（5）若为双侧肾动脉堵塞，可发生急性肾功能衰竭，少尿、无尿。

（6）在发病前血压正常，在发病后血压升高，症状消失后，血压恢复正常，但也有血压持续升高者。若原有高血压，则血压可较前更高。

【辅助检查】

（一）实验室检查

1. 血常规检查 可发现白细胞升高、血沉快。

2. 尿常规检查 可发现尿蛋白及有形成分增加。

3. 血清酶学检查 血清门冬氨酸转氨酶（AST）、乳酸脱氢酶（LDH）及碱性磷酸酶（ALP 或 AKP）在发病 1~2 天内可升高，4~5 天恢复正常。但 LDH 恢复较慢约需时 4 周。

4. 若发生急性肾功能衰竭 血尿素氮、肌酐、血钾可升高。

（二）影像学检查

1. 腹部 X 线平片 可发现患侧肾脏缩小，4 周后梗死区可能有钙化。

2. 肾盂静脉造影 若为肾脏大血管堵塞，肾脏可不显影或部分肾盏不显影。

3. 放射核素检查

（1）肾图：若肾动脉堵塞则呈无功能型 a 段较健侧低 30% 以上。若分支肾动脉堵塞，则是低水平延长线。

（2）肾显像：肾梗死区可呈放射性缺损。

4. B 型超声检查特别是彩色多普勒（Doppler）血流显像检查 可显示肾动脉栓塞的部位，并可显示对栓塞后血流消失及肾脏的形态改变，有一定的诊断价值。但小的栓塞较难发现。

5. CT 检查 对本病的诊断也有帮助。

6. 肾动脉造影 此为确诊本病有用的方法，但因可对肾脏造成损害，故只用于可能做手术治疗的病例。

【诊断及鉴别诊断】

（一）诊断

(1) 有引起肾动脉血栓及栓塞的原发病。

(2) 突然出现腰痛、肾区痛、血尿。

(3) 血清 AST、LDH、ALP 升高。

(4) 影像学检查有阳性发现，多可确诊。

（二）鉴别诊断

参阅急性肾乳头坏死。

【治疗】

（一）内科治疗

1. 溶栓治疗　当血栓、栓塞发生后，溶栓治疗愈早愈好，最好在 6 小时以内进行，新鲜血栓含水较多，纤溶酶原也较丰富，溶栓药物易进入血栓中激活纤溶酶。

(1) 溶栓的方法

1) 动脉插管局部灌注溶栓剂：局部溶栓药物浓度高、作用快、全身反应小。但需一定的设备条件及熟练操作的医生。

2) 静脉溶栓：操作简便，将溶栓药从静脉滴入即可，用药量较大，效果相对较差。

(2) 溶栓药物：常用者为尿激酶及链激酶。其用量见急性心肌梗死。

2. 抗凝药物　常用的药物有肝素、低分子肝素、华法林等。根据病情的缓急选择应用。

3. 对症治疗　如治疗高血压。

4. 对原发病的治疗　如治疗感染性心内膜炎。

5. 透析治疗　如发生急性肾功能衰竭时。

（二）外科治疗

适用于创伤后急性单侧肾动脉血栓、急性双侧肾动脉血栓或栓塞。

439

急性膀胱炎

诊断	发病急、尿急、尿频、尿痛,尿涂片及培养多可发现致病菌
鉴别	急性肾盂肾炎
治疗	抗菌药物、休息、多饮水、对症处理

【概述】

急性膀胱炎是临床上常见的尿路感染。女性多见,男性仅占 1/10 左右,男性多有尿路器质性疾病存在。

(一) 膀胱的解剖及排尿过程简介

膀胱是由平滑肌组成的贮存尿液的囊,位于耻骨联合的后下方,其形状呈圆锥体形,分为尖、体、底、颈四部分,但其间并无明显的分界线。尖端朝上,称为膀胱尖。后下部分膨大,称为膀胱底。在尖与底之间,称为膀胱体。其下为膀胱颈。在颈的下端有尿道开口。双侧输尿管开口于膀胱底部。在两侧输尿管与尿道开口处之间,即膀胱三角。

膀胱空虚时,底长 2.5cm,边长 2.5~3cm。

1. 膀胱组成　膀胱由黏膜、肌层及外膜组成。

(1) 黏膜:膀胱内面的黏膜为移行上皮。当膀胱空虚时,移行上皮较厚,约有 8~10 层,形成许多皱襞。当膀胱充盈时,上皮细胞变薄,仅有 2~3 层,皱襞也变平。

(2) 肌层:膀胱壁为肌层,由平滑肌组成,分为 3 层。外层呈纵行,中层为环形,内层也呈纵行,这三层平滑肌相互交错,构成膀胱的逼尿肌。在膀胱的尿道口由中层环形平滑肌形成的尿道口内括约肌。在其下为尿道外括约肌,外括约肌由骨骼肌构成,为随意肌。内尿道口为不随意肌。

(3) 外膜:膀胱顶部的外膜由腹腔的浆膜覆盖,在其下部则由疏状组织组成的纤维膜覆盖。

膀胱充盈时呈球形,可上升到耻骨联合上缘的上方。此时腹膜返折处亦随之上移,故膀胱前外侧壁直接贴在与其相邻的腹前壁。故在此作耻骨上联合膀胱穿刺,不会伤及腹膜。

2．膀胱和尿道的神经支配　膀胱由盆神经、腹下神经及阴部神经支配。

（1）盆神经：此属于副交感神经，由骶髓 2~4 节段的灰质侧角发出。

1）其传出神经纤维为运动神经纤维，当其兴奋时，膀胱逼尿肌收缩，内括约肌松弛，使膀胱排出尿液。

2）其传入神经纤维为感觉神经纤维，当膀胱胀满时，刺激膀胱的牵张感受器，冲动可顺盆神经传到骶髓排尿反射的初期中枢，同时传到大脑皮层的高级排尿中枢，将膀胱的胀满感传到中枢。

（2）腹下神经：此属于交感神经，来自胸 12~腰 3。

1）其传出神经纤维为运动神经纤维，当其兴奋时，膀胱逼尿肌舒张，内括约肌收缩，阻止排尿。

2）其传入神经纤维为感觉神经纤维，当膀胱高度胀满时，传导疼痛感觉。

（3）阴部神经：来自骶髓 2~4，属于躯体神经。

1）其传出神经纤维为躯体运动神经纤维，可随意支配外尿道括约肌，当其兴奋时，可使外尿道括约肌收缩，阻止尿的排出。

2）其传入神经纤维为躯体感觉神经纤维，传导痛觉。

3．排尿反射　此为一复杂的反射。膀胱的容量为 300~400ml 左右，压力为 5~10cmH$_2$O，当膀胱尿量达 200ml 时，可出现尿意。当为 500ml 时，膀胱内的压力可达 10cmH$_2$O 以上，此时尿意明显，并出现胀满感。当达 700ml 时，膀胱内压力可达 35cmH$_2$O 以上，除有明显的尿意外，并出现胀痛，若环境许可，则通过盆神经，使逼尿肌收缩，尿道内括约肌开放。通过阴部神经，使外尿道括约肌开放，尿从膀胱排出。若环境不许可，可有意识地控制排尿反射，阻止尿排出。主动排尿时为 60~80cmH$_2$O。

（二）致病菌

引起急性膀胱炎的致病菌有：

1．非特异性致病菌

（1）革兰阴性杆菌：大肠杆菌、绿脓杆菌、产气杆菌、变形杆菌等。

（2）革兰阳性杆菌：金黄色葡萄球菌、链球菌等。

2．特异性感染　如结核杆菌、白色念珠菌等。

（三）致病因素及发病机制

正常的膀胱，颈部有括约肌可阻止细菌的进入。同时排尿时也可将膀胱内的细菌排出起冲洗作用，如排尿通畅而尿量不少时，不易发生感染。

常见的易感致病因素有：

1．逆行感染　成年人男性尿道长 15~20cm，女性 3~5cm。尿道的直径为 0.6cm，在尿道的前庭及前尿道，男性 3~4cm，女性 1cm 处，有不同数量的细菌寄居。因而在下列情况可发生逆行感染，发生急性膀胱炎。

（1）导尿：这是最常见的致病诱因。导尿时可将细菌带入膀胱，放置导尿管一天，其感染率可达 50%，留置导尿管 3~4 天，其感染率可达 90%。

膀胱镜等器械检查，也可引起膀胱炎。

（2）性生活：女性尿道较短，在性生活过程中，主要由于压挤女性尿道，导致细菌进入膀胱，而致病。

2.妊娠 由于增大的子宫压迫输尿管及膀胱，使排尿不通畅，发生尿潴留，易引起感染。

3.尿路梗阻 如前列腺肥大、尿道狭窄、神经性膀胱，同样引起尿潴留而易发生感染。男性尿道较长，不易发生逆行感染，故发生急性膀胱炎时，一定除外有无梗阻因素存在。

4.膀胱邻近器官的炎症 如前列腺炎、阴道炎、盆腔炎、肛周病变，易引起急性膀胱炎。

（四） 病理改变

急性膀胱炎的病理改变主要为膀胱黏膜充血、水肿、出血点，黏膜下有炎性细胞浸润，并可发生浅表溃疡。

【临床表现】

（1）尿急、尿频、尿痛是急性膀胱炎的典型症状，有时每日排尿达十几次，但排尿量不大。尿痛多在排尿将尽时痛加重。

（2）脓尿，并可有臭味为诊断本症重要征象。

（3）终末血尿，多由于出血性大肠杆菌感染，病情多较重。

（4）多不发烧或仅有低烧。

【辅助检查】

见急性肾盂肾炎。

【诊断及鉴别诊断】

（一） 诊断

根据病史、临床表现、尿液检查及培养，多不难作出诊断。

（二） 鉴别诊断

主要与急性肾盂肾炎鉴别，见表 5-6。

表 5-6　急性膀胱炎与急性肾盂肾炎的鉴别

项目	急性膀胱炎	急性肾盂肾炎
临床表现		
发烧	可有低烧	多为寒战、高烧
腰痛	无	有
下腹痛	有	无
肾区叩痛	无	有
膀胱刺激征	很明显	可有较轻
化验		
尿蛋白	量少	量大
尿管型	无	可有
肾功能不良	无	可有
影像学检查	正常	可有异常发现
治疗	效果好	较差

【治疗】

（一）一般治疗

（1）多饮水，多排尿。

（2）可用解痉药物止痛，如阿托品、654-2 等。以缓解尿痛。

（二）应用抗菌药物

（1）病情不重，肾功能良好，可用喹诺酮类药物。若用磺胺类药物，应多饮水，用药时间不宜太长。

（2）若病情较重，可用广谱青霉素类，二代或三代头孢菌素，或根据尿菌培养与药敏试验结果选用适当的抗菌药物。

（3）症状缓解后，应继续用药 1~2 周。

（4）多次复发的病人，应较长期口服小剂量抗菌药物，并经常轮换使用。

（三）防止复发

应注意阴部的清洁。

尿 路 结 石

诊断	疼痛、血尿、患侧肾区叩痛,并发感染时可有寒战、高烧,X线检查多可发现结石
鉴别	急性肾盂肾炎、急性阑尾炎
治疗	止痛、取石、抗感染

【概述】

尿路结石是肾脏、输尿管、膀胱及尿道的泌尿系统结石的统称。此为急诊常见的泌尿系统疾病,多见于青壮年男性。

(一) 尿路结石的理化性质

尿路结石是由多种晶体和非晶体物质沉积形成,结石有一个核心,是由尿中的晶体和黏蛋白构成,围绕着核心聚集逐渐形成结石。

核心构成可为尿中的晶体、血块、纤维蛋白、细胞碎屑、管型或异物组成。

结石单一物质构成很少见,常由一种物质为主要成分,并含有其他少量物质的混合性结石。

临床常见的结石主要为草酸钙结石,占80%以上,其次为磷酸钙和磷酸镁铵,各占6%~9%。尿酸结石占6%。胱氨酸结石占1%~2%。其他如黏蛋白结石、磺胺结石、黄嘌呤结石等,占1%以下。

(二) 尿路结石的病因

主要有:

1. 局部因素

(1) 尿路梗阻:因尿路梗阻,排尿不畅,引起尿中晶体沉积。

(2) 尿路感染:尿路感染多由于大肠杆菌引起。细菌可分解尿素而产生氨。氨使尿呈碱性,有利于磷酸盐析出,形成磷酸镁铵结石、磷酸钙结石。同时细菌形成的脓块、坏死组织,可作为结石的核心。

(3) 异物:尿路中长期有异物存在,如导尿管,可形成结石的核心。

(4) 排尿不畅:如前列腺肥大、尿道狭窄、神经性膀胱,常是膀胱结石的病因。

2. 代谢因素 主要有:

(1) 钙代谢紊乱:因尿钙排出增加,引起尿路结石。

1）原发性甲状旁腺功能亢进：因甲状旁腺素分泌过多，骨骼中的钙进入血液，尿钙排出增加。

2）肾小管酸中毒Ⅰ型：因肾小管排 H^+ 障碍，发生代谢性酸中毒，影响 25-$(OH)_2D_3$ 转变为 1,25-$(OH)D_3$，故影响肠道对钙的吸收，并影响肾小管对钙的重吸收，从而发生低血钙，低血钙使甲状旁腺分泌甲状旁腺素增加，导致继发性甲状旁腺功能亢进。

3）维生素 D 中毒：维生素 D 可促进肠黏膜细胞吸收钙，并可使血钙增加而尿排出钙增加。

4）长期服用含有钙的药物，饮入含钙高的水，长期喝大量牛奶，均可使血钙增高，尿排钙增加。

高尿钙引起的结石，多为磷酸钙等结石。

（2）尿酸代谢障碍：如痛风、某些抗癌药物等，可使血尿酸增加，尿中尿酸排出增多，形成尿酸结石。

（3）胱氨酸代谢障碍：此为一遗传性疾病，引起胱氨酸代谢障碍，尿胱氨酸排出增加，而形成结石。

（4）嘌呤代谢障碍：可为先天性酶的异常引起嘌呤代谢障碍，也可由于应用抗癌药物之后，引起大量癌细胞坏死之后，可使血嘌呤增加，尿排出嘌呤增多，形成嘌呤结石。

3. 药物因素　如长期服用磺胺类药物引起的磺胺结石。

（三）结石形成的学说

说法不一，如胶体晶体过度饱和学说、抑制物减少学说、基质学说等，不在此详述。

（四）尿路结石对机体造成的损害

主要有：

1. 梗阻　尿路结石根据梗阻发生的部位分为上尿路梗阻—肾脏和输尿管结石引起。下尿路梗阻—膀胱及尿道结石引起。严重的上尿路梗阻在结石梗阻部位以上，可发生输尿管及肾盂积水。可为单侧，如一侧结石梗阻，也可为双侧，如双侧结石梗阻。下尿路结石梗阻，则可引起双侧肾盂及输尿管积水，并有尿在膀胱潴留。

严重的尿路结石梗阻可损害肾实质。

肾小球毛细血管内的压力，估计为平均血压的 60%。如平均血压为 100mmHg，则肾小球毛细血管内的血压为 60mmHg。

肾小球的滤过压 = 肾小球毛细血管内压（60mmHg）- [血浆胶体渗透压（25mmHg）+ 肾小囊（Bawman 囊）压力（10mmHg）] = 25mmHg。

如果肾小囊内压力超过 25mmHg，从理论上讲，肾小球滤过即停止。

肾盂内的压力约为 10mmHg，当尿不能排出时，肾盂压力增加，即出现肾盂扩张积水。肾盂积水压力升高后，可通过向肾脏周围渗出，肾盂静脉及淋巴反流进行代偿，但若超过其代偿能力，肾盂压力继续升高，可发生肾小管受损，发生肾小管及集合管破坏。

一般认为在 4 周内若能解除梗阻，肾功能有望恢复。但有的报道梗阻 7 天即可发生肾小管坏死。也有报道梗阻 4 个月左右，仍可恢复或部分恢复肾功能者。梗阻时间愈久，恢复肾功能的可能性愈小，因此尽快解除尿路梗阻是治疗尿路结石的关键。

2. 感染　在尿路积水部位，可发生感染致病菌最常见者为大肠杆菌。严重者可发生肾盂积脓、败血症。

3. 尿路损伤　结石可引起邻近的尿路黏膜上皮水肿、溃疡、出血。长期因结石在局部刺激可形成周围组织纤维化、炎症细胞浸润，导致局部狭窄，甚至形成鳞状上皮癌。

【临床表现】

尿路结石的临床表现严重程度，与结石的大小、形状、部位、活动度、损害局部的程度，有无感染、有无梗阻及梗阻的严重程度的有关。

（一）输尿管结石

输尿管成人左右各一，长 20~30cm。

输尿管分为 3 段，即①腹段，起于肾盂至小骨盆上口；②盆段，上与腹段下部相接到穿入膀胱处；③壁段，自膀胱底外上角到输尿管口。

输尿管有 3 个狭窄处即：①肾盂与输尿管移行处，直径为 2mm；②越过小骨盆入口与髂血管交叉处，直径为 3mm；③壁内段，自膀胱底外上角至输尿管口，直径为 1~2mm。输尿管结石最易梗阻于输尿管的狭窄处。

输尿管结石主要症状有：

1. 疼痛　输尿结石引起的疼痛有两种，绞痛及胀痛、钝痛。

（1）绞痛：当结石由肾盂进入输尿管后，由于结石移动，刺激输尿管引起痉挛而发生绞痛。梗阻发生在输尿管时，出现严重剧痛，常在劳动用力、剧烈地跑、跳等时突然发作。呈刀割样，疼痛可发射到病侧的下腹部、腹股沟及大腿内侧、会阴部。多见于较小的结石。

绞痛发作时，常面色苍白、大汗淋漓、呻吟不止、满床翻滚、双手紧压腹部或腰部，血压下降，脉搏细弱，呈虚脱状态。

发作持续时间不等，几分钟到几小时。

疼痛可向下移动，若结石进入膀胱，腹痛可突然终止。若未排入膀胱可复发腹痛，但相隔时间不定。

绞痛发作时，肾区叩痛明显。

（2）胀痛、钝痛：多见于较大的结石，由于输尿管梗阻，发生肾盂及结石梗阻的上段输尿管积水，而引起脊肋角，腰部或病侧腹部胀痛、钝痛，多呈持续性，也可为阵发性。疼痛轻时仅表现为腰酸、不适。但肾区可有叩痛。

2. 血尿 在绞痛发作时，常伴有肉眼或镜下血尿。以后者多见。也可呈无痛血尿，但较少见。此需与泌尿系统肿瘤鉴别。

3. 脓尿 当发生尿路感染时，尿中白细胞增多。

4. 尿中排出砂粒或小结石 这对尿路结石的诊断很有帮助。输尿管下段结石，可引起尿频、尿急、尿痛。结石自尿道排出时可有尿道痛。

5. 恶心、呕吐 因肾脏与胃肠道皆为腹腔神经丛支配，故肾绞痛发作时，可同时出现恶心、呕吐。

6. 双侧尿路结石引起的输尿管或下尿路结石梗阻 可发生少尿或无尿。时间久可发生氮质血症或尿毒症。

7. 并发症的临床表现 如痛风、甲状旁腺功能亢进等。痛风或甲状旁腺功能亢进，常引起双侧输尿管结石。

（二）膀胱结石

膀胱结石的临床表现为尿频、尿急、尿痛，排尿困难或尿流细小，排尿中断，若排尿不畅，可触到肿大的膀胱。若为急性尿潴留，由于膀胱的收缩，下腹部可发生剧痛，可坐立不安。并可发生急性膀胱炎的临床表现。

【诊断及鉴别诊断】

（一）诊断

一般诊断不难。

（1）有典型的肾绞痛的病史。

（2）有镜下或肉眼血尿。有排出结石的病史。

（3）X线腹部平片多有阳性发现。

（二）鉴别诊断

（1）若为右下腹绞痛，需与急性阑尾炎鉴别。

（2）若发生肾盂感染，需与急性肾盂肾炎鉴别。男性若发生尿路感染需注意除外尿路梗阻因素。

（3）若为后腰酸痛、胀痛、钝痛，需与腰肌劳损、椎间盘脱出鉴别。

（4）若为无痛血尿，青年人需与急性肾小球肾炎鉴别。年长者，需与泌尿系统肿瘤鉴别。

【辅助检查】

（一）实验室检查

1. 尿液检查 绞痛发作多有红细胞增多。有感染时，血细胞增多，而且尿培

447

养可找到致病菌。

2. 生化检查　应检查尿钙及血钙。必要时查血尿酸。

3. 若有肾功能不全　应查血尿素氮、肌酐、血钾、钠、氯、磷。

4. 尿结石分析　可发现结石形成的病因，对治疗及预防有帮助。

（二）影像学检查

1. 腹部 X 线平片　90%以上可发现结石。含有钙的结石多可发现，纯尿酸、胱氨酸结石则不显影。

2. 静脉肾盂造影　在腹平片不能发现结石时，可做静脉肾盂造影，可见肾结石区充盈缺损，并可见肾盂扩大的情况及肾脏排泄功能的情况。

3. 逆行肾盂造影　上述检查方法不能确定时可考虑做此项检查。

4. B 型超声检查　可发现结石，并可了解肾脏、输尿管、膀胱及前列腺的情况，是个简而易行的方法。

5. CT、磁共振成像、同位素检查　这些检查对尿路结石的诊断，也有一定的帮助，但通常多不需做这些检查。

【治疗】

（一）对症处理

1. 止痛　可用度冷丁，若效果不好可用吗啡。若结合解痉药，如阿托品则效果更好。

2. 增加尿量　多饮水，多排尿，每日尿量最好在 2000ml 以上。

3. 作体育活动　如跳绳、跑步、跳高等，通过震动使结石顺输尿管下移，虽可诱发肾绞痛，但有可能将输尿管中的结石排出。

4. 若有尿路感染　可用抗生素。

关于输水量多少的问题。每个人的情况不同，如活动的情况、所处的环境、室温的高低，另外冬天、夏天也不一致，因此只保证尿量，不能定入量。如夏天饮水 4000ml 才能保证尿量为 2000ml/d，而在冬天饮水 2500ml 就可使尿量每日达 2000ml。

通常认为下列情况下，输尿管结石有排出的可能。

（1）结石直径不超过 1cm。

（2）表面光滑、形状规则。

（3）病程较短，在结石的局部未形成纤维化及输尿管狭窄。

（4）肾盂 X 线造影，肾脏及输尿管功能良好。

（二）其他方法

若结石直径超过 1cm，或虽然结石不够大，但长时间排不出来；尿路有畸形，狭窄；出现肾盂积水、感染，影响肾脏功能。

常用的方法有：

1. 上尿路结石

（1）体外震波碎石。

（2）逆行插入尿管引流。

（3）肾穿刺造瘘。用上述方法治疗无效，为了保证肾小管不因受压而引起损伤，肾穿刺引流是一种急救的办法。

（4）手术治疗。

2. 下尿路结石

（1）导尿管或导尿探子导尿。

（2）耻骨上膀胱造瘘或手术治疗。

（三）针对病因的治疗

（1）停止应用含有钙剂的药物及维生素 D。

（2）由甲状旁腺腺瘤引起的高钙血症，手术切除。

（3）由 I 型肾小管酸中毒引起者，可服碱性药物。

（4）由痛风引起的尿酸结石，可服用别嘌呤醇。

（5）胱氨酸结石，可碱化尿液，大量饮水，并可试用青霉胺。

（6）黄嘌呤结石，可限制高嘌呤饮食，大量饮水，碱化尿液。

溶血性尿毒症综合征

诊断	微血管性溶血性贫血、血小板减少、急性肾功能衰竭
鉴别	血栓性血小板减少性紫癜
治疗	对症处理、抗凝治疗、透析

【概述】

溶血性尿毒症综合征（hemolytic uremic syndrome，HUS）于 1955 年首先由 Gasser 报道，本病的特征是微血管溶血性贫血、血小板减少及急性肾功能衰竭。

发病的原因与以下因素有关：

（一） 感染因素

在发病之前，部分病人有上呼吸道、消化道感染的病史，特别是婴幼儿。

（二） 药物

常见引起本病的药，如青霉素、避孕药、保泰松、5-氟尿嘧啶、环孢素 A 等。

（三） 免疫因素

在部人分病例的血清中，有 IgG、IgM、C3 等降低。肾脏活检荧光免疫法检查，有免疫沉淀物。

（四） 有些疾病可并发本病

如急进性高血压、急进性肾炎、系统性红斑性狼疮、流产、子痫、毒蛇咬伤等。

虽然其发病的病因不同，发病的机制各异，但其最终结果是造成小血管内膜细胞损害、血小板积聚、微血管血栓形成，以肾脏损害为著。

肾脏组织学表现为肾小球毛细血管及微动脉内膜细胞肿胀，并有微血栓形成，使肾小球血管堵塞，导致肾小球缺血、坏死，可呈局限性，也可呈广泛性，甚至发生肾皮质坏死。预后的好坏与病变的严重程度有关。

当急性期过后，肾小球毛细血管祥增厚，玻璃样变，肾小球血管内皮增生，肾间质纤维化。

【临床表现】

（一） 前驱症状

多有上呼吸道病史，如发热、咽痛、咽部不适、流鼻涕、咳嗽等。也可有消化系统病史，如食欲不振、恶心、呕吐、腹泻、腹痛等。常在前驱症状后，2~3 周出现本症表现。

（二） 本症的临床表现

1. 溶血危象　可发生严重的微血管内溶血，引起严重的贫血及溶血性黄疸，一般持续几日。

2. 出血倾向　可出现皮肤紫癜、牙龈出血、鼻衄、咯血、呕血、便血、血尿、眼底出血、颅内出血。

3. 循环系统　可发生高血压、高血压性心力衰竭，而出现呼吸困难、发绀、肝大、水肿。

4. 泌尿系统　可发生急性肾功能衰竭，出现尿少、无尿及尿毒症的临床表现。可有血红蛋白尿。

5. 神经系统　可有嗜睡、抽搐、烦躁不安、头痛，严重者可发生昏迷。若有颅内出血可发生相应的临床表现。

6. 其他临床表现　肾可触及有压痛。部分病人有腹膜炎体征。

【辅助检查】

（一）血常规检查

红细胞及血红蛋白降低。血涂片检查可发现各种形态的红细胞及破碎的红细胞。血小板可下降到 $10×10^9/L$。白细胞可升高达 $20×10^9/L$ 以上。网织红细胞增加。

（二）尿液检查

可有蛋白尿，尿中红细胞、白细胞增多，可有管型，可有血红蛋白尿，尿含铁血黄素（Rous 试验）阳性，尿隐血试验阳性。

（三）血化验检查

血中游离血红蛋白增加，间接胆红素增加，结合珠蛋白减少或消失。

（四）血酶学检查

乳酸脱氢酶、丙酮酸脱氢酶活性增加，此对 HUS 的诊断有意义。

（五）凝血试验

部分病人有凝血酶原时间及部分凝血活酶时间延长，纤维蛋白原下降。

（六）血清纤维蛋白降解产物检查

FDP 增加，D-二聚体可呈阳性。

（七）免疫学检查

血清 IgG、IgM、C3 可降低。

（八）肾功能检查

可有血尿素氮、肌酐、尿酸升高，肌酐清除率降低。血钾可升高，而血 pH 可降低。

（九）肾活组织检查

因病人出血倾向严重，一般不做此项检查。

（十）骨髓检查

骨髓巨核细胞并不减少。

451

【诊断及鉴别诊断】

（一）诊断

（1）在上呼吸道或消化道感染之后 2~3 周内发病。

（2）有急性微血管溶血性贫血的表现。

（3）血小板减少。

（4）急性肾功能衰竭的表现。

（5）有神经系统的症状，如烦躁不安、头痛抽筋、神志障碍。

特别上述症状发生于婴幼儿感染之后，或流产、子痫、用某些药物之后，应想到有本病的可能，一般诊断不难。

（二）鉴别诊断

本病在临床上与血栓性血小板减少性紫癜（thrombotic thrombocytopenic purpura, TTP）有很多相似之处，有的作者认为本病加上发烧及神经系统损害，构成五联征，即为TTP。使实际上HUS以肾脏损害为主，而TTP则以神经系统症状较为突出。现将两者的鉴别列表于下，见表5-7。

表 5-7　HUS 与 TTP 的鉴别

项目	HUS	TTP
性别	婴幼儿男女相等，成人女性多见	女性多见
年龄	绝大部分为儿童	青年多见
急性肾衰	多见	少见
神经系统症状	少见	多见
皮肤紫癜	较轻	重
溶血性贫血	重	较重
充血性心力衰竭	多见	少见
肺功能不全	少见	多见
高血压	多见	少见
肝脾肿大	较多见	少见
病变发生的部位	以肾为主	广泛累及各个器官
反复发作	无	有
治疗	抗凝、透析	肾上腺皮质激素
致死原因	主要为肾功能衰竭	主要由神经病变引起

【治疗】

452

（一）治疗原发病

如针对急进性高血压、狼疮、毒蛇咬伤等进行治疗。

（二）一般治疗

（1）卧床休息。
（2）注意营养，吃高维生素、高热量、低蛋白饮食。
（3）注意水、电解质及酸碱平衡失调。

（三）对症处理

（1）纠正高血压。
（2）纠正心功能不全。
（3）若有烦躁不安、头痛等，可适当应用镇静剂。
（4）有惊厥者，应及时处理。

（5）有严重贫血，应输入红细胞，或小量多次输血。

（四）抗凝治疗

如潘生丁、小剂量阿司匹林、低分子肝素、肝素等，效果尚难肯定。

（五）透析疗法

适用于急性肾功能衰竭。

（六）血浆置换

此对成年人有一定效果。但在多次血浆置换、输血以后，溶血不见好转，特别是在血浆置换或输血之后不久而出现溶血加重时，应考虑是否由输入的血浆或红细胞引起，很值得注意。此时应停止输入血浆试以白蛋白代替。

急性肾功能衰竭

诊断	突然发生少尿或无尿、尿比重固定、蛋白尿、血尿、血尿素氮、肌酐、血钾进行性增高
鉴别	肾前及肾后性无尿、急进性肾小球肾炎
治疗	治疗原发病，纠正水、电解质、酸碱平衡失调

【概述】

急性肾功能衰竭（acute renal failure, ARF）是指在原发病的基础上，肾脏功能迅速下降，血尿素氮、肌酐、血钾升高，肌酐清除率下降超过正常的 50%，导致水、电解质、酸碱平衡失调，发展为急性尿毒症，此为一个综合征。主要的病理改变在肾小管。临床表现主要有少尿或无尿。常见的致病因素为休克、大面积烧伤、挤压综合征、急性溶血，及药物、重金属、毒蕈、鱼胆等中毒。

常发生于原先正常的肾脏。

【分类】

ARF 由于依据不同，有不同的分类方法：

（一）根据病因分类

1. 肾前性　此为肾脏低灌注所致。

（1）低血容量：如大量失水、失血。

（2）容量正常或增加：如心力衰竭、肝功能衰竭。

（3）肾动脉病变：如两侧肾动脉栓塞。

2.肾性 为肾脏病变所致。

（1）肾小球病变

1）肾小球血管病变：如恶性高血压。

2）肾小球炎症病变：如急性肾小球肾炎。

（2）肾小管病变

1）肾小管缺血：如休克。

2）肾小管梗阻：如急性溶血。

3）肾小管受损：如重金属、庆大霉素。

3.肾后性 见于输尿管双侧梗阻、尿道梗阻。

（二）根据发病机制分类

ARF多由于肾小管坏死所致，引起ARF的发病机制，主要有两种。

1.缺血性肾小管坏死 此常见于休克，其发病的过程如下：

休克时间较久—肾血流极度下降—肾血管代偿性痉挛—肾严重缺血—肾小球过滤降低—肾小管上皮细胞及基底膜均遭破坏—脱落及肿胀的上皮细胞将肾小管阻塞—少尿或无尿。

2.肾毒性肾小管坏死 此常见于药物中毒、毒蕈中毒，其发病过程如下：

肾毒素—经肾小球滤过—肾小管回吸收—肾小管上皮细胞受损—肾小管上皮细胞坏死脱落，但基底膜完整—肾小管阻塞—少尿或无尿。

缺血性及肾毒性对肾小管的损害，并不完全一样，其区别如下：

缺血性：累及各段肾小管、局限性、基底膜常被破坏，严重者肾上皮细胞不能再生。

肾毒性：累及近端肾小管、弥漫性、基底膜多完整、肾小管上皮细胞再生较好。

（三）根据每日从肾脏排出尿量的多少分类

1.少尿型 每日排出尿量<400ml。无尿是指每日排出尿量<100ml。完全无尿排出少见。

2.非少尿型 每日排出尿量>400ml。

【临床表现】

在临床上最常见的ARF为少尿型，故作重点讨论。

少尿型从临床经过分为初期、少尿期、多尿期及恢复期。

（一）初期

此期较难辨认，常被原发病的临床表现所掩盖。此期若能及时发现及治疗，可能防止其发展。若有以下情况时，应考虑有发生ARF的可能性。

（1）有引起 ARF 的疾病，突然发生少尿、无尿。

（2）休克患者，血容量已得到适当的补充，血压恢复，而出现少尿或无尿。

（3）尿量少、尿比重固定于 1.010 左右。

（4）尿镜检发现有脱落的肾上皮细胞。

（5）尿钠>40mmol/L。

（二）少尿期

尿量<400ml/d，可持续几小时到几周，平均 10 天左右。此期若处理不当多在 8~14 天内死亡。

1. 少尿发生的原因

（1）肾小球滤过减少。

（2）滤液逆行扩散：肾小球滤液流经坏死的肾小管后，因其已无选择性，故可逆扩散到肾间质，而后进入血液。

（3）肾小管及间质水肿，发生的原因：

1）因缺血、缺氧，肾小管上皮细胞变性水肿。

2）因肾小球滤过液逆流到间质，引起间质水肿，压迫肾小管。

（4）肾小管堵塞：因肾小管上皮细胞脱落，主要与由髓袢升支及远曲肾小管上皮细胞分泌的 Tamm-Horsfall 蛋白、血浆蛋白在远曲肾小管形成管型，堵塞肾小管。

实际上上述因素常合并出现，其结果是少尿或无尿。

2. 临床表现

（1）尿的改变

1）尿量常突然减少，很快<400ml/d，无尿较少见。持续时间较久，必然会出现尿毒症。

2）实验室检查：尿比重固定于 1.010 左右，>1.020 罕见。尿有蛋白、红细胞、白细胞、肾上皮细胞、各种管型。

尿钠多>40mmol/L。

尿渗透压与血渗透压相似。

由于水从体内排不出来，可发生水肿、心力衰竭、脑水肿、肺水肿。

（2）氮质血症、尿毒症：因尿素氮不能排出，在体内潴留，当血尿素氮>25mg/dl（8.9mmol/L）时，称为氮质血症。当血尿素氮为 60mg/dl（21.4mmol/L）时，有酸中毒的表现，称为尿毒症。

在尿毒症时，因有些对人身体有害的代谢产物不能排出，如尿素、肌酐、脂类物质、胺类物质、酚类物质以及酸性物质等，而引起机体一系列病理生理改变。

1）尿毒症的症状及体征

a. 消化系统：消化系统的症状常最早出现，也最突出。如食欲不振、恶心呕吐、腹痛、腹泻，可发生消化道出血。腹痛可很重，似急腹症。

b. 呼吸系统：呼吸深大，出现代谢性酸中毒的典型 Kussmaul 呼吸。呼出的气体有尿臭。

c. 循环系统：可发生尿毒症性心包炎、心肌病、心力衰竭、心律失常。

455

d. 神经系统：可发生烦躁、惊厥、嗜睡、昏迷。

e. 血液系统：可有贫血、出血倾向。

f. 泌尿系统：有少尿或无尿。

g. 由于水潴留而发生低钠血症，可引起脑水肿、高颅压。使恶心呕吐加重，神志障碍加重。

h. 因钾排出减少，发生高钾血症，可发生肌无力、肌肉疼痛、各种类型的心律失常。严重者可发生猝死，高血钾是尿毒症患者死亡原因之一。

i. 低钙血症：因血磷排出障碍，血磷升高。影响钙的吸收，血钙降低。血钙降低可引起手足搐搦。

j. 代谢性酸中毒，因体内代谢的酸性物质不能排出。正常人，在普通饮食时，每天需排出 40~60mmol 的 H^+。若肾功能不好，H^+排出少，则可发生代谢性酸中毒。

代谢性酸中毒可使心肌收缩力降低，影响中枢神经而发生神志障碍，甚至发生昏迷。

2）实验室检查

a. 尿比重固定于 1.010，可有蛋白尿、肾小管上皮细胞及肾小管上皮细胞管型。

b. 多有低血钠、低血氯、高血钾、高血磷、高尿酸及尿素氮、肌酐继续升高。

c. 心电图可有高钾血症的表现。

d. B 型超声检查肾脏多增大。

（三）多尿期

经过少尿期后，尿量逐渐增多，开始尿量>400ml/d，以后尿量每日可达几千毫升。持续时间 10 天左右。

1. 多尿发生的原因

（1）肾小球滤过增加，使尿生成增多。

（2）新生的肾小管尚未完全恢复重吸收水的能力。肾小管上皮细胞坏死脱落后，如基底膜完整，肾小管上皮细胞可迅速再生恢复病前状态。

（3）在少尿期留在体内的溶质产生渗透利尿，如尿素此时排出增加。

（4）在少尿期，存在体内的水排出。

2. 临床表现

（1）经过少尿期后，当尿增加>400ml/d，表示肾功能已逐渐恢复，进入多尿期。

多数患者尿量成倍增加，3~5 天可达 4000ml/d 左右。6~7 天达高峰。但也有少数病人每天尿量只增加 100~200ml。一般持续 10 天左右。

（2）在多尿的初期，尿素氮及肌酐仍可继续升高，因此时肾小球的滤过增加不著。5~7 天后血尿素氮及肌酐开始下降。

（3）此期易发生的问题为脱水、低血钾、低血钠。

（四）恢复期

此期尿毒症引起的临床表现逐渐消失。尿量、血电解质、酸碱平衡失调也恢复正常，但肾脏浓缩功能多在 1 年左右才能完全恢复。肾小球滤过率的恢复也较慢。

若肾小管基底膜破坏严重，则肾小管上皮不会再生，而成结缔组织瘢痕，病变广泛可转变成慢性肾功能不全。

【诊断及鉴别诊断】

（一）诊断

根据 1978 年全国"三衰"会议的诊断指标。

凡据有下述 1、2、3 条，或仅有第 4 条，或仅有第 5 条，诊断即可成立。

（1）有导致发病的因素，如感染、休克、用对肾有损药物。

（2）急性无尿（24 小时尿量<400ml）同时除外肾前及肾后因素。

（3）下述四项化验有两项异常。

1）尿/血肌酐浓度比值<15。

2）尿钠浓度>40mmol/L。

3）尿比重<1.014。如尿比重>1.014 时，应注意有无大量蛋白尿及尿糖干扰。

4）尿/血渗透压浓度比值<1.1。

（4）如完全无尿，应有发病诱因，并可除外肾前及肾后因素，且有尿素氮及肌酐数值递增。

（5）如发病时即多尿，应有发病诱因及上述化验检查两项以上异常。

（二）鉴别诊断

1.ARF 少尿与肾前性（脱水）少尿的鉴别　见表 5-8。

表 5-8　ARF 少尿与肾前性（脱水）少尿的鉴别

项　目	ARF	脱　水
病因	肾缺血、肾毒素	失水、失体液
失水征	无	可有
尿检查		
尿钠	>40mmol/L	<20mmol/L
尿渗透压	<350mmol/L	>500mmol/L
尿比重	1.010左右	>1.020
尿钠排泄分数(%)	>1	<1
尿常规检查	有异常	无异常
肾脏病变	肾小管坏死	无异常
输液后尿量	不增加	增加

457

2. ARF少尿与肾后性少尿鉴别　肾后性少尿，常由于尿路梗阻引起。

若为输尿管引起的梗阻，必须是两侧输尿管梗阻，才会发生少尿或无尿。发病急者，见于双侧输尿管结石。双侧肾脏疾病引起少尿伴大量血尿，因血在肾小管内形成血栓，而发生无尿、少尿。但多有肾绞痛。B型超声检查可发现肾盂积水及输尿管堵塞。

若为后尿道梗阻，多见于膀胱结石、前列腺肥大。尿道梗阻，多见于尿道狭窄，这些疾病多伴有排尿困难及可触到胀大的膀胱。

肾绞痛、排尿困难，B型超声检查有肾盂积水或膀胱积尿，此均不见于ARF。

3. ARF与肝肾综合征鉴别　见肝肾综合征。

4. ARF少尿型与非少尿型鉴别　非少尿型ARF在临床上较为少见，其表现为：

（1）尿量在400~1000ml/d。

（2）尿浓缩功能障碍。

（3）血尿素氮、肌酐升高。

（4）高血钾、代谢性酸中毒少见。水潴留不明显。

（5）预后较好。

少尿型与非少尿型ARF的鉴别，见表5-9。

表5-9　少尿型与非少尿型ARF的鉴别

项目	少尿型	非少尿型
病因	缺血	肾毒素
尿素氮(mmol/L)	>40	<30
血肌酐(μmol/L)	>700	<400
尿钠(mmol/L)	>40	20~30
肾血浆流量(ml/min)	<1	≥4
并发症	多见	少见

5. 高分解型与非高分解型ARF的鉴别　正常人每日蛋白分解在50g左右，当体内坏死组织、发烧、感染、创伤等，每日蛋白分解可达200g以上。可发生高分解代谢型肾功能衰竭。此型病情重，合并症多，常需透析治疗。两型的鉴别见表5-10。

表5-10　高分解型与非高分解型ARF的鉴别

每日上下波动幅度	高分解型	非高分解型
血尿素氮(mmol/L)升高	>14.3	3.6~7.1
血肌酐(μmol/L)升高	>177	44~88
血尿酸(μmol/L)升高	>60	30~60
血钾(mmol/L)升高	>1.0	<0.5
血碳酸氢盐(mmol/L)降低	>2.0	<1.0
二氧化碳结合力(vol%)降低	>5%	<2.5%

6. 通过治疗观察的鉴别 见图 5-2。

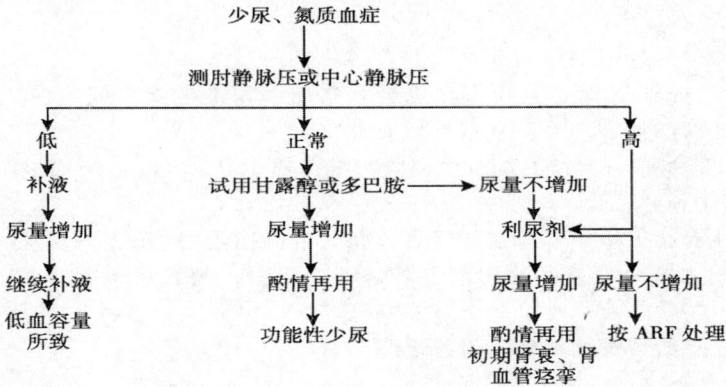

少尿、氮质血症
↓
测肘静脉压或中心静脉压

低	正常	高
补液	试用甘露醇或多巴胺 → 尿量不增加	
尿量增加	尿量增加	利尿剂 ←
继续补液	酌情再用	尿量增加　尿量不增加
低血容量所致	功能性少尿	酌情再用　按 ARF 处理 初期肾衰、肾 血管痉挛

图 5-2 少尿期经治疗后的病变鉴别

【治疗】

（一）初期治疗

此期的治疗很重要，如治疗得当可能阻止其发展。

1. 病因治疗 如纠正休克、积极控制感染停用对肾脏有害的药物等。

2. 静脉滴注甘露醇 以 20%甘露醇 125ml，在 30 分钟内静脉滴入。观察 4 小时内尿量。若尿量每小时>40ml，可能为功能性少尿。此法适用于血容量已经得到补充、血压恢复正常、无心力衰竭的病人，若无效不再试用。

以下方法也可以试用：

24 小时~48 小时无尿（<100ml/L）—补液扩容（最好以中心静脉压或漂浮导管监测）—无尿—甘露醇 20%，125~250ml 静脉滴入—2 小时无尿—速尿 100~200mg，静脉小壶内滴入—2 小时仍无尿—200~300mg 速尿再用一次—仍无尿—急性肾衰的可能性很大。

甘露醇可使肾小管上皮细胞脱水，减轻肾小管因水肿而堵塞肾小管管腔，若能出现利尿作用，对 ARF 也有治疗作用。若不出现利尿作用，甘露醇反而起不良作用。

3. 应用利尿剂 以速尿 200mg，静脉小壶内滴入，每 6 小时 1 次，可连续用 2~3 次，无效不再应用，速尿大量应用也可对肾脏造成损害。

4. 血管扩张剂 如血压正常，血容量得到补充，可试用血管扩张剂，如氨茶碱、多巴胺、钙离子拮抗剂。

多巴胺，2~3μg/（kg·min），可扩张肾动脉，若用量>4μg/（kg·min）时，则反而对肾动脉起收缩作用。

459

5. 肾脏局部可试用理疗

（二）少尿期

此期的治疗对病人的预后非常重要。

1. 饮食　此期饮食的原则为高热量、高糖、高维生素、低蛋白质、低液量、低电解质，此即所谓"三高、三低"饮食原则。

ARF 每日热量≥6276kJ（1500kcal），蛋白质（优质蛋白质，如牛奶、鸡蛋、瘦肉、鱼等）0.6g/kg。

若不能从胃肠道给予。病情较轻者，每天静滴白蛋白 10g，重者 20g。

同时可输入肾衰氨基酸注射液。若进行透析时，每日可根据病情，蛋白质适当增加。

热量补充除给予葡萄糖外，可补充脂肪乳。

2. 限制水的入量

给水的原则是量出为入。

每日需水量=显性失水+不显性失水-内生水（300ml）

显性加不显性失水=1000ml 左右。

观察给水是否适当的监测方法：

（1）定期检查血红蛋白、血球压积，看有无血液浓缩或稀释。

（2）若有可能每日测体重，严格记录出入量。每日体重减轻 0.25~0.5kg，较合适，以防止发生脑水肿、肺水肿。

（3）观察颈静脉是否怒张，注意肺底啰音。

（4）最好做中心静脉压（CVP）。

液体入量不足，血容量不足，心排出量下降，肾脏灌注不足，加重肾损害。

液体入量过多，可引起心力衰竭、肺水肿、脑水肿。

因此入液量的多少，在少尿期甚为重要。

3. 纠正电解质失衡

（1）高血钾：若忽视高血钾的治疗，可危及病人生命。治疗方法如下：

1）限制钾的入量：包括作低钾饮食，停用含钾的药物。

2）对抗钾对心肌的作用：可用 10%葡萄糖酸钙或氯化钙，10ml，静脉注射，每日 1~2 次。亦可用上述药物 2~4g，加于 5%~10%葡萄糖溶液 250~500ml，静脉滴入。

若有传导阻滞，可用阿托品，0.5~1mg，肌肉注射。

3）降低血钾

a. 5%碳酸氢钠，100~200ml，静脉滴入。

b. 15%~20%葡萄糖溶液，250ml，每 4g 糖加 1U 胰岛素，静脉滴入，每日 1~2 次。

c. 应用排钾利尿剂。

（2）高血镁：高血镁可抑制呼吸，抑制心肌收缩力，降低血压。治疗同高血钾。

（3）高血磷：可服用氢氧化铝，减少磷的吸收。吃低磷饮食。

4.纠正代谢性酸中毒　主要用碳酸氢钠治疗，详见"酸碱平衡失调"。

5.透析疗法

（1）透析疗法的指征

1）血钾>6.5mmol/L，或每日上升1mmol/L。

2）尿素氮>32mmol/L，或每日上升7.15mmol/L。

3）血肌酐>530μmol/L。

4）具有严重尿毒症酸中毒症状，经补液纠正难以矫正者。

（2）透析方法的选择

1）血透效率高、起效快，但血流动力学影响较大。

2）腹膜透析起效慢，但安全、简易。易发生腹膜炎，可有粘连，近期腹部手术或腹腔感染者禁用。

3）连续动静脉血液滤过（CAVH）方法简便，危重病人可在床旁进行。

（三）多尿期

此期虽然病情好转，但仍不能忽视。

（1）若尿素氮不正常，仍需限制蛋白质入量。若已正常可增加蛋白质入量，以尽快恢复健康。

（2）无脱水现象，不应大量补液。

（3）仍需注意纠正电解质紊乱。

（4）注意感染问题。

（四）恢复期

此期主要注意不应用对肾脏有害药物，不宜妊娠、手术。

若原来肾脏功能正常，在发生ARF后，肾脏功能完全恢复正常需1年以上。

第六章

内 分 泌 系 统 疾 病

成人垂体前叶功能减退症、垂体危象及垂体卒中

甲状腺与甲状腺激素

甲状腺功能亢进危象

甲状腺功能减退症及甲状腺功能减退危象

甲状旁腺功能亢进及高血钙危象

甲状旁腺功能减退及低血钙危象

急性肾上腺皮质功能不全

糖尿病酮症酸中毒

高渗性非酮症糖尿病昏迷

低血糖症

成人垂体前叶功能减退症、
垂体危象及垂体卒中

诊断	有靶腺体功能减退的临床表现及实验检查异常所见
鉴别	原发性靶腺体功能减退,昏迷患者需与脑血管意外鉴别
治疗	替代疗法,纠正水、电解质及酸碱平衡失调

【概述】

脑垂体前叶功能减退症的严重并发症是垂体危象。因垂体有功能性或无功能性肿瘤,发生急性缺血、坏死、出血,导致垂体突然增大,向上发展压迫周围组织,引起的临床综合征,称为垂体卒中。垂体危象、垂体卒中均为急症,处理不当可危及生命。

(一) 垂体简介

为了便于了解垂体疾病,现将垂体简介于下。

1. 解剖　垂体位于蝶骨体的蝶鞍内。垂体的高约 6~9mm,横径 9~12mm,前后径 7~10mm,重量为 500mg 左右。在妊娠期可较正常大一倍。其漏斗部与下丘脑相连。在其上为视神经交叉。

脑垂体分为腺垂体及神经垂体两部分,见图 6-1。

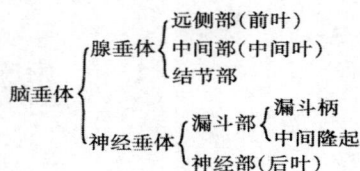

$$
脑垂体
\begin{cases}
腺垂体
\begin{cases}
远侧部(前叶)\\
中间部(中间叶)\\
结节部
\end{cases}\\
神经垂体
\begin{cases}
漏斗部
\begin{cases}
漏斗柄\\
中间隆起
\end{cases}\\
神经部(后叶)
\end{cases}
\end{cases}
$$

图 6-1 脑垂体的各部分

脑垂体的血液供应比较复杂。

(1) 腺垂体:腺垂体的血液供应来自大脑动脉环分出的垂体上动脉,从垂体结节的上部进入神经垂体的漏斗,并在此形成毛细血管网,称第一毛细血管网。由下丘脑弓状核合成的神经肽即在此释放出来，后又返回到结节部形成垂体门静脉，进入腺垂体后又形成毛细血管网，此称为第二毛细血管网。腺垂体合成的激素即在此释放而进入毛细血管网。此处的毛细血管网汇集成静脉，进入到体循环输送至靶腺体发挥生理作用。

（2）神经垂体：供应神经垂体的血来自颈内动脉，在神经垂体内形成毛细血管网。由视上核及室旁核神经元的无髓鞘轴突进入神经垂体，其合成的激素在此释放进入毛细血管网，再汇集成静脉，进入体循环作用于靶器官而发挥生理作用。

腺垂体与神经垂体结合在一起形成脑垂体，外观似一个腺体，但其来源与功能有很大的差异。

2. 脑垂体组织胚胎学及其分泌的激素

（1）腺垂体：腺垂体由外胚层原始口腔发育而成。其结构为腺组织，故称腺垂体。

腺垂体分为前叶、中间叶及结节部。

1）前叶：排列成索状或团块状的腺由上皮细胞组成。根据染色后的颜色及形态分为3种：

A. 嗜酸细胞：占前叶的35%左右。胞体呈圆形或椭圆形。胞浆中有嗜酸颗粒。根据其分泌功能分为：

a. 生长细胞：分泌生长素（GH），不通过靶腺体，直接作用于骨骼、肌肉等，促进其生长。

b. 泌乳细胞：分泌泌乳素（PRL），也不通过靶腺体，直接作用于乳腺，促进乳汁分泌。

B. 嗜碱细胞：占前叶的13%左右。细胞体积较大，呈圆形或多边形。胞浆中有嗜碱颗粒。根据其分泌激素的功能分为：

a. 促甲状腺激素细胞，分泌促甲状腺激素（TSH），作用于甲状腺分泌甲状腺激素。

b. 促肾上腺皮质激素细胞，作用于肾上腺皮质分泌促肾上腺皮质激素（ACTH），作用于肾上腺皮质分泌肾上腺皮质类固醇。

c. 促性腺激素细胞，分泌促性腺激素（GnH），作用于卵巢，分泌卵泡刺激素（FSH）及黄体生成素（LH）。

2）中间叶：此为垂体不发达部分，为一薄层组织，可能产生ACTH样物中叶肽。

3）结节部：此为垂体向上延伸的部分。构成垂体柄的一小部分。其中含有散在的嫌色细胞。细胞体积较小，染色后轮廓不清楚。嫌色细胞可能转变为嗜酸或嗜碱细胞。经免疫组化染色发现细胞内含有ACTH、LH、FSH及少量PRL。

4）促黑激素细胞：此为分散在腺垂体前叶中的细胞，可分泌促黑激素。其作用于黑素细胞生成黑色素。

（2）神经垂体：神经垂体来自第 3 脑室的底部向下延伸的漏斗，发育成垂体的后叶。主要是下丘脑的视上核及室旁核两个神经核团。这是分泌激素的神经元，其无髓鞘轴突神经纤维及神经胶质细胞组成垂体后叶，故称神经垂体。

1）神经分泌细胞：在其胞体及轴突中有大小不等的均质的激素颗粒，分布在胞浆中。经轴突输送到神经末梢，形成大小不等储存激素的 Herring 小体，其中储存的激素有两种：

a. 视上核合成及分泌的催产素（oxytocin），可不通过靶腺体直接作用于子宫使平滑肌收缩，并可作用于乳腺分泌乳汁。

b. 室旁核合成及分泌的血管加压素（vasopressin），又称抗利尿激素（ADH）。它可直接作用于肾小管上皮细胞 V_2 受体，使排尿减少，作用于血管平滑肌 V_1 受体，使血压升高。

2）胶质细胞：这种细胞有多种形态。包围在髓鞘的轴突外面，并有突起附着在血管上，起支持及营养作用。

3. 下丘脑与脑垂体的联系

（1）与腺垂体的联系　在下丘脑与腺垂体之间并无神经联系，但通过下丘脑神经肽与腺垂体联系密切，故称下丘脑—垂体系统。

在下丘脑弓形核，这些神经元可产生下丘脑调节肽（hypothalamic regulating peptide，HRP），HRP 可通过神经轴突输送到脑垂体的漏斗部，在此 HRP 可释放出来，经垂体门脉进入腺垂体，调节腺垂体分泌激素的功能，促进腺垂体释放激素者，称为释放激素（releasing hormone，RH），抑制其分泌者，称抑制激素（releasing inhibiting hormone，RIH）。

现已知 HRP 有以下几种，见表 6-1。

表 6-1　**HRP 的种类及对腺垂体的作用**

释放的激素或因子	缩写	化学结构	作用的靶细胞	垂体分泌的激素
生长素释放激素	GHRH	37,40,44肽	促生长细胞	促生长激素(GH)分泌
生长素释放抑制激素	GHIH	14肽	同上	抑制生长激素分泌
促甲状腺激素释放激素	TRH	3肽	促甲状腺激素细胞	促甲状腺激素(TSH)分泌
促肾上腺皮质激素释放激素	CRH	41肽	促肾上腺皮质细胞	促肾上腺皮质激素(ACTH)分泌
促性腺激素释放激素	GnRH	10肽	促性腺激素细胞	促性腺激素分泌
泌乳素释放因子	PRF	5-羟色胺?	乳腺	促泌乳素(PRL)分泌
泌乳素释放抑制因子	PIF	多巴胺?	乳腺	抑制泌乳素分泌
促黑素细胞释放因子	MRF	5肽	促黑细胞	促黑激素分泌
抑制促黑素细胞释放因子	MIF	13肽	同上	抑制促黑激素分泌

(2) 腺垂体分泌的激素与功能

1) 生长激素 (GH): 人类的生长激素 (hGH) 为 191 肽, 分子量 22000, 在垂体内含有 5~10mg。成人静息状态下血清浓度 1~5μg/L, 半衰期 20~30 分钟。hGH 的生理作用主要为促进骨骼、肌肉等组织生长。hGH 的分泌受 GHRH 及 GHIH 双重调节。

2) 促甲状腺激素 (TSH): 为 220 肽, 分子量 28000, 在垂体内含量为 300μg。血清浓度男性 2.0~7.3mU/L, 女性 2.0~16.8mU/L, 半衰期 53.4 分钟。分泌量 109.2μg/d。TSH 通过作用于靶腺体—甲状腺分泌甲状腺激素而发挥其生理效应 (见本书甲状腺与甲状腺激素)。TSH 分泌的调节, 一方面受下丘脑分泌的 TRH 调节, 另一方面受甲状腺激素对下丘脑及腺垂体负反馈作用的调节。

3) 促肾上腺皮质激素 (ACTH): 为 39 肽, 分子量为 4500, 在垂体内含量 300μg, 血清浓度上午为 30pg/ml(6.6pmol/L), 下午为 8pg/ml(1.76pmol/L)。ACTH 通过作用于靶腺体—肾上腺皮质分泌激素、肾上腺皮质类固醇而发挥其生理效应 (见本书急性肾上腺皮质功能不全)。ACTH 分泌的调节, 一方面受下丘脑分泌的 CRH 调节, 另一方面受肾上腺皮质类固醇对下丘脑与腺垂体的负反馈作用的调节。

ACTH 是由腺垂体合成。ACTH 前身物质, 又称鸦片促黑素细胞皮质原 (POMC), POMC 经蛋白酶分解产生 39 肽 ACTH、13 肽促黑细胞激素 (MSH)、41 肽 β-促脂素及 31 肽 β-内啡肽。

4) 促性腺激素 (GnH): GnH 包括卵泡刺激素 (FSH) 及黄体生成素 (LH)。

a. FSH: 为 204 肽, 分子量 27000, 在垂体内含量为 200IU。血清中浓度男性 2~25IU/L, 女性经前经后变化较大, 半衰期为 30~60 分钟。FSH 作用于卵巢, 促进卵泡发育成熟, 并与 LH 促使雌激素合成及分泌, 进一步引起排卵。

协同睾丸酮促进睾丸精曲小管的生长及精子生成。

b. LH: LH 参与 FSH 的促卵泡成熟、排卵, 随后可使卵泡转变为黄体。亦可促进雌激素及孕激素的合成及分泌。可促使睾丸间质细胞增殖, 并促使合成分泌雄激素。

FSH 及 LH 对下丘脑分泌 GnRH 有负反馈抑制其分泌作用。

5) 泌乳素 (PRL): 为 199 肽, 分子量 23000~24000, 在垂体内含量为 50~200μg。血清中浓度 20~30μg/L, 半衰期为 15~20分钟。PRL 的作用主要为促进乳腺导管细胞的发育及成长, 启动和维持泌乳。在妊娠末期 PRL 血清中浓度可达 200~500μg/L。儿童期男女 PRL 在血清中浓度近似, 在青春发育期则女性较多。PRL 的分泌受 PRF 及 PIF 双重控制。

6) 促黑细胞激素 (MSH): MSH 有 2 种, α-MSH 为 13 肽, β-MSH 为 18 肽。但 α-MSH 不到总量的 3%。在垂体内含量 300~400μg/g 湿重。血清中浓度 20~110ng/L, 半衰期为 10 分钟。MSH 的主要作用为使黑素细胞合成黑色素。黑素细胞存在于皮肤、毛发、视网膜色素层等处。

MSH 的分泌受下丘脑分泌的 MRF 及 MIF 调节。

467

（3）与神经垂体的联系：下丘脑与神经垂体的联系非常密切。实际上两者是一个整体。神经垂体储存下丘脑分泌的激素有两种：

1）抗利尿激素（ADH）：又名血管加压素。为9肽，分子量为1000左右，血清中浓度为1.0~1.5ng/L，半衰期为6~10分钟。ADH 的主要作用是使尿量排出减少及使血管收缩。

ADH 分泌的调节：精神紧张、严重疼痛、创伤、大手术等，通过中枢神经、下丘脑—垂体系统。血容量减少、血浆晶体渗透压降低，均可促使 ADH 释放。

2）催产素：为9肽，分子量为1000左右，催产素与 ADH 不同之处在于组成的氨基酸不同。

催产素第3位氨基酸为异亮氨酸而 ADH 为苯丙氨酸。催产素第8位氨基酸为亮氨酸而 ADH 为精氨酸。因此在对机体的作用上就有很大的差异。

催产素的作用，主要是促进子宫平滑肌收缩及乳腺肌收缩，促进生产及排乳。

催产素分泌的调节主要是在临产时子宫膨胀通过中枢神经系统作用于下丘脑。吸吮乳头的刺激反射性通过下丘脑，两者均经过垂体将催产素释放。

4. 垂体合成及分泌激素的调节

（1）中枢神经的调节：下丘脑与中枢及外周神经有广泛的联系，因此中枢及外周神经发出的冲动，均可到下丘脑而影响其激素的合成及释放。如精神紧张、恐惧、抑郁、应激状态，甚至包括声、光、疼痛等。由于这些刺激影响了下丘脑激素的合成及释放，也导致垂体合成及分泌激素受到影响。

（2）神经递质的作用：引起下丘脑—垂体系统合成及分泌激素改变的递质，主要是儿茶酚胺及5-羟色胺，多巴胺有明显促进 GnRH 分泌作用，并抑制 PRL 分泌。去甲肾上腺素对 CRH-ACTH 有抑制作用，而5-羟色胺则与去甲肾上腺素有相反的作用。

（3）反馈作用：此指靶腺体分泌的激素在血清中的浓度过高或过低时，对下丘脑—垂体系统激素及分泌的调节，此即反馈调节。反馈调节分为长反馈、短反馈及超短反馈。

1）长反馈：长反馈途径较长，指靶腺体分泌的激素可作用下丘脑—腺垂体系统影响其合成及分泌，例如靶细胞—甲状腺分泌的甲状腺激素，如果在血清中的浓度过高，就能抑制下丘脑分泌 TRH 及垂体分泌 TSH，此为负反馈。如甲状腺激素在血清中浓度过低时，可促使下丘脑、腺垂体分泌 TRH 及 TSH。

2）短反馈：短反馈途径较短。如垂体分泌的 TSH，即可作用于下丘脑影响 TRH 的分泌。

3）超短反馈：如下丘脑分泌的调节性多肽 HRP 在血清中达到一定浓度后，即可抑制下丘脑自身分泌 HRP。其经过的途径极短。

（二）成人垂体功能减退的病因

引起垂体功能减退的病较多，主要有：

（1）产后大出血，引起垂体前叶缺血、出血、坏死。于1937年首先由 Sheehan

报告，故又称 Sheehan 综合征。

（2）垂体肿瘤压迫。

（3）垂体炎症病变，如结核、肉芽肿。

（4）垂体放疗、手术后。

（5）全身性疾病，如自身免疫病、淋巴瘤。

（6）下丘脑病变。

（三）分类

1. 根据病因分类

（1）原发性：指因垂体本身疾病引起。

（2）继发性：指因下丘脑疾病所致。

2. 根据垂体病变损害的程序

（1）全垂体功能减退。

（2）部分垂体功能减退：此常表现为 1~2 个靶腺体功能减退。最常见者为性腺、甲状腺受累。

【临床表现】

通常认为垂体功能丧失 50%，临床上不会出现症状。功能丧失 60%，可有轻度的临床表现。丧失 75%，出现明显的临床表现。丧失 95%，出现严重的临床表现。

（一）垂体功能减退共同的临床表现

1. 腺垂体功能减退

（1）促甲状腺激素（TSH）分泌减少：出现怕冷、无力、精神不振、行动缓慢、嗜睡、厌食、腹胀、便秘、心音减弱、胸腔积液、心包积液等甲状腺功能减退症的临床表现。

（2）促肾上腺皮质激素（ACTH）分泌减少：可出现厌食、恶心、呕吐、腹泻、腹痛、四肢厥冷、衰弱无力、低血糖等。

（3）促性腺激素（GnH）分泌减少：成年人男性第二性征消失、阳痿、精子生成障碍。女性月经稀少或闭经。

（4）泌乳素（PRL）分泌减少：产后乳汁分泌减少或无乳汁分泌。

一般认为 GH 及 GnH 常先受累，TSH 及 ACTH 后受累。

（5）黑色细胞激素（MSH）分泌减少：皮肤、乳晕等处皮肤颜色变浅，虽在太阳下暴晒也不会变黑。

2. 神经垂体功能减退　因抗利尿激素（ADH）分泌减少或缺如，而发生尿崩症，此常见继发性垂体功能减退。

（二）因病因不同可有一些不同的临床表现

1. 由垂体肿瘤引起者　可发生头痛、头晕，因视神经受压可有视力障碍。若肿瘤较大可引起高颅压。

2. 若垂体病变累及下丘脑而发生下丘脑综合征　临床表现为：

（1）嗜睡：病变累及下丘脑后区大脑脚时，发生发作性嗜睡。

（2）食欲改变：可发生多食、厌食。因饱食中枢位于丘脑下部腹内侧核的内侧部。嗜食中枢位于饱食中枢的外侧。当饱食中枢受损，嗜食中枢兴奋性增高，出现多食，因而出现肥胖。当嗜食中枢受损，饱食中枢兴奋性增高，出现厌食，而发生消瘦，甚至发生恶液质。

（3）出现性功能障碍。

（4）高体温或低体温：因累及自主神经中枢，当交感神经中枢受累，则出汗多，产热减少，发生低体温。当副交感神经中枢受累，则因散热减少而发生高体温。

（5）因下丘脑视上核受累，可因 ADH 分泌减少而发生尿崩症。

（6）间脑癫痫：此主要表现为下丘脑以自主神经失调为主的症候群。可有意识障碍及自主神经失调为主的症候群。可有意识障碍及自主神经失调的临床表现。当发作时，面色苍白或潮红，结膜充血，血压升高、心率加快、头痛、头晕，烦躁不安，哭笑无常，意识障碍，排尿不畅等。

3. Sheehan 综合征　有产后大出血、昏厥的病史。因垂体缺血坏死，而发生腺垂体功能减退。发病较缓慢，首先表现为产后无乳或泌乳减少，月经少或闭经。性欲减退，阴毛、腋毛脱落，乳房逐渐萎缩。可有 TSH、ACTH、PRL、GnH、MSH 等，分泌减少的临床表现。

（三）垂体危象

此为腺垂功能减退症患者发生的严重并发病。

1. 发病诱因　因本病患者对外界环境适应能力很差，当有感染、过劳、饥饿、手术、停治疗药物或应用镇静药及麻醉药时，却可能诱发垂体危象。

2. 临床表现　除腺垂体功能减退的临床表现加重外，其共同的特点为神志障碍、昏迷。昏迷有以下几种类型：

（1）低血糖昏迷：多在饥饿时发生，初为饥饿感，头晕、心悸、无力、出汗、恶心、呕吐，进一步出现烦躁不安、神志淡漠、反应迟钝、精神异常、抽搐、惊厥，最后发展成昏迷。

此因甲状腺激素、肾上腺皮质类固醇、生长激素分泌减少，及对胰岛素敏感性增加所致。

（2）低体温昏迷：此多发生在寒冷季节。起病缓慢逐渐进入昏迷状态，体温可低于 30℃。

（3）水中毒昏迷：多发生于水的入量过多时，出现脑水肿颅压增高的临床表现。如头痛、头晕、无力、恶心、呕吐、精神不振、意识不清，最后发展为嗜睡、昏迷。

此因肾上腺糖皮质激素分泌过少、对水负荷的利尿反应减退引起。

（4）高烧性昏迷：多因感染所致，因机体应激能力差，在有感染而引起发烧时，易导致神志障碍，甚至发生昏迷，而且易发生循环衰竭。

此主要因肾上腺皮质功能减退所致。

（5）低血钠性昏迷：多由于腹泻钠排出过多，或食欲差钠摄入太少等因素，可发生似原发性肾上腺皮质功能不全的临床表现。此种低钠血症，如单用肾上腺皮质激素治疗而不适当补钠，可因肾功能改善，使尿钠排出增加，低钠血症加重，引起昏迷。

（6）垂体切除后，未适当采取替代疗法，可导致昏迷。

（四）垂体卒中

多因垂体肿瘤发生出血坏死使瘤体突然肿大，压迫周围组织引起一系列临床表现，称为垂体卒中。

因垂体前叶的血液供应来自垂体内动脉，当肿瘤体积突然增大时，向上发展使垂体漏斗受压，从而阻断垂体门脉供应垂体前叶的血液。这是造成垂体前叶出血、坏死的原因。

1. 分类

（1）根据发病的缓急

1）急性型：1 天~1 周。

2）亚急性型：3 周~12 周。

3）慢性型：12 周以上。

（2）根据垂体受损的程度

1）垂体完全坏死。

2）垂体不完全坏死。

2. 临床表现 在急性型临床表现很严重。

（1）剧烈头痛：常发生突然头痛，开始于前额部，后扩散到眼眶部、全头部，呈持续性剧烈头痛。由于可发生蛛网膜下腔出血，而出现脑膜刺激征的临床表现，如恶心、呕吐、颈部强直、视乳头水肿等。

（2）视力障碍：因视神经交叉受压，而发生视力障碍，进展可很迅速，若不及时治疗可致失明。

（3）海绵窦症候群：因海绵窦受压，累及第Ⅲ、Ⅳ、Ⅵ及Ⅴ对颅神经，引起眼肌麻痹，出现复视、斜视、眼睑下垂、瞳孔散大及三叉神经痛。

（4）因脑干受累，出现呼吸节律不齐、血压降低、神志障碍。

（5）因下丘脑受累，出现尿崩症。

（6）腺垂体功能可急剧减退。

【辅助检查】

（一）实验室检查

1. 垂体激素测定　有条件时可做血清中 GH、 ACTH、 TSH、 PRL、 LH 及 FSH 等检查。

2. 下丘脑功能检查　如 TRH、 GnRH 兴奋试验等。

3. 靶腺体激素测定　测定下列激素在血清中的浓度。

（1）甲状腺激素：如 T_3、 T_4、 rT_3、 FT_3、 FT_4 等。

（2）肾上腺皮质激素：如皮质酮、皮质醇。

（3）性激素：如雌醇、睾酮。

4. 血清电解质测定　如血清中钾、钠、氯、碳酸氢根。

5. 血生化检查　如血糖、血脂。

（二）影像学检查

如做垂体 CT、 MRI 检查，对垂体疾病的诊断有很大帮助。

【诊断及鉴别诊断】

（一）成人垂体前叶功能减退症诊断

通常根据典型病史、靶腺体功能减退的临床表现及实验室检查，诊断并不困难，但若为部分垂体功能障碍而引起单一靶腺体功能不良，在临床鉴别诊断上有时不太容易。如甲状腺功能减退症，是原发甲状腺本身的疾病引起，还是继发于垂体部分功能障碍所致，则需要进行鉴别。若为原发性甲状腺功能减退症，则血清中 T_3、 T_4、FT_3、FT_4 降低，而 TSH 增高，若为继发于垂体功能障碍，则血清中 T_3 等降低外，TSH 也降低。用 TSH 兴奋试验后，则甲状腺吸碘试验可恢复正常。

（二）垂体危象诊断

在垂体前叶功能减退症的患者，因一些诱因作用而发生昏迷，就能想到有本病的可能。但有些病发病的诱因并不明确。垂体危象有时除与原发性靶腺体危象，如肾上腺危象、甲状腺功能减退危象外，尚需与脑血管危象、颅内感染、胰岛细胞瘤相鉴别。

（三）垂体卒中诊断

若有垂体肿瘤、垂体外伤的病史，发生剧烈头痛、视力障碍、眼肌麻痹，并有垂体功能很快减低，结合垂体 CT 或 MRI 检查诊断并不困难。但在不典型病例，需与蛛网膜下腔出血、脑出血、颅内感染鉴别。

【治疗】

腺垂体功能减退的治疗原则是替代疗法，但因病情不同，应具体情况具体确定治疗的方法。

(一) 成人腺垂体功能减退症的治疗

1. 肾上腺皮质激素 常用药物可的松，12.5~37.5mg/d，分次口服，早晨 8 时用量为全量的 2/3，下午 2 时用全量的 1/3，根据病情的改变可调整用药剂量。或用氢化可的松 20~30mg/d。

2. 甲状腺激素 在应用甲状腺激素之前，应先用肾上腺皮质激素，以免因用甲状腺激素后使基础代谢增加，诱发急性肾上腺功能减退危象。

甲状腺激素的应用从小剂量开始。如甲状腺片，每片含甲状腺 20mg，其中主要成分为 T_4。15~30mg/d，每 1~2 周加量一次，逐渐加量到 60~120mg/d，分次口服。也可用左旋甲状腺素钠 (T_4)，初始剂量为 12.5~50μg/d，口服。每两周增加 12.5~50μg。维持量为 75~125μg/d。

3. 性激素 男性可用苯丙酸诺龙 (Nandrolone) 25mg，每周 1~2 次，肌肉注射。女性可做人工周期，以恢复第二性征及性功能，但长期应用此种疗法，可发生乳腺及子宫内膜癌。

(二) 垂体危象的治疗

治疗原则除替代疗法外，应针对昏迷的原因进行处理。

1. 替代疗法 肾上腺皮质激素、甲状腺激素的用量及用法，可参阅本出 "急性肾上腺皮质功能不全 (肾上腺危象)"、"甲状腺功能减退危象"。

2. 对症处理 针对患者昏迷的原因进行处理，低钠血症、水中毒的治疗，可参阅本书 "水、电解质、酸碱平衡失调的诊断与治疗"。低血糖昏迷，可参阅本书 "低血糖症"。

3. 其他 去除诱因，注意昏迷的护理，禁用镇静剂及麻醉剂。

(三) 垂体卒中的治疗

治疗原则除替代疗法外，应降低颅压、手术治疗、止血药物。

(1) 快速降低颅压。

(2) 若有视力障碍，应及时手术，清除坏死组织、血块，可使症状明显缓解，并可保存视力以免发生失明。

(3) 替代疗法常需给大剂量肾上腺皮质激素、甲状腺激素。

(4) 纠正低血压或休克。

(5) 纠正水、电解质、酸碱平衡失调。

(6) 可给予止血药物。

甲状腺与甲状腺激素

（一）甲状腺简介

1. **甲状腺的解剖及组织学**　人体甲状腺位于喉部及气管两侧，分为左、右两叶，中间为峡部，在 2~4 气管软骨环的前方与左右两叶相连，呈 H 形。每叶高宽均为 5cm，厚约 2cm，总重量约 20~40g。

甲状腺的血液流量很大，每分钟每克组织约为 5ml。

甲状腺的实质，由结缔组织分为若干小叶，在每个小叶中含有许多甲状腺滤泡。滤泡是单层立方上皮细胞围绕而成，中间为滤泡腔。

滤泡上皮是合成及分泌甲状腺激素的地方，而滤泡腔中充满胶质，主要是甲状腺球蛋白，此由滤泡上皮细胞分泌。故滤泡腔是贮存甲状腺激素的地方。人体甲状腺中约有 300 万个滤泡。

2. **甲状腺激素（TH）的合成**

TH 合成分 3 个步骤：

（1）聚碘：正常饮食每日摄入碘约 300μg，食物中的碘在肠道还原成 I⁻，I⁻经肠道吸收入血，进入甲状腺滤泡上皮细胞（滤泡细胞）。在细胞的基底有碘泵，可将碘主动泵入细胞内。此为一耗能过程，由 ATP 提供能量。因此全身的碘有 1/4 以上在甲状腺中，甲状腺中碘的浓度比血浆中大 25 倍。

甲状腺每日合成 TH 需碘 70μg 左右，每日分泌 TH 为 50~150μg。

甲状腺吸收碘可为促甲状激素所促进，而被 ClO_4^- 等所抑制，因 ClO_4^- 可与 I⁻竞争碘泵的作用。故临床上用 ClO_4^- 的盐治疗甲状腺功能亢进。

（2）碘的氧化：在滤泡细胞膜的结构中，存在有甲状腺过氧化物酶（TPO），其主要作用是使 I⁻氧化变成有活性的碘（I_2），并可促进含碘酪氨酸的耦联作用。

碘的氧化需有，H_2O_2 在 TPO 的作用下完成，其反应式如下：

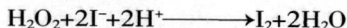

$$H_2O_2 + 2I^- + 2H^+ \longrightarrow I_2 + 2H_2O$$

（3）TH 的合成：碘化酪氨酸是在甲状腺球蛋白（TG）中进行的，进行碘化酪氨酸的部位在滤泡细胞的顶膜（向滤泡腔的膜）微绒毛与滤泡腔交界处，在滤泡内新合成的 TG 与滤胞细胞新合成 TPO，在 H_2O_2 存在的情况下，发生酪氨酸的碘化反应。将酪氨酸碘化成一碘酪氨酸（MIT）及二碘酪氨酸（DIT），并由 TPO 耦联，将 MIT 加 DIT 形成 T_3。两个 DIT 形成 T_4。硫脲类药物可抑制 TPO，故可抑制 TH

合成。

甲状腺球蛋白（TG）为一糖蛋白，由 5000 多个氨基酸组成，分子量为 660000，每一个 TG 分子，有 140 个酪氨酸，其中有 10%的酪氨酸被碘化。故在 TG 的分子上有 MIT、DIT、T_3 及 T_4。含有碘化酪氨酸的 TG，被分泌到滤泡腔中，构成滤泡腔中的主要胶质。

在滤泡腔中贮存的 TH，可供机体应用 100 天左右。

3. TH 的分泌与运输

（1）TH 的分泌：甲状腺滤泡细胞在促甲状腺素（TSH）的作用下，其顶端，即向滤泡腔的一端，向滤泡腔中伸出胞浆突，将滤胞腔中的 TG 吞饮而形成小囊，此小囊与细胞内的溶酶体结合后，被溶酶体中的蛋白水解酶水解，将 TG 上的 MIT、DIT、T_3、T_4 分离出来。T_3、T_4 可通过细胞基底部的微管释放到血液中，而发挥生理效应。MIT、DIT 则经脱碘酶将碘脱下，碘可被再利用。脱碘酶不能将 T_3、T_4 的碘脱下。

（2）TH 在血中的运输：在血浆中的 T_3、T_4，绝大部分与血浆中蛋白结合，其中与球蛋白结合占 70%以上。血浆中的 T_3 大部分由 T_4 转变而来。

血浆中的 T_3 平均含量为 1.8nmol/L(200μg/dl)、T_4 为 105nmol/L(8.0μg/dl)。而 FT_3 占 T_3 总量的 0.3%，FT_4 占 T_4 总量的 0.03%~0.04%。只有 FT_3 及 FT_4 才能发挥生理效应。

当 FT_3、FT_4 少时，则由 T_3、T_4 转变为 FT_3、FT_4 增加，反之也是，以保持 FT_3 及 FT_4 在血中的平衡相当稳定。

当 T_4 分泌过多时，则可转变为 rT_3，rT_3 无生物活性。T_4 在血浆中的半衰期为 6.1 天，T_3 为 24 小时。

4. TH 分泌的调节　在正常情况下，甲状腺功能的调节主要依赖于下丘脑—腺垂体—甲状腺。

（1）促甲状腺激素释放激素（TRH）：TRH 在下丘脑合成及分泌，其由焦谷氨酸、丝氨酸及脯氨酸组成的小分子肽类直接作用于腺垂体，通过 Ca^{2+} 促使促甲状腺激素（TSH）的分泌，一个分子的 TRH 可使腺垂体释放 TSH 7000 个分子。因 TRH 可激活垂体促甲状腺细胞膜上的受体相结合，通过 cAMP 而使 TSH 分泌。

中枢神经系统对甲状腺分泌功能的调节是通过下丘脑分泌 TRH 进行的。

去甲肾上腺素、5-羟色胺也有促使 TRH 分泌的功能。

（2）促甲状腺激素（TSH）：垂体前叶的促甲状腺细胞可合成及分泌 TSH，TSH 是由 220 个氨基酸组成，分子量为 28000。其可促使滤泡细胞分泌 T_3、T_4。一个分子的 TSH，可使甲状腺分泌 TH 2000 个分子。

（3）TH 对 TRH 及 TSH 分泌的负反馈作用：腺垂体前叶的促甲状腺细胞有 T_3 的特异受体，T_3 与其结合后，可抑制 TSH 的分泌。

TH 对 TRH 的分泌抑制作用不大，但 TH 可阻滞 TRH 对垂体释放 TSH。

TH 在血浆中浓度的高低，随时影响着 TRH 及 TSH 的分泌。三者相互调节与制约，使血浆中的 TH 浓度保持相对的动态平衡，以适应机体代谢的需要。

5. TH 对机体的作用　体内组织除脑、性腺、脾及肺外均有 TH 受体，因此 TH 对体内大部分组织及器官均可发挥其生理效应。

（1）对基础代谢的作用：TH 由载体介导进入细胞后，可与细胞核受体结合。T_3 的的结合力比 T_4 大 10 倍，比 rT_3 大 100 倍。在核糖体、线粒体的质膜也有 TH 受体。

TH 可使一些酶合成增加，使代谢活跃，增加氧耗量及产热量。当 TH 分泌过多时，可使基础代谢增加 60%~100%。在成年人，正常耗氧量为 250ml/min 左右。甲状腺功能亢进时，耗氧量可增加到 400ml 左右。

TH 耗氧及产热增加，是通过增强 Na^+–K^+ATP 酶活性使线粒体能量代谢活动增加所致。

（2）对营养物质代谢的作用

1）对糖的代谢：可增加糖原的合成及糖在肠道的吸收。但大量 TH 分泌时，使糖的分解加快。

2）对蛋白质的代谢：TH 可诱导新蛋白质的合成，包括一些特殊的酶。当 TH 在血浆的浓度正常时，可促进蛋白质的合成，若 TH 缺少，儿童则发育停止，但 TH 过多时，则蛋白质分解加速，是负氮平衡。

3）对脂类的代谢：TH 可促进胆固醇的合成及排泄，若 TH 分泌增加，则胆固醇转化为胆酸增加比合成的速度快，故血中胆固醇可降低。而 TH 分泌减少，则胆固醇在血中增加。

TH 可通过 cAMP 促进细胞中的脂肪分解，使游离脂肪酸在血中增加。

（3）对生长的作用：TH 对骨骼的发育及成熟，也起很大的作用。若 TH 缺乏对儿童生长发育会带来严重的影响。

（4）对神经系统的影响：对中枢神经有兴奋作用。在胎儿时期，对中枢神经的发育与成熟起重要作用，若此时 TH 在血中缺乏可使大脑发育障碍。

（5）对循环系统的影响：TH 可使心率加快，心肌的收缩力增强，心脏排出量（CO）增加，血压可有收缩压轻度升高，舒张压多下降。

（6）对消化系统的影响：食欲多亢进，食量增加，消化液分泌增加，肠蠕动加快。

（7）对骨骼肌的影响：因蛋白质的分解增加，常表现为肌无力。因神经突触敏感性增加，故可出现颤动。

（8）对性功能的影响：男性可发生阳痿，女性可出现月经不调。

6. TH 的降解　TH 在肝脏中部分与葡萄糖醛酸结合，经胆汁排入小肠中，其中部分又回吸收入血，在未被吸收者，经粪便排出体外。TH 与葡萄糖醛酸结合后，也可从尿中排出。

甲状腺功能亢进危象

诊断	甲亢患者出现高烧、心率快、谵妄、甚至昏迷、腹泻
鉴别	急性感染、心脏疾病、急性胃肠炎
治疗	抗甲亢药物，β-受体阻滞剂，纠正水、电解质、酸碱平衡失调

【概述】

甲状腺功能亢进危象（甲亢危象）是甲亢的一种严重并发症。常因甲亢未经治疗，或虽经治疗但病情未得到控制加之某种因素，使原有甲亢症状突然加重而达到危及生命的状态。

甲亢危象男女均可罹患，女性多见。各种年龄均可发病，但中老年多见，儿童少见。发病率约占住院甲亢病的 2%。甲亢危象虽然并不多见，但死亡率很高。

【诱因及发病机制】

（一）诱因

甲亢危象的发生多有诱因，无明显诱因者少见。常见的诱因有：

1. 甲亢手术　在未经治疗或未得到较好控制病情的病人，做甲状腺手术，因在手术过程中挤压使甲状腺激素大量入血。或做甲状腺以外较大的手术，由于应激状态、麻醉等也可诱发甲亢危象，也称外科性危象。

2. 严重感染　各种感染，特别是呼吸系统感染是引起的内科甲亢危象的常见诱因。

3. ^{131}I 治疗甲亢　此因 ^{131}I 破坏甲状腺细胞使大量甲状腺激素（TH）释放而引起甲亢危象，此多发生于经 ^{131}I 治疗后 1~2 周。

4. 药物因素　如药物过敏，不适当停用抗甲亢药物。

5. 精神因素　如精神创伤、过度疲劳。

6. 患有其他疾病　如糖尿病酮中毒、肺栓塞、严重脱水、心功能不全。

7. 其他因素　妊娠、分娩。

477

（二）发病机制

甲亢危象的发病机制并未完全阐明，可能与下列因素有关：

1. 甲状腺激素大量释放入血　这使基础代谢突然升高，使病情急剧加重，但危象发生时，血中总甲状腺激素水平不一定升高，但游离 T_3、T_4 明显升高，可较正常人高 5~10 倍，这说明甲状腺激素血中骤然增多是引起甲亢危象的一个重要原因。但并非所有甲亢危象病人血中甲状腺激素含量都很高。

2. 对甲状腺激素耐力下降　由于甲亢病人的机体对甲状腺激素耐受力下降，虽然血中甲状腺激素的含量并未明显增加，但机体反应强烈。

3. 肾上腺素能活力增加　甲亢危象的发生往往是因某种应激状态下，使交感神经系统和肾上腺髓质活力增强，释放大量儿茶酚胺。甲状腺激素可使细胞膜上的儿茶酚胺受体增加，故增加儿茶酚胺对机体的效应，出现对儿茶酚胺过度反应的现象。甲亢危象病人用 β-受体阻滞剂后可使病情好转，可说明交感神经活动力增加在甲亢危象发病中的重要作用。

4. 甲亢在发生肾上腺皮质功能不全、肝功能不全时　易发生甲亢危象。

总之，甲亢危象的发病机制是较为复杂，但血液中甲状腺激素的含量急剧增加，是甲亢危象发病的基本条件和重要环节，它进一步加重了已经受损的肾上腺皮质和肝脏的负荷，再加上某种应激状态，使血中儿茶酚胺增加和机体失去了对甲状腺激素反应的调节能力，从而出现了甲亢危象的种种临床表现。

【临床表现】

甲亢危象的典型临床表现为高烧、大汗淋漓、心跳过速、频繁的呕吐、腹泻、极度衰弱、烦躁不安、谵妄、昏迷，最后死于心力衰竭、休克。

（一）体温急剧升高

在 24~48 小时内可达 39℃，甚至可高达 41℃，且持续不退，用一般退热药无效。同时可有大汗淋漓，皮肤潮红。继而发生脱水、汗闭、皮肤干燥。

高烧是甲亢危象和重症甲亢的重要鉴别点。

（二）神经精神症状

精神变态，可有惊恐、焦虑、极度烦躁不安、全身震颤。晚期可有谵妄、嗜睡，最后昏迷。

（三）循环系统

心跳过速，心率可达 160 次/分以上，与体温升高不成比例。可为窦性心动过速，也可发生室上性阵发性心动过速、心房颤动、心房扑动，也可发生心力衰竭。开始血压正常，而后血压升高，脉压增大。后期可发生急性肺水肿，或循环衰竭。

（四）消化系统

食欲极差，可有明显的恶心、呕吐，腹泻较重，每日可达十几次。因此进一步加重脱水，并出现电解质紊乱、氮质血症。

（五）肝脏功能

可有肝脏肿大、肝功能异常，可发生黄疸及肝功能衰竭。黄疸出现常是预后不良的先兆。

（六）甲亢危象的特殊类型

淡漠型甲亢及淡漠型甲亢危象分述于下：

1. 淡漠型甲亢

（1）发病机制：此多见于老年女性，甲亢病程较长而又未得到有效控制的病人，因长期消耗，出现极度消瘦甚至发生恶液质。机体对甲状腺素反应不良。或儿茶酚胺耗竭，或机体对其反应不敏感所致。

（2）临床表现：淡漠型甲亢与典型甲亢临床表现有较大的不同，易误诊、漏诊，其区别见下表6-2。

表 6-2　典型甲亢与淡漠型甲亢的区别

项　目	典型甲亢	淡漠型甲亢
年龄	中、青年多见	老年多见
精神神经	兴奋、多动、失眠	淡漠、抑郁、嗜睡
心率	快	不快或慢，最慢少于60次/分
心律失常	发生率较高	晚期发生率较高
皮肤温度	温暖	凉
出汗怕热	多见	不怕热、出汗少或无汗
食欲	亢进	厌食
营养状态	消瘦,体重较轻	极度消瘦,可呈恶液质
肌病	可有	多见
甲状腺	多为弥漫性肿大	常为结节性肿大
眼征	多明显	多不明显
T_3、T_4 等检查	多明显升高	升高不著
^{131}I 摄取试验	增高	增高

479

2. 淡漠型甲亢危象　淡漠型甲亢由于感染、精神刺激等而发生淡漠型甲亢危象。其临床表现除上述症状加重外，主要为精神神经系统改变，发生嗜睡、昏睡、昏迷。

【辅助检查】

（一）甲状腺功能检查

T_3、T_4、FT_3、FT_4 在血中升高，TSH 可降低。^{131}I 摄取功能增加。BMR 常>

40%。

（二）肝功能检查

可有胆红素、转氨酶、转肽酶、碱性磷酸酶在血中升高。

（三）血电解质检查

多为电解质代谢紊乱。

【诊断及鉴别诊断】

（一）诊断

在甲亢患者病情突然加重，出现高烧、心率明显加快、焦虑、烦躁不安、谵妄甚至昏迷几个主要临床症状。甲状腺肿大，有杂音及震颤。BMR>40%，血 T_3、T_4、FT_3、FT_4 升高等，诊断不难。

（二）鉴别诊断

1. 甲亢危象前兆与甲状腺危象期的鉴别　甲亢危象在其发展的过程中，人为地分为甲亢危象前兆及危象期，实际上两者并无明显的界限，只不过是后者较前者临床表现较为严重而已，一般说来两者的鉴别见表6-3。

表 6-3　危象前兆与危象期的鉴别

项　目	危象前兆	危象期
体温(℃)	38~39	>39
心率(次/分)	120~139	>140
出汗	多汗	大汗
精神神经	烦躁不安、焦虑	躁动、谵妄、昏睡、昏迷
胃肠道症状	食欲减退、排便增加	恶心、呕吐、腹泻较重
电解紊乱、脱水	不明显	明显

2. 与重症感染相鉴别　以高烧、大汗、白细胞增高为主要表现的甲亢危象，易误诊为重症感染。危象时，高烧持续不退，伴大汗淋漓，但体温并不降低，用退热药物无效。感染的发烧多出汗后体温下降，用退热药有效。危象时心率极度增快而且与体温升高不成比例，此亦有别于重症感染。此外，甲亢危象有甲亢体征，如甲状腺肿大，有杂音及震颤等。而感染也多有感染的其他征象，如肺炎、急性胆囊炎、急性肾盂肾炎等。但感染常可诱发甲亢患者发生甲亢危象，此点值得注意。

3. 心脏疾病　以心律失常、心衰、烦躁不安、大汗为主要表现的甲亢危象，加上脉压增大、心电图有缺血的改变，在老年人易误诊为冠心病合并心衰。但甲亢危象有甲状腺肿大，有杂音、震颤、第一心音增强，血中 T_3、T_4、FT_3、FT_4 等增高，此不见于冠心病合并心衰。

4. 急性胃肠炎 急性胃肠炎与甲亢危象，两者均可有呕吐、腹泻、心率增快。但甲亢危象多不伴有腹痛，腹泻多为溏便，无红、白细胞。甲亢危象以往有甲亢病史，有甲状腺肿大等体征。

5. 神志障碍合并肝功能异常、黄疸，需与肝脏疾病引起的肝功能衰竭鉴别 甲亢危象可引起严重的肝损害及严重的黄疸，甚至发生肝昏迷死亡，若未注意到甲状腺局部改变及以往病史，有时鉴别有一定的困难，若检查血中甲状腺激素，两者即可区别开来。

6. 淡漠型甲亢危象需与其他疾病鉴别 如与恶性肿瘤引起的恶液质相鉴别，因为此型甲亢危象甲状腺可无明显肿大，心率不快甚有心动过缓，若未想到有此型甲亢危象，鉴别相当困难，但血中甲状腺激素测定，易将两者区分开来。

【治疗】

甲亢危象是一种严重的甲亢并发症，诊断一旦确定，必须全力进行治疗。

治疗原则包括：① 减少甲状腺激素合成及分泌；② 降低甲状腺激素对周围组织的作用；③ 保护重要器官的功能；④ 加强全身支持疗法；⑤ 迅速去除诱因。

（一）一般治疗

1. 镇静 对高度兴奋、烦躁不安、谵妄，可给予安定 10mg，肌肉注射，每隔 4 小时，可再用 1~2 次。或 10%水合氯醛（Chloral Hydrate）15~20ml，保留灌肠。

2. 降温 高烧，特别体温在 40℃以上，持续时间较久，会给中枢神经造成损害，尤其是老年人。因此对高烧或超高烧患者应迅速降温。降温的方法有：

（1）物理降温：此为首选方法。常用者如头部及大动脉处放置冰袋，酒精擦浴，冰盐水灌肠，冰床等。

（2）药物降温：可用度冷丁加非那根，各 25mg，肌肉注射，再用物理降温则效果较好。

可用肾上腺皮质类激素。禁用阿司匹林，因其可使与甲状腺球蛋白结合的甲状腺激素游离，使症状更加严重。

3. 支持疗法 因高烧、呕吐、腹泻、大量出汗，可发生脱水及电解质代谢紊乱。需补充足够的液体、纠正电解质平衡失调，补充营养物质及大量维生素，特别是 B 族维生素及维生素 C。可适当给予 ATP、辅酶 A 及吸氧。有肝功能损害者，保肝治疗。

4. 积极控制发病的诱因 有感染者需应用适当的抗生素。伴有其他疾病者，也应同时积极治疗。

481

（二）特殊治疗

针对甲亢危象常应用的药物及方法。

1. 控制甲状腺激素的释放　无机碘制剂，能迅速减少甲状腺激素的释放。一般主张先给抗甲状腺激素合成的药物，一小时后再给碘制剂，以阻断甲状腺激素合成。但在严重的病人同时给药也并非不可。碘制剂多主张首次给较大剂量。口服复方碘溶液（10%碘化钾溶液、 Lugol's Solution）30~40滴，若不能口服可从胃管中滴入。以后每6~8小时给10~30滴。或用碘化钠0.5~1.0g，加入10%葡萄糖溶液500ml静脉滴入，24小时内可用2.0~3.0g。危象缓解后，3~7天停用。

大剂量给碘，可抑制甲状腺释放甲状腺激素。其作用机制可能由于：

（1）抑制甲状腺激素的合成。

（2）抑制甲状腺球蛋白水解，使T_3、T_4不能从甲状腺球蛋白解离。因为在甲状腺球蛋白水解时，需有足量的还原型谷胱甘肽，使甲状腺球蛋白的二硫链还原。而大剂量的碘能抑制谷胱甘肽还原酶，使还原型谷胱甘肽生成不足，从而使甲状腺球蛋白水解酶不敏感而作用减弱。

大剂量的碘能抑制甲状腺激素的合成，称此为Wolff-Chaikoff效应。长时间用碘则无效，称此为W-C效应脱逸。

2. 阻止甲状腺激素的合成　抗甲亢药物可阻止甲状腺激素的合成，但对已合成的甲状激素则不起作用，故需等甲状腺内贮存的甲状腺激素耗尽后方能显效。因此不能单独用这类药物控制甲亢危象，必须与碘制剂合用。常用的药物为丙基硫氧嘧啶，200mg，口服每日3~4次。其次可用他巴唑、甲亢平，20~30mg/d。这些药均可引起白细胞减少、肝损害、过敏反应。需定期检查血象及肝功能。

待病情好转后，逐渐减少用量。

这类药物的作用可能是与过氧化物酶系统中的二硫链结合成无活性的二硫化合物，干扰二硫链传递碘的能力，从而抑制碘的活化、酪氨酸碘化，阻滞甲状腺激素的合成。同时还可抑制外周组织中5'脱碘酶的活性，阻止T_4向生物活性较强的T_3转化。

3. 降低血中甲状腺激素的水平　碘制剂及抗甲亢药物只能抑制甲状腺激素的合成及释放，对已进入血中的甲状腺激素则不起作用。甲亢危象的病人，血中游离甲状腺激素的水平可比正常人高5~10倍，甲状素激素的半衰期较长，如T_3、T_4均为6~8天。又多与血浆蛋白相结合，因除去血中的甲状腺激素是治疗甲亢危象的办法之一。其方法有：腹膜透析法、换血疗法、血浆去除法。

4. 降低周围组织对甲状腺激素、儿茶酚胺的反应　应用β-受体阻滞剂能降低甲状腺激素使交感神经的兴奋作用。可使心率减慢，体温下降，精神症状及循环状态均有明显改善。但有心力衰竭者慎用。有喘息者禁用。一般口服心得安，10~20mg，4~6小时1次。必要时也可从静脉小壶内滴入，每次2.5mg，需密切观察血压、心率。也可用倍他乐克、氨酰心安。

利血平，为肾上腺素能的阻断剂，较大剂量可使交感神经末梢贮存的儿茶酚胺耗竭。一般用 1mg，肌肉注射，4~6 小时可再重复 1 次。可使心率减慢，躁动减轻，但可使血压降低，应密切观察血压以调整用药剂量。

（三）其他治疗方法

1. 肾上腺皮质激素　甲亢危象时对肾上腺皮质激素需要量增加。肾上腺皮质激素可纠正甲亢危象时肾上腺皮质功能不全，还可抑制甲状腺激素的兴奋作用，可降低体温，有抗休克作用，并可抑制 T_4 转变 T_3 的作用。一般用琥珀酸钠氢化可的松 400mg，加入 5% 葡萄糖溶液 500ml 中，静脉缓慢滴入。或地塞米松 15~20mg，静脉小壶滴入。

2. 低温下甲状腺次全切除　有的作者报告治疗甲亢危象获得成功，但只是一种方法，并未广泛用于临床。

[预防及预后]

因甲亢危象病情严重，可危及生命，故预防其发生就极为重要。

（1）甲亢病人若使用抗甲亢药物而病情又未得到控制，不要突然停药。

（2）避免各种引起甲亢危象的诱因。

（3）甲亢手术前，除甲亢已基本控制外，应用碘制剂及抗甲亢药物。

（4）对重症甲亢及伴有心力衰竭者不宜作 [131]I 治疗。

甲亢危象的病人，若治疗及时，用药恰当，病情多至 36~72 小时开始好转，一周左右可能恢复。死亡多发生于发病后 36~72 小时，死亡率在 20% 左右。

甲状腺功能减退症及
甲状腺功能减退危象

诊断	有甲状腺功能减退的临床表现，如怕冷、乏力、记忆力减退、心动过缓、黏液水肿。严重者出现嗜睡、神志障碍、昏迷
鉴别	垂体危象，低血糖昏迷
治疗	甲状腺激素、保暖、治疗伴发病、控制诱发因素

【概述】

甲状腺功能减退症（甲减）、甲状腺功能减退危象（甲减危象、黏液水肿性昏迷、黏液水肿危象），后者是甲减病情进展的结果。此由于甲状腺激素合成、分泌不足所致，导致机体代谢障碍而引起一系列的临床表现，从病理生理上讲其与甲状腺功能亢进的临床表现相反，但也有其特殊性。

【分类】

（一）根据发病年龄分类

（1）甲减发生于胎儿或出生后不久发病，称为克汀病。

（2）甲减发生于发育前儿童，称为幼年性甲减。

（3）甲减发生于成年期，称为成年性甲减。

上述 3 种甲减临床表现并不完全相同，现只讨论成年性甲减。

成年性甲减发病隐袭，多见于 40~60 岁女性，病程很长，可达十几年之久。

（二）根据病因分类

1.甲状腺性甲减　此又称原发性甲减，因由甲状腺疾病本身所致。常见的病因有：

（1）甲状腺切除术后。

（2）用 ^{131}I 治疗后。

（3）自身免疫性疾病，如慢性甲状腺炎（桥本甲状腺炎）。

（4）由肿瘤、结核、其他炎症，对甲状腺造成损害。

（5）药物，如应用抗甲状腺药物。

2.垂体性甲减　此又称继发性甲减。此指因垂体前叶疾病，导致促甲状腺激素（TSH）合成、分泌不足。多见于垂体肿瘤、Sheehan 综合征、垂体手术后。

3.下丘脑性甲减　此又称三发性甲减。此指因下丘脑受损，导致促甲状腺激素释放激素（TRH）合成、分泌减少。多见于下丘脑肿瘤、肉芽肿、放射治疗后等。

（三）根据临床表现的严重程度分类

（1）亚临床型。

（2）临床型。

（3）甲减危象。

【病理改变】

甲减的特异性病理改变为器官的疏松组织大量的黏蛋白、黏多糖（蛋白聚合

484

物）的浸润，因其中含有大量透明质酸、硫酸软骨素等亲水物质，故有大量的水分附着于黏蛋白、黏多糖，而发生黏液水肿，同时其中有含有大量黏蛋白的巨噬细胞。

由于黏蛋白、黏多糖形成的黏液水肿浸润各种器官，临床上出现一系列症状及体征。

【临床表现】

（一）亚临床型

此型甲减的临床表现，仅在化验时发现血 TSH 升高，甲状腺激素偏低。

（二）临床型

因病情轻重不同，临床表现有较大差异。

1. 基础代谢降低的表现　主要是怕冷、无力、精神不振、行动缓慢、嗜睡。

2. 皮肤表现　因皮下组织有黏蛋白浸润，发生表皮角化，汗腺受损，故出汗减少，皮肤干燥，毛发易脱落，眼眉外侧眉毛脱落，面部水肿皮肤发白，下肢有非可凹性水肿。

3. 循环系统表现　因心肌有黏液水肿，心脏可发生假性肥大，心包可有积液，心率快，心音减弱，心肌收缩力降低，心脏排出量减少，血压偏低。甲状腺激素在血中减少，可引起脂类代谢障碍，易发生冠心病，而发生心绞痛、心律失常及心功能不全。并可发生甲减心脏病。

4. 呼吸系统　因肺有黏液水肿，可出现通气不足，肺泡换气障碍，而出现呼吸困难，氧分压（PaO_2）降低及二氧化碳分压（$PaCO_2$）升高。因呼吸肌无力，甚至可发生二氧化碳麻醉。

胸腔可有积液，发生的原因主要是毛细血管通透性增加及局部有黏蛋白堆集所致。

5. 消化系统　因全消化道都可有黏液水肿，故导致黏膜水肿、腺体萎缩。因可有抗胃壁细胞抗体，而发生胃酸减少。多发生厌食、腹胀、便秘、消化不良、吸收不良。

6. 泌尿系统　因肾脏有黏液水肿，肾脏小球基底膜增厚，加以心脏排出量减少，肾血流量降低，肾小球滤过减少，而肾小管对抗利尿激素的敏感性增加，故发生尿少，水在体内潴留。尿中可出现蛋白。

7. 内分泌系统　可有肾上腺皮质功能不全的表现。甲减患者对胰岛素反应很敏感。

8. 肌肉系统　全身肌肉包括骨骼肌、平滑肌，因为黏蛋白浸润，而发生四肢肌肉假性肥大、舌肌肥大。肌细胞肿大、苍白，有空泡变性、退行性变，故发生肌无力。

9. 造血系统　可发生造血抑制，同时摄入铁、维生素 B_{12}、叶酸等，造血原料不足，故可发生贫血，经治疗后可好转。

10. 神经系统　主要有以下改变：

(1) 大脑皮质：因有黏液水肿、退行性变，而出现记忆力差，表情迟钝，精神不振，智力下降，可发生头晕、抑郁、妄想、痴呆、嗜睡、动作性震颤。

(2) 下丘脑：此处黏液水肿，可能是引起低体温原因之一。

(3) 小脑：此处黏液水肿，可发生共济失调。

(4) 周围神经：其间质也可发生黏液水肿，髓鞘及神经突触可有退行性变，而发生手足麻木，痛觉异常，腱反射降低。

（三）甲减危象阶

此为甲减发展到严重的阶段，多见于老年，是一个危重疾病。

1. 发生的诱因

(1) 甲减未能及时诊断及治疗。

(2) 多在冬季受凉后发病。

(3) 镇静剂、感染、创伤、手术等，均可诱发。

因血中甲状腺激素减少，使代谢发生障碍，细胞内氧化及磷酸化过程不能正常进行，造成能量产生及贮存减少，加以肾上腺功能不良、对儿茶酚胺反应差等因素，导致抗体对应激反应差，故稍有不利于机体的因素，均可使甲减病情加重而出现甲减危象。

2. 临床表现

(1) 低体温：体温多在 33℃ 以下。

(2) 心动过缓：心率多在 40 次/分以下。

(3) 血压降低：可发生休克。

(4) 呼吸浅而慢，呈低换气状态。

(5) 昏睡、昏迷、四肢软瘫，腱反射消失。

(6) 可发生肾功能衰竭、尿潴留。

(7) 可有低血糖、低钠血症。

【辅助检查】

（一）实验室检查

1. 血常规检查　可有不同程度的贫血。

2. 尿常规检查　可有蛋白尿及有形成分增加。

3. 血生化检查

(1) 血脂：血胆固醇、甘油三酯及 β-脂蛋白均可升高。

（2）血糖：多低于正常。

（3）血尿素氮、肌酐、在肾功能不良时可升高。

（4）血电解质：多有低血钠。在肾功能不良时，可有高血钾。

（5）血气分析：多有 PaO_2 降低、$PaCO_2$ 升高、pH 降低，此多见于甲减危象。

（6）心肌酶检查：可有 AST、LDH、α-HBDH、CPK、CPK_{MB} 升高。

（7）甲状腺功能检查

1）甲状腺素（T_4）测定：正常值 4.5~12μg/dl。甲减时常低于 3μg/dl。T_4 在血中降低较三碘甲状腺原氨酸（T_3）降低早。

2）T_3 测定：正常值 150~175ng/dl。T_3 降低多见于较重的甲减。甲减患者 T_3 下降不如 T_4 明显。

3）rT_3 测定：正常值 37~92ng/dl。甲状腺激素代谢微小的变化可引起血中 $r-T_3$ 水平较大的变化，rT_3 半衰期 30~60 分钟，因此 rT_3 较 T_3、T_4 更能反映甲状腺的代偿功能。

在甲减用甲状腺激素替代治疗时，各种甲状腺恢复正常的次序为：T_3、rT_3、T_4、TSH。

4）促甲状腺激素（TSH）测定：正常值 2.0~7.3μU/ml。TSH 在甲减时血中升高，早于 T_4 的降低。原发性甲减>20μU/ml。下丘脑性、垂体性甲减，TSH 低于正常。

5）促甲状腺激素释放激素（TRH）兴奋试验：静脉注射 TRH 200~500μg 后，血中 TSH 不升高者，为垂体性甲减。延迟升高者，为下丘脑甲减。若血中 TSH 已升高，而注射 TRH 后，升高更显著为原发性甲减。

6）TSH 兴奋试验：皮下注射 TSH 10 个单位后，如甲状腺摄 ^{131}I 率明显升高，为垂体性或下丘脑性甲减，不升高则为原发性甲减。

7）血抗甲状腺抗体检查

a. 抗甲状腺球蛋白抗体（ATGA）测定：正常血清中为阴性。

b. 抗甲状腺微粒体抗体（ATMA）测定：正常血清中为阴性。

ATGA、ATMA 阳性，见于由桥本甲状腺炎引起的甲减。

（8）TSH 受体自身抗体测定：TSH 受体抗体为一种特异性免疫球蛋白，分为 2 种。一种为甲状腺刺激抗体（TSAb），其可作用于 TSH 受体，通过 cAMP 介导使 T_4、T_3 合成及分泌增加，对甲亢发生及发展起重要作用。另一种为甲状腺刺激阻断抗体（TSBAb），其与 TSAb 的作用相反，在甲减的发病机制中起重要作用。测定 TSBAb 对甲减的病因有参考价值。

（9）垂体功能检查：检查垂体功能，如促肾上腺皮质激素（ACTH）皮质醇测定等，对继发性甲减的诊断有参考价值。

（10）甲状腺摄碘试验：在甲减的病人明显降低。

（二）心电图检查

在甲减的患者，心电图可有 ST-T 波改变。若有普遍 ST-T 波显著改变、Ⅱ度

487

或Ⅲ度房室传导阻滞、右心室肥厚的心电图改变，则已发生甲减性心脏病。

（三）超声心动图检查

可有心脏扩大、心肌肥厚及心包积液、心脏搏动减弱的改变。

（四）CT 或 X 线蝶鞍象

在继发性甲减，可能发现有蝶鞍异常。

【诊断及鉴别诊断】

（一）诊断

1. 甲减的诊断　在轻型甲减，特别是老年人，因病情隐袭，病程又长，诊断有时并不容易。常认为食欲不好、无力、记忆力减退等是年龄增大引起的，是一个必然的过程，因此常被病人忽视，在临床上易造成误诊、漏诊，常需做甲状腺功能检查后才能确诊。

在典型的临床表现的甲减、诊断并不困难。

2. 甲减危象的诊断　一般若已有甲减的病史及体征，出现昏迷、低体温、低血压，诊断并不困难。

（二）鉴别诊断

1. 与低血糖昏迷鉴别　低血糖昏迷常见于用降糖药物治疗的糖尿病人，昏迷可伴有低血压、出冷汗、心率快。但甲减危象则心率慢、不出汗，而且甲减病人有特殊的体征，如黏液水肿，但甲减危象可有低血糖，此点值得注意。

2. 与垂体危象鉴别　垂体功能不全可引起甲减，即三发性甲减，当然也可出现甲减危象。但垂体危象也有其他靶器官功能障碍，如性腺、肾上腺皮质功能不全。

【治疗】

（一）甲减的治疗

甲减的治疗主要是替代疗法，以甲状腺激素补充体内甲状腺激素的不足。

1. 常用甲状腺激素类药物及用法

（1）甲状腺片：每片含甲状腺 20mg，此为从猪或牛的甲状腺提取物。含甲状腺特有碘化物为 0.27%~0.33%，主要为 T_4。

初始剂量为 10~20mg，口服，每日 1 次。每 1~2 周增加 10~20mg。达有效剂量为 60~120mg。分次口服。待病情稳定后，以 40~80mg，每日分次口服。最大剂量为每日 180mg。

（2）左旋甲状腺素钠（Lerothyroxine Sodium，T_4）：此为人工合成的 T_4。其作用与甲状腺片相似。每片含量为 20μg、50μg 及 100μg 3 种，本品 10μg 相当于甲状腺片 40~60mg，口服 50%~80% 在肠道吸收，半衰期为 8 天。因其能补充 T_4 又能补充 T_3，是目前治疗甲减的首选药物。商品名为特洛新（Thyroxine）、爱初新（Eltroxin）。

初始剂量为每日 12.5~50μg，口服，每两周增加 12.5~50μg。达到满意效果后改为维持量 75~125μg，口服。最大剂量为 150~300μg/d，分次口服。

2. 用药注意事项

（1）从小剂量开始，逐渐加量，随着病情的改变而进行调整。

（2）在老年人用药量应较年轻人少。

（3）有冠心病、甲减心脏病患者，因心脏功能差，只能供机体在低代谢情况下的需要，如用药量过大，机体代谢增加，氧的需要量也增加，心脏必做更多的功，增加心脏的输出量，以供机体的需要而增加心率，增加心脏排出量。若有冠心病则可发生心绞痛、心肌梗死，若有甲减心脏病可发生心力衰竭。

（4）在老年人，因甲减发病多年，常有肾上腺皮质功能不良，特别在垂体性甲减，若给大量甲状腺激素，在短期内肾上腺皮质功能不能恢复，可发生因肾上腺功能相对不良而出现肾上腺皮质功能不全。

（5）在用药过程中，若发生心悸、心律不齐、心绞痛、多汗、兴奋、体重明显减轻，应及时调整用药量。

（6）根据 rT_3、T_3 及 T_4 测定疗效：若 rT_3 及 T_3 正常反应，用药量适当；若 rT_3、T_3 明显升高，T_4 正常或偏高，则表示用药量过大。

（7）甲减常需终身服用甲状腺激素类药物，应教会病人用药的知识。

（8）当症状改善，心率正常，血 T_3、T_4、TSH 接近正常，应找出适当的维持量。若在用药过程中出现心率明显增快、心律不齐、烦躁、多汗、应酌情减量或暂时停药，因甲状腺片的半衰期较长可达 8 天，短时间停药不会使甲减病情突然加重。

（9）给予肾上腺糖皮质激素，以防止发生肾上腺危象。

3. 其他药物

（1）可给予铁制剂、维生素 B_{12}、叶酸等，以治疗贫血。

（2）在胃酸低者，可给予稀盐酸口服。

（3）若合并冠心病，应给予适当治疗药物。

4. 若有垂体肿瘤 应适当处理。

（二）甲减危象的治疗

甲减危象是一个急症，若不经适当的治疗，死亡率可达 70% 左右。

1. 一般治疗

（1）保暖：可用提高室内温度、增加棉被保暖，但体温不宜升高太快，每小时升高 0.5℃ 即可。若体温突然升高，可使血管扩张，而发生低血压甚至休克。

（2）保持呼吸道畅通：吸氧纠正缺氧，必要时做辅助呼吸以纠正低血氧及高二氧化碳血症。

（3）维持循环稳定：若血压降低可用升压药物，如多巴胺。除可提高血压外，也可使心率增快。

（4）纠正水及电解质平衡失调：若有低钠血症，可用 3%~5% 高张氯化钠溶液，经胃管或静脉滴入，但水的入量不应过多，以免发生心力衰竭。若有低蛋白血症可适当输入血浆或白蛋白。若有贫血，可输入新鲜血，输液量每日在 1000ml 左右。

（5）禁用安眠药、镇静药及麻醉药物。

（6）控制感染及其他诱发因素。

（7）纠正低血糖。

2. 甲状腺素替代疗法　甲减危象（黏液水肿性昏迷）一旦临床确诊后，立即取血做 T_3、T_4 及 TSH 检查，不必等结果，就可开始治疗。常用的药物有：

（1）三碘甲状腺氨酸钠（Liothyronine Sod. T_3，碘塞罗宁钠）：本品为合成的 T_3，作用似甲状腺素片，但效力较其强 3~5 倍。作用快，6 小时起效，而且效果显著。口服吸收率为 90%，半衰期为 33 小时。

用药剂量需根据病人情况而定，故剂量差别较大。年龄较小，病情严重而又无心血管并发症者，首次剂量为 20~40μg，静脉缓慢注射，以后每 6 小时重复注射 5~15μg，直至病人神志清醒后，改为口服甲状腺片，或左旋甲状腺素钠（T_4），一般每日剂量不超过 125μg。若年龄较大，可能有并发心脏病患者，首次剂量为 10~20μg，以后改变 10μg 每 6 小时 1 次，直至病人清醒后改为口服甲状腺片或 T_4。

T_3 用量过大可发生心律不齐、心力衰竭等并发症；用量剂量太小，效果差而且使病人昏迷时间长，易发生因昏迷时间过长而带来的并发症。

T_3 因其半衰期短，故用药时间间隔较短。一般静脉用药时间为 2~3 天。

（2）左旋甲状腺素钠（T_4）：首次静脉注射量为 200~300μg，后改为 50~100μg，静脉注射每日 1 次，直至病人清醒后改为口服甲状腺片或 T_4。通常 6 小时开始起作用，24 小时血压、脉搏、体温、神志状态等开始好转。血 T_4 浓度提高，T_3 浓度第 2~3 天后接近正常。

因上述药物应随时注意观察心率、心律、血压、体温、呼吸及神志状态，若条件许可，可做心电监护，亦定时查血中 T_3、T_4 的浓度。

若无上述药物可口服或鼻饲甲状腺片，80mg，每 6 小时 1 次，直至神志清楚后，减量维持。

3. 肾上腺皮质激素　甲减的病人特别是发生甲减危象，肾上腺皮质功能对应激情况反应差，尤其是继发性甲减，因此需补充肾上腺皮质激素，对纠正低血糖、低血钠、低血压，会有很大的帮助。一般多用地塞米松 10mg，静脉小壶滴入，每日 1 次，连用 2~3 天。或用氢化可的松 200mg，静脉滴入。病情好转后，可减量口服。

用激素对感染不利，若有感染需在用抗菌药物的同时应用皮质激素类药物。

甲状旁腺功能亢进及高血钙危象

诊断	血清钙浓度高于正常值,有高血钙的临床表现,严重者发生脱水、高热、心律紊乱、谵妄、昏迷的高血钙危象表现
鉴别	与其引起高血钙的疾病鉴别
治疗	纠正脱水,增加钙的排出,应用降低血钙的药物,治疗原发病

【概述】

因甲状旁腺分泌过多的甲状旁腺素（PTH）而引起高血钙、低血磷及一系列临床表现，即甲状旁腺功能亢进，简称甲旁亢。

（一）甲状旁腺的解剖、组织学及生理功能

1. 甲状旁腺的解剖　甲状旁腺来自第三及第四对腮囊背侧的上皮细胞发育而成。位于甲状腺侧叶的后方。一般为 4 个，上、下各一对。在甲状腺侧叶的背面中部为上一对，下一对在甲状腺下动脉发出的上支附近。有 10%的人有异位甲状旁腺，多发生于纵隔、胸腺等处。

甲腺旁腺少者只有 2 个，多者可达 8 个。多于 4 个者占 4%，少于 4 个者占 14%。

在成年人，甲状旁腺为扁椭圆形，长约 3~8mm，宽 2~5mm，厚 0.5~2mm，总重量 130~140mg，单个重量 20~50mg。

甲状旁腺表面有薄层结缔组织覆盖，结缔组织伸入腺的实体内部，将其分为界限不清的小叶。腺细胞呈索状、团状排列，在其中有少量的结缔组织，但血管则很丰富。

甲状旁腺的血液供应主要来自甲状腺下动脉。

2. 甲状旁腺的组织学　甲状旁腺的腺细胞有两种，即主细胞及嗜酸细胞。

（1）主细胞：此为分泌甲状旁腺素（PTH）的细胞。在 10 岁以前的儿童只有主细胞。

491

主细胞胞体呈圆形或多边形，核也呈圆形，位于细胞的中央。在胞浆内有粗面内质网及高尔基体，并有脂肪滴及糖原颗粒。根据主细胞胞浆的染色深浅分为两型。

1）透明型：此型细胞含有分泌 PTH 的颗粒，能以胞吐的方式将 PTH 释放到血中而发挥生物效应。

2）深暗型：此型为休止期细胞，胞浆中只有少许分泌颗粒，含脂肪及糖原较多。

正常人主细胞只有 20%~30% 处于活动期，70%~80% 处于休止期。

（2）嗜酸细胞：在 10 岁以后才出现少量嗜酸细胞，随着年龄的增长逐渐增多，散在于主细胞之间，单个或成群分布，胞体较大，呈多边形，有较小圆形的细胞核。胞浆中充满密集的线粒体及嗜酸性颗粒。不合成 PTH，可能由主细胞转化而来。

3. 甲状旁腺素　此由主细胞分泌，含有 84 个氨基酸残基，分子量为 9500，N 端为 PTH 的活性端，血清中的有活性 PTH 浓度为 100pg/ml 以下，PTH 的半衰期为 3.5~7.5 分钟。

（1）甲状旁腺素的合成：PTH 在主细胞的粗面内质网合成前 PTH 原，此为 115 肽。在穿越内质网时，在膜上的水解酶水解成 90 肽前 PTH。在高尔基体再经水解酶水解形成 84 肽的 PTH。PTH 储存在主细胞胞浆的颗粒中，以胞吐的方式释放入血，在血中再次分解为氨基端（N 端），有完整的生物活性。在羟基端（C 端）无生物活性，但其免疫活性仍保留，用放射免疫测定羟基端的片段，可反映血中 PTH 的水平，血清中 PTH 氨基端为 <25ng/L。

（2）PTH 合成及分泌的控制：PTH 合成及分泌的控制主要与血中钙的浓度有关。当血清中钙的浓度由 2.55mmol/L（10.2mg/dl）降到 2.25mmol/L（9.0mg/dl）时，PTH 开始分泌。降到 2mmol/L（8mg/dl）时，PTH 分泌达高峰，降到 1.87mmol/L（4.78mg/dl）时，PTH 的分泌不再增加。

长期低血钙，甲状旁腺可发生肥大及增生，血钙升高对 PTH 的分泌有抑制作用，但 PTH 仍有基础分泌。低镁血症 PTH 合成及分泌减少，儿茶酚胺可使 PTH 合成及分泌增加。

1）对骨骼的作用：可使间叶细胞转变为破骨细胞，抑制成骨细胞形成新骨。而破骨细胞可使骨质溶解释放出钙。

2）对肾脏的作用：增加肾小管上皮对钙的吸收，降低对磷的重吸收。

3）对肠黏膜细胞的作用：增加钙的吸收。

因此甲状旁腺功能亢进主要可使血钙升高，而甲状旁腺功能减退，则使血钙降低。

（二）病因

甲状旁腺功能亢进常见的发病原因列于下：

1. 原发性甲状旁腺功能亢进　因甲状腺腺瘤、增生、癌等，引起甲状腺主细胞分泌大量的 PTH，导致钙、磷代谢障碍。

本病多见于 20~50 岁的女性，临床表现轻重不一，轻者可无自觉不适。重者可发生高血钙危象而死亡。

2. 继发性甲状旁腺功能亢进　因维生素 D 缺乏、脂肪泻、佝偻病、肾小管酸中毒、吸收不良等疾病，而引起低血钙。低血钙刺激甲状旁腺合成及分泌大量 PTH，导致发生血钙升高。这种病人除有原发病的临床表现外，同样也可发生高血钙的临床表现，但不易发生高血钙危象。

3. 三发性甲状旁腺功能亢进　因继发性甲状旁腺功能亢进，持续时间较久后，可继发甲状旁腺腺瘤或组织增生，自主分泌大量 PTH，出现甲状腺功能亢进的临床表现。

4. 假性甲状旁腺功能亢进　因肺癌、肾癌、肝癌等，可分泌 PTH 或其前体。分泌具有 PTH 作用的物质，而出现甲状旁腺功能亢进的临床表现。

5. 多发性内分泌腺瘤　此为一种常染色体遗传性肿瘤。多发性内分泌肿瘤，由于累及的内分泌腺体不同，而分为三型：

（1）Ⅰ型：又称 Wemer 综合征。病变累及的腺体有甲状旁腺，胰岛 β 细胞及 δ 细胞、垂体前叶及肾上腺皮质，少数病人还累及甲状腺。

因甲状旁腺主细胞增生或腺瘤，而发生甲状旁腺功能亢进的临床表现。

因胰岛 β 细胞增生或腺瘤，而发生低血糖。因胰岛 δ 细胞增生或腺瘤，分泌大量胃泌素而发生 Zollinger-Ellison 综合征。

因垂体前叶受累，生长激素分泌增加，而发生肢端肥大症，因视神经受压，而发生视力障碍。

肾上腺皮质病变，可有皮质增生、腺瘤等，多无症状，只有少数病人可有醛固酮增多现象。

多发性内分泌腺瘤，甲状旁腺的受累占 80% 以上，故临床表现主要为甲状旁腺功能亢进的症状及体征。

（2）Ⅱ型：又称 Sipple 综合征。病变累及的腺体有甲状腺、嗜铬细胞及甲状旁腺。

在甲状腺可发生髓样癌可分泌多种物质，如前列腺素、5-羟色胺、ACTH 分泌增加。

在肾上腺髓质，可为两侧增生，也可发生嗜铬细胞瘤。

有 50% 左右的病人，发生甲状旁腺增生或腺瘤，出现高钙血症。

（3）Ⅲ型：又称Ⅱb 型。多发生神经纤维瘤、肾上腺嗜铬细胞瘤及甲状腺癌。因无甲状旁腺受累，因此对血钙的高低无影响。

【临床表现】

临床表现的严重程度，取决于血钙升高的速度、程度及持续时间的长短。现将高钙血症的临床表现分述于下。

（一）神经肌肉系统

1. 精神方面 可发生精神错乱、抑郁、反应迟钝、狂妄、记忆力差、精神不集中等，这些症状在高钙血症的早期即可出现。

脑电图可有非特异性异常波形或慢波。

2. 神经肌肉方面 高钙血症引起普遍性肌肉无力，下肢较著。可使肌肉兴奋性降低，同时因钙沉积于血管壁，导致肌肉供血不足，也是使肌无力原因之一。

神经肌肉的临床表现严重程度与血清钙的浓度有直接关系。当血钙为 3.5mmol/L（14mg/dl）时，可发生记忆力减退、注意力不集中等；在血钙为 4.0mmol/L（16mg/dl）时，可发生精神症状；若大于 4.0mmol/L（16mg/dl）可发生谵妄，甚至昏迷。

上述临床表现是可逆的，若血钙恢复正常，则可以恢复。

（二）消化系统

（1）高血钙可以导致胃窦 G 细胞分泌胃泌素增加，引起胃酸分泌增多，故易发生消化性溃疡病。

（2）高血钙可使胰腺分泌胰酶增加，并使胰导管内蛋白增多，易发胰管梗阻。同时 Ca^{2+} 可激活胰蛋白酶原，使其形成胰蛋白酶，故胰腺炎的发病率增加。

（3）因高血钙可影响胃肠道平滑肌的功能，临床上常发生恶心、呕吐、腹痛、便秘等症状。

（三）心血管系统

（1）钙有正性心肌作用，可使心肌收缩力加强，心率变慢，收缩期缩短。

（2）高血钙可缩短心脏动作电位的平台，出现 ST 段及 QT 间期缩短。若血清钙的浓度超过 4mmol/L 时，T 波变宽，有使 QT 间期延长的倾向，并可发生心律紊乱。

（3）高血钙可使心肌对洋地黄的敏感性增加，易发生洋地黄中毒。

（4）高血钙可使小动脉收缩而发生高血压。

（四）泌尿系统

高血钙对肾脏影响较大，而且是多方面的。因肾脏受累，可继发水、电解质及酸碱平衡发生紊乱。

1. 因肾小管功能受损 而发生下述临床表现：

（1）多尿、多饮：高血钙可抑制肾上小管上皮细胞膜的 ATP 酶，对 ADH 的作用不敏感，而发生多尿、多饮。排出的尿可为高渗、等渗或低渗性。尿量最多可达 6L/d。因排尿增多导致口渴、多饮。

（2）抑制肾小管对 K^+、Na^+ 的重吸收，从而发生低钠及低钾血症。因同时增加 Mg^{2+} 的排出，而出现低镁血症。

（3）因肾小管排磷增加，而发生低磷血症。

2. 肾钙化 持续性高钙血症可引起慢性钙性肾病（chronic calcium nephropathy），其临床表现似间质性肾炎。其组织学改变为间质性肾钙化及炎症性改变。

3. 肾结石 因高血钙伴有高尿钙，故易发生肾结石，而且常为双侧肾结石。

（五）血液系统

因 Ca^{2+} 可激活凝血因子，故可发生广泛的血栓形成。

（六）骨关节病变

因甲状旁腺素可使骨骼中的钙转移到血液中，故发生广泛性骨质脱钙而发生骨质疏松、囊性骨炎、骨骼畸形以及病理性骨折。可导致胸骨下陷、椎体变形、骨盆畸形、四肢弯曲。临床上出现广泛的骨关节疼痛，并伴有压痛、活动受限，严重者可卧床不起。因骨关节病变，关节腔可有渗出液。

（七）转移性钙化

因血钙升高可导致皮下、肌肉、肌腱、肺、肾、心肌、动脉，可发生转移性钙化。

（八）甲状旁腺功能亢进危象

甲状旁腺功能亢进大都发病隐袭，病程较长。但在重症甲状旁腺功能亢进的病人，由于按摩甲状腺、感染、手术、精神刺激、创伤等，可促使甲状旁腺素大量分泌而发生甲状旁腺功能亢进危象。血清钙的浓度可超过 4.5mmol/L(18.75mg/dl)，而出现顽固的恶心、呕吐、便秘、腹痛、烦躁、多饮、易激动、极度无力、高烧、谵妄、抽搐、嗜睡，甚至昏迷，并可发生心律失常。若治疗不及时可危及生命。

[辅助检查]

（一）实验室检查

实验室检查对诊断甲状旁腺功能亢进很重要。

1. 血、尿钙测定 甲状旁腺功能亢进时，血及尿钙浓度增加，而尿磷增加、血磷减少，此为诊断甲状旁腺功能亢进的主要指标之一。

尿钙正常排出量为 200~250mg/24h。

尿磷正常排出量为 700~1500mg/24h。

2. 电解质测定 测定血清钾、钠、氯、碳酸氢根。

3. 测定尿 cAMP 尿中 cAMP 的来源于多肽类激素作用于靶细胞后产生。PTH、ADH 及降钙素可作用肾小管上皮细胞产生 cAMP 从尿中排出。若肾功能正常，尿中 cAMP 排出的多少可反映 PTH 对肾小管上皮细胞作用的情况。

血中 cAMP 的浓度为 24±6.6nmol/L。尿中为 1.0~11.5μmol/24h。

4. 测定血中羟脯氨酸 羟脯氨酸为胶原蛋白的主要成分。成骨细胞所产生的骨基质，90%以上由胶原蛋白所组成，测定血中羟脯氨酸可以反映骨基质代谢的情况，甲状旁腺功能亢进时血中羟脯氨酸增加。

正常血清中羟脯氨酸浓度为 1.4mg/dl。

5. 血清酶测定

（1）碱性磷酸酶：此酶广泛存在于各种组织，血中的碱性磷酸酶大部分来自肝脏、骨骼、小肠黏膜及肾脏等。

从骨骼来的碱性磷酸酶为成骨细胞。甲状旁腺的功能亢进、骨转移瘤、佝偻病时，此酶在血中浓度升高。

正常血浓度为 40~150U/L。

（2）酸性磷酸酶：此酶来自前列腺、红细胞及骨骼中的破骨细胞。甲状旁腺功能亢进时，此酶在血中的浓度升高。

正常血浓度为<5U/L。

6. 内分泌激素测定　测定血中 PTH 的浓度，对诊断甲状旁腺功能亢进非常重要。

血清正常值氨基端<25ng/L。

7. 肾脏调节磷排泄试验　肾小管磷再吸收率的正常值为 75%~80%以下，低于 75%即有诊断意义。

（二）影像学检查

1. 颈部 B 型超声检查　大于 1cm 的甲状旁腺肿块，可发现肿块阴影。

2. CT 及 MRI 检查　对甲状旁腺疾病亦有诊断价值，但若肿块较小，亦不易发现。

3. ^{125}I、^{99m}Tc、^{301}Ti 及 ^{75}Se 蛋氨酸同位素扫描　对甲状旁腺的检查，有较好诊断价值，并对定位病变诊断有意义。

4. 骨骼 X 线检查　可发现骨质疏松、囊性骨炎、骨骼畸形以及病理骨折等。

【诊断及鉴别诊断】

（一）诊断

1. 甲状旁腺功能亢进症　典型者常有以下临床表现：

（1）全身骨关节痛、双侧肾结石，食欲不振、口渴、多饮、多尿。

（2）血 PTH>0.75μg/L（0.75ng/ml）。

（3）高血钙，血清钙>2.55mmol/L（10.2mg/dl），低血磷，血清磷<0.87mmol/L（2.6mg/dl）。

（4）X 线检查：有广泛骨质疏松、囊性骨炎、骨骼畸形等改变。

（5）颈部 B 型超声、CT、MRI 检查：可能发现甲状腺肿块。

（6）除外其他病因引起的高钙血症，如骨髓瘤、维生素 D 中毒、结节病等。

2. 甲状旁腺功能亢进危象（高血钙危象）

(1) 血清钙>4.5mmol/L(15mg/dl)。

(2) 出现典型高血钙危象的临床表现。

（二）鉴别诊断

甲状旁腺功能亢进可发生高钙血症，但高钙血症不一定是由 PTH 增多引起，因此需与其他原因引起的高钙血症进行鉴别，见表 6-4。

表 6-4 高钙血症常见疾病的鉴别

疾　病	血清磷	碱磷酶	尿素氮	血浆蛋白	尿钙	肾磷廓清率	血PTH	骨质改变
甲状旁腺疾病	↓	↑	正常	正常	↑	↑	↑	有
甲状腺功能亢进	正常	正常	正常	正常	正常	正常	正常	有
结节病	正常	正常或↑	正常	球蛋白↑	↑		正常	无
维生素D中毒	↑	正常或↑	↑	正常	↑		正常	有
肾功能衰竭	↑	正常	↑	↓	不定	↓	正常	有
骨转移瘤	正常	正常	正常	正常	↑		正常	有
多发骨髓瘤	正常或↑	↑	正常或↑	M蛋白↑	↑		正常	有

【治疗】

（一）一般治疗

(1) 多饮水引起多尿，增加钙的排出。

(2) 可用呋塞米（速尿）以利尿，但不宜应用噻嗪类药物，如双氢克尿塞。

(3) 吃低钙饮食，如稻米、大白菜、水果、豆浆等。

（二）慢性高血钙的治疗

1. 口服制酸药物　西咪替丁（甲氰咪呱，Cimitidine）可能抑制 PTH 合成及分泌的作用，0.6g/d，分次服用。

2. 若血钙较高可试用降血钙的药物

(1) 降钙素（密钙息，Miacaleic）：此为人工合成的鲑鱼降钙素。有抑制 PTH 的作用，使尿排钙增加，血钙降低。并有抑制 Ca^{2+} 从骨骼释放作用。50~100 国际单位，肌肉注射，每日或隔日 1 次，可持续应用数月。可根据血碱性磷酸酶、尿羟脯氨酸及临床表现，以调整用药剂量。本品可引起过敏反应、面部潮红、恶心、呕吐、眩晕、耳鸣、腹泻等副作用，在用药过程中应监测血钙、磷、碱性磷酸酶、尿羟脯氨酶等。

本品注射后，其半衰期为 70~90 分钟。

497

停药可以复发，血钙又升高。

（2）依降钙素（Elcatonin），为人工合成的鳗鱼降钙素（益钙宁）。20 国际单位，每周肌肉注射 1 次。

（3）口服磷酸盐。

1）阿仑膦酸钠（Alendronate Sodium，固邦、福善美）：10mg，每日 1 次，口服。

2）帕米膦酸钠（Pamidronate Sodium，阿可达）：150mg，每日 1 次，口服。

（三）高血钙危象的治疗

需尽快降低血钙，可采用下述治疗方法：

1. 输液　在高血钙危象时，均有脱水，脱水则肾小球滤过率降低，钙从肾脏排出减少。故大量输液是治疗本症的第一步。一般输入液量为 5000ml/d 左右。脱水纠正后可使血钙下降 0.5~0.75mmol/L（2~3mg/dl）。如不能口服，应持续静脉滴入。若能口服，则尽可能口服一些液体，可以减少静脉输入量。

输入或口服生理盐水，不仅可纠正脱水，而且可改善肾脏的灌注，使肾脏排钠的同时，使钙大量排出。输入盐水的量应根据血清钠的浓度而定。

2. 应用排钠利尿剂　不论是什么原因引起的高钙血症，给予排钠利尿剂均可增加钙的排出。常用的利尿剂有：

（1）速尿：80~100mg，静脉小壶内滴入，2~6 小时 1 次，以保证排出最大量的钠。如用药恰当，从尿中排出钙每日可增加 25~50mmol（100~200mg）。

（2）丁尿胺：2~3mg，静脉小壶内滴入，每日 2~3 次。

应用大量生理盐水静脉滴入及大量排钠利尿剂时，应注意：

1）防止发生心、肾功能不全。若已有心、肾功能不全，应监测中心静脉压，以调节输液的速度及量。

2）若已发生肾脏功能衰竭，应立即采取透析疗法，此可迅速将血钙降低。

3）在大量输入生理盐水时，可发生高氯血症而出现高氯性代谢性酸中毒。此时需用碳酸氢钠纠正。故应随时监测血钠及血氯的浓度。

4）在大量利尿时，不仅大量钠排出，同时尿排钾及排镁增加，可发生低钾、低镁血症，故应监测血钾及血镁，若有问题，应及时纠正。

5）严格记录出入量，每 2 小时计算一次，观察出量与入量的关系。

6）除定时检查血电解质外，应定时检查尿素氮、肌酐。

7）定时做血气分析。

8）做心电图监护。

3. 磷盐　磷可直接抑制骨质释放钙，从而使血钙降低。静脉注射 Na_2HPO_4 及 KH_2PO_4 配方的中性磷盐溶液，可使血钙很快下降。亦可用此种溶液的口服。但血磷增高后，可促使钙沉积于软组织。

4. 降钙素　在急性高血钙时，以密钙息 5~10U/kg，加于 500ml 生理盐水中，静脉滴入至少 6 小时滴完。

5. 糖皮质激素 在结节病、淋巴瘤、骨髓瘤、乳腺癌骨转移引起的高血钙，治疗效果较好。其作用机制可能由于降低 $1,25(OH)_2D_3$ 在血中浓度，抑制白介素-I、肿瘤坏死因子等，对骨骼的破坏。

6. 光辉霉素（Mithramycin） 本品为细胞毒药物，用于治疗恶性肿瘤，副作用较大。但其拮抗 PTH，减少骨质吸收，故降低血钙有效率可达 90%。一次用药作用可持续 48 小时，血钙浓度甚至可降到正常，而且可持续几天。以 12.5~25μg/kg，当日 1 次，静脉注射，需要时隔 4~7 天重复 1 次。副作用有骨髓抑制、肝脏损害、胃肠道反应、肾脏损害、凝血机制障碍等。

7. 透析疗法 若不能通过大量输液加利尿剂使血钙降低，只有用透析疗法，若条件许可，血液透析是降低血钙快速而有效的方法。

（四）手术治疗

原发性甲状旁腺功能亢进发生的原因主要有甲状旁腺腺瘤，癌及增生，因此手术治疗是根治有效的办法。

手术治疗的目的是切除病变并可明确诊断。手术治疗的指征为：

（1）血清钙浓度>3.24mmol/L（13mg/dl），血中 PTH 超过正常 2 倍以上。

（2）有代谢骨病、肾结石。

（3）有顽固的溃疡病、胰腺炎等。

甲状旁腺功能减退及低血钙危象

诊断	手足搐搦、肢体麻木、癫痫样发作、Chvostek 及 Trousseau 征阳性，低血钙、高血磷
鉴别	维生素 D 缺乏、肾小管酸中毒、肾性骨病等
治疗	补充钙、应用维生素 D

【概述】

甲状旁腺功能减退症（简称甲旁减）是因甲状旁腺素（PTH）分泌不足、分泌无活性的 PTH，靶细胞对 PTH 反应不良，引起钙、磷代谢障碍，发生低血钙、高血磷，从而导致一系列的临床表现。

（一）钙与 PTH 分泌的关系

钙与 PTH 的分泌关系非常密切。血钙浓度降低，PTH 分泌增加。其过程如下：

血钙降低→直接作用于甲状旁腺→PTH 分泌增加→PTH 作用于靶细胞受体→激活其膜上的腺苷环化酶系统→在有 Mg^{2+} 存在的情况下→ATP 转变为 cAMP→cAMP 激活细胞内的蛋白激酶 A→此酶催化细胞内底物的磷酸化反应→发挥对靶器官肾脏及骨骼的固有生理反应。

（二）PTH 对靶器官肾脏及骨骼的作用

1. PTH 对肾脏的作用　PTH 对肾脏的作用有：

（1）促进钙的重吸收：在正常情况下，从肾小球滤过的钙有 1000mg，其中有 97%~99% 被肾小管重吸收，从尿排出的钙仅有 150mg 左右。

PTH 分泌减少，钙重吸收减少，尿排出钙增加。

（2）抑制磷的重吸收：在正常情况下，从肾小球滤过的磷有 85%~95% 被肾小管重吸收，PTH 可抑制近端肾小管重吸收磷。

PTH 分泌减少，磷重吸收增加，尿排出磷减少。

故甲旁减时，发生低钙血症及高磷血症。

2. 对骨骼的作用　PTH 对骨骼的作用可分为快效应及慢效应两种：

（1）快效应：此效应在注射 PTH 后几分钟即可出现血钙升高。其作用机制是通过骨细胞上的钙泵将骨细胞内液的钙转移到细胞外。PTH 可使钙泵的活性增强。当骨细胞内液中的钙浓度降低，随即从骨质中吸收磷酸钙，使骨质吸收、骨盐溶解，血钙增加。

（2）慢效应：在注射 PTH 后几天出现。其作用机制是通过加强破骨细胞的活动。在 PTH 的作用下破骨细胞活力增加。从其细胞中释放出大量的枸橼酸、乳酸等。并从其溶酶体中释放水解酶，结果骨质溶解，钙从骨质中转移到血液，血钙增加。

当 PTH 分泌减少时，则出现血钙降低。

（三）甲状旁腺功能减退的病因

1. PTH 合成及分泌减少或缺如

（1）切除甲状旁腺：因各种原因将甲状旁腺切除后，1~2 天就可发低血钙的征象。

（2）特发性甲状旁腺功能减退：PTH 分泌减少或缺如，而未找到发病的确切原因，称为特发性甲旁减。但目前有些所谓特发性甲旁减其病因已明确，其中包括：

1）先天性甲状旁腺发育不全：婴儿出生后，即表现甲旁减的临床表现。此为遗传性疾病。

2）DiGeorge 综合征：因在胚胎时期第 3、4 腮弓发育不良，继发胸腺、甲状旁腺的不发育。临床表现为甲状旁腺功能减退及因胸腺发育不良导致免疫的功能低下，多因低血钙或感染在 1~2 岁时死亡。

3）多种免疫性内分泌疾病 I 型：此型血中有抗甲状旁腺抗体。甲状旁腺腺体萎缩、淋巴细胞浸润。可同时伴有垂体功能低下、肾上腺皮质功能低下、性功能低下及糖尿病、恶性贫血等。

4）原因不明的甲旁减：无家族史，也无抗甲状旁腺抗体。

（3）甲状旁腺被破坏：常见于乳腺癌甲状旁腺转移。

（4）药物：如抗癌药物阿霉素、阿糖胞苷，可抑制 PTH 的分泌，而发生低钙血症。

（5）低镁血症：低血镁可抑制 PTH 的分泌及合成，也可妨碍骨骼对 PTH 的正常反应，导致发生低血钙。

2. 合成及分泌无生物活性的 PTH 此由于合成 PTH 的基因异常所致。甲状旁腺合成及分泌异常的 PTH，而且此异常的 PTH 在血中的浓度较高，有免疫活性，用免疫方法可测出其存在，但无生物活性。

3. 靶细胞缺陷 1942 年 Albright 发现 3 例临床表现为低血钙、高血磷，很像甲旁减，并伴有特殊的体征。用 PTH 治疗不能改善临床症状。曾设想可能因靶细胞对 PTH 反应不良而称为假性甲旁减。后证实此病为激素拮抗综合征（hormone resistance syndrome），目前已知这种情况是由不同基础疾病所致。

假性甲旁减为一家族性疾病，其发病机制为 PTH 的靶细胞——骨细胞、肾脏小管上皮细胞缺陷，血中正常的 PTH 浓度虽然不低，但靶细胞对其没有反应，故临床上发生低钙血症的临床表现。身材粗短、肥胖、脸圆、颈粗短、手指短、趾畸形，体型似侏儒，智力低下，可有白内障及颅内可发生钙化。因为有低血钙故可发生手足搐搦、癫痫发作。

假性甲旁减，根据靶细胞对 PTH 反应不良的情况分为以下几型：

（1）假性甲旁减 I 型：此型因靶细胞受体缺陷不能与正常的 PTH 相结合，或虽然能结合但不能激活腺苷环化酶，故不能产生第二信使 cAMP，也就不能发挥 PTH 的生物效应。血钙不能升高，血磷不能降低，尿排出 cAMP 也不会增加。

（2）假性甲旁减 II 型：PTH 能与靶细胞结合，也可产生 cAMP，但不能纠正低血钙及高血磷。

（3）假性甲旁减伴有纤维囊性骨炎：此型骨细胞对 PTH 有反应而肾小管上皮细胞对 PTH 无反应。故肾脏不能清除血磷，不能重吸收钙，从而出现高血磷及低血钙。低血钙刺激甲状旁腺合成及分泌 PTH 增加，因骨骼对 PTH 有反应，故发生甲旁亢的骨骼改变。

（4）肾脏反应而骨骼不反应型：因骨骼对 PTH 不反应，骨组织检查，破骨细胞数目不多，而且功能不活跃，骨细胞呈休眠状态。因 PTH 不能从骨骼中骨盐将钙转移到血中，以稳定血钙的正常水平，结果发生低钙血症引起的临床表现。因肾对 PTH 反应良好，导致磷从尿中大量排出。实验室检查：血钙及血磷降低，血 PTH 正常或稍高，血碱性磷酸酶正常。尿磷及尿 cAMP 排出增加。

（5）骨骼反应而肾脏不反应型：此型又称假性甲旁减性甲旁亢。肾脏对 PTH 不反应，故不能排出血内过多的磷，导致血磷升高、血钙降低。低血钙可刺激 PTH 分泌，可引起继发甲旁亢的临床表现，造成骨质疏松，甚至发生病理骨折。

实验室检查：血磷升高血钙降低，血碱性磷酸酶升高，尿钙正常或降低，尿磷降低，尿 cAMP 升高。

（6）假假性甲旁减：临床表现有身材矮胖、面圆、短指趾畸形等似甲旁减，但血 PTH、血钙、血磷等均正常。

[发病机制]

甲旁减对机体的影响主要由低血钙引起，而低血钙主要作用是使神经肌肉的应激性增加。

维持神经肌肉应激性体液中的钙离子浓度与其他电解质离子浓度的比例有一定的关系。其相互关系如下：

$$神经肌肉的应激性 \propto \frac{[K^+] + [Na^+] + [HCO_3^-]}{[Ca^{2+}] + [Mg^{2+}] + [H^+]}$$

在心肌的收缩中 Ca^{2+} 所起的作用与骨骼相同，但心肌的应激性与其他电解质离子之间的关系，并不相同。其关系如下：

$$心肌的应激性 \propto \frac{[Ca^{2+}] + [Na^+] + [HCO_3^-]}{[K^+] + [Mg^{2+}] + [H^+]}$$

在上式中，分子的离子起兴奋的作用，分母的离子起抑制作用。故血钙低神经肌肉的应激性增高。而心肌血钙低则应激性减低。

Parfitt 将甲旁减根据血钙的水平高低，在临床上分为 5 级：I 级，无自发性低血钙的临床表现；II 级，间歇性低血钙；III 级，血钙≤8.5mg/dl（2.12mmol/l）；IV 级，血钙 7.5mg/dl（1.87mmol/L）；V 级：6.5mg/dl（1.62mmol/L）。这种分级的方法与临床表现有一定的关系。

[临床表现]

低血钙的临床表现的严重程度不仅与血钙降低的程度有关，而且与其下降的快慢有关。

在手术切除甲状旁腺的病人，虽然血清钙下降并不太低，但其临床表现比慢性血钙降低到 8.0mg/dl（2.0mmol/L）明显得多。

低血钙的临床表现分述于下。

（一）神经肌肉系统

因低血钙使神经肌肉系统应激性增加，刺激阈降低，调节功能下降，故对一个刺激可发生重复的反跳，使神经组织及肌肉的临床表现出现。

血钙的高低与神经肌肉系统的临床表现大致如下：

1. 血钙>8.5mg/d（2.12mmol/L）　无症状或仅有不定期轻度麻木感。

2. 血钙在 7.5~8.5mg/dl（1.87~2.12mmol/L）之间　可出现指端麻木及在

强刺激下出现 Chvostek 及 Trousseau 征。

3. 血钙在 6.5~7.5mg/dl（1.62~1.87mmol/L）　有典型的手、足搐搦征，并可有口周麻木感及肢端针刺感。

4. 血钙<6.5mg/dl（1.62mmol/L）　因植物神经功能障碍而发生平滑肌痉挛。在喉头可发生喉痉挛。支气管表现为喘息，过度换气而发生呼吸性碱中毒使血中的游离钙进一步降低。在胃肠道表现为腹痛、腹泻。在胆道表现为胆绞痛。在膀胱表现为尿意感。因动脉平滑肌痉挛，可发生头痛、心绞痛、雷诺现象。有明显的 Chvostek 及 Trousseau 征。

（二）神经精神症状

表现为无力、焦虑、抑郁、躁动、失眠、记忆力差等。也可发生锥体外神经系统的临床表现，如震颤麻痹、舞蹈病等。

可出现视乳头水肿及病理体征。

（三）心血管系统

可有心率快、心律不齐。可发生心力衰竭。低血钙可使迷走神经兴奋性提高，故可发生心脏停搏。

（四）外胚层组织营养变性

因低血钙引起血管痉挛，导致组织供血不足，故可引起白内障、皮肤角化、牙齿发育不全、指甲及趾甲变脆、毛发脱落等。

（五）消化系统

因胃酸分泌减少，可有消化不良。亦可有恶心、呕吐、腹痛、腹泻、便秘、吞咽困难。

（六）骨骼改变

假性甲旁减可引起软骨病、纤维性骨炎、纤维囊性骨炎。

（七）转移性钙化

因高血磷可促使 Ca^{2+} 向软组织沉积，白内障及脑底节钙化，对诊断甲旁减可提供有意义的线索。在皮下、肌腱、脊柱、松果体、脉络丛可有钙化。

503

（八）低血钙危象

当血钙低于 3.0mg/dl（0.87mmol/L）时，可发生严重的随意肌痉挛而发生惊厥、癫痫样发作。平滑肌痉挛，严重的支气管平滑肌痉挛而发生喘息。可引起心力衰竭、心脏骤停而死亡。

【辅助检查】

（一）化验检查

1. 血清钙、磷测定　血清钙降低、磷升高。

2. 血清镁测定　低血钙时常伴有低血镁。

3. 血 $25(OH)_3D_3$ 测定　正常值为 37~200nmol/L。

4. 血 $1,25(OH)_2D_3$ 测定　正常值为 62~156pmol/L。

当 PTH 分泌减少时，因骨骼中释放钙减少，影响 12-羟化酶的活性，使血中 $1,25(OH)_2D_3$ 减少。

5. 尿 24 小时钙、磷测定　尿 24 小时钙、磷排出减少。

6. 血 PTH 测定　多数低于正常。因在正常情况下，当血清钙浓度降低到 7.5mg/dl（1.87mmol/L）时，PTH 分泌达最高峰，可比正常高出 5~10 倍。因此若非甲状旁腺完全切除或破坏，血 PTH 可以正常，但血钙仍降低。此种情况仍有甲旁减的可能。

7. PTH 兴奋试验　注射 PTH 后，正常情况下，尿 cAMP 及尿磷均增加。在假性甲旁减Ⅰ型，注射 PTH 后，尿磷及尿 cAMP 不增加。假性甲旁减Ⅱ型，尿 cAMP 增加而尿磷不增加。

（二）其他检查

1. 脑电图检查　当血清钙<7mg/dl（1.75mmol/L）时，脑电图可呈高尖慢波。

2. 心电图检查　低血钙心电图表现为 QT 间期及 ST 段延长，T 波倒置，可有房室传导阻滞。

3. X 线检查　可发现脑部底节、松果体、脉络丛钙化。

【诊断及鉴别诊断】

（一）诊断

根据典型临床表现，如肢体麻木、手足搐搦、惊厥、癫痫样发作。Chvostek、Trousseau 征阳性。低血钙、高血磷，血 PTH 降低，故诊断典型病例并不困难。

（二）鉴别诊断

甲旁减的鉴别诊断主要依据实验室检查。

1. 根据血清 PTH、血清磷等对甲旁减引起低血钙症的鉴别诊断　见表 6-5。

表 6-5　血清 PTH、血清磷等对甲旁减的鉴别

项　目	血清PTH	血清磷	碱性磷酸酶	$25(OH)_3D_3$	$1,25(OH)_2D_3$
甲旁减	↓	↑	正常	正常	降低
维生素D缺乏（营养不良）	↑	↓	↑	↓	↓
骨形成增加（成骨性转移）	正常或↑	↓或正常	↑	正常	正常或↑
软组织钙化（瘤溶解）	正常或↑	↑	正常	正常	正常或↓
$1,25(OH)_2D_3$形成或作用差	↑	↓	↑	正常	↓

2. 甲状旁腺疾病引起的低钙血症与肾性疾病引起的低钙血症的鉴别见表 6-6。

表 6-6　甲旁减与肾性疾病引起的低钙血症的鉴别

项　目	血磷	碱性磷酸酶	CO_2CP	血氯	BUN	尿钙	骨病变
肾性骨病	↑,正常	↑	↓	↑	↑	↓,正常	有
肾小管酸中毒	↓	↑	↓	↑	正常,↓	↑	有
范可尼综合征	↓	↑	↓	正常,↑	正常,↑	↑	有
甲旁减		正常	正常	正常	正常		有

3. 甲状旁腺疾病引起低钙血症常见的原因　其鉴别见表 6-7。

表 6-7　甲旁减各型的生化特征

项　目	血PTH	尿cAMP	给外源性PTH后尿cAMP	尿磷
PTH分泌不足	↓	↓	正常	正常
分泌无生物活性的PTH	↑	↓	正常	正常
PTH受体缺陷	↑	↓	↓	↓
靶细胞缺陷	↑	↑	↓	↓

4. 对 PTH 不反应性甲旁减的鉴别　见表 6-8。

表 6-8　对 PTH 不反应性甲旁减的鉴别

项　目	畸形	血PTH	骨对PTH反应	肾对PTH反应	血磷	AKP	尿钙	尿磷	尿cAMP
假性甲旁减Ⅰ型	+	↑	-	-	↑	↓	↓	↓	↓
假性甲旁减Ⅱ型	+	↑	-	-	↑	↓	↓	↓	↑
骨对PTH反应	+,-	↑	+	-	↑,↓	↑	正常,↓	↓	
肾对PTH反应	+,-	↑	-	+	正常,↓	正常	正常,↓	↑	
假假性甲旁减	+	正常	+	+	正常	正常	正常	正常	正常

505

【治疗】

早期诊断及治疗甲旁减，可以阻止血钙造成的临床症状及软组织钙化及发展。甲旁减引起的低血钙危象，可危及生命，更应注意预防其发生，一旦发生需及时积极加以治疗。

（一）低血钙危象的治疗

其治疗原则是纠正低血钙。方法如下：

（1）以10%葡萄糖酸钙或氯化钙10~20ml，静缓慢注入，必要时1~2小时重复1次。

（2）若抽搐不止，可用上述药物任何一种，20~30ml，于5%~10%葡萄糖溶液中250~500ml，持续滴入。按每小时每千克体重不超过元素钙4mg（10%葡萄糖酸钙每10ml含元素钙90mg，5%氯化钙每10ml含元素钙180mg），每1~3小时测血钙1次，达9mg/dl（2.20mmol/L）左右即可，不宜过高。

（3）注意有无低镁血症，若有低镁血症亦应加以纠正。以25%硫酸镁20ml，肌肉注射，亦可用25%硫酸镁10ml，于5%~10%葡萄糖溶液100~200ml中静脉滴入。

（4）抽搐重者，可用安定等镇静药物。

（5）经治疗后，病情好转，不应中止治疗，可口服乳酸钙、葡萄糖酸钙等，1~2g，每日3次。同时口服维生素D。

（二）慢性低血钙

除口服钙外，应同时应用维生素D，常用的维生素D制剂有：

（1）维生素D_2胶丸，每粒含维生素$D_2$10 000国际单位。

（2）维生素D_2片，每片含维生素$D_2$5000~10000国际单位。

（3）维生素D_3注射液，每支含维生素$D_3$150000国际单位及600000国际单位两种。

（4）维生素A及D滴剂，每支含维生素A50000国际单位，维生素D5000国际单位。

一般每日维生素D的用量为50000~100000国际单位。同时服用钙剂，维持血钙在8~9mg/dl（2.0~2.25mmol/L）即可，不宜过高。

（三）去除低钙血症的其他原因

如停止抑制PTH的药物阿霉素、阿糖胞苷。纠正低镁血症也可阻止对PTH分泌的抑制作用。

506

急性肾上腺皮质功能不全

诊断	有肾上腺皮质功能不全的病史、无力、高烧、意识障碍、胃肠功能紊乱、低血压、低血钠、低血糖、高血钾、皮质醇在血中降低
鉴别	需与感染引起的高烧,其他原因引起的昏迷、休克、低血糖鉴别
治疗	皮质类激素,纠正水、电解质平衡失调

【概述】

急性上腺皮质功能不全,又称肾上腺危象。此为肾上腺皮质功能急性衰竭、肾上腺皮质激素分泌减少出现的一系列临床表现,如高烧、循环衰竭、胃肠功能紊乱、神志障碍。病情危重,若不及时抢救,重者可在24~36小时死亡。

(一)肾上腺皮质简介

1. 肾上腺皮质的解剖及组织学

(1)肾上腺皮质的解剖:肾上腺皮质占肾上腺厚度的80%~90%,髓质占10%~20%。

左侧肾上腺位于左肾上极的内前方,形态呈人字形者占92%,呈小三角形者占8%。重量约6.48g。右侧肾上腺位于右肾上极内上方,呈条形,极少数呈小三角形,重量约5.25g。

(2)肾上腺皮质组织学及分泌的激素:肾上腺皮质分为球状带、束状带及网状带。

1)球状带:此位于肾上腺皮质被膜下方,由矮粒状细胞排列成球状的细胞团,占皮质厚度的15%。其主要分泌物为盐皮质激素,如醛固酮、皮质酮。每24小时分泌量:醛固酮为50~150μg,半衰期为30分钟;皮质酮为2~5mg,半衰期为30分钟。醛固酮的作用强度比皮质酮大15倍。

2)束状带:此位于球状带的内侧,由多边形细胞排列呈索状,占皮质厚度的78%。其主要分泌糖皮质激素,如皮质醇及11-脱氢皮质醇。每24小时分泌量:皮质醇为15~25mg,半衰期为70分钟;11-脱氢皮质醇为340μg,半衰期为70分钟。

3)网状带:此位于皮质的最内层,由体积较小的细胞组成的细胞索相互吻合

507

成网状。占皮质厚度的7%，其主要分泌少量性激素，如睾丸酮、雌二醇。

2. 肾上腺皮质激素的合成 肾上腺皮质激素是由胆固醇合成，这3种激素都是胆固醇的衍生物，故统称为甾体激素（steroid hormone）。

合成甾体激素的胆固醇，来源于食物、高密度及低密度脂蛋白。在肾上腺皮质细胞内可由乙酸合成少量胆固醇。在肾上腺皮质细胞内的线粒体和滑面内质网，经一系列酶的作用，形成醛固酮、皮质醇及少量性激素。其过程见图6-2。

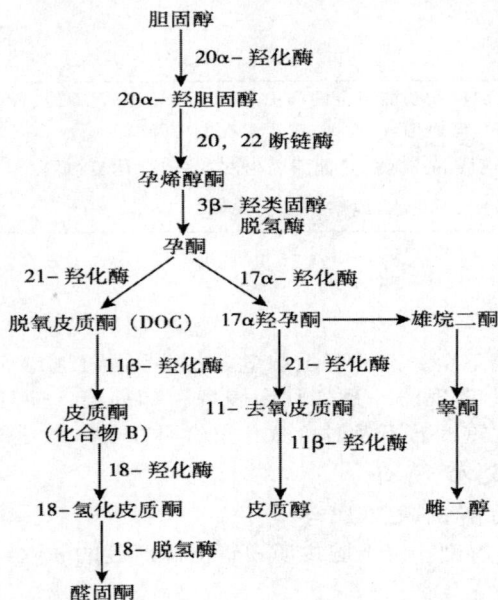

胆固醇
↓ 20α-羟化酶
20α-羟胆固醇
↓ 20, 22 断链酶
孕烯醇酮
↓ 3β-羟类固醇脱氢酶
孕酮
↓ 21-羟化酶　↓ 17α-羟化酶
脱氧皮质酮（DOC）　17α羟孕酮 —→ 雄烷二酮
↓ 11β-羟化酶　↓ 21-羟化酶　↓
皮质酮　　11-去氧皮质醇　睾酮
（化合物 B）　↓ 11β-羟化酶　↓
↓ 18-羟化酶　　　　　　　雌二醇
18-氢化皮质酮　皮质醇
↓ 18-脱氢酶
醛固酮

图 6-2　皮质激素的产生过程

（1）醛固酮

1）醛固酮分泌的调节：其分泌的调节主要有：

a. 肾素—血管紧张素：血容量减少、血压降低，使肾素分泌增加，肾素作用于血管紧张素原形成血管紧张素Ⅰ（AGⅠ），AGⅠ在血管紧张素转换酶（ACE）作用下形成血管紧张素Ⅱ（AGⅡ），AGⅡ作用于肾上腺球状带促进醛固酮的合成及分泌。

b. 血清钾的浓度：当血清钾升高 1mmol/L，可直接作用于肾上腺皮质粒状带，促使醛固酮分泌，肾排钾增加，以防止发生高血钾。

c. 血清钠的浓度：血清钠降低，也可直接刺激醛固酮分泌增加。

2）醛固醇的作用：

a. 对肾脏的作用：在近端肾小管促进钠及氯的重吸收。当血中醛固醇浓度升高时，尿排出钠 24 小时可仅几毫克，降低时可排出 20g。

在远端肾小管，促进 Na^+ 与 K^+ 的交换，使钾排出增加，同时 H^+ 与 Na^+ 交换增加，H⁺排出增加而发生代谢性碱中毒。

b. 对唾液腺、汗腺也可使从腺体排出的钠在腺管内又被重吸收。

3）醛固酮的作用机制：醛固酮为类固醇激素，分子小、脂溶性，可通过肾小管上皮细胞膜与胞浆醛固酮特异受体相结合形成复合物，此复合物进入细胞核内与染色质结合，形成醛固醇—受体—染色质复合物，从而促使 mRNA 的形成，产生醛固酮诱导蛋白（AIP）。AIP 可促进肾小管上皮细胞膜上钠泵的运转、促进生物氧化产生提供钠泵能量的 ATP 及增加 Na^+ 的通透性，使 Na^+ 进入肾小管上皮细胞。

因 Na^+ 的主动被肾小管上皮细胞重吸收，使肾小管管腔中呈负电位，进而促使 K^+ 分泌，与 Na^+ 进行交换，故尿中排 Na^+ 减少而排 K^+ 增加。

（2）皮质醇

1）皮质醇分泌的调节

a. 促肾上腺皮质激素（ACTH）：ACTH 由 39 个氨基酸残基组成，分子量为 4500。ACTH 可促进肾上腺束状带增生及合成和分泌皮质醇，对球状带和网状带影响不大。

在束状带的细胞膜上有 ACTH 特异受体，在 Ca^{2+} 存在的条件下，ACTH 与受体结合，而发挥其生物效应。一方面通过激活细胞膜上的腺苷环化酶，使 ATP 形成 cAMP，进而激活蛋白激酶，再经一系列的反应而促使皮质醇的合成及分泌，同时可增加葡萄糖与胆固醇的转运机制，使葡萄糖及胆固醇进入细胞内，提供合成皮质醇的能量及原料。

b. 促肾上腺皮质激素释放激素（CRH）：CRH 在下丘脑旁核 CRH 神经元分泌。CRH 由 41 个氨基酸残基组成。当机体受到刺激时，如低血糖、大出血、剧痛、精神紧张等，作用于神经不同部位，最后信息汇集于下丘脑的 CRH 神经元，释放 CRH，CRH 与腺垂体细胞膜上的 CRH 特异受体相结合，通过激活腺苷环化酶产生的 cAMP，cAMP 与 Ca^{2+} 通过一系列的作用而促使 ACTH 释放。

c. 负反馈作用：当血中皮质醇浓度升高后，与腺垂体细胞胞浆中受体相结合。皮质醇+受体形成复合物，进入细胞核内影响基因的表达使 ACTH 分泌减少，同时腺垂体对 CRH 的反应也减弱。ACTH 也可通过负反馈作用，而抑制下丘脑 CRH 神经释放 CRH。

在应激状态下，皮质醇的分泌可较正常时增加 10 倍。

2）皮质醇的作用：

A. 对糖代谢的作用：其可作用于肝脏促进糖的异生，可使氨基酸转化为葡萄糖，并可使肌肉的细胞内的氨基酸进入血液，血液中氨基酸浓度增加，进入肝脏的氨基酸增加更使转化的糖增多，故血糖可升高。

B. 对蛋白代谢的作用：皮质醇可增加肝脏以外组织的蛋白分解成氨基酸，使全身其他组织蛋白减少。

C. 对脂肪代谢的作用：皮质醇有促进脂肪分解成脂肪酸，并可促进脂肪的氧化作用，抑制脂肪的合成。因对脂肪酸过度氧化而使酮体产生增加。对脂肪的代谢在四肢则脂肪减少，相反在躯干则有脂肪的堆集。

D. 对血液的作用：

a. 可使嗜酸性粒细胞减少。

b. 可使淋巴细胞减少，导致免疫功能低下。使淋巴细胞减少的原因，可能由于 DNA 合成过程减弱及淋巴细胞的凋亡增加。

c. 可使中性粒细胞增加，原因是使骨髓贮存池的中性粒细胞进入血液。

E. 对结缔组织的作用：皮质醇可抑制胶原的合成，使皮肤变薄、伤口不易愈合。

F. 对骨骼的作用：因其可使构成骨骼的 I 型胶原减少，抑制成骨细胞形成骨细胞，并可抑制维生素 D_3 减少钙的吸收，其结果是骨质疏松。

G. 对精神、神经的作用：皮质醇分泌减少，可出现抑郁、淡漠及嗜睡，甚至昏迷。皮质醇增多，可发生兴奋、躁动、精神失常。

3）皮质醇的作用机制：皮质醇可与靶细胞的特异受体相结合，形成皮质醇+受体的复合物，进入细胞核内与 DNA 相结合，以调节靶细胞基因的表达，产生相应的生物效应。

3. 肾上腺皮质激素的降解　主要在肝脏进行。在 A 环上发生变化，包括加氢还原、与葡萄糖结合等，使激素的活性丧失，由脂溶性变为水溶性，因而可从尿中、胆汁中排出。

了解肾上腺皮质的有关知识，有利于理解肾上腺危象发病机制、病理生理改变以及临床表现。故将肾上腺皮质的有关问题简介如上。

（二）病因

肾上腺危象的常见病因有：

1. 慢性肾上腺皮质功能不全症（Addison 病）　因感染、创伤、过劳、分娩、手术、急性变态反应等应激情况，而发生急性肾上腺皮质功能减退。

2. 长期应用大剂量肾上腺皮质激素治疗　下丘脑—垂体—肾上腺皮质轴的功能，因严重的受抑制而呈现萎缩状态，即使停药一年，其功能仍不能完全恢复，对应激的反应差。因此当病人处于应激状态时，如不及时补充肾上腺皮质激素或突然停用激素均可引起本病。

3. 急性肾上腺皮质出血　此常见于严重的败血症，尤其是脑膜炎双球菌败血症合并 DIC 引起的华—佛氏综合征（Waterhouse—Friderichsen 综合征）。其次见于出血性疾病，如白血病、急性再生障碍贫血、血小板减少性紫癜。流行性出血热、应用抗凝药物，也可导致本病发生。

4. 其他病因　肾上腺双侧全切除，或一侧全切对侧切除 90%；或单侧肿瘤切除而对侧已萎缩者；若术前准备不周，术后治疗不当；或激素用量不足，停药过早等，均可引起本病。

（三）病理生理

肾上腺危象是由肾上腺皮质功能不全所致。因盐皮质激素缺乏，使体内钠、氯及水丢失，继之细胞内外水和钠的分布失调，血容量减少，脱水，血压降低。因肾血流减少而出现肾功能障碍。

糖皮质激素缺乏引起机体营养物质代谢障碍，对各个系统均可引起功能障碍。

【临床表现】

本病的临床表现除因肾上腺皮质激素缺乏引起的临床表现外，尚有本病病因的临床表现。故肾上腺危象因病因不同，有共同的表现，也有其特异的表现。

（一）共同的表现

1. 全身性 高烧、乏力、脱水现象。高烧体温可达40℃以上，有时体温也可低于正常。

2. 消化系统 有厌食、恶心、呕吐，也可有腹泻、腹痛。

3. 循环系统 脉搏细弱，心率快，可达160次/分。四肢厥冷、发绀、血压下降甚至休克，心音弱。

4. 泌尿系统 因血压低，肾灌注不良，可发生少尿、无尿。

5. 神经系统 可出现极度衰弱、无力，精神萎靡不振，也可出现烦躁不安、谵妄。严重者，神智障碍，甚至出现不同程度的昏迷。若有低血糖时，可发生出汗、震颤、抽搐发作。

（二）一些特征的临床表现

1. 由Addison病引起者 可发现黏膜、乳晕、掌纹等处有色素沉着。

2. 由华—佛综合征引起者 可有感染迹象。寒战、高烧、脑膜刺激征。皮肤出血点、出血斑。

3. 由出血疾病引起者 多有皮肤出血现象，亦可发生尿血、便血。

511

【辅助检查】

（一）血常规检查

可有嗜酸细胞增多，此对本病的诊断有一定的意义。中性粒细胞可减少，而淋巴细胞增多。并可有正色性贫血。

（二）血生化检查

（1）血糖降低。

（2）血尿素氮、血肌酐可升高。

（3）血皮质醇可明显降低，多<3μg/dl，甚至测不出。

（4）血 ACTH，根据其升高或降低，可确诊为原发性还是继发性肾上腺皮质功能不全。

（5）心电图可有 ST—T 波改变。

（6）血电解质检查可有血钠、血氯降低，血钾升高。

【诊断及鉴别诊断】

（一）诊断

本病的典型病例诊断并不困难，关键在于能想到这一可能性。一般说来，在前述病因中所提及的几种情况下，出现难以用其他原因解释的发烧、恶心、呕吐、腹泻、腹痛、意识障碍、休克的病人，就应想到本病的可能性。参考嗜酸细胞绝对计数增高、低血钠、低血糖、高血钾等，综合判断来作出诊断。

如遇有不明原因的休克或昏迷的病人，应询问有无肾上腺皮质功能不全、停用肾上腺皮素等病史，注意皮肤、黏膜有无色素沉着，必要时急查血糖、血钠、血钾、血氯，有条件查血皮质醇以免漏诊。

如遇病人已处于休克状态，经补充血容量，纠正电解质及酸碱平衡失调，以及其他抗休克治疗后，病情不见好转，也应考虑有本病的可能性。

（二）鉴别诊断

需与下列疾病进行鉴别：

（1）若以发烧、休克为主，需与感染中毒性休克鉴别。

（2）若以恶心、呕吐、腹泻、腹痛为主者，需与急性胃肠炎鉴别。

（3）若以皮肤色素沉着、神志障碍为主，需与肝性脑病鉴别。

（4）若以昏迷为主，需与脑血管意外鉴别。

（5）若有明显脱水、神志障碍，需与高渗性非酮症糖尿病昏迷鉴别。

【治疗】

（一）一般治疗

1. 积极治疗发病的诱因

2. 纠正低血糖　本病血糖过低很常见，故需补充足量的葡萄糖。如血糖过低，可先以 50% 葡萄糖溶液，静脉推注 100ml，继以 10%~15% 葡萄糖 1000ml，静脉滴入，定时测血糖。

3. 纠正水、电解质平衡失调　本病因呕吐、腹泻，可引起明显的脱水，通常用 5% 葡萄糖生理盐水 2000ml，静脉滴入，若心、肾功能不全，输液速度要慢，并注意心率、心律、血压、肺底啰音。以免发生心力衰竭、肺水肿。输液量一般24 小时输入 3000ml 左右。

根据血钠的化验结果以调整输入氯化钠的量，必要时可以 3%~5% 的盐水滴入，但输入高张盐水量不宜过多，因随着液体的补充，肾上腺皮质激素的应用，低血钠及高血钾会逐渐恢复正常。若输液后，测定血钾过低，可适当补充。

4. 经治疗后，胃肠道症状消失，应尽早让患者进食 若病人昏迷，可下胃管，从胃管补充水、盐等，以纠正水、电解质失衡及补充营养，则较安全；如病人有胃肠功能紊乱，则不宜采用此法。

5. 对症处理 如高烧可用退热药物。

（二）替代的治疗

补充足量的肾上腺皮质激素是治疗本症的关键。

1. 补充糖皮质激素 一旦疑及本病，应立即用速效皮质激素治疗。以氢化可的松或琥珀酸氢化可的松 100~200mg，加于 5% 葡萄糖生理盐水 500ml 中，静脉较快滴入。每 4~6 小时 1 次。次日病情好转后，6~8 小时一次。连续 2~3 天。逐渐减量至 50~100mg，每 6~8 小时 1 次。当病人能进食后可改为口服强的松 10mg，每日 2~3 次。以后根据病情进行加减。

2. 补充盐皮质激素 如用氢化可的松治疗，低血钠及血压不易纠正，可同时用醋酸去氧皮质醇（DOCA）5mg，肌肉注射，每日 1~2 次。

（三）其他

若有休克，除扩充血容量外，可用升压药物。由于感染、外伤而诱发肾上腺危象时，其失水量及缺钠可能不太严重，因此不宜给太多的盐及水。在昏迷时，应注意感染，必要时应用抗生素，注意昏迷的护理。

糖尿病酮症酸中毒

诊断	有糖尿病史,近日厌食、呕吐、多尿、嗜睡,甚至昏迷,有脱水征,深大呼吸,尿糖及酮体强阳性
鉴别	高渗性非酮症糖尿病昏迷、乳酸酸中毒
治疗	静脉滴注胰岛素、纠正水及电解质失衡、去除病因

【概述】

（一）胰岛与胰岛素

1. 胰岛 胰岛是由一个内分泌细胞组成的细胞团，散在于胰腺腺泡之间，在胰尾部较多。在成人，胰岛占胰腺重量的 2% 左右，约有 100 万个。胰岛的大小很不一致，小者仅有十几个胰岛细胞，大者可达几百个胰岛细胞。胰岛的直径约为 70~500μm。

胰岛主要由以下几种细胞组成，见表 6-9。

表 6-9　胰岛的细胞组成

种　类	在胰岛的部位	占胰岛细胞数	主要分泌激素	氨基酸残基	分子量	主要作用
A 细胞	周边	20%~30%	胰高血糖素	29	3485	升高血糖
B 细胞	中心	60%~70%	胰岛素	51	5734	降低血糖
D 细胞	周边	2%~8%	生长抑素	14	1639	调节 A、B 细胞分泌
D_1 细胞	周边	<1%	血管活性肽	28	3326	促进小肠分泌水、电解质
PP 细胞	周边	5%	胰多肽	36	4200	抑制胰酶分泌

2. 胰岛素

(1) 胰岛素的形成：胰岛素在胰腺 B 细胞中形成。正常成年人，每日约分泌 2mg（50U），占胰岛贮量的 20% 左右，空腹胰岛素在血浆中的浓度为 5~15μU/ml。其在血浆中的半衰期为 5~6 分钟。进餐后血浆中胰岛素的浓度可达 100μU/ml。

人类在胰岛素的基因位于 11 号染色体的短臂，由 1789 个碱基对组成，其中有 3 个外显子及 2 个内含子。胰岛素的基因首先在 B 细胞核内形成不成熟的 mRNA，后去掉 2 个内含子形成成熟的 mRNA，此 mRNA 在粗面内质网与核糖体结合作为模板产生前胰岛素原，此为含有 110 氨基酸残基，分子量为 12000。前胰岛素原在粗面内质网迅速被水解成含有 86 个氨基酸残基的胰岛素原，分子量为 9000。胰岛素原包装在囊泡中运送到 Golgi 体，在此水解为胰岛素及 C 肽。C 肽含有 35 个氨基酸残基，无生物活性。最后形成含有 51 个氨基酸残基，分子量为 5808 的胰岛素。胰岛素在分泌颗粒中与锌离子共同形成微结晶贮存。若胰岛素的基因发生突变，则形成异常的胰岛素，临床上常见于高胰岛素血症。

基因突变分为两种：

1) 在胰岛素的肽链中，某一个对生物活性起关键作用的氨基酸被其他氨基酸所替代，如 β 链上的 25 位苯丙氨酸被亮氨酸取代。此种异常的胰岛素首先发现在芝加哥，故以城市命名为芝加哥胰岛素。此外尚有洛杉矶胰岛素、东京胰岛素等，皆为胰岛素关键氨基酸被其他氨基酸所替代。已知有 5 个位点的胰岛素基因突变。变异的胰岛素因为与受体结合障碍，不能发挥胰岛素的生物效应而发生糖尿病。

2) 在胰岛素原转变胰岛素过程中，胰岛素原分子的第 65 位精氨酸被一个非碱性氨基酸取代，而使蛋白酶的作用点消失，不能将胰岛素原形成胰岛素，胰岛素原在 C 肽和 B 链之间断裂，而 A 链与 C 肽之间连接，使胰岛素受体识别发生障碍，而不能发挥胰岛素的生物效应。

(2) 胰岛素分泌的调节

1) 葡萄糖对胰岛素分泌的调节：葡萄糖在血浆中的浓度与胰岛素分泌的关系非常密切。在正常情况下，当血浆中葡萄糖的浓度<5mmol/L 时，不影响胰岛素的释放。若<1.7~2.5mmol/L （30~45mg/dl） 时，可完全抑制胰岛素的释放。当血糖浓度>8mmol/L （144mg/dl），刺激胰岛素的释放达最大限度。

至于葡萄糖对胰岛素释放的作用机制并不完全清楚，可能由于：

a. 葡萄糖作用于 B 细胞膜上的特异受体，导致 B 细胞膜对 Ca^{2+} 的通透性增加，Ca^{2+} 在 B 细胞内积聚而激活蛋白激酶 C 及三磷酸肌醇 （IP_3），使 Ca^{2+} 的浓度在 B 细胞内进一步提高，启动兴奋—分泌耦联，使在 B 细胞贮存的胰岛素颗粒向细胞膜移动并借助于细胞内的微丝、微管、肌动蛋白、肌球蛋白等的联合作用，将贮存胰岛素颗粒与细胞膜融合，通过胞吐作用 （exocytosis） 将胰岛素释放到血浆中与靶细胞结合而发挥作用。

b. 在 B 细胞的葡萄糖在代谢过程中产生的 ATP 与 B 细胞膜上的受体结合后，可关闭细胞膜上的 ATP 敏感 K^+ 通道，阻止 K^+ 从 B 细胞中流出，导致 B 细胞去极化，引起 Ca^{2+} 通道开放，Ca^{2+} 流入细胞内，因 Ca^{2+} 在细胞内浓度增加激活蛋白激酶 C 及三磷酸肌醇，从而兴奋—分泌偶联被启动，促使胰岛素分泌颗粒移到细胞膜并与之融合，通过胞吐作用将胰岛素释放到血中。

2) 胰岛素受体：胰岛素对靶细胞的作用是通过特异受体介导的。

胰岛素受体的基因位于 19 号染色体。胰岛素受体含有 2 个分子量为 135000 的 α 亚单位及 2 个分子量为 95000 的 β 亚单位，其间有二硫链相连。α 亚单位完全位于靶细胞膜的外面，是胰岛素的特异受体，可与胰岛素结合，同时有约束 β 亚单位内酪氨酸激酶活性的作用。β 亚单位的一小部分在靶细胞膜外与 α 亚单位相连，一大部分在靶细胞膜内。

当胰岛素与受体结合后，导致受体变构，使 α 亚单位约束 β 亚单位的约束作用失效。从而引起 β 亚单位细胞内部分的酪氨酸残基迅速磷酸化，在此部位的酪氨酸激酶即被迅速激活，而发生胰岛素的生物效应。

胰岛素受体几乎存在于所有体内组织中，包括脑、肾、红细胞、血管内皮细胞、生殖细胞等，一般认为是非胰岛素靶细胞，但各种靶细胞膜上的受体数目差别很大，如红细胞膜上只有 20 个胰岛素受体，而每个肝细胞膜上有胰岛素受体200000 个以上。

到 1992 年已经发现胰岛素受体突变有近 40 种，因胰岛素受体基因突变，使靶细胞膜表面受体减少，受体降解加速，与胰岛素结合异常、受体酪氨酸激酶活性障碍等，从而引起严重的胰岛素抵抗。

有些生理和病理状态，可对胰岛素受体的结构和功能发生影响。如运动可使胰岛素与受体结合增加。血浆胰岛素水平增高，可降低胰岛素受体在靶细胞膜上的数目。肥胖症常伴有高胰岛素血症和靶细胞受体数目减少及受体缺陷。糖尿病 I 型可有胰岛素抵抗，因受体的缺陷和酪氨酸激酶活性降低。Ⅱ型则由于胰岛素受体酪氨酸激酶活性降低。

3）氨基酸及脂肪酸的作用

a. 甘氨酸、亮氨酸、赖氨酸，可促使胰岛素的分泌。

b. 游离脂肪酸有较弱的促使胰岛素分泌的作用。

这些物质促使胰岛素分泌，可能与 β 细胞膜上的 Ca^{2+} 通道有关。

4）激素

a. 促进胰岛素分泌的激素有：胰高血糖素、血管活性肽、胆囊收缩素、抑胃肽、促甲状腺素等。

b. 抑制胰岛素分泌的激素有：肾上腺素、去甲肾上腺素、生长抑素等。

5）自主神经系统

a. 副交感神经可促进胰岛素的分泌。

b. 交感神经可抑制胰岛素的分泌。

（3）胰岛素的降解：胰岛素的降解主要在肝脏及肾脏，在肝细胞表面的蛋白酶降解占胰岛素降解总量的 50%。

胰岛素一旦与其受体结合后，在几分钟内胰岛素—受体复合物，逐渐聚集形成十几个复合物的微聚体，后再形成几百到几千个大小不等的复合体团块。约 30 分钟后此团块陷入靶细胞内形成有靶细胞膜包裹的囊泡，散在靶细胞的胞质中而与溶酶体结合，在此胰岛素被降解，而胰岛素受体部分也被降解，部分重返靶细胞膜上而发挥其作用。

青年人肝脏对胰岛素的消除率为 400ml/min。肾清除率为 190ml/min。其他组织为 130ml/min。胰岛素从尿中排出约占胰岛素分泌总量的 0.05%。

（4）胰岛素对糖、蛋白质及脂肪代谢的作用：糖、蛋白质及脂肪的代谢，主要在肝脏、肌肉及脂肪组织细胞中进行。

胰岛素与这些组织的细胞膜上胰岛素特异受体结合后，改变了靶细胞膜的通透性，因而可促进葡萄糖、氨基酸、核苷、K^+ 等进入细胞内，又可诱导某些酶的合成及增加其活性，而发挥其生物效应。

其对糖、蛋白质、脂肪在肝脏、肌肉及脂肪组织代谢的作用，见表 6-10。

表 6-10　胰岛素对糖、蛋白质、脂肪组织的作用

代谢作用	肝脏	肌肉	脂肪组织
增 加	糖原合成 脂肪合成 蛋白质合成	葡萄糖摄取 糖原合成 蛋白质合成 氨基酸摄取 酮体摄取 K^+摄取	葡萄糖摄取 脂肪酸摄取及合成 甘油磷酸合成 甘油三酯合成 脂蛋白脂酶激活 胆固醇合成 甘油合成 K^+摄取

续表

代谢作用	肝脏	肌肉	脂肪组织
减 少	cAMP生成 酮体生成 糖异生 糖原分解	蛋白质分解 氨基酸释放	对激素敏感的脂酶激活

若胰岛素分泌不足、胰岛素异常或胰岛素抵抗，则肝脏、肌肉及脂肪组织对糖、蛋白质及脂肪的代谢障碍，引起糖尿病。严重者可发生糖尿病酮症酸中毒、高渗性非酮症糖尿病昏迷。

（二）糖尿病酮症酸中毒的发病机制

糖尿病酮症酸中毒是由于严重的胰岛素分泌不足所致。可伴有使血糖升高的激素分泌增加，如儿茶酚胺、生长激素、胰高血糖素、皮质醇等。因此可引起一系列营养物代谢紊乱。其主要改变为血糖升高，糖异生增加；脂肪组织有大量脂肪酸释放到血液中；氨基酸及 K^+ 自细胞内转移到细胞外；酮体生成增加而发生代谢性酸中毒。

若血中酮体升高超过正常，称为高酮血症。

若酮体自尿中排出，用定性的化验方法可以查出时，称为酮尿症。

因酮体中的 β-羟丁酸、乙酰乙酸可引起代谢性酸中毒，称为糖尿病酮症酸中毒。因此而发生昏迷时，称为糖尿病酮症酸中毒昏迷。

本病易发生于 I 型糖尿病（胰岛素依赖型）。发病年龄多在 30 岁左右，男女发病率无明显差别。

本病发病的诱因多由于：

1. 胰岛素不足　如胰岛素用量过少，突然减少胰岛素用量或停用。

2. 胰岛素需要量增加　如感染、应激状态、暴饮暴食等。

517

【临床表现】

在糖尿病酮症酸中毒的早期，常先有糖尿病加重的表现，如极度烦渴、多饮、多尿、无力等，随着酮症酸中毒的加重，临床上出现一系列症状及体征。

（一）消化系统

常先有食欲不振，而后出现恶心、呕吐、腹痛。

除部分老年糖尿病患者外，糖尿病患者常有多食、易饥饿为典型症状之一。如发生食欲不振，则应想到有酮症酸中毒的可能。

在糖尿病酮症酸中毒时，可突然发生腹痛，痛的部位在脐周附近，可为阵发性也可为持续性，痛可很重，同时可伴有恶心、呕吐，故很像外科急腹症。在腹痛时，腹部检查可发现有轻度肌紧张及压痛。很少发生反跳痛，肠鸣音可减弱。当有低血钾时，可发生腹胀。

由酮症酸中毒引起的腹痛，用胰岛素治疗酮症及代谢性酸中毒被纠正后，腹痛可很快缓解。

糖尿病患者如发生急性胰腺炎、急性胆囊炎等急腹症时，可诱发酮症酸中毒，而酮症酸中毒时又可发生急腹症样腹痛，给临床鉴别带来一定的困难。用胰岛素治疗后腹痛是否好转对鉴别很有帮助。

糖尿病酮症酸中毒发生腹痛的原因尚不太清楚，可能由于电解质代谢紊乱引起胃肠道平滑肌痉挛或痛阈减低有关。

（二）呼吸系统

在酮症酸中毒的早期，呼吸较深而且较快，当血中 pH 下降到 7.2 时，可出现典型的深大呼吸，即 Kussmaul 呼吸。若血中 pH 下降到 7.0 时或以下，此时呼吸中枢受抑制，呼吸运动反而变浅变慢。

呼出的气味有苹果味，气味与血中酮体的浓度有关。血中酮体浓度高，则气味重。此种气味对诊断本病很有帮助。

（三）神经系统

在病的早期，可有头痛、淡漠、嗜睡、烦躁不安等，进而发生意识障碍、浅昏迷、昏迷。在Ⅰ型糖尿病患者，昏迷可发生很快，几小时内即可出现。

昏迷发生的原因可能与脱水及代谢性酸中毒有关。

（四）循环系统

若失水超过体重的 15% 时，则因循环血容量不足，出现心率快、心音减弱、脉细弱、血压低、脉压小，严重者可发生低血容量休克。

（五）其临床表现

由于脱水，部分可有体温升高现象，若发生休克，则四肢厥冷，并可发现皮肤干燥，弹性减退，眼球下陷，声音嘶哑。

【辅助检查】

（一）血常规检查

因脱水引起血浓缩，故血红蛋白及红细胞升高。白细胞也可升高，可高达 20×10^9/L。

（二）尿常规检查

除有肾功能障碍者外，尿比重多升高。尿糖多在（++++），尿酮体阳性。

酮体是 β-羟丁酸、乙酰乙酸及丙酮的总称，为脂肪酸氧化不完全所致。正常人血中酮体约为 2mg/dl。成人每 24 小时从尿中排出 β-羟丁酸、乙酰乙酸及丙酮，分别为 25mg、9mg 及 3mg。以定性试验尿酮体为阴性。当酮体产生超过其被组织利用的量时，则尿酮体定性实验为阳性。

（三） 血糖

糖尿病酮症酸中毒时，平均血糖为 27.8mmol/L（500mg/dl），但也高达 39.2mmol/L（705mg/dl）以上，或低至 19.5mmol/L（350mg/dl）以下。

当肾功能障碍时，或脱水引起循环血量下降肾灌注不良、应激状态儿茶酚胺、皮质醇等分泌增多时，血糖的升高较著。

因食欲不振、恶心、呕吐，吃食物过少时，则血糖可升高不著。

（四） 酮体

正常血中酮体约为 2mg/dl，在酮症酸中毒时，可高达 50mg/dl 以上。胰岛素缺乏时，肝脏产生酮体增加，组织利用酮体减少，酮体在血中聚积。因脱水尿少、肾脏灌注不足，酮体排出也减少，也是酮体在血中增加的另一个原因。若肾脏功能严重受损，虽然血中的酮体量增加，但尿酮体可呈阴性。

（五） 电解质

在糖尿病酮症酸中毒时，失水约 100ml/kg 体重，同时还可丢失 Na^+ 7~10mmol/L、K^+ 3~5mmol/L、Cl^- 5~7mmol/L。

1. 血钾（K^+） 在酮症酸中毒时，虽然体内已大量丢失 K^+，但因代谢性酸中毒，K^+ 自细胞内转移到细胞外，故血 K^+ 可不降低，有时反而升高。若血 K^+ 降低，则表明体内的 K^+ 已大量丢失。在用胰岛素治疗时，一方面促使 K^+ 进入细胞内，另一方面随着酸中毒被纠正，K^+ 由细胞外向细胞内转移。

体内钾降低的原因：因大量排尿，酮体排出时与 K^+ 结合成盐一起从尿中排出，皮质醇分泌增加。

在血钾增高或正常时，经胰岛素治疗后 1~4 小时，血钾可降到最低水平。

2. 血钠（Na^+） 在未经治疗的酮症酸中毒病人，因为脱水血液浓缩，虽有大量 Na^+ 丢失，但血 Na^+ 可不太低，当脱水纠正后血 Na^+ 常明显下降。

血钠降低的原因：在高渗利尿时，肾小管回吸收 Na^+ 减少；酮体排出时与 Na^+ 结合成盐，影响 Na^+ 的回吸收；因代谢性酸中毒，Na^+ 进入细胞内以取代 K^+。

有明显的低血钠而无甘油三酯明显增高者，在输液过程中易发生脑水肿。

3. 血氯（Cl^-） 血氯降低不如血钠降低显著。Cl^- 在肾小管回吸收，在糖尿病酮症酸中毒时，对其影响不大，此点与乳酸性酸中毒不同，后者血氯降低较多，其原因可能是乳酸取代了 Cl^- 的回吸收，故出现阴离子间隙（AG）的升高大于 HCO_3^- 的降低。

4. 血磷（P^{3+}） 血磷虽有大量的丢失，但在脱水时其由细胞内转移到细胞外，血磷可以不降低，随着治疗好转而出现低血磷。

5. 血钙（Ca^{2+}） 血 Ca^{2+} 在本病改变不大。

6. 血镁（Mg^{2+}） 虽然血镁降低不明显，但低血钾常伴有低血镁，此点值得注意。

7. 血 pH 及 HCO_3^- 在酮体中 β-羟丁酸及乙酰乙酸为酸性物质，使血 pH 降低。HCO_3^- 自肾排出增加，亦使 pH 下降。当脱水引起循环血量不足时，组织缺氧，乳酸产生增加，亦使酸中毒加重。因此酮症酸中毒为典型的代谢性酸中毒。pH 可下降到 7.0 以下，二氧化碳结合力降低，剩余碱负值加大，AG 增大。

当糖尿病酮症酸中毒时，尿酮体呈强阳性，血糖也较高，但有低血钾及低血氯时，HCO_3^- 可下降不著，应考虑同时有代谢性碱中毒存在。

8. 尿素氮（BUN）及肌酐（Cr） 因血容量降低而引起肾前性氮质血症时，血 BUN 及 Cr 上升，但 BUN 上升较 Cr 为著，故测血中 BUN 更能反映出实际情况。经治疗后 BUN 可恢复正常，若不能恢复应考虑肾脏有器质性损害。

【诊断及鉴别诊断】

（一）诊断

1. 有糖尿病史 近日症状加重，出现乏力、极度口渴、食欲不振、恶心、呕吐、头晕、头痛、神志恍惚、嗜睡，终至昏迷，少数患者可发生急性腹痛。尿量初期增多，继而减少。

2. 有脱水体征 可出现循环功能不全及神经系统病理体征。呼吸深大（Kussmaul 呼吸），呼出气体有苹果味。

3. 实验检查 尿糖、尿酮体强阳性，血糖升高，二氧化碳结合力下降，pH 降低。

（二）鉴别诊断

1. 酮症的鉴别

（1）饥饿性酮尿：此多见于妊娠呕吐，因进食很少，因而脂肪分解增加，出现酮症。尿酮体阳性、尿糖阴性、血糖降低。

（2）口服降糖灵（苯乙双胍）：可引起乳酸中毒，同时可发生酮症，但血糖增高不著。停药后酮体可消失。

（3）酒精性酮症酸中毒：有大量饮酒病史，可发生食欲不振、恶心、呕吐。有明显脱水征。尿酮体阳性，但血糖正常或轻度升高。糖尿病患者大量饮酒后亦可发生酒精性酮症酸中毒，此时鉴别则较困难。

2. 糖尿病酮症酸中毒、非酮症高渗性糖尿病昏迷、乳酸酸中毒的鉴别 三者均可发生衰弱无力、食欲不振、恶心、呕吐、神志障碍甚至昏迷。三者可重叠出现时在临床表现各自的特征就不很典型，给诊断带来一定的困难。其鉴别，见表 6-11。

表 6-11　几种酸中毒的鉴别

项　目	糖尿病酮症酸中毒	非酮症高渗性糖尿病昏迷	乳酸酸中毒
发病年龄	年轻者较多	中、老年多见	中、老年多见
糖尿病史	Ⅰ型糖尿病	Ⅱ型糖尿病	可有糖尿病史
诱因	停用胰岛素、应激状态	进食过多、饮水少、脑血管病	休克、服用降糖灵等
脱水征	较著	著	可有
休克	可有	多有	可有
尿酮体	强阳性	阴性	可为阳性
血糖	<33.4mmol/L（600mg/dl）	>33.4mmol/L	正常，也可较高
血K^+	升高，治疗后降低	不定	正常或较高
血Na^+	低	高	正常或较高
血HCO_3^-	低	正常	低
AG	增大	正常	增大

【治疗】

糖尿病酮症酸中毒的治疗原则：去除病因，降低血糖，纠正水、电解质及酸碱平衡失调。

（一）一般治疗

（1）找出引起糖尿病恶化的诱因，并进行处理。
（2）在昏迷患者，加强护理，防止呼吸道感染及褥疮。
（3）若已有感染者，适当应用抗生素。
（4）吸氧。
（5）在昏迷病人应放置导尿管、静脉插管。

（二）糖尿病高酮血症的治疗

（1）仅有尿酮体阳性，无酸中毒及脱水征者，血糖在 16.7mmol/L （300mg/dl）以下，只需去除诱因，调整胰岛素用量。若口服降糖灵类药物应立即停药。

（2）尿酮体阳性，有轻度脱水现象，血糖在 16.7mmol/L 以上，可留急诊室，以 5%葡萄糖盐水 1000ml，每 2g 糖加 1 单位常规胰岛素，静脉滴入，以每小时进入体内胰岛素量为 8~12 单位，血糖每小时 1 次；若血糖下降不满意，可适当增加胰岛素用量。定时检查尿糖、酮体及血钾。

若血糖下降到 11.1mmol/L （200mg/dl）以下，而尿酮体仍不消失，应输入10%葡萄糖，按比例给予胰岛素。这样可使尿酮体消失较快。

每个患者对胰岛素的疗效反应并不相同。如按 2g 葡萄糖加 1 个单位的胰岛素，可使血糖下降很快，甚至出现低血糖。但有的病人血糖不仅不下降反而升高。因此只有每小时监测血糖实验室检查才能找到葡萄糖与胰岛素适当的比例。

注意发生低钾血症。

（三）糖尿病酮症酸中毒的治疗

1. 实验室检查　立即检查尿糖、尿酮体、血糖、血钾、血钠、血尿素氮及肌酐、血二氧化碳结合力、血 pH、阴离子间隙（AG）、血钙及血镁。

血糖每小时测一次，直到<16.7mmol/L（300mg/dl）以下，可改为 2~3 小时测一次。

血钾及二氧化碳结合力，每 1~2 小时测 1 次。并监测血钠及 AG。

血钙及血镁，每 4~6 小时测 1 次。

2. 做心电监护　在有高钾或低血钾的病人，应做心电监护。

3. 放置导尿管　若患者昏迷或有尿潴留，应放置导尿管，随时记录出入量，测尿酮体及尿糖。

若导尿管开放，测定尿糖可反映血糖的情况，如尿糖为阳性，血糖仍然很高，反之若尿糖为阴性，血糖可能已降到 11.1mmol/L（200mg/dl）以下。

同时要严记录出入量。

4. 注意患者的生命体征　监测 BP、心率、呼吸、体温。

5. 应用胰岛素　关于对本病胰岛素的用量及用法，意见并不完全一致，但最主要的是密切观察病人的病情的变化，及时随诊监测尿糖、尿酮体及血糖。根据病人的具体情况，随时调整胰岛素的用量及用法是最实用、最可靠的办法，因为患者的个体差异，对胰岛素的反应并不一致，因为糖尿病发病机制就比较复杂。

（1）用小剂量胰岛素治疗糖尿病酮症酸中毒的依据：目前多主张用小剂量胰岛素治疗本病，依据下述理由。正常成年人，每日胰岛 B 细胞分泌胰岛素 50U。在血浆的半衰期很短只有 5~6 分钟，但在组织中的生物效应持续时间较长。

静脉每小时持续滴入 1U，可使血浆中胰岛素的浓度可达 20μU/ml。若以每千克体重每小时持续滴入 0.1 单位 [0.1U/(kg·h)]，血浆中胰岛素的浓度可达 10μU/ml，已达到降低血糖治疗的目的。

通常血浆中胰岛素浓度为 10μU/ml，可抑制糖异生。20μU/ml，可抑制糖原分解。30μU/ml，可抑制脂肪分解。50~60μU/ml，可促进肌肉、脂肪组织等摄取葡萄糖。>100μU/ml，可促使 K^+ 转移到细胞内。

（2）用量及用法：先以 500ml 生理盐水，加入胰岛素，按每小时 6~8U 持续滴入，根据病人脱水的情况确定加入胰岛素的量。若需要每小时输入液量为 250ml，则 500ml 生理盐水中加胰岛素 12~16U。如患者脱水严重同时伴有低血钠，可在 1000ml 生理盐水中加 24~32U 胰岛素静脉持续滴入。

在用胰岛素治疗过程中，可根据每小时测定的血糖量进行调整，不能千篇一律。一般说来，每小时血糖下降的速度不超过 3.9mmol/L（70mg/dl）为宜。若血糖下降过快，因脑脊液中的糖比血糖下降速度慢，结果脑脊液的晶体渗透压，较血中的晶体渗透压高，水进入颅内使颅压升高、脑水肿。

当血糖下降到 13.9mmol/L（250mg/dl）左右时，根据血钠的浓度，若已恢复到正常水平，可用 5%葡萄糖溶液，若血钠仍低可用 5%葡萄糖生理盐水液，按 2g糖，1~2U 的胰岛素的比例，再继续滴入。此时需注意发生低血糖。

静脉滴入胰岛素应直到神志清醒、尿酮体消失、血糖达理想水平为止。

若血糖已达 11.1mmol/L（200mg/dl）左右，而尿酮体仍不消失，则可加大葡萄糖的用量，同时胰岛素的用量也相应加大。

若神志清醒后已能进食，则按治疗糖尿病的常规处理。一旦糖尿病患者发生酮症酸中毒，则需用胰岛素注射治疗，口服药物效果不好。

6. 补充血容量　在糖尿病酮症酸中毒时，多数患者体液的丧失约为 4000ml左右。一般 24 小时输液量为生理盐水 500~1000ml，5%葡萄糖液 2000~3000ml。

输入液体的总量应视脱水严重的程度及心肾功能的情况而定。在老年人，心、肾功能不全患者，最好放置中心静脉压以监测血容量的改变及心脏功能的情况。当输液量较大较快，要注意心率是否加快、呼吸次数是否增加，并观察肺底有无啰音。以监测是否有左心室功能不全。若有心功能不全，可静脉滴入西地兰。

输液的速度是开始快，随着脱水的纠正，输液速度应减慢。

若患者有低血压或休克时，除加速输液外，最好输入白蛋白。如无贫血不要输血。同时要注意休克发生的原因除血容量不足外，有无其他原因。若血压很低，一时补液不能纠正休克，为保证重要脏器的血液供应，可短期、少量应用升压药物。

7. 补钾　在病的早期，因大量排尿引起钾的丢失，体钾丢失量可达 400mmol（30g）左右或更多。但由于脱水血液浓缩及酮症酸中毒钾从细胞转移到细胞外，故测血钾可能不降低或反而升高。当纠正酸中毒后，用胰岛素可同时使钾及葡萄糖进入细胞内，故在用胰岛素治疗本病 2~3 小时后可发生明显的低钾血症。因此根据血钾的测定及时补充钾，这是特别值得注意的问题，低血钾可为本病死亡原因之一。

低血钾常伴有低血镁，故补钾常需补充镁。

8. 纠正代谢性酸中毒　酮症酸中毒时，一般不需要用碱性药物，但若血pH<7.2 时，HCO_3^- 15mmol/L 时，应用 5%碳酸氢钠纠正。因酮症酸中毒被纠正后，随着酮体的消失酸中毒可自行纠正。

（四）其他问题

在糖尿病患者，特别是老年人，常伴有心、脑、肾疾病，在治疗本病时应注意这些情况。

因糖尿病酮症酸毒的治疗较为复杂，上述治疗方法供参考。

523

高渗性非酮症糖尿病昏迷

诊断	老年人,有或无轻度糖尿病史,发生严重脱水,血糖很高、血浆晶体渗透压很高,尿糖很多,但尿酮体阴性或弱阳性
鉴别	糖尿病酮症酸中毒、脑血管意外
治疗	纠正脱水、降低血糖、治疗发病诱因、纠正电解质平衡失调

【概述】

本病为糖尿病的严重并发症,其特点是血糖在 33.36mmol/L (600mg/dl) 以上,一般为 44.48mmol/L (800mg/dl) 左右。血浆晶体渗透压大于 350mmol/L。有明显的脱水征象,但无明显代谢性酸中毒的表现。尿酮体阴性或弱阳性。神志障碍甚至昏迷。

发病年龄多见于 50 岁以上的老年人,以往无明确的糖尿病病史,或有轻度糖尿病病史,以控制饮食或口服降糖药物治疗。多属于 II 型糖尿病患者,男女发病无明显差别。

(一) 发病的诱因

常见者有以下几种:

1. 感染　如肺部感染、胆道感染。
2. 应激状态　如外伤、手术、烧伤、创伤。
3. 脑血管意外　如脑出血、脑栓塞、脑血栓。
4. 水摄入不足　如饮水困难。
5. 水丢失过多　如腹泻、大量呕吐、用利尿药。
6. 药物　如应用可能使血糖升高药物。

(二) 发病机制

若血浆中的胰岛素为 $30\mu U/ml$ 左右时,可抑制脂肪的分解产生大量酮体,但这不能使肝脏、肌肉及脂肪组织充分摄取葡萄糖、抑制糖原异生及对葡萄糖的利用。同时可由于胰岛素分泌减少对胰高血糖素分泌抑制作用减弱,而胰高血糖素分泌增加,导致肝内糖原异生作用,大量葡萄糖释放入血,使血糖明显增高。若胰岛

B 细胞功能不良，分泌的胰岛素量少，虽然可抑制脂肪的大量分解而产生酮体，但不能控制糖的代谢，而使血糖升高。

当血糖达 10mmol/L（180mg/dl）时，如肾脏功能正常，在肾脏肾小球的滤液中每分钟可滤过葡萄糖 225mg，但这些糖可被肾小管重吸收，此即为葡萄糖的肾阈。若超过此值，多余的糖从尿中排出，以保证血糖不致过度升高。如摄入水量充足，每小时排出糖可高达 19g。若脱水严重，循环血容量不足，肾脏血流量减少，肾小球滤过率为 62.5ml/min 时，此时血糖需达 20mmol/L（360mg/dl），才能使肾小球滤过液中的糖为每分钟 225mg。也就说肾排糖阈增高，肾排糖减少，肾脏调节血糖的功能减低，这也是促使血糖显著升高原因之一。

细胞外液葡萄糖浓度升高后，细胞内液的水外移，细胞内脱水。口渴中枢的神经细胞若脱水 2%，即可有口渴感，若能大量饮水，则尿多排出的糖也就越多，不至于发生本病。但因种种因素，使患者口渴感觉迟钝，或无法摄取水时，则出现高渗性脱水，脱水又引起高渗的恶性循环。高渗引起神经细胞脱水，而发生神志障碍。因高渗利尿，可引起电解质大量丢失。

本病与糖尿病酮症酸中毒，在发病机制上并未完全清楚。最容易理解的是本病胰岛 B 细胞分泌的胰岛素量虽然不足，但可抑制脂肪的分解而不产生酮体，但不能使肝脏、肌肉及脂肪组织充分摄取和利用葡萄糖及防止糖原的异生。但根据放免方法测定两者血浆中胰岛素的水平，发现前者并不都比后者高，两者有重叠现象，但在门脉血浆中的胰岛素含量，则前者比后者高。而胰高血糖素、生长激素、皮质醇，前者也比后者高。

【临床表现】

病人在发生高渗性非酮症糖尿病昏迷之前的几天出现烦渴、多饮、无力、消瘦，以后逐渐发生由于高血糖引起渗透性利尿，尿量很多，而出现高渗状态及严重脱水，此时尿量减少，而发生神志改变。各系统的临床表现如下。

（一）神经系统

表现为淡漠、意识模糊、嗜睡，甚至昏迷。也可发生四肢抽搐，或单侧肢体抽搐，腱反射减低。

神志障碍发生的原因主要由于脑细胞脱水。

（二）循环系统

因脱水，循环血容量减少，发生低血压、心率快、脉细弱、四肢冷。在严重脱水时，因肾脏血流量减少，发生明显少尿现象。心包可出现摩擦音，脱水纠正后消失。脱水严重者可发生休克。

（三）呼吸系统

可因胃扩张或肠胀气，而出现呼吸困难，呼吸浅而快。无 Kussmaul 呼吸及呼出气体有苹果味。可发胸膜摩擦音，脱水纠正后消失。

525

若肺部有炎症，X 线检查可发现肺部阴影，但可能听不到湿性啰音。脱水纠正后肺啰音可出现。

（四）消化系统

常发生食欲不振、恶心、呕吐、腹胀、腹部不适，常有便秘。可发生胃扩张及肠麻痹。近 1/2 的患者，呕吐伴有胃内容物呈咖啡样，但胃大出血者少见。在发生胃扩张者，可发现上腹部隆起。在发生肠麻痹时，可发现腹胀、肠鸣音减弱。肝脏可因脂肪增多而发生肝肿大、肝区痛及肝触痛。

（五）其他临床表现

有明显脱水征，皮肤松弛、口唇干裂、眼球下陷、皮肤干燥、眼压低。

【辅助检查】

（一）血常规检查

因脱水而引起血液浓缩，红细胞、血红蛋白及红细胞压积均增高，白细胞亦增高可达 $50×10^9/L$。

（二）尿常规检查

尿比重增高，尿糖（++++），尿酮体阴性或呈弱阳性。

（三）血糖

血糖大于 33.4mmol/L（600mg/dl）。多在 44.5mmol/L（800mg/dl）以上。

（四）血电解质

1. 血钾　虽有体内钾丢失，但血钾降低并不太明显，但纠正脱水后血钾则降低。

2. 血钠　因在渗透利尿时，有大量的钠丢失，因此在本病的早期，血钠可降低到 120~125mmol/L。此为一种保护机制，使血浆的晶体渗透压不致太高。但在脱水严重时，因血液浓缩，导致血钠明显升高，可达 166mmol/L 以上。

3. 血碳酸氢根（HCO_3^-）可轻度降低，平均为 22mmol/L。HCO_3^- 降低的原因为肾功能障碍，组织灌注不良，乳酸产生增多，肾脏排出酸性物质减少。若 HCO_3^- 降到 10mmol/L 以下时，而尿酮体阴性，应考虑有乳酸酸中毒。

（五）血浆晶体渗透压

血浆晶体渗透压的简单计算方法如下：

血浆晶体渗透压=2（Na^++K^+）+血糖+尿素氮

单位均为 mmol/L。

因尿素可以自由通过细胞膜，故可不计算在内。去掉尿素氮，称为有效晶体渗透压，正常值为 280~300mmol/L。若血浆晶体渗透压>350mmol/L，或有效血浆晶体渗透压>320mmol/L，是诊断高渗性非酮症昏迷的重要指标。

（六）血尿素氮及肌酐

两者均有不同程度的升高。

（七）血脂

血脂可明显升高，血清可出现混浊现象。因血脂升高，故可发生假低血钠现象，此点应加以注意。

（八）心电图检查

可发生 ST 段改变，治疗后多可恢复。

[诊断及鉴别诊断]

（一）诊断

1976 年全国第一次糖尿病研究专题会议提出的本病诊断标准，述于下：

（1）症状

1）前驱期：乏力、口渴、多饮、多尿、厌食、恶心、呕吐等。

2）昏迷期：神志模糊、嗜睡、烦躁、精神失常及昏迷，常伴显著脱水，可有低血压及休克、抽搐、偏瘫、Babinski 征阳性。

（2）血糖>600mg/dl（33.3mmol/L）。

（3）血钠>150mmol/L。

（4）血浆渗透压>350mmol/L。

（5）血酮及尿酮：阴性或弱阳性。

（二）鉴别诊断

（1）与糖尿病酮酸中毒的鉴别见前。

（2）与脑血管意外鉴别，在脑血管意外的糖尿病或无糖尿病史者，易发生高渗非酮症糖尿病昏迷。此点值得注意。

[治疗]

527

（一）一般治疗

（1）找出诱因，并采取措施进行治疗。

（2）加强昏迷护理，预防发生感染。

（二）纠正脱水

若病人有明显脱水征时，一般失水量多在 5000ml 以上。

纠正脱水不宜太快，若补水太快，使血浆晶体渗透压下降太快，反而易使进入细胞内加快而发生水在细胞内潴留。

补液量一般按 100ml/kg 体重补充。若体重为 60kg，则补水量约为 6000ml 左右。

补液的速度，头 4 小时补充总的 1/3，在补充过程中，特别是老年人有心、肾疾病患者，要密切观察心率、心律、血压、尿量等，亦应注意呼吸次数及肺底有无湿性啰音。若能放置中心静脉压就更好，能随时估计血容量的多少。定时测血红蛋白及细胞压积。其余液量 2/3 在 24 小时内补充完。若有心肾功能不全，补液要慢。

若患者无胃潴留及肠麻痹，下胃管将白开水或矿泉水定时定量灌注胃内，或持续滴入，是安全及有效的补充水的方法。若胃、肠无问题，水在胃肠道可完全吸收。

补液，可先用生理盐水 500~1000ml，静脉滴入。生理盐水虽为等渗液，但对本病仍为低渗液，可以有降低血浆晶体渗透压的作用。

若血浆晶体渗透很高，可输入 0.45% 的盐水，若血钠低时，则不应应用。低渗液虽然对降低血浆晶体渗透压效果较好，尤其血钠明显增高的患者。但输入过多可发生溶血，在血容量不足时，易发生休克，并可引起脑水肿。

若输入盐水过多，可发生高氯性酸中毒，若已发生，需用碳酸氢钠纠正。

（三） 应用胰岛素

该药的用法及用量，见糖尿病酮症酸中毒。

（四） 补钾、补镁

需根据血钾及血镁的测定，以补钾、补镁。

（五） 应用碳酸钠

当有乳酸酸中毒时，应以碳酸氢钠纠正。

本病死亡率较高，死亡的原因除了诊断延误及治疗欠妥外，主要为发生严重的合并症，如感染、心脑血管病变、ARDS、DIC、急性胰腺炎等。

在治疗过程需在头几个小时，每小时做血糖、血钾及血钠测定。随时注意病人的生命体征。

低 血 糖 症

诊断	有低血糖的临床表现,如饥饿感、无力、出冷汗、心悸等,血糖降低,给予葡萄糖后症状迅速恢复
鉴别	糖尿病酮症酸中毒、高渗性非酮症糖尿病昏迷、脑血管意外
治疗	尽快给予口服含糖的饮料或糖水或静脉注射葡萄糖,病因治疗,纠正水、电解质及酸碱平衡失调

【概述】

(一) 糖的代谢

血糖是指在循环血液中葡萄糖的浓度，是葡萄糖在血中的运输形式。

糖的主要功能是通过氧化供给机体能量，也可作为细胞的结构成分。

在正常人，血糖在 24 小时内有明显的波动，空腹时较低 4.44mmol/L（80mg/dl）到 6.66mmol/L（120mg/dl），而饭后则升高可达 8.88mmol/L（160mg/dl）到 10.0mmol/L（180mg/dl）。大部分人若血糖>10.0mmol/L（180mg/dl），因从肾小球滤过的糖超过肾小管上皮细胞重吸收糖的能力，糖从尿中排出，此为葡萄糖的肾阈。

在正常情况下，血糖虽有波动，但是维持在一定的范围内，这是由于在机体内存在有调节血糖稳定的因素。

(二) 血糖的来源与去路

1. 血糖的来源

（1）食物：食物中的糖类主要是淀粉及少量的蔗糖、乳糖、麦芽糖等。多糖经消化后变成单糖，被小肠黏膜吸收，经门静脉进入肝脏。在肝脏中的葡萄糖经肝静脉输送到全身各组织供细胞代谢、利用。

在肝脏中的糖也可形成肝糖原或脂肪而贮存。

（2）糖异生作用：在不进食时，肝糖原分解为葡萄糖以保持血糖在血中浓度的稳定。但在成年人，肝脏贮存的糖原只有 100~150g 左右。若 12~24 小时不进食，则肝糖原消耗殆尽，此时主要是糖异生作用，以维持血糖在血中浓度的稳定。

1）乳酸的糖异生作用：肝外组织，如肌肉。在糖酵解时可产生乳酸。特别是在骨骼肌在缺氧情况下作剧烈运动时，葡萄糖经无氧代谢酵解可产生大量乳酸。乳酸经血进入肝脏，经糖异生作用产生葡萄糖，葡萄糖再经血进入肌肉或其他组织供细胞利用。

组织细胞中的葡萄糖→无氧酵解→产生乳酸→经肝脏形成葡萄糖→供组织细胞利用，此即 Cori 循环，也称乳酸循环。

1 个分子的葡萄糖在细胞胞浆中无氧酵解可产生 2 个分子的乳酸及 2 个分子的 ATP。

乳酸在肝脏合成葡萄糖，需利用 ATP。故 Cori 循环是一个耗能的循环。

葡萄糖经三羧酸循环有氧代谢，1 个分子的葡萄糖可产生 36 个分子的 ATP，此是产能过程。

2）蛋白质的糖异生作用：在细胞中的蛋白质经代谢产生氨基酸。经转氨作用将氨基转给丙酮酸而形成丙氨酸。丙氨酸经血到肝脏，再经转氨作用形成丙酮酸，丙酮酸可经糖异生作用生成葡萄糖。葡萄糖从肝脏经血到组织细胞中又可经酵解作用产生丙酮酸，丙酮酸又可经转氨作用形成丙氨酸。此称为丙氨酸—葡萄糖循环。

3）脂肪的糖异生作用：脂肪分解后产生脂肪酸，可在线粒体内经一系列酶的作用，通过糖异生经路转变为葡萄糖。

甘油可经脱氢后，转变为糖代谢的中间产物，通过糖异生经路而产生葡萄糖。

（3）糖原的分解：糖原是葡萄糖的贮存形式，成年人，在肝脏中的糖原为100~150g左右，此为可以动用的糖贮备，对稳定血糖的水平起重要作用，供应脑细胞的正常活动。进食2小时，肝糖原在肝脏中的贮存可迅速饱和，可达肝脏重量的5%~6%。但在空腹时仅占肝脏重量的1%，当机体需要时可迅速转变为葡萄糖而进入血中。

肌糖原占肌肉重量的1%~2%。需要长时间运动后，才能使肌糖原减少。

当肝脏有严重损害时，肝脏糖原贮存减少，如进食少可发生低血糖。

（4）糖异生的意义：正常成年人，大脑每天需葡萄糖约100余克，才能维持正常的活动。肾脏、红细胞、视网膜等共需葡萄糖40~50g。故共需150g以上。而肝脏糖原只有100~150g，12小时以上即可消耗殆尽，因此葡萄糖的供应，部分来自糖异生。

饭后血糖升高，4小时左右即降到空腹水平，饭后16~24小时糖异生作用明显增加，随着时间的延长，糖异生作用逐渐减弱，相反脂肪的分解明显增加。

（5）糖异生的调节：

1）代谢的调节

a. 当肝脏细胞中的甘油、氨基酸、乳酸、丙酮酸等增加时，糖异生作用增强。

b. 因脂肪酸的氧化，可产生大量乙酰辅酶A，从而激活丙酮酸化酶，导致加速丙酮酸等的糖异生作用。

c. ATP可抑制磷酸果糖激酶，激活果糖二磷酸酶。ATP可促进糖异生，而ADP可抑制糖异生。

2）激素的调节：下列激素有调节糖异生作用：

A. 使血糖升高的激素

a. 胰高血糖素：由胰岛A细胞分泌。低血糖、低血氨基酸、促胆囊收缩素，可刺激其分泌。其作用是促使肝糖原分解形成葡萄糖，并促进氨基酸、脂肪酸的糖异生作用。

b. 糖皮质激素：在应激状态时，可刺激其分泌，其有使肝糖原分解成葡萄糖，并促进糖异生的作用。

c. 生长激素：低血糖、应激状态可刺激其分泌，其有抗胰岛素的降低血糖的作用。

B. 使血糖降低的激素：高血糖、胰高血糖素可刺激胰岛素的分泌。其作用是促使糖的氧化，促进糖原及脂肪的形成，抑制糖异生作用。结果使血糖降低。

3）神经的调节：下丘脑是自主神经及内分泌的中枢。在下丘脑的腹内侧核为交感神经中枢，当其受刺激时，可通过内脏神经作用于β受体，使胰岛A细胞分泌胰高血糖素，使血糖升高。下血脑的腹外侧核为副交感神经的中枢，当其受刺激时，可通过迷走神经作用于 M 受体，使胰岛 B 细胞分泌胰岛素，使血糖降低。

胰岛生长抑素、胰高血糖素及胰岛素，三种激素的相互作用是：生长抑素可抑制胰高血糖素及胰岛素的分泌，胰岛素可抑制胰高血糖素的分泌，胰高血糖素又可促进胰岛素及生长抑素的分泌。

2. 糖的去路

（1）在组织细胞中通过代谢产生 ATP，提供细胞所需的能量。

（2）合成糖原，在肝脏细胞作为葡萄糖的贮存形式。在肌细胞有糖原为细胞收缩提供能量。

（3）转变为脂肪、氨基酸及非糖物质。

1）体内的脂肪酸主要是从乙酰辅酶 A 合成，因此凡是在代谢过程中能产生乙酰辅酶 A 的物质，都是合成脂肪酸的原料。糖是主要的碳源。在肝脏、脑、肾脏等细胞中均有合成脂肪酸的酶系。

2）转变为某些非必需氨基酸，可通过三羧酸循环的中间产物 α-酮戊二酸及草酰乙酸，分别形成丙氨酸、谷氨酸及门冬氨酸。又可通过门冬氨酸合成其他氨基酸。

3）若血糖超过肾阈，则从尿中排出。

血糖的来源与去路见图 6-3。

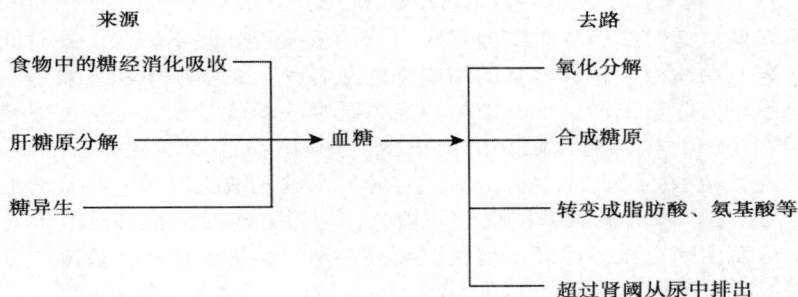

图 6-3　血糖的来源与去路

531

血糖的来源与去路在机体内保持一定范围的动态平衡。调节血糖在血中的水平的主要器官是肝脏，调节是在神经及激素的控制下进行。一旦糖的来源与去路的动态平衡失调，则血糖会升高或者是降低。

（三）低血糖发生的原因

当血糖的浓度<4.5mmol/L（70mg/dl）时，称为低血糖，但严重的低血糖常发生于病理情况。常见者有：

1. 降低血糖的激素分泌过多　如胰岛 B 细胞瘤。

2. 升高血糖的激素分泌过少　如 Addison 病、Sheehan 病。

3. 严重的肝脏损害　如肝癌、肝硬化晚期、重症肝炎，肝脏贮存的糖原过少。

4. **饮酒过多** 饮酒过量使肝内 NAD⁺用于乙醇的脱氧作用过多，NADH 增多，导致 NADH/NAD⁺增加，故可抑制丙酮酸化酶的作用，引起乳酸、丙酮酸的糖异生作用减弱而发生低血糖。

5. **糖的供应不足** 饥饿过久、剧烈运动、高烧等，使糖消耗过多，均可引起低血糖。

6. **免疫因素** 因自身免疫疾病产生抗胰岛素抗体。此种抗体有两种：一种为结合容量小高亲和力位点。另一种为结合容量大低亲和力位点。这些抗体结合了大量胰岛素而且可阻止胰岛素的降解，使胰岛素在血中的储存量增加。结合容量大低亲和力位点的抗胰岛素抗体与胰岛素的复合物一旦解离，在血中的胰岛素可大量增加而发生低血糖。

抗胰岛素受体抗体，有拟胰岛素样作用，可与胰岛素受体结合而发生胰岛素样作用，产生低血糖。但也可封闭胰岛素受体而发生高血糖。

7. **某些肿瘤** 发生胃癌、肾癌、肺癌、平滑肌肉瘤、脂肪瘤等，也可分泌大量胰岛素样物质而发生低血糖。

8. **降糖药物** 如优降糖、二甲双呱等，可引起低血糖，尤其是优降糖可引起严重的低血糖而危及生命。

（四）低血糖引起的病理生理改变

在出现低血糖时，因各组织器官对血糖的依赖程度并不一致。故对低血糖引起的反应亦异。在体内大多数器官的细胞都能从各种代谢物质中获得能量，如心肌可利用脂肪酸作为能量来源。唯有中枢神经系统唯一的能量来源是通过葡萄糖的有氧代谢，但在中枢神经细胞内贮存的糖很少，10~15 分钟即消耗完，导致 ATP 产生减少，不能维持 Na⁺—K⁺ATP 酶的功能，Na⁺与水进入细胞内而引起脑细胞水肿，使颅内压升高。若严重的低血糖持续时间较久，超过 6 小时，特别是老年人或有脑血管病者，可发生脑充血、神经细胞脱髓鞘，甚至神经细胞坏死，造成严重的不可逆的脑损害，甚至死亡。

【临床表现】

低血糖引起的临床表现最突出者在中枢神经系统方面。

临床表现的严重程度取决于：血糖下降的速度；下降的量；个体对低血糖敏感性的差异。

（一）血糖降低较快时

当血糖下降速度较快 >0.06mmol/（L·min）［1.0mg/（dl·min）］时，降低到 2.5mmol/L(45mg/dl)，因交感神经受刺激，儿茶酚胺分泌增加。除感到饥饿外，出现软弱无力、出冷汗、四肢颤动、精神紧张、焦虑、面色苍白、恶心、呕吐、心悸，严重者可发生四肢抽搐、神志障碍。

（二） 血糖降低较慢时

若血糖下降速度缓慢，主要是颅内中枢神经受累，首先是大脑皮质，然后依次为间脑、中脑、桥脑及延髓。其临床表现如下：

1. 大脑皮质受累　出现意识障碍、语言不清、定向力丧失、嗜睡、多汗、震颤、头痛、头晕、视力模糊。并可出现精神失常，如恐慌、幻觉、躁狂。

2. 间脑受累　出现神志不清、躁动、心跳过速、瞳孔散大、四肢阵挛，可出现肌强直、惊厥，锥体束征可呈阳性。

3. 中脑受累　出现阵发性惊厥、扭转痉挛、肌张力增加、眼肌麻痹、昏迷。

4. 桥脑受累　出现肌肉痉挛、昏迷加重。

5. 延髓受累　出现重度昏迷，可有去大脑强直、各种反射消失、眼球固定、肌张力减低、呼吸慢而浅，并可有呼吸节律不齐、体温下降，若持续时间较久，则危及生命。

【辅助检查】

（一） 血糖

多低于 2.5mmol/L（45mg/dl）。

（二） 测血浆中胰岛素及血糖

血浆胰岛素水平多升高，测血中胰岛素与血糖的比，对诊断有一定的帮助。

血胰岛素（μU/ml）与血糖（mg/dl）比值的判断，对诊断的意义，参考值为<0.3。若≥0.3 可疑高胰岛素血症。>0.4 提示有胰岛 B 细胞瘤的可能。

（三） 确定有无肝、肾功能损害

检查肝、肾功能。

（四） 确定有无继发性电解质紊乱

检查血电解质。

（五） 确定有无胰腺实质病变

做腹部 B 型超声或 CT 检查胰腺。

【诊断及鉴别诊断】

（一） 诊断

通常认为血糖<2.8mmol/L（50mg/dl）应考虑低血糖症，若<2.5mmol/L（45mg/dl），则可诊断为低血糖症。

低血糖症的临床特点，即 Whipple 三联征：①血糖低于 2.5mmol/L；②有低血糖的临床表现；③给予糖后症状可很快缓解。典型的病例诊断并无困难，关键是能否想到有本病的可能。

（二）鉴别诊断

（1）有关低血糖症病因的鉴别，见表 6-12。

表 6-12　低血糖症病因的鉴别

项　目	功能性低血糖	胰岛B细胞瘤	肝源性低血糖	早期糖尿病	垂体或肾上腺皮质功能不全
发作时间	饭后2~4h	晨空腹	晨空腹常见	饭后3~5h	饥饿时
与饥饿的关系	无	明显	明显	不明显	稍明显
与运动的关系	无	明显	明显	不明显	稍明显
能否自行缓解	能	不能	不能	能	不能
空腹血糖	正常	降低	降低	正常或稍高	降低
葡萄糖耐量试验	高峰正常下降快	均低	高峰高、下降到正常以下	高峰高、下降到正常以下	正常

（2）若患者因昏迷就诊，需与脑血管意外、糖尿病酮症酸中毒、高渗性非酮症糖尿病昏迷等相鉴别。

（3）若以惊厥就诊，需与癫痫相鉴别。

【治疗】

低血糖昏迷若持续 6 小时，会引起中枢神经不可逆损害，甚至危及生命，需迅速治疗。

（一）纠正低血糖

在低血糖昏迷的病人，首先以 50%葡萄糖溶液 100ml 静脉注射，在注射前后查血糖。若效果不好症状无改善。可再重复 1 次。在头两个小时，每半小时测血糖 1 次。有 90%病人神志多可恢复，若仍不恢复，血糖已恢复正常或高于正常，常提示预后不良，可能有不同程度的脑损害，当然也要注意有无其他原因引起的昏迷，特别是脑血管意外。根据血糖的测定结果，可以 10%葡萄糖溶液静脉持续滴入。

若用上述治疗方法，血糖升高不明显，此偶见于服用过量优降糖或过量胰岛素患者，除将增加糖的入量外，可以氢化可的松 100~200mg，静脉滴入。或以地塞米松 10mg，静脉小壶滴入。亦可用胰高血糖素，1~2mg，稀释后静脉滴入但本品有促使胰岛素分泌的作用，此点应注意。

在心率缓慢者，可用肾上腺素，每分钟 1μg 静脉滴入，其有升高血糖的作用，但对心脏影响较大，不作为常规治疗。

下胃管滴入或间断小量灌入糖水，也可作为输入体内糖的途径。

（二）纠正水、电解质及酸碱平衡失调

若发生脱水及电解质和酸碱平衡失调，及时纠正。

（三）给予多种维生素

特别是维生素 B_1，若原有维生素 B_1 缺乏，在治疗低血糖的过程中，可能发生 Wernicke 综合征此由于维生素 B_1 缺乏引起下丘脑、中脑、小脑等，发生充血、点状出血及坏死。临床表现为注意力不集中、记忆力差、嗜睡、亦可出现眼震、眼外直肌麻痹、共流失调、走路不稳。

（四）加强护理

注意昏迷患者的护理，严格记录出入量。

（五）监护生命体征

在老年人、心肺功能不全，或有肾脏疾病，在需大量输液时，应做心脏监护。

（六）鼓励患者进食

病人苏醒后应鼓励其进食。

（七）病因治疗

如有胰 B 细胞瘤，应考虑手术。

第七章

血 液 系 统 疾 病

急性再生障碍性贫血

中性粒细胞减少症

急性中性粒细胞缺乏症

急性特发性血小板减少性紫癜

血栓性血小板减少性紫癜

恶性组织细胞病

弥散性血管内凝血

输血反应

急性再生障碍性贫血

诊断	严重贫血、出血倾向、全血细胞减少、骨髓增生重度低下，易发生感染
鉴别	慢性再生障碍性贫血、骨髓增生异常综合征、恶性组织细胞病
治疗	输入新鲜血、应用促造血药物、预防感染、骨髓移植

【概述】

再生障碍性贫血是因化学、物理、生物等因素，以及尚未明确的病因，引起的骨髓多功能干细胞受损，导致全系血细胞减少的一个综合征。临床表现为贫血、出血倾向及感染。本病分急性及慢性两型，急诊常见者为急性型。发病年龄 4~47 岁，12 岁以下多见。

（一）红细胞结构与功能简介

1. 红细胞的形态　血液循环的红细胞，在正常情况下，绝大部分为成熟的红细胞。已经无细胞核及细胞器。呈两面中心凹陷的圆盘状，直径为 7~8.5μm。中间较薄为 1.0μm，边缘较厚为 2.0μm。平均体积为 80~94μm³(80~94fl)，平均表面积为 120~150μm²，平均血红蛋白（Hb）的含量为 26~32pg，平均血红蛋白浓度为 0.32~0.36（32%~36%）。

正常成年人的红细胞数，男性（4.0~5.5）×10¹²/L，女性（3.5~5.0）×10¹²/L。血红蛋白，男性 120~160g/L，女性 110~150g/L。网织红细胞，（24~28）×10⁹/L。

2. 红细胞的结构与功能

（1）红细胞膜

1）红细胞膜的结构：红细胞膜由双层脂质及蛋白组成。在脂质中磷脂含量占 54%，胆固醇占 43%，糖类及游离脂肪酸占 3%。1972 年，Singer 及 Nicolson 提出镶嵌模型，脂质有流动性，在双层脂膜之间，有不同生理作用的蛋白质，这种蛋白质主要为脂蛋白、糖蛋白。用电泳的方法，可将这些蛋白质分为 7 个区带：

区带 I 及 II：统称为收缩蛋白，位于细胞膜的内侧，其结构和功能与肌球蛋白（myosin）相似。与区带 V 的肌动蛋白（actin）结合后，可引起细胞膜的伸展及收缩，这对红细胞变形起很重要的作用。

区带Ⅲ：此为贯通于红细胞双层脂膜的蛋白质，与葡萄糖、水、离子的输送有关。

区带Ⅳ：位于细胞膜的内侧，可与区带Ⅰ、Ⅱ的收缩蛋白及区带Ⅴ的肌动蛋白共同维持红细胞的形态，形成红细胞的骨架。

区带Ⅴ：位于细胞膜的内侧，其性质与肌动蛋白相似。

区带Ⅵ：位于细胞的内侧，具有3-磷酸甘油醛脱氢酶的作用，血红蛋白与细胞膜紧密结合就在此部位。

区带Ⅶ：作用不详。

各种红细胞膜的蛋白质的鉴别，见表7-1。

表 7-1 红细胞膜蛋白质

项 目	分子量	所在部位	含糖(%)	作 用
区带Ⅰ	200 000	膜内	0	似肌球蛋白，有收缩作用
区带Ⅱ	215 000	膜内	0	有Ca^{2+}-ATP酶活性、似肌球蛋白
区带Ⅲ	88 000	贯通	5	葡萄糖及阴离子通道
区带Ⅳ	78 000	膜内	0	与Ⅰ、Ⅱ结合，构成红细胞骨架
区带Ⅴ	43 000	膜内	0	似肌动蛋白，与Ⅰ、Ⅱ结合有收缩功能
区带Ⅵ	35 000	膜内	0	具有3-磷酸甘油醛脱氢酶活性
区带Ⅶ	29 000	膜内	0	作用不详

2）红细胞膜的功能：

A. 进行膜内外物质的交换：区带Ⅲ为阴离子的通道，可转运阴离子、水、葡萄糖等代谢物质，同时对O_2及CO_2运转也起作用。

红细胞膜存在有钠泵、钙泵，可主动转送阳离子。

B. 红细胞的变形性：红细胞的直径为7~8.5μm，而毛细血管的直径只有2~3μm，故通过毛细血管时，红细胞必须发生变形，呈条状，才能通过。如红细胞变形性差不能通时，则可被清除。

C. 红细胞的抗原性：如红细胞膜存在有ABO血型抗原，此抗原为糖脂及糖蛋白。此外尚有老化抗原，此产生已老化的红细胞，可引起免疫系统产生抗老化抗原的抗体，形成免疫复合物被巨噬细胞识别，而被吞噬。

D. 红细胞膜的免疫功能

a. 红细胞可通过其膜上的C3b受体和补体的作用产生免疫功能，是红细胞膜产生免疫功能的主要因素。红细胞膜的C3b受体（Ⅰ型补体受体），可与免疫复合物（ⅠC）结合于红细胞膜上。当这种带有免疫复合物的红细胞与巨噬细胞接触时，免疫复合物的Fc段与巨噬细胞的Fc受体结合，而红细胞与复合物分离，再度入血，这样红细胞对血液中的免疫复合物有清除作用，复合物在血中减少对组织的损伤也减少。

b. 红细胞可将与补体C3b结合的免疫复合物其中的C3b降解为C3dg，C3dg能和红细胞膜上的Ⅱ型补体受体结合。两者结合后，可诱导B细胞从静止期转变为分裂期，促进B细胞的增生、分化，并产生抗体。

红细胞膜的淋巴细胞功能抗原3，可与T细胞CD_2作用，可激活T细胞的免疫功能。

539

c. 红细胞膜还可促进巨噬细胞的吞噬功能。

3）影响红细胞膜功能的主要因素

a. 膜的骨架结构发生异常。

b. 膜的脂质异常：如脂质中磷脂与胆固醇的比例失调，可发生溶血。

c. 血红蛋白异常：正常情况下血红蛋白不是游离于细胞质中，而是通过区带Ⅵ与红细胞膜内侧紧密结合。若血红蛋白的结构异常，也会影响细胞膜而发生溶血，如镰状血红蛋白病。

d. 氧自由基（O_2^-）：解热镇痛剂可产生 O_2^-，可使红细胞膜变性、脂质氧化、血红蛋白中的铁从 2 价变为 3 价，形成高铁血红蛋白，并可破坏红细胞中的酶而发生溶血。

（2）血红蛋白（Hb）：红细胞内主要含有 Hb，占红细胞湿重的 32%，干重的 97%。此外尚含有一些酶类及少量的葡萄糖、氨基酸、单核苷酸，以及一些上述物质的代谢产物。并含以钾盐为主的电解质，如钾、钠、钙、镁等。

1）Hb 的合成：Hb 是由血红素（heme）与珠蛋白结合而成。

A. 血红素的生成：其过程如下：

a. 琥珀酸辅酶 A+甘氨酸 $\xrightarrow[\text{线粒体内}]{\text{ALA 合成酶}}$ δ－氨基－γ－酮戊酸（ALA）

b. ALA+ALA $\xrightarrow[\text{胞质中}]{\text{ALA 脱羧酶}}$ 卟胆原

c. 4 个卟胆原 $\xrightarrow[\text{胞质中}]{\text{尿卟啉原Ⅲ合成酶}}$ 尿卟啉原Ⅰ及Ⅲ

d. 尿卟啉原Ⅰ及Ⅲ $\xrightarrow[\text{胞质中}]{\text{尿卟啉脱羧酶}}$ 粪卟啉原Ⅰ及Ⅲ

e. 粪卟啉Ⅲ $\xrightarrow[\text{线粒体内}]{\text{粪卟啉氧化酶}}$ 卟啉原Ⅸ

f. 卟啉原Ⅸ+Fe^{2+} $\xrightarrow[\text{线粒体内}]{\text{血红素合成酶,亚铁络合酶}}$ 血红素

血红素的生成过程如图 7-1。

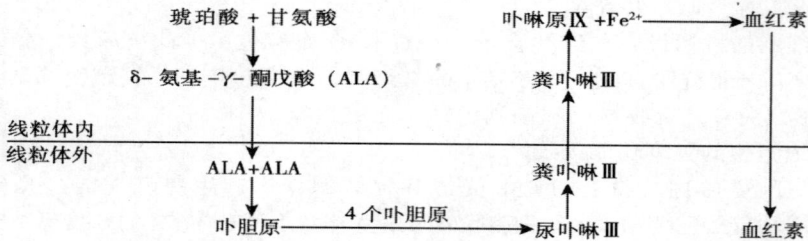

图 7-1 血红素的生成过程

血红素是血红蛋白、肌红蛋白和其他各种有色蛋白的辅基。细胞色素 C 的辅基为卟啉原Ⅸ。血红蛋白是含量多的血红素蛋白。在骨髓的造血过程中，造血细胞内卟啉合成障碍，或卟啉不能与 Fe^{2+} 络合形成血红蛋白时，则出现造血障碍。

B. 控制血红素的合成的因素，主要是血红素对 ALA 合成酶有负反馈作用。

2）珠蛋白合成：食物中的蛋白质，经消化，分解成氨基酸。氨基酸随血进入骨髓中的有核红细胞合成珠蛋白。血红蛋白是由珠蛋白及血红素组成。

珠蛋白由 4 条肽链组成。α 肽链有 141 个氨基酸残基，β、γ、δ 肽链有 146 个氨基酸残基。正常人有血红蛋白 A（HbA，A 为 adult 的字头），血红蛋白 F（HbF，F 为 fetal 的字头）。

HbA$_1$ 有 2 条 α 及 2 条 β 肽链（α$_2$β$_2$）。HbA$_2$ 有 2 条 α 及 2 条 δ 肽链（α$_2$δ$_2$）。HbF 有 2 条 α 及 2 条 γ 肽链（α$_2$γ$_2$）。

正常成年人 HbA$_1$ 占血红蛋白总量的 95%~98%，HbA$_2$ 占 2%~3%，HbF 占 1%。HbF 是胎儿、新生儿的主要血红蛋白，占血红蛋白量的 70%~80%，出生后 6 个月明显下降。

不同的珠蛋白有不同的基因控制其合成。α 肽链的基因位于 16 号染色体短臂，γ、δ 及 β 的基因位于 11 号染色体，而且依次相邻，在正常成年人，α、β 及 δ 基因开放，而 γ 基因则处于关闭状态，故主要合成 HbA$_1$、HbA$_2$。HbF 则合成很少。α、β 及 δ 肽链的合成速度相互适应，正常情况下，不会出现上述肽链中任何一种过剩。若发生基因突变，则合成上述肽链失调，或合成不正常的肽链，就会出现异常血红蛋白病。

3. 红细胞的生成　在正常情况下，红细胞主要在骨髓中生成，其来源于多功能干细胞（TSC）。TSC 本身的自我复制能力很强，但其在骨髓中的数目相当恒定。

（1）骨髓在造血过程中分为 3 个阶段

1）第一阶段：TSC 的分裂与增殖，其结果是：

a. TSC 本身的复制：此可以维持 TSC 本身数量的恒定，仍保留 TSC 的功能特性。

b. TSC 分化、增殖为各系定向祖细胞：例如一个 TSC 分成 2 个，其中一个仍为 TSC 并保持其功能的完整性。而另一个即分化成为各系定向祖细胞。各系祖细胞自我更新能力下降，不会再形成 TSC，只能分次分裂后代细胞，向前继续分化，最终成为终末细胞。而各系祖细胞的数量，只能依靠 TSC 补充。

2）第二阶段：各系祖细胞继续分化、增殖，生成各种血细胞的祖细胞。

3）第三阶段：各种血细胞的母细胞，继续发育成熟为各类血细胞。如白细胞、红细胞、淋巴细胞、血小板。其过程见图 7-2。

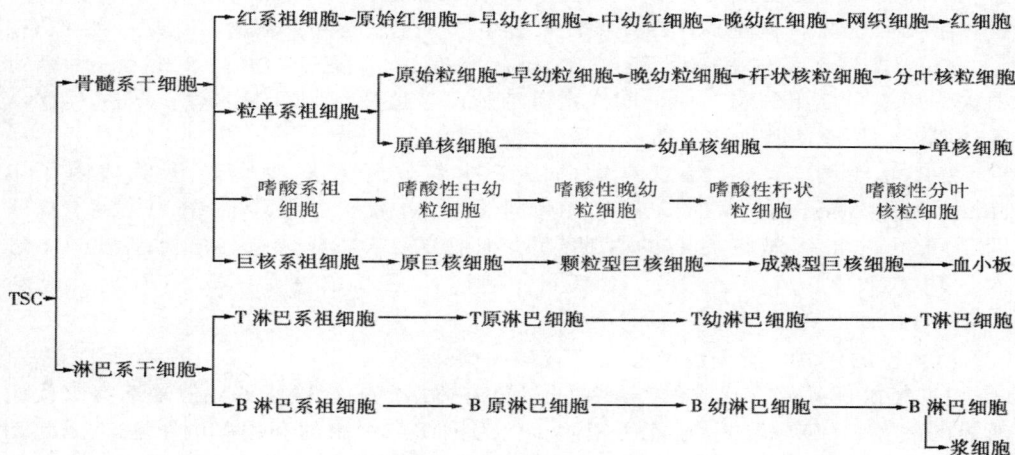

图 7-2　血红细胞的生成过程

（2）红细胞各期的形成特征：见表 7-2。

表 7-2　红细胞各期的形态特征

项目	原始红细胞	早幼红细胞	中幼红细胞	晚幼红细胞	网织红细胞	成熟红细胞
胞体大小（μm）	15~20	12~18	8~15	7~10	7~9	7~8.5
胞体形状	圆	圆	圆	圆	圆盘状	圆盘状
胞核形状	圆	圆	圆	圆	消失	消失
胞核占细胞直径	4/5	3/4	1/2	<1/2	消失	消失
分裂能力	有	有	弱	无	无	无
血红蛋白	无	开始出现	增多	大量	大量	大量
胞质嗜碱性	强	很强	减弱	弱	微	无

（3）红细胞生成的调节因素：

1）正性调节：

A. 促红细胞生成素（erythropoitin，EPO）：此为一种糖蛋白，分子量为 19399。主要在肾脏肾曲管周围的间质细胞分泌。当缺氧时肾脏内对缺氧敏感的细胞，含氧量减少，刺激合成分泌 EPO 的细胞，合成及分泌 EPO 增加。EPO 使骨髓产生红细胞的机制有以下几种：

a. EPO 与红系造血祖细胞膜上的受体结合后，触发细胞内变化过程，刺激 RNA、DNA 的合成，促进铁的摄取、Hb 合成，细胞分裂增加。

b. 使红系祖细胞快速增殖，并向成熟细胞发育。

c. 促使骨髓释放网织红细胞。

d. 作用红系祖细胞通过第二信使，使其对 EPO 的敏感性提高，使有丝分裂加速。

e. 作用于体内对 EPO 敏感的细胞，释放腺苷类代谢产物，使骨髓的血管扩张，血流增加，局部造血微环境改变，适于红系细胞的生长及成熟。

B. 雄性激素：其主要作用是促使肾脏生成 EPO，也可刺激肾外组织产生 EPO。

C. 暴增型红系集落刺激因子（burst promoting activaty，BPA）：此为一种糖蛋白，作用于早期祖细胞，使早期红系祖细胞更多地从细胞早期的静止期进入 DNA 的合成期，从而使其加快增殖。

2）负性调节：对红细胞生成的负性调节因素主要有转化生长因子 β（tranforming growth factor β）、肿瘤坏死因子（TNF）和白介素 1（IL-I）等。这些因子可阻止红系细胞周期的 S 期，使细胞的 DNA 合成受阻。或阻止 GI 进入 S 期。

4. 红细胞的代谢

（1）糖的代谢：有糖酵解径路、磷酸戊糖旁路。

1）糖酵解径路：成熟的红细胞虽然负有体内氧的运输任务，但缺乏有氧代谢所需的酶类，故对氧的利用能力很差，仅为网织红细胞的利用率的 1/60。因此无氧酵解径路是供给成熟红细胞能量的重要途径，在体红细胞内不含有糖原，依靠从血浆中摄取葡萄糖作为能源，正常成年人每日需 25g 葡萄糖供应红细胞作为能源。90%的葡萄糖是通过无氧酵解径路进行的。1 个分子的葡萄通过无氧酵解可产生 2 个分子的 ATP。ATP 对红细胞的作用有以下几种：

a. 维持红细胞膜上 Na^+-K^+ATP 酶的运转：通过此作用，红细胞消耗所产生的 ATP 的 30%。只有 Na^+-K^+ATP 酶不停地运转，才能维持红细胞内 Na^+ 浓度低而 K^+ 浓度高。若此酶不运转，其结果是 Na^+ 进入细胞内，使细胞内晶体渗透压升高，水也进入，使红细胞变成球形而发生溶血。

b. 维持红细胞膜上 $Ca^{2+}-ATP$ 酶的作用：红细胞经常将细胞内的 Ca^{2+} 排出到细胞外，以维持红细胞膜的柔韧性，若 ATP 缺少，$Ca^{2+}-ATP$ 酶的作用减弱，Ca^{2+} 可以沉积在红细胞膜上，可使膜的柔韧性减低，不易通过较其直径小的微血管，被吞噬细胞吞噬而被破坏。

c. 红细胞脂质的更新：脂质的更新需 ATP。若 ATP 减少则脂质更新受阻，红细胞膜受损，变形能力减低，亦易被巨噬细胞吞噬。

此径路催化的连锁反应，共有 11 种酶参与。

2）磷酸戊糖旁路：磷酸戊糖旁路是从 6-磷酸葡萄糖开始，经氧化脱羧生成磷酸戊糖后，再经一系列的转化最后进入糖酵解径路。6-磷酸葡萄糖脱氢酶（G-6-PD）催化 6-磷酸葡萄糖脱氢形成 6-磷酸葡萄糖内酯，此反应以氧化辅酶 Ⅱ（$NADP^+$）为受氢体。6-磷酸葡萄糖内酯，经内酯酶水解，形成 6-磷酸葡萄糖酸。有利于保持红细胞内 ［NADPH］/［$NADP^+$］的高比值。6-磷酸葡萄糖脱氢酶可催化 6-磷酸葡萄糖醛酸氧化、脱羧形成 5-磷酸核酮糖，此酶以 $NADP^+$ 为辅酶。磷酸戊糖旁路的生理作用为：

a. 磷酸戊糖是细胞合成各种核苷酸和核酸的戊糖来源。

b. 旁路的重要作用是将 $NADP^+$ 还原成还原辅酶 Ⅱ（NADPH），NADPH 用以维持还原型谷胱甘肽水平，以保持细胞的正常形态与功能。其供给红细胞产生 ATP 的功能不强。磷酸戊糖旁路酶缺陷可引起溶血。参与此旁路的酶共有 6 种，其中主要为 G-6-PD。

3）糖醛酸途径：葡萄糖在己糖激酶催化下形成 6-磷酸葡萄糖后，除了有氧氧化、无氧酵解及磷酸戊糖旁路外，还有将 6-磷酸葡萄糖转变为葡萄糖醛酸、抗坏血酸及戊糖途径，此途径称为糖醛酸途径。在此过程中所产生的辅酶 Ⅰ（NAD^+），接受 3-硝酸甘油醛在脱氢、氧化和磷酸化过程中，脱下的氢原子还原成还原型辅酶 Ⅰ（NADH），NADH 可使丙酮酸还原成乳酸，高铁血红蛋白还原为血红蛋白。

（2）脂类代谢：血浆中的卵磷脂—胆固醇酰基转移酶，有调节游离胆固醇的作用，使红细胞膜的胆固醇与血浆中非脂化胆固醇保持平衡，这对调节红细胞功能和存活时间可能很重要。

（3）正常红细胞所需的原料

1）铁：铁来自食物及红细胞破坏后释放出的铁，此种铁每天约释放出 21mg。成人每天需从食物补充的铁约需 1mg。成人体内含铁量为 3~5g，60%~70%存在于血红蛋白中。

543

食物中的铁多与有机物结合，此种铁与 Fe^{3+} 均不易吸收。胃蛋白酶可将食物中的铁释出，使铁游离。胃的盐酸（HCl）及结合物可使铁稳定在溶解状态，可防止其转变为 Fe^{3+}。Fe^{2+} 可在小肠吸收。Fe^{2+} 进入肠黏膜后，进行氧化后与去铁蛋白结合成铁蛋白（ferritin）而贮存。当机体缺铁时，则可释放入血，先形成 Fe^{2+} 再脱离铁蛋白而后由传铁蛋白运送。传铁蛋白与红细胞的受体结合，铁进入红细胞内，以形成血色素。

2）蛋白质：血中的氨基酸进入有核的红细胞内，形成珠蛋白。珠蛋白加铁形成血红蛋白。

（4）红细胞成熟必需的物质

1）维生素 B_{12}：此来自食物，是含有钴的红色有机化合物，又称钴胺。其中的钴原子可与氰基、羟基、甲基及 5-脱氧腺苷等基团相连，分别称为氰钴胺、羟钴胺、甲基钴胺和辅酶 B_{12}。

食物中的维生素 B_{12}，先在胃中与 R-蛋白结合，又与内因子形成复合物。当进入十二指肠后由胰蛋白酶将 R-蛋白消化，维生素 B_{12} 与内因子进入回肠与肠黏膜上的内因子受体结合，内因子留在局部，维生素 B_{12} 被吸收。维生素 B_{12} 在血液中被运钴蛋白结合而送到红细胞中，维生素 B_{12} 的作用有：

a. 参与体内甲基转移反应：N^5-甲基四氢叶酸是叶酸在血中的主要形式，甲基 B_{12} 作为 N^5，N^{10}-甲烯基四氢叶酸还原酶的辅酶，参与 N^5-甲基四氢叶酸的甲基转移到同型半胱氨酸，以形成蛋氨酸的反应。而蛋氨酸不足则影响嘌呤及嘧啶的合成。

b. N^5-甲基叶酸不能直接被氧化为 N^5，N^{10}-甲烯基四氢叶酸，只有通过甲基转移反应，变为四氢叶酸后才能进一步形成 N^5，N^{10}-甲烯基四氢叶酸，此参与嘌呤及胸腺嘧啶核苷酸的合成。

c. 维生素 B_{12} 参与蛋氨酸和 S-腺苷酸的代谢，维生素 B_{12} 缺乏，则上述物质代谢障碍，发生神经病变，脊髓亚急性联合变性。

d. 参与转运核糖核酸的作用。

2）叶酸：叶酸是以蝶酰甲谷氨酸的形式被肠道吸收。食物中的叶酸绝大部分是多谷氨酸化合物，不能完全被吸收到血液中。多谷氨酸链在肠黏膜细胞内分解。叶酸在肝脏中有少量贮存。叶酸参与嘌呤及嘧啶的合成。

5. 红细胞的生理特性

（1）变形性：此与其流动性及膜的表面积大小有关。膜的胆固醇含量高，则流动性减低，变形性减小。若血红蛋白异常产生结晶球蛋白小体，红细胞也不易变形。若红细胞成球形，膜的表面积变小，变形性也就差。

（2）渗透脆性：正常红细胞的渗透压与血浆相等为 280~300mmol/L。相当于 0.9% 盐水。在低张盐水中，水可进入红细胞而肿大，最后可破裂而溶血。若在高张盐水中红细胞缩小。

（3）悬浮稳定性：若将已加抗凝剂的全血放入玻璃管中竖起，则红细胞缓慢下沉，此种现象称为血沉。血悬浮性好则沉降慢，反之反是。血浆中 α、β 球蛋白增加，可使红细胞彼此之间产生叠连现象，呈线串状，血沉加快。若血中的磷脂增加，易将红细胞变成球形，彼此不易叠连在一起，则血沉减慢。

（4）红细胞的通透性：正常的红细胞对物质的通过有选择性，如氧、二氧化碳易于通过，而葡萄糖、氨基酸则不易通过。

6. 红细胞的功能

（1）运输氧及二氧化碳：1g 血红蛋白可结合 1.34ml 的氧，在通过肺泡时，肺泡氧分压（PO_2）高，血红蛋白与氧结合。在组织中 PO_2 低，血红蛋白将氧释放。二氧化碳则呈相反方向进行。

（2）缓冲机体内的酸、碱物质，详见本书酸碱平衡。

7. 红细胞寿命与行程 红细胞从骨髓开始生成到破坏，共计约 125 天。其中原始细胞增殖需时 20 小时，早幼红为 20 小时，中幼红为 25 小时，晚幼红为 48 小时，网织红（已脱核）38 小时。在外周血中 120 天。红细胞在这 120 天中随血流行程为 280~300km。在正常情况下，全身每天破坏红细胞 2×10^{11} 个。分解出血红蛋白为 5~7g。红细胞的破坏在血管内或血管外。

（1）在血管内破坏：见于血浆渗透压的改变，溶血物质进入血管、血管产生微血栓等。可发生血管内溶血，但正常情况下，红细胞在血管内破坏很少。

（2）在血管外破坏：衰老、受损、异常的红细胞，主要在脾脏及肝脏，被巨噬细胞吞噬。

（二） 病因

大致可分为以下几类：

1. 药物

（1）与剂量有关引起急性再障者有：

1）烷化剂：如氮芥、白消安。

2）代细胞代谢的药物：如阿糖胞苷、硫唑嘌呤。

3）抗细胞核分裂药物：如秋水仙碱、长春新碱。

4）抗肿瘤抗生素：如阿霉素、柔红霉素。

5）含有苯的化学药物。

（2）偶尔引起急性再障者有：

1）抗生素：如氯霉素、青霉素、二性霉素 B。

2）磺胺类药物：如磺胺甲噁唑（新诺明）。

3）抗癫痫药物：如苯妥英钠。

4）抗甲状腺药物：如他巴唑、丙基硫氧嘧啶。

5）抗组织胺药物：如去敏灵、异丙嗪。

6）抗风湿药物：如保泰松、阿司匹林、匹拉米洞。

7）抗炎镇痛药：如扶他林、炎痛喜康。

8）抗结核药物：如异烟肼。

9）抗疟疾药物：如阿的平、氯喹。

10）安眠药物：如利眠宁、眠而通。

545

11）治疗糖尿病药物：如甲磺丁脲。

12）杀虫药：DDT。

2. 物理因素　如 X 线、放射核素。

3. 生物因素　如病毒感染。

（三）发病机制

本病的发病机制尚不清楚，可能与下列因素有关：

1. 造血干细胞受损　在正常骨髓中造血干细胞占脊髓血细胞的 0.5% 左右。此种细胞具有自身更新的能力，同时又有向各系血细胞分化的能力。在正常情况下，只有少数干细胞进入增殖周期，在各种生长刺激因子的作用下，向各系列血细胞衍化，最后形成成熟的血细胞，如红细胞、白细胞、血小板等。造血干细胞受损的证据是：

（1）本病全系血细胞减少。

（2）骨髓培养，中性粒细胞—单核细胞集落生成单位（CFU–GM）、红细胞系集落生成单位（CFU–E）、巨核细胞系集落生成单位（CFU–Meg）均减少，但骨髓间质细胞产生的集落刺激因子（SCF）并不减少。

2. 骨髓微环境改变　骨髓造血的微环境包括有微环境及基质。骨髓造血活动的好差，与骨髓微循环的改变关系密切。

骨髓的血液供应来自滋养动脉的许多分支，进入骨髓形成静脉窦而后进入静脉。这种特殊形式的微循环结构，保证了骨髓有充分的血液供应。在静脉窦的周围，充满造血细胞及非造血细胞——基质细胞，基质细胞包括成纤维细胞（又称网状细胞）、内皮细胞或外膜细胞、脂肪细胞及单核巨细胞。这些骨髓基质细胞分泌的集落刺激因子（C–CSF）、单核细胞集落刺激因子（M–CSF）、粒—单集落刺激因子（GM–CSF）、干细胞因子（SCF）等，这些因子对骨髓造血起重要作用。在再障患者骨髓培养中，发现成纤维集落生成单位（CFU–C）也减少，成纤维细胞不是造血细胞，其减少可能说明骨髓微环境发生改变。

3. 免疫因素　在部分再障患者，有 T 淋巴细胞对骨髓 CFU–E 及 CFE–GM 有抑制作用。急性再障用抗胸腺球蛋白、环孢素 A，抑制骨髓中的淋巴细胞，可使 CFU–C 及 CFU–GM 增加。有的再障患者，在骨髓移植前，用抗免疫药物，虽未做骨髓移植，但病恢复。再障病人发现 CD_8 增加，CD_4 减少，CD_4/CD_8 倒置。以上这些现象，可说明再障的发病可能与免疫因素有关。

【临床表现】

急性再生障碍性贫血主要的临床表现如下：

（一）发热

因白细胞减少，易发生感染，如肺、口腔感染及败血症。而且常为首发症状之一，多为高热，持续而不易控制。

（二）　出血倾向

因血小板减少及微血管病变，易发生皮肤、黏膜出血，近50%左右的病人有内脏出血，如便血、尿血、阴道出血，亦可发生眼底出血而影响视力，颅内出血虽不常见但常为危及生命的原因之一。出血倾向也常为首先症状。

（三）　贫血

早期贫血常不太明显，随着病情的进展逐渐加重。血红蛋白可低至30g/L。

（四）　其他

多无肝、脾及淋巴结肿大。起病急，病情进展快。

发热、出血倾向及贫血为本病主要的临床症状。

【辅助检查】

（一）　血常规检查

白细胞减少，中性粒细胞可降到 $1.0×10^9$/L 以下。血红蛋白可降到30g/L。血小板可降到 $20×10^9$/L 以下。淋巴细胞相对增加，网织红细胞多在1%以下。

（二）　骨髓象

骨髓增生极度低下，间质水肿，血窦扩张，造血细胞几乎消失。偶见散在的少数形态正常的中幼、晚幼阶段的粒细胞系，红细胞系、巨核细胞罕见。淋巴细胞、浆细胞、组织细胞相对较多。脂肪细胞增生不著。

（三）　骨髓细胞培养

CFU-GM、CFU-E、BFU-E、CFU-Meg 的集落形成均明显减少。

（四）　血清铁、铁蛋白增高。

【诊断及鉴别诊断】

（一）　诊断

国内1987年提出的急性再障诊断标准如下：

1. 临床表现　发病急、贫血呈进行性加剧，常伴有严重感染和内脏出血。

2. 血象　除血红蛋白下降较快外，须具备下列几项中的一项。

（1）网织红细胞<1%，绝对值 $<15×10^9$/L。

（2）白细胞减少，中性粒细胞的绝对值 $<0.5×10^9$/L。

（3）血小板 $<20×10^9$/L。

3. 骨髓象

（1）多部位增生减低，三系造血细胞减少。非造血细胞增多。如增生活跃，须有淋巴细胞增多。

（2）骨髓小粒中非造血细胞及脂肪细胞增多。

　　一般说来急性再障，首先出现严重感染或出血倾向较为常见。血象有三系血细胞减少。很容易想到有本病的可能。但值得注意的是，急性非白血性白血病，有时出现同样表现。作血涂片显微镜检查对防止误漏诊有一定的作用。

（二）鉴别诊断

1. 急性及慢性再障的鉴别　见表 7-3。

表 7-3　急性及慢性再障的鉴别

项目	急性再障	慢性再障
病因	未明，或药物	未明，或药物
感染	多见，重	较少见，轻
出血倾向		
皮肤黏膜	多见，重	少见，轻
内脏出血	多见	少见
颅内出血	有	无
血象		
血红蛋白	下降快	慢
中性粒细胞	$<0.5\times10^9/L$	$>0.5\times10^9/L$
血小板	$<10\times10^9/L$	$>0.5\times10^9/L$
网织红细胞	<1%	>1%
骨髓象	多部位增生极度低下，造血细胞几乎消失，非造血细胞增加	可保留部分造血灶，非造血细胞增加不著
发病机制	多功能干细胞损伤	非淋巴系干细胞分化障碍
⁹⁹锝骨髓扫描	全骨髓普遍降低	可有造血灶

2. 急性再障与其他引起三系血细胞减少疾病的鉴别　见表 7-4。

表 7-4　急性再障与其他引起三系血细胞减少疾病的鉴别

项目	急性再障	阵发性睡眠性血红蛋白尿	非白血性白血病	骨髓异常增生综合征	恶性组织细胞病	再障危象
发病机制	骨髓干细胞损害	红细胞膜缺陷	造血干细胞基因突变	干细胞功能异常	恶性组织细胞增生	骨髓造血突然停止
临床表现						
发热	多见，重	少见	多见，重	晚期有	多见重	多见
贫血	重度	中度	中、重度	中度	中度	中度
出血倾向	重	轻	重	中	中	轻
脾肿大	罕见	常见	多见	多见	多见	少见
骨髓象	血细胞极少	红系增生活跃，晚期增生不良	幼稚细胞增多	病态造血	恶性组织细胞增多	有核全血细胞减少

【治疗】

（一）一般治疗

（1）避免感染、少与外界接触。

（2）注意口腔卫生。

（3）注意营养、注意维生素的摄入。

（4）注意室内清洁、空气新鲜。白细胞过度减少者最好在层流室隔离。

（二）防止感染

有发烧时作血、尿、便培养，不必等结果即可适当选用抗生素。

（三）输血的指征

（1）血红蛋白低于 60g/L，输全血。

（2）白细胞低于 $1.5×10^9$/L，输白细胞。

（3）血小板低于 $20×10^9$/L，输血小板。

（四）药物治疗

1. 免疫抑制药物

（1）抗胸腺细胞球蛋白（ATG）及抗淋巴细胞球蛋白（ALG）：本品是人的胸腺淋巴细胞或胸导管淋巴细胞，免疫兔、马等，制出抗血清，其主要成分为 IgG。其作用机制可能是抑制免疫淋巴细胞对造血干细胞的抑制作用，使干细胞分化、增殖，恢复造血功能。但也有不同意见，认为可能是通过外周 T 淋巴细胞增生，而促使 CFU-MG、BFU-E 生成增加。

用法：以 ATG 或 ALG，10mg/（kg·d），加入生理盐水 250~500ml 中，静脉缓慢滴入，持续 12 小时，连续 5 天为一疗程。1~3 个月才可出现疗效，有效率在 50% 左右，复发率为 10% 左右。若无效可再试用一次。关于本品用量问题，并不统一，主要根据病情。第二次用药最好换用不同的血清，如第一次用马血清制品，第二次用兔血清制品。

用药前需作皮试。为防止发生过敏反应，可同时用抗过敏及肾上腺激素。激素的用量不宜过大。

本品的副作用有：发热、皮疹、关节痛、出血倾向、水肿、高血压。并可发生白细胞、淋巴细胞、血小板减少，若减少较明显，可适当输入血小板、白细胞。

（2）环孢素 A（CSA）：以本品 5~10mg/（kg·d），口服，10~12 天为一疗程。其作用机制为抑制 T 细胞分化生成白介素 2（IL-2），防止 IL-2 激活细胞毒细胞。也可封闭激活的 T 细胞表达 IL-2 受体。抑制 T 细胞生成干扰素 γ。浓度低时，CSA 不影响 CFU-U 的生成。高浓度的 CSA，则起相反结果。

本品可损害肝脏、肾脏，可引起癫痫发作。

（3）甲基强的松龙：以本品 1g/d，静脉滴入连用 3 天。后每隔 3 天减量一半。减至 80mg/d 时改为 3~7 天，后逐渐减量以至停用。对本病短期内有血象改变，对出血倾向也可好转。

减量时需注意肾上腺皮质功能不全，停静脉给药时，可以强的松口服，逐渐停用。

注意消化道出血、发生感染、低血钾、高血压。

（4）大剂量免疫球蛋白：其作用机制是免疫球蛋白可封闭巨噬细胞表面的 Fc 受体与带有抗体的白细胞结合，而被吞噬。同时有抗感染，也可能有抗病毒作用，但用量与用法很不一致。0.5~1.0g/kg，静脉滴入，每日 1 次，连用 5 日，或每月 1 次，连用几个月。

这些药物联合用药问题，也莫衷一是。以 ATG 或 ALG 加 CSA，TAG 或 ALG 加强的松龙，ATG 或 ALG 加 CSA 再加强的松龙较常用。

2. 增强造血的药物

（1）重组人粒—巨噬细胞集落刺激因子（rHu–Gm–CSF，沙格司亭，Sargramostim，生白能）：此为由一株带有人类 Gm-CSF 基因的大肠杆菌所产生经纯化制成。可刺激粒细胞及单核祖细胞的增殖、分化，使成熟细胞数目增加。用法：生白能，3~10μg/（kg·d），皮下注射，连用 7~10 天。剂量根据病情的轻重而定。

（2）重组人粒细胞集落刺激因子 [rHuG–CSF，非格司亭，Filgraotim，惠尔血（日），优保津（美）]：以本品 5μg/（kg·d），皮下或静脉注射，连用 7~10 天。可使粒细胞增多，对红细胞及血小板多无改善。停药后较快恢复原状。

（3）红细胞生成素（EPO）：大剂量 3000U 开始，后增加到 12000U，每周 3 次，静脉滴入，可持续应用几周。可能有效。

抑制免疫药物可与增强造血药物联合应用，但联合应用的方式并无成熟的经验。药物治疗主要应用于不能作骨髓移植的患者。

（五）骨髓移植

这是首选的治疗方法，但常因为各种因素，较少能进行这项治疗。

中性粒细胞减少症

诊断	乏力、头晕、失眠等非特异性症状，外周血中中性粒细胞低于 1.5×10⁹/L。有时仅在化验检查时发现
鉴别	主要为鉴别引起本症的病因
治疗	预防感染、对症治疗、病因治疗

【概述】

成年人的外周血中白细胞（包括粒细胞、淋巴细胞、单核细胞）低于 $4.0\times10^9/L$，称为白细胞减少症（leukopenia）。粒细胞（包括中性、嗜酸性、嗜碱性粒细胞）低于 $2.0\times10^9/L$，称为粒细胞减少症（agranulocytopenia）。中性粒细胞低于 $1.5\times10^9/L$，称为中性粒细胞减少症（neutropenia）。若粒细胞低于 $0.5\times10^9/L$，称为粒细胞缺乏症（agranulocytosis）。本症在临床上并不少见，若处理不当会给病人带来危害。

（一）中性粒细胞的生理与功能简介

1. 生成　中性粒细胞来自骨髓的干细胞，其生成过程见下图，图 7-3。

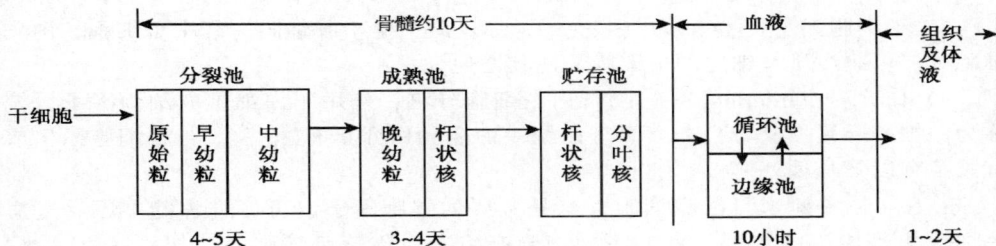

图 7-3　中性粒细胞的生成过程

在骨髓中的粒细胞系，包括原始粒细胞、早幼粒细胞及中幼粒细胞，因其有分裂及增殖功能。划为分裂池（增殖池）（mitotic pool）。晚幼粒细胞及杆状核细胞，已无分裂及增殖能力，划分成熟池（maturation pool）。杆状核及分叶核，划分贮存池（storage pool）。在贮存池中的粒细胞约为血液中的粒细胞 15~20 倍。贮存池中的粒细胞不断释放到血液中以维持血中粒细胞的平衡。

当骨髓中贮存池的粒细胞进入血液后，分为两部分。一部分附着于小血管壁呈翻滚动形式前进，称为边缘粒细胞池（marginal granulocyte pool），另一部分运行血循环中，称为循环粒细胞池（circulating granulocyte pool）。这两池的粒细胞可相互交换，保持动态平衡。

中性粒细胞在血液中存留的时间很短，约 10 小时。每天进入组织中的细胞约为血液中的 2/3。进入组织后中性粒细胞就不能再返回血液。在组织中约 1~2 天后，粒细胞即衰老死亡，或从黏膜中丢失。

自原始粒细胞到成熟中性粒细胞估计分裂 4~5 次，最后可形成 8~32 个。

中性粒细胞每千克体重每日可产生 1.6×10^9 个，$[1.6\times10^9/(kg\cdot d)]$。贮存于骨髓中成熟池的粒细胞有 2.5×10^{12} 个，根据机体的需要不间断的向血液中释放。故在血中的粒细胞主要反映循环池中中性粒细胞的多少。

551

在骨髓中中性粒细胞系中的中幼粒细胞平均为 6.5%，晚幼为 7.9%，杆状核为 23.7%，分叶核为 9.44%。

在血液中的中性粒细胞为 (4~10) ×10⁹/L，其中杆状核占 1%~5%，中性分叶核占 50%~70%。

2. 生成的调节

（1）促进粒细胞生成的因素主要有以下几种：

1）集落刺激因子 (colony stimulating factor，CSF)

a. 粒细胞集落刺激因子 (granulocyte CSF，G-CSF)：此主要产生于单核细胞及纤维母细胞，可刺激粒细胞系增生。

b. 巨噬细胞集落刺激因子 (macrophage CSF，M-CSF)：此产生于 T 淋巴细胞、单核细胞、纤维母细胞等，可刺激单核细胞系增生。

c. 粒—巨噬细胞集落刺激因子 (MG-CSF)：此产生于 T 淋巴、内皮细胞及纤维母细胞等，可刺激粒细胞、巨噬细胞系增生。

2）干细胞因子 (stem cell factor，SCF)：此产生于肝细胞、纤维母细胞、内皮细胞等，可刺激所有细胞的干细胞，使其增生。

3）白介素 (interleukin，IL)：由白细胞分泌，作用于白细胞的细胞因子，统称为白细胞介素，简称白介素。现已统一命名的白介素有 30 种。与粒细胞系生成有关者有以下几种。

a. IL-1：主要来自巨噬细胞，这是主要的细胞因子。可促进骨髓中原始造血干细胞集落增生的作用。诱导不同细胞产生造血集落刺激因子，如 G-CSF、M-CSF、MG-CSF。

b. IL-3：此又称集落刺激因子，由 T 细胞产生，能促进各系造血干细胞的分裂与增殖。可使中性粒细胞增加。

c. IL-6：此由 Th2（活化的 CD₄T 细胞）细胞、巨噬细胞及基质细胞产生。可加速造血干细胞的生长，以增加中性粒细胞的生长。

（2）抑制粒细胞生成

1）乳铁蛋白：此为铁与糖蛋白结合形成，产生于成熟的中性粒细胞，可抑制巨噬细胞的产生与释放 CSF。

2）转化生长因子 (transforming growth factor，TGF)：此可选择性抑制早期的造血细胞，减低某些细胞 GM-CSF 的含量，从而抑制粒—巨噬细胞集落形成单元 (colony forming unite，CFU) 的产生。如前列腺素 E，当 CSF 活力过度时，可抑制幼稚细胞增殖，从而使粒细胞生成减少。

3. 形态　粒细胞在形成过程中，其形态在各个阶段并不相同，见表 7-5。

表 7-5　粒细胞在各阶段的形态

项目	原始阶段	分裂阶段		成熟阶段		
	原始粒	早幼粒	中幼粒	晚幼粒	杆状核	分叶核
胞体大小(μm)	11~18	13~20	11~16	10~15	10~15	10~15
胞体形状	圆形	圆形	圆形	圆形	圆形	圆形
细胞核						
形状	圆形	卵圆形	半圆形	肾形	带状	分叶状
染色质	细网状	粗网状	网块状	网块状	粗块状	粗块状
核仁	2~6个	偶见	消失	消失	消失	消失
胞核/胞质比	>3/4	>1/2	<1/2	<1/2	<1/3	<1/4
分裂能力	有	有	有	无	无	无
胞质						
嗜碱性	强	减弱	弱	极弱	消失	消失
着色	天蓝	淡蓝	浅蓝	淡红	淡红	淡红
嗜天青颗粒	无	大量	少量	少量	少量	少量
特殊颗粒	无	少量	增多	增多	大量	大量

4.中性粒细胞的结构　用罗氏染色法染血液涂片。在显微镜下观察所见，中性粒细胞呈圆形，直径为 10~15μm，比红细胞大 2 倍。胞质丰富呈淡红色，其中有紫红色中性颗粒，分散在胞质中，直径约为 0.2~0.4μm。细胞核在杆状核粒细胞，呈带状、马蹄状。分叶核细胞，胞核呈分叶状，多为 2~5 个分叶，叶间有细丝相连。

在电镜下观察所见，核内染色质为块状，在核膜的内侧。在胞质内有少量线粒体、内质网、核糖体等。有微丝、微管构成的骨架，高尔基体呈小泡状。

胞质中有 80%电子密度低的小颗粒，即特异性颗粒，直径为 0.3μm，有界膜包围为卵圆形，其中有碱性氨基肽酶、乳铁蛋白、溶酶体酶、碱性磷酸酶等。有20%的颗粒致密均匀，即嗜天青颗粒，直径为 0.5~1.0μm，呈卵圆形，有界膜包围，其中含有酸性磷酸酶、过氧化酶、溶菌酶等。

5.中性粒细胞的功能

（1）趋化及吞噬功能：见"恶性组织细胞病"。

（2）杀菌功能：有吞噬能力的细胞，包括中性粒细胞、巨噬细胞、单核细胞等，可吞噬到细胞内的细菌，其杀菌作用通过以下的作用机制，将细菌杀死并消化、清除。

1）非氧化杀菌机制：当细菌被吞噬细胞识别并吞噬后，即由隆起的细胞膜将细菌包裹，进入细胞内形成吞噬小体（phagosome）。在吞噬小体内的细菌起初并未死亡，继续进行代谢而产生大量的乳酸，很快使 pH 下降到 4.0 以下，在这些环境下一些细菌即不能生存而死亡。此外颗粒的包膜与吞噬小体相结合形成吞噬溶酶体（phagolysosome），颗粒中的各种酶释放到吞噬小体内，即脱颗粒作用，将细菌分解消化。

2）氧化杀菌机制：当吞噬细胞吞噬入侵的细菌后，迅速发生活跃的有氧代谢，在几秒内耗氧量较前增加 10~15 倍，称为呼吸爆发（resperitory burst），从而产生大量氧自由基（O_2^-）等。

a. 氧自由基：在正常情况下氧（O_2）进入机体后，绝大部分在线粒体内通过细胞色素氧化酶等的作用下，以 4 价还原的形式生成水，只有一小部分在一些酶的作用下接受 4 个电子（e^-）形成水，在此过程中产生 O_2^- 自由基氢氧自由基（·OH）及过氧化氢（H_2O_2）。其过程如下：

$$O_2 + e^- \longrightarrow O_2^-$$

$$O_2^- + 2H^+ + e^- \longrightarrow H_2O_2$$

$$H_2O_2 + e^- \longrightarrow OH^- + \cdot OH$$

$$\cdot OH + H^+ + e^- \longrightarrow H_2O$$

在发生呼吸爆发时，可产生大量的有毒性的活性氧，O_2^- 等，而将细菌杀死。

b. 髓过氧化酶（myeloperoxidase，MPO）介导的杀菌体系：MPO 与卤元素，主要是氯（Cl^-）构成强有力的杀菌体系。但 MPO 的杀菌作用需 H_2O_2 参与，而 H_2O_2 的杀菌作用一定需与一种卤素参加有效杀菌作用才能加强。

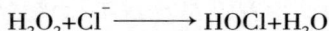

$$H_2O_2 + Cl^- \longrightarrow HOCl + H_2O$$

HOCl（次氯酸）有很强的杀菌作用。

c. 单线态氧（$^1O_2$）：氧（O_2）有 2 个不成对的电子，分占 2 个轨道成平行自转，当 O_2 吸收一定的能量时，在一般情况下，2 个不成对电子自转方向由平行变为相反，在通常情况下共占一个轨道，使原来的一个轨道空着，称为单线态 O_2（$^1O_2$）。$^1O_2$ 在吞噬细胞所产生的活性 O_2 中起重要作用。$^1O_2$ 可氧化色氨酸、蛋氨酸、半胱氨酸与谷氨酸，故对蛋白质有损害作用。其生成过程如下：

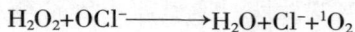

$$H_2O_2 + OCl^- \longrightarrow H_2O + Cl^- + {}^1O_2$$

（二）病因

引起中性粒细胞减少的病因很多，大致可分为：

1. **药物** 此最为常见。目前已知 200 种以上的药物可引起粒细胞减少症。详见"粒细胞缺乏症。"

2. **感染性疾病** 如伤寒、病毒感染、革兰阴性细菌感染。

3. **自身免疫病** 如系统性红斑狼疮、Felty 综合征。

4. **辐射** X 线，γ 线辐射。

5. **血液系统疾病** 如恶性组织细胞病、再生障碍性贫血。

6. 中毒 如尿毒症、铅中毒。

7. 营养因素 如缺少叶酸、维生素 B_{12}。

（三）发病机制

大致可分为：

1. 骨髓增生障碍 如再生障碍性贫血、骨髓转移瘤等。

2. 粒细胞破坏增加 如免疫因素引起者、脾功能亢进。

3. 中性粒细胞分布异常 如病毒血症、过敏性休克，血液中粒细胞由边缘池转移到循环池减少。

[临床表现]

中性粒细胞减少症，原发性者很少见。主要继发于不同的致病因素，因本病无特异的症状及体征，故常被原发疾病的临床表现所掩盖。有些患者只是在做化验检查时发现。由本症自身的表现，多为无力、头晕、失眠、精神不振等。

因中性粒细胞减少易发生感染，故可有发热及其他感染的症状。

[辅助检查]

（一）实验检查

1. 血常规检查 中性粒细胞绝对值低于 $1.5×10^9/L$，此为诊断本症最重要的指标。血红蛋白、血小板是否异常，因病不同而表现不同。

2. 骨髓检查 骨髓检查对确定本症的病因很有帮助。

（1）骨髓穿刺或活检检查

1）由骨髓病变引起者：如"恶组"、再生障碍性贫血、骨髓纤维化、骨髓转移瘤等，骨髓检查常可确诊。

2）由于粒细胞破坏增加引起者：骨髓中粒细胞增生活跃。

3）由成熟障碍引起者：骨髓内早、中幼粒细胞增生良好，杆状核及分叶核细胞减少。

4）若仅有中性粒细胞减少：见于中性粒细胞减少症、纯粒细胞再生障碍。

5）若骨髓中有典型的红细胞系及粒细胞系巨幼样变、核浆发育失衡：见于维生素 B_{12}、叶酸缺乏。

（2）骨髓培养：若集落和丛的数目正常时，可排除骨髓抑制。若明显低于正常，表示有骨髓抑制。

3. 骨髓贮存池功能测定 以强的松 40mg，口服，5 小时后，检查血液中的中性粒细胞绝对数，若超过 $2.0×10^9/L$，说明骨髓贮存池中中性粒细胞不减少。

4. 血液中边缘池中性粒细胞贮存情况的检查 以 1‰肾上腺素 0.2ml，皮

555

下注射。20 分钟后检查血中白细胞绝对计数，若大于 $1.5×10^9$/L，表示边缘池中中性粒细胞贮存良好。此对诊断假性粒细胞减少症有帮助。

5. 白细胞破坏因素的测定　常用者有：

（1）血清溶菌酶活力测定：因中性粒细胞中含有丰富的溶菌酶，当其破坏增加时，则血清中溶菌酶活力增加。

（2）中性粒细胞寿命测定：以同位素的方法，测定中性粒细胞的寿命，可了解中性粒细胞破坏的情况。

（3）免疫学检查

1）测血中抗白细胞抗体。

2）白细胞凝集素试验。

3）抗核抗体。

（二）　影像学检查

作腹部 B 型超声、CT，了解是否有腹腔肝、脾、淋巴结肿大。作胸部 CT 了解是否有纵隔淋巴结肿大，对诊断本症的病因有时有一定的帮助。

[诊断及鉴别诊断]

（一）　诊断

若多次检查血中中性粒细胞绝对值低于 $1.5×10^9$/L，即可诊断本症。

（二）　鉴别诊断

因本症由多种病因引起，故确诊有时有一定的困难，因此仔细询问病史、做体格检查，结合病史及体检所见，有针对性选择实验室检查，以作出确定诊断。

[治疗]

（一）　一般处理

1. 预防感染　特别是中性粒细胞低于 $1.0×10^9$/L 时，易发生口腔、呼吸道感染。

2. 停用抑制中性粒细胞的药物。

（二）　药物治疗

1. 有感染者应用抗生素

2. 应用促中性粒细胞增生的药物　如生白能、惠尔血。特别是中性粒细胞低于 $1.0×10^9$/L，同时发生感染的病人。详见"急性再生障碍性贫血。"

3. 其他促中性粒细胞增生的药物　其疗效多不显著，常用者有：

（1）维生素 B₄（腺嘌呤）：可用各种原因引起的本症。20mg，口服，每日 3 次。

（2）白血升（Pentoxyl）：可刺激骨髓增生，100mg，口服，每日 3 次。骨髓恶性肿瘤患者禁用。

（3）碳酸锂（Lithium Carbonate）：可刺激肺组织产生 CSF，使骨髓内粒细胞增加。250mg，口服，每日 3 次。本品可引起恶心、呕吐、震颤、失眠、乏力、抽搐、肾功能不全，需测血锂含量，以免引起中毒。

（4）沙肝醇（Batilol）：以 25~50mg，口服，每日 3 次。

（5）利血生（Leucogen）：可增加造血功能。20mg，口服，每日 3 次。

（6）亦可应用生白能、惠尔血，见再生障碍性贫血。

（7）在有感染病情较重者，可输白细胞或新鲜全血。

（三）病因治疗

这是根本解决中性粒细胞减少的治疗方法。

急性中性粒细胞缺乏症

诊断	多有用药史。突然发生高热、寒战、口腔黏膜溃疡。中性粒细胞低于0.5×10⁹/L
鉴别	急性再生障碍性贫血、急性非白血性白血病
治疗	预防及控制感染、应用白细胞增生药物、输入白细胞

557

[概述]

急性中性粒细胞缺乏症是指由不同病因引起的急性中性粒细胞缺乏的一个综合症，中性粒细胞在外周血中绝对值低于 0.5×10⁹/L。因为中性粒细胞太少，严重损害机体的抵抗力，可以说不可避免地发生感染，而且常危及病人的生命。

[病因及发病机制]

急性中性粒细胞缺乏症，病因很多，已在中性粒细胞减少症中列出，不在此重复。现仅就临床上由药物引起者，分述于下：

（一）药物的种类

常见者列于下：

1. 抗肿瘤药物　如环磷酰胺、阿霉素、马利兰。

2. 抗甲状腺功能亢进药物　如他巴唑、甲基硫氧嘧啶。

3. 解热镇痛药物　如氨基比林（匹拉米洞）、扑热息痛。

4. 抗生素　如氯霉素、半合成青霉素。

5. 磺胺类药物　如复方新诺明、磺胺嘧啶。

6. 抗结核药物　如利福平、异烟肼、对氨基水杨酸。

7. 抗风湿药物　如保泰松。

8. 抗痛风药物　如别嘌呤醇。

9. 抗高血压药物　如开搏通、利血平。

10. 抗心律失常药物　如奎尼丁、普鲁卡因酰胺。

11. 治疗糖尿病药物　如糖适平、达美康。

12. 抗精神失常药物　如冬眠灵。

13. 抗癫痫药物　如苯妥英钠。

14. 抗组织胺药物　如异丙嗪、苯海拉明。

15. 抗疟疾药物　如奎宁、阿的平。

（二）发病机制

药物引起本症的发病机制有以下几种：

1. 对骨髓的毒性损害　此常见于抗肿瘤药物，抗甲状腺功能亢进药物。与药物量关系密切。

2. 免疫因素　与药物量关系不太密切。

（1）半抗原型：如半合成青霉素可作为半抗原与中性粒细胞膜结合形成复合体而成为全抗原，刺激免疫细胞产生 IgM 抗体。抗体—抗原形成复合物附着于白细胞膜后，被吞噬细胞吞噬。

（2）免疫复合物型：药物进入机体后，在敏感者的机体内先与血浆蛋白结合形成抗原刺激免疫细胞产生 IgM 抗体，与抗原形成复合物，非特异性吸附于中性粒细胞膜表面，吸附补体 C3，激活补体系统造成中性粒细胞破坏。因免疫复合物与细胞胞膜结合很松散，当粒细胞被破坏后，复合物又吸附于其他粒细胞，故少量的复合物可造成大量粒细胞被破坏。

（3）自身抗体型：因药物与中性粒细胞膜结合后，使细胞膜上的抗原决定簇发生变异，激发产生自身抗体，而造成粒细胞破坏。

【临床表现】

多在用药后 6~10 天发病，早期表现为极度疲乏无力。突然发生寒战、高热、头痛、关节痛、出汗、全身衰竭。口腔、咽腔发生红肿、疼痛，并出现黏膜表面有淡黄或灰白色坏死，脱落后出现溃疡及组织坏死，有特征性，称粒细胞性减少性咽喉炎（agranulocytic angina）。严重者肛门、直肠、阴道也可发生同样病变。由于 Vincent 螺旋体及厌氧梭状杆菌引起者，称 Vincent 咽呼炎（Vencet's angina）。口腔中有明显的恶臭。

多有淋巴结、肝脏、脾脏肿大，也可发生黄疸及肝功能损害。严重者可发生肺部或其他部位的感染，很易发生败血症、感染中毒性休克而危及病人生命。

【辅助检查】

（一）血常规检查

外周中性粒细胞绝对值在 $0.5×10^9/L$ 以下。分类中性粒细胞多只有 1%~5%左右，有时无中性粒细胞。在中性粒细胞胞质中可有中毒颗粒、空泡变性及核固缩。淋巴细胞相对增多。

血红蛋白、血小板多无明显改变。

（二）骨髓检查

在骨髓中粒细胞系明显减少，严重者粒细胞系极度低下，仅有少数原幼粒及早幼粒细胞。若由于免疫因素引起者，可出现粒细胞系成熟障碍现象。

若病因去除后在 2 周后，在骨髓中可出现相当数量的原始粒细胞，而似急性白血病。

（三）其他检查

做血、尿、粪便培养及咽拭子培养和涂片，致病菌的种类及药物敏感试验的结果，对选用抗生素有参考价值。

【诊断及鉴别诊断】

（一）诊断

外周血内中性粒细胞在 $0.5×10^9/L$ 以下，若化验无误即可诊断。当中性粒细胞低于 $0.5×10^9/L$ 时，几乎不可避免发生感染而出现高热、寒战、全身衰竭的情况。多发生口腔黏膜病变。

（二）鉴别诊断

因本症发病急、中性粒细胞减少并有明显的感染迹象，这些现象也见于急性非白血性白血病、急性再生障碍性贫血。因此有时需与这两种病进行鉴别。

（1）急性再生障碍性贫血，其外周血及骨髓三系血细胞均减少，而中性粒细胞缺乏症血小板及红细胞并不减少。

（2）急性非白血性白血病，外周血及骨髓中，特别是骨髓中有大量幼稚细胞。此不见于中性粒细胞缺乏症。

【治疗】

（1）立即停止应用可使粒细胞减少的药物。

559

（2）严格隔离以避免发生感染：最好住层流室，进行严格定时消毒，注意口腔护理、吃无菌饮食。避免与外界接触。

（3）预防及控制感染：若出现发热有80%左右已发生感染。若已发生感染者，应及时应用抗生素，最好联合用药。若培养出致病菌，可根据该菌药敏的情况，选择有针对性的抗生素。再应用抗生素的过程中注意菌群失调。一般热退后5~6天才可停药。有些抗菌药物可使白细胞减少，此应加以注意。

（4）应用升白细胞药物：如生白能、惠尔血，详见急性再生障碍性贫血。一般主张中性粒细胞升至$1.0×10^9$/L以上才可停药。

（5）在因免疫因素引起者，在充分应用抗生素的条件下，可试用肾上腺皮质激素，但用药时间要短。

（6）输白细胞使血中粒细胞升至$1.0×10^9$/L以上，对控制感染很有帮助。

（7）增加机体抵抗力：可输入丙种球蛋白、新鲜血浆，对控制感染也有帮助。

急性特发性血小板减少性紫癜

【概述】

诊断	多在病毒感染之后，突然发生皮肤、黏膜出血,血小板减少、骨髓巨核多增多,PAIg、PAC3在血中增多
鉴别	血栓性血小板减小紫癜
治疗	肾上腺皮质激素、输入血小板、支持治疗、脾切除

急性特发性血小板减少紫癜（acute idiopathic thrombocytopenic purpura，AITP）是一种较常见出血性疾病，冬春季常见，儿童多见。发病前80%有病毒感染的病史。发病机制与免疫因素有关。表现为广泛的皮肤、黏膜出血。

（一）血小板的超微结构与生理功能

1. 血小板的形成　血小板来自巨核细胞。巨核细胞形状不规则，体积较大，直径为40~70μm，核呈分叶状，在胞质中有许多血小板颗粒，并有许多由滑面内质网形成的网状小管，将细胞质分隔成许多小区，每个小区脱落下来成为一个血小板，故血小板是巨核细胞脱落下来的细胞质碎片。血小板直径为2~4μm，平均寿命为 9.6 天左右。每个巨核细胞可产生血小板 2000~7000 个。每天血小板生成与破坏约为 29×10^9 个。衰老的血小板在脾脏被消除，以保持血液中血小板的平衡。正常人血中血小板为（100~300）$\times 10^9$/L。在 50×10^9/L 以下时，可发生出血倾向。血小板在巨核细胞中的高尔基体中形成。成熟的巨核细胞向血窦靠近，通过窦壁内皮间隙从巨核细胞脱落下来进入血中。

巨核细胞的增殖主要受巨核集落刺激因子及血小板生成素的调节。

（1）巨核系集落刺激因子：为相对分子量 46000 的糖蛋白，作用于巨核细胞祖细胞水平，可促使其增殖及分化，使每个巨细胞系集落中的巨细胞数增加。

（2）血小板生成素：为相对分子量 15000 的糖蛋白，可能在肾脏产生，肝脏也可能产生一部分。可促进巨核细胞 DNA，以促使其发育和再复制，促进细胞质的形成，产生血小板第 4 因子，有保持血中血小板恒定作用。当血小板在血中减少时，血小板生成素在血中增加。近年来发现 C-mpl 的原癌基因，该基因对巨核细胞的生成起重要的调节作用，如其过度表达，可引起巨核细胞增殖过多。此外，巨核细胞也受其他髓细胞生长因子的影响，如巨噬细胞集落刺激因子（Gm-CSF）、粒细胞集落刺激因子（G-CSF）、白细胞介素（IL）如 IL-6、IL-3、IL-13，其中 IL-13 作用最强。

2. 血小板的形态与结构　血小板的表面有完整的细胞膜，无细胞核，但有细胞器，如高尔基体、内质网、线粒体、溶酶体等。血小板有代谢能力。在血液中呈圆盘形或椭圆形，在体外与其他物质表面接触后，可伸出伪足而呈不规则形。

（1）血小板的表面结构：血小板表面由外衣及细胞膜组成。外衣的主要成分为糖蛋白。在细胞膜内含有各种受体，如 TXA_2、胶原凝血酶、肾上腺素、纤维连接蛋白受体等，这些受体对刺激血小板起重要作用。此外，尚有钠泵、Ca^{2+} 通道、血小板因子等。在血小板膜的表面有特殊的血浆层，其中含有与血小板结合力较强的凝血因子，如因子 Ⅴ、Ⅳ，及与血小板结合力低的因子 Ⅶ、Ⅷ。而因子 Ⅱ、Ⅹ 只是松弛地附着于血小板的表面。

（2）血小板的内部结构

1）溶胶—凝胶区：在血小板的内侧有 3 种细丝状结构，即微管、微丝及膜下细丝。这些细丝状结构构成了血小板骨架及收缩系统，对血小板的变形、颗粒的释放、血块的收缩起重要作用。

微管由微管蛋白构成，为环形微管分布在血小板内侧的外周。微管与血小板膜下有细丝相隔，为骨架的组成部分，起着维持血小板形状的作用。

微丝为丝状结构，主要由肌动蛋白及肌凝蛋白构成。肌动蛋白结合蛋白使肌动蛋白交联成囊。在血小板未被激动时，肌动蛋白结合蛋白分布于血小板整个基质中。在激活的血小板中，微丝集中于伪足部分。因此，肌动蛋白结合蛋白与伪足囊状肌动蛋白微丝的形成有关。

2）颗粒区：在血小板的中央部分有两种颗粒，即 α-颗粒（特殊颗粒）及致密颗粒。

α-颗粒含有纤维蛋白原、血小板第 4 因子、血小板促生长因子、β-血小板球蛋白、凝血酶致敏蛋白、纤维连接蛋白、趋化因子、凝血因子 Ⅴ、Ⅷ/vWF、促生

561

长因子等。

致密颗粒含有 ATP、ADP、5-羟色胺、Ca^{2+} 及抗纤溶酶等。在血小板被激活时，颗粒中含有物质大量释放出来，参与止血及凝血作用。

3）管道系统：血小板管道系统有两种，即开放管道系统及致密管道系统。

开放管道系统与外界相通，是血小板与外界联系的通道。颗粒中的内致密物通过此管道系统释放到血小板的外面，也可使血小板外面的信息及各种物质进入到血小板内部。

致密管道系统不与外界相通，相当于巨核细胞的内质网，具有过氧化酶，参与前列腺的形成。又相当于肌细胞中的肌质网，可贮存 Ca^{2+}。当血小板被激活时，Ca^{2+} 被释放，使血小板微丝收缩。

3. 血小板的功能 在正常情况下，在血管内皮的破损处，血小板可以与之融合进行修复，起到保护血管完整性功能。

当血管破裂时，血小板可通过粘附、聚集、释放、血块收缩及激活凝血过程而达到止血的目的。

（1）粘附：正常血小板带有负电荷，而血管内皮细胞也带有负电荷，故两者相斥，血小板不易粘附到血管内皮细胞上。当血管内皮细胞受损后，其下面的胶原纤维及基底膜产生损伤电流而带有正电荷，这样血小板可很快即粘附于其上，一旦粘附在暴露的胶原纤维及基底膜上，聚集反应也就随之而发生。血小板粘附作用与 von Willebrand 因子（vWF）有关，它是由血管内皮细胞及巨噬细胞合成及分泌的。血小板粘附 vWF 起连接血小板表面与内皮下结缔组织表面的桥梁作用。血小板膜上的糖蛋白（GP）对血小板的粘附亦有一定的作用。

（2）聚集：此指血小板之间的相互聚集。使血小板聚集的重要因素是 ADP，ADP 是通过血小板膜上的 ADP 受体起作用。因为血小板表面有 ATP 酶可以防止血小板聚集作用。ADP 可抑制此酶的活性。ADP 还可使血小板暴露出磷脂的表面，通过 Ca^{2+} 的搭桥作用使血小板聚集在一起。血小板的聚集反应有两个时相：第一时相是由外源性 ADP 及肾上腺素引起，发生快。但因 ADP 的浓度低，故聚集是可逆的。第二时相是由血小板内源性 ADP 引起，发生慢。但因 ADP 的浓度高，故聚集是不可逆的。引起血小板内源性 ADP 释放可能与凝血酶和血小板表面的受体结合有关。

促使血小板聚集的因素还有 5-羟色胺、肾上腺素等血管活性物质。此外，凝血酶及胶原也有使血小板聚集的作用，因凝血酶可促使血小板产生前列腺素，PGG_2、PGH_2 有很强的血小板聚集作用。但 PGG_2 及 PGH_2 在血栓素合成酶的作用下形成血栓素 A_2（TXA_2）。TXA_2 除有强的血管收缩作用外，也可使血小板聚集。实现聚集的因素 Ca^{2+}、纤维蛋白也起重要作用。

（3）释放反应：血小板内的微丝、微管和细丝是有收缩功能的蛋白质。其中所含的 A 收缩蛋白质似肌肉中的肌动蛋白，M 收缩蛋白质似肌肉中的肌凝蛋白，并有 ATP 酶。Ca^{2+} 可激活此酶使 ATP 分解成 ADP，以提供这些有收缩功能的蛋白质的能量。在血栓中的血小板可形成伪足，伸入到纤维蛋白网内，相邻的血小板伪足相互连接后，使血块收缩，以促进止血。

（4）参与凝血作用：参与凝血、抗纤维蛋白的溶解等的血小板因子（PF），一般认为有以下几种：

1）PF_1：此与血浆中的凝血因子 V 相同。

2）PF_2：即纤维蛋白激活因子，在血小板的颗粒中，是一个低分子量的蛋白质，当血小板崩解后释放出来，有加速凝血酶、抗凝血酶Ⅲ的作用，也可加强血小板的聚集反应。

3）PF_3：此为一种磷脂蛋白，存在于血小板膜的内侧及血小板颗粒中，在血小板释放反应第二时期释放出来。参与凝血因子X的激活，从而促使凝血酶大量产生，是血小板参与凝血的最重要的因子。

4）PF_4：此为抗纤溶因子，是一种糖蛋白，有中和肝素及减慢凝血酶的灭活作用。

5）PF_5：此即血小板纤维蛋白原。

6）PF_6：此为纤溶酶抑制物。

7）PF_7：此为凝血酶激酶辅助因子。

8）PF_8：此为抗凝血活酶。

9）PF_9：此即加速球蛋白稳定因子，作用机制未明。

当小血管损伤发生出血时，血小板通过以下几个作用而达止血的目的：

（1）通过粘附，聚集于血管损伤的部位。

（2）通过释放血管收缩物质，加强血管收缩作用。

（3）通过释放血小板因子，促进血液凝固。

（4）通过释放生长因子，有利于血管内皮的新生。

（二）特发性血小板减少性紫癜（ITP）的分型

ITP 根据发病的缓急及病程分为：

1. 急性型 病程少于 6 个月，多见于儿童，有自发缓解的倾向。

2. 慢性型 病程大于 6 个月，多见于成人，有 10% 左右由急性转变而来。

（三）AITP 的病因及发病机制

本病的发病机制并不太清楚，可能因病毒感染，病毒附着于血小板的表面，使血小板成分抗原发生改变，引起机体产生抗血小板抗体，两者形成免疫复合物。免疫复合物的 Fc 片段，可与血小板的 Fc 受体相结合，也可与脾脏的巨噬细胞膜上的 Fc 受体相结合，导致血小板与其膜上附着的免疫复合物一起被巨噬细胞吞噬而被破坏而将其清除。

AITP 在血小板减少的同时，血液中血小板相关抗体（PAIgG、PAIgA 及 PAIgM）及血小板表面补体成分（PAC3）明显增加，当血小板升高时，PAIg 也明显降低，由此可见血小板破坏与 PAIg 有明显的关系，可能 PAIg 是引起血小板破坏的因素之一。

AITP 引起出血倾向的原因，除因血小板减少外，与免疫因素也有一定的关系。附着于血小板膜上的免疫复合物及血液循环中的免疫复合物，可激活补体，使 C3 裂解为 C3a 及 C3b，C5 裂解为 C5a 及 C5b。C3b 及 C5b 可作用于肥大细胞，使其释放出血管活性物质，如组氨酸、5-羟色胺等，使毛细血管通透性增加，也是导

563

致发生出血倾向原因。

【临床表现】

起病急，发病前 2~3 周多有上呼吸道病毒感染、风疹、水痘病史。在发生皮肤、黏膜出血现象之前，可有畏寒、发烧。其临床主要表现述于下。

（一）皮肤出血

自发性皮肤紫癜，开始呈红色，随着时间的延长，颜色逐渐变暗，呈暗红色，最后呈褐色。多不隆起，从小米样到大片状，大小不等，分布不均，全身皮肤均可发生紫癜，但常以下肢为重。

（二）黏膜出血

常为口腔、鼻腔及牙龈出血。口腔黏膜最明显，可有大小不等的血斑，严重者可发生血泡，大小不一。若发生于舌缘咬破后则出血不止，若发生于腭垂，可发生咽下困难。牙龈出血及鼻衄也很常见。

（三）眼部出血

可发生结合膜。视网膜出血，则视力会受到影响。

（四）颅内出血

较少见，一旦发生可危及生命。口腔发生大血泡、眼底视网膜出血，常为颅内出血的先兆，此点值得特别注意。若血小板<20×10⁹/L，也有颅内出血的可能。

（五）内脏出血

可由消化系统出血而发生血便，泌尿系统出血而出现血尿，呼吸系统出血而发生咯血，此外，可有阴道出血。

（六）体征

肝、脾肿大。10%可有轻度的肝、脾肿大，淋巴结也可有轻度肿大，但并不常见。

儿童多在发病后 1~2 个月自动缓解。成人可迁延不愈，有 10%~20%转变为慢性。也可复发或多次复发。

【辅助检查】

（一）血常规检查

血小板多在 20×10⁹/L 以下，甚至可只有 (2~3)×10⁹/L，并可有形态异常。

若出血较多，可有贫血及网织红细胞增多，但红细胞形态正常。白细胞多无改变。

（二）骨髓检查

巨核细胞数目多增多，一张骨髓涂片可达几十个以上。巨核细胞有成熟障碍，

AITP 幼稚巨核细胞多见。但也有巨核细胞细胞正常者。因有成熟障碍，故骨髓中血小板常减少。

（三）免疫学检查

血小板相关抗体（PAIg）可明显升高，比正常可高出 100 倍，血小板表面补体成分（PAC3）也有明显增高。

（四）血小板寿命测定

用 ^{51}Cr 或 ^{111} 铟标记血小板，可测定血小板寿命，在 AITP 时明显缩短，可只有几小时。

（五）其他检查

如出血时间延长、血块收缩不良、束臂试验阳性等。

【诊断及鉴别诊断】

（一）诊断

根据 1987 国内拟订 ITP 的诊断标准：
（1）多次化验检查血小板减少。
（2）脾脏不增大或轻度增大。
（3）骨髓检查巨核细胞增多或正常，有成熟障碍。
（4）具备下列 5 项中的任何一项者：
1）泼尼松治疗有效。
2）脾切除治疗有效。
3）血小板相关抗体 IgG（PAIgG）增多。
4）PAC3 增多。
5）血小板寿命缩短。
6）排除继发性血小板减少症。
但在 AITP 多有病毒感染的病史，并有在发生皮肤、黏膜出血之前畏寒发烧。

（二）鉴别诊断

1. 急性型与慢性型 ITP 的鉴别　见表 7-6。

表 7-6　急性型与慢性型 ITP 的鉴别

项　目	急性型	慢性型
发病年龄	2~6 岁	20~40岁
发病前感染史	可有	多无
起病	急	缓
病程	多为1~2个月	大于6个月
畏寒、发热	多有	无
皮肤血肿	可有	无

续表

项　目	急性型	慢性型
口腔血泡	较多见	多无
颅内出血	可有	多无
血小板计数	多<20×10⁹/L	多在(30~40)×10⁹/L
血小板寿命	1~6小时	2~4天
巨核细胞形态	幼稚型增多	颗粒型增多

2. AITP 与其他血小板减少伴有出血倾向的常见疾病的鉴别　见表 7-7。

表 7-7　AITP 与其他血小板减少伴出血倾向的疾病的鉴别

项目	AITP	ITP	脾亢	药物	DIC	急性再障
病因	免疫因素	不详	门脉高压	药物	多种病因	多种因素
起病	急	较缓	缓	急	急	急
发烧	有	有	多无	有	有	有
口腔血泡	有	多无	无	有	多无	多无
内脏出血	有	多无	多无	有	有	有
眼底出血	有	可有	无	多无	多无	少见
精神症状	无	有	无	无	可有	无
颅内出血	可有	可有	无	可有	可有	少见
肾功能异常	无	有	无	可有	可有	无
三系减少	无	无	有	可有	无	有
免疫异常	有	有	无	可有	无	有
凝血时间异常	无	无	无	可有	有	多无
出血时间延长	有	有	有	有	有	有
巨核细胞	多增多	增多或正常	正常	增多或正常	正常	减少

注：上表可供参考。

【治疗】

（一）一般治疗

（1）卧床休息、避免外伤。

（2）停用或不用对骨髓有抑制作用的药物。不用抗凝药，如阿司匹林。

（3）可用止血药。

（二）内科治疗

1. 肾上腺皮质激素　常用的药物有：

（1）地塞米松：20mg，静脉滴入。每日 1 次。

（2）氧化可的松或琥珀酸氢化可的松钠：300~400mg，静脉滴入，每日 1 次。

（3）甲基强的松龙：80mg，静脉滴入。每日 1 次。

上述药物可选一种持续用药几日后，若血小板回升可改为口服强的松或强的松龙，随着病情的好转逐渐减量。

（4）甲基强的松龙冲击治疗：在严重的病人，有的作者主张以甲基强的松龙，1g/d，静脉滴入，连用 3 天，同时输入血小板，可使血小板上升较快。后改为口服强的松。

大剂量用肾上腺皮质激素治疗，为预防消化道出血，可同时应用制酸药。为预防感染可适当应用抗生素。特别在年龄较大的成年人。当然也要注意该药的其他合并症。

肾上腺皮质激素对 ITP 治疗的作用机制，可能是：

1）降低毛细血管的通透性。

2）抑制血小板抗体与血小板表面抗原相结合，并可能使与血小板已经结合的抗体游离，从而避免被巨噬细胞吞噬。

3）抑制巨噬细胞的 Fc 受体、PC3 受体与附着于血小板表面的免疫复合物 Fc 片段与巨细胞受体结合而被吞噬。

4）抑制血小板抗体的形成。

2. 大量输入丙种球蛋白（IgG）　以 IgG 每日 200~400mg/kg，静脉滴入，5 次为一疗程。

IgG 对本病治疗作用机制，可能通过下列作用而发挥其疗效。

（1）IgG 与巨噬细胞表面的 Fc 受体结合，起封闭作用。大量 IgG 输入后，可与血小板表面附着的 PAIgG 竞争与巨噬细胞膜上 Fc 受体结合，使带有 PAIgG 血小板与巨噬细胞结合减少，被吞噬减少。

（2）大量 IgG 输入后，可使与血小板结合的 PAIgG 脱离，改变血小板受体，使血小板吸附 PAIgG 障碍，故血小板不易被巨噬细胞吞噬。

（3）大量 IgG 输入后，可提高 T 抑制细胞的功能，使 B 细胞产生抗血小板抗体减少。

3. 输入血小板　每天输入 1600~3000ml 全血的血小板，也可使血中血小板暂时升高。输入的血小板寿命虽然短暂，但对防止颅内出血，可起到一定的作用，因药物治疗作用较慢，2~3 天后才能发挥疗效。

血小板升高到（20~30）$\times 10^9$/L 以上，颅内出血的机会较少。

4. 血浆置换　用于病情严重或经治疗无效的患者。第一次置换出病人血浆 2000~3000ml，将抗血小板抗体的血浆从体内移出，再补充相应数量的新鲜血浆。

567

5. 输入新鲜血 多次输入新鲜血，对轻症的患者也有一定升高血小板的作用。

（三）外科治疗

在内科治疗无效，发生颅内出血或消化道大出血的患者，有咽部血肿影响呼吸者，可考虑作紧急脾切除。在术前应输入血小板以防术中出血不止。

血栓性血小板减少性紫癜

诊断	微血管病性溶血、血小板减少性出血倾向、精神神经异常、发烧及肾功能损害
鉴别	特发性血小板减少性紫癜、溶血性尿毒症、DIC
治疗	输新鲜血、血浆置换、肾上腺皮质激素

【概述】

血栓性血小板减少性紫癜（thrombotic thrombcytopenic purpura，TTP）是以微血管血栓形成——微血管性溶血——血小板减少性出血倾向为特征的一个综合征。临床表现为微血管性溶血性黄疸、血小板减少性紫癜、精神神经异常（三联征）、发烧及肾功能损害（五联征）。发病年龄在 10~40 岁之间多见，女性发病率较高。

发病机制不详。

（一）血管的内皮细胞的结构及抗血小板聚集和抗血栓形成功能

1. 血管内皮细胞的结构 血管的内皮细胞呈多边形，长为 25~50μm，宽为 10~15μm，厚为 0.1~1.0μm。细胞的长轴沿血管的长轴排列，覆盖于血管内腔的表面，将血液与血管壁分开。内皮细胞也有细胞器但并不发达。其有伸入血管腔内的胞质突起，形状不一。呈微绒毛状、片状、瓣状。但也有较粗大的圆粒状。在突起的胞质中有质膜小泡。

微绒毛状突起，可能有吸收作用及在炎症时捕捉白细胞的作用。

片状及瓣状突起，可能参与吞饮作用，从血浆中摄取水及其他物质，转送到组织中。

内皮细胞更新较慢，当内皮细胞损伤后，可能由纤维细胞、平滑肌细胞、邻近的内皮细胞及内皮下层未分化的细胞等再生。

在内皮细胞的血管腔一面，带有负电荷，与带有负电荷的血小板相互排斥，以防止血小板粘附、聚集在内皮细胞上面。当内皮细胞受损后，则这种相排斥的作用丧失，而引起血小板粘附及聚集。

在内皮细胞的底面有基底膜，此为一层糖蛋白。基底膜的构成为一层丝状物质密集成网，厚约 $1\mu m$。此起固定内皮细胞的作用，并可阻挡血液中的颗粒进入血管壁，也可阻挡血管壁直径为 $10nm$ 以上的物质进入血液。故血管内皮细胞对血管壁的通透性有一定的控制作用。

基底膜可能来自内皮细胞及结缔组织的产物。

2. 血管内皮细胞抗血小板聚集及抗血栓形成的功能 内皮细胞产生抗血小板聚集及抗血栓形成的功能主要有以下几类：

（1）产生扩张血管的物质 主要有：

1）前列腺素（PGI_2）：此又称前列环素。

A. PGI_2 的生成：内皮细胞膜上的磷脂，在磷脂酶的作用下，形成花生四烯酸（AA）。AA 在环氧化酶的作用下，形成 PGH_2。PGH_2 在前列腺素合成酶的作用下，形成 PGI_2。

B. PGI_2 的主要抗凝血作用

a. PGI_2 可与血小板膜上的受体相结合，激活腺苷环化酶，使 ATP 形成 cAMP。当 cAMP 在血小板内增多时，可抑制血小板的聚集。

b. PGI_2 可抑制血小板的粘附作用。

c. 在血小板细胞内，可通过血栓烷 A_2 合成酶作用于 PGH_2 形成 TXA_2，TXA_2 有收缩血管的作用，由血管内皮细胞产生的 PGI_2 可对抗 TXA_2 的对血管的收缩作用。

2）内皮细胞衍生因子（endotheliam derived relaxing factor，EDRF）：现认为 EDBF 可能是一氧化氮（NO）。

a. NO 的生成：在人体的细胞内，NO 合成酶作用于 L-精氨酸，生成 NO 及 L-胍氨酸。

b. NO 的作用：血管内皮细胞是体内产生 NO 主要的细胞。当 NO 形成后可扩散到细胞外，将血管平滑肌细胞膜上的鸟苷酸环化酶激活，使三磷酸鸟苷（GTP）形成 cGMP。cGMP 可抑制 Ca^{2+} 进入平滑肌细胞内或促使 Ca^{2+} 从细胞内外流。使平滑肌细胞内的 Ca^{2+} 降低，收缩力减弱，血管扩张。

（2）产生抗凝血物质，主要有：

1）黏多糖类：如硫酸乙酰肝素。

2）血栓调节蛋白（thrombomodulin，TM）：此为糖蛋白。存在于血管内皮细胞内及细胞表面。凝血酶激活蛋白 C（PC）时，TM 作为辅助因子与凝血酶形成复合物，可加快激活 PC 的速度。

PC 是由肝脏合成的一个依赖维生素 K 的糖蛋白，被激活的 PC（APC）有明显的抗凝血作用。

TM 还可以抑制凝血酶原形成凝血酶。

3）外源凝血途径抑制物：此主要由血管内皮细胞及肝细胞产生，可抑制凝血因子Ⅷ及Ⅲ的复合物激活凝血因子Ⅹ。

（3）促纤溶活性的物质：组织型纤溶酶原活化物（t-PA），尿激酶型纤溶酶原活化物，均可使血管内皮细胞表面已形成的纤维蛋白及在血块内的纤维蛋白溶解。

（二）病因及发病机制

1. 血管内皮损伤　当血管内皮损伤后，不仅内皮细胞膜上的负电荷消失，对带有负电荷的血小板排斥作用减弱，有利于血小板在微循环中，粘附与聚集，形成微血栓。而且由内皮细胞产生的抑制血小板粘附、聚集的物质也受到影响，如扩张血管物质 PGI_2、NO，抗凝物质硫酸乙酰肝素、TM，抗血小板粘附、聚集物质如 PGI_2、TM，促纤溶物质 t-PA、u-PA。这样就给血小板在微循环中聚集、粘附及微血栓形成，创造条件。

2. 免疫因素　在 TTP 时，血小板表面附着有血小板相关免疫球蛋白（platelet associated immunoglobuline，PAIg），此易被巨噬细胞吞噬而使血小板减少。

3. vWF 巨多聚体（unusaul large von Willebrand factor multimer，ULvWF）在血液中增加。此存在于正常的血管内皮细胞内，当其释放入血后，即被由血管内皮细胞产生的去多聚酶分解，当内皮细胞受损广泛时，此酶产生减少，故 ULvWF 在血中增多，其可促进血小板与内皮细胞下组织粘附、聚集。

4. 血小板活化因子（platelet activating factor，PAF）　在 TTP 时增加及血小板活化因子抑制物（PAFI）减少，也可导致血小板在微循环粘附及聚集。

血小板活化因子是具有强的生物活性的磷脂类物质，可从多种细胞产生，是一种强的血小板聚集诱导剂。

（三）病理改变

TTP 的主要病理改变为脑、肾脏、心脏、肺脏、胰腺、胃肠道等器官的终末动脉及前毛细血管，发生广泛的透明玻璃样微血栓形成。血栓由血小板、变形红细胞、纤维蛋白、丙种球蛋白及 C3 等组成。在血管内皮细胞下也有同样透明玻璃样物质沉着 PAS 染色阳性。

内皮细胞胞核肿胀，内质网及线粒体增多，溶酶体增加。

这些病理改变是引起各器官损害及功能不全的病变基础。

（四）分类

根据病因及病程将 TTP 分类如下：

1. 原发性　原因未明，先有血管内皮细胞损伤而后发生血小板聚集而形成微血栓，还是先有血小板聚集形成微血栓而后发生微血管病变。

先有血管内皮损害的依据是内皮损伤后，胶原纤维暴露、内皮细胞膜上的负电荷消失，易使血小板粘附、聚集及激活凝血因子形成微血栓。

先有血小板聚集的依据是有微血栓处的内皮细胞并不是都有损害。

原发性根据病程分为：

（1）急性型：起病急，病情进展快，一般 7~10 天出现典型的 TTP 的临床表现。严重者可发生颅内出血，肾脏、肺脏及心脏功能衰竭。若不经有效的治疗，可在 3 个月内死亡。此型多见。

（2）慢性型：发病隐袭，常为恶化与缓解交替发作，病程可持续几个月到几年。此型少见。

（3）复发型：此型可反复发作好几次，病程可达 9~12 年。

（4）先天型：此呈急性型的临床表现。

2. 继发性　此型 TTP 可继发于：

（1）感染后：如病毒、肺炎支原体、细菌感染后。

（2）免疫疾病：如系统性红斑狼疮、多动脉炎、类风湿关节炎、干燥综合征。

（3）恶性肿瘤：如淋巴瘤、各种腺癌。

（4）妊娠：多发生于子痫、先兆子痫，产后亦可发病。

（5）药物：如环孢素 A、口服避孕药、抗肿瘤药物。

（6）中毒：如一氧化碳中毒、蜂毒等。

【临床表现】

（一）因血小板减少引起的出血倾向

此表现为下皮出血、黏膜出血、表现为淤点、淤斑、紫癜。鼻出血、牙龈出血、视网膜出血以及内脏出血。

（二）因微循环病溶血

出血黄疸、贫血。

（三）精神神经症状

此多呈一过性、变化不定、反复发作，表现为头痛、头晕、眩晕、性格改变、失语、感觉异常、定向力差、谵妄、惊厥、嗜睡、昏迷。并可发生软瘫、偏瘫。

此因脑部发生广泛的小出血灶、微血栓所致。大面积的脑栓塞少见。若发生昏迷，很可能发生脑大出血灶。脑出血是 TTP 致死最主要的原因，但发生率并不高，只有 1%左右。

（四）肾脏损害

此表现为镜下血尿，少数发生肉眼血尿，蛋白尿，氮质血症。可因广泛肾小球血栓形成而发生急性肾功能衰竭。但只见于少数病人。

（五）发烧

体温最高可达 40℃以上，发烧的原因，可能因感染、溶血反应、组织坏死及下丘脑病变所致。

前三种临床表现为 TTP 三联征。再加后两种为 TTP 五联征。

(六) 因微循环血栓引起其他脏器病变

1. 心脏　因冠状动脉微循环血栓形成，可发生心肌病变。表现为各种心律紊乱、心力衰竭，甚至心肌梗死。

2. 肺脏　因发生肺泡、肺间质纤维化，而发生呼吸困难、发绀，肺功能衰竭（ARDS）。

3. 胰腺　可发生胰腺炎，表现为腹痛。血、尿淀粉酶升高。

4. 胃肠道　可发生恶心、呕吐、腹痛及消化道出血。

5. 肝脏　可发生肝肿大，肝功能损害。但发生急性肝功能衰竭罕见。

此外，若为继发性 TTP，尚可有其原发病的临床表现。

【辅助检查】

(一) 实验室检查

1. 血常规检查

(1) 血小板减少，多在（10~50）×10^9/L，可见巨大血小板。50%的患者血小板小于 20×10^9/L。

(2) 血红蛋白多在 100g/L 以下，最低可少于 60g/L。血涂片可见大量变形细胞及破碎红细胞。并可见球形红细胞、有核细胞。网织红细胞增多常在 6%~30%。

破碎红细胞产生的原因为当红细胞通过微循环时，受纤维蛋白网或微血栓挤压割裂引起。

(3) 白细胞有 50%的患者增多，可达 20×10^9/L。可有明显的核左移，并可见幼稚的粒细胞。

2. 尿常规检查　有血尿、蛋白尿、管型尿。

3. 血生化及酶学检查　可有血肌酐、尿素氮、胆红素、AST、ALT 升高。乳酸脱氢酶可升高。

4. 有关溶血检查

(1) 血中间接胆红素、游离血红蛋白增加。游离胆红素常>40mg/L。结合珠蛋白降低或消失。

(2) 尿 Rous 试验可呈阳性。

5. 有关凝血检查

(1) 血纤维蛋白减少。FDP 及 D-二聚体可有增多，但多不明显。

(2) 凝血时间正常，凝血酶原时间正常或稍延长。凝血酶原消耗试验大都异常。凝血酶时间可延长。

(3) 血块收缩不良、束臂试验阳性。

6. 免疫学检查　血 PAIgG、免疫复合物可增多。若继发于系统性红斑狼疮等免疫性疾病时，Coombs 试验、血抗核抗体可呈阳性。

7. 骨髓检查　红细胞系呈代偿性增生。巨核细胞增多或正常，但血小板可有产生障碍。

（二）皮肤活检

取淤点，如皮肤，50%可有本病特征性改变。小动脉及毛细血管壁可见透明玻璃样血栓，一般无炎症细胞浸润但可有坏死。

（三）心电图、脑电图

可有异常所见。

（四）肺功能及血气分析

可有异常。

（五）X 线胸部平片

可有肺淤血及肺间质病变。

【诊断及鉴别诊断】

（一）诊断

诊断标准并不统一。

1. 据有 TTP 的三联征或五联征

2. Cutterman 等的诊断标准

（1）主要表现

1）溶血性贫血、末梢血涂片可见红细胞碎片和异形红细胞。

2）血小板计数<100×10⁹/L。

（2）次要表现

1）发烧，体温超过 38.3℃。

2）特征性的神经症状。

3）肾损害，包括血肌酐>177μmol/L（2mg/dl）及（或）尿常规检查发现血尿、蛋白质、管型尿。

若有两个主要表现加上任何一个次要表现，诊断即可成立。

近年来发现 100%的患者有微血管病性溶血性贫血及血栓性血小板减少。此外，血涂片中破碎红细胞明显增加对诊断 TTP 意义也很有帮助。

（二）鉴别诊断

1. TTP 与溶血性尿毒症综合征（HUS）的鉴别　TTP 与 HUS 皆有微血管血栓形成及微血管性溶血，均属于血栓性微循环病（thrombotic microangiopathy）。有的作者将两者结合，称为 TTP-HUS 综合征。这说明两者有很多相似之处。但从临床及化验检查来看，两者仍有差异。其鉴别见表 7-8。

573

表7-8 **TTP 与 HUS 的鉴别**

项 目	TTP	HUS
发病年龄	10~40岁	婴幼儿,偶见于成年人
发烧	有	偶见
肾功能损害	轻至中度	重度
精神神经症状	有	偶见
破碎红细胞增多	明显	不太明显
纤维蛋白减少	轻度减少	明显减少
凝血酶原时间延长	不明显	明显

2. **TTP 与特发性血小板减少性紫癜、DIC 等的鉴别** 见本书特发性血小板减少性紫癜。

【治疗】

(一) 内科治疗

1. **血浆置换** 这是目前治疗本病最有效的方法。见本书特发性血小板减少性紫癜。

2. **输入新鲜血浆** 每次 200~400ml/d。对病情较轻的患者,有一定的效果,但需注意因血容量增加,使心脏负荷过大,引起心力衰竭,因此需定期检查血浆蛋白,观察颈静脉是否过度充盈。

3. **输入血小板** 当血小板过低时,为预防脑出血,输入血小板可暂时起作用。可同时应用肾上腺皮质激素,可能减缓血小板被破坏。

4. **输入全血** 若同时有贫血,可输入新鲜血,既可纠正贫血又可使血小板轻度升高。

5. **肾上腺皮质激素** 若有免疫因素参与 TTP 的发病机制,可通过该药对减少血管通透性的作用,抑制免疫复合的产生,减少免疫复合物附着于血小板,而被巨噬细胞吞噬。

一般用地塞米松,10~20mg/d,静脉滴入。或甲基强的松龙,80mg/d,静脉滴入。可连续应用 7~10 天,若无效逐渐停药,若有效可改口服。也需逐渐减量。

6. **抑制血小板聚集的药物** 常用阿司匹林,100mg/d,口服。同时加用潘生丁,400mg/d,口服,效果可能更好。

7. **其他可试用大量输入免疫球蛋白** 针对器官衰竭、脑出血等并发症,进行处理。

8. **病因治疗** 原发性 TTP 原因不明。继发性 TTP 可根据原发病进行治疗,如控制感染,停用某些药物,治疗免疫性疾病,如系统性红斑狼疮。

（二）外科治疗

当内科治疗无效可考虑做脾切除。

恶性组织细胞病

诊断	高热，肝、脾、淋巴结肿大，全血减少。骨髓检查有恶性组织细胞
鉴别	反应性组织细胞增多症、噬血细胞综合征
治疗	支持疗法、化疗、放疗、脾切除

【概述】

恶性组织细胞病（恶组）是一种全身性异形组织细胞及其前身细胞异常增生性恶性疾病。病理改变的特点为全身组织发生异常组织细胞浸润。临床表现为发热，肝、脾、淋巴结肿大，血液中三系血细胞减少，进行性全身衰竭。预后不良。发病年龄多在 20~40 岁，男性发病率较高。

（一）单核—巨噬细胞系统简介

1. 来源　单核、巨噬细胞来源于骨髓中的多功能干细胞。其发育过程如下：

多功能干细胞→粒单祖细胞→原单核细胞→幼单核细胞→单核细胞。此过程在骨髓中进行，约需时 55 小时。

单核细胞在骨髓内成熟后 1~2 天，即进入血液中。

单核细胞进入血液后，分布在循环池及边缘池。单核细胞在这两池之中，可相互移动。单核细胞在血液中停留时间约 2~3 天。以后以活跃的变形运动方式穿过血管壁进入组织及体腔内。一旦进入组织中，就不能再返回到血管内。

单核细胞为一种中间细胞，进入组织后发育成组织细胞（histocyte），若吞噬异物则为吞噬细胞。巨噬细胞有 10% 仍能复制 DNA，故具有增殖能力，此为未成熟的巨噬细胞，进而发育成为成熟的巨噬细胞，其可存活好几个月。

进入组织中的单核细胞，因所处的环境不同，在发育过程中出现形态及性能的不同。如在肝脏中的 Kupffer 细胞、在肺中的尘细胞、骨髓中的破骨细胞等，均由单核细胞形成。

单核细胞进入疏松结缔组织，存在有两种形式。

575

（1）游走的巨噬细胞：此在疏松的结缔组织可游走。

（2）固定的巨噬细胞：此又称组织细胞(histocyte)，此固定于组织中，不再移动。

2. 形态

（1）单核细胞：在血液中白细胞分类占 3%~8%。单核细胞为血液中最大的细胞，直径为 15~20μm。胞体呈圆形或椭圆形。可见有伪足，胞质较丰富。瑞氏染色胞质灰蓝色，内有较多的细小颗粒。胞核较大，呈圆形、椭圆形。染色质较疏松呈网状，核仁明显，核膜很薄。有吞噬功能但不如巨噬细胞。

（2）巨噬细胞：在疏松结缔组织中，游走与固定的巨噬细胞形态并不完全一样。

1）游走的巨噬细胞：大小不一、形状各异，直径中达 50~80μm，多呈圆形或椭圆形，有核仁在胞质中含有空泡及吞噬的物质。有大量的溶酶体，核偏向于一侧。

2）固定的巨噬细胞：此即组织细胞，形状不规则，多呈梭形、星形。核可有凹陷，呈卵圆形或肾形。核仁明显。其形状与成纤维细胞较难鉴别。但实验动物，静脉注射如墨汁后，可发现组织细胞胞质中有黑色颗粒出现，这说明组织细胞有吞噬功能，而成纤维细胞则无此现象，以资区别。

3. 功能　当机体某一部分发生炎症时，可刺激单核细胞成熟加速，血液中的单核细胞可很快进入发炎的组织，体积增大，在胞质中的溶酶体、线粒体增加，最后形成巨噬细胞。巨噬细胞的功能主要有：

（1）趋化功能：此指外来微生物、抗原物质等，侵入机体后激活补体，可吸引巨噬细胞呈阿米巴样运动。这种向外来物质迁移的现象，即趋化运动。引起巨噬细胞趋化的物质，称为趋化因子，也称阳性趋化因子。但有些微生物，如厌氧荚膜杆菌感染所产生的外毒素，可使巨噬细胞麻痹，而不发生趋化作用，称为阳性趋化因子。

引起趋化作用的物质除细菌的产物外，淋巴细胞所产生的趋化因子，也可吸引中性粒细胞、单核细胞及巨噬细胞。补体 C3a、C5a 及C567 也有吸引吞噬细胞的能力。

（2）识别：通过识别作用，将异己细胞，如肿瘤细胞、衰老的红细胞等，将其清除。

（3）吞噬作用：当异物，如细菌，接触时，就伸出伪足将其包围，然后内陷细菌被吞噬入巨噬细胞内与溶酶体结合，溶酶体中的酶将细菌消化、分解。不能分解的物质，称为残质体（residual body），通过外排作用从细胞内排出。

在体液中的某些蛋白质覆盖于细菌的表面，有利于细胞的吞噬，称为调理作用，具有此作用的物质，称调理素（Opsonin）。在正常血清中的补体和免疫血清中的抗体均有调理作用。

趋化、识别及吞噬是巨噬细胞三大主要功能。

（4）启动免疫反应：主要表现为：

1）识别、处理抗原及呈递抗原：因外来抗原不能直接激活 T 细胞，需通过呈递细胞的辅助，才能使 T 细胞被激活，并导致分化及增生。巨噬细胞有识别外来抗原、处理抗原以及呈递作用。

2）贮存抗原并可使其缓慢释放，使免疫细胞较长时间受到抗原的刺激，而产生较多的抗体。但也有清除血液中抗原，以免产生过多的抗体。

（5）分泌作用：巨噬细胞可分泌及释放 20~30 种物质。主要有酶类：如溶酶体中的水解酶类、中性蛋白酶类、溶酶体酯酶、溶酶体氧化酶等。分泌生物活性物质有 100 多种，如 IL-I、IL-3、IL-6。激素样物质，如 ACTH、PGE_2、TXA_2、白三烯。凝血因子，如因子 V。补体成分，如 C1~5，此外尚有干扰素等。

1924 年 Aschoff 将单核细胞、巨噬细胞、网状细胞、内皮细胞，称为网状内皮系统（reticuloendotheliar system，RES）。在 1972 年 van Furth 提出网状细胞及内皮细胞并无吞噬及清除病原体及异物的能力，而单核—吞噬细胞系统确有此功能，建议将骨髓中的前单核细胞、外周血中的单核细胞及组织中的巨噬细胞，改称单核—吞噬细胞系统（mononuclear phagocyte system）。从细胞来源看，单核细胞来源于多功能干细胞，而网状细胞则来源于间充质细胞。

鉴于本病所累及的细胞为组织细胞而非网状细胞。在 1966 年 Rappaport 提出称本病为恶性组织细胞病（恶组）取代恶性网状细胞病，现"恶组"已被广泛采用。

但近来对"恶组"的来源提出不同意见，认为有一部分"恶组"病因可能来自 T 细胞。

（二）病因及发病机制

目前尚不详知。

（三）病理改变

在尸解的病例，病变主要发生于肝、脾、淋巴结及骨髓。但也可有孤立的病灶存在于肾、肺、胸腔、心脏、胃肠道、胰腺、胆管、神经系统、乳房及生殖系统。虽较少见，但均可发现有孤立的病灶有恶性组织细胞浸润。同一病例可有 2~3 器官同时受累。这样也就好解释为什么在临床上有些不典型的临床表现，给诊断带来一定的困难。有的少数病例病变只存在于肺或胃肠道，而骨髓则正常。

（四）分类

1. 根据发病的缓急分类

（1）急性型：病程<6 个月。

（2）亚急性型：病程 6~12 个月。

（3）慢性型：病程在 12 个月以上。

国内报告为急性型。

2. 根据病变主要累及的器官分类

（1）淋巴结肿大型：以浅表淋巴结肿大为主。

（2）脾功能亢进型：以肝、脾肿大及全血细胞减少为主。

（3）白血病型：临床表现似急性白血病。

（4）骨髓型：在骨髓中有大量异常细胞浸润。

（5）皮肤型：以皮肤病变为主，可有皮下结节、溃疡、红斑等。

（6）神经型：主要表现为脊髓受累。

577

（7）胃肠型：以消化系统症状为主。

实际上各型不易截然分开。

3. Cazol 分型　　分为内脏型、皮肤型及儿童型。

【临床表现】

因病变可累及多个器官，但也可只有少数器官受累，故临床表现可多种多样。国内报告急性型恶组多见，现仅就急性型分述于下。

（一）症状

1. 发热　　多为首先出现的症状。高热者可达 80% 以上。以弛张热及稽留热多见，常持续体温不退，间歇性发热、低热少见。可有畏寒，也可发生寒战、出汗多。

2. 全身临床表现　　乏力、消瘦、全身衰竭，常进行性加重。

3. 呼吸系统受累　　约有 1/3 的病人，出现咳嗽、咳痰、呼吸急促，可发生胸腔积液。

4. 消化系统受累　　绝大部分病人出现食欲不振，少数病人可有恶心、呕吐、黄疸、腹水、腹痛、腹泻。

黄疸多为轻到中度，常见于疾病的晚期，个别病例血胆红素可达 342μmol/L（20mg/dl）以上。

5. 造血器官受累　　可出现症状及出血倾向。可发生皮肤出血点、出血斑，口腔黏膜出血，呕血、便血、尿血，发生出血倾向并不少见，约有 7% 以上病人。

6. 循环系统　　循环系统受累较少见，但可发生心肌受损、心包积液及心律紊乱。

7. 神经系统受累　　见于 10% 左右的病人。可出现截瘫、面瘫、失明、脑膜刺激征。

（二）体征

1. 肝脏肿大　　80% 以上发生肝脏肿大，大都为中度肿大，最大可达肋下 9cm。质较软。

2. 脾脏肿大　　约有 70% 以上的病例有脾肿大，多呈进行性。质地较硬，可有触痛。多在肋下 3~5cm。偶有明显肿大甚至入盆者。

3. 淋巴结肿大　　约有 50% 有淋巴结肿大，但肿大多不显著，为全身性，多为黄豆大小。

4. 肺部　　可发现啰音，胸腔积液体征。

5. 心脏　　可有奇脉、奔马律、期外收缩等。

6. 皮肤　　除有出血点、出血斑，可有结节、丘疹、溃疡、黄疸、贫血体征。

7. 神经系统　　可有神经受累的体征。

【辅助检查】

（一）血常规检查

有三系减少。血红蛋白多在 50~60g/L，严重者可达 30g/L 以下。白细胞多少于 $4.0×10^9$/L，血小板少于 $10×10^9$/L。

血涂片可发现异常的单核细胞、异常组织细胞，偶可见幼稚或者有核红细胞。中性粒细胞碱性磷酸酶染色阴性。

若有大量异形组织细胞在血涂片出现，白细胞计数可达每升几万，称为白血性恶性组织细胞病。

（二）骨髓检查

骨髓检查有时需做几次才能确诊，胸骨穿刺阳性率远不如骨髓活检阳性率高。骨髓检查所见如下：

1. 恶性组织细胞　胞体直径 20~50μm，外形不规则。胞核呈圆形或椭圆形、肾形，可有分叶核、双核。有 1~3 个核仁，大而且清晰，染色质呈网状。胞质呈浅蓝色，常无颗粒。可有空泡。碱性磷酸酶染色阴性。

2. 多核巨组织细胞　胞体直径 50μm 以上，形状不规则。有 3~4 个核或呈多叶核，并有清晰的核仁。胞质呈蓝色、无颗粒。这种细胞在骨髓涂片中少见。

3. 吞噬型组织细胞　其形状与一般分化的组织细胞相似。不同之处在其胞质中有吞噬的红细胞、血小板及核碎片。一个吞噬型组织细胞可吞噬红细胞 20~30 个。

4. 其他类型的细胞　此外尚有单核样、淋巴样、浆细胞样及异常核丝分裂形的组织细胞。

骨髓象早期增生活跃，晚期则增生差。

骨髓穿刺涂片检查未发现异常，并不能完全排除本病。因为恶组细胞的浸润可很不均匀或者呈灶性。有的病例尸解骨髓可无异常而病变在肠道、肺部发现。因此对骨髓检查无法确诊的可疑本病的患者作淋巴结活检、肝脏或脾脏穿刺进行病理检查，可提高确诊率。

（三）血生化检查

可有肝功能受损的表现，ALT、AST、胆红素升高。血浆白蛋白降低。

（四）心电图检查

可有 ST 段及 T 波改变，并可有心律紊乱，如期前收缩、心房纤颤、传导阻滞等。

（五）影像检查

1. B 型超声　可确定肝、脾肿大的程度。

2. 胸部 X 线检查　可有肺纹理增多、片状模糊阴影。

579

【诊断及鉴别诊断】

（一）诊断

（1）高热、进行性衰竭，肝、脾及淋巴结肿大，可有黄疸及出血倾向。

（2）全血细胞减少血涂片可见不典型单核细胞，少数恶组细胞。

（3）骨髓检查为诊断本病的重要依据。骨髓活检可提高确诊率。

（4）在确诊困难的病例作组织活检可提高确诊率。

（二）鉴别诊断

需与下述疾病鉴别：

1. 反应性组织细胞增生

（1）其由于原发疾病引起：见于①感染性：如传染性单核细胞增生症；②变态反应性：如结缔组织病、药物过敏；③骨髓转移瘤。

其特点为原发病去除后，增生的组织细胞可消失。

（2）其与恶组的鉴别：见表 7-9。

表 7-9 恶组与反应性组织细胞增生症的鉴别

项　　目	恶　　组	反应性组织细胞增生症
原发病	无	有
起病	急	较缓
高热对激素反应	差	好
肝、脾、淋巴结肿大	明显	不明显
贫血	重	轻或无
三系血细胞减少	明显	不明显
骨髓象		
异常组织细胞增多	明显	不明显
多核巨型组织细胞	多见	无
预后	平均3个月死亡	去除原发病可恢复

2. 继发性噬血细胞综合征（secondary hemophagocytic syndrome）　此为继发于病毒等微生物感染、药物等，出现成熟组织细胞增生并吞噬血细胞的一组疾病。临床表现为发热，肝、脾、淋巴结肿大，并发生贫血。骨髓中可见成熟的组织细胞吞噬血细胞。但可能只有脾脏有大量吞噬细胞。无多核巨组织细胞，有别于恶组。当原发病去除后，病情好转或恢复，此亦有别于恶组。

3. 家族性噬血性组织细胞增生症（familial erythrophagocytic lymphohistiotosis）此为遗传性疾病，多见于婴儿，生后几个月发病。可有发热，肝、脾、淋巴结肿大，出血倾向、贫血。可引起神经系统损害。骨髓中有分化良好的组织细胞，并有吞噬现象。预后不良，家庭中可有同样患者。

【治疗】

（一）一般治疗

1. 避免感染。

2. 注意口腔卫生。

3. 营养支持，必要输白蛋白或血浆。

4. 输血的指征

（1）血红蛋白低于 60g/L，输全血或红细胞。

（2）白细胞低于 2.0×10^9/L，输白细胞，白细胞过低易发生感染。

（3）血小板低于 20×10^9/L，输血小板，血小板过低易发生脑出血。

5. 若发生感染，适当应用抗生素。

（二）药物治疗

常用的药物治疗方案如下：

1. COP 方案

（1）环磷酰胺（CTX）：800mg/m²，静脉滴入，第一天。

（2）长春新碱（VCR）：2mg/m²，静脉注射，第一天。

（3）泼尼松（predrisone）：60mg，口服，第 1~5 天。

以上 5 天为一周期，间歇 2 周左右可重复，6 个周期为一疗程。

COP 方案为首选，如能耐受，可选用 CHOP 方案。

2. CHOP 方案

（1）环磷酰胺：750mg/m²，静脉滴入，第一天。

（2）阿霉素（H）：40mg/m²，静脉滴入，第一天。

（3）长春新碱：1.4mg/m²，静脉滴入，第一天。

（4）泼尼松：100mg/d，口服，第 1~5 天。

以上 5 天为一周期，间歇 14~21 天可重复。6 个周期为一疗程。

（三）放射治疗

结合药物治疗，可能有一定的辅助作用。

其他治疗方法如脾切除多不采用，骨髓移植亦较少应用。

弥散性血管内凝血

诊断	在原发病的基础上突然发生广泛性出血,血小板及纤维蛋白原减少、凝血酶原时间延长
鉴别	严重肝脏疾病、原发性纤维蛋白溶解
治疗	去除病因、应用肝素、输新鲜血

【概述】

　　弥散性血管内凝血（disseminated intravascular coagulation，DIC）是指多种疾病在发展过程中可能发生的一种很严重的情况，是一个综合征。其特征为在多种因素的作用下，凝血因子及血小板被激活为特点的病理生理改变，在微循环中出现广泛的凝血、血栓形成，血液呈高凝状态。因广泛凝血，从而消耗大量凝血因子，继发出现血液不易凝固，从高凝状态演变为低凝状态，临床表现为出血倾向。在凝血过程中继发纤维蛋白溶解，使出血情况更为严重。

　　由于微循环中凝血及血栓形成，导致器官的功能衰竭，如急性肾功能、肝功能、脑功能、肺功能（ARDS）、循环功能等衰竭。

【病因及分类】

（一）根据病因分类

　　1.促凝物质进入血循环　此见于羊水栓塞、血管内溶血、严重创伤、严重感染等。

　　（1）羊水栓塞：在妊娠时，母体中多种凝血因子及纤维蛋白原有明显的增加，呈高凝状态。在羊水中含有毳毛、胎脂、角化上皮细胞、胎粪及黏液等。当发生早破水、宫缩过强、子宫体或子宫颈受损后羊水可进入母体血循环中，因羊水所含的有形成分，可直接形成栓子，使肺内小血管栓塞，导致产妇突然发生肺动脉高压及肺水肿。临床表现为咳嗽、咳粉色泡沫痰、呼吸困难、发绀、血压下降，严重者发生休克。脑供血不全而出现神志障碍。可在几分钟内死亡。若能较长时间存活，因凝血因子在血中增加，随之发生 DIC，临床出现出血倾向，而发生血不凝固，皮肤、创口、胃肠道、阴道、穿刺针眼等处，广泛出血。

（2）血管内溶血：在输入血后，因输入的红细胞或受血者的红细胞大量破坏，引起血管内溶血，称为溶血反应。见于 ABO 血型不合、输入库存过久的血、血液有细菌污染等。当红细胞大量破坏后，在其基质中含有凝血酶作用的物质，发生凝血。同时因血小板也被破坏，释放出大量磷脂及其他凝血物质，可激活内、外凝血系统，而发生 DIC。

患者在全麻手术过程中，若输入血型不合或细菌污染的血，常无急性溶血的临床表现，而发生手术创口处严重渗血、凝血发生严重障碍。虽很罕见，但值得注意。

（3）严重创伤、肿瘤坏死：在人体各组织中，均含有组织促凝血物质，以肺的含量最高，其次为子宫、前列腺、胰腺等。这些组织若发生严重创伤，可促使凝血，而发生 DIC。

一些产生黏蛋白的癌，如胰腺癌、肺癌、前列腺癌等，若肿瘤坏死，即可发生促凝作用，发生 DIC。

（4）严重感染：严重感染，特别是革兰阴性细菌感染，其所产生的内毒素可直接激活凝血凝血因子Ⅻ，触发内源性凝血系统，也可直接激活Ⅶ凝血因子，触发外源性凝血系统。内毒素也可引起血管内皮损伤，而激活内源性凝血系统，而发生 DIC。

（5）蛇毒：有的蛇毒，如五步蛇，含有凝血成分，当蛇毒入血后，可直接作用于纤维蛋白原形成纤维蛋白，当大量的蛇毒入血后，因消耗大量凝血因子，发生消耗性凝血障碍。

蝰蛇蛇毒可直接激活Ⅹ因子，而发生凝血。

2. 血管内皮广泛损伤　当血管内皮损伤后，内膜下的胶原纤维暴露，血小板可在血管内膜的损伤如聚集、粘附。血小板释放凝血因子，可促进凝血。同时Ⅻ因子也可被胶原纤维激活，触发内源性凝血系统，而发生 DIC。

引起血管内皮广泛损伤的病因很多，常见者有：

（1）缺血、缺氧：此多见于休克。因休克时小动脉痉挛，毛细血管灌注不良、血流缓慢，局部缺血、缺氧，导致代谢性酸中毒，造成血管内皮损伤。

（2）溶血性尿毒症：此多见于小儿，可因病毒、细菌、立克次体感染等。在妊娠毒血症时，亦可发生。因各种致病因素，引起血管内皮损伤，血小板在血管内皮损伤处积聚，并使纤维蛋白在该处血管内皮损伤处形成纤维蛋白网，红细胞及血小板在流经受损的血管处受此网的机械冲撞而破裂，导致机械性溶血，血小板因消耗而减少。同时也可引起 DIC，使多器官受损，以肾损害为重，而发生溶血性尿毒症。

（3）血栓性血小板减少性紫癜：病因未明，可能为溶血性尿毒症的另一类型，但皮肤紫癜多见，中枢神经系统损害较重，90%亦有肾脏受损，多有发烧，此多见于成年人。

（4）流行性出血热：此由 Hantam 病毒感染引起的传染病，鼠类为其传染源及贮存宿主。其引起的主要病理改变为小血管内皮细胞受损，发生肿胀、变性、内皮

583

细胞可与基底膜分离或坏死脱落、血管腔内可有血栓形成。可累及全身各器官以肾脏最著。可发生 DIC。

3. 网状内皮损伤　此见于严重肝损害。在严重肝损害时，因坏死的肝细胞有促凝作用，肝脏功能异常而不能清除已被激活的凝血因子，而且抗凝血酶Ⅲ，纤溶酶原在肝脏中的合成减少等，可诱发 DIC。

（二）根据发病的缓急分类

可分为 3 种：

1. 急性型　在几小时到几天内发病，一般持续几天。起病急，病情凶险，有典型的 DIC 表现。此型常见于羊水栓塞、严重创伤、血型不合输血、严重感染等。

2. 亚急性型　此型起病较急，在几天到几周内发病。病情较轻，但临床表现与急性型相似。常见于癌瘤、死胎滞留等。

3. 慢性型　此型起病缓慢，病程可达几个月，无明显的出血倾向及因微循环障碍引起的凝血及血栓形成，无器官功能衰竭的临床表现，常在实验室检查时发现有 DIC 发生。常见于慢性肝脏疾病、系统性红斑狼疮、癌瘤等。

DIC 发病的缓急与促凝物质进入血液循环中的多少有关，多则发病急，少则发病缓。

（三）根据病程的经过分类

DIC 根据病程可分为 3 期，分述于下：

1. 早期（高凝血期）　此期因促凝血物质大量进入血液，使血液呈高凝状态，常在抽血时，血即凝在针管内。临床上以微循环血栓形成引起的器官功能衰竭为主要表现。

2. 中期（消耗性低凝血期）　此期因大量凝血因子被消耗，血液不易凝固。临床上以微循环衰竭及出血倾向为主要表现。

3. 晚期（继发纤溶期）　此期出现纤溶亢进，临床上以严重的出血及器官功能衰竭为主要表现。

急性型高凝血期，持续时间短暂，常不易发现，当发现有明显的 DIC 临床表现时，实际上已进入中期或晚期。

[发病机制]

DIC 是一种复杂的凝血及纤溶过程，为了便于理解，现将凝血及纤溶等作一简介。

（一）正常的止血及凝血机制

在正常情况下，血液在血管内流动，不会在血管内凝固，也不会流到血管的外面，其原因是体内有凝血及抗凝血系统，这两个系统始终保持着动态平衡，如果这一动态平衡被打破，就会发生出血倾向，或血栓形成。参与正常的止血，凝血的主要因素有：血管壁、血小板及凝血系统。

1. 血管壁　当血管受损时，通过以下作用发挥止血功能：

（1）神经的反射作用：当血管破裂后，小动脉因神经反射作用出现收缩，此可持续 5~10 分钟，最长可持续 20 分钟，当较大的血管破裂后。

（2）血管内皮细胞的抗凝作用减弱：因受损的血管内皮细胞分泌 PGI_2 减少。

（3）启动内源性凝血系统：因血管内皮细胞受损后，胶原暴露，激活Ⅻ因子，启动内源性凝血系统。

2. 血小板　血小板的止血作用有：

（1）粘附作用：血小板可粘附于受损血管所暴露的胶原纤维上。

（2）聚积作用：在组织中释放出的 ADP，及血小板释放出的 ADP，可促使血小板聚集在一起。

（3）血管收缩作用：血小板被胶原等激活后，可释放出儿茶酚胺、5-羟色胺等，可使血管进一步地收缩。

（4）促进凝血作用：通过血小板释放血小板因子（PF），形成以血小板为核心的白色血栓凝血块，阻塞损伤的血管。

当小血管破裂后发生出血时，通过血管壁及血小板的作用而止血。

3. 凝血系统　在较大的血管破裂出血时，定需凝血系统参与才能有效地起到止血作用。

（1）凝血因子：1962 年罗马会议用罗马数字作凝血因子的命名法，Ⅰ~Ⅻ，见表 7-10。

表 7-10　凝血因子的一些特性

凝血因子	同义语	相对分子质量（万）	功能	生成部位	需维生素K	血浆中浓度（mg/L）	半衰期（h）
Ⅰ	纤维蛋白原	34	结构蛋白	肝脏	否	2000~4000	90
Ⅱ	凝血酶原	7.2	丝氨酸蛋白酶原	肝脏	需	150~200	60
Ⅲ	组织因子	4.5	辅助因子	组织细胞	否	0	—
Ⅳ	钙离子						
Ⅴ	易变因子	3.3	辅助因子	肝脏	否	5~10	12~15
Ⅶ	稳定因子	5	丝氨酸蛋白酶原	肝脏	需	0.5~2	6~8
Ⅷ	抗血友病球蛋白（AHG）	33	辅助因子	肝脏血管内皮细胞	否	0.1	8~12
Ⅸ	血浆凝血活酶成分（PJC）	5.6	丝氨酸蛋白酶原	肝脏	需	3~4	12~24
Ⅹ	Stuart-Prower因子	5.9	丝氨酸蛋白酶原	肝脏	需	6~8	48~72
Ⅺ	血浆凝血活酶前质（PTA）	16	丝氨酸蛋白酶原	肝脏	否	4~6	48~84

续表

凝血因子	同义语	相对分子质量(万)	功能	生成部位	需维生素K	血浆中浓度(mg/L)	半衰期(h)
XII	Hageman因子	8	丝氨酸蛋白酶原	肝脏	否	2.9	48~52
XIII	纤维蛋白稳定因子	32	转谷氨酰胺酶原	肝脏、骨髓	否	25	72~120
前激肽释放酶		8.5	丝氨酸蛋白酶原	肝脏	否	1.5~5	35
高分子质量激肽原		12	辅助因子	肝脏	否	7.0	144

VI因子为V因子的激活状态，故取消。

在罗马数字的右下角加 a 字母，表示这个因子被激活，如 Xa 表示 X 因子被激活。

凝血因子Ⅱ、Ⅶ、Ⅸ、Ⅹ在肝脏合成的过程中，需维生素 K 参与，故统称维生素 K 依赖凝血因子。

（2）凝血过程：此过程分 3 个阶段。

第一阶段为凝血活酶的生成。此阶段又分为内源性及外源性凝血途径。

第二阶段为凝血酶的生成。不论是内源性还是外源性凝血途径，一旦 X 因子被激活后，就沿着共同途径使凝血酶原变为凝血酶。

第三阶段为纤维蛋白的生成。纤维蛋白原在凝血酶的作用下，形成纤维蛋白。Ⅷ因子在凝血酶的作用下被激活成Ⅷa，Ⅷa 使纤维蛋白结合更牢固，并网络各种细胞形成血块。凝血过程如图 7-4。

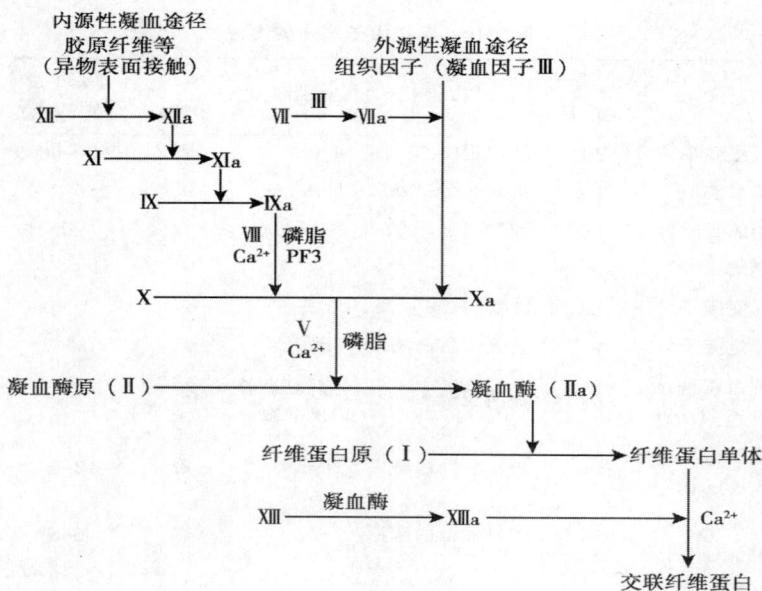

图 7-4 凝血过程

（二）正常的抗凝血机制

抗凝血机制对保证血液在血管内流动而不会发生血栓起重要作用。抗凝血机制分为细胞及体液抗凝两种。

1. 细胞抗凝机制　在体内各器官的组织中，均有单核—巨噬细胞系统，通过吞噬作用，消除血液中的促凝物质，如凝血酶原激活物、内毒素、免疫复合物，以及已被激活的ⅩⅢa、Ⅸa、Ⅹa因子等。

2. 体液抗凝机制　体液抗凝机制主要有：

（1）抗凝血酶：抗凝血酶一般认为有6种，主要为抗凝血酶Ⅲ（ATⅢ）及抗凝血酶Ⅵ（ATⅥ）。

1）ATⅢ为抗凝血酶中最主要的一种。主要在肝脏合成。此为α_2球蛋白，分子量为65000。此是多功能性丝氨酸蛋白酶抑制物。半衰期18~72小时。血浆中浓度为180~300mg/L。肝素主要通过ATⅢ而起作用，其过程如下：

$$肝素+ATⅢ \longrightarrow 肝素–ATⅢ复合物　缓慢形成$$

$$肝素+ATⅢ+凝血酶 \longrightarrow 肝素–ATⅢ–凝血酶复合物　快速形成$$

ATⅢ通过凝血的丝氨酸活性位点与凝血酶1:1结合形成失活的复合物。肝素可使ATⅢ变构而易与凝血酶形成复合物，而后肝素再被释放出来。

2）抗凝血酶Ⅵ（ATⅥ）为纤维蛋白的降解产物，X、Y、D、E碎片中，以Y碎片的作用最强，这些碎片与纤维蛋白单体或纤维蛋白结合形成不凝固或凝固缓慢的复合物，可延缓纤维蛋白多聚体的形成。

（2）肝素：此为酸性黏多糖。分子量34000~37000，由肥大细胞合成后，分布于血管壁，在器官的各种组织中均含有肝素。在肝脏中的含量最高。血中浓度为0.09mg/L（0.135U/ml）。肝素具有强的负电荷，能与凝血因子Ⅴ、Ⅶ、Ⅸ、Ⅺ相结合，肝素0.033U/ml，即可抑制其活性，从而抑制凝血酶的作用。肝素也可加强ATⅢ的作用，及抑制凝血酶（Ⅱa）的活性。

（3）α_2-巨球蛋白：由肝细胞、单核细胞、淋巴细胞等合成，分子量为725000，此蛋白可与凝血酶结合形成复合物，而灭活凝血酶的作用。血浆中的浓度为2000mg/L。

（4）其他抗凝血物质：α_1-抗胰蛋白酶、蛋白C系统。

（三）纤维蛋白溶解系统

在生理情况下，纤维蛋白在体内局部可小量自然生成及沉着，但这些沉着的纤维蛋白又不断地被溶解及清除，以维持血液在血管中通畅地流动，这种现象称为纤溶现象。

纤维蛋白溶解过程是通过纤溶酶原激活物、纤溶酶形成及纤维蛋白溶解等反应。

1. 纤溶酶原激活物　在血浆中的纤溶酶原无活性，需激活物将其激活形成

587

纤溶酶后才有溶纤作用。

纤溶酶原激活物分为内源性及外源性两种：

（1）外源性激活物

1）组织激活物：此存在于体内各种组织中，称为组织纤溶酶原激活物（tissue-type plasminogen activator，t-PA）。在子宫、肺脏、前列腺、甲状腺等，含量最高。分子量为 6600，血浆中含量为 6.6ng/ml。t-PA 存在于细胞的溶酶体内，组织受损后即可大量入血。做子宫、肺脏、前列腺手术，而发生出血与 t-PA 有关。

t-PA 与纤维蛋白有很高的亲和力，当血液凝固时，血中游离的 t-PA 即和血块结合，激活纤溶酶原形成纤溶酶而发挥溶纤作用。

2）血管内皮细胞纤溶酶原激活物（v-PA）：此由血管内皮细胞合成，分子量为 65000。血管内皮细胞受损可释放入血而发挥其作用。

3）血液中的纤溶酶原激活物（VP）：此可能来自组织和血管内皮细胞。

当剧烈运动、情绪紧张、休克、创伤，可促使血管内皮细胞合成 v-PA 及 VP 增加，并释放入血。

4）尿激酶：在泌尿系统、生殖系统、肺泡上皮细胞产生，为丝氨酸蛋白酶，分子量为 55000，在正常血浆中不能测到，半衰期为 10 分钟。其作用是将纤溶酶原激活形成纤溶酶。

5）单链尿激酶样纤溶酶原激活物：由肾脏分泌，在血浆中浓度为 5~10ng/ml。半衰期为 8 分钟。可被纤溶酶及激肽释放酶激活，而发挥纤溶酶原激活物的作用。

（2）内源性激活物：此类激活物与凝血因子有关。XII因子与带有负电荷的表面物质接触后，即被激活为XIIa。XIIa 可激活纤溶酶原，也同时激活激肽释放酶原变为激肽释放酶，后者也可激活纤溶酶原形成纤溶酶。

2. 纤溶酶的形成 此为在肝脏合成的一种糖蛋白，分子量为 93000，在血浆中的浓度为 150~250mg/L。相当稳定。在纤溶酶原激活物的作用下，形成具有活性的纤溶酶。可分解纤维蛋白以及凝血因子 V、VII、VIII等。

3. 纤维蛋白的溶解 纤溶酶水解纤维蛋白原所产生的降解产物 FgDP，FgDP 其中包含有 X、Y、D、E，及 A_α 链羟基端附属物 A、B、C、H 碎片及 $B_{\beta1-42}$ 等。

纤溶酶水解非交联纤维蛋白，所产生的降解产物（FDP），其中包含有 X^1、Y^1、D、E^1 及 A_α 链羟基端附属物和 $B_{\beta15-42}$ 碎片。

纤溶酶水解交联纤维蛋白，所产生的 X′、Y′、D、E′ 及 D-二聚体和 r-r 二聚体。

X 碎片由 D+E+D 碎片组成。

Y 碎片由 E+D 碎片组成。

交联纤维蛋白不易被纤溶酶水解，故产生 D-二聚体及 r-r 二聚体。

由纤维蛋白降解的产物，统称纤维蛋白降解产物（fibrin degeneration product，FDP），FDP 在血中浓度为 <10mg/L。D-二聚体在血中的含量 <0.5mg/L。

4. 纤溶抑制物 其作用是抑制纤溶系统的活性，不至于发生过度纤溶现象而发生出血倾向。主要有：

（1）纤溶酶原激活物抑制物 I：此产生于血管内皮细胞，为分子 52000 的糖蛋白，血浆中浓度为 0~12μg/L。可与 t-PA 按 1:1 的比例结合形成复合物，而使 t-PA 灭活。

（2）纤溶酶原激活物抑制物Ⅱ：有分子量为 46000 的低分子量型，及 80000 高分子量型。主要作用是抑制双链尿激酶样纤维蛋白酶原激活物。血浆中浓度为 100-200μg/L。

（3）纤溶酶抑制物：此为 α_2-抗纤溶酶，由肝脏产生的一种糖蛋白，分子量为 70000，血浆中浓度为 70mg/L。其作用是可与纤溶酶 1:1 的比例结合成复合物，使其失去活性，也可抑制凝血因子 Ⅹa、Ⅺa、Ⅻa 以丝氨酸为中心的蛋白酶。

（四）DIC 的形成

在正常人的血液循环中，可能有些凝血因子被激活，但因血液的稀释、单核—巨噬细胞的吞噬、抗凝血酶尤其是 ATⅢ 的作用，不至于发生血管内凝血，即使有小量纤维蛋白沉着，通过纤溶酶的作用，也会很快被降解。

在羊水栓塞、严重创伤、休克、严重感染等，致病因子可激活内源性或外源性凝血系统途径，使血液处于高凝状态，而导致发生 DIC。

DIC 一旦发生，因微循环中有弥漫性小血栓形成，可使体内重要脏器，如脑、肺脏、肝脏、肾脏及心脏受到损害，甚至发生不可逆病变而危及生命。同时因 DIC 消耗大量凝血因子及继发纤溶亢进，故临床上出现严重的出血倾向。

DIC 发生时，凝血及纤溶系统的变化与其间的关系，见图 7-5。

589

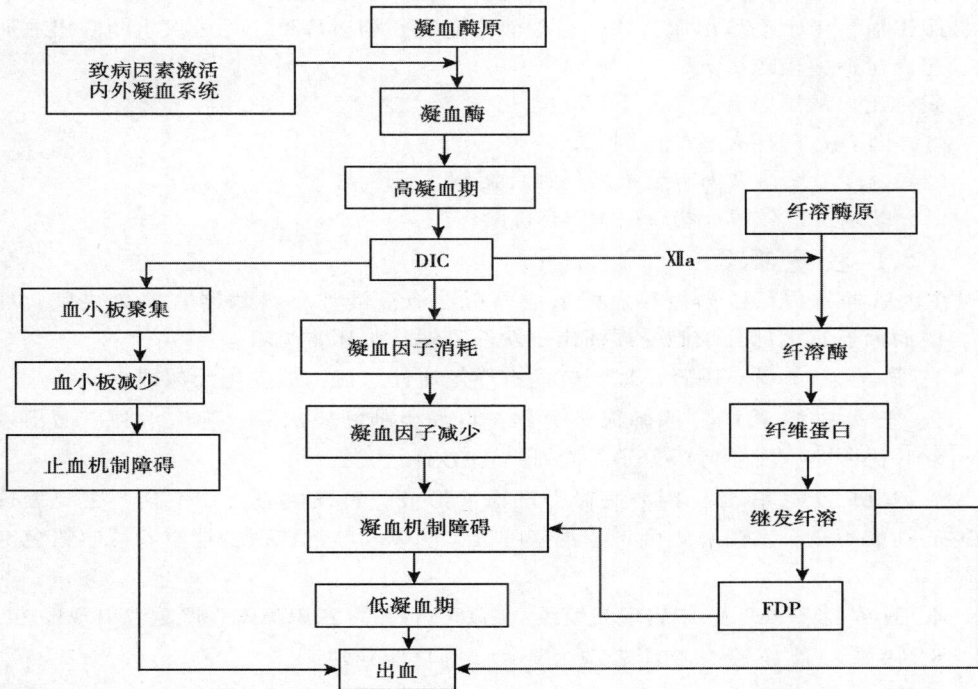

图 7-5　DIC 发生机制

【病理改变】

DIC 除原发病的病理改变外，其主要表现为在体内器官的微循环中有血小板、纤维蛋白等，引起的小血栓。以肺脏、肾脏、心脏及皮肤为著。其次为肾上腺、肝脏、脾脏、脑及垂体，并可有胃肠道出血、阴道出血。由于肺有过筛作用，故来自静脉的小血栓多数停留在肺内，所以肺部的病变常较严重。

【临床表现】

临床常见的 DIC 为急性型。亚急性型与急性型虽然病情轻重有所不同，但在临床表现上基本相似。慢性型临床诊断较困难，需实验室检查方法才能证实。现将急性型的临床表现述于下。

（一）出血倾向

在原发病的基础上出现出血倾向，而又不能用原发病来解释，为本病的特点。

出血倾向常突然发生而且较为广泛。出血部位可发生皮肤、黏膜，出现出血点、出血斑，也可发生尿血、便血、咯血、呕血。阴道出血，特别在分娩后。注射后针眼出血、手术伤口出血、外伤后创面出血等，相当常见。也可发生颅内出血而危及患者生命，但较少见。

发生出血的原因有：

（1）因 DIC 消耗大量凝血因子。

（2）因纤溶使血管内有破损处的血栓溶解。

（3）纤维蛋白降解产物（FDP）有抗凝作用。

（二）栓塞现象

在内脏器官内可因微循环血栓形成而影响血液灌注，导致器官缺血缺氧，坏死，继而因器官大部分细胞受损而出现功能衰竭。临床常见者：

1. 肾功能衰竭　因肾小球血管内有广泛血栓形成，故发生无尿或少尿。

2. 呼吸功能衰竭　因肺循环受累，可发生肺间质水肿、肺泡水肿，而出现进行性呼吸困难，发生呼吸窘迫综合征（ARDS）。

3. 心脏功能不全　因心脏微循环血栓形成，可发生心功能不全，主要表现为左心功能不全，发生呼吸困难、端坐呼吸、咳嗽、咳泡沫痰，严重者可咳粉色泡沫痰。

4. 脑功能不全　临床表现为烦躁、嗜睡、惊厥、意识障碍，严重者出现昏迷。

5. 肝脏功能不全　临床表现为肝大、肝功能异常。

6. 胃肠循环受累　胃肠道黏膜可发生糜烂、溃疡，引起胃肠道出血。

7. 肾上腺皮质受累　可发生急性肾上腺质功能不全。

（三）微循环功能障碍

可发生低血压、休克。

（四）溶血

DIC 发生后，因微循环血管中有纤维蛋白沉着，管腔狭窄，导致红细胞在循环中发生机械性损伤而破碎，出现血管内溶血。严重者可发生溶血性黄疸。

【辅助检查】

（一）实验室检查

1. 血常规检查 由于出血及溶血，红细胞及血红蛋白降低。可有网织红细胞增多。

血涂片可见异形红细胞，呈三角形、帽盔形、多角形等，各种形状的红细胞及红细胞碎片。红细胞碎片正常<2%，若>2%有诊断意义。

白细胞计数及分类变化较大，与基础病有关。

2. 尿常规检查 在有肾功能损害时，尿中可出现蛋白血及有型成分增加。

3. 粪常规检查 粪隐血试验可呈阳性，或出现血便。

（二）反映消耗性凝血的检查

1. 血小板计数 因血小板大量消耗而不断减少，尤其是进行性减少时更有临床意义。

2. 凝血时间（CT） 试管法为4~12分钟。在 DIC 的早期缩短，中、晚期显著延长。

3. 凝血酶原时间（PT） Quick 法正常为12~14秒，需作正常对照，若超过对照3秒即为延长。

4. 纤维蛋白原（Fg） 正常为2~4g/L，在 DIC 早期即减少，在中、晚期减少更著。其半衰期为90h。

5. 凝血酶凝固时间（TT） 在 DIC 时，纤维蛋白原因消耗而减少，FDP 增多，故凝血酶凝固时间延长。正常值为16~18秒，超过正常时间3秒为异常。

甲苯胺蓝可中和肝素，故可纠正由于肝素样物质增多而引起的凝血酶凝固时间延长。新鲜血可纠正因纤维蛋白原减少引起的凝血酶凝固时间延长。若不能纠正时，则为 FDP 增多。

6. 活化性部分凝血酶活性测定（APTT） 如Ⅷ、Ⅸ、Ⅺ因子缺少则凝固时间延长，此检查为测定内源性凝血的第一阶段，即凝血活酶有无障碍。其临床意义同全血测定。

国产试剂为35~45秒。比正常对照血浆延长10秒以上有临床意义。

此试验在高凝血期缩短，低凝血期延长。

（三）反映纤溶酶活性检查

1. 纤溶酶原活性测定 纤溶酶原在链激酶的作用下，转变成纤溶酶，可水解发色底物放出对硝基苯胺而显色，显色的深浅与纤溶酶原含量成正比。纤溶酶原活性增强，表明纤溶活性低下；反之，说明纤溶亢进。

正常参考值为 58%~113%。

2. 纤溶酶测定　纤维蛋白与刚果红结合形成不溶性复合物，在纤溶酶的作用下，将纤维蛋白分解，释放出刚果红。在酸性条件下呈蓝色，蓝色的深浅与酶的活性呈正比。

正常血浆含量为 21.1~48.9U。

增高见于纤溶亢进。

3. 优球蛋白溶解时间测定　利用优球蛋白，纤维蛋白原、纤溶酶及纤溶酶原激活物质，因其亲和力强而聚在一起的特性。在血浆中加入醋酸可将其沉淀。沉淀后再将沉淀物溶解于缓冲液中，再在缓冲液中加 Ca^{2+} 或凝血酶，则纤维蛋白原变为纤维蛋白，发生凝块。纤溶酶原经转变为纤溶酶而又将血块溶解。溶解的速度反映纤溶酶的活性。

正常参考值为 90~120 分钟，<70 分钟提示纤溶亢进。

（四）反映继发纤溶的检查

1. FDP 测定　用免疫方法可直接测定 FDP 的含量。

正常血清含量<10mg/L，DIC 时升高。

2. D-二聚体测定　D-二聚体是交联纤维蛋白的一种降解产物，是由 2 个 D 碎片经ⅩⅢa 交联下形成的。FDP 可来自 FgDP，而 D-二聚体则较确切地反映纤维蛋白在纤溶酶作用下的降解产物。

正常血浆中含量为<0.5mg/L。DIC 时可明显升高，可达 2mg/L 以上。

3. 鱼精蛋白副凝试验（3P 试验）　在正常情况下，血中的纤维蛋白单体可聚合成纤维蛋白聚合体，发生血凝块。如血中 FDP 增多，可与纤维蛋白单体形成可溶性复合物，此复合物不被凝血酶凝固。若加入鱼精蛋白或乙醇，则可将此复合物分离，此时纤维蛋白可自行凝集，此不需凝血酶而使血凝固的现象称为副凝。

以枸橼酸抗凝血浆 0.5ml，加入 1%鱼精蛋白溶液 0.05ml。于 37℃水浴中孵育 15min 进行观察，若有纤维蛋白丝出现，即为阳性。表示血中 FDP 增多，但需 FDP 有含有较大的 X 碎片。

FDP>50mg/L 时，可呈阳性。

4. 乙醇胶试验　原理同上。在同样抗凝血浆 0.5ml，再加 50%乙醇溶液 0.15ml 混匀后，在室温中 15 分钟，如有上述反应为阳性。

当 FDP>200mg/L 时，才可呈阳性反应，其敏感性差但特异性强。

5. 抗凝血酶Ⅲ（ATⅢ）测定　ATⅢ对多种凝血酶有抑制作用，对纤溶酶有灭活作用。在 DIC 时，ATⅢ显著降低。

正常血浆中浓度为 180~300mg/L。

6. Ⅷ因子测定　血浆因子Ⅷ：C 活性<50%。

[诊断及鉴别诊断]

(一) 诊断

1. Colman 诊断 DIC 的标准 (1971)

(1) 血小板减少 (低于 10 万/mm³)。

(2) 凝血酶原时间延长。

(3) 纤维蛋白原降低 (<150mg/dl)。

如以上三项中仅两项异常，则需合并下列三项之一项异常：

(1) 凝血酶凝固时间延长。

(2) FDP 含量较正常增高 4 倍 (或 3P 试验阳性)。

(3) 优球蛋白溶解时间缩短<2 小时。

2. 国内 DIC 诊断标准 (1994)　现只将 DIC 一般诊断标准简述于下：

(1) 临床表现

1) 存在易引起 DIC 的基础疾病。

2) 有下列两项以上的临床表现。

a. 多发性出血倾向。

b. 不易用原发病解释的微循环衰竭或休克。

c. 多发性微血管栓塞症状及体征，如皮下黏膜、皮肤栓塞坏死及早期出现的肾、肺、脑等脏器功能不全。

d. 抗凝治疗有效。

(2) 实验室指标：同时有以下 3 项异常：

1) 血小板<100×10^9/L 或进行性下降 (肝病患者<50×10^9/L)。

2) 血浆纤维蛋白<1.5g/L 或进行性下降。

3) 3P 试验阳性或血浆 FDP>20mg/L，或 D-二聚体水平升高 (阳性)。

4) 凝血酶原时间缩短或延长 3s 以上，或呈动态变化。

5) 纤溶酶原含量及活性降低。

6) AT-Ⅲ含量及活性降低。

7) 血浆因子Ⅷ：C 活性<50%。

DIC 的诊断标准并不一致。实际上 DIC 的早期诊断比较困难，而临床诊断 DIC 时，已经有凝血与纤溶同时存在。作为 DIC 的诊断指标不外乎：①有易引起 DIC 的基础疾病；②发生出血倾向；③血小板进行性下降；④血中 FDP、D-二聚体升高。

不同的基础疾病，实验室检查的结果亦异，因此结合临床表现与实验室检查进行综合分析，特别是密切观察病情的变化及进展情况，才能作出准确的判断。

诊断 DIC 宁宽勿严，以利于早期治疗，这点值得注意。

(二) 鉴别诊断

1. 急性与慢性 DIC 的鉴别　见表 7-11。

593

表 7-11　急、慢性 DIC 的鉴别

项　目	急性	慢性
病因	败血症、羊水栓塞、输血反应等	死胎滞留、结缔组织病等
临床表现	出血倾向	可有栓塞现象
实验室检查		
血小板	减低	正常或轻度减低
凝血酶原时间	延长	正常
纤维蛋白原	多减少	多正常
凝血酶时间	多异常	多正常
3P试验	强阳性	可为阳性
抗凝血酶Ⅲ	可减低	正常

2. 急性 DIC 各期的鉴别　见表 7-12。

表 7-12　DIC 各期的鉴别

项　目	早期	中期	晚期
临床表现	微循环衰竭及栓塞,出血倾向不著	微循环衰竭及出血	器官功能衰竭及出血
凝血时间	短	长	长或不凝
纤维蛋白原	不定	降低	显著降低
凝血酶原时间	正常或缩短	延长	显著延长
血小板	进行性减少	明显减少	严重减少
溶纤酶原	正常	降低	显著降低
优球蛋白溶解时间	正常	短	明显缩短
FDP	轻度增加	增加	显著增加

3. DIC 与纤溶、肝病出血的鉴别　见表 7-13。

表 7-13　DIC 与纤溶、肝病出血的鉴别

项　目	DIC	原发纤溶	肝病
原发病	有原发病	无明显原发病	严重肝病
血小板	减少	正常	正常或减少
出血时间	延长	正常	正常或延长
凝血酶原时间	延长	轻度延长	延长
纤维蛋白原	低	轻度减低	减低
3P试验	阳性	阴性	阴性
FDP	增加	增加	多正常
Ⅷ因子	减低	不减低	多不减低

【治疗】

（一）积极治疗原发病

若原发病不能去除，则 DIC 的进展很难终止，治疗也就相当困难，治疗原发病是治疗 DIC 重要的一环。

（二）肝素的应用

1. 适应证

（1）高凝血期：此期为应用肝素最好指征，因其可防止血小板及凝血因子的消耗、防止微循环血栓形成，从而阻断 DIC 的进展。但此期在临床上易被忽略，因此期常较短暂，临床表现也不明显。但若能及时发现，应用肝素治疗效果好。

（2）消耗性低凝血期：此期虽然凝血因子大量被消耗，但凝血过程并未终止，因Ⅻ因子被激活，Ⅻa 可激活纤溶酶原而形成纤溶酶，故出现纤溶亢进。此期凝血与纤溶同时进行，出血倾向已经出现。临床上多在此期才被发现发生 DIC。此期的治疗多采用输入新鲜血以补充凝血因子，采用肝素防止其凝血。

（3）继发纤溶期：此期因大量凝血因子被消耗，故凝血已不是主要问题，而纤溶亢进为主要的病变过程。此期主要应用的药物，从理论上讲不是肝素而是抗纤溶药物。但在应用抗纤溶药物的同时，应用小剂量肝素以防 DIC 恶化较妥。

（4）羊水栓塞、败血症、血型不合输血、死胎滞留所引起的 DIC，应用肝素效果较好。

2. 禁忌证

（1）原发纤溶。

（2）颅内出血。

（3）有大面积的新鲜创面、活动性溃疡病出血、空洞性肺结核咯血等。

3. 用量

肝素的用量很不一致，以往多主张用大剂量，现在多主张用小量，甚至不主张用肝素，重点治疗原发病，治好原发病 DIC 的进展会停止。

通常国内的用法首次肝素剂量 25mg（1mg 相当 125U），静脉滴注，以后每 4~6 小时，12.5mg，静脉滴入。根据病情用 3~5 天。

用肝素前以试管法测定凝血时间（不以凝血酶原时间作依据）。用药后定期复查，以达到正常凝血时间 2 倍，或 25 分钟左右为宜。若超过 30 分钟，或出血加重应停药观察。必要时以鱼精蛋白中和。

如为高凝状态，但 DIC 的诊断尚未确定，可用肝素 6.25~12.5mg，6~8 小时 1次，皮下注射。

4. 疗效观察

在急性 DIC 用肝素后 24 小时，凝血酶原时间即缩短，纤维蛋白原及血小板在血中开始回升，出血倾向得到改善，血 FDP 减少，AT–Ⅲ恢复正常。

5. 应用肝素失败的原因

（1）原发病不能得到有效的控制。

595

（2）DIC 已到晚期，用肝素不仅无效而且使病情加重。

（3）重要的器官损害严重，已发生功能衰竭。

6. 肝素用量过大的临床表现及治疗

（1）临床表现：在用肝素治疗的过程中，如出血现象加重，或先有出血倾向好转而后又加重。

实验室检查凝血时间>30 分钟，或凝血酶原时间>30 秒，且能被甲苯胺蓝部分或全部纠正时，应考虑有肝素过量。

（2）治疗：可用鱼精蛋白中和，原则上 1mg 鱼精蛋白可中和 1mg 肝素。通常用量为 25~50mg，静脉滴入。

鱼精蛋白是从鱼类成熟精子中提取的碱性蛋白，带有强的正电荷，在体内可与强酸性带阴电荷的肝素相结合，而使肝素失去抗凝作用。

7. 肝素钙 此与肝素的作用相同，但肝素钙皮下注射后不减少细胞间毛细血管的钙胶质，不改变血管的通透性，故不易发生局部皮下出血。

8. 低分子肝素 本品是由普通肝素分离出的抗血栓及抗凝血作用的部分，分子量为 4500，故称低分子肝素。此与肝素不同处有：

（1）肝素主要通过与抗凝血酶Ⅲ（AT-Ⅲ）形成肝素—AT-Ⅲ复合物，与凝血酶（Ⅱa）结合而抑制Ⅱa 的活性。低分子肝素主要作用凝血因子Ⅹa 而发挥抗凝作用。故有的作者认为低分子肝素较普通肝素作用较强。

（2）抗凝作用较缓和，故 APTT 延长不明显。

（3）可降低血小板的凝聚性。

（4）不与肝素结合蛋白结合，故量效关系较稳定。皮下注射生物利用度可达90%以上，半衰期为 200~300 分钟。而肝素皮下注射生物利用度仅为 20%~30%，半衰期为 100~120 分钟。

低分子肝素标准品被标以抗 FⅩa 国际单位为 IUAⅩa。作为预防皮下注射3000 个 IUAⅩa，每日 1 次。作为治疗用，皮下注射 175 个 IUAⅩa/（kg·d）。此仅为参考剂量，因制品不同，病人情况不同，当然治疗反应亦异。

有些病人仍属监测凝血象、血小板。用药过量仍可用鱼精蛋白中和。0.6ml 鱼精蛋白可中和速避凝 0.1ml。

目前国内市场低分子肝素有以下几种：速避凝、克赛、栓复欣、法安明。其分子量均在 5000 以下，生物利用度 95%~100%，皮下注射半衰期 3.5~6 小时，峰值为 2.4~4 小时。

剂量单位除克赛用 mg 外，其余均用 IUAⅩa。

在 DIC 的治疗时，肝素效果好，还是低分子肝素效果好，有不同的看法。实际上 DIC 的治疗是综合治疗，单确定某药物的疗效也比较困难。

9. 抗凝血酶Ⅲ（AT-Ⅲ） 肝素所以能发挥作用与 AT-Ⅲ有关。在 DIC 时AT-Ⅲ减少，若活性<50%时，肝素治疗多无效。此时应用 AT-Ⅲ，1000~1500U/d，静脉注射，可连用 3~5 天。若无 AT-Ⅲ，输新鲜血也可。

10. 抗血小板聚集药物　这类药物与肝素合用可以减少肝素的用量。也可用于 DIC 不能肯定的患者，常用药物有：

（1）双嘧达莫（潘生丁）：本品可抑制腺苷脱氨酶与腺苷的分解，并可抑制血小板对腺苷的摄取，故可使血中的腺苷的浓度增加，而腺苷有抑制血小板聚集的作用。另外其可抑制血小板中的磷酸二酯酶，使血小板中 cAMP 含量增加，也可抑制血小板的聚集，并可抑制血栓素合成酶，使 TXA_2 生成减少。用量为 25~50mg，口服，每日 3 次。

（2）阿司匹林：本品可抑制环氧化酶，使环氧化酶甲基化后永远失活。因血小板无细胞核所以不能制造出新的环氧化酶，从而抑制 TXA_2 的产生及血小板聚集。

阿司匹林抑制环氧化酶的作用，在于使该酶活性中的丝氨酸乙酰化而失活。

在血小板中的环氧化酶对阿司匹林的作用很敏感。而血管中的环氧化酶对阿司匹林的作用敏感性差，因小剂量的阿司匹林可以影响 TXA_2 的产生而不影响血管壁的 PGI_2 的产生。用量 40~100mg，每日一次。与潘生丁合用效果更好。

（3）右旋糖酐-40：由于其可降低血液黏稠度，能覆盖于红细胞表面，其阳极性部分朝向红细胞，阴极部分朝向外面，故红细胞表面的负电荷增加，使红细胞互相排斥，不易凝集的同时，使血小板也不易凝集。因其可使血管壁内壁的负电荷增加，可防止红细胞、血小板等，对血管内壁的附着，而起到抗 DIC 的作用。用量500ml，每日一次，静脉滴入，如果患者已有肾功能衰竭则不宜应用。

11. 抗纤溶药物　继发纤溶从生理意义上讲，是一种保护机制，可清除微循环中的血栓，使组织能恢复血液供应。但在早期 DIC 时，不宜应用。在纤溶亢进期，因可发生严重的出血，可在密切观察下试用，但需掌握用该药的指征。如同时仍有凝血亢进现象，与肝素同时应用，较为合理。常用的药物有：

（1）对羧基苄胺：400~600mg，静脉滴注，每日 1 次。

（2）6-氨基己酸：4.0~6.0g，静脉滴注，每日 1 次。

上述药物可竞争性抑制纤溶酶原的激活因子，影响纤溶酶的形成，从而抑制纤维蛋白的溶解而达到止血的目的。

12. 补充凝血因子　在用肝素的同时，补充凝血因子，如输新鲜血、新鲜血浆、血小板等。

DIC 的治疗是临床上比较困难的问题，其原因：

一是引起 DIC 的原发病不易很快治愈。

二是在 DIC 的发展过程中分期的判断比较困难。临床上发现出血倾向时，实际上已进入高凝及纤溶同时存在的中期，或已进入以纤溶亢进为主的晚期。

如在晚期应用大剂量肝素，会导致致命的出血。反之，在以高凝期为主时，而误用大量抗纤溶药物，也会给病人带来严重的危害。因此在用药过程中，应仔细观察病情的变化，分析实验室检查结果，通过综合分析及判断，随时根据病情以调整治疗措施，才能取得较好的效果。

输 血 反 应

【概述】

输血用于各种原因引起的贫血，血容减少，某些血液病、各种危重病人，为一种重要的治疗方法。输血除严格掌握其适应证外，对其引起的不良反应，及时发现及治疗，也很重要。

【适应证】

全血输入的适应证有以下几种：

一是手术、创伤、内脏大出血、出现血红蛋血、血容量明显减少，出现出血性休克现象。

二是急性一氧化碳（CO）中毒较重，碳化血红蛋白较多。

三是再生障碍性贫血等引起红细胞明显减少。

四是严重的感染引起机体抵抗力明显减低。

【不良反应及其发生机制】

（一）发热反应

约占输血不良反应的40%。占输血反应的1%。此为最常见的不良反应。

1. 发生机制

（1）在输入的血中有致热源：因采血、输血器中，未能彻底清除致热原，如蛋白质、细菌毒素等，导致发热。目前因采血及输血方法的改进，此种情况较少见。

（2）免疫反应：此常见于反复输血的患者，产生抗供血者的白细胞抗体，作用于供血者的白细胞而发生凝集反应所致。凝集的白细胞被单核—巨噬细胞吞噬后，释放出内源性致热原，作用于体温调节中枢引起。

2. 临床表现　多在输血后1~2小时，发生畏寒或寒战、发热，体温可达39℃左右。并有头痛、头晕、恶心、呕吐、心悸、气促、出汗、皮肤潮红。若发生超高热，可出现抽搐、神志障碍。停止输血后，可持续几小时，逐渐缓解。

3. 治疗

（1）停止输血。

（2）若有畏寒或寒战，保暖。

（3）静脉可滴入地塞米松 5mg，或甲基强的松龙 40mg，或琥珀酸氢化可的松 100mg。

（4）可用抗组胺药物：如扑尔敏、苯海拉明、去敏灵等。

（5）若体温较高，可少量应用退热药物。

（二）过敏反应

占输血不良反应的 40%。

1. 发生机制

（1）因受血者血中有抗 IgA 抗体，与输入供血者血中的 IgA 结合，产生抗体—抗原复合物。也可能受血者为 IgA 缺陷，输入供血者血中的 IgA 后，产生抗 IgA 抗体，形成抗体—抗原复合物。两者抗体均为 IgG 免疫球蛋白。复合物可激活补体，引起肥大细胞脱颗粒而发生过敏反应。

（2）因受血者的血中已有 IgE 抗体，而输入供血者的血者有 IgE 抗原，抗体与抗原结合，引起 I 型变态反应，肥大细胞脱颗粒，释放活性物质，如组胺、白三烯、激肽、前列腺素等。

2. 临床表现　多发生于输血将结束时，表现为全身痉挛、荨麻疹、发热、头痛、头晕、全身关节痛，及全身淋巴结肿大。严重者可发生喉头水肿、支气管哮喘、腹痛、过敏性休克等。血中嗜酸性细胞增多、IgE 升高。

3. 治疗

（1）立即停止输血。

（2）若发生荨麻疹，可用抗组胺药物，也可应用肾上腺皮质激素。

（3）若发生支气管哮喘，见本书"支气管哮喘"。

（4）若发生过敏性休克，见本书"过敏性休克"。

（三）溶血反应

1. 发生机制　此因血型不合输血引起。人类有 23 个血型系统，通常所谓血型是指 ABO 血型及 Rh 血型而言。

（1）血型不合输血

1）ABO 血型不合输血：本系统根据红细胞表面是否有 A 抗原（凝集原）或 B 抗原（凝集原）。凡有 A 抗原者称为 A 型，有 B 抗原者称为 B 型。AB 型有 A 及 B 抗原。O 型无 A 及 B 型抗原。

A 型抗原的特异性，决定于 N–乙酰半乳糖胺。B 型为 D–半乳糖。

血型抗原为一种糖蛋白，结合在红细胞表面的脂肪及蛋白质上。

正常人体内不会产生抗自身抗原的抗体，因此 A 型血中无抗 A 型抗体（凝集素）而有抗 B 型抗体。而 B 型与 A 型相反。AB 型两型抗体均无，O 型则两种抗体均有。见表7–14。

599

表 7-14　ABO 血型的抗原抗体分布

血型	红细胞表面抗原	血中抗红细胞抗原抗体
A	A	抗B
B	B	抗A
AB	A、B	无
O	O	抗A及抗B

若 ABO 血型不合输血就可发生红细胞凝集出现溶血反应。如误将 A 型血输给 B 型或 O 型患者。

2）A 型亚型血型不合输血：A 型有两个亚型，即 A_1 及 A_2 型。

A_1 型红细胞表面有 A 抗原及 A_1 抗原。血清中只有抗 B 型抗体。

A_2 型红细胞表面有 A 抗原。血清中除有 B 抗体外，尚有少量的抗 A_1 抗体。

若将 A_2 型供血者输给 A_1 型受血者，则 A_2 型血中的抗 A_1 抗体，可与 A_1 型的抗原结合而发生溶血。

3）输 O 型血：以往认为 O 型血为万能供血，可给 A 型及 B 型输血。认为 O 型血清中虽有抗 A 及抗 B 抗体，但输入受血者时，被其稀释而不会发生红细胞凝集。但后来发现 O 型血清中有效价很高的抗 A、抗 B 抗体，故也可发生红细胞凝集而出现溶血。

（2）Rh 血型系统引起的溶血性输血反应，因有的人红细胞抗原与恒河猴（macaca Rhesus）的红细胞抗原相同，故以 Rh 命名此血型。

该系统有 C、c、D、d、E、e 六种抗原。D 抗原性最强，故 Rh 抗原阳性主要是 D 抗原。

我国汉族 Rh 抗原阳性率为 99% 以上，但少数民族，如维吾尔族、苗族、布依族 Rh 阳性率为 90% 左右。

当 Rh 阴性受血者输入 Rh 阳性的血液后，可使受血者产生抗 Rh 抗体。再次输入 Rh 阳性血液时，即发生溶血反应。

若父为 Rh 阳性，母为 Rh 阴性，胎儿为 Rh 阳性时，可产生免疫性抗 Rh 抗体，若再输入 Rh 阳性血液后，可发生红细胞凝集现象而发生溶血。

2. 临床表现

（1）急性溶血：若输入 ABO 血型不合的血，若将 A 型血输给 B 型或 O 型血患者，输进 10~15ml，红细胞因迅速破坏，即出现烦躁不安、寒战、高热、心悸、胸闷、呼吸急促、头痛、背痛、面部潮红、恶心、呕吐。此为血管内溶血。

若输 25ml 左右，可发生低血压、四肢厥冷、大汗淋漓、发绀、脉细弱、血压下降、心率增快，严重者发生休克及神志障碍。

若输入 50ml 左右时，多发生血红蛋白尿。

1~2 天后，可发生溶血性黄疸。

可发生急性肾功能衰竭，表现为少尿、无尿。

在全麻作手术的患者，可无寒战、高热症状而出现伤口持续渗血为唯一表现。

但也表现找不到原因的血压下降及心率增快。

（2）迟发性溶血反应：见于 Rh 系统抗体引起血管外溶血。常在输血后 3~20 天出现发热、贫血、黄疸及一过性血红蛋白尿，有时表现为输血后效果不好，血红蛋白不仅不升高反而下降。

3. 实验室检查

（1）血浆颜色呈红色，溶血超过 25ml 就可出现此种现象。

（2）尿含铁血黄素于 24~96 小时呈阳性。

（3）尿呈酱油色。

（4）血中结合珠蛋白减少。

（5）尿血红蛋白出现最早，6 小时达高峰，12 小时消失。

（6）血清游离血红蛋白 6~12 小时达高峰，18 小时后恢复正常。

（7）血清胆红素于 8~12 小时达高峰，24 小时后恢复正常。

（四）输入污染血液

血液发生污染，多因采血、血液加工、贮存血、输血过程，未按严格的无菌操作引起。

1. 常见的污染菌种

（1）革兰阴性杆菌：此为最常见污染血液的细菌有大肠杆菌、副大肠杆菌、绿脓杆菌、产气杆菌、小肠结肠炎耶氏杆菌及能在 4℃生长的嗜冷杆菌。这些细菌均能产生大量的内毒素。

（2）革兰阳性球菌：如金黄色葡萄球菌、表皮葡萄球菌，较少见。

输入有菌的血液后，肯定会发生菌血症、毒血症，严重者可发生败血症。临床表现是否严重决定于① 输入细菌、毒素的量；② 机体的反应情况。

2. 临床表现　多在输污染的血后不久即出现。

（1）轻者：寒战、高热、不安、胸闷、心悸、恶心、呕吐、皮肤潮红、结膜充血、心率快、血压低、脉细弱。

（2）重者：发生感染中毒性休克、DIC、急性肾功能衰竭这些并发症，均可给患者带来严重的损害，并可危及生命，在全麻手术患者，伤口渗血不止可为唯一的表现。并可很快发生休克。

3. 实验室检查

（1）立即将剩余的血及患者的血，做血液涂片找细菌。

（2）取剩余的血及患者的血，做培养。

（3）将患者的尿做培养。

【治疗】

立即停止输血。

给足量的抗生素，最好联合用药，待细菌培养及药物敏感的结果，可有针对性

601

选用抗生素。

注意电解质及酸碱平衡失调。

根据并发症,如休克、DIC、急性肾功能衰竭,进行针对性处理。

【预防】

输血是一种重要的治疗方法,但如发生不良反应不仅对身体造成损害,而且可以致命。因此不能不慎重对待,以预防这些反应的发生。

一要加强负责心,严格遵守工作制度,在无菌操作下进行,以避免污染。

二要防止在血型鉴定、配血及书写供血者及受血者的姓名时发生错误,在输血时需认真再次核对。

三要输血时仔细检查是否已发生溶血,血浆是否有絮状物,颜色是否灰暗,在一周以上库存血的血浆中是否有较多的气泡等,以避免输入有污染血液。

四要以同型血输入。不以 O 型血作万能输血者输给 A 型、B 型或 AB 型患者。

五要两个供血者的血输给同一患者时,不要在体外混合。

六要输血前不要将输入的血加热或震荡。

七要严格执行血库保存及使用方法,血不宜库存时间过久。

第八章

急 性 中 毒

食物中毒

药物中毒

农药中毒

有机毒物中毒

窒息性毒物中毒

强碱强酸中毒

金属毒物中毒

动物咬伤

物理性损伤急症

其他比较少见的急性中毒

食物中毒

毒蕈中毒

某些毒蕈与香蕈的外观相似，因其品种不同，毒素种类及中毒的临床表现也不同。如：捕蝇蕈，可兴奋副交感神经；死帽蕈主要含毒蕈毒素，可损害肝、肾及中枢神经细胞；马鞍蕈含马鞍酸，可引起溶血；牛肝蕈可引起神经精神症状。

【诊断要点】

主要依靠病史及临床表现。

（一）胃肠道症状

恶心、呕吐、腹痛、腹泻，严重者剧烈呕吐、腹泻引起水及电解质紊乱，出现休克、尿少、急性肾功能不全、昏迷。

（二）肝损害

肝大、黄疸、出血倾向、肝昏迷。

（三）溶血

急性溶血、黄疸及血红蛋白尿。

（四）中枢神经系统症状

幻觉、谵妄、抽搐、昏迷。

（五）毒蕈碱样症状

流涎、多汗、瞳孔小、心率慢、呼吸急促，可出现肺水肿而致呼吸衰竭。

【治疗】

（1）1:2000高锰酸钾反复洗胃。洗后灌入活性炭20g，硫酸镁30g。

（2）纠正水及电解质失衡。

（3）保肝治疗，必要时应用肾上腺皮质激素。

（4）有兴奋及抽搐者用镇静剂。

（5）毒蕈碱样症状可用阿托品0.5~1.0mg，必要时重复。

（6）急性溶血或中毒性心肌炎时，可用肾上腺皮质激素。

（7）呼吸衰竭可用呼吸中枢兴奋剂及人工呼吸器。

（8）死帽蕈中毒可用巯基解毒药治疗，能与某些毒蕈毒素结合，保护体内含巯基酶的活性。

（9）在严重的病人，可试用血浆置换。

发芽马铃薯中毒

马铃薯，又称土豆，属茄科。长久放在适宜的湿度可以发芽。马铃薯中含有少量的龙葵素。在成熟的马铃薯中含量为13mg/100g鲜重，在其表皮上发绿的部分含量为80~100mg/100g鲜重在发芽部分含量为500mg/100g鲜重。一般为<20mg/100g鲜重，是食用安全界限。在未成熟的马铃薯含量亦高。

龙葵素不易溶于水，故不易洗净。烹调也不易将其破坏，烹调加醋则可将其破坏。龙葵素主要毒性作用是对中枢神经及呼吸系统有抑制作用，对脑、心肌、肺、肝脏可发生水肿，并可发生胃肠道急性炎症改变，可以破坏红细胞而发生溶血。

【诊断要点】

（一）症状及体征

（1）食后几十分钟到几小时出现症状，先有口腔及咽部烧灼感，继而出现恶心、呕吐、腹痛、腹泻，严重吐泻可引起脱水、电解质失衡、血压下降等。

（2）严重中毒者，常有体温升高、抽搐、昏迷、呼吸困难，最后出现呼吸麻痹。

（3）偶可出现肠源性青紫症。

（二）实验室检查

将尚未食用的马铃薯切开，在芽的附近加浓硝酸或浓硫酸，如呈玫瑰红色即证明有龙葵素存在。

【治疗】

（1）以1:2000高锰酸钾洗胃并导泻。

（2）输液以纠正水电解质失衡。

（3）对有休克、惊厥或呼吸衰竭者，及时给予相应处理。

（4）若出现肠源性青紫症，用美蓝等治疗（参见"亚硝酸盐类中毒"）。

菜 豆 角 中 毒

菜豆角又称芸豆、扁豆、架豆、四季豆、豆角等，为食用蔬菜。菜豆角含豆素及皂素两种毒素，前者为毒性蛋白，具有凝血作用，后者对黏膜有强烈刺激性，含有溶血素可破坏红细胞，在进食大量烧煮不透的菜豆角后则可发生中毒。常以消化道症状为主。虽发病较急，但预后良好。

【诊断要点】

症状及体征主要为恶心、呕吐、呕血、腹痛、腹泻、头晕、头痛等。也可有畏寒、发热、心悸、出冷汗、四肢麻木等症。

【治疗】

(1) 洗胃、催吐、导泻。
(2) 静脉输液加维生素C促毒物排泄。
(3) 纠正水电失衡。
(4) 有溶血现象可应用肾上腺皮质激素、并可输血。可用碳酸氢钠碱化尿液。
(5) 有凝血现象时可应用肝素、低分子右旋糖酐等。
(6) 呕吐重可用阿托品；呕血时可用止血药物。

含亚硝酸盐类植物中毒

小白菜、韭菜、菠菜、灰菜等，含有硝酸盐及亚硝酸盐。有些井水中也含较多硝酸盐及亚硝酸盐。在胃肠功能不良、肠内大量硝酸盐还原菌繁殖情况下，食入大量上述腐败变质或腌渍不好的青菜，肠内细菌可将硝酸盐还原成亚硝酸盐，吸收后将正常的血红蛋白氧化成高铁血红蛋白，失去携带氧的功能，出现缺氧和发绀，故又称肠原性青紫症。对中枢神经系统，特别是呼吸及循环系统均有抑制作用，使周围血管扩张血压下降，若摄入量大可发生休克。因亚硝酸盐在胃内可形成亚硝酸，并可释放出一氧化氮（NO）而使发绀加重，血压进一步下降。食入亚硝酸盐0.2~0.5g，即可发生中毒的临床表现。成人食入2~6g，可以致死。

【诊断要点】

(一) 症状及体征
(1) 食后1~3小时发病，共同进食者多同时发病。
(2) 精神萎靡、头痛头晕、反应迟钝、呼吸困难、心悸、血压低、腹痛、腹泻，严重者惊厥、昏迷。
(3) 口唇、指端甚至全身皮肤呈紫蓝色。

（二） 实验室检查

（1）白细胞数增高。

（2）取血5ml，滴入1%氰化钾数滴，若有高铁血红蛋白，血液立即变为鲜红色。

【治疗】

（1）卧床休息，保持室内空气新鲜，注意保暖。

（2）若食入腐败蔬菜，可用1:2000高锰酸钾洗胃，并用硫酸镁导泻。

（3）解毒剂

1）1%美蓝0.1~0.2ml/kg，用25%~50%葡萄糖液100ml稀释后静脉缓慢注射（10~15分钟注完），若2小时后不缓解，可再重复。

2）维生素C3~10g加于50%葡萄糖溶液60~100ml中静滴。

（4）给氧，可用呼吸兴奋药。

（5）危重者可输新鲜血。

（6）对症处理。

荔 枝 病

荔枝又称丹荔，其中含有α-次甲基环丙基甲甘氨酸，有降低血糖的作用。

【诊断要点】

（一） 有大量、持续吃荔枝史

（二） 临床表现

1. 神经系统 可突然发生头晕、头痛、无力、抽搐、呼吸不匀。可有面肌或肢体瘫痪，瞳孔改变。严重者可发生昏迷。

2. 循环系统 可有心音低钝、心律失常、血压下降、面色苍白、发绀、四肢厥冷、血压下降。

3. 消化系统 可有口渴、腹痛、腹泻、饥饿感。

4. 其他 可有发热、乏力、出汗。

（三） 实验室检查

（1）可有白细胞升高。

（2）可有低血糖。

【治疗】

（1）纠正低血糖、电解质、酸碱平衡失调。

607

（2）应用较大剂量维生素B等。

（3）对症处理。

（4）若食入时间不久，洗胃。

菠 萝 过 敏 症

菠萝含有菠萝蛋白酶，偶有特异体质者，食后可发生"过敏现象"，与食入的量关系不大。

【诊断要点】

（1）有食菠萝史。

（2）食后不久出现过敏现象，可有皮肤潮红、颜面浮肿、结膜充血、心动过速、血压下降，严重者可发生过敏休克。

（3）可有恶心、呕吐、腹痛、腹泻，似急性胃肠炎。

【治疗】

（1）洗胃，若无腹泻可导泻。

（2）应用抗过敏药物，如扑尔敏、苯海拉明，严重者用糖皮质激素。

（3）纠正水、电解质、酸碱平衡失调。

（4）若有过敏性休克，应及时处理。

河 豚 中 毒

河豚属于鲀科鱼类，产于沿海及长江下游。种类很多，主要有分条河豚、豹河豚、星点河豚等。河豚的皮、内脏、血液中均含有毒素，一般肉中不含毒素，但有些品种肉内也含有毒素。因其肉鲜美，故常因食河豚而引起中毒。

河豚含有的毒素有两种，一种为河豚毒素，属于氨基过氢喹唑啉化合物，一种为河豚酸。

食入河豚毒素后，对胃肠道有强烈的刺激作用，很快出现胃肠道反应。毒素被吸收入血后对神经系统也很快发生中毒的表现。常先有感觉障碍，如肢体麻木，后有运动障碍，如肢体肌肉瘫痪。

毒素可阻碍神经冲动的传导，对中枢神经及周围神经均可起抑制作用，对呼吸循环中枢受累较显著，而出现呼吸及循环衰竭。周围神经则发生感觉及运动丧失。

对神经产生病变的原因可能与阻断神经细胞膜Na^+通道有关。

【诊断要点】

主要依据为是否有食河豚史及临床表现。其临床表现主要有：

1. **消化系统** 常首先出现症状，多在食河豚2小时后，发生恶心、呕吐、上腹部不适、腹痛、腹泻等。

2. **神经——肌肉系统** 感觉四肢麻木，感觉迟钝甚至丧失。肌无力，共济失调，肢体肌肉瘫痪。

3. **循环系统** 可发生心律不齐，传导阻滞，血压下降。

4. **呼吸系统** 呼吸浅而不规则。

可因呼吸及循环衰竭而死亡。

【治疗】

(1) 立即彻底洗胃。

(2) 适当增加液体入量，使尿量增加，以利于毒素排出。

(3) 纠正水、电解质及酸碱平衡失调。

(4) 应用保肝药物，如强力宁、肝太乐、多种维生素等。

(5) 对症治疗，如止吐、止痛等。

(6) 监测呼吸、循环功能，若发现功能不全及时处理。

因本病无特效药物，因此一般治疗就很重要。

白 果 中 毒

银杏树属于银杏科银杏属植物，白果是银杏树所结的果实。银杏树为雌雄异株。生食、煮食或炒食白果的果仁，如食量大时可引起中毒。

成人食20粒、儿童食5~10粒，可发生中毒现象。

白果所产生的有毒物质有白果酸、白果二酚、银杏毒等。

白果的毒性物质对胃肠道黏膜有明显的刺激作用，食过量的白果，易发生急性胃肠炎。

对中枢神经系统为先兴奋后抑制，对末梢神经有麻痹作用，对迷走神经则有兴奋作用。

对心肌为先兴奋后抑制，对血管有扩张作用，并可使其通透性增加。

对肾脏也可有损害作用。

【诊断要点】

主要依据，是否有吃白果史及临床表现。白果中毒有1~16小时的潜伏期。其临床表现：

1. 消化系统　首先出现的为恶心、呕吐、腹痛、腹泻等。

2. 神经系统　此为继发出现的临床表现，有烦躁不安，表情呆滞，惊厥，肢体强直，部分患者发生两下肢软瘫，腱反射减弱或消失。可有瞳孔散大。

3. 循环系统　可发生心率减慢，因心肌受累而出现心功能障碍、血压降低。并可使血管扩张、通透性增加。

4. 呼吸系统　可发生呼吸困难、肺水肿、发绀。

5. 肾脏　可出现蛋白尿。

6. 实验室检查　可有白细胞升高。脑脊液可有白细胞及蛋白增加。

【治疗】

无解毒药物，针对临床出现的情况进行处理。

霉变甘蔗中毒

霉变甘蔗是由于长期储存引起真菌污染所致。常见的真菌为节孢菌属的串珠镰刀菌，其所产生的亲神经毒素，中毒后除可引起神经系统损害外，可发生肺水肿、肾、肝、脾充血、水肿。

【诊断要点】

主要依据是否有吃霉变甘蔗史及临床表现。其临床表现：

1. 神经系统　有头痛、头晕、眼发黑、复视、向上凝视、瞳孔散大，可有抽搐、四肢强直，可呈鸡爪状，也可发生昏迷，因呼吸衰竭而死亡。

愈后可留后遗症，如语言障碍、站立不能，严重者可发生去大脑强直。

2. 消化系统　可有恶心、呕吐、食欲不振、腹痛。

【治疗】

（1）洗胃、导泻。

（2）应用保肝药物。

（3）纠正水、电解质、酸碱平衡失调。

（4）大量应用多种维生素。

（5）针对病情进行相应的处理。

葡萄球菌食物中毒

葡萄球菌易污染食物，食后引起中毒，多呈集体发病。

食物被葡萄球菌污染后，在20~34℃，5小时，即可大量繁殖。其可产生多种毒素，其中肠毒素可引起食物中毒。肠毒素是一种蛋白质，分为A、B、C、D、E等5型。这种毒素可直接或间接刺激呕吐中枢，引起以呕吐为主的急性胃肠炎的临床表现。

【诊断要点】

主要依据，是否有食用不洁食物史、临床表现及实验室检查。

（一）临床表现

1. 潜伏期　食后1~5小时，急性发病。

2. 消化系统　上吐下泻。粪便呈黄色稀水样，伴有腹痛。排便次数从每日几次到十几次。

3. 循环系统　可引起脱水、血压降低、心率快，严重者可发生休克。

4. 神经系统　严重者可发生神志障碍。

（二）实验室检查

1. 细菌培养　从食物、呕吐物、粪便中可培养出金黄色葡萄球菌。

2. 肠毒素鉴定　可用琼脂扩散或放射免疫方法测出。

3. 耐热核酸酶测定　对葡萄球菌是否污染有帮助。

【治疗】

（1）洗胃。

（2）应用抗生素，如万古霉素、红霉素等。

（3）纠正水、电解质、酸碱平衡失调。

肉毒梭菌食物中毒

此又称肉毒中毒。此菌为革兰阳性厌氧杆菌，有芽孢。在厌氧情况下如罐头、腊肠、火腿等，在无氧情况下此菌可大量繁殖，而产生大量外毒素。肉毒梭菌为一大分子蛋白质，毒性很强，有A、B、C、D、E、F、G等7种。耐酸，在胃中不被破坏。不耐热，加热可将其破坏。

此毒素为嗜神经毒素，可损害中枢神经系统，使脑组织充血、水肿，并可发生小出血点，同时可抑制乙酰胆碱能纤维在神经—肌肉接触处释放乙酰胆碱。

肉毒素可使肝、肾组织充血、水肿、变性。

肉毒素0.1mg即可使人死亡。

【诊断要点】

主要依据为食用罐头等食品、临床表现及实验检查。

（一）临床表现

1. 潜伏期　最短为食后6小时。

2. 神经系统　头晕、头痛、眩晕、肌无力、抬头困难、走路不稳、四肢麻木、共济失调、腱反射减弱或消失。因眼肌麻痹而发生复视、斜视、眼球运动障碍。因咽肌受累，可有伸舌困难、语言不清、呛咳，可发生误吸。

3. 消化系统　可有恶心、呕吐、腹胀、腹痛、口渴。

4. 循环系统　可发生心力衰竭。

（二）实验室检查

1. 肉毒毒素检查　测食物中、患者血中和粪便中的肉毒毒素。

2. 肉毒毒素测定　对诊断本病很有帮助。

【治疗】

（1）洗胃。

（2）抗毒素治疗。抗毒素为治疗本病的特殊疗法。在发病后24小时效果较好。

用法：做皮试后可给抗毒素一次量5万~10万单位，静脉和肌肉各一半。必要时6小时重复。每次1万~2万单位，每日1次，可连用几日。

（3）适当增加液体入量，以利于毒素排出。

（4）可试用乙酰胆碱，10~100mg，皮下注射，以促使麻痹恢复。

鱼胆中毒

鲤鱼、草鱼、鲢鱼等淡水鱼类，其肉无毒，但胆汁有毒。鱼胆的毒素称为鱼胆毒。性耐热，生食或烹调后食用，均可中毒。

鱼胆毒素的毒理与细胞毒素相似，其化学结构不十分清楚，可能鱼胆汁中的各种胆酸作用于机体的细胞膜导致细胞损害。对内脏的损害主要为肝脏及肾脏，使细胞变性、坏死，亦可使心肌受累而发生心力衰竭。

【诊断要点】

（一）病史

有服用鱼胆汁治疗慢性支气管炎、高血压、眼病史。

（二）临床表现

1. 消化系统

（1）急性胃肠炎的表现。

（2）肝肿大、触痛，并可发生黄疸。

2. 泌尿系统　可有急性肾功能衰竭表现。

3. 神经系统　可有舌、唇、四肢麻木，感觉障碍、抽搐、昏迷。

4. 循环系统　可有心悸、胸闷、心动过速、传导阻滞，严重者发生心力衰竭。

5. 眼部症状　可有畏光、流泪、结膜充血、视力减退，严重者失明。

（三）实验室检查

（1）尿有蛋白及有形成分增加。

（2）肝、肾功能检查有异常。

（四）心电图检查

可有心肌受损及心律失常。

【治疗】

（1）彻底洗胃、导泻。

（2）应用护肝药物。

（3）纠正水、电解质及酸碱平衡失调。

（4）血液透析，此为最有用的治疗方法。

613

苍耳子中毒

　　苍耳子，又称葈藜，为菊科植物，野生。其种子呈白色椭圆形。炒熟后似花生仁，很香。其内含有毒蛋白、毒苷等，对心、肝、肾等器官都有毒性作用，可造成器官肿胀、出血、坏死，并可发生器官的衰竭及出血而导致死亡。

【诊断要点】

（一）潜伏期

生食苍耳子仁后，可在4~8小时发病；熟食可在12~24小时发病。

（二） 临床表现

1. 神经系统　可有头晕、头痛、精神不振、无力、嗜睡，也可发生烦躁不安、惊厥、昏迷，并可出现锥体束征。

2. 循环系统　因心肌受累可发生心力衰竭、休克。因毛细血管通透性增加，可发生广泛出血，如鼻出血、尿血、便血及出血性皮疹。

3. 呼吸系统　可发生呼吸困难，因呼吸中枢受累而出现潮式呼吸。如发生心力衰竭，肺部可出现啰音。

4. 消化系统　可有恶心、呕吐、吐咖啡样物，可有腹泻、腹胀。因肝受累可出现黄疸。肝大、肝区痛、腹水，严重者出现肝昏迷。

5. 泌尿系统　可发生少尿、无尿、血尿，并可发生急性肾功能衰竭。

6. 其他　可有发热、出汗。

（三） 实验室检查

1. 血常规检查　白细胞升高、血小板减少。

2. 尿常规检查　可有蛋白尿，及有形成分增加。

3. 肝、肾功能检查　均可发现异常。

4. 血糖检查　可有低血糖。

苍耳子中毒早期多为消化系统症状，晚期出现脑、肝、肾、心功能衰竭，死亡率很高。

【治疗】

（1）若食后不久，彻底洗胃、导泻。

（2）若无心、肾功能障碍，可放宽输液量以利于毒物的排出。

（3）给予足量的维生素及葡萄糖。

（4）可选用肝泰乐、强力宁、肝利欣等，静脉滴入。

（5）有出血倾向时，可给予止血药物。

（6）若发生肝、肾、循环功能衰竭时，给予相应处理。

（7）无有效的解毒药物。做血液透析，效果好，应早期做。

急性乙醇中毒

急性乙醇中毒，俗称醉酒，因饮入大量含有酒精的饮料所致。因乙醇在体内代谢而形成乙醛，而乙醛可使神经递质5-羟色胺代谢发生异常，导致中枢神经元活性改变。乙醇中毒首先作用于大脑，最初为大脑兴奋，表现为欣快、多语、易激动。而后发生抑制，表现为昏睡、昏迷。大量乙醇可抑制延髓的呼吸及循环中枢，出现呼吸抑制、血压降低，可危及生命。

饮酒后2小时，大部分在小肠被吸收，小部分在胃及结肠吸收。很快可均匀分布于全身，但脑的含量稍高。

乙醇主要在肝脏及肾脏代谢。因乙醇脱氢酶及过氧化氢酶氧化为乙醛，再氧化形成乙酸最后形成二氧化碳及水。若肝脏功能异常则乙醇代谢减慢。

乙醇在体内的代谢速度，在70kg的成年人，每小时仅为10~15ml。从尿中排出仅占饮入量的3%，在汗液、呼吸、唾液的排出量也很少。

因乙醇在肝脏代谢增加，而使辅酶Ⅰ减少，还原型辅酶Ⅰ增加，使糖的异生发生障碍，在进食少的情况下，可发生低血糖。对神志也会产生影响。

乙醇对胃黏膜有刺激作用，并可使胃酸分泌增加，对溃疡病患者不利。

【诊断要点】

诊断主要依据为饮酒史、呼出气味和临床表现。

胃的刺激症状主要为恶心呕吐。神经系统症状可分为三期。

（一）兴奋期

自觉身心愉快、多语、情感易激动。

（二）共济失调期

动作笨拙、走路不稳、语无伦次、吐字不清。

（三）昏睡期

面色潮红或苍白，可有高热，心率增快，呼吸缓慢，大小便失禁，瞳孔散大、惊厥和昏迷，并可出现脑水肿症状，严重者因延髓受抑制、麻痹呼吸中枢及血管运动中枢，而发生呼吸衰竭及循环衰竭，甚至死亡。

【治疗】

（1）多数不需治疗，但由于皮肤血管扩张，需注意保暖。因常有呕吐，故需注意防止误吸。同时可内服浓茶。

（2）可用胃管将胃内容物吸出，并同时洗胃。

（3）有呼吸抑制者肌肉注射咖啡因0.5g，尼克刹米1.5ml，必要时交替使用。

（4）对重病人可用10%~20%葡萄糖液加胰岛素（4g葡萄糖加1U胰岛素）静脉点滴，可加速酒精在体内氧化，促其清醒。

（5）可用纳洛酮。本品结构与阿片相似，与阿片受体结合。近年来认为内啡肽为休克因子，可抑制心血管使血压下降，而纳洛酮有对抗作用，故用来治疗阿片类药物、乙醇、安定等药物中毒。用量：0.4~0.8mg，皮下、肌肉注射，根据病情可重复。可有恶心、呕吐、血压升高、心跳过速等副作用。

（6）有脑水肿时用脱水剂。

（7）对惊厥者可酌用安定、副醛等，禁用巴比妥类及吗啡，防止抑制呼吸。

（8）严重中毒时可用血液透析。

药 物 中 毒

急性巴比妥盐类中毒

巴比妥类是巴比妥酸的衍生物。有镇静、催眠、止惊及麻醉作用。

根据其作用时间的长短分为：

长效类 如巴比妥、鲁米那，作用时间平均为6~8小时。

中效类 如戊巴比妥、阿米妥，作用时间平均为3~6小时。

短效类 如速可眠，作用时间2~3小时。

超短效类 如硫喷妥钠，作用时间15分钟。

上述药物口服后，经胃肠道吸收分布于各种组织。其进入脑组织的快慢取决于药物脂溶性的高低。高脂溶性者，如硫喷妥钠进入脑组织很快。反之，如鲁米那则进入脑组织很慢。长效者，如鲁米那，大都从肾脏排出但又从肾小管回吸收，故作用持久。中效、短效及超短效者多由肝脏代谢。超短效者，如硫喷妥钠，因其在体内可由脑组织再重分配到脂肪中，故其作用很短。这类药物对全身组织细胞都有抑制作用，因细胞的功能不同，其作用也不一致。这类药物对中枢神经的作用，主要是抑制脑干网状结构的醒觉系统。大剂量时，对丘脑、延髓也有抑制作用。

这类药物的作用机制是加强Ca^{2+}与神经细胞膜上的磷脂相结合，从而增加膜的电稳定性，尤其是突触部位膜的稳定性，抑制神经元的去极化，引起中枢神经抑制。小剂量可起镇静、催眠作用，大剂量可发生昏睡、昏迷，同时抑制循环及呼吸中枢。对肝脏及肾脏也有损害，体温也可下降。

【诊断要点】

（一） 症状及体征

1. 轻度中毒 嗜睡、头痛、神志模糊、感觉迟钝、易激动，可有欣快感。可有判断力及定向力障碍。入睡后可唤醒。呼吸及血压正常。

2. 中度中毒 昏睡、不能唤醒、不能回答问题，呼吸变慢、血压正常。

3. 重度中毒 深昏迷，呼吸减慢变浅而不规则。脉细速、血压下降，甚至发生休克。昏迷早期肌张力高，后期则全身肌肉弛缓，腱反射消失，瞳孔缩小。

（二）实验室检查

胃内容物及尿液中可测出巴比妥盐类。

【治疗】

1. 洗胃 以1:2000高锰酸钾洗胃。因镁的吸收可加重中枢抑制，故不宜用硫酸镁导泻。可用硫酸钠溶液置胃内（成人一般20~30g），以利药物从粪便排出。

2. 护理 按昏迷常规精心护理。

3. 给氧、血气分析 给氧并注意保持呼吸道通畅，必要时作气管插管或气管切开。呼吸麻痹时可用呼吸器进行人工呼吸，同时应用血气分析进行监测。

4. 输液 速度不宜太快，但输入液量应较多，若心肾功能良好，成人每天可静滴液体3 000ml左右，其中生理盐水及10%葡萄糖溶液各半。休克者给予血浆等胶体液。此外尚应注意电解质的平衡。

5. 应用利尿剂 促进巴比妥类药物排出。静滴5%碳酸氢钠100~200ml/d，使尿变碱性，以利药物排出。

6. 预防感染 选用抗生素预防感染。

7. 慎用中枢兴奋药 若无呼吸抑制，可不使用中枢兴奋药，因其不是解毒剂，反而可使中枢神经系统过度兴奋、增加耗氧，引起高热、心律失常和惊厥。

8. 人工透析 若服药量大，症状严重，可用人工透析。此为很有效的治疗方法。目前在全国各地医院均有开展。

非巴比妥类安眠药及镇静药物中毒

（一）常用药物

1. 地西泮（安定） 具有镇静、催眠、抗焦虑、肌肉松弛的作用，常用于治疗失眠、抗惊厥。口服总量每日不超过25mg。

2. 硝西泮（硝基安定） 具有显著的催眠作用，抗癫痫作用较强。极量为200mg/d。

3. 氯氮䓬(利眠宁) 作用似安定。极量为2g/d。

4. 甲丙氨酯（眠而通） 作用似利眠宁。极量为10~20g/d。

5. 甲喹酮（安眠酮） 催眠作用好。极量为8~20g/d。

6. 水合氯醛 有催眠抗惊厥作用。极量为7~10g/d。

（二）对机体的影响

这类药物中毒时，都可出现昏睡、昏迷、呼吸麻痹，甚至死亡，但其对机体的影响不尽相同。

1. 安定中毒 可发生窒息、心脏骤停。

617

2. 利眠宁中毒　可使原有哮喘患者加重、胆汁淤积。

3. 眠尔通中毒　可发生药物热、血小板减少性紫癜、粒细胞减少、再生障碍性贫血。

4. 安眠酮中毒　可发生精神异常。

5. 水合氯醛中毒　对食管、胃黏膜损害，出现消化道症状，如恶心、呕吐、腹痛、出血。并可发生呼吸道刺激症状。

这类药物的作用机制，可能是抑制脑干网状结构的上行激活系统而不能维持大脑皮质的醒觉状态，也可能有促进抑制性神经递质γ-氨基丁酸的释放作用。

【诊断要点】

（一）症状及体征

1. 神经系统症状　头晕、嗜睡、言语不清、谵妄、肌肉松弛、腱反射低下，瞳孔缩小（眠尔通中毒时散大），严重者昏迷，呼吸抑制。

2. 循环系统症状　心率快，心律失常，低血压，严重者可出现休克。

3. 可有肝肾损害。

4. 其他　水合氯醛浓度过大可腐蚀食道及胃黏膜。慢性肾上腺功能不全病人应用眠尔通后，可促发肾上腺危象。安眠酮中毒可出现鼻与胃出血。

（二）实验室检查

胃内容物及尿液中可测出该类药物或其代谢产物。

【治疗】

同巴比妥类药物中毒。

阿片类中毒

阿片为罂粟科植物的未成熟蒴果浆汁干燥物，含有20多种生物碱，根据其化学成分，主要分为两大类。菲类生物碱，有吗啡（10%）及可待因（0.5%）。异喹啉类生物碱，有罂粟碱（1%）等。

吗啡是从阿片提取的天然提取物。海洛因为半合成者，完全合成者有哌替啶、美沙酮等。

吗啡及海洛因为常见的阿片类药物中毒。这些药物进入机体后，可选择性抑制吗啡受体（morphine receptor），又称阿片受体（opiate receptor）。此种受体共有8个亚型，在中枢神经中至少有4个类型，即μ、κ、δ及σ。吗啡类药物作用于这些受体后，对机体产生下述作用：

（一） 中枢神经系统

（1）通过抑制致痛P物质的释放，起镇痛作用。

（2）通过作用于延髓的孤束核的吗啡受体，抑制呼吸中枢而使呼吸频率减慢，严重者可使呼吸停止。

（3）兴奋动眼神经核，而使瞳孔缩小。

（4）可刺激延髓的呕吐中枢，引起恶心、呕吐。

（二） 消化系统

（1）使胃肠道平滑肌张力增加、蠕动减少，而发生便秘。

（2）可引起Oddi括约肌痉挛，影响胆汁的排出。

（三） 泌尿系统

可使膀胱括约肌痉挛，发生排尿困难。

（四） 循环系统

因吗啡可促使组织胺释放，使阻力血管平滑肌舒张、发生低血压，并使颅压升高。

吗啡皮下注射极量为每次20mg，每日60mg。

海洛因极量为每次5mg，每日为15mg。

【诊断要点】

（一） 有用药史
（二） 临床表现

1. 轻度中毒　头晕、心动过速、恶心、呕吐、有欣快感。

2. 中度中毒　面色苍白、发绀、皮肤暖、昏睡、呼吸慢每分钟8~10次，瞳孔呈针尖状缩小。

3. 重度中毒　昏迷，可发生惊厥、角弓反张、脉细弱、血压下降、皮肤发凉，呼吸次数每分钟3~4次，明显发绀。可因呼吸衰竭、休克而死亡。

因吸入含有滑石粉、乳糖或士的宁的假冒品引起，多在清醒后24小时出现肺水肿、呼吸抑制。同时也易发生严重的肺部感染。应用不洁的注射器、注射用水稀释的毒品，可引起急性细菌性心内膜炎。

从呕吐物中、血中检测出这类毒物，可确诊。

【治疗】

（一） 一般治疗

（1）若为口服时间不久，彻底洗胃。

（2）吸氧。

(3) 纠正水及电解质失衡。

(二) 药物治疗

(1) 可适当应用呼吸兴奋剂。

(2) 纳洛酮 (Naloxone)：此为特异性吗啡受体阻滞剂。首次剂量为0.4mg，或0.01mg/kg。肌肉或静脉缓慢注射。因其半衰期为60分钟，故常需重复用药，一般10分钟无效，即可重复用药。本品可引起心律改变及高血压，并可增加呼吸频率，可使患者昏迷较快恢复。但对吗啡成瘾者可迅速诱发戒断症状。

(三) 对症治疗

针对呼吸衰竭、休克进行治疗。

氯丙嗪(冬眠灵)中毒

氯丙嗪属于吩噻嗪类药物。此类药物的母核是由硫及氮联络两个苯环构成的三环结构化合物。在其第二位及第十位的氢可被不同原子或基团取代而得到不同的衍生物，这类药物除氯丙嗪外还包括奋乃静、三氟拉嗪等。

氯丙嗪口服后，2~4小时血中的药物浓度可达高峰，若肌肉注射则吸收迅速。其在脑组织中的浓度比血中大10倍。在肝脏代谢，从肾脏排出。半衰期为6小时左右。

本品为治疗精神失常的主要药物之一。除对中枢神经系统的作用外，对自主神经、内分泌系统也有作用。

(一) 对中枢神经系统的作用

1. 治疗精神分裂症 目前认为本病主要是中脑—边缘系统及中脑—皮质系统，多巴胺能神经通路功能失调所致，导致多巴胺的活性增强有关。氯丙嗪可为多巴胺竞争与多巴胺受体相结合，而起到拮抗多巴胺的作用。

氯丙嗪还可阻断N-甲酸转移酶，使色胺转变为二甲色胺、5-羟色胺转变为蟾素色胺，而这种物质均有拟精神病物质的作用。

2. 镇吐作用 本品可抑制延髓第四脑室底部的化学触发区，从而产生镇吐作用。大剂量可直接抑制呕吐中枢。

3. 降低体温 本品可抑制体温调节中枢，对正常人及发热的病人均可使体温下降，故作为冬眠药物。

4. 加强对中枢神经的抑制作用 当其与镇静剂、麻醉剂合用时。

(二) 对自主神经系统的作用

本品可阻滞α-受体、抑制血管运动中枢及直接使血管平滑肌舒张作用，而使血压降低。可阻滞M-受体，而使唾液分泌减少而出现口干。并可引起便秘。

(三) 对内分泌系统的作用

本品可阻滞结节—漏斗部的多巴胺受体 (D_2)。从而导致下丘脑多种神经激素分泌受到影响。抑制ACTH分泌，使肾上腺皮质分泌减少。减少泌乳素抑制因子使泌乳素分泌增加。

氯丙嗪口服极量为150mg/次，600mg/d。

肌肉或静脉注射为50mg/次，400mg/d。

本品的致死量个体差异很大，一次服用2.5g有致死者，但也有服5.0g而存活者。

氯丙嗪中毒可发生严重的低血压、休克及神志障碍。可有锥体外束症状、粒细胞减少及肝功能异常。

【诊断要点】

（一）症状及体征

1. 神经系统 头晕、淡漠、嗜睡。较重者出现震颤、肌肉强直和运动不能；或静坐不能、运动不停，或强直反应、角弓反张。有时可诱发癫痫样惊厥，重者昏迷。

2. 心血管系统 心动过速，呼吸急促，血压低，甚至休克。

3. 消化系统 腹痛、恶心、呕吐，肝肿大、疼痛、黄疸，便秘或腹泻，大便失禁。

4. 其他 可有皮疹、粒细胞减少或再障。可出现蓝视，甚至失明。

（二）实验室检查

（1）尿氯丙嗪试验阳性。

（2）肝功能异常。

（3）白细胞减少。

【治疗】

（1）服药未超过6小时者，以高锰酸钾或温开水洗胃，硫酸镁导泻。

（2）惊厥或癫痫大发作时可用阿米妥钠0.1~0.3g溶于5%葡萄糖液中，缓慢静注，注意对呼吸的抑制。

（3）低血压时，输液并加用升压药物。

（4）出现黄疸时，用保肝药物和皮质激素，如强力宁（甘草甜素），80~100ml加于5%~10%葡萄糖液500ml，静脉滴入，每日1次，可连续用1~2周。同时可用肝泰乐，200mg，静脉小壶滴入，每日2~3次。上述药物无明显的副作用，但强力宁可引起钠及水的潴留，亦可发生低钾血症及高血压，但停药后即好转。常用的皮质激素有地塞米松，5~10mg，静脉小壶内滴入，每日1次，连用2~3日。不宜使用阿米妥类药物。

（5）如有震颤麻痹综合征，出现过动现象，可选用安坦等。

（6）昏迷者可用哌甲脂（利他林）20~40mg肌注，必要时0.5~1小时可重复。本

621

品为中枢神经兴奋剂，其作用与麻黄素相似，可作用于α-及β-受体，有升压及对中枢神经兴奋作用。

（7）严重者进行血液透析。

洋地黄类药物中毒

洋地黄类药物主要用于治疗心力衰竭，但其治疗剂量与中毒剂量接近，故易发生中毒。尤其严重心肌病变、缺氧、缺钾等情况下更易发生中毒。其制剂有洋地黄叶、洋地黄毒苷、地高辛、西地兰及毒毛旋花子苷K等。含有强心苷类的植物，有夹竹桃、黄花夹竹桃、羊角拗；万年青、福寿草、毒箭木、糖芥等，这些植物中毒症状及处理与洋地黄中毒相似。

【诊断要点】

（一）症状及体征

1. 消化系统症状　厌食、恶心、呕吐、腹泻。
2. 神经系统症状　头痛、头晕、眼花、黄视。
3. 各种心律失常几乎均能出现　最常见的有：
（1）期前收缩，特别是室性期前收缩，呈多源性或多发性，可呈二联律。
（2）房性阵发性心动过速伴有Ⅱ度房室传导阻滞。
（3）原有心房纤颤，突然心律整齐，可能发生非阵发性室性心动过速。
（4）窦性心动过缓或Ⅰ-Ⅱ度房室传导阻滞。

（二）心电图

可显示洋地黄效果或有中毒表现。

【治疗】

（1）立即停药，大量口服者应洗胃。
（2）停服排钾利尿药。
（3）对心律失常的治疗。

（一）钾盐

1. 适应证　快速性心律失常，如阵发性房性心动过速伴或不伴有房室传导阻滞，多源性室性期前收缩，多发性室性期前收缩形成二联律，尤其伴有低血钾者。
2. 禁忌证　房室传导阻滞、窦性停搏、窦房阻滞及肾功能不全者慎用。
3. 用法　口服氯化钾，每次1g，每日3次，不能口服者，给15%氯化钾10ml，溶于5%的葡萄糖液500ml中静脉滴入，每日氯化钾3~6g。洋地黄中毒时，易发生高钾血症，应用心电图监护，并定时检查血钾。

（二）镁盐

1. 适应证　多发性室早、窦速、扭转性心律失常。

因镁可促进Na^+-K^+ATP酶活性，保持钾在细胞内的稳定性，其本身亦有抗心律紊乱的作用，特别是在低钾血症时，亦常伴有低镁血症。

2. 禁忌证　镁可降低血压及抑制呼吸，在肾功能不良时慎用。

3. 用法　25%硫酸镁10ml，加入5%~10%葡萄糖液50ml，静脉滴入，在血镁监测及无不良反应的情况下可重复一次。脉安定（门冬氨酸钾镁、潘南金）每10ml含钾103.3mg，镁33.7mg，用以补钾、补镁。

（三）苯妥英钠

1. 适应证　阵发性房性心动过速伴有房室传导阻滞，室性期前收缩，室性心动过速等。对心房扑动及心房纤颤无效。

2. 禁忌证　窦性心动过缓。

3. 用法　口服时，每次0.1g，每日3~4次。静脉用药，以100~200mg溶于注射用水20~40ml中，5~10分钟静脉缓慢注入。必要时1~2小时可重复，但24小时内总量不超过600mg，因可使血压下降，并抑制呼吸。

（四）利多卡因

1. 适应证　室性期前收缩、室性阵发性心动过速、心室颤动等。

2. 禁忌证　Ⅱ~Ⅲ度房室传导阻滞者。

3. 用法　100ml液体中加利多卡因100~300mg，每分钟1~3mg。紧急情况可静脉缓慢注射50~100mg。可发生呼吸抑制应注意。

（五）普鲁卡因酰胺

1. 适应证　同钾盐。

2. 禁忌证　Ⅱ~Ⅲ度房室传导阻滞，室内传导阻滞，心力衰竭。

3. 用法　每次0.25~0.5g，口服，每日3次，或0.5~1g溶于100~200ml液体中，静脉缓慢滴入。紧急情况下可以50mg静注或小壶滴入。需密切观察血压、心率、心律及心电图变化，发现QRS波增宽时应停药。

（六）β－肾上腺素受体阻断剂（如心得安等）

1. 适应证　阵发性室性及室上性心动过速。

2. 禁忌证　房室传导阻滞，窦性心动过缓，窦房阻滞等。

3. 用法　心得安0.25~3mg，以5%葡萄糖液20ml稀释，静脉缓慢注入，密切观察血压、心率及心律。

（七）阿托品

1. 适应证　窦性心动过缓，心房纤颤而心室率缓慢，窦性停搏，窦房阻滞，房室阻滞等。

2. 禁忌证　各种类型的心率增快。

3. 用法　0.3~0.5mg，口服，每日3~4次。或0.5mg皮下或肌肉注射或稀释后静注。

（八）异丙肾上腺素

用于Ⅲ度房室传导阻滞以及阿托品治疗无效者。以0.1~0.2mg，加于5%葡萄液100ml中，1~4μg/min，静脉滴入。

曼陀罗(阿托品)中毒

曼陀罗，别名洋金花或喇叭花，含有阿托品、莨菪碱及东莨菪碱等。颠茄中的主要成分即阿托品和东莨菪碱。阿托品中毒，可使中枢神经系统兴奋，中毒剂量进而转为抑制，以至发生呼吸麻痹昏迷。致死量约为80~130mg。

【诊断要点】

（一）症状及体征

（1）中毒症状出现很快，早期表现为口干、灼热、心跳快、头痛、皮肤干燥潮红（体温升高），便秘，瞳孔散大。并可出现精神症状，躁动不安、谵妄、幻觉等。

（2）严重中毒者，由躁动转入昏睡，甚至昏迷，四肢强直或阵发性痉挛，四肢冷，亦可发生呼吸及循环衰竭。

（二）实验室检查

（1）胃液及尿液中可测出颠茄碱。

（2）将患者尿液一滴，滴入猫眼中，可起散瞳作用。

【治疗】

（一）洗胃、导泻

用1:2000高锰酸钾洗胃，洗后注入50%硫酸镁60ml导泻。

（二）拮抗剂

1. 毛果芸香碱（匹罗卡品）　每次2~4mg，重者5~10mg，每15分钟1次，皮下注射，至瞳孔缩小，对光反应出现，口腔黏膜湿润为止。此药作用于M胆碱受体，产生毒蕈碱样作用，使唾液及汗腺分泌增加，瞳孔缩小。

2. 新斯的明　每次0.5~1mg，每4~6小时1次，肌肉注射，直至中毒症状消失。其作用为抑制胆碱酯酶，从而发挥乙酰胆碱的作用。

3. 水杨酸毒扁豆碱　1mg皮下注射，可与毛果芸香碱5mg皮下注射交替应用，至症状减轻为止。

（三）对症治疗

（1）给氧。

（2）输液。

（3）镇静剂可选用安定、异丙嗪、水合氯醛、副醛等。禁用吗啡和巴比妥类，以防抑制呼吸等副作用发生。

（4）呼吸衰竭者用人工呼吸器，同时用呼吸兴奋药物。

利 福 平 中 毒

利福平（Rifampicin）是从地中海链丝菌所产生的利福霉素半合成的衍生物，是一种广谱抗生素。其对革兰阳性及阴性杆菌均有抑菌及杀菌作用，对结核菌及其他分枝杆菌，如麻风杆菌，也均有治疗作用。利福平可以进入人的细胞内，所以对细胞内的结核菌亦有杀灭作用。

利福平的抗菌机制是特异性与细菌依赖性DNA的RNA聚合酶β亚单位结合，阻碍细菌的mRNA合成，从而达到抗菌的作用。对人及动物细胞内的RNA聚合酶无影响。

利福平的毒性作用在于抑制肝脏葡萄糖醛酰转换酶而导致肝损害。在常规治疗剂量下，有10%左右，可以发生血中转氨酶升高，可引起肝脏脂肪变性、胆汁淤积。严重者可发生肝坏死而危及生命。

利福平与异烟肼（雷米封）合用，对肝脏的毒性作用比单独应用大10倍。因利福平可诱导异烟肼水解酶的活性，使异烟肼释放的肼增加，而肼对肝脏的毒性较大。

在老年人、孕妇、嗜酒、营养不良、原有肝脏病，利福平更易造成肝损害。

利福平口服后，1~2小时，可分布于体内各组织液，包括胸腔、腹腔、脑脊液，可达到有效浓度。半衰期为4小时左右。

利福喷汀（Rifapentine）和利福定（Rifandin）均为合成的利福霉素的衍生物。

利福平除有肝损害外，还可引起溶血性黄疸及过敏反应。

625

【诊断要点】

主要依据有服用利福平史及临床表现、实验室检查。

（一）临床表现

1. 消化系统　可有食欲不振、恶心、呕吐、腹胀、腹痛、肝区痛、腹泻、便秘、肝肿大、黄疸。严重肝损害时，可发生肝性脑病。

2. 神经系统　可有无力、头晕、头痛、视物不清、四肢麻木、嗜睡、听力一过性丧失、精神失常。

3. 泌尿系统　可发生少尿、无尿、血尿，因溶血而发生血红蛋白尿。严重者可发生肾功能衰竭。

4. 变态反应　可发生药疹、药物热、过敏性休克。

（二）实验室检查

1. 血常规检查　可有全血减少、嗜酸细胞增加。

2. 血生化检查　可有血转氨酶、胆红素、尿素氮、肌酐升高。

【治疗】

1. 若只有肝功能轻度异常,停药后多可恢复。

2. 若服用大量利福平：

（1）彻底洗胃、导泻。

（2）若有严重肝损，可用下述药物：

1）高张葡萄糖加胰岛素。

2）大剂量维生素。

3）可选择应用肝泰乐、强力宁、肝利欣、强力新等保肝药物。

4）若有胆汁淤积，可用地塞米松5~10mg，每日1次，静脉小壶滴入。可持续5~7日。

格列本脲中毒

格列本脲，又称优降糖，是在磺胺类基础上发展而来的一种磺酰脲类第二代口服降糖药。本品的降低血糖的机制，是与胰岛的磺酰脲受体及与之相偶联的ATP敏感的钾通道和电压依赖性的钙通道。当磺酰脲类药物与其特异受体相结合后，阻滞钾通道，从而抑制K^+外流引起细胞膜去极化，增强电压依赖性钙通道开放，引起细胞外的Ca^{2+}内流，使细胞内Ca^{2+}浓度增加，触发胰岛β细胞的胞吐作用，使胰岛素释放。同时可能抑制胰高血糖素分泌提高靶细胞对胰岛素的敏感性，也可能使靶细胞膜上的胰岛素受体的数目增加。长期服药可引起β细胞增生。

本品作用时间持久，半衰期为6小时，持续作用时间为12~24小时，易发生严重的低血糖，而导致病人死亡，并非罕见。

此外本品因在肝脏代谢，从胆道及肾脏排出，若肝、肾功能不良，排出减少，本品在血中积蓄，更易发生低血糖。

本品可引起全血细胞减少、肝损害。也可发生严重的变态反应。

【诊断要点】

主要依据，服用本品史及临床表现、实验室检查。

（一）临床表现

1. 低血糖的表现　低血糖的临床表现可分为两种类型：

（1）血糖下降迅速者：因血糖下降很快可引起机体儿茶酚胺分泌增加，以刺激肝脏的儿茶酚胺受体，增加糖原的分解以提高血糖，此为代偿作用。但同时出现肾上腺素样作用，表现为心率快、出汗、手颤抖、血压高后期下降、饥饿感、烦躁不安等。

（2）血糖缓慢下降者：主要表现为中枢神经系统功能障碍，如头痛、头晕、视物不清、惊厥、痴呆、昏迷，并可发生偏瘫。

2. 可发生肝功能障碍，而出现黄疸。

3. 可有全血细胞减少的临床表现。

4. 可发生过敏现象。

（二）实验室检查

（1）血糖过低。

（2）血胰岛素升高。

（3）可有转氨酶及胆红素升高。

（4）可有全血细胞减少。

【治疗】

（1）停药。

（2）纠正低血糖

1）血糖降低不多，可口服糖水。

2）血糖降低到2.22mmol/L（40mg/d）以下时，因中枢神经细胞不能从血中提取糖，而出现神志障碍，若昏迷时间达6小时，常遗留后遗症，特别是老年人。故应迅速纠正。具体的治疗方法，见"低血糖症"。

由本品引起的低血糖症，可持续时间较长，甚至几日。常在用高张葡萄糖溶液静脉注射后神志清醒，不久又昏迷。因此需在严密监测血糖的情况下，持续进行纠正，直到血糖稳定后不再下降为止。以免造成不可逆的中枢神经损害，包括痴呆。

（3）纠正水以及电解质代谢紊乱、酸碱平衡失调等。详见本书低血糖症。

627

雷 公 藤 中 毒

雷公藤属卫矛科雷公藤属植物。含有多种生物碱，主要为雷公藤碱。其毒性很大，常作为农药以杀灭菜田中的害虫及蛆。

本品通过抑制单核细胞产生IgE、兴奋垂体—肾上腺皮质系统产生糖皮质激素，而有抗炎作用。

本品通过抑制巨噬细胞产生白介素1（IL-1），并可抑制IL-1的活性。可抑制T

淋巴细胞的增殖及抑制自然杀伤细胞（NK）。抑制白介素2（IL-2）的生成等，而影响免疫系统。

本品也可提高细胞内的超氧化物歧化酶(SOD)的活性，以清除氧自由基（O_2^-）。

通过上述作用，临床上用来治疗类风湿关节炎、系统性红斑狼疮、肾小球肾炎等免疫系统疾病，但其有效量与中毒量很接近，故在治疗过程易发生中毒。

雷公藤的毒性很大，可引起中枢神经细胞变性，并可引起心肌、肝、肾等重要器官发生组织细胞变性、坏死，并使器官有出血倾向。也可刺激胃肠道发生黏膜糜烂、出血。

【诊断要点】

主要依据有服用本品史、临床表现及实验室检查。

（一）临床表现

1. 神经系统　可有头晕、头痛、乏力、肌肉酸痛、四肢麻木，严重者可发生抽搐。

2. 循环系统　可有心悸、胸闷、气促、心律失常、发绀、血压降低。甚至发生心力衰竭、循环衰竭。

3. 消化系统　常为首先发生的症状，可有食欲不振、恶心、呕吐、腹胀、胃烧灼感，严重者可发生腹痛、腹泻、肝肿大、黄疸，偶有消化道出血。

4. 泌尿系统　可发生少尿、无尿、腰痛、血尿。严重者可发生急性肾功能衰竭。

5. 血液系统　可发生出血倾向。

6. 生殖系统　女性可有月经不调，男性可有精子减少或消失。

（二）实验室检查

1. 尿常规检查　可出现蛋白尿，有形成分增加。

2. 血液检查　可有全血减少、凝血时间异常。

3. 肾及肝功能检查　可有异常发现。

4. 心电图检查　可有心肌受损表现。

【治疗】

（1）停用本品。

（2）误服时，彻底洗胃、导泻。

（3）应用保肝药物及多种维生素。

（4）纠正水、电解质平衡失调。

（5）针对出现的病情进行处理，如治疗休克、心力衰竭、肾功能衰竭、出血倾向等。

（6）若有肾功能衰竭，可作血液透析。

氨 茶 碱 中 毒

氨茶碱是茶碱与乙二胺的化合物。主要用来治疗支气管哮喘、喘息性支气管炎，并有利尿作用。

氨茶碱的药理作用，主要有：

（1）通过与腺苷竞争支气管平滑肌膜上的腺苷受体使支气管平滑肌舒张，起止喘作用。而腺苷是使支气管平滑肌痉挛的递质。

（2）可促进内源性儿茶酚胺释放，通过刺激支气管平滑肌膜上的β-受体而使其舒张。

（3）可兴奋心肌，增加心肌的收缩力，使心率增快，亦可发生心律失常。

（4）可使中枢神经兴奋，对呼吸中枢及血管中枢也有兴奋作用。但可因使脑血管收缩而引起脑缺血、缺氧，导致脑水肿。

（5）可扩张肾动脉而出现利尿作用。

本品的治疗剂量为血浆药物浓度10~20μg/ml，而中毒剂量则为30μg/ml，相距较近，而且有个体差异对本品的反应也不相同。因此在应用本品时，特别是静脉注射，发生中毒反应并非罕见。

【诊断要点】

（一）中毒反应

在应用大剂量氨茶碱或静脉注射较快时，可发生严重的中毒反应。

（二）临床表现

1. 消化系统　可有恶心、呕吐、腹部不适，多为首先出现的症状。

2. 中枢神经系统　可头痛、失眠、不安、易激动、精神失常。当发生脑水肿时，可发生惊厥、昏迷。

3. 循环系统　可有心跳过速、室性期前收缩、血压升高。在严重中毒时，可发生休克、室性心动过速、心室颤动、心脏停搏。

4. 呼吸系统　可有呼吸加快、加深。严重中毒时，可发生呼吸衰竭、呼吸停止。

5. 泌尿系统　可有多尿，严重中毒时，因血压降低而发生少尿。

（三）实验室检查

（1）测定血浆氨茶碱浓度，对判断是否有氨茶碱中毒有很大帮助。

出现中枢神经系统症状，其血浆浓度大都在35μg/ml左右。

出现循环系统症状，其血浆浓度大都在40μg/ml左右。
出现致命性中毒症状，其血浆浓度大都在50μg/ml左右。

（2）测定血中电解质、血糖、尿素氮、二氧化碳结合力。

【治疗】

（1）若口服量大，彻底洗胃、导泻。
（2）若为静脉注射中毒，根据病情作相应治疗。
1）作心脏监护。
2）纠正心律失常，必要时做电转复。
3）纠正低血压。
4）纠正水、电解质、酸碱平衡失调。
5）出现惊厥，可给予镇静药物。
6）必要时作血液透析。

农药中毒

有机磷农药中毒

常用的有机磷农药有对硫磷（1605）、内吸磷（1059）、甲拌磷（3911）、敌敌畏、敌百虫、乐果、马拉松等。其中对硫磷毒性最大，马拉松最小。

有机磷可抑制胆碱酯酶的活性，使乙酰胆碱在体内蓄积过多而出现中毒症状。由消化道吸收者远较呼吸道或皮肤吸收者发病急剧。

【诊断要点】

（一）症状及体征

1. 毒蕈碱样症状　恶心、呕吐、腹痛、腹泻、多汗、流涎、尿失禁、瞳孔小、青紫、呼吸困难、肺水肿、血压低。

2. 烟碱样症状　肌肉震颤、抽搐、肌无力、肌麻痹、脉快、体温高。

3. 中枢神经系统症状 头晕、头痛、无力、意识不清，抽搐甚至昏迷。

根据中毒程度可分为三级：

（1）轻度中毒：头晕、头痛、恶心、呕吐、多汗、无力、视物模糊。

（2）中度中毒：除上述症状外，出现肌肉震颤、瞳孔缩小、流涎、腹痛、腹泻、意识障碍。

（3）重度中毒：除上述表现外，出现心率快、肺水肿、大小便失禁、惊厥、昏迷或呼吸麻痹。血压上升，晚期下降。

（二） 实验室检查

（1）胆碱酯酶活性测定

1）轻度中毒：胆碱酯酶活性下降到正常值的70%左右。

2）中度中毒：胆碱酯酶活性下降到正常值的50%左右。

3）重度中毒：胆碱酯酶活性下降到正常值的30%以下。

（2）呕吐物中可检出有机磷。

（3）尿中可检出有机磷分解产物。

【治疗】

（一） 接触中毒时

应立即使病人脱离中毒环境，脱去污染毒物的衣服。用生理盐水、肥皂水或自来水清洗污染部位（不要用温热水洗，以防皮肤血管扩张而加速毒物吸收）。

（二） 口服中毒时

彻底洗胃，反复洗至洗出液不再有有机磷气味为止。洗胃液可用碱性溶液或1:5000高锰酸钾溶液，亦可用清水或生理盐水。但敌百虫中毒时不宜用碳酸氢钠溶液洗胃，因其遇碳酸氢钠可变成敌敌畏，毒力增大10倍，而应当用生理盐水。

洗胃后注入50%硫酸镁60ml导泻，对昏迷病人用硫酸钠代替。

（三） 解毒剂的应用

1. 生理拮抗剂

阿托品能阻断乙酰胆碱所引起的对副交感神经及中枢神经的兴奋作用，但不能恢复胆碱酯酶的活力，对肌束震颤及抽搐等症状无作用。可解除毒蕈碱样症状。

使用此药首先应阿托品化，其指标为：

（1）瞳孔散大。

（2）皮肤干燥，颜面潮红。

（3）唾液分泌减少。

（4）肺部啰音减少或消失。

（5）意识障碍减轻。

2. 胆碱酯酶复活剂

解磷定、氯磷定及双复磷。其作用为重新恢复被抑制的胆碱酯酶的活性。可以解除肌束震颤、抽搐等烟碱样症状。本药常与阿托品合用,有协同效果。

3. 具体用法

（1）轻度中毒:阿托品1mg,皮下或肌肉注射,必要时1~2小时后可重复给药,每日可用3~4次。解磷定0.5g,稀释于20~40ml葡萄糖液内,缓慢静脉注射（10分钟左右注射完）。必要时2~4小时重复1次。

（2）中度中毒:阿托品2~5mg,肌肉或静脉注射,每半小时重复一次,直到阿托品化,病情好转后可酌情减量。解磷定首剂1g,静脉小壶内滴入。以后每1~2小时可给0.5g,待肌束震颤及抽搐缓解,胆碱酯酶活力恢复,则酌情减量。

（3）重度中毒:阿托品20~40mg,每15~30分钟1次,静脉注射,阿托品化后改为3~5mg;每15~30分钟左右静脉注射1次。若用药过程中突然出现躁动、心跳过快、皮肤极度潮红或瞳孔极度扩大时,应考虑阿托品中毒的表现需停药观察。解磷定首次剂量1g,小壶内滴入,以后每半小时重复1次,每次0.5g,待病情好转后酌情减量。每24小时用量6~14g。

4. 注意事项

（1）应用阿托品的注意事项

1）诊断明确后,早期给药,足量、持续应用。

2）心率快但肺部湿啰音不减少时,仍为应用阿托品的指征。

3）体温升高者要降温,呼吸不畅者清理呼吸道。

4）阿托品急性中毒与有机磷急性中毒的鉴别如下。

因为治疗有机磷中毒时,应用阿托品而需达阿托品化,实际上已是阿托品轻度中毒。故是否是阿托品中毒主要表现在神志方面,若狂躁常为明显阿托品中毒的表现,而不仅是阿托品化的结果。有机磷中毒不会出现狂躁、谵妄。

（2）应用解磷定的注意事项

1）不能与碱性药物同时应用,因可水解为氰化物,加剧毒性。

2）大剂量静脉注射可抑制呼吸。

3）氯磷定较解磷定用量小,其作用相同亦不能与碱性药物同时应用,因其有抗凝血作用,给药后1~4小时可使凝血时间下降50%,故须注意出血倾向。

4）解磷定注射液:由阿托品、贝那替秦（苯那辛）、氯磷定组成的复方注射液。注射液每支2ml。轻度中毒:0.5~1支;中度中毒:1~2支;重度中毒:2~3支。中、重度中毒若同时加用氯磷定600~1200mg效果更佳。必要时,半小时后可酌情减量,重复给药。

5）双复磷有明显肝毒性,双复磷能影响心律,故目前未作为常规用药。

（四）给氧

（五）肺水肿的处理

（1）首先需用足量的阿托品。

（2）注意呼吸道通畅，必要时气管插管或气管切开，以防发生窒息。

（3）高压给氧。

（4）应用利尿剂，常用的药物为速尿或丁脲胺。

（5）减慢输液速度，必要时输血浆。

（6）大量短期应用肾上腺皮质激素。

（六）预防感染

选用抗生素预防感染。

（七）禁用吗啡

若有抽搐可用安定或小量水合氯醛，禁用吗啡。

（八）注意病情，分析病因，积极治疗

注意病情反复，尤其对于重度中毒者，可在症状好转后，病情再度恶化，甚至昏迷、肺水肿而死亡。应仔细分析反复的原因：如胃肠道等处毒物未除尽，解毒剂用量不足或过早停药等。即使胆碱酯酶活力测定已恢复正常仍需严密观察，积极治疗。

氨基甲酸酯类农药中毒

氨基甲酸酯类农药包括有速灭威、灭杀威、灭害威、西维因等。可通过呼吸道、皮肤而进入体内，其主要中毒机制为使乙酰胆碱酯酶氨基乙酰化，失去水解乙酰胆碱的功能，结果乙酰胆碱在体内聚集，而引起一系列的中毒症状。但氨基甲酸酯与胆碱酯酶的结合并不牢固，是可逆的，氨基甲酰化胆碱酯酶可迅速被分解，于4小时后又可生成有活性的胆碱酯酶。

633

【诊断要点】

（一）症状及体征

似有机磷中毒。

1.轻度中毒　头晕、头痛、恶心、呕吐、出汗、流涎、视物模糊、瞳孔缩小。

2.重度中毒　肌肉震颤、惊厥、意识障碍、昏迷，可有呼吸困难、肺水肿、休克。

（二）实验室检查

（1）血液胆碱酯酶活性减低。

（2）尿中可测得氨基甲酸酯类农药的代谢产物。

【治疗】

同有机磷中毒。

拟除虫菊酯类中毒

除虫菊属菊科植物，分为红花及白花两种。天然除虫菊含有除虫菊素及瓜叶除虫菊素，很早即用于农业除虫，但因数量有限，故目前所用者为合成的除虫菊酯类农药。这类农药品种有苄菊酯、苯菊酯、溴氰菊酯（敌杀死）、氟氰菊酯等。

苄菊酯、苯菊酯对温血动物毒性很小，但杀虫效果较差。溴氰菊脂、氟氰菊酯杀虫效果好，但毒性也大。

这类药物的杀虫机制，可能由于选择性作用于神经细胞膜上的Na^+通道，使其延缓闸门的关闭，造成Na^+内流增加，引起去极化延长，感觉神经的冲动不断传入，导致肌肉呈持续收缩状态。含有氰基的菊酯进入体内后，可影响细胞色素C和电子传递系统，使细胞的代谢发生障碍。

这类药物可通过皮肤、呼吸道、消化道进入体内，而引起中毒。

【诊断要点】

（一）病史
有接触、使用、误服这种杀虫药物的病史。

（二）临床表现
1. 轻度中毒　可有头晕、头痛、恶心、呕吐、乏力。
2. 中度中毒　可有口腔、鼻腔分泌物增多，流涎、心率增快、呼吸急促、血压降低、双手震颤。
3. 重度中毒　呼吸困难、阵发惊厥、意识障碍、昏迷、脑水肿、肺水肿、休克。

（三）实验室检查
（1）可有白细胞增多。
（2）高效液相色谱法，可测出其代谢产物。

【治疗】

1. 皮肤接触中毒
（1）迅速离开中毒环境。
（2）换下沾毒衣物。
（3）彻底清洁皮肤。

2. 吸入中毒　可用半胱氨酸雾化吸入15分钟。

3. 口服中毒

(1) 彻底用1%~3%碳酸氢钠溶液洗胃。

(2) 促进毒物排出，可适当增加输液量，若发生脑水肿、肺水肿可限制入量。

(3) 给予多种维生素，特别是维生素C。

(4) 针对病情作适当的处理。如治疗呼吸、循环衰竭、治疗脑水肿等。

有机氯中毒

常见的有机氯杀虫药有六六六、二二三（滴滴涕）、氯丹、七氯化茚、毒杀芬等。可通过皮肤接触、呼吸道吸入或消化道吞服等途径而中毒，主要损害神经系统，并可损害心、肝、肾等。

【诊断要点】

（一）症状及体征

1. 轻度中毒　头痛、头晕、恶心、呕吐、腹痛、无力、出汗、流涎，偶有肌肉不自主动作。

2. 中度中毒　除上述症状加重外，有出汗、震颤、抽搐、四肢酸痛、视力障碍、呼吸困难。

3. 重度中毒　可呈癫痫样发作，呼吸先快后慢，血压下降，心率快，心律不齐，甚至心室纤颤，亦可发生呼吸衰竭、脑水肿，并可发生昏迷。

4. 吸入中毒时　可发生支气管炎、肺炎、肺水肿。

（二）实验室检查

(1) 尿中可出现蛋白及细胞。

(2) 在六六六中毒时血糖可升高而血钙降低。

(3) 口服中毒，检查呕吐物中有毒成分即可确诊。

【治疗】

无特殊解毒药物。

（一）吸入中毒时

立即脱离中毒环境，以肥皂水清洗皮肤，并脱去污染衣服。

（二）吞服者

(1) 以1%硫酸钠洗胃，或2%碳酸氢钠洗胃。

(2) 以硫酸镁导泻。

（3）静脉输液，以利于药物排出。

（4）对症处理

1）抽搐时用巴比妥类药物肌肉注射。

2）血钙降低时，可静注10%葡萄糖酸钙。

3）呼吸衰竭时，应用呼吸兴奋药。肺水肿时其治疗见有机磷农药中毒。

4）可给保肝药物，如肝泰乐、强力宁、维生素C等。

5）禁用肾上腺素，以免引起室颤。

6）禁用油类药物以防止有机氯溶解吸收。

杀虫脒中毒

此为有机氮农药，可从呼吸道、消化道、皮肤吸收。其中毒机制可能与抑制单胺氧化酶有关，使脑内5-羟色胺浓度增高，血管通透性增加，而发生脑水肿。对三磷酸腺苷酶的氧化磷酸化有抑制作用。可使中枢神经、心肌受累。并对神经终板也有抑制作用，导致对乙酰胆碱的敏感性降低，出现麻痹现象。本品在体内的降解产物4-磷氯甲苯胺，可产生高铁血红蛋白血症。

【诊断要点】

（一）症状及体征

1. 轻度中毒 口干、头晕、头痛、恶心、呕吐、走路不稳、嗜睡、尿急、尿痛、血尿。

2. 重度中毒 由于脑水肿而发生意识障碍、瞳孔改变、呼吸节律改变。因心肌受损而发生低血压、心率缓慢。

（二）实验室检查

（1）尿中可查出杀虫脒及其代谢产物。

（2）可有肝功能、尿、心肌酶及心电图异常所见。

【治疗】

1. 一般治疗 如消除毒物。

2. 对症处理 如治疗脑水肿、肝及心肌损伤。

3. 解除高铁血红蛋白血症

（1）美蓝：本品为氧化还原剂，其作用与体内浓度有关。在还原型辅酶Ⅰ脱氢酶催化作用下，还原为还原型亚甲蓝，后者可将高铁血红蛋白还原为血红蛋白。用量：1~2mg/kg，用5%~10%葡萄糖液稀释成1%的溶液，缓慢静脉注射，15分钟注射完。一般给药后5分钟到1小时内，大部分变性血红蛋白转变为血红蛋白。

（2）维生素C：大量维生素C，3~4g，静脉小壶内滴入。

磷化锌杀鼠剂中毒

因误服磷化锌后，可在胃液的作用下产生磷化氢而被消化道吸收。引起中枢神经系统、肝脏、肾脏、心脏、肺脏以及消化道等器官的损害。致死量为2~3g。

【诊断要点】

（一）神经系统
可有头痛、头晕、乏力、惊厥。

（二）呼吸系统
可有胸闷、气短，严重者可发生肺水肿。

（三）循环系统
可有心律失常、循环衰竭。

（四）消化系统
可有口腔糜烂、胃痛、恶心、呕吐、腹泻、肝功能异常、黄疸。

（五）肾脏
可有蛋白尿，严重者可发生肾功能衰竭。

【治疗】

（1）以1:5000高锰酸钾彻底洗胃。直至洗出液无磷臭为止。高锰酸钾可使磷氧化成磷酸酐而失去活性。洗出液为磷臭味，对诊断很有帮助。

（2）口服0.5%硫酸铜溶液10ml，连服几次，直至呕吐为止，或以0.2%硫酸铜彻底洗胃。硫酸铜可使磷变为可溶性黑色磷化铜。

（3）以硫酸钠导泻，禁用硫酸镁。

（4）将胃洗净后，口服石蜡油。因磷化锌可溶于石蜡油可不被吸收而排出体外。食物油虽也可使磷化锌溶于其中，但可被吸收，不宜用。

（5）针对出现的器官损害进行治疗。

（6）可试用血液透析治疗。

安妥中毒

安妥是一种较安全的毒鼠剂，对人毒性较小，但大量吞服可引起肺、肝、肾的损害。安妥口服，除对局部黏膜有刺激作用外，进入血液后可使肺毛细血管通透性增加而出现肺水肿，同时对肝脏、肾脏也有毒性作用，而造成细胞发生脂肪变性及坏死。

【诊断要点】

(一) 症状及体征

主要表现为口腔灼热感，恶心、呕吐、口渴、头晕，重者出现呼吸困难、肺水肿。也可有躁动、惊厥、昏迷及休克。

(二) 实验室检查

(1) 可有蛋白尿、血尿。

(2) 肝功能检查异常。

【治疗】

(1) 以1:2000高锰酸钾洗胃，并给硫酸镁30g导泻。

(2) 静滴葡萄糖液，补充电解质，酌加维生素C等药物。

(3) 忌进食含有脂肪的食物，以减少毒物的吸收。

(4) 给氧，若有肺水肿及时处理。

(5) 试用半胱氨酸0.1~0.2g，肌注，每日1~2次。

半胱氨酸为含有巯基的氨基酸，其参与细胞的还原过程及肝内磷脂代谢，有减轻肝细胞受损的作用。

毒鼠强中毒

毒鼠强，又名三步倒，本品无臭、无味，是杀鼠力很强的药物。其毒性比番木鳖碱（士的宁）的作用强5倍。作用机制为阻滞α-氨基丁酸受体，而使脑干兴奋性提高，出现抽搐、惊厥。严重者出现角弓反张，似癫痫样发作，可因呼吸衰竭而危及生命，人的致死量为12mg。

【诊断要点】

口服毒鼠强后，在消化道可很快被吸收，30分钟左右时间内即可发病。出现头痛、头晕、意识障碍、抽搐，严重者出现惊厥，在短期内因呼吸衰竭而死亡。

【治疗】

(1) 彻底洗胃、导泻。

(2) 控制惊厥

1）苯巴比妥钠：0.1~0.2g，肌肉注射，4~6小时1次。

2）地西泮（安定）：10~20mg，静脉小量内缓慢滴入。或稀释后，缓慢静脉注射，10~15分钟注射完。

（3）严重者作血液透析。

（4）如出现呼吸衰竭，需采用氧疗，必要时作气管插管呼吸机辅助呼吸。

有机毒物中毒

急性苯中毒

苯为无色透明稍有芳香味的化学物质。在工业上用来作为溶剂及工业原料。急性苯中毒是因吸入苯的较浓蒸气所致，其主要损害中枢神经系统。慢性苯中毒则损害骨髓造血系统为主。

若吸入空气中含苯的浓度为1.6g/m³，60分钟就会出现苯中毒的临床表现。吸入空气中含苯的浓度为61~64g/m³时，5~10分钟可以致死。

苯为亲脂的化学物质，进入血液后可吸附于神经细胞的表面，抑制细胞的代谢，影响气化及还原作用，从而使细胞能量减少，ATP形成障碍、导致神经递质乙酰胆碱形成受阻，而发生麻醉作用。

此外苯的代谢产物，如酸类物质，为细胞原浆毒，直接抑制细胞DNA的形成，对骨髓造血细胞产生明显的损伤。

639

[诊断要点]

（一）症状及体征

（1）轻度中毒表现为兴奋、恶心、呕吐，幻觉幻视，手足麻木，胸部压迫感，意识障碍，面部潮红，步态不稳，流泪、结膜充血。

（2）重度中毒为神志突然丧失、昏迷、脉细弱，血压低，呼吸麻痹，全身可出现紫斑。

（二）实验室检查

尿苯定量大于40mg/L。

【治疗】

(1) 立即将病人移到空气新鲜处，脱去被苯污染的衣服，清洗污染的皮肤。

(2) 若呼吸不好则吸氧，并酌情使用呼吸兴奋剂，必要时气管插管并使用人工呼吸器。出现肺水肿、脑水肿、休克时应及时处理。

(3) 葡萄糖醛酸内酯可与苯络合而解毒，以100~200mg，肌肉注射，每日2~3次。

(4) 抽搐时用安定或10%水合氯醛等药。

(5) 禁用肾上腺素，以免心室颤动，休克时例外。

(6) 误服者用1%碳酸氢钠洗胃，继而导泻。

酚 类 中 毒

酚类的外用药物主要有石炭酸(苯酚)、来苏儿（煤酚皂溶液）、中煤酚（甲酚）等。酚可经皮肤或消化道吸收而中毒，因挥发性小，故呼吸道中毒者少见。酚为细胞原浆毒，能使细胞蛋白质发生变性和沉淀。主要损害中枢神经、心肌和肾。

【诊断要点】

（一） 症状及体征

(1) 口服后烧灼黏膜可出现口渴、恶心、呕吐，呕吐物为棕黑色、有酚味。口腔、咽部、食道及胃有烧灼感。

(2) 可有短暂头痛、头晕、耳鸣、兴奋，继之抽搐，甚至昏迷。

(3) 四肢冰冷、青紫、脉快而弱、血压下降、体温不升，终至呼吸循环衰竭。

（二） 实验室检查

(1) 尿呈棕黑色（即"酚尿"），可有蛋白质及细胞等。

(2) 肝功能检查可出现异常。

【治疗】

（一） 口服中毒

(1) 洗胃。酚在胃中吸收较慢，故虽内服毒物时间较长，也不应放弃洗胃。用温水、牛奶或稀释的鸡蛋清作洗液，若腐蚀较重，则用细胃管插入胃内。

（2）充分洗净后放置植物油60~90ml，以防残余酚吸收，但不能用液体石蜡。

（3）以硫酸镁导泻。

（4）口服氢氧化铝凝胶30ml，每日3~4次。

（二）局部接触

以清水将皮肤充分洗净，再用肥皂水洗。

（三）对症处理

（1）输液，酌加保肝药物。

（2）昏迷者给氧，注意护理。

（3）血压低者，输胶体溶液，必要时输血浆。

（4）有呼吸衰竭者，做气管插管或气管切开。

（5）毒物自肾排出，可以引起膀胱痉挛、尿道炎，可给解痉药和碱性药物。

甲醇中毒

　　甲醇在工业上用以制造甲醛。甲醛为在制造油漆、塑料、染料等的溶剂。当饮入含有甲醇的假酒时，甲醇在体内可形成甲酸及甲醛。

　　甲酸可引起代谢性酸中毒。

　　甲醛可引起中枢神经、视网膜、肝脏、肾脏损害。

　　口服致死量为30ml。10ml以上可引起视物障碍甚至失明。

【诊断要点】

（一）轻度中毒

头痛、头晕、兴奋、失眠、眼痛、视物不清。

（二）中度中毒

神志障碍、恶心、呕吐、腹痛、可突然失明。

（三）重度中毒

惊厥、谵妄、昏睡、昏迷。

【治疗】

（一）轻症

（1）口服美蓝，0.1g，每日3次。

（2）50%乙醇，首次1.5ml/kg，口服，继服0.5ml/kg，每日4次，连用4日，有神志障碍者，不宜应用。

（3）若饮入后不久，以生理盐水或清水洗胃。

（二）重症

若甲醇在血液的浓度为6~9mmol/L时，可静脉滴入10%乙醇。

进行血液透析。

（三）对症治疗

（1）纠正代谢性酸中毒。

（2）纠正脑水肿。

（3）控制惊厥。

（4）给予大量维生素B_1、维生素B_{12}，必要时可短期试用糖皮质激素以治疗视神经损害。

氨 中 毒

氨易溶于水，形成氢氧化铵（氨水）。因盛氨的容器破裂或管道漏气，发生急性氨中毒。低浓度的氨仅对黏膜、皮肤有刺激作用，高浓度的氨则引起化学烧伤。吸入氨蒸气或氨水可引起肺水肿，损害肝、肾，并对中枢神经系统有麻痹作用。

【诊断要点】

（一）症状及体征

（1）轻度中毒：流泪、流涕、咳嗽、咳痰、头痛、头晕、结膜充血、口腔及咽部充血，肺部可闻少许啰音。

（2）重度中毒：高浓度氨刺激喉头，导致喉头水肿及痉挛，亦可损伤支气管，咯出大量黄痰及坏死组织，并可出现肺水肿、休克和昏迷。

（3）与皮肤接触可导致烧伤，溅入眼内可造成严重角膜损伤等。

（4）喝入氨水中毒者，可出现口腔炎、恶心、呕吐、腹痛、腹泻、呕血等。

（二）实验室检查

（1）白细胞增高，肝功能异常。

（2）心电图可有心肌损害的表现。

（3）胃内容物有强烈的刺鼻氨味，可使石蕊试纸变蓝。

【治疗】

（1）立即脱离现场。

（2）喉头痉挛及肺水肿时，要尽早作气管插管或切开，彻底吸出分泌物，保持呼吸道通畅，并给予高压氧，气管内可滴入麻黄素、激素等，以解除气管痉挛。

（3）脱去污染衣服，用清水或2%醋酸冲洗污染皮肤。有水泡或渗出时，用2%硼酸湿敷。

（4）氨水溅入眼内时，立即用清水或2%硼酸水冲洗15分钟，然后滴入氯霉素眼药水。

（5）氨水进入消化道时，不要催吐和洗胃。可饮用牛奶、生鸡蛋清或稀醋水（水:醋为4:1）。

（6）短期内应用大量激素。

（7）选用适当抗生素控制感染。

（8）有休克或心衰时对症治疗。

窒息性毒物中毒

一氧化碳中毒

一氧化碳中毒多因煤炉、煤气、石油气等燃烧不完全，而通风又不良引起。一氧化碳进入血液后，与血红蛋白结合成比较稳定的碳氧血红蛋白而丧失带氧的功能，其与血红蛋白的亲和力比氧大240倍，引起组织缺氧。因中枢神经系统对缺氧的耐受性最差，故临床表现主要为中枢神经系统的症状。因碳氧血红蛋白的解离速度比氧合血红蛋白慢3600倍，所以中毒后一氧化碳对人体的毒害作用较持久，可以发生长期或永久后遗症。

【诊断要点】

（一）症状及体征

主要为剧烈头痛、头昏、无力、胸闷、气短、呕吐、心悸和感觉迟钝。重者抽搐，大小便失禁，昏迷，呼吸困难，血压下降，瞳孔散大。面部潮红、口唇黏膜呈樱桃红色为特征性表现。皮肤可出现大水疱。可引起严重的心肌损害，特别是老年人。

（二）实验室检查

将患者血液5滴加入盛5ml蒸馏水的试管内，摇匀后加5%~10%氢氧化钠1滴，若为淡红色，则为阳性。亦可用蒸馏水10ml加患者血3~5滴，煮沸后仍为红色，则为阳性。若有较明确的病史及临床表现，即使此试验阴性，亦应给予适当的治疗，以免发生后遗症。

643

【治疗】

（1）立即将患者移到新鲜空气处，松解衣裤，并要注意保暖。

（2）保持呼吸道通畅，并高压给氧。可在高压氧舱内治疗。无高压氧舱时，可人工纯氧吸入至少2小时。有呼吸障碍者，应给予兴奋呼吸中枢的药物。做血气监测。

（3）可给予保护脑细胞的药物，如大量维生素C、细胞色素C、ATP、辅酶A等。

（4）有脑水肿者，应用脱水剂。

（5）严重者应用冬眠疗法及降温措施，以增加脑对缺氧的耐受性。

（6）输新鲜血，200~400ml，可有明显效果。

（7）血压下降者，给予升压药。

（8）昏迷者注意口腔护理，定时翻身，给抗生素预防感染。

硫 化 氢 中 毒

硫化氧（H_2S）为无色，易溶于水，具有臭鸡蛋味的有毒气体，多为工业生产过程中所产生的废气，如有机物腐败后、天然气中、火山喷发，可有大量H_2S产生。

当空气中含有760mg/m³ H_2S时，在此环境中10分钟，就有致命的危险。人的嗅觉在空气中含有0.012~0.030mg/m³，即可嗅到难闻的气味。

在吸入H_2S后，对机体可产生两种毒性作用。

（一）对黏膜的刺激作用

H_2S对黏膜的刺激作用是由于当其接触黏膜后，溶于水后形成H^+、HS^-，此对眼结膜、呼吸道黏膜有强烈刺激作用。

（二）对中枢神经的抑制作用

H_2S进入血液后，可与组织细胞中的色素氧化酶的Fe^{3+}相结合，使其失去活性，阻碍传递电子的功能，导致组织细胞的氧化还原作用不能顺利进行，引起组织细胞缺氧，同时H_2S并可与谷胱甘肽相结合，也可使有关的酶失活而影响细胞的代谢。中枢神经系统对缺氧耐受性差，故首先受累。可发生对呼吸中枢、循环中枢的抑制作用，而引起呼吸、循环功能衰竭。

【诊断要点】

主要依据为有处于含有H_2S环境中的病史及临床表现、实验室检查。

（一）临床表现

1. 轻度中毒 当含有H_2S空气中的浓度不高时，或在中毒的早期，主要表现为黏膜受刺激的现象，如眼有刺痛，流泪，咳嗽，咽有刺激感，流鼻涕等。

2.中度中毒 除上述症状外，出现头痛、头晕、胸闷、呼吸困难，可有轻度的意识障碍。肺部出现啰音，眼结膜明显充血，并有视力障碍。

3.重度中毒 除上述症状加重外，出现谵妄、躁动、抽搐、呼吸麻痹、肺水肿，循环功能衰竭而有致命危险。也可发生突然昏迷、惊厥、呼吸及心脏停止而死亡。

（二） 实验室检查

以试纸浸于2%乙酸铅乙醇溶液中，在现场将试纸取出，暴露于空气中30秒后，观察试纸的颜色，可测定有无H_2S，根据颜色的深浅，大致可估计空气中含有H_2S的浓度。如$10\sim20mg/m^3$为绿色至棕色。$20\sim60mg/m^3$为棕色至褐色。$60\sim150mg/m^3$为褐色至黑色。在有磷化氢时，也可有相似的反应。测定血中的硫化血红蛋白，对诊断本病也很有帮助。

【治疗】

（1）迅速离开有H_2S的环境。

（2）进行吸O_2。

（3）治疗肺水肿、脑水肿。

（4）治疗循环衰竭。

（5）预防感染。

氰 化 物 中 毒

吞服氰化物如氰化钾、氰化钠等，进食含氢氰酸的苦杏仁和木薯，以及吸入氢氰酸气体或氰化物的粉尘皆可引起中毒。氰离子能与各种细胞内线粒体呼吸酶的铁、铜、钼、锌等金属离子结合，特别是与氧化型细胞色素氧化酶的三价铁结合，并阻止其还原为带二价铁的还原型细胞色素氧化酶，从而抑制细胞色素氧化酶的功能，使细胞不能利用氧，导致组织缺氧形成"细胞内窒息"。氰化物毒性猛烈，中枢神经系统首先受损，呼吸中枢麻痹是其主要致死原因。

645

【诊断要点】

（一） 症状及体征

（1）吞服或吸入大量氰化物后，意识很快丧失，可在5秒左右突然昏倒，痉挛，呼吸困难，约$2\sim3$分钟呼吸停止，迅速死亡。

（2）毒物量较小时，开始觉咽喉发紧，恐惧、头痛、头晕、恶心、呕吐，随即意识丧失，肌肉痉挛，呼吸及循环功能衰竭而死亡。

（3）皮肤黏膜呈鲜红色，呼出气体有苦杏仁味。

（二）实验室检查

血、尿、呕吐物中有氰化物。

【治疗】

（1）若呼吸停止，应立即人工呼吸，若心跳停止，则立即做心外按摩等抢救。

（2）立即应用解毒剂

1）亚硝酸异戊酯1~2支，压碎后放纱布内，置病人口鼻前吸入，每次15~30秒，可连续吸入5~6支。

2）在吸入上药同时，以3%亚硝酸钠溶液10~20ml，加入25%~50%葡萄糖溶液40~60ml中，静脉缓慢注入（2ml/min），注射同时，应停用亚硝酸异戊酯，注射中和注射后要密切注意血压。若血色素低于正常则药物用量酌减。亚硝酸盐进入血液后，可短暂生成高铁血红蛋白以结合氰离子，解除氰化物对细胞呼吸酶的抑制。硫代硫酸钠可使氰化物形成硫氰酸盐排出体外。

3）再用25%硫代硫酸钠10g，溶于5%~10%葡萄糖液1000ml中，静脉滴入。

4）依地酸二钴：也是氰化物中毒的解毒药物。其可与游离的氰离子结合。钴与氰结合力很强，能夺取细胞色素氧化酶的氰，形成氰高钴酸盐。用量为1.5%依地酸二钴10~20ml，溶于5%~10%葡萄糖溶液中，缓慢静脉推注。其后用25%硫代硫酸钠。

5）高浓度的美蓝可使血红蛋白氧化为高铁血红蛋白，而高铁血红蛋白易与氰离子结合形成氰化高铁血红蛋白，暂时抑制氰离子对组织中酶的毒性，对轻度氰化物中毒有一定的治疗作用。用量为5~10mg，加入5%~10%葡萄糖液中，配成1%的美蓝溶液静脉注射，后再用硫代硫酸钠。

（3）高压氧吸入。

（4）应用呼吸中枢兴奋剂。

（5）若口服者，则以1:2000高锰酸钾或10%硫代硫酸钠洗胃，再服硫酸亚铁溶液，使变为无毒的亚铁氰化物。

（6）抗生素预防感染。

（7）皮肤接触中毒时，以1:2000高锰酸钾洗净，然后用硫化铵溶液洗涤。

强碱强酸中毒

强 碱 中 毒

　　强碱主要包括氢氧化钠、氢氧化钾、氧化钠、氧化钾等。与皮肤黏膜接触后有刺激及腐蚀作用。进入体内可引起代谢性碱中毒。

【诊断要点】

（一）症状及体征

（1）皮肤接触后可引起皮肤的充血、水肿及糜烂。

（2）吞服后，可发生口腔、咽、食道及胃肠黏膜的损伤，引起剧痛、恶心、呕吐、腹泻及血样便等，亦可发生食道及胃肠穿孔。

（3）进入体内可发生代谢性碱中毒，出现手足搐搦，甚至昏迷，并可引起肾损害。

（4）常可发生食道狭窄，表现为吞咽困难。

（5）溅入眼内可发生结膜炎，结膜和角膜溃疡及坏死，严重者致失明。

（二）实验室检查

可出现尿蛋白、血尿等。

【治疗】

（一）吞服中毒

（1）禁忌催吐和洗胃。

（2）以2%醋酸、食醋、柠檬汁或5%稀盐酸口服。

（3）口服牛奶、豆浆、植物油。

（4）纠正脱水及电解质失衡。

（5）有休克者则抗休克治疗。

（6）应用抗生素预防感染。

647

（二） 皮肤接触

（1） 大量清水冲洗。

（2） 以5%醋酸冲洗接触处。

（3） 溅到眼内时，以生理盐水冲洗。

强 酸 中 毒

强酸包括硫酸、盐酸和硝酸，为强烈的腐蚀剂。与皮肤黏膜直接接触时，可引起烧伤，吸入蒸汽后，产生严重的呼吸道刺激症状，甚至出现肺水肿。与消化道黏膜接触可引起烧灼，严重者胃肠穿孔。进入体内，可引起代谢性酸中毒。

【诊断要点】

（一） 症状及体征

（1） 皮肤接触后即引起烧伤。

（2） 吸入强酸的蒸汽，立即出现呛咳、胸闷，严重者出现肺水肿，表现为明显的呼吸困难，呼吸快、发绀、咯泡沫痰，两肺布满湿啰音。

（3） 口服后，引起口腔、咽部、食道、胃黏膜的烧伤，呕吐大量咖啡样物，严重者可发生食道、胃穿孔，从而形成纵隔或腹膜炎，并出现休克。

（4） 强酸吸收入血后，可发生代谢性酸中毒，并可出现血红蛋白尿，产生急性肾功能衰竭。

（二） 实验室检查

呕吐物可检出强酸等。尿内有蛋白质、管型、红细胞、白细胞，并可有血红蛋白尿。

【治疗】

648

（一） 吞服者的处理

（1） 禁忌洗胃及催吐。

（2） 以氢氧化铝60ml或氧化镁30g加水120ml口服，禁用碳酸氢钠，以防在胃肠中产气而致穿孔。

（3） 口服牛奶、豆浆、鸡蛋清、植物油。

（4） 静滴1/6mol乳酸钠500~1000ml，以纠正酸中毒。

（5） 适当给抗生素，预防或控制感染。

（6） 有休克时，进行抗休克治疗。

（7） 喉头水肿或呼吸困难者，应作气管切开。

（8） 吞服强酸1~2天后，可用强的松10mg，每日3次，共2~3周，以防食道瘢痕狭窄。

（9）有胃肠穿孔者，进行胃肠减压等保守治疗，无效时考虑手术。

（10）可用止痛剂。

（二）　吸入者的处理

吸入量大而发生肺水肿时则应：

（1）高压吸氧。

（2）利尿剂。

（3）若血压低或休克时，注意输液中的晶体与胶体的比例。

（4）短期应用肾上腺皮质激素，如地塞米松，每日20mg，或氢化可的松每日500mg。

（5）高张葡萄糖液静脉输入。

（三）　皮肤接触时的处理

（1）脱去污衣。

（2）以大量清水冲洗患部皮肤，或用5%碳酸氢钠冲洗，再以生理盐水冲洗。

（3）溅到眼内时，立即用大量温水冲洗，或用2%碳酸氢钠及生理盐水冲洗，以可的松眼药水及抗生素眼药水交替滴眼，以0.5%地卡因滴眼止痛。

金属毒物中毒

急性铅中毒

因误服含有铅的物质或吸入含有铅的烟尘，而发生铅中毒。

铅可由消化道吸收约10%，呼吸道吸收30%，有些铅的化合物，如四乙基铅，可从皮肤吸收。进入体内的铅约有90%以无生物活性的磷酸铅贮存于骨骼内，铅可从肾排出。

铅中毒发生机制：

1. 影响卟啉的代谢　铅可与含有巯基（-SH）的酶结合，如δ-氨基乙酰丙酸（δ-ALA）脱水酶，使δ-ALA形成卟啉受到抑制，而卟啉是合成血红素的物质。

铅又可抑制铁络合酶，使卟啉与二价铁结合障碍，不能形成血色素，从而导致血红蛋白形成障碍，铁在幼稚红细胞内蓄积，形成铁幼粒细胞。δ-ALA及粪卟啉在血中增加，两者在尿中排出增加。

2. 铅直接对红细胞的影响　铅可抑制红细胞膜上的ATP酶（钠泵），钠泵失灵，Na^+进入细胞内，水也进入，导致溶血。同时铅可使红细胞膜脆性增加，耐受机械性损伤的能力下降，当流经毛细血管时易发生破裂而使血管内溶血。

3. 铅可引起小动脉平滑肌痉挛　而发生腹绞痛、面色苍白、高血压、视网膜血管痉挛。

4. 铅对神经系统的影响

（1）可直接作用于脑细胞而引起水肿，因脑动脉痉挛引起脑缺血而发生中毒性脑病。

（2）可作用于周围神经，发生脱髓鞘病变。

5. 铅可使肌肉内磷酸、肌酸的再合成障碍，肌肉麻痹。

6. 铅可抑制嘧啶-5'-核苷酸酶　使红细胞内嘧啶核苷酸发生降解障碍而大量蓄积，RNA分解受到抑制，聚集，形成点彩细胞。

【诊断要点】

（一）症状及体征

1. 消化系统症状　有恶心、呕吐、便秘、剧烈腹部绞痛（脐周）、黑便（含硫化铅），呕吐物混有血液，或呈白色奶块状（铅在胃内生成白色氯化铅），严重者出现虚脱。

2. 神经系统症状　头痛、头晕，严重者癫痫样发作，谵妄、瘫痪，甚至昏迷。

3. 造血系统　可有贫血。严重溶血时出现黄疸及血红蛋白尿。

（二）实验室检查

尿铅定量在0.1mg/L以上。尿中粪卟啉强阳性。可发现血中点彩红细胞。

【治疗】

（1）口服中毒应立即以1%硫酸钠或硫酸镁洗胃，使之与铅化合物形成硫酸铅，以阻止其吸收。

（2）以10%葡萄糖酸钙或氯化钙10ml，静脉注射，每日2~3次，持续2~3天。其作用为使血铅沉着于骨骼，以减轻急性中毒症状。以后口服乳酸钙，每次1g，每日3次。

（3）对症处理。腹痛重用阿托品，惊厥可用安定、副醛或巴比妥类，呕吐不能进食者应予输液。

（4）急性症状减轻后立即进行驱铅疗法。

1）依地酸钙钠，1g，溶于5%葡萄糖溶液40ml中，静脉注射，5分钟注射完，每日1次，3天1疗程，休息3天再用，共4~5个疗程，其作用为其巯基与铅络合成稳定的可溶性金属络合物，从尿中排出。此药无血钙降低的副作用。

2）二乙烯三胺五乙酸盐（DTPA），0.5~1.0g，溶于生理盐水250ml中，静脉滴入，连续3天。

3）二巯基丁二酸钠，1~2g，静脉缓慢注射或肌肉注射，3~5天为一疗程。

上述药物可选择应用。

急 性 汞 中 毒

金属汞在消化道内不易吸收，但吸入汞蒸气、含汞的粉尘则较易被吸收。

汞进入血液后，大部分被氧化成汞离子，汞离子大部分与蛋白质中的巯基（-SH）结合，也可在体液中形成磷酸盐等。

汞在体内以肾脏近端肾小管上皮含量最高，其次为肝脏及脑。汞主要从尿中排出，也可经肝从胆汁排出。

汞中毒的发生机制主要为：

（1）汞与细胞内线粒体、微粒体中的含有巯基的酶结合，抑制多种含有巯基的酶功能障碍，特别对呼吸酶的活性抑制。同时在细胞膜的巯基也受到影响，而导致整个细胞的损伤。

（2）汞在体内可能形成结合抗原，与其导致机体产生抗体，抗原抗体形成复合物，可沉积于肾小球的毛细血管、小动脉，而发生肾脏损害，引起急性间质性肾炎、肾小球肾炎。

（3）汞可干扰大脑对糖的代谢，引起大脑功能障碍。

【诊断要点】

（一）　症状及体征

1. 无机汞中毒

（1）消化系统症状：口腔及胃肠道黏膜糜烂，恶心、呕吐，持续性腹痛、腹泻、血便，严重者发生胃肠穿孔。口腔及咽部黏膜可有充血、水肿，甚至坏死。腹部可有压痛，肝可增大。

（2）肾功能不全的症状：严重者1~2天即可出现急性肾功能衰竭。

2. 有机汞中毒

主要由于吞服有机汞农药。

（1）消化系统症状：口腔有金属味，唾液增多、恶心、呕吐等。

（2）神经系统症状：头痛、头晕、嗜睡、肌肉震颤、瘫痪，严重者痉挛、昏迷。

（3）吸入汞的蒸气、粉尘：除了严重的神经系统症状外，尚可发生肺炎、支气管炎。

651

（二）实验室检查

（1）尿汞含量增高（大于0.05mg/L）。

（2）尿常规检查有尿蛋白、细胞及管型。

（3）可有肾功能障碍。

【治疗】

（1）口服中毒者用2%碳酸氢钠或温水洗胃（忌用生理盐水），并注入牛奶、豆浆或鸡蛋清等，以保护胃黏膜。

（2）解毒剂

1）二巯基丙醇，3~5mg/kg，肌注4小时1次，1~2天后改为6小时1次，从第四天起，每日2次，10天为一疗程。肝肾功能不良者慎用，有严重肾功能障碍者停用。

2）二巯基丁二酸钠，首次2g，溶于20ml注射用水中缓慢静注。以后每次1g，每日2~3次，共3~5天。

（3）有急性肾功能不全者，对症处理，必要时可进行血液透析。

急性砷中毒(砒霜、信石、白砒)

砷为银灰色的晶体，无毒性。但三氧化二砷等砷的化合物有毒。三氧化二砷（俗称白砒）微溶于水，毒性很大。人口服5~50mg即可中毒。致死量为70~180mg。

砷化氢为无色气体，有大蒜味，也是极毒的气体。

砷的化合物可经消化道、呼吸道、皮肤、黏膜进入体内，在血液中可很快与红细胞相结合。

三价砷离子可与参加细胞代谢的含有巯基的酶结合，如丙酮酸氧化酶、细胞色素氧化酶、磷酸氧化酶等，因此干扰三羧酸循环等代谢过程，影响能量的产生，对心、脑、肾、肝造成损害。

砷还可直接损伤毛细血管，使其通透性增加。

【诊断要点】

（一）症状及体征

（1）食入后约1小时出现症状，开始口腔出现金属味，继而口渴、流涎、恶心、呕吐、腹痛、腹泻，大便呈水样，可混有鲜血。因严重吐泻脱水，可引起低血容量休克。

（2）中枢神经系统症状可有头痛、烦躁、意识模糊、昏迷。严重者可因中枢神经麻痹迅速死亡。

（3）吸入砷化氢气体可发生急性血管内溶血及急性肾功能不全。

（二）实验室检查

（1）呕吐物及大便中含砷。

（2）可出现肝功能异常。

（3）口服量大者，腹部X线检查可发现有不透光的物质存在。

【治疗】

（1）大量温水洗胃（10~20L），每升可加炭粉10~20g，有休克者，应迅速进行抢救，不宜延误时间太长。

（2）可口服解毒剂，新配制的氢氧化铁，每5~10分钟1次，每次10ml口服，总量200~400ml，可与砷结合成不溶性亚砷酸铁。

（3）洗胃后若呕吐已止，可用氧化镁20g加入200ml牛奶中，胃内注入。

（4）解毒剂的应用，使与组织内的砷结合而解毒。

1）二巯基丙醇（BAL）：用法见汞中毒。

2）二巯基丁二酸钠（Na-DMS）：用法见铅中毒。

3）三巯基丙磺酸钠：每次5mg/kg，第一天每6小时肌肉注射1次，第二天每8小时肌肉注射1次，以后每日1~2次，共用5~7天。

（5）对症治疗

1）纠正水、电解质失衡。

2）腹痛甚者可用度冷丁。

3）休克者抗休克治疗。

4）急性肾功能不全者，按急性肾功能不全处理。

5）肌肉痉挛者，可静脉注射葡萄糖酸钙。

6）有溶血反应时应用大剂量肾上腺皮质激素。

653

动 物 咬 伤

毒 蛇 咬 伤

被毒蛇咬伤后，蛇毒由毒牙导管注入人体，通过淋巴吸收，逐渐扩散到全身。蛇毒成分较复杂，主要由蛋白质、多肽类及多种酶所组成。蛇毒中毒性最强烈的为神经毒素、心脏毒素及出血毒素。

【诊断要点】

(一) 症状及体征

1. 神经毒症状　主要由金环蛇、银环蛇、眼镜蛇、海蛇等咬伤引起。

(1) 局部表现：伤口局部无炎症表现，微痛、微痒、麻木、知觉减退或消失。

(2) 全身症状：1~2小时后出现，发展迅速。全身不适、怕冷、无力、头昏、眼花，继而视物模糊、眼睑下垂、眼球固定、瞳孔散大、无表情、流涎、吞咽困难、言语障碍、痰鸣、胸闷、气短，最后呼吸麻痹。海蛇咬伤尚可引起横纹肌的破坏，表现为全身肌肉酸痛，张力增高，肌红蛋白尿，可发生急性肾功能衰竭，甚至心力衰竭。

2. 血液及循环中毒症状　主要由蝰蛇、五步蛇、竹叶青等咬伤引起。

(1) 局部表现：伤口局部红肿、剧痛、肿胀迅速向近端蔓延，伴有水泡、淤斑、局部淋巴结肿胀。被蝰蛇咬伤的伤口出血不止，局部坏死。

(2) 全身症状：竹叶青毒蛇咬伤，中毒症状较重，广泛性出血、皮下出血、咯血、吐血、便血、尿血，甚至心肌出血，脑出血。亦可引起血压下降、尿闭、心律失常、黄疸和贫血等。由于循环及急性肾功能衰竭而死亡。

3. 混合症状　主要由眼镜蛇、眼镜王蛇和蝮蛇咬伤引起，可出现神经、循环及血液系统症状。

(1) 局部表现　伤口红肿疼痛，红肿扩展迅速，出血不止，周围有水泡、组织坏死。

(2) 全身症状　2~6小时出现，有困倦、胸闷、恶心、呕吐、畏寒、发烧、无力、步态蹒跚、吞咽困难、瞳孔缩小、心率快、心律失常，1~2日可因呼吸麻痹、循环衰竭死亡。蝮蛇咬伤，早期出现复视、血红蛋白尿、少尿、无尿，急性肾功能不全。

(二) 实验室检查

(1) 海蛇咬伤可出现肌红蛋白尿。五步蛇、蝰蛇咬伤出现血尿。蝰蛇咬伤亦出现血红蛋白尿。

(2) 心电图可显示心律失常，心肌损害。

(3) 可有凝血机制障碍，如五步蛇咬伤时。

【治疗】

(一) 局部治疗

(1) 结扎咬伤的肢体近端，被咬伤后立即停止肢体活动，以免加速蛇毒吸收，并速用止血带、手帕或绳索等，在伤口近心端5~10cm处结扎，以阻断淋巴及静脉回流，减少毒素的扩散，但不应阻断动脉血的供应。每15分钟放松1次，每次2~3分钟，以免局部组织坏死。

（2）可将伤口用小刀挑开，有毒牙时将其剔出，用手从伤口四周向伤口挤压，把血液和毒汁排出。亦可用吸乳器或拔火罐将毒液拔出。五步蛇和蝰蛇咬伤时，不宜切开伤口。

（3）以肥皂水、5%高锰酸钾或冷水反复冲洗伤口。

（4）用0.25%普鲁卡因在伤口四周作环形封闭，同时加用醋酸氢化可的松25mg，可减轻局部疼痛及组织坏死。

（5）伤口有溃疡，应防止细菌继发感染。

（二）抗蛇毒治疗

（1）中药成药有季得胜蛇药，每次内服2~4片，每日3次，同时外敷，距咬伤处四周约0.5cm。蛇伤解毒片、上海蛇药口服，第一次20ml，以后每次10ml，每6小时1次，至全身症状消失为止。重症口服首剂30ml，以后20ml每4小时1次。

（2）多价抗毒蛇血清，先作皮试，后肌肉注射。

（3）草药半边莲，6~9g加水200ml，煎至100ml，分3次内服。其他草药，如七叶一枝花、白花蛇舌草也可水煎服用或外敷。

（三）对症处理

（1）呼吸衰竭的治疗　由蛇毒引起的呼吸衰竭为外周性呼吸麻痹，开始呼吸减慢，后则停止，应及时采取措施。

1）给氧。

2）彻底清理呼吸道，必要时插管或气管切开。

3）应用人工呼吸器。

（2）出血的治疗参看DIC一节。

（3）应用抗生素及破伤风抗毒素。

（4）氢化可的松，每日200~300mg，静脉滴入，连用2~3天，可减轻毒性反应。

（5）注意循环情况和肾功能。

蜂 螫 伤

655

蜂属于节肢动物门昆虫纲膜翅目，种类很多。常见者有蜜蜂、黄蜂、大黄蜂等。

在工蜂的尾部有螫针，其上有倒钩及毒腺，在螫人时，毒刺刺入皮肤，由毒腺分泌的毒液进入体内。

蜜蜂的螫针可留于螫伤的皮肤内，黄蜂则不留。由于蜂的种类不同，其毒液的成分也不同，但其主要成分为肽类物质。

蜜蜂的蜂毒为小分子肽，如蜜蜂神经毒素、蜜蜂毒素，使肥大细胞脱颗粒肽。此外尚有透明质酸、磷脂酶A、组胺、儿茶酚胺、蚁酸等，毒力较弱。但100支蜜蜂的蜂毒可以致死。

黄蜂的蜂毒为毒蛋白，同时含有缓激肽、组胺、乙酰胆碱、5-羟色胺、磷脂酶A及B、蚁酸及透明质酸等，黄蜂的毒力较强。

蜂螫后除局部受损外，尚可发生肾小管坏死、心律失常、中枢神经系统损害、溶血、肝功能损害等。对蜂毒过敏者，一只蜂螫伤，即可发生过敏休克而致命。

【诊断要点】

1. **病史** 有蜂螫伤的病史。
2. **局部表现** 在螫处可发生局部红肿、剧痛、起水泡及坏死。
3. **全身表现** 可发生头痛、头晕、发烧、全身痛。可出现喉头水肿、过敏性休克。偶有急性肾功能衰竭、肝功能受损及神经系统症状。

【治疗】

(1) 拔出毒刺，并可用拔火罐法吸出毒液。
(2) 局部可涂南通蛇药或氧化锌油。
(3) 发生过敏反应者，可应用扑尔敏，10mg口服，每日3次。
(4) 发生过敏休克时，可以0.1%肾上腺素0.5ml皮下注射。
(5) 发生急性肾功能衰竭者治疗参阅"急性肾功能衰竭"章节。

蝎 螫 伤

蝎属节肢动物门蜘蛛网，蝎目腹部共13节，最后一节为毒刺，胎生。

蝎的种类很多，分泌毒液一般毒性较小，但东北毒蝎则毒力甚强，被螫后可以致命。每次螫伤其排毒量为1mg左右。螫人时，毒刺刺入皮肤内，毒液顺毒刺进入体内。

毒液为透明的毒蛋白，含有神经、心脏、溶血、出血等毒素，尚有凝血酶、透明质酸酶等。

神经毒素可阻断乙酰胆碱和去甲肾上腺素等递质的传递，干扰神经轴索的去极化，影响神经肌肉的生理功能。

心脏毒素可影响心脏细胞膜的Ca^{2+}转运，而导致心律失常、心脏停搏。

溶血毒素可使红细胞膜溶解而发生溶血。

此外还可致肌肉细胞变性和内分泌功能紊乱。

【诊断要点】

1. **有被蝎螫伤的历史**
2. **局部表现**

在螫伤的部位红肿、中间有螫伤的斑点，可发生水泡。局部灼痛，较剧烈，或局部有麻木感。

续表

毒物名称	主要临床表现	主要治疗方法
乙酸(醋酸):吸入、接触中毒	喉头痉挛、肺炎 皮肤接触:皮炎	局部冲洗
乙醚:吸入中毒	眩晕、恶心、呕吐、癔病样发作、嗜睡、昏迷、瞳孔大、休克、呼吸抑制	对症治疗
吡啶:吸入中毒	头晕、呕吐、不安、抽搐、精神异常、休克、昏迷	对症治疗
硫酸二甲酯:吸入、接触中毒	呼吸困难、肺水肿、腹痛、昏迷、肾及皮肤损害	主要治疗肺水肿
有机锡:吸入、接触中毒	头晕、无力、脑水肿、剧烈头痛、呕吐、抽搐、谵妄、昏迷、呼吸衰竭、肝损害	重点治疗脑水肿,试用L-半胱氨酸
萘(人造樟脑丸):吸入、口服中毒	头痛、咳嗽、恶心、呕吐、视力障碍、肝肾损害 恶心、呕吐、腹痛、腹泻、肝肾损害、溶血	对症治疗
松节油:吸入、口服中毒	吸入:化学性肺炎、呼吸困难、抽搐、肾损害 接触:皮炎 口服:腹痛、腹泻、谵妄、昏迷、休克、肺水肿、泌尿道损伤	对症治疗
沥青:吸入、接触中毒	呼吸道刺激症状、眩晕、呕吐、腹泻、昏迷、皮肤损害	对症治疗
三氯氢硅:吸入中毒	呼吸道刺激症状、头晕、恶心、心律失常、肢体麻木、肺水肿	对症治疗
己二胺:吸入、接触中毒	黏膜刺激症状,皮炎	对症治疗
丙烯腈:吸入、接触中毒	吸入及接触:呼吸道刺激症状、恶心、呕吐、腹泻、手足麻木、呼吸困难、呼吸抑制、抽搐、昏迷、肝损害	解毒剂:见氰化物中毒,但用量要小
癸二腈:吸入中毒	头晕、烦躁、抽搐、咳嗽、胸闷、恶心、呕吐、腹痛、昏迷、皮肤灼伤	解毒剂:亚硝酸盐加硫代硫酸钠
乙二醇:吸入、口服中毒	如酒精中毒症状。重者出现肺水肿、循环衰竭、肾功能衰竭	解毒剂:可适当用酒精

667

毒物名称	主要临床表现	主要治疗方法
环氧乙烷:吸入、接触中毒	头晕、恶心、呕吐、腹痛、腹泻、咳嗽、心律不齐、昏迷、肝损害 接触:黏膜及皮肤损害	对症治疗
氯乙醇:吸入中毒	头晕、恶心、呕吐、腹痛、呼吸困难、紫绀、视力障碍、谵妄、昏迷、休克、肺水肿、脑水肿、呼吸衰竭	对症治疗 禁用肾上腺素
氯乙烯:吸入中毒	眩晕、定向力障碍、胸闷、呼吸困难、昏迷、呼吸循环衰竭	对症治疗
二氯乙烷:吸入、接触中毒	轻度:头晕、恶心、呕吐、嗜睡 中度:上腹痛、意识模糊、肝大 重度:不安、抽搐、昏迷	对症治疗 禁用肾上腺素
乙烯:吸入中毒	吸入:麻痹现象、昏睡	对症治疗
乙炔:吸入中毒	初兴奋、烦躁、嗜睡、恶心、呕吐、青紫、昏迷	对症治疗
有机氟:吸入中毒	吸入:呼吸道刺激症状;严重时肺水肿、肝肾损害	对症治疗
氟乙酰胺(敌蚜胺):口服、接触中毒	轻度:头晕、视物模糊、肢体抽动、恶心、呕吐、腹痛 中度:呼吸困难、烦躁、血压低 重度:惊厥、心肌损害、心力衰竭、呼吸衰竭、昏迷	解毒剂:乙酰胺2.5~5.0g,肌注,每日2~4次,共5~7天
西维因(甲萘、息瘟):口服中毒	流涎、流泪、肌肉颤动、抽搐、呼吸困难、瞳孔缩小	拮抗剂:阿托品
有机硫农药杀虫剂(福美锌、福美双):吸入、口服中毒	吸入:呼吸循环衰竭、肝肾损害 口服:呕吐、腹泻、呼吸循环衰竭 接触:刺激黏膜及皮肤	对症治疗
有机汞农药杀虫剂(赛力散、西力生等):吸入中毒	消化道、呼吸道刺激症状,后期出现中枢神经、肝、心、肾损害	解毒剂:见汞中毒
鱼藤:口服中毒	口腔麻木、呕吐、腹痛、呼吸减慢、肌肉震颤、全身痉挛,重者昏迷、呼吸衰竭	忌油及饮酒
除虫菊:吸入、口服中毒	呕吐、腹泻、头晕、皮疹	对症治疗
闹羊花:口服中毒	呕吐、腹泻、昏迷、呼吸衰竭、皮肤糜烂	对症治疗

续表

毒物名称	主要临床表现	主要治疗方法
烟草:口服接触中毒	轻度:口干、流涎、恶心、呕吐、腹痛、腹泻,听觉及视觉障碍 中度:呼吸困难、精神错乱、肌肉震颤、惊厥、心律失常 重度:心跳快、血压低、昏迷、呼吸衰竭	对症治疗 呼吸衰竭及循环衰竭的处理
钩吻(断肠草):口服中毒	呕吐、腹痛、四肢麻木、复视、眼睑下垂、瞳孔大、心跳快,重者昏迷、休克、呼吸麻痹	解毒剂:鲜羊血200ml口服 拮抗剂:阿托品
野芹:口服中毒	恶心、呕吐、腹痛、站不稳、四肢麻痹、谵妄、昏迷、休克、呼吸麻痹	对症治疗
麻黄:口服中毒	头痛、面赤、出血、呕吐、不安、震颤、血压升高、瞳孔大、尿潴留,严重者心力及呼吸衰竭	拮抗剂:氯丙嗪,忌用氨茶碱
马兜铃:口服中毒	腹痛、腹泻、便血、肌无力、呼吸肌麻痹、血压下降、嗜睡、肾损害	拮抗剂:新斯的明
藜芦:口服中毒	呕吐、腹痛、腹泻、无力、出汗、意识障碍、四肢痉挛、震颤、血压下降、心律紊乱、呼吸抑制	拮抗剂:阿托品
半边莲:口服中毒	恶心、呕吐、流涎、腹痛、头痛、血压升高	对症治疗
苦参:口服中毒	流涎、呼吸急促、心率快、惊厥、共济失调、呼吸抑制	对症治疗
使君子:口服中毒	恶心、呕吐、腹痛、腹泻	对症治疗
苦杏仁:口服中毒	呕吐、腹泻、头晕、肢端感觉迟钝、呼吸不匀、脉缓、意识丧失、血压下降、呼吸麻痹、青紫	同氰化物中毒
皂角荚:口服中毒	恶心、呕吐、腹痛、腹泻、头晕、四肢麻、谵妄、痉挛、休克、呼吸麻痹、溶血	对症治疗

续表

毒物名称	主要临床表现	主要治疗方法
白头翁：口服接触中毒	口腔烧灼感、呕吐、腹泻、心率快、血压下降、休克	对症治疗
黄独：口服中毒	呕吐、腹泻、惊厥、昏迷、呼吸困难、心脏麻痹	对症治疗
商陆：口服接触中毒	呕吐、腹痛、腹泻、心率快、心律失常、躁动、抽搐、昏迷、心肌麻痹、呼吸及循环衰竭	对症治疗
蓖麻子：口服中毒	呕吐、腹泻、血便、肝肾损害、呼吸抑制、休克	对症治疗
巴豆：口服中毒	口腔、食道烧灼感，剧烈腹痛、腹泻、呼吸困难、昏迷、休克、肾损害	对症治疗
油桐子：口服中毒	呕吐、腹痛、腹泻、便血、肌肉痛、呼吸浅、惊厥、心脏麻痹	对症治疗
相思豆(红豆)：口服中毒	呕吐、腹痛、心率慢、溶血、呼吸及循环衰竭、肾损害	有溶血者用肾上腺皮质激素及输血
马桑：口服中毒	恶心、呕吐、痉挛、心率快、血压升高、烦躁、强直性惊厥、脊髓反射增强	对症治疗，禁用吗啡类
艾：口服中毒	恶心、呕吐、四肢震颤、全身痉挛、谵妄、肝损害	对症治疗
苦楝子：口服中毒	呕吐、腹泻、黄疸、心率快、呼吸困难、心衰及休克	对症治疗
芦荟：口服中毒	恶心、呕吐、腹痛、腹泻、尿少、血尿	对症治疗
大麻子：口服中毒	头晕、眼花、四肢麻木、精神症状、心率快、血压高，重者昏迷	对症治疗
棉籽：口服中毒	头晕、呕吐、腹泻、四肢麻木、抽搐、昏迷，心、肝、肾损害	对症治疗
鸦胆子：口服中毒	呕吐、腹泻、呼吸困难、昏睡、四肢麻痹	对症治疗
益母草：口服中毒	乏力、四肢麻木、血尿、休克	对症治疗
百部：口服中毒	呼吸中枢麻痹	对症治疗

续表

毒物名称	主要临床表现	主要治疗方法
延胡索:口服中毒	头晕无力、血压下降、呼吸慢,严重者呼吸麻痹	对症治疗
木通:口服中毒	呕吐、腹痛、腹泻、尿少	对症治疗
何首乌(夜交藤):口服中毒	抽搐、痉挛、躁动,严重者呼吸麻痹	对症治疗
乌头类(附子、天雄):口服中毒	恶心、呕吐、腹痛、腹泻、心律不齐、心率慢、血压下降、呼吸及循环衰竭	对症治疗
芫花:口服中毒	呕吐、腹痛、腹泻、抽搐、昏迷、呼吸衰竭	对症治疗
牵牛子:口服中毒	恶心、呕吐、腹痛、腹泻	对症治疗
大戟:口服中毒	呕吐、腹泻、肾功能不全	对症治疗
蚕豆类:口服中毒	头晕、无力、腹痛、腹泻、溶血症状及红血蛋白尿、急性肾功能衰竭	治疗溶血;肾上腺皮质激素,输新鲜血
天南星:口服中毒	口腔黏膜溃烂、四肢麻木、重者窒息	对症治疗
半夏:口服中毒	同天南星	对症治疗
夹竹桃:口服中毒	呕吐、腹痛、腹泻、便血、四肢麻木、暂时性痴呆、抽搐、心律失常、血压下降、呼吸困难、昏迷	对症治疗
万年青:口服中毒	呕吐、腹泻、心率慢、血压下降、抽搐、昏迷、瞳孔散大、心律失常	对症治疗
草贝母(含秋水仙碱):口服中毒	呕吐、腹痛、腹泻(霍乱样吐泻)、休克、心衰、紫绀、肌肉痛、肌肉松弛、瞳孔扩大、惊厥、呼吸中枢麻痹死亡	对症治疗
威灵仙:口服中毒	剧烈腹泻、排腐臭黑便、脉缓、血压下降、呼吸困难、瞳孔散大	对症治疗
细辛:口服中毒	头痛、呕吐、烦躁、痉挛、角弓反张、昏迷、尿闭	绿豆汤解毒
天花粉:口服中毒	发热、皮疹、过敏性哮喘、过敏性休克、心律失常,孕妇引产后出血	对症治疗
番红花:口服中毒	呕吐、腹痛、腹泻、便血、血尿、尿闭、惊厥、昏迷	对症治疗

671

毒物名称	主要临床表现	主要治疗方法
石榴皮：口服中毒	呕吐、腹泻、惊厥、瞳孔散大、复视甚至失明，可因虚脱、呼吸肌麻痹而死亡	解毒剂：1ml碘酊加于100ml水内口服，对症治疗
北五加皮(红柳)：口服中毒	恶心、流涎、昏迷、肌肉瘫痪、心律失常，重则室颤	对症治疗
盐肤木：口服中毒	呕吐、腹泻、肾损害、接触性皮炎	对症治疗
人参：口服中毒	烦躁不安、惊厥、发绀、呼吸急促、心率减慢、血压下降，胃肠道出血、鼻、耳出血，脑血管意外	萝卜汤解毒对症治疗
侧柏叶：口服中毒	腹痛、腹泻、呼吸困难、肺水肿、惊厥、昏迷、休克、尿毒症、膀胱炎，孕妇可引起流产	对症治疗
羊蹄(土大黄)：口服中毒	呕吐、腹泻、流涎、惊厥	对症治疗
斑蝥：口服、接触中毒	吞咽困难、腹痛、腹泻、尿少、尿闭、急性肾功能衰竭、四肢麻木、瞳孔扩大、抽搐、心律不齐、高热、惊厥、昏迷、呼吸及循环衰竭 皮肤接触：水泡	忌用油类。茶、黄连、黑豆、绿豆有解毒作用。对症治疗
毒蜘蛛咬伤	局部肿痛、头晕、恶心、呕吐、发热、肌肉痉挛、呼吸困难，严重者休克	结扎咬伤近端肢体、局部切开排出毒汁。外用南通蛇药
蜈蚣咬伤	局部剧痛、红肿、坏死及淋巴管炎，重者头痛、头晕、呕吐、发烧、昏迷及过敏性休克	局部涂抹3%氨水或5%碳酸氢钠，外敷南通蛇药
蛤贝中毒：口服中毒	红斑性型：胃肠道症状、荨麻疹、喉水肿、红斑 细菌性型：感染和胃肠道症状 麻痹型：口麻、言语障碍、痉挛、步态不稳、心肌及呼吸麻痹	忌用吗啡，服用碳酸氢钠、肾上腺皮质激素及抗生素
鱼肝中毒：口服中毒	呕吐、腹泻、肝大压痛、发热、嗜睡、结膜充血、皮肤丘疹、脱皮 婴儿前囟隆起，烦躁不安	对症治疗
鲐鲅鱼、金枪鱼(高组织胺)：口服中毒	恶心、呕吐、心率快、面红、瞳孔扩大、腹痛、腹泻、口麻、唇肿、视物模糊	拮抗剂：非那根等，激素

续表

毒物名称	主要临床表现	主要治疗方法
蜂蛹中毒：口服中毒	食后5~15分钟后突然昏倒、意识丧失、痉挛、抽搐（间歇性）、面浮肿、呕吐、腹痛、脉缓、心律不齐、血压下降、呼吸困难	阿托品
蟾蜍中毒：口服中毒	呕吐、腹泻、脱水、头晕、口麻、四肢麻木、心律不齐，重者出现急性心源性脑缺血综合征、休克、呼吸衰竭。误入眼中可致失明	若有类似洋地黄中毒症状出现，可按洋地黄中毒处理
苯妥英钠：口服中毒	头痛、眩晕、共济失调、呼吸困难烦躁、精神异常、大小便失禁、惊厥、昏迷、呼吸衰竭	对症治疗
毒扁豆碱：口服中毒	流涎、呕吐、腹泻、面红、头痛、头晕、惊厥、呼吸衰竭	拮抗剂：阿托品
新斯的明：注射中毒	同毒扁豆碱	同毒扁豆碱
利血平：口服、注射中毒	鼻塞、腹痛、腹泻、无力、心率慢、体温下降、呼吸慢，严重者呼吸麻痹	对症治疗
去甲基肾上腺素：注射中毒	头痛、面苍白、血压高、心悸、肌肉颤动，严重者肺水肿	拮抗剂：酚妥拉明
双香豆素：口服中毒	出血倾向、肝损害	解毒剂：维生素K、输新鲜血
肝素：注射中毒	出血倾向	解毒剂：鱼精蛋白1mg/kg体重，输新鲜血
抗组织胺类药物：口服或注射中毒	头晕、烦躁、呕吐、血尿、听力及视力障碍、运动失调、呼吸浅、心率快，严重者惊厥、昏迷、呼吸及心肌抑制	拮抗剂：组织胺0.5mg，皮下注射，忌用兴奋药物
土根碱：口服、注射中毒	心跳快、心前区痛、血压下降、心电图P-R及Q-T间期延长，T波平坦，可有消化系统症状、肝肾及肌肉的损害	对症治疗
氯喹：口服中毒	呕吐、腹泻、头晕、无力、低血压、精神症状、心电图改变	给氯化铵促毒物自尿中排出
奎宁：口服中毒	恶心、呕吐、腹泻、耳聋、眼花、视力模糊、瞳孔散大、多汗，严重者心脏传导阻滞、呼吸麻痹	对症治疗
伯氨奎林：口服中毒	急性血管内溶血及高铁血红蛋白血症症状	解毒剂：美蓝
阿的平：口服中毒	呕吐、腹泻、不安、血压下降、心跳及呼吸慢、意识障碍、肝损害、再障	氯化铵促毒物从尿中排出

673

续表

毒物名称	主要临床表现	主要治疗方法
山道年：口服中毒	呕吐、腹泻、头晕、血尿、房室传导阻滞	忌用阿片类药物
四氯乙烯：口服中毒	恶心、呕吐、头痛、头晕、四肢麻木、视物模糊、抽搐、昏迷、肝损害	忌油
磺胺类：口服、注射中毒	恶心、呕吐、无力、急性肾功能衰竭、肝损害及骨髓抑制	碳酸氢钠可促自尿中排出
痢特灵：口服中毒	恶心、呕吐、躁动、嗜睡、尿少，严重者惊厥及昏迷、溶血性贫血、骨髓抑制、肺炎、周围神经炎、皮疹等	激素，二巯基丙醇
美蓝：口服、注射中毒	头晕、无力、气短、皮肤紫黑、不安、惊厥、血压下降、心律不齐、呕吐、腹泻、上腹烧灼痛	维生素C、辅酶A
水杨酸盐类：口服中毒	头痛、呕吐、呼吸困难、视物模糊，重者神志不清、心率快、血压低	对症治疗
异烟肼：口服中毒	无力、手足震颤、共失调、抽搐、高热、肺水肿、肝肾损害、昏迷	对症治疗
驱蛔灵：口服中毒	头晕、呕吐、出汗、心率快、抽搐、瞳孔大、末梢神经炎、肝肾损害	对症治疗
溴化物：溴化钾、溴化钠口服中毒	头晕、呕吐、烦躁、步态不稳、无力、昏迷，精神症状	氯化钠可加速溴的排出，利尿
普鲁卡因：口服、注射中毒	立即反应：头晕眼花，神志不清，血压下降，脉缓，休克，1~2分钟内死亡 延缓反应：眩晕、面苍白、瞳孔大、精神错乱，腹痛，共济失调，惊厥，昏迷、呼吸循环衰竭 过敏反应：支气管痉挛、休克死亡	对症治疗 肾上腺皮质激素等
双氢克尿噻：口服中毒	呕吐、不安、低血压、谵妄、惊厥、低血钾症、休克、昏迷、过敏性紫癜	补钾 对症治疗
安体舒通：口服中毒	低血钠、高血钾、血压下降	对症治疗
麦角：口服中毒	流涎、口渴、吞咽困难、胃痛、腹泻、听觉及视觉障碍、失语、偏瘫、精神错乱、惊厥、昏迷、心绞痛、心肌梗死、呼吸及心力衰竭、皮肤坏死、孕妇流产	用舒张血管药：罂粟碱、妥拉苏林、血管舒缓素 防凝血：低分子右旋糖酐及肝素
降糖灵：口服中毒	呕吐、腹泻、酮症酸中毒、肝昏迷、胰及神经系统机能障碍	忌用乳酸钠 对症治疗

毒物名称	主要临床表现	主要治疗方法
甲苯磺丁脲(D860)：口服中毒	无力、出汗、不安、共济失调、精神错乱、惊厥、昏迷、周围神经炎及视神经炎、呕吐、腹泻、黑便、黄疸、全血减少、过敏性皮疹	有低血糖反应者给高张糖对症治疗
甲状腺素制剂：口服、注射中毒	多汗、多语、易激动、急躁、失眠、呕吐、腹泻、高热、肌痛、肌肉颤动、痉挛、瘫痪、呼吸困难、血压增高、心率快、心扩大、心律失常、心衰	应用抗甲状腺药物对症治疗
复方炔诺酮片、复方甲地孕酮片：口服中毒	皮肤红、体温高、呼吸及心率快、瞳孔大、不安、谵妄、紫绀、中毒性心肌炎、肺炎、酸中毒、喉头水肿、肺水肿、脑水肿、肝肾损害	对症治疗
氟尿嘧啶：口服中毒	呕吐、腹泻、血便、骨髓抑制、头痛、共济失调	对症治疗
硝酸银：口服、接触中毒	口服：口腔溃疡、腹痛、呕吐、惊厥、昏迷、休克、肺水肿 接触：皮肤溃疡、眼结膜腐蚀、角膜坏死	口服者：3%～4%NaCl洗胃对症治疗
高锰酸钾：口服中毒	口内金属味、呕吐、腹泻、便血、吞咽困难、窒息、烦躁不安、震颤麻痹、血压下降、循环衰竭、肾损害	口服大量稀释的维生素C。选用促排灵、依地酸钠钙、二巯基丙磺酸钠
龙胆紫：口服中毒	呕吐、腹痛、高铁血红蛋白血症、休克或呼吸衰竭	解毒剂：美蓝静注对症治疗
漂白粉：口服中毒	呕吐、腹痛、腹泻、偶有穿孔	对症治疗
草酸和草酸盐：口服中毒	腹痛、呕吐、腹泻、极度口渴、青紫、瞳孔扩大、呼吸及循环衰竭，可在几分钟内死亡。可因低血钙引起抽搐、心律失常，甚至室颤	洗胃后灌入钙剂静注钙剂：10%葡萄糖酸钙20ml对症治疗
溴酸盐：口服中毒	呕吐、腹泻、高铁血红蛋白血症、血红蛋白尿、胆红素血症、急性肾功能衰竭，嗜睡、昏迷、惊厥、血压下降、肝脾大	解毒剂：美蓝、硫代硫酸钠对症治疗
氯酸钠：口服中毒	呕吐、腹泻、紫绀、呼吸困难、谵妄、惊厥、昏迷、肝肾损害、出血倾向，可因尿毒症及窒息性惊厥而死亡	解毒剂：美蓝，维生素C及50%葡萄糖静滴，碳酸氢钠

675

第九章

水、电解质、酸碱平衡及失调

水的正常代谢与失调

钠的正常代谢与失调

钾的正常代谢与失调

钙的正常代谢与失调

镁的正常代谢与失调

磷的正常代谢与失调

酸碱的正常代谢与失调

水的正常代谢与失调

水的正常代谢

（一）水在体内的含量与分布

1. **水的含量**　健康成年人，水约占体重的 60%，女性约占 50%。儿童 3~4 岁后，接近成年人。

2. **水的分布**　水在体内的分布大致如下：

（1）细胞内液：占体重的 40%。

（2）细胞外液：占体重的 20%。其中：

1）细胞间液：占体重的 15%。

2）血管内液：占 5%。

在细胞内各种细胞的含水量并不相同，如肾脏，水占其重量的 85%。而脂肪组织中，水只占其重量的 10%。

细胞间液包括间质液、胸腔液、腹腔液、心包液、脑脊液、关节腔液及胃肠道内的液体等而言。通常其中所含的液体量并不多，如腹腔内液在正常情况下只有 100ml 左右。但在疾病时，则可明显增加，如肝硬化门脉高压时。因此细胞间液，在临床不同的疾病可有很大的改变。此又称第三间隙的水。

在临床上，体内含有水的总量固然很重要但绝不能忽视水的转移。如过敏性休克时，血管内的水因为血管通透性增加，水可由血管内转移到间质内，而发生休克，但体内水的总量并不减少。

（二）水在体内的存在形式

主要有 3 种：

1. **自由流动的水**　如脑脊液、淋巴液、血浆等处的水。

2. **不易流动的水**　如存在于纤维结构及膜上的水。

3. **结合水**　水和体内蛋白质、多糖、磷脂等结合的水，形成亲水胶质。结合水虽含量不多，但较恒定。结合水减少是皮肤发生皱纹的原因之一。

由于水在体内以三种形式存在，故有的组织含水量占其重量的 75%，仍能保持一定的坚硬状态，如心肌。

（三）水的生理功能

水的生理功能主要有：

1. 调节体温　因其蓄热量大。
2. 溶解作用　水为良好的溶剂，体内的很多化学反应须溶于水后才能进行。
3. 运输作用　水的流动性大，故可将营养物质运送到细胞，而将细胞代谢产物运出。
4. 润滑作用　如关节腔内的水。
5. 排出代谢废物　通过肾脏排尿将溶解于水中的代谢所产生的废物排出体外。

（四）水出入量的平衡

1. 水的摄入　正常成年人，每日每千克体重需水量约 40ml 左右。

水的来源通过以下途径：

（1）饮水：约 1200ml。
（2）食物中的水：约 1000ml。
（3）内生水：约 300ml。1g 碳水化物氧化产生的水约为 0.6ml，1g 蛋白质为 0.4ml，1g 脂肪为 1.07ml。内生水比较恒定。

2. 水的排出　通过以下途径：

（1）自胃脏排出：每日约 1500ml。
（2）自肺脏呼出：每日约 400ml。
（3）自皮肤蒸发：每日约 500ml。
（4）自粪便排出：每日约 100ml。

（五）水代谢平衡的调节

1. 水出入量的调节　水出入量的调节，主要是通过饮水及排出尿液来进行的。其调节的中枢在下丘脑。其调节的过程是通过口渴及抗利尿激素（ADH）进行调控，如图 9-1 所示。

679

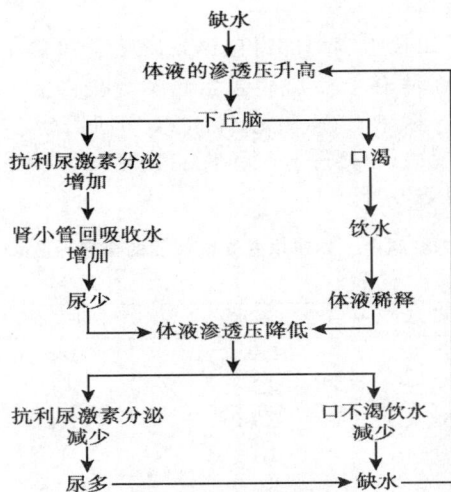

图 9-1　水出入量的调节

（1）口渴：此为对水有需求的欲望，其中枢在下丘脑与渗透压感受器及合成抗利尿激素的部位相连接。

1）渗透压对口渴感的控制：当缺水晶体渗透压升高 2%~3%，对口渴中枢有刺激作用，出现口渴感，晶体渗透压为 295mmol/(kg·H₂O) 是口渴的刺激阈。当升高 1%时，就可刺激 ADH 的分泌，285mmol/(kg·H₂O) 为刺激 ADH 的分泌阈值。

因口渴而饮水，缺水即可纠正。

2）非渗透压对口渴感的控制

a. 血容量降低：因血容量降低，促使肾素分泌通过血管紧张素 Ⅱ，对口渴中枢中枢有刺激作用。

b. 生活习惯、口腔干燥，也可发生口渴感。

（2）抗利尿激素：血浆晶体渗透压升高，抗利尿激素分泌增加，肾排出水或少。

（3）其他因素

1）肾素—血管紧张素—醛固酮系统：循环血容量下降 10%，压力感受器兴奋，血管紧张素 Ⅱ 形成增加，引起口渴而饮水，缺水可纠正。

醛固酮分泌增加，可保钠保水，肾排水减少。

2）心房肽（心钠素）：血容量增加、心房压力升高，心房肽分泌增加，出现利水、排钠作用。

2. 水在血管内外的调节　毛细血管壁有小孔，水可自由通过，但蛋白质因分子大则不能通过。故此为一多孔的半透膜，水在血管内外的转移的影响因素有以下几种。

（1）血浆胶体渗透压：胶体渗透压低，水可自血管内转移到血管外。如营养不良水肿。

（2）毛细血管的通透性：通透性增加，水向血管外转移增加，如过敏反应。

（3）毛细血管中的静水压：如静水压升高，则水向血管外转移，如心力衰竭时，静脉压升高引起的水肿。

（4）淋巴回流障碍：如乳腺癌局部淋巴结切除后，该侧上肢发生水肿。

3. 水在细胞内外的转移　细胞膜是由脂类、蛋白质、糖类构成的半通透性膜，功能极为复杂。水、尿素、O_2、CO_2、HCO_3^-、肌酐等，可自由通过。而蛋白质、葡萄糖、K^+、Na^+、Ca^{2+}、Mg^{2+}等，则不能自由通过。因此细胞内液及间质液中的化学组成相当悬殊。见表 9-1。

表 9-1　细胞内、外液中主要电解质的含量（mmol/L）

项 目		血浆	血浆水	间质液	细胞内液(骨骼肌)
阳离子	Na⁺	142	153	145	10
	K⁺	4	4.3	4.1	159
	Ca²⁺	2.5	2.7	2.4	<1
	Mg²⁺	1	1.1	1	40
	总计	149.5	161.1	152.5	209

续表

项 目		血浆	血浆水	间质液	细胞内液(骨骼肌)
阴离子	Cl^-	104	112	117	3
	HCO_3^-	24	25.8	27.1	7
	蛋白质	14	15.1	<0.1	45
	其他	7.5	8.2	8.4	154
	总计	149.5	161.1	152.5	209

葡萄糖的含量在细胞内、外液也相差很大，细胞外液为 90mg/dl 时，细胞内液为 0~20mg/dl。

因无机盐离子所产生的晶体渗透压远较胶体渗透压为高，故晶体渗透压就决定了水自细胞内外的转移。

细胞内外液 Na^+、K^+浓度相差很大的原因为细胞有 Na^+-K^+ATP 酶（钠泵）作用的结果。一旦钠泵失灵，Na^+即进入细胞内，水也进入，导致细胞水肿。

综上所述：

(1) 水的出入量的调节，通过下丘脑。

(2) 水在血管内外的转移，在一般情况下要通过胶体渗透压。

(3) 水在细胞内外的转移，通过血浆晶体渗透压。

血浆晶体渗透压的计算方法：

血浆晶体渗透压 (mmol/L) =2 [Na^+ (mmol/L) +K^+ (mmol/L)] + 葡萄糖 (mmol/L) +尿素氮(mmol/L)。

正常值：280~300mmol/L (mosmol/L)。 (mosmol 为毫渗量，mmol 为毫摩尔)。

胶体渗透压的计算方法：

胶体渗透压=白蛋白 (g/dl) ×5.54+球蛋白 (g/dl) ×1.43

正常值：25~27mmHg。

水 代 谢 失 调

(一) 脱水

在完全禁食、禁水的情况下，每日从皮肤及呼吸道蒸发的水分，约占体重的 2%，如脱水约占体重的 15%时，机体将因脱水而致命。

从理论上讲，脱水可以分为单纯性脱水、单纯性失盐 (NaCl)、水和盐混合性丢失三种情况，但实际上是以脱水为主或以缺盐为主的混合性缺少。

以失水为主的脱水，称为高渗性脱水。

以失盐为主的脱水，称为低渗性脱水。

若水与盐成比例地丢失，称为等渗性脱水。

高渗性脱水有的作者并入高渗综合征，低渗性脱水并入低渗综合征。

681

1. 高渗性脱水 水丢失多而钠丢失少，故血浆晶体渗透压升高>320mmol/L，而称为高渗性脱水。因口渴重因而又称口渴性脱水。

（1）病因

1）水摄入少：如水源断绝，咽下困难。

2）水的丢失过多：如高热、尿崩症。

（2）病理生理

1）缺水后血容量降低，血浆渗透压升高，间质中的水转移到血管内，间质中的渗透压升高，水从细胞内进入间质，其结果是细胞内脱水。因间质液进入血管内，早期对循环血量影响不大，故血压降低不明显。因为是细胞内脱水，故口渴明显。

2）此时抗利尿激素及醛固酮均分泌增加，故出现明显尿少。

（3）临床表现

1）轻度脱水：失水量约占体重的 2%。表现为口渴、尿少。

2）中度脱水：失水量约占体重的 4%。表现为口渴重、口干、皮肤干、乏力、声音嘶哑、尿更少。

3）重度脱水：失水量约占体重的 6% 以上。除上述临床表现加重外，出现精神及神经障碍，如幻觉、谵妄、躁动、神志不清、体温升高。此时出现循环衰竭现象，如心率增快、血压降低。缺水占体重 15% 时，则引起死亡。

（4）实验室检查

1）血常规检查：有血液浓缩现象，出现血红蛋白、红细胞、红细胞压积增加。因是细胞内脱水，故红细胞体积（MCV）降低，平均血红蛋白浓度（MCHC）增加。也可有白细胞升高。

2）尿常规检查：尿比重升高，可达 1.030 以上。

（5）鉴别诊断：见等渗性脱水。

（6）治疗

1）若病人可以饮水，饮水为最好的治疗方法，若病人神志障碍，可将温开水或矿泉水从鼻管中持续滴入。

2）若需静脉输液补充水时，需注意：

A. 估计缺水量：方法为：

a. 根据缺水的日数，缺水一日，缺水量约占体重的 2%。

b. 根据血钠的浓度：欲降低血钠 1mmol/L，男性每千克重约需水 0.4ml，女性为 0.3ml。

B. 液体的选择：首先以 5% 的葡萄糖溶液静脉滴入，因该液进入体内后，葡萄糖被利用剩下为水。当缺水基本被纠正后，可补充 5% 葡萄糖盐水或生理盐水。有尿后，根据血钾的情况补充钾。

2. 低渗性脱水 由于电解质，主要是钠，丢失多而水丢失少，故血浆晶体渗透压降低<280mmol/L。故称低渗性脱水，又称失盐性脱水。

（1）病因

1）大量呕吐、腹泻。

2）胃肠引流。

3）大量出汗。

因上述原因，可有大量水及电解质丢失。此时若只注意补充水，而忽略补充电解质（主要是 NaCl）所致。

（2）病理生理

1）缺钠后血浆及间质液中晶体渗透压降低，而细胞内晶体渗透压相对较高，水从间质液转移到细胞内，结果细胞内水肿。此时间质液的胶体渗透压较正常升高，故水又从血管内转移到间质。因而早期出现血量不足的表现，发生心率快、血压低。因细胞内水增加，晶体渗透压降低，故口不渴。

2）此时因血浆渗透压降低，抗利尿激素分泌减少，故早期尿量并不减少。但当血容量明显降低时，则醛固酮分泌增加而发生少尿。

（3）临床表现

1）轻度：每千克体重缺氯化钠<0.5g，表现为食欲不振、淡漠。

2）中度：每千克体重缺氯化钠 0.5~0.75g，表现为恶心、呕吐、头晕、血压降低。

3）重度：每千克体重缺氯化钠>0.75g，表现为神志障碍，此时出现循环衰竭。

（4）实验室检查

1）血常规检查：因脱水血液浓缩，红细胞、血红蛋白增加。但因红细胞内的水增加，故平均血红蛋白浓度降低。

2）尿中钠及氯排出减少。

（5）鉴别诊断：见等渗性脱水。

（6）治疗

1）若失盐不多而又能口服时，可口服食盐。

2）若需静脉输入补充时，需注意：

A. 估计缺钠量：方法为：

a. 根据血钠：

$$缺钠量=体重×0.6×（140-测定的血钠浓度）$$

因细胞内液含钠的浓度低，以上式计算出的缺钠量比实际较高，因此在补充时，需定时检测血钠，以便及时纠正补钠的量。

b. 根据临床表现。

B. 液体的选择：若缺钠及缺水量不大时，可输入生理盐水或5%葡萄糖生理盐水补充。

C. 若缺钠量大，而缺水不重时，除补充生理盐水外，可适当补充高张盐水，如 3%~5%的盐水。

D. 大量补充盐水后，可发生高血氯性代谢性酸中毒，可用碳酸氢钠（$NaHCO_3$）静脉滴入以纠正。

683

3．等渗性脱水　因钠及水成比例地丢失，细胞外液的晶体渗透压在正常范围内，故称等渗性脱水。

（1）病因：在大量呕吐、腹泻时，等渗液大量丢失。

（2）病理生理：细胞内外液均减少。醛固酮分泌增加。

（3）临床表现：有高渗性脱水的临床表现，如循环功能衰竭。

（4）实验室检查：有血浓缩现象，但红细胞压积及平均血红蛋白浓度正常。血钠及氯正常。

（5）鉴别诊断

1）根据临床表现的鉴别：见表9-2。

表 9-2　三种脱水的临床鉴别

项目	低渗性脱水	等渗性脱水	高渗性脱水
口渴	不著	中度口渴	明显口渴
皮肤干燥	不著	中度	明显
皮肤弹性	极差	中度	尚可
肌痛	有	不明显	无
循环衰竭	明显	中度	后期发生
尿少	早期多、晚期少	尿少	明显尿少

2）根据实验室检查三种脱水的鉴别：见表9-3。

表 9-3　三种脱水实验检查的鉴别

项目	低渗性脱水	等渗性脱水	高渗性脱水
细胞外液量	↓↓↓	↓↓	↓
细胞内液量	↑	－	↓
血浆晶体渗透压	↓	－	↑
血钠	↓	－	↑
血红蛋白	↑↑↑	↑↑	↑
红细胞	↑↑↑	↑↑	↑
MCV	↑	－	↓
MCHC	↓	－	↑

注：↑为增加，↓为减少，－为无改变

684

4. 治疗 5%葡萄糖盐水、5%~10%葡萄糖溶液，静脉滴入。

（二）水中毒

此又称低渗性水过多。

1. 病因及发病机制 正常人，在饮水或输入较多的水后，细胞外液晶体渗透压降低，ADH 分泌减少。血容量增加及血液被稀释血钠降低，醛固酮分泌减少，引起肾排尿增加，故不会发生水中毒。在有下述情况时，则可出现水中毒。

（1）ADH 分泌过多：如见于休克、手术后 12~36 小时，剧烈疼痛，此时输入大量 5%葡萄糖溶液后，可发生水中毒。

（2）肾上腺皮质功能不全：此减低下丘脑对 ADH 分泌的抑制。

（3）肾脏功能不全：如急性肾功能衰竭的少尿期。

2. 临床表现

（1）急性重症型水中毒：发病急，因有脑细胞水肿及颅内压升高，而出现精神及神经系统症状，如精神错乱、神志障碍、定向力丧失、躁动、抽搐、昏迷。

（2）慢性轻症型水中毒：主要表现乏力、恶心、呕吐、唾液及泪液分泌增加、腹泻、浮肿。

3. 实验室检查

（1）血常规检查：血液呈稀释现象，红细胞、血红蛋白降低。红细胞压积增大，MCV 增大、MCHC 降低。

（2）血清钠降低，血浆晶体渗透压降低。血清钾多正常。

（3）尿比重降低。尿排钠及氯减少。

4. 诊断 有原发病史及水中毒的临床表现。实验室检查有血液稀释现象及血清降低。

5. 治疗 水中毒多为医源性，常见于手术后输入大量 5%葡萄糖溶液所致，值得注意。

（1）轻度水中毒的治疗：常限制水的入量即可，因限水一日，可脱水 1200ml 左右。

685

（2）重度水中毒：出现精神及神经症状者。

1）若有心脏、肾脏功能不全，首先选用排钠利尿剂，如速尿、丁尿胺。应用高张盐水，如 3%~5%氯化钠溶液，要慎重。输入量不宜太多，输入速度要很慢。并监测血压及心率。

2）若无心脏、肾脏功能不全，输入 3%~5%盐水，以每分钟 1~1.5ml 的速度滴入静脉。最好同时观察尿量，如病人不能自己排尿，可放置导尿管观察尿量，一般一次输入 100~200ml。若血清钠升高不明显，隔 1~2 小时可再输入 100~200ml。同时应用利尿剂以加速水的排出。

在输高张盐水的过程中，注意观察血压、心率、呼吸次数、肺底啰音，以防止发生心力衰竭。

若尿量很少或无尿，输入量应加以限制，主要以应用利尿剂为主，必要时通过透析将水排出。

钠的正常代谢与失调

钠的正常代谢

（一）钠在体内的含量与分布

1. 钠的含量 健康成年人，每千克体量含钠量约为 1.5g。钠为体内重要阳离子之一，原子量为 22.99。

2. 钠的分布 钠在体内的分布大致如下：

（1）骨骼占 43%。

（2）细胞外液，包括血液及间质液，占 50%。

（3）细胞内液占 7%。

正常人血清钠为 135~145mmol/L，而一般细胞内液仅为 10mmol/L。其所以有如此大的差别，是由于 Na^+-K^+ATP 酶（钠泵）作用的结果。钠泵消耗一个分子的 ATP，可将 3 个 Na^+ 泵出细胞外，2 个 K^+ 泵入细胞内。

（二）钠的生理功能

1. 维持血浆的晶体渗透压 血浆晶体渗透压的计算方法，见"水的正常代谢"。钠在血浆中，占细胞外液渗透压 90% 左右。因而其他决定了血浆渗透压的高低。

2. 组成体液的缓冲系统 在体液的缓冲系统中 $BHCO_3$/H_2CO_3 起主要作用，其决定了血浆中 pH 的高低，$BHCO_3$ 中的阳离子 B 主要是 Na^+（详见酸碱平衡失调）。

3. 维持神经肌肉的应激性 神经肌肉应激性的高低受离子浓度的影响，其关系如下：

$$神经肌肉的应激性 \propto \frac{[K^+] + [Na^+] + [HCO_3^-]}{[Ca^{2+}] + [Mg^{2+}] + [H^+]}$$

上式分子为"应激性"因子，分母为"瘫痪性"因子。

4. 对心肌的作用

（1）影响心肌的应激性：离子对心肌的应激性关系如下：

$$心肌的应激性 \propto \frac{[Ca^{2+}] + [Na^+] + [HCO_3^-]}{[K^+] + [Mg^{2+}] + [H^+]}$$

Ca^{2+}与 K^+对心肌的应激性与对神经肌肉的应激性相反。

（2）影响心肌的动作电位：Na^+在血浆中浓度的变化，主要影响心肌的动作电去极化过程。

（三）钠的摄入与排出

1. 钠的摄入　钠的摄入主要通过吃食物及吃盐（NaCl）。正常成年人每日吃盐量不等差别较大，约为 6~12g，每 1g 食盐含 Na^+及 Cl^-各为 17mmol。

2. 钠的吸收　正常人每日食入及消化液分泌的钠，进入肠道约 25~35g。这些钠在肠道基本吸收，自粪便排出的钠仅有 1mmol。

（1）在空肠：钠的吸收有 3 种方式：

1）与葡萄糖、氨基酸一起吸收。

2）通过 $Na^+–K^+ATP$ 酶吸收。

3）通过肠黏膜细胞的紧密结合处，与水及 Cl^-进入细胞间质。

（2）在回肠：通过 $Na^+–K^+ATP$ 酶吸收。

（3）在结肠：钠的吸收量很小。

3. 钠的排出

（1）从肾排出：通过肾小球滤过的钠，每日约 2500mmol，只有 100~250mmol 从尿中排出。

肾脏对钠的排出有很好的调控机制，多吃钠多排，少吃钠少排，不吃钠几乎不排。

（2）从汗腺排出：不显性出汗排钠很少，大汗则排钠可很多，可达 70mmol/L。

（四）钠代谢的调节

通过以下几种方式：

1. 肾小球—肾小管平衡　肾小球滤过的钠，肾小管成比例地回吸收。

2. 肾素—血管紧张素—醛固酮系统　当肾脏灌注压下降时，肾小球滤过压降低，Na^+的滤过减少，达到致密斑的 Na^+减少，激动致密斑的 Na^+感受器，使肾素合成及分泌增加。通过血管紧张素Ⅱ及Ⅲ，促使醛固酮分泌，而保 Na^+保水。

当血钠浓度降低时，也可直接刺激醛固酮分泌。

3. 其他激素

（1）糖皮质激素，有轻度保钠作用。

（2）甲状旁腺素，有轻度排钠作用。

（3）心钠素，有较强的排钠作用。

高 钠 血 症

高钠血症，此指血清钠>145mmol/L 而言。

（一）病因及发病机制

根据是否伴有细胞外液容量的改变，可分为 3 种。

1. **高钠血症伴有细胞外液容量正常** 此见于：

（1）水的摄入少：水的摄入少时，因细胞内水分外移，除非明显缺水，细胞外液多无明显改变。

（2）肾脏排出水量增加而排钠量少：如尿崩症。

（3）原发性高钠血症：如因下视丘损害，对血浆晶体渗透压引起的口渴感觉反应失灵。

2. **高钠血症伴有细胞外液容量减少** 此见于高渗性脱水。

3. **高钠血症伴有细胞外液容量增加** 此见于：

（1）医源性：如大量输入高张盐水。

（2）内分泌疾病：如原发性醛固酮增多症、Liddle 病。

（二）临床表现

主要为神经系统的表现，与血浆晶体渗透压的高低有关。但易被原发疾病所掩盖。

1. **急性高钠血症** 其临床表现与血浆晶体渗透压的关系，大致如下：

（1）当血浆晶体渗透压达 325mmol/L 左右时，出现烦躁不安、易激动。

（2）当血浆晶体渗透压达 355mmol/L 左右时，出现共济失调、震颤。

（3）当血浆晶体渗透压达 425mmol/L 左右时，可危及生命。

急性高钠血症，如血钠很快升高，因中枢神经细胞内的水外移，而导致细胞脱水，皱缩，脑表面与硬脑膜的桥形血管被撕裂，而发生蛛网膜下腔出血。

2. **慢性高钠血症** 因血浆晶体渗透压升高较慢、神经系统的症状表现较轻，可发生感觉障碍、肌张力增加、腹反射亢进等临床表现。

（三）实验室检查

（1）测定血清钠、钾、钙、镁、肌酐、血糖。

（2）测定 24 小时尿钠、钾。

（3）测定血 ADH、肾素、血管紧张素、醛固酮皮质醇。

（4）针对基础疾病作相应的检查。

（四）诊断及鉴别诊断

1. **诊断** 若实验检查无误，血清钠大于 145mmol/L，即可诊断。

2. **鉴别诊断**

（1）根据不同病因引起的高钠血症的鉴别：见表 9-4。

表 9-4 不同病因引起的高钠血症的鉴别

项 目	病 因	体内含钠量	体内含水量	细胞外液量	尿 钠
单纯失水	水摄入少或丢失多	正常	减少	正常或减少	不定
低渗液丢失	呕吐、腹泻	减少	减少	减少	减少
输高张盐水过多	输高张盐水	增多	增多	增多	增多
单纯盐入量多	吃盐过多	增加	正常	增加	增加

（2）根据尿量的改变对高钠血症的鉴别：见图 9-2。

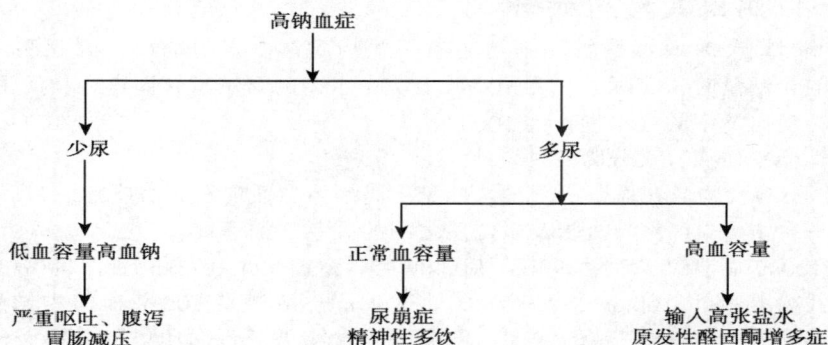

图 9-2　尿量改变对高钠血症的鉴别

（五）治疗

1. 高钠血症伴有细胞外液容量正常

（1）补充水量，见"高渗性脱水"，补充速度以每小时 120~140ml 为宜，48 小时内将缺水量补充足。

（2）补充 5% 葡萄糖溶液时，注意发生高血糖。

（3）定时测血钠、血钾，若有改变应及时调整。

2. 高钠血症伴有细胞外液量减少

（1）纠正血容量不足。

（2）用生理盐水或 5% 葡萄糖盐水补充。

3. 高钠血症伴有细胞外液量增加

（1）以 5% 葡萄糖溶液稀释高血钠。

（2）以利尿剂排出水。

（3）血钠降低的速度以不超过每小时 1~2mmol/L 为宜。

（4）若有肾功能衰竭，用血液透析。

口服水或胃管滴入，纠正高血钠最安全而有效，若无腹泻或呕吐，水在肠道绝大部分被吸收。

若为稀释补液，需注意血压、心率、呼吸情况及尿量。

4. 治疗基础性疾病　因高钠血症多为继发病，针对原发病治疗就显得很重要。

低钠血症

此指血清钠<135mmol/L 而言。

低钠血症在 48 小时以内，血清钠降低到 135mmol/L 以下，称为急性低钠血症，常因输入不含氯化钠的葡萄糖溶液所致，不一定发生水肿。

慢性低钠血症是指 48 小时以上，血钠降低到正常以下，发生缓慢，而且多伴有

689

水肿。

(一) 病因及发病机制

1. **假性低钠血症** 此指血清中有一些物质在血浆中增加，因此测定 100ml 血清中的含钠量时，实际上是测 100ml 血液中水内的含钠量。而这些物质占据一定的体积，使血清中的含水量不到 100ml。

假性低钠血症，又分为两种：

（1）不溶性物质在血浆中增加：此见于高球蛋白血症及高血脂症。

血清含水量（%）与血脂及蛋白质之间的关系，如下式：

每 100ml 血清中水含量=99.1-[1.03×脂类含量(g/dl)+0.73×总蛋白量(g/dl)]

在正常情况下 100ml 血清中含水量为 94ml，故测定 100ml 血清中钠的浓度，实际上是测定 94ml 水中钠的浓度。若血清中含脂类及蛋白质增加时势必使 100ml 血清中含水量减少，故测定的钠量也减少，因钠只溶解于水中。此种原因引起的低血钠，血浆晶体渗透压正常。

（2）可溶性物质在血清中增加：如葡萄糖，血糖每升高 5mmol/L，血清钠可降低 1.0~3.0mmol/L。此种假性低钠血症伴有血浆晶体渗透压升高。

体重为 70kg，血浆量为 3L 左右，当发生假性低钠血症时，其血浆量、血浆水量、血钠及血浆渗透压的改变，见下表 9-5。

表 9-5　假性低钠血症时血浆量、钠、水及渗透压的改变

项　目	血浆量（L）	血浆含水量(L)	钠在血浆水中的含量(mmol/L)	钠在血浆中含量(mmol/L)	渗　透　压（mmol/L）
正常人	3	2.8	140	150	正常
高脂血症	3.1	2.8	135	150	正常
高蛋白血症	3.2	2.8	131	150	正常
高血糖	3.6	3.4	117	124	升高

2. **低钠血症伴有血浆晶体渗透压降低** 此见于：

（1）低钠血症伴有细胞外液容量正常：此时无细胞外液容量增或减少的临床表现。这种现象发生的原因多由于水摄入过多、肾排尿功能正常，或两者同时存在。此见于精神性烦渴、抗利尿激素不适当分泌综合征（SIADH）、应用利尿剂、Addison 病等。

（2）低钠血症伴有细胞外液容量减少：此见于：

1）由胃肠道丢失：如严重的呕吐、腹泻、肠瘘、胰瘘等。

2）由肾脏丢失：如间质性肾炎、梗阻性肾病、慢性肾盂肾炎等。

3）由汗液丢失：如用退热药后。

（3）低钠血症伴有细胞外液容量增加：此见于心力衰竭、肾病综合征、肝硬化等。

（二）临床表现

1. 低钠血症伴有细胞外液容量的改变

（1）细胞外液容量正常：主要是原发疾病的临床表现。

（2）细胞外液容量减少：临床表现有低血容量的临床表现，如心率快、血压低，严重者可发生低血容量休克。

（3）细胞外液容量增加：临床表现为原发病的症状和体征，如心力衰竭、肝硬化腹水等。

2. 低钠血症固有的临床表现　低钠血症除有原发疾病的临床表现外，尚有其本身的临床表现。

不论是急性还是慢性低钠血症，其主要表现为神经系统的症状及体征，其病理改变为脑水肿。当血清钠低于 125mmol/L 即可能出现。

在急性低钠血症，临床表现与血清钠降低的多少关系密切。在慢性低钠血症，因机体已有代偿作用，虽然血清钠已有明显地降低，但临床表现较轻。

血清钠>125mmol/L 时，多无低钠血症的临床表现。

血清钠<125mmol/L 时，可出现食欲不振、恶心、呕吐、疲乏无力。

血清钠<120mmol/L 时，可出现凝视、共济失调、惊厥。

血清钠<110mmol/L 时，可出现昏睡、抽搐、昏迷。

体格检查：多可发现肌无力、腱反应消失，严重者可出现病理反射。

低血钠引起的脑病，血钠纠正后多可恢复。若纠正过快，可发生神经系统脱髓鞘病变，此为不可逆损害。

（三）实验室检查

主要测定血钠及 24 小时尿钠定量，以及血钾、血镁及 HCO_3^-。

（四）诊断及鉴别诊断

1. 诊断　血清钠低于 135mmol/L 即可诊断。

2. 鉴别诊断

（1）根据体征鉴别高血容量及低血容量低钠血症：见表 9-6。

表 9-6　高血容量及低血容量低钠血症的鉴别

项　目	高血容量低血钠	低血容量低血钠
体重	增加	减低
血压	多升高	多降低
组织充盈情况	好	差
水肿	多有	无
静脉充盈	良好或怒张	差

（2）血红细胞检查对低钠血症的类型鉴别：见表 9-7。

表 9-7　红细胞检查对各型低钠血症的鉴别

项　目	高血糖高渗型	细胞外液量减少	细胞外液量正常	细胞外液量增加
血浆容量	升高	减少	无改变	增加
红细胞计数	降低	升高	无改变	降低
红细胞压积	降低明显	升高明显	升高	降低
血红蛋白	降低	增加	无改变	降低
MCV	降低明显	增加	增加	增加
MCHC	增加	降低	降低	降低

（五）治疗

低钠血症的治疗目的，在于纠正血浆晶体渗透压到正常或接近正常，以减轻脑水肿。

治疗的方法有两种，补充钠盐及限水。

1. 补充钠盐　低钠血症需及时治疗，若血钠<120mmol/L 持续时间较久，可因脑水肿而危及生命。

（1）缺钠多少的计算公式如下：

$$钠缺少量（mmol）=（125-测定血钠量）×千克体重×0.6$$

因为血清钠在 125mmol/L 以上，不会出现临床症状体征，故多主张补充到 130~140mmol/L 即可。

（2）纠正低钠血症的速度：因纠正过快可引起中枢神经脱髓鞘病变，故不主张纠正过快。一旦发生中枢神经病变，常为不可逆性，此点值得注意。

1）急性低钠血症，以每小时血清钠升高 1~2mmol/L 为宜。

纠正的方法：若能口服，以口服最安全。将食盐放于胶囊中，分次口服。如有神志障碍，可下胃管，以 3%~5%氯化钠溶液，持续滴入。

静脉补充时，若低血钠严重，可以用 3%生理盐水配合口服钠盐应用。若为高血容量低血钠，并加利尿剂，将水排出。以免发生心力衰竭。

若血清钠降低不明显，而又无高血容量时，可以生理盐水或 5%葡萄糖生理盐水补充。

2）慢性低钠血症时，以每小时升高 0.5mmol/L 为宜，不必操之过急。

2. 限制水量　在高血容量低血钠时，只补钠不限水，则可能引起心功能不全。

3. 低钠血症　在不同血浆容量下的治疗方法：

（1）低血钠血容量正常或降低：以生理盐水或 5%葡萄糖生理盐水补充，因生理盐水钠及氯各为 154mmol/L，较血清的钠含量多。

（2）低血钠血容量增加：此种情况多伴有水肿。治疗的方法以应用高张氯化钠溶液根据病情适当加利尿剂。

4. 纠正低钠血症时需注意事项

（1）治疗原发病。

（2）补钠时不应过快，不应超过正常水平。急性低钠血症，纠正到 130mmol/L 即可。

慢性低钠血症，纠正到 125mmol/L 以上即可，然后根据具体情况再进行调节。补钠使血钠升高过快，可引起中枢神经主要是桥脑脱髓鞘的不可逆病变。

（3）注意补钾、补镁，纠正酸碱平衡失调。

（4）注意补氯化钠时，出现高氯性酸中毒。

（5）注意有无水潴留，心功能的情况。

钾的正常代谢与失调

钾的正常代谢

（一）钾在体内的含量与分布

1. 钾的含量　健康成年人，每千克体重含钾量约为 2g。钾的原子量为 39.1。

2. 钾的分布　钾主要存在于细胞内液，因细胞的种类不同，钾的含量亦异，约在 140~150mmol/L 之间。只有 2% 在细胞外液。

正常人血清钾为 3.5~5.5mmol/L 之间。

（二）钾的生理功能

1. 参与细胞的代谢　在糖原的合成及糖的氧化过程中，有些酶需要钾作为激动剂。ATP 的产生也需钾参与。

每合成 1g 糖原约需钾 0.15mmol，合成 1g 蛋白约需钾 0.45mmol。

2. 保持神经肌肉的应激性　神经、肌肉细胞的静息电位是由细胞内外的 K^+ 的浓度决定的。

$$E_K = 61.5\log\frac{[K^+]_o}{[K^+]_i}$$

$[K^+]_o$——细胞膜内 K^+ 的浓度。

$[K^+]_i$——细胞膜外 K^+ 的浓度。

E_K——K^+ 的平衡电位。

钾对心肌及骨骼肌的作用见"钠的正常代谢"。

693

有 1% 的 K^+ 从细胞内进入细胞外液，即可对心肌发生严重的影响，甚至可以致命。

3. 对细胞内晶体渗透压的影响　钾在细胞内多与糖原、蛋白质及磷酸根相结合，只有小部分呈游离状态，故对细胞内液的晶体渗透压作用不大。

（三）钾的摄入与排出

1. 钾主要从食物摄取　大部分在胃肠道吸收，约有 10mmol 从粪便排出。钾从血液进入细胞较慢，约需 15 小时左右，细胞内外液才能达到平衡。从静脉直接注射高浓度的钾可以致命。

2. 钾的排出

（1）从肾脏排出：钾从肾小球滤过后，有 65% 在近端肾小管重吸收，27% 在 Henle 袢重吸收，8% 在远端肾小管重吸收。从尿中排出的钾是由远端及集合管将钾分泌出来。

钾从肾脏排出与摄入钾的量有关。多吃多排、少吃少排、不吃也排。肾脏的保钾功能较保钠功能差。

（2）从粪便排出：从粪便排出量约为食入钾的 10%。

（3）从汗腺排出：在不显性出汗排出量不大，大量出汗每日可排出 150mmol。

（四）钾代谢的调节

1. 钾在机体内外的调节　钾在机体内外的调节除了摄入钾的量多少、从粪便和汗腺排出钾量的多少外，钾的调控主要通过肾脏排出钾的多少。影响肾脏排钾的因素，主要是醛固酮及皮质醇。

（1）醛固醇：当血清钾浓度降低时，醛固酮分泌减少，血清钾的浓度生高时，醛固酮分泌增加，钾排出增多。

（2）皮质醇：皮质醇对钾的调节作用远不如醛固酮。皮质醇分泌增加，钾排出增加。

2. 钾在细胞内外的调节　影响钾在细胞内外的转移。有生理因素也有病理因素。

（1）生理因素

1）儿茶酚胺、胰岛素可通过增加 Na^+–K^+ATP 酶的活性，而使钾进入细胞内。血糖升高，可刺激胰岛素的分泌，间接促进血中钾进入细胞内。

2）当血钾升高后，钾可进入细胞内，不受儿茶酚胺及胰岛素的影响。

3）剧烈运动，血钾升高，休息后可恢复正常。

（2）病理因素

1）当血中的酸性物质增加时，因 H^+ 进入细胞而 K^+ 从细胞内外移。

2）高渗状态：如血浆晶体渗透压升高 10mmol/L，血清钾可升高 0.4~0.8mmol/L。

3）组织破坏：任何组织细胞破坏，均可引起血钾升高，因细胞内的钾释放到细胞外。

高钾血症

高钾血症指血清钾>5.5mmol/L 而言。

(一) 病因及发病机制

在正常情况下，因机体有防止发生高钾血症的有效机制，不易发生高钾血症。

当摄入钾过多时，如连饮 3 杯纯橘汁，摄入的钾可达 40mmol，如果钾不能进入细胞内，在体重 70kg 的人，可使其血钾升高 3mmol/L 左右，但实际上升高不明显，此由于胰岛素及醛固酮的分泌增加，使钾先转移到细胞内，多余的钾再从细胞内出来而排出体外。

高钾血症发生的原因主要有：

1. 摄入过多　如静脉输入钾过快、口服钾过多。

2. 排出减少　此为发生高血钾最常见的原因，如急性、慢性肾功能衰竭。一般说来若肾小球滤过率 >15ml/min，同时有适当的尿量 >500ml/d，血清钾升高不著。

各种原因引起的醛固酮分泌减少、肾小管酸中毒Ⅳ型等，也可引起高钾血症。

3. 钾分布异常　此见于呼吸及代谢性酸中毒、胰岛素分泌减少、应用洋地黄及 β-受体阻滞剂药物、高血钾性周期性麻痹等。

(二) 临床表现

除原发病的临床表现外，高钾血症也可影响到各个系统而出现高钾血症的临床表现。

1. 循环系统

(1) 对心脏的作用

1) 可影响心肌的兴奋性：随着血钾浓度的升高，心肌的兴奋性逐渐降低，可使心脏停于舒张期。

2) 可影响心脏的传导系统：可发生传导阻滞。

3) 可影响心肌的收缩力：血清中 K^+ 的浓度增，则 Ca^{2+} 进入心肌细胞少。心肌收缩力减弱。

4) 可影响心电图：心电图的改变与血清钾的浓度有关。

a. 血清钾在 5.5~6.0mmol/L 时，可出现高尖 T 波。

b. 血清钾在 6.0~7.0mmol/L 时，可出现 PR 间期延长、QRS 变宽。

c. 血清钾在 7.0~7.5mmol/L 时，P 波低平、QRS 增宽更明显。

d. 血清钾在 8mmol/L 时，QRS 与 T 波融合呈正弦曲线，P 波消失。实际上在临床很少看到能达 8mmol/L。多在 7.6mmol/L 以上若救治不及时，病人大都死亡。

e. 可看各种心律紊乱的心电图。

高血钾若不伴有低血钠，则对心脏的影响较小。

695

（2）对血管的作用：高钾血症可引起血管收缩，而使血压升高、面色苍白、肢体湿冷。

2. 中枢神经系统　可出现淡漠、迟钝、嗜睡、昏睡。

3. 神经肌肉系统

（1）血钾升高，$[K^+]_i/[K^+]_o$ 的比值变小，静息电位变小（负值变小），兴奋性提高，故可发生轻度肌肉颤动、肌痛。

（2）如血钾明显升高，接近阈电位或达到阈电位时，使 Na^+ 的内流电动势过小，去极化发生阻滞，兴奋性降低，产生肌肉麻痹。

4. 泌尿系统　可发生少尿、无尿。

5. 消化系统　高血钾可促使乙酰胆碱释放增加，而引起恶心、呕吐、腹痛。

6. 对酸碱平衡的影响　高血钾时，K^+ 可进入细胞而将 H^+ 及 Na^+ 替换出来，3个 K^+ 换出 1 个 H^+ 及 2 个 Na^+。结果细胞内 pH 升高，而细胞外 pH 降低。

（三）实验室检查

（1）测定血清钾、钠、钙、镁、氯、二氧化碳结合力、pH。

（2）测定尿钾、钠、氯。

（3）测定尿 17-羟皮质类固醇、17-酮类固醇。

（4）测定血肾素、血管紧张素 II、醛固酮。

（5）做心电图检查。

（四）诊断及鉴别诊断

1. 诊断　血钾>5.5mmol/L 即可诊断。

2. 鉴别诊断　高血钾与低血钾在临床表现上有很多共同之处，均可发生心律失常、肌肉麻痹等。但高血钾可引起腹痛、腹泻，而低血钾则引起便秘、腹胀。高血钾多见于酸中毒，而低血钾则多为碱中毒。作血钾测定就可将两者很容易鉴别开。

（五）治疗

1. 急性高钾血症的治疗　治疗急性高钾血症应及时进行处理。

（1）对抗 K^+ 对心肌的作用

1）静脉注射 10%氯化钙或 10%葡萄糖酸钙 10~20ml，在 4~5 分钟注射完。其对抗 K^+ 对心肌的作用，1~2 分钟即可出现，持续时间约 30~60 分钟。若效果不好，隔 5~10 分钟重复用药一次，或将上述药的一种，加入 5%~10%葡萄糖溶液中，静脉滴入，但效果较差。

2）若高钾血症伴有低钠血症时，可用 3%~5%氯化钠溶液 100~150ml，静脉滴入。若有心、肾功能不全，用量不宜过大。

（2）促使 K^+ 进入细胞内：常用的方法为 10%~15%葡萄糖溶液 250~500ml，每 4~6g 葡萄糖加胰岛素 1 个单位，静脉滴入。滴入后 30 分钟见效，持续 4~6 小时。可使血清钾下降 1mmol/L 左右。

（3）促使钾排出体外。

1）应用利尿剂：如速尿、丁尿胺。

2）透析疗法：此为最快、最有效降低血钾的方法，在严重高血钾的患者为首选的方法。

2. 慢性高血钾的治疗 血钾升高不著，尚无明显的心律失常及消化系统症状，尿量也无少尿或无尿时，治疗可用。

（1）应用排钾的利尿剂。

（2）吃低钾饮食。

（3）适当增加液体入量。

若上述治疗效果不好，需进行透析疗法。

3. 治疗原发病 如纠正呼吸性及代谢性酸中毒、治疗高血钾性周期麻痹等。

低钾血症

低钾血症指血清钾<3.5mmol/L 而言，当体内缺钾量达 300mmol 上时，才会发生血清钾降低。除少数情况外，如低钾性周期性麻痹。

（一）病因及发病机制

1. 摄入少 如禁食、厌食、拒食的患者。

2. 丢失多 可分为肾内性及肾外性两种：

（1）肾内丢失：此见于：

1）钾由肾丢失而血压正常者，常见于应用钾利尿剂、肾小管酸中毒 I～Ⅲ型、低镁血症、Batter 综合征、棉酚中毒。

2）肾内丢失伴血压升高者：常见于恶性高血压、肾素瘤、原发性醛增多症、皮质醇增多症等。

（2）肾外丢失：常见于大量呕吐、腹泻。

3. 钾在体内分布异常 此见于碱中毒、低钾性周期性麻痹、应用胰岛素等。

（二）临床表现

除原发病的临床表现外，低钾血症的临床表现列于下：

1. 循环系统 主要有：

（1）缺钾可引起心肌多发性灶性坏死。

（2）缺钾易发生心律失常。

（3）缺钾易发生洋地黄类药物中毒。

（4）缺钾可引起心电图改变：心电图的改变与血清钾浓度的关系如下：

1）血清钾<3.0mmol/L 时，可出现 U 波，TU 融合。U 波出现，常表示体内缺钾在 400mmol 以上。

2）血清钾<2.5mmol/L 时，可出现 T 波倒置、ST 段下移。

697

2. 神经肌肉系统 主要有：

（1）血清钾<3.0mmol/L 时，可出现肌无力、肌麻痹、肌痛。

（2）血清钾<2.5mmol/L 时，可出现软瘫。

3. 消化系统 可出现腹胀、便秘，严重者可发生麻痹性肠梗阻。此由于平滑肌无力所致。

4. 中枢神经系统 可出现烦躁不安、易激动、精神不振、嗜睡，严重者可发生神志障碍。

5. 泌尿系统 可引起肾小管上皮细胞变性。缺钾达 400~600mmol 时，肾小管浓缩功能障碍，出现多尿、多饮。

6. 肌纤维溶解 可发生肌痛、肌红蛋白尿。

7. 低钾血症 可引起代谢性碱中毒。

（三）实验室检查

见"高钾血症"。

（四）诊断及鉴别诊断

1. 诊断 测血清钾若<3.5mmol/L 时，即可诊断。

2. 鉴别诊断

（1）根据血压的高低对低钾血症的鉴别：见图 9–3。

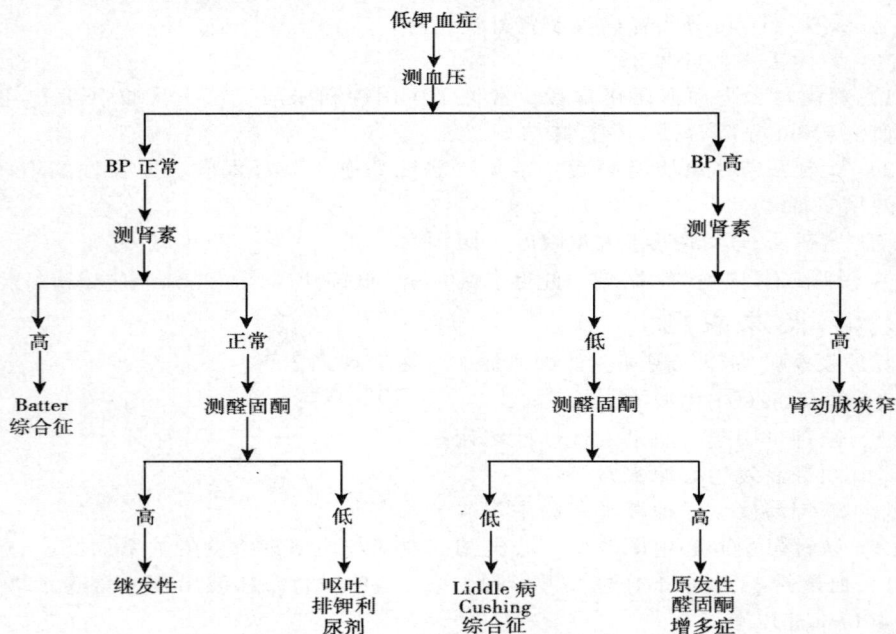

图 9–3 根据血压高低对低钾血症的鉴别

（2）根据实验室检查结果对低钾血症病因的鉴别：见表9-8。

表 9-8　根据实验室检查结果对低钾血症的病因的鉴别

项　目	原醛	Liddle病	急进性高血压	肾素瘤	Batter综合征	肾小管酸中毒
BP	↑	↑	↑	↑	−	↑,−
肾素	↓	−	↑	↑	↑	−,↑
血管紧张素Ⅱ	↑	↓	↑	↑	↑	−,↓
醛固酮	↑	↑	↑	↑	↑	−,↑
血清钾	↓	↓	↓	↓	↓	↓
尿钾	↑	↑	↑	↑	↑	↓,↑
血清钠	↑	↑	↑	↑	↑	↓
尿钠	↓	↓	↓	↓	↓	↓,↑
HCO_3^-	↑	↑	↑	↑	↑	↓
血pH	↑	↑	↓	↑	↑	↓

（五）治疗

低钾血症是可以防止其发生的，如应用糖皮质激素、胃肠减压、禁食、腹泻、呕吐等，应注意钾的丢失及补充。

1. 补钾的方法

（1）口服钾盐　大部分血钾在 3.0~3.5mmol/L 时，对病人不会发生严重的问题，但在应用洋地黄类药物的病人，易发生洋地黄中毒。

轻症低钾血症，口服钾盐即可。

常用的口服钾盐药物 1g 的含钾量，见表9-9。

表 9-9　常用的钾盐每克含钾量

药　物	每克含钾量(mmol)	常用制剂及用量
氯化钾	13	10%~15%,10ml
枸橼酸钾	8	10%,10ml
醋酸钾	6	10%,10ml

橘汁中含钾量较大。

（2）静脉滴入补充钾：若不能口服或补钾量很大常需静脉补钾，多以 15%氯化钾或 31.5%谷氨酸钾，1g 谷氨酸钾量约为 5.5mmol。

静脉补充钾时，常需注意：

1）无尿不宜补钾，因为一日无尿，血清钾可升高 0.5~1.0mmol/L。

2）绝对不可以 15%氯化钾或 31.5%谷氨酸钾直接静脉推注。

3）补钾速度通常每小时的滴注 0.75g 氯化钾为宜，最多不超过 1g 氯化钾。

4）输钾过快可发生高钾血症，因输入的钾需经 15 小时才能达到细胞内外液平衡。

一次补充 40~60mmol（3~4.5g），可使血清钾暂时升高 1.0~1.5mmol/L。但其可进入细胞内，故不久又可下降。

5）补钾量的多少，需根据血清降低的严重情况而定，需定时测定血钾，随时纠正，但常需几天才能稳定在正常水平。

6）低钾血症常伴有低血镁，应注意补镁。

7）在严重低钾血症，开始补钾时，应将氯化钾于生理盐水内滴入。若于 10%葡萄糖溶液中，因葡萄糖可刺激胰岛素分泌，促使钾进入细胞内，使血钾进一步降低，可有危及生命的心律紊乱出现。值得注意。

8）缺钾量的估计：一般情况血清钾为 3.5mmol/L 以下时，体内缺钾量约为 300~400mmol。

9）口服保钾药物，如安体舒通，20~40mg，每日 3 次。或氨苯蝶啶，50mg，每日 3 次。可对补钾有利。

10）在糖尿病酮症酸中毒时，在未纠正酸中毒前，常有血清钾升高，在纠正酸中毒后因血清钾进入细胞内，可发生致命的低钾血症。

钙的正常代谢与失调

钙的正常代谢

（一）钙在体内的含量与分布

1. 钙的含量　若体重为 70kg 的成年人，体内含钙的总量 1000~1500g。钙的原子量为 40.078。正常成年人血清钙为 2.10~2.55mmol/L。

2. 钙的分布　钙在骨髓中占总量的 98%，细胞外液占 1%左右。其余如中枢神经系统仅占 0.01%、骨骼肌占 0.3%、皮肤占 0.08%、肝脏占 0.02%、其他组织占 0.6%。

钙在血浆中有三种形式存在：

（1）与蛋白质结合的钙，占血浆钙的 47%。此为不扩散性钙。

（2）与阴离子结合的钙，如磷酸钙、碳酸钙等，此为可扩散性钙，占 8%。

（3）离子钙（Ca^{2+}），占 45%，此为可扩散钙，具有重要生理作用。

正常血清钙为 2.10~2.55mmol/L。

（二）钙的生理功能

主要有：

1. 维持正常的神经肌肉的兴奋性及心肌应激性　见钠的正常代谢。

2. 参与肌肉的收缩耦联　Ca^{2+}可与肌钙蛋白的 C 亚单位结合，将信息通过肌钙蛋白的 I 亚单位传至原肌凝蛋白（tropomyocin），使其结构发生改变，解除肌凝蛋白（myocin）与肌动蛋白（actin）形成横桥的阻碍作用，通过 ATP 的分解以提供能量，使细肌丝沿粗肌丝滑动，而使肌纤维收缩。

3. 对心肌电生理的作用　心肌外液的钙与钠的内流有竞争作用，从而影响动作电位的过程及心肌的生理特性。钙可使阈电位上移，故高血钙可导致心肌的兴奋性降低，但高血钙可使心肌收缩力增加。

4. 钙为骨髓的主要成分　在骨骼中的钙主要以无定形磷酸氢钙及高度结晶的羟磷灰石的形成存在。

5. 影响腺体的分泌　如使胃泌素分泌增加，引起胃酸分泌增多。

6. 参与凝血作用　钙为第Ⅳ凝血因子，参与凝血过程。并可使血小板凝集。

7. 作为第二信使　如组胺是作用于胃壁细胞 H_2受体，通过钙为第二信使，使其分泌胃酸。

（三）钙的摄入与排出

1. 钙的摄入　成人每日从食物摄取的钙约为 1000mg。

2. 钙的吸收　钙主要通过空肠吸收。回肠及结肠吸收钙的量很少。

3. 钙的排出

（1）从肾脏排出：每天从肾脏排出钙约 200mg。

（2）从粪便排出：每天从粪便排出钙约 800mg。

（四）钙代谢的调节

钙代谢的调节主要通过以下因素：

1. 维生素 D　维生素 D 的作用有：

（1）促进肠黏膜吸收钙。

（2）促进肾小管吸收钙。

（3）促进骨骼的钙化作用。

2. 甲状旁腺激素（PTH）　PTH 的作用有：

（1）降低肾小管重吸收磷而增加钙的重吸收。

（2）促进肠黏膜细胞吸收钙。

3. 降钙素（CT）　CT 的主要作用有抑制肾小管吸收钙及磷。

维生素 D、PTH、CT 对钙、磷及骨代谢的影响，见表 9–10。

表 9–10　维生素 D、PTH、CT 对钙、磷及骨代谢的影响

项 目	促进肠吸收钙	骨质溶解	骨质形成	血钙	血磷	尿钙	尿磷
维生素D	↑↑	↑	↑↑	↑	↑	↓	↓
PTH	↑	↑↑	↓↓	↑↑	↓	↑↑	↑↑
CT	–	↓	↑	↓	↓	↑	↑

↑增强，↓降低，－无作用

钙的代谢总结如下：

体重 70kg 的健康成年人，含钙的总量为 1000~1500g。98%在骨骼中，细胞外液仅占 1%。

每日从食物中摄取的钙为 1000mg，其中 80%从粪便排出，200mg 从肾脏排出。维生素 D 及 PTH 可使血钙升高，而 CT 则可使血钙降低。

高钙血症

高钙血症指血清钙>2.55mmol/L 而言。

（一）病因及发病机制

1. 病因　引起高钙血症的病因很多，列于下：

（1）按疾病分类

1）原发性甲状旁腺功能亢进。

2）恶性肿瘤：如多发性骨髓瘤、骨转移瘤。

3）与维生素 D 代谢有关的疾病：如维生素 D 中毒、结节病、淋巴瘤。

4）其他内分泌疾病：如甲状腺功能亢进、嗜铬细胞瘤。

5）家族性高血钙。

（2）按是否与 PTH 分泌有关

1）因 PTH 分泌增加引起者：

a. 原发性甲状旁腺功能亢进。

b. 继发性甲状旁腺功能亢进。

c. 三发性甲状旁腺功能亢进。

d. 假性甲状旁腺功能亢进。

2）非 PTH 分泌增加引起者：

a. 维生素 D 中毒。

b. 乳腺癌骨转移。

c. 多发性骨髓瘤。

d. 结节病。

2. 发病机制

(1) 由于维生素 D 的作用，钙从肠道吸收增加。

(2) 由于 PTH 的作用，钙从骨骼中转移到血液。

(3) 由于骨质的破坏，如多发性骨髓病。

(4) 由于肾脏疾病而使钙排出减少。

(二) 临床表现、实验室检查、诊断及治疗

不论是什么原因引起的高钙血症，当血清钙的浓度升高到一定水平后，会对精神、神经、肌肉、心血管、消化、泌尿、血液等系统、产生影响，而出现一系列的临床表现、实验室检查异常。

关于高钙血症的临床表现、实验室检查、诊断及治疗，见"甲状旁腺功能亢进及高血钙危象"，不在此赘述。

低钙血症

低钙血症指血清钙<2.10mmol/L 而言。

(一) 病因及发病机制

1. 甲状旁腺疾病 甲状旁腺与钙的代谢关系非常密切，PTH 与靶细胞之间的关系如下：

Ca^{2+}降低→甲状旁腺分泌 PTH 增加→靶细胞受体→腺苷环化酶及其组织成分 GTP 结合蛋白→蛋白激酶活化→磷酸化酶活化→生物效应。在这个环节中任何部分发生障碍，均可导致低钙血症。

(1) 低钙血症继发于 PTH 分泌减少或缺如：如甲状旁腺切除、特发性甲状旁腺功能减退、甲状旁腺体癌等。

(2) 甲状旁腺分泌无活性的 PTH：由于形成 PTH 的基因异常。

(3) 靶细胞缺陷：如假性甲状旁腺功能减退。

2. 肠道吸收钙减少 如内生性维生素 D 减少，此见于肝脏疾病、肾脏疾病、各种原因引起的脂肪泻等。

3. 维生素 D 代谢障碍或对其反应不良 此见于维生素 D 依赖型佝偻病 I 型及 II 型。

4. 尿排出钙增加 如用利尿剂后。

5. 钙在体内的转移 如急性坏死性胰腺炎。

(二) 临床表现

实验室检查、诊断及治疗见"甲状旁腺功能减退及低血钙危象"。

镁的正常代谢与失调

镁的正常代谢

(一) 镁在体内的含量与分布

1. 镁的含量　若体重为 70kg 的成年人，体内含镁的总量约为 25g。镁的原子量为 24.31。正常成年人血清镁为 0.82~1.2mmol/L。

2. 镁的分布　镁在骨骼中占总量的 60%。软组织中占 39%，其中肌肉中占 1/2，非肌肉组织占 1/2。细胞外液中占 1%，其中有 25% 与蛋白结合不易扩散。

镁在血浆中以三种方式存在：

(1) 镁离子（Mg^{2+}）占 60%，此决定镁的生物活性及生理功能。

(2) 镁与阴离子结合占 15%，主要与枸橼酸、磷酸等结合。

(3) 镁与蛋白结合，主要为白蛋白。

(二) 镁的生理功能

镁的生理功能主要有：

1. 作为酶的激活剂　在体内约有 300 种以上的酶需要镁作为激活剂，尤其是与能量代谢有关的酶，如各种 ATP 酶。

2. 维持离子泵的运转　如 ATP 酶需有 Mg^{2+} 参与才能发挥作用。

3. 对心肌的作用

(1) 维持心肌的正常结构：缺镁可使心肌变性、坏死。

(2) 维持肌纤维的收缩功能：心肌收缩时，其能量供应在线粒体氧化磷酸化过程中产生，镁为其中主要酶的激活剂。

(3) 影响心肌的电生理：Mg^{2+} 为激活心肌细胞膜上 ATP 酶所必需的离子，缺镁因 ATP 酶活性减低，K^+ 从细胞内转移到细胞外，心肌内缺 K^+，影响心肌的静息电位。

4. 对血管的作用　Mg^{2+} 可直接作用于血管的平滑肌，使其舒张。故当血清镁升高，血压下降，经常用于治疗妊高症。

5. 对神经肌肉系统的作用　可降低神经肌肉的应激性及阻滞神经冲动传递到肌肉细胞，故当血清镁升高，可发生肌无力、肌麻痹。

6. 对消化系统的作用　Mg^{2+}可降低胃肠道平滑肌的兴奋性，使其舒张。可使 Oddi 括约肌开放，胆囊收缩以利于胆汁的排出。Mg^{2+}在胃肠道吸收很慢，故作为渗透性导泻剂。

7. 与 K^+及 Ca^{2+}的关系　缺镁常伴有缺 K^+及缺 Ca^{2+}。

正常血清镁为 0.8~1.2mmol/L。

（三）镁的摄入与排出

1. 镁的摄入　成人每天从食物摄入的镁约为 200mg。

2. 镁的吸收　通过以下方式进行：进入肠道的镁，约有 30%~40%被吸收，吸收的部位主要在十二指肠及空肠。

影响肠道吸收的因素：

（1）增加镁吸收的因素

1）水、钠、氨基酸吸收增加，镁吸收增加。

2）乳糖、甲状旁腺素（PTH）、维生素 D、生长激素、甲状腺素，可促进镁的吸收。

（2）降低镁吸收的因素

1）肠道 K^+、Ca^{2+}增加，镁吸收减少。

2）阴离子碘及磷酸盐、葡萄糖、脂肪也影响镁的吸收。

3）醛固酮使镁吸收减少。

3. 镁的排出

（1）从肾脏排出：每日约为 100mg。

1）从胃脏排出的镁有两种形式：① 镁离子（Mg^{2+}）。② 与阴离子结合的镁。

2）肾对镁的调节作用：

A. 肾小球滤过的镁每日约 2000mg，大部分被肾小管重吸收，故每天只排出约 100mg。

B. 镁在肾小管重吸收的过程：

a. 近端肾小管吸收 20%。

b. Henle 祥降支吸收 20%，升支吸收 50%。

c. 远端肾小管吸收 5%~10%。

在低镁症时，尿中几乎无镁排出。

（2）从粪便排出：每天排出的约为 200mg。食入的镁多，排出也多。

（四）镁代谢的调节

肠道对吸收镁的调节能力差，因此肾对镁的调节就很重要。

1. 增加镁从肾脏排出的因素　主要有高血镁、高血钙、低血磷、糖皮质激素、醛固酮、甲状腺素、胰岛素、利尿剂、氨基苷类抗生素。

2. 减少镁从肾脏排出的因素　主要有低血钙、低血镁、甲状旁腺素、胰高血糖素、碳酸血症。

3.对镁代谢的调节作用不能确定因素 主要有降钙素、生长激素等。

高镁血症

高镁血症指血清镁>1.2mmol/L 而言。

(一) 病因

高镁血症发生的原因主要是肾脏功能不良。

1.镁的摄入过多

(1) 服用含镁的药物：如氧镁、硫酸镁，长期应用可发生高镁血症。

(2) 静脉或肌肉注射硫酸镁：常用于治疗先兆子痫或子痫。用量过大可发生高镁血症。

2.镁的排出减少

(1) 急性肾功能衰竭的少尿期。

(2) 慢性肾功能衰竭的初期。

(3) 内分泌疾病：如甲状腺功能低下、肾上腺皮质功能低下、嗜铬细胞瘤、糖尿病酮症酸中毒。

3.组织细胞大量破坏 组织细胞内液含镁为 40mmol/L，而细胞外液为 1mmol/L。故当组织细胞破坏时，镁大量从细胞释出。

(二) 临床表现

除原发病的临床表现外，高镁血症的临床表现如下：

1.消化系统 早期表现为食欲不振、恶心、呕吐，后期出现肠蠕动感弱而发生腹胀。

2.循环系统

(1) 对血管的影响：使血管平滑肌舒张而血压下降，当血清镁>2mmol/L 时，血压明显下降，并出现面部潮红。

(2) 对心脏的影响：

1) 镁可直接作用于窦房结使心率减慢。

2) 当血清镁>7.2mmol/L 时，可发生完全性传导阻滞、各种心律失常，甚至心脏骤停。

3) 对心电图的影响：当血清镁>3.2mmol/L 时，PR 间期延长、QRS 增宽及 QT 间期延长。因高镁血症常伴有高钾血症，故可出现高 T 波。

3.神经肌肉系统 高血镁可阻滞乙酰胆碱在神经末梢释放，导致神经肌肉功能障碍。

(1) 当血清镁>3mmol/L 时，腱反射减低或消失。

706

(2) 当血清镁>4.8mmol/L 时，发生肌无力、随意肌麻痹、四肢软瘫、呼吸肌麻痹而出现呼吸停止。

(3) 当血清镁>6mmol/L 时，可发生中枢神经抑制，出现麻醉状态、木僵、昏迷。

（三）实验室检查

(1) 测定血镁、钾、钠、钙、磷、氯等。

(2) 测定尿镁、钾、钠。

(3) 肾功能检查。

(4) 血气分析。

(5) 心电图检查。

（四）诊断及鉴别诊断

1. 诊断　高镁血症早期诊断比较困难，仔细询问有无摄入大量镁的病史，可提供重要的诊断线索。结合血清镁若>1.25mmol/L 时可确诊。

2. 鉴别诊断　高镁血症易与高钾血症相混，而且两者可同时存在，不作血镁测定很难区分。

（五）治疗

1. 降低血清镁

(1) 停用含有镁的药物。

(2) 应用利尿剂，如速尿、丁尿胺等。

(3) 若肾功能正常，增加输液量。

(4) 若肾功能障碍，用利尿剂效果不好或病情严重，进行透析疗法。

2. 应用拮抗镁对心脏及神经肌肉系统作用的药物　静脉注射10%氯化钙或葡萄糖酸钙 10~20ml，缓慢注射，同时作心电监护。

3. 有呼吸抑制　应用辅助呼吸。

4. 治疗基础疾病　如治疗肾功能衰竭、纠正糖尿病酮症酸中毒。

707

低镁血症

低镁血症指血清镁<0.82mmol/L 而言。

（一）病因及发病机制

1. 镁的摄入少　正常食物中含镁量丰富因此不会发生低镁血症。若吃食物过少、胃肠道外营养，如不注意补镁，可发生低镁血症。

2. 镁排出多　此见于：

(1) 从胃肠道丢失：如小肠大部切除后、吸收不良综合征、慢性腹泻。

(2) 从肾脏丢失：如大量应用利尿剂、酒精中毒、洋地黄类药物、高钙血症、醛固酮增多症、甲状腺功能亢进、甲状旁腺功能亢进等。

(3) 镁在体内分布异常：如营养不良、急性胰腺炎、酸碱平衡失调等。

（二）临床表现

除原发病的临床表现外，同时常伴有低钾、低钙血症，因此低镁血症的临床表现较为复杂。当血清镁于 0.5mmol/L 时，即可出现临床症状及体征。

1. 神经、肌肉系统

（1）中枢神经系统：乏力、表情淡漠、感觉异常、嗜睡，并可有手足徐动、共济失调。

（2）肌肉：肌纤维可发生玻璃样变、空泡变性、肌节坏死、钙化。

2. 循环系统

（1）可发生心律失常，常见有房性及室性期前收缩、阵发性室上速及室速、心房颤动、扭转性心律失常、心室纤颤、心脏停搏。

上述心律失常发生的原因为镁缺少—心肌细胞膜上钠泵功能障碍—心肌细胞内 K^+ 减少而 Ca^{2+} 多—心肌静息电位减低（负电位减少）—心肌兴奋性提高。

（2）易发生洋地黄类药物中毒。

（3）心电图改变：早期 T 波高尖、QRS 增宽、PR 延长、ST 段下移、U 波出现、T 波低平。

3. 消化系统　可发生食欲不好、恶心、呕吐、腹胀、吞咽困难。

4. 血液系统　可发生低色素性贫血。

（三）实验室检查

见高镁血症。

（四）诊断及鉴别诊断

1. 诊断　测定血镁是确诊的方法。

2. 鉴别诊断　需与低钾及低钙血症进行鉴别。

（五）治疗

1. 纠正低血镁

（1）口服镁制剂

1）氧化镁：0.25~0.5g，每日 3~4 次。

2）氢氧化镁：0.25~0.5g，每日 3~4 次。

3）10%醋酸镁：10ml，每日 3~4 次。

镁为二价离子（Mg^{2+}），在肠道吸收缓慢，应用剂量大时，可发生渗透性腹泻，必要时与氢氧化铝同时口服。

（2）肌肉注射

25%硫酸镁，5~10ml，肌肉注射，第一日为 4~6 小时 1 次，后根据血清镁进行调整。

（3）静脉滴入

25%硫酸镁，5~10ml，加于 250ml 生理盐水中滴入。若病情严重，也可以静脉小壶内缓慢滴入。

2. 纠正其他电解质、酸碱平衡失调

3. 治疗原发病 如治疗各种原因引起的腹泻。

磷的正常代谢与失调

磷的正常代谢

（一）磷在体内的含量及分布

1. **磷的含量** 若体重为 60kg 的成年人，体内含磷的总量约为 682g。磷的原子量为 30.97。

成年人正常血清中的无机磷为 0.87~1.78mmol/L。

2. **磷的分布** 在骨骼中约占 85%，肌肉中占 9%，红细胞内占 0.18%，其他占 6%。细胞外液含量很少仅有 17mmol。

3. **磷在血浆中的组成**

（1）非酸溶性磷脂 2.6mmol/L。

（2）酸溶性有机磷 0.10mmol/L、无机磷 120mmol/L。

血浆中的无机磷与钙的浓度以 mg/dl 为单位两者的乘积为 30~40。

4. **磷在细胞内的组成** 在细胞内的磷大都以有机磷的形式存在，如焦磷酸、磷酸肌酐、磷脂等。无机磷虽然含量很少，但部分用来合成 ATP。

5. **磷在骨骼中的组成** 在骨骼中的磷形成骨盐。在骨骼中的磷可以与细胞外液的磷进行交换，但速度慢。

（二）磷的生理功能

1. **构成骨骼** 体内大部分磷在骨骼中形成骨盐。

2. **磷为细胞膜的组成成分** 有 20%~30% 的磷脂与蛋白相结合组成细胞膜。

3. **参加能量的代谢与储存** 磷在能量的代谢过程中起关键作用的是 ATP-ADP 系统。

4. **磷为细胞的组成成分** 如细胞内的磷脂、磷蛋白、磷糖。也构成酶的成分，如磷脂酶。

709

（三）磷的摄入与排出

1. 磷的摄入　正常成年人每天从食物摄入磷约为 1200mg。

2. 磷的吸收　通过以下方式进行：

（1）主动吸收：为钠依赖性磷共同转运系统，此位于肠黏膜上皮细胞的肠腔侧。每 2 个 Na^+ 进入肠黏膜细胞内，可同时带一个 $H_2PO_4^-$ 或 HPO_4^{2-}，这个系统运转是在 Na^+ 的控制下进行的。

（2）被动扩散：通过肠黏膜细胞短路旁道。

（3）影响磷在肠道吸收的因素：

1）磷的摄入：摄入多吸收也多。

2）维生素 D：可促进肠黏膜细胞吸收磷。

3）甲状旁腺素（PTH）：PTH 可能通过维生素 D 促进肠道磷吸收。

4）钙的摄入：饮食中含 Ca^{2+} 多则磷吸收减少。

5）糖皮质激素：此可使肠道吸收磷减少。

6）血磷的高低：低磷血症，磷在肠道吸收增加，反之则减少。

3. 磷的排出

（1）从肾脏排出：若每天摄入磷为 1200mg 时，从肾脏排出约为 800mg。影响磷从肾脏排出的因素有：

1）增加肾小管重吸收因素

a. 低磷饮食：肠黏膜吸收磷增加。

b. 维生素 D：可使肾小管重吸收磷增加。

c. 内分泌因素：如胰岛素、甲状腺素。

d. 血钙浓度：血钙增加，PTH 分泌减少，肾小管重吸收磷增加。

2）降低磷从肾脏排出的因素

a. PTH：减少磷的重吸收。

b. 降钙素：减少磷的重吸收。

c. 激素类：地塞米松、胰高血糖素使肾脏重吸收磷减少。

d. 利尿剂：可增加磷的排出。

（2）从粪便排出：当每日摄入磷为 1200mg 时，从粪便排出为 400mg。

高磷血症

高磷血症指血清磷>1.78mmol/L 而言。

（一）病因及发病机制

正常肾脏有能力排出大量的磷，不易发生高磷血症，高磷血症发生的原因有：

1. 外源性

（1）摄入增加：大量食入含磷高的食物。

（2）维生素 D 中毒：因其促进磷从肠道吸收。

（3）输入磷制剂。

（4）磷中毒：如吸入含磷的粉尘。

2. 内源性

（1）急性溶血：因红细胞破坏，其中的磷进入血中。

（2）严重的肌肉损伤：如肌纤维溶解，肌肉缺血、缺氧，因肌肉细胞中的磷进入血中。

（3）应用抗癌药物：如治疗淋巴系统肿瘤，因淋巴瘤细胞溶解所致。

（4）代谢性酸中毒。

（5）内分泌疾病：如甲状旁腺分泌减少或甲状腺分泌亢进。

3. 肾小球滤过率降低

（1）急性肾功能衰竭：因无尿及少尿。

（2）慢性肾功能衰竭：当肾小球滤过率<25~30ml/min 时，血清磷升高。

（二）临床表现

1. 急性高磷血症 此常伴有低血钙，故有手足抽搐等。

2. 慢性高磷血症 主要有：

（1）因心脏钙质沉着而出现心功能不全、心律失常。

（2）因主动脉瓣发生钙化而出现主动脉瓣狭窄及关闭不全。

（3）因肾间钙化而发生肾功能障碍。

（4）因皮肤血管钙化而发生皮下脂肪坏死。

（三）实验室检查

1. 实验室化验检查 见高血钙实验室检查。

2. 检查有用肌纤维溶解 可检查血清肌酸肌酶（CK）、AST 及 LDH。测血清中肌红蛋白。

3. 测肾小球滤过率 以了解肾功能是否受损及受损的严重程度。

4. X 线检查 可发现组织钙化的情况。

（四）诊断及鉴别诊断

1. 诊断 一旦发生急性或慢性肾功能衰竭，几乎均可发生高磷血症。

2. 鉴别诊断

（1）若肾功能正常，而血清磷增加而无磷负荷增加，应考虑肾小管重吸收磷增加。

（2）血清磷高而钙低，见于甲状旁腺功能减退。

（3）血清磷高而血钙也高，见于维生素 D 中毒、多发性骨髓瘤。

（五）治疗

1. 急性高磷血症的治疗 若血清磷>3.23mmol/L 时，可危及生命，应及时处理，方法为：

711

（1）输入葡萄糖加胰岛素。

（2）应用排钠利尿剂。

（3）透析疗法。

2. 慢性高磷血症的治疗　若血磷增加不著，可用氢氧化铝凝胶以减少磷在肠道吸收。吃低磷食物。

3. 化疗时，增加水的入量，使磷排出增加

4. 治疗引起高磷血症的基础疾病　如急、慢性肾功能衰竭。

低 磷 血 症

低磷血症指血清磷<0.87mmol/L而言。

（一）病因及发病机制

近年来低磷血症受到医疗界的重视，低血磷不仅可以致病而且可导致死亡。

1. 肠道丢失增多或摄入减少

（1）服用与磷能在肠道结合的药物，如氢氧化铝、碳酸铝凝胶，以治疗消化性溃疡，用药时间过久，用量过大。或因进食过少。

（2）肾小管重吸收磷过少，如甲状旁腺功能亢进、应用利尿剂。

2. 维生素 D 缺乏　使肠道吸收磷障碍。

3. 磷从细胞外液转移到细胞内液　如急性呼吸性碱中毒、输入葡萄糖或葡萄糖加胰岛素。

（二）临床表现

当严重缺磷时，影响能量的代谢，妨碍 ATP、磷酸肌酸的代谢，故体内各器官都会受到影响。

1. 血液系统

（1）ATP 形成减少，红细胞膜功能障碍，可发生溶血。若血清磷<0.32mmol/L时，这种现象可以发生。

（2）2,3-DPG 生成减少，此为存在于红细胞很高的有机磷盐，缺磷 2,3-DPG 减少，氧解离曲线左移，不利于氧从血红蛋白释放，引起组织缺氧。

（3）白细胞因骨架受损，影响白细胞的趋化、吞噬、杀菌作用。

（4）血小板数量减少、寿命缩短。

2. 循环系统　心肌收缩力减弱、心排出量（CO）减少。

3. 消化系统　可发生恶心、呕吐、胃肠胀气、肠麻痹。

4. 泌尿系统　尿排磷减少、排 HCO_3^- 增加，可发生高氯性酸中毒。

5. 肌肉系统　可发生肌痛、肌无力、肌萎缩。因膈肌活动受限而发生呼吸困难，甚至窒息。

6. 骨骼系统　因破骨细胞活性增加，可引起软骨病、假性骨折。

7. 中枢神经系统　可发生四肢麻木、腱反射降低。因细胞缺少 2，3-DPG，中枢神经缺氧而出现精神异常、抽搐，甚至昏迷。

（三）　实验室检查

1. 血常规检查

（1）溶血有关的检查。

（2）血小板寿命检查。

2. 血清磷、钙、钾、钠、氯及 HCO_3^- 测定

3. X 线检查、骨密度测定

（四）　诊断及鉴别诊断

1. 诊断　因低血磷虽有多脏器可以受累，但无明显的特征性，因此实验室检查是确诊的依据。

2. 鉴别诊断　主要依赖于实验室检查的结果。

（1）若低血磷而尿磷增加，见于肾功能不良，对磷的回吸收不良引起。

（2）若低血磷同时有高血钙，见于甲状旁腺功能亢进。

（五）　治疗

主要治疗方法为

1. 口服药物　多用磷酸氢二钠或磷酸二氢钠配制。临床常用者有：

（1）依替磷酸二钠（Disodium Etidronate、依曲磷酸二钠、邦得林、Bondeling）

1）作用机制：本品对骨代谢具有调节作用，对钙结晶有极强的亲和力，抑制骨再吸收以防止骨丢失。适用于绝经后骨质疏松症及特发性青少年骨质疏松症。

2）制剂：片剂，1 片 0.2g。

3）用法：口服，每次 0.2g，每日 2 次。

4）注意事项：可发生过敏反应，胃肠反应，妊娠妇女、哺乳期妇女、肾功能不良慎用。

（2）氯屈磷酸二钠（Disodium Clodronate、骨磷）

1）作用机制：主要抑制骨的吸收，抑制破骨细胞活性。适用于溶骨转移肿瘤引起的骨痛。治疗高钙血症及预防骨质疏松。

2）制剂：胶囊剂，1 粒 400mg。针剂，1 支 300mg（5ml）。

3）用法：口服，每次 3 粒，每日 1~2 次。静脉滴注，以本品 300mg，稀释于 500ml 生理盐水中，3~4 小时滴注。可连滴注 3 日。

4）注意事项：

a. 可引起腹痛，但多不重。

b. 用量过大可引起肾损害，禁用于肾功能不良患者。

c. 监测肝、肾功能，白细胞计数及血磷。

713

(3) 阿仑磷酸钠（Sodium Alendronate、固邦、天可、福善美、Fosanmax）

1) 作用机制：抑制破骨细胞活性使骨吸收减慢，并可刺激骨小梁再建。适用于绝经后骨质疏松、转移瘤引起的骨痛。

2) 制剂：片剂，1片100mg。

3) 用法：口服，每次1片，每日1次。

4) 注意事项：

a. 可发生胃肠反应。

b. 可引起食管炎。

c. 服用本品时不要咀嚼以免对食管刺激，并用1杯水送下，饭前半小时服。

d. 孕妇、哺乳期禁服。

e. 低钙血症，维生素D缺乏。

f. 有食管炎、胃部疾病慎用。

g. 服后半小时内不要平卧，以免刺激食管。

2. 静脉用药　常用者有：

(1) 甘油磷酸钠（Sodium Glycerophosaphate、格利福期、Glycerophos）

1) 作用机制：同氯屈磷酸二钠（骨磷）。

2) 制剂：针剂，1支10ml，含本品2.16g（磷10mmol）。

3) 用法：以本品10ml，加于5%~10%葡萄糖液500ml中，静脉滴入4~6小时。

4) 注意事项：

a. 肾功能不良、对本品过敏者、休克禁用。

b. 滴入不宜过快。

c. 长期用需监测血钙、血磷。

(2) 帕米磷酸二钠（Disodium Panmidronate、博宁、Bonin、阿可达、Aredia）

1) 作用机制：同骨磷。半衰期可长达30天。

2) 制剂：针剂，1支15mg（5ml）。

3) 用法：每次30~60mg，溶于葡萄溶液中慢滴，每周用药1次。

4) 注意事项：

a. 主要用于高钙血症。同时注意补充水分，保持尿量每日4000ml以上。

b. 可有过敏反应，如发热。

c. 可发生淋巴细胞、血小板减少。

d. 可以发生肾功能改变、癫痫发作、葡萄膜炎。

e. 心血管疾病慎用。

酸碱的正常代谢与失调

酸碱的正常代谢

人体必须有适当的酸碱度，才能维持正常细胞的代谢及生理活动。

在代谢过程中，细胞不断产生大量的酸性物质及小量的碱性物质，并且从消化道吸收的物质中有酸性的也有碱性的，这些物质均可进入血液。

正常人体通过一系列的作用，使体液中的酸碱度总是保持在一个相当稳定的范围内，即 pH7.35~7.45 之间。

（一）酸与碱的定义

按照 Brønsted 的定义，凡在水中能释出氢离子（H^+）的物质就是酸，能释放出氢氧根离子（OH^-）的物质就是碱。

例如：

$$H_2O \rightleftharpoons H^+ + OH^-$$

因此 H^+ 是酸，而 OH^- 是碱。

广义的碱是指能与 H^+ 结合的物质。故可认为酸给出质子（H^+）后变成碱，而碱接受质子（H^+）质子后变成酸。

$$酸 \rightleftharpoons 质子（H^+）+ 碱$$

例如：

$$HCl \rightleftharpoons H^+ + Cl^-$$

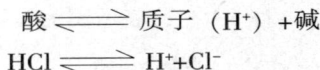

（二）体内酸碱物质的产生

1. 酸的产生

（1）可挥发酸——H_2CO_3 的产生：糖、脂肪、蛋白质在完全氧化后，产生 CO_2 及 H_2O。

正常成年人每日产生 CO_2 约 336L。CO_2 与 H_2O 结合后形成 H_2CO_3。H_2CO_3 也分解为 CO_2 及 H_2O。

$$CO_2 + H_2O \rightleftharpoons H_2CO_3$$

CO_2 可从肺中呼出体外。

（2）非挥发酸——硫酸、磷酸、乳酸、丙酮酸等：

含硫氨基酸，如蛋氨酸、半胱氨酸，这些氨基酸经代谢后产生硫酸。

含磷的物质，如磷质，经代谢后可产生磷酸。

葡萄糖经代谢后，可产生乳酸、丙酮酸。

2. 碱性物质的产生　体内的碱性物质主要来源于食物。在蔬菜、水果中，含有有机盐类，如柠檬酸盐、苹果酸盐等，经代谢可以产生碱。

（三）酸碱平衡的调节

1. 体内缓冲系统的调节　所谓缓冲系统是由一个弱酸与其相应的碱组成。体内缓冲系统有以下几种：

（1）在红细胞内的缓冲系统：KHb/HHb、$KHbO_2/HHbO_2$、$KHCO_3/H_2CO_3$、K_2HPO_4/KH_2PO_4。

（2）在血浆中的缓冲系统：$NaHCO_3/H_2CO_3$、Na–蛋白质/H–蛋白质、Na_2HPO_4/NaH_2PO_4。

KHb/HHb、$KHbO_2/HHbO_2$ 主要对挥发酸起缓冲作用，红细胞内的其他 2 个缓冲系统和血浆中的 3 个缓冲系统，主要对非挥发酸起缓冲作用。

每升血液中，各缓冲系统能缓冲的能量并不一致。$NaHCO_3/H_2CO_3$ 的缓冲量为 18.0mmol/L，而磷酸盐（Na_2HPO_4/NaH_2PO_4）的缓冲量仅为 0.3mmol/L。因此碳酸盐（$NaHCO_3/H_2CO_3$）的缓冲作用影响血浆中的 pH 较大。

（3）血浆中的 $NaHCO_3/H_2CO_3$ 的缓冲系统与血浆中 pH 的关系

1）Henderson–Hasselbalch 公式

$$pH = pK_a + \log(HCO_3^-/H_2CO_3)$$

CO_2 为体内营养物质的代谢最终产物。正常成年人每天约产生 CO_2 336L。

CO_2 在体液中的变化如下：

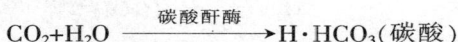

$$CO_2 + H_2O \xrightarrow{\text{碳酸酐酶}} H \cdot HCO_3 (\text{碳酸})$$

按质量最作用定律，解离成分浓度的乘积与解离者的比例应为一常数。

因为 $H \cdot HCO_3 (H_2CO_3)$ 为一弱酸，故不能完全解离，因而：

$$\frac{[H^+][HCO_3^-]}{[H \cdot HCO_3]} = K_a \qquad K_a \text{ 表示酸的解离常数。}$$

$$[\ ] \text{ 表示浓度。}$$

上式可以写成：

$$K_a[H \cdot HCO_3] = [H^+][HCO_3^-]$$

$$[H^+] = K_a \frac{[H \cdot HCO_3]}{[HCO_3^-]}$$

因为 $[H^+]$ 的浓度很小，所以只能用其负对数表示，即：

$$-\log[H^+] = -\log\left(K_a \frac{[H \cdot HCO_3]}{[HCO_3^-]}\right)$$

$$-\log[H^+] = -\log K_a + \left(-\log\frac{[H \cdot HCO_3]}{[HCO_3^-]}\right)$$

以 pH 代表 $-\log[H^+]$，以 pK_a 代表 $-\log K_a$，上式可以写成：

$$pH = pK_a - \log\frac{[H \cdot HCO_3]}{[HCO_3^-]} = pK_a + \log\frac{[HCO_3^-]}{[H \cdot HCO_3]}$$

因为 $H \cdot HCO_3$（H_2CO_3）的浓度相当于溶液中 CO_2 的浓度。

所以：
$$pH = pK_a + \log\frac{[HCO_3^-]}{[CO_2]}$$

溶解于血浆中的 CO_2 在临床上测定时以分压来表示，而分压的单位为 mmHg。所以 $PaCO_2$ 需乘以 α 才能代入上式，故上式可以写成：
$$pH = pK_a + \log\frac{[HCO_3^-]}{[\alpha \cdot PaCO_2]}$$

在 38℃时，血浆中 α 的测定值为 0.03mmol/（L·mmHg）。

正常 $PaCO_2$ 为 40mmHg 故：
$$[CO_2] = 0.03mmol/（L \cdot mmHg）\times 40mmHg = 1.2mmol/L。$$

在 38℃时正常血浆中 $[HCO_3^-]$ 为 24mmol/L。

$H \cdot HCO_3$ 的解离常数 pK_a 为 6.1，代入上式：
$$pH = 6.1 + \log\frac{24}{1.2} = 6.1 + \log 20 = 6.1 + 1.301 = 7.40$$

故正常血浆中的 pH 为 7.4。

由上式：
$$\frac{[HCO_3^-]}{[H_2CO_3]} = \frac{[HCO_3^-]}{[CO_2]} = \frac{[HCO_3^-]}{\alpha \cdot PaCO_2} = \frac{24}{1.2} = 20$$

所以：
$$[HCO_3^-] = 20 \times \alpha PaCO_2 = 20 \times 0.03 \times PaCO_2 = 0.6 \times PaCO_2$$
$$因 [HCO_3^-] = 0.6PaCO_2，\frac{[HCO_3^-]}{PaCO_2} = 0.6$$

因此，如 HCO_3^- 与 $PaCO_2$ 按 0.6 的比例同时上升或下降，血浆中的 pH 值不会发生改变。

2）Kassier-Bliech 提出的公式：因为 H_2CO_3 与溶解于水中的 CO_2（$[CO_2]_{dis}$）的关系为：
$$[CO_2]_{dis} + H_2O \rightleftharpoons H_2CO_3 \rightleftharpoons H^+ + HCO_3^-$$

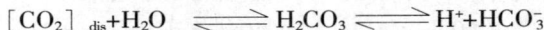

按质量作用定律
$$K_a = \frac{[H^+][HCO_3^-]}{[CO_2]_{dis} H_2O}$$
$$K_a [H_2O] = \frac{[H^+][HCO_3^-]}{[CO_2]_{dis}}$$

以 K'_a 表示 $K_a [H_2O]$。
$$K'_a = \frac{[H^+][HCO_3^-]}{[CO_2]_{dis}}，\quad [H^+] = \frac{K'_a [CO_2]_{dis}}{[HCO_3^-]}$$

当血浆温度为 37℃时，$K'_a = 800nmol/L$
$$[H^+] = 800\frac{[CO_2]_{dis}}{[HCO_3^-]} = 800\frac{\alpha PaCO_2}{[HCO_3^-]} = 800\frac{0.03PaCO_2}{[HCO_3^-]} = 24\frac{PaCO_2}{HCO_3^-}$$

从 $[H^+] = 24\frac{PaCO_2}{H_2CO_3^-}$ 可以看出不用对数即可将 $[H^+]$、$PaCO_2$ 及 $[HCO_3^-]$ 的关系表现出来。

717

知道上式中任何两个数就计算出第三个数。

表 9–11　[H^+] 与 pH 的关系

pH	[H^+]nmol/L	pH	[H^+]nmol/L
6.7	200	7.35	45
6.8	159	7.37	43
6.9	125	7.39	41
7.0	100	7.40	40
7.1	79	7.42	38
7.15	71	7.45	35
7.20	63	7.47	34
7.25	56	7.49	32
7.30	50	7.50	31
7.32	48	7.53	30
7.33	47	7.60	25
7.34	46	7.80	16

由表 9–11 可以看出 [H^+] 与 pH 的关系是随着 pH 升高而 [H^+] 则降低，其间呈负相关。但在 pH7.20~7.55 之间 pH 值每升降 0.01，[H^+] 则降升 1nmol/L，呈直线关系，pH 的小数点后 2 位数加 [H^+] 的值约等于 80。

例如：pH7.40，而 [H^+] 则为 40nmol/L，40+40=80。

又如：pH7.45，而 [H^+] 则为 35nmol/L，45+35=80。

已知 pH 值，计算 [H^+] 的方法如下：

a. pH 每升体液升高 0.1，[H^+] 乘以 0.8。

例如：pH 为 7.40 时，[H^+] 为 40nmol/L。

　　　pH 为 7.50 时，[H^+] 为 40×0.8=32nmol/L。

　　　pH 为 7.60 时，[H^+] 为 40×0.8×0.8=26nmol/L。

即 pH 每升体液升高 0.1，[H^+] 乘以 0.8。

b. pH 每升体液降低 0.1 时，[H^+] 乘以 1.25。

例如：pH 为 7.30 时，[H^+] 为 40×1.25=50nmol/L。

　　　pH 为 7.20 时，[H^+] 为 40×1.25×1.25=6.25nmol/L。

有的作者主张以 [H^+] 来反映体内酸碱平衡状态，则更为确切。

pH 的生理极限为 7.00~7.80。即 7.40±0.40。

例如：　　　　例如：pH $7.00 \xleftarrow{-0.4} 7.40 \xrightarrow{+0.4} 7.80$

从上式来看 pH7.40 加 0.4 与减 0.4 绝对值一样大。

但从表上看出 [H^+] 为 100nmol/L 时，pH 为 7.00。[H^+] 为 16nmol/L 时，pH 为 7.80。

$$[H^+]100 \xleftarrow{+60} 40 \xrightarrow{-25} 15$$

由此可以看出 pH7.40−0.4=7.00 时，[H^+] 则需由 40nmol/L+60nmol/L。

当 pH7.40+0.4=7.80 时，［H^+］则需 40nmol/L–25nmol/L 即可。

这说明 pH 与［H^+］相比，两者相差较大，故判断酸碱平衡失调时，pH 不如［H^+］精确。

（4）碳酸氢钠的缓冲作用：

1）在代谢过程中所产生的强酸，如硫酸，在血液中，与碳酸氢钠（$NaHCO_3$）的作用如下：

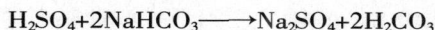

$$H_2SO_4 + 2NaHCO_3 \longrightarrow Na_2SO_4 + 2H_2CO_3$$

H_2CO_3 易发生解离。

$$H_2CO_3 \longrightarrow H_2O + CO_2$$

CO_2 可刺激呼吸中枢，使呼吸加深加快，CO_2 可排出体外。以保持 HCO_3^-/H_2CO_3 的比值为 20:1，pH 不变。若产生的酸性物质过多，呼吸不能代偿，HCO_3^-/H_2CO_3 比值发生改变，即出现代谢性酸中毒。

2）在代谢过程中所产生的碱性物质进入血液中，与碳酸的作用如下：

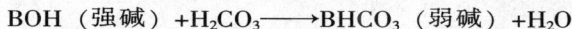

$$BOH（强碱）+ H_2CO_3 \longrightarrow BHCO_3（弱碱）+ H_2O$$

弱碱（$BHCO_3$）可以从肾脏排出。若产生的碱性物质过多，肾脏不能代偿，HCO_3^-/H_2CO_3 的比值发生改变，即出现代谢性碱中毒。

（5）血红蛋白及血浆蛋白的缓冲作用：在代谢过程中细胞产生的 CO_2 可经间质液而进入血液中。进入血浆中的 CO_2 其转归如下：

1）有 10% 左右在血浆中，其结果如下：

a. 直接溶于血浆水中，占 1%。

b. 形成 H_2CO_3。

c. 经 Na–蛋白质/H–蛋白质缓冲系统缓冲，占 9%。

2）有 90% 左右进入红细胞内其转归如下：

a. 直接溶解于红细胞的胞浆中，占 5%。

b. 直接与血红蛋白（Hb）的氨基结合形成氨基甲酸血红蛋白，占 21%，其反应如下：

$$CO_2 + HbNH_2O_2 \xrightleftharpoons[\text{在肺中}]{\text{在组织中}} HHbNHCOOH + O_2$$

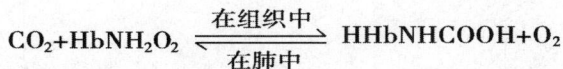

在组织中上述反应式由左向右进行，故可将 O_2 释放到细胞中。

在肺中上述反应式由右向左进行，故可将 CO_2 释放出来。

c. 有 64% 在红细胞碳酸酐酶的作用下，发生下述改变：

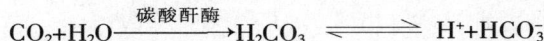

$$CO_2 + H_2O \xrightarrow{\text{碳酸酐酶}} H_2CO_3 \rightleftharpoons H^+ + HCO_3^-$$

HCO_3^- 在红细胞内浓度增加后，可进入血浆而 Cl^- 则由血浆中进入细胞内，此即为 Cl^- 的转移。

O_2 与 Hb 结合形成氧合血红蛋白（HbO_2），在组织将 O_2 释放后变为 Hb，Hb 可与 H^+ 结合形成 HHb。

719

上述反应经过肺时，向相反方向进行，HCO_3^- 进入红细胞而 Cl^- 从红细胞内出来。

HHb 将 H^+ 释放出来，Hb 与 O_2 结合形成 HbO_2，H^+ 则可与 HCO_3^- 结合形成 H_2CO_3，再分解为 H_2O+CO_2，CO_2 从肺中排出。

2. 呼吸系统的调节

（1）当体内代谢产生酸增多时，$NaHCO_3$ 因中和酸而相对减少，此时 H_2CO_3 相对增多，$NaHCO_3$ 的比值<20:1，pH 降低，出现代谢性酸中毒。

因 H_2CO_3 相对增多，分解出的 CO_2 相对增加，CO_2 从肺中排出增加，则 H_2CO_3 也降低，此时的 $NaHCO_3/H_2CO_3$ 在都下降的情况下，保持 20：1 的比值不变，pH 值可恢复正常。

（2）当体内代谢产生碱增多时，向相反的方向进行，通过保留 CO_2 进行调节。

总之，呼吸系统的调节是通过排出 CO_2 或保留 CO_2 进行的，也就是改变 $NaHCO_3/H_2CO_3$ 的分母进行的。$NaHCO_3$ 减少而 H_2CO_3 通过排出 CO_2 也减少，以保持 $NaHCO_3/H_2CO_3$ 的比值 20：1 不变。

3. 肾脏的调节

（1）排出 H^+ 及重吸收 HCO_3^-：其过程是通过 Na^+ 与 H^+ 在肾小管上皮细胞进行交换，见图 9-4。

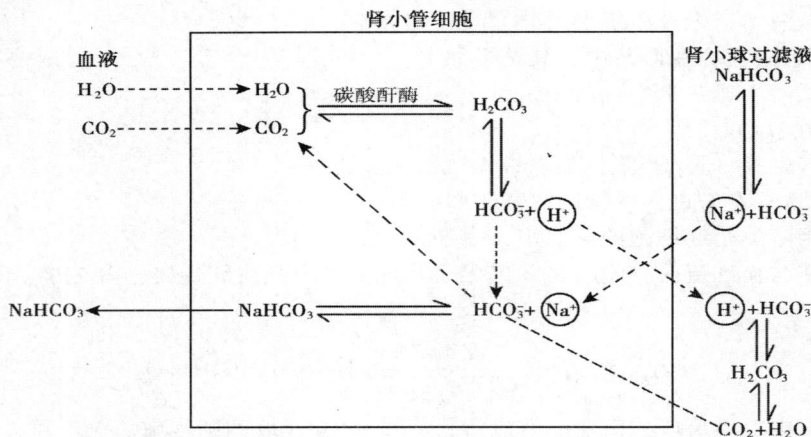

图 9-4　肾排出 H^+ 及重吸收 HCO_3^-

（2）排出磷酸盐：在肾小管的尿液中主要为磷酸氢二钠（Na_2HPO_4），其中的一个 Na^+ 可与肾小管细胞释放出来的 H^+ 交换而变为磷酸二氢钠（NaH_2PO_4），从尿中排出。

此作用可帮助弱酸的排出，其过程见图 9-5。

（3）氨的分泌：当肾小管中的尿液中 pH4.4 时，其分泌 H^+ 能力受限，Na^+-H^+ 交换不能进行，此时肾小管通过分泌氨以帮助强酸的排出，其过程见图 9-6。

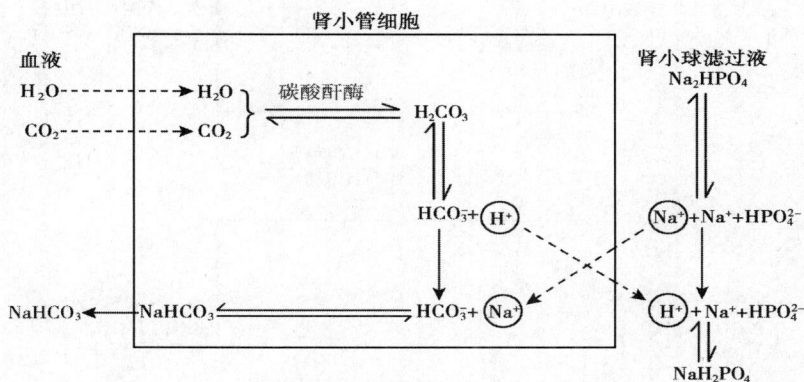

图 9-5 肾脏排出磷酸二氢钠

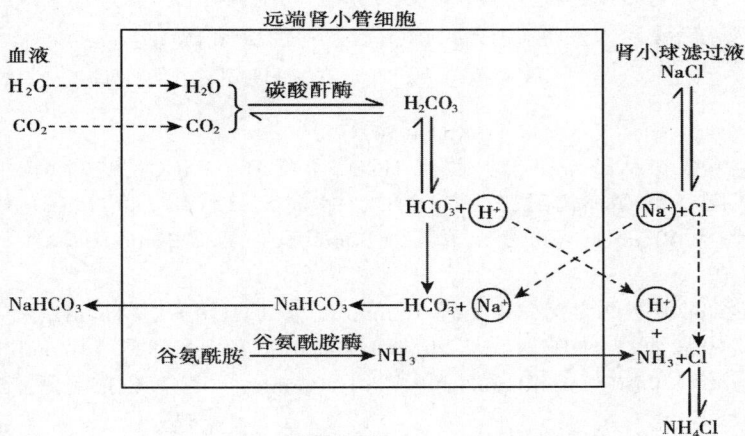

图 9-6 肾脏分泌氨

（四） 酸、碱中毒的分类

酸及碱中毒分为呼吸性及代谢性两大类：

1. 代谢性酸及碱中毒 首先是 HCO_3^- 的改变，而继发 H_2CO_3 的改变。 HCO_3^- 以二氧化碳结合力 （CO_2CP） 表示，反映碱储备的多少，以反映代谢性酸、碱中毒。

2. 呼吸性酸及碱中毒 首先是 H_2CO_3 的改变，而继发 HCO_3^- 的改变。HCO_3^- 的改变以 $PaCO_2$ 的测定高低表示，以反映呼吸性酸、碱中毒。

其间的关系见图 9-7。

减少→代谢性酸中毒
$\begin{pmatrix} CO_2CP\downarrow,pH\downarrow \\ PaCO_2代偿\downarrow \end{pmatrix}$

增多→代谢性碱中毒
$\begin{pmatrix} CO_2CP\uparrow,pH\uparrow \\ PaCO_2代偿\uparrow \end{pmatrix}$

$$pH=pK+\log\frac{[B\cdot HCO_3^-]}{[H\cdot HCO_3^-]}$$

增多→呼吸性酸中毒
$\begin{pmatrix} PaCO_2\uparrow,pH\downarrow \\ CO_2CP\ 代偿\uparrow \end{pmatrix}$

减少→呼吸性碱中毒
$\begin{pmatrix} PaCO_2\downarrow,pH\uparrow \\ CO_2CP\ 代偿\downarrow \end{pmatrix}$

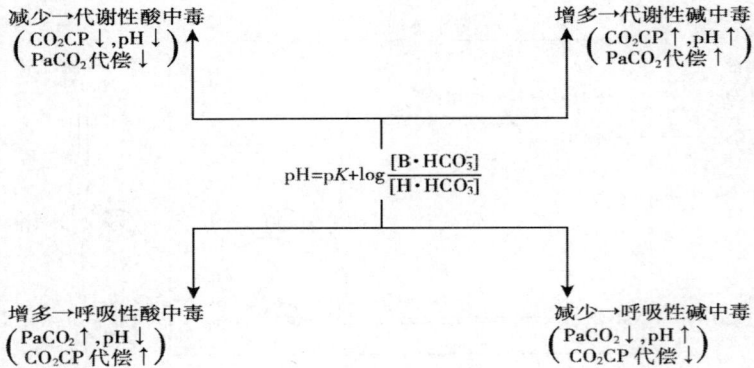

图 9-7　呼吸及代谢性酸、碱中毒

（五）单纯性酸碱平衡失调代偿的预期值

1. 代酸　代酸为原发性血中的 $HCO_3^-\downarrow\downarrow$，代偿性 $PaCO_2\downarrow$。

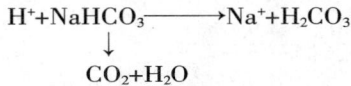

$$H^++NaHCO_3\longrightarrow Na^++H_2CO_3$$
$$\downarrow$$
$$CO_2+H_2O$$

因 CO_2 可很快从肺中排出，故当 HCO_3^- 下降时，$PaCO_2$ 也可较快下降以进行代偿。若代酸持续存在需经 12~24 小时，才能充分代偿。但 $PaCO_2$ 代偿限度为 10mmHg，即从 40mmHg（正常）下降到 30mmHg，若为 30mmHg 以下，有可能有呼碱同时存在。

代酸代偿的预期值为 HCO_3^- 下降 1mmol/L，$PaCO_2$ 下降为 1mmHg。

例如：代酸血中的 HCO_3^- 从 24mmol/L（正常），下降到 14mmol/L，即下降 10mmol/L，此时 $PaCO_2$ 从 40mmHg 下降到 30mmHg。若 $PaCO_2$ 下降 25mmHg 时，说明合并有呼碱。

2. 代碱　代碱为原发性血中 $HCO_3\uparrow\uparrow$，代偿性 $PaCO_2\uparrow$。因代碱时，呼吸受到抑制，故 CO_2 排出少而 $PaCO_2$ 升高。故代偿作用发生较快。如代碱持续存在 12~24 小时，才能充分代偿，但 $PaCO_2$ 的代偿限度为 15mmHg，即从 40mmHg 升高到 55mmHg，若超此值即有呼酸存在。

代碱时，HCO_3 升高 1mmol/L，$PaCO_2$ 升高为 0.6mmHg。

例如：代碱血中的 HCO_3^- 从 24mmol/L 升到 34mmol/L，升高 10mmol/L。$PaCO_2$ 应升高 10×0.6=6mmHg，即 $PaCO_2$ 为 40+6=46mmHg。若超过 46mmHg 时，说明有呼酸存在。

3. 呼酸　呼酸为原发性 $PaCO_2\uparrow\uparrow$，代偿性血中 $HCO_3\uparrow$。

其代偿的预期值与发病的缓急有别。

（1）急性呼酸：$PaCO_2$ 升高 1mmHg，HCO_3^- 升高 0.1mmol/L。

（2）慢性呼酸：$PaCO_2$ 升高 1mmHg，HCO_3^- 升高 0.35mmol/L。

4. 呼碱 呼碱为原发性 $PaCO_2\downarrow\downarrow$，代偿性血中 $HCO_3^-\downarrow$。

其急性及慢性呼碱的代偿预期值如下：

（1）急性呼碱：$PaCO_2$ 下降 1mmHg，HCO_3^- 下降 0.2mmol/L。

（2）慢性呼碱：$PaCO_2$ 下降 1mmHg，HCO_3^- 下降 0.5mmol/L。

上述计算的方法不再举例。

现将单纯性酸碱平衡的预期代偿值列表于下，见表 9–12。

表 9–12 单纯性酸碱平衡的预期代偿值

项 目	原发改变	代偿反应	预期代偿值
代酸	$HCO_3^-\downarrow$	$PaCO_2\downarrow$	$HCO_3^-\downarrow1,PaCO_2\downarrow1.0$
代碱	$HCO_3^-\downarrow$	$PaCO_2\uparrow$	$HCO_3^-\downarrow1,PaCO_2\downarrow0.6$
急性呼酸	$PaCO_2\uparrow$	$HCO_3^-\uparrow$	$PaCO_2\uparrow1,HCO_3^-\uparrow0.1$
急性呼碱	$PaCO_2\downarrow$	$HCO_3^-\downarrow$	$PaCO_2\uparrow1,HCO_3^-\downarrow0.2$
慢性呼酸	$PaCO_2\uparrow$	$HCO_3^-\uparrow$	$PaCO_2\uparrow1,HCO_3^-\uparrow0.35$
慢性呼碱	$PaCO_2\downarrow$	$HCO_3^-\downarrow$	$PaCO_2\downarrow1,HCO_3^-\downarrow0.5$

HCO_3^- 以 mmol/L 为单位，$PaCO_2$ 以 mmHg 为单位。

酸碱平衡化验指标及其临床意义

（一）pH

正常值为 7.35~7.45。

pH>7.45 为碱血症，<7.35 为酸血症。但只凭 pH 不能确定是呼吸性还是代谢性。

（二）动脉氧分压（PaO_2）

PaO_2 是指溶解在动脉血中的氧分压。正常值为 80~100mmHg。PaO_2 随着年龄的增长而减低。 根据 Marshall 公式：

$$PaO_2=102-0.33\times年龄。$$

（三）血氧含量（CaO_2）

正常值为 19~20ml/dl。

CaO_2 是指在 100ml 血液中所含 O_2 的总量。

（四）血氧饱和度（SaO_2）

正常值为动脉血 95%~100%，静脉血 60%~88%。

SaO_2 是指实际与 Hb 结合的 O_2 含量与 Hb 完全氧容量之比。

$$SaO_2=\frac{氧含量}{氧容量}\times100\%$$

723

SaO_2 的大小与 PaO_2 及 Hb 的质和量有关。

在正常人，若 Hb 为 15g/dl，吸入空气中的 O_2 为 21%，SaO_2 与 PaO_2 及动脉 O_2 含量的关系，见表 9-13。

表 9-13　SaO_2 与 PaO_2 及动脉 O_2 含量的关系

PaO_2 (mmHg)	O_2饱和度(%)	O_2含量(ml/dl)
100	97.4	20
90	96.9	
80	95.9	
70	94.1	19
60	85	
50	82	
40	75	
25	50	
20	32	10[+]
10	9.6	

（五）P_{50} 与 O_2 解离曲线的关系

P_{50} 是指在体温 37℃、血 pH 7.4、$PaCO_2$ 40mmHg、BE 为 0、SaO_2 50% 的 PaO_2。见图9-8。

724

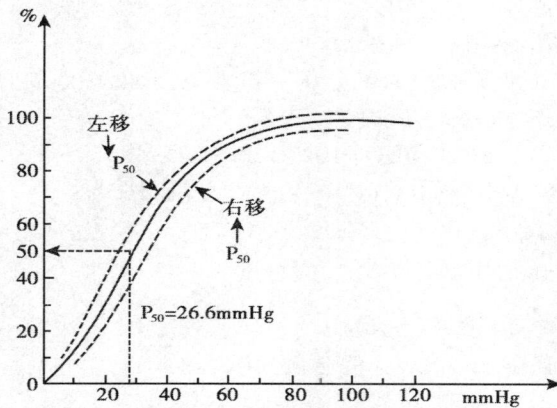

图 9-8　P_{50} 与 O_2 解离曲线的关系

P_{50} 表示 O_2 解离的位置，反映血液输送 O_2 的能力和 Hb 对 O_2 的亲合力。

正常人 P_{50} 为 26.6mmHg。>26.6mmHg 时，O_2 解离曲线右移，Hb 与 O_2 的结合力差，O_2 易释放，有利于组织利用 O_2。但不利于 O_2 在肺中与 Hb 结合。

影响 P_{50} 所处的位置因素有：

1. P_{50} 升高 pH 降低、体温升高、$PaCO_2$ 升高。

2. P_{50} 降低 pH 升高、体温降低、$PaCO_2$ 降低。

（六）动脉二氧化碳分压（$PaCO_2$）

正常值为 36~44mmHg。

$PaCO_2$ 是测定动脉血中物理溶解的 CO_2。当 $PaCO_2$ 为 40mmHg 时，溶解于 100ml 血中的 CO_2 为 2.6ml。

当 CO_2 在体内产生的量不变及大气压力不变的情况下，$PaCO_2$ 的高低与肺泡通气量的大小成反比。通气差则 $PaCO_2$ 升高。

（七）二氧化碳结合力（CO_2CP）

正常值为 24~27mmol/L（57%~60%）。

CO_2CP 是指血浆中 $NaHCO_3$ 及 H_2CO_3 中的 HCO_3^- 的总量，因其为主要的缓冲碱，故又称"碱储备"。

（八）二氧化碳总量（TCO_2）

正常值为 24~31mmol/L。

TCO_2 是指在体温 37~38℃和大气隔离的条件下，所测得的 CO_2 在血中含量。

（九）真实碳酸氢盐（AB）及标准碳酸氢盐（SB）

正常值 AB 为 22~28mmol/L。SB 为 22~27mmol/L。

AB 是指在隔离空气的血液标本，在实际条件下所测得的 HCO_3^- 含量，AB 受代谢及呼吸的影响。

SB 是指在隔离空气的血液标本，在 37℃、SaO_2 为 100%、$PaCO_2$ 为 40mmHg 的标准条件下所测得的 HCO_3^- 含量。SB 不受呼吸因素的影响，为代表酸碱平衡的重要标志之一。

在正常情况下 AB=SB

AB>SB，提示呼吸性酸中毒。

AB<SB，提示呼吸性碱中毒。

AB=SB>正常，提示代谢性碱中毒。

AB=SB<正常，提示代谢性酸中毒。

（十）剩余碱（BE）

正常值为 ±3mmol/L。

BE 是指用酸或碱滴定血浆到 pH7.4 时，消耗的酸或碱的量。

BE 为正值，说明需用酸滴定，才能使血浆中的 pH 为 7.4。提示血浆中的固

725

定碱增加。

BE 为负值，说明需用碱滴定，才能使血浆中的 pH 为 7.4，提示血浆中的固定酸增加。

BE 为反映代谢性酸碱平衡失调有参考意义的指标。

（十一）阴离子间隙（AG）

正常值为 7~16mmol/L。

$AG = (Na^+ + K^+) - (HCO_3^- + Cl^-)$，均以 mmol/L 为单位。

$Na^+ + K^+$ 占血浆中阳离子的 95%。而 $HCO_3^- + Cl^-$ 占血浆中阴离子的 85%。因此在细胞外液中的 $Na^+ + K^+$ 阳离子与 $HCO_3^- + Cl^-$ 阴离子的总量并不平衡，其间的相差，即为阴离子间隙（AG）。

因 K^+ 在血浆中的浓度很低，对 AG 的影响较小，故可用下式表示：

$AG = Na^+ - (HCO_3^- + Cl^-)$。如图所示，见图 9-9。

图 9-9 未测定阴、阳离子与 AG 的关系

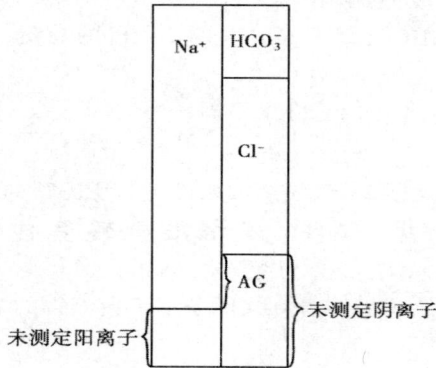

未测定阳离子包括 Ca^{2+} 2.5mmol/L、Mg^{2+} 1.8mmol/L、K^+ 4.5mmol/L。

未测定阴离子包括每 1g 蛋白质在 100ml 血浆中常负电荷 1.7~2.4mmol/L、硫酸盐 1mmol/L、磷酸盐 2mmol/L、乳酸及丙酮酸等有机阴离子 5mmol/L。

阴离子间隙增加，说明未测定的阴离子增加。在任何代谢性酸中毒都有有机或无机酸性物质在细胞外液增加。因此不论 pH 是否降低，只要 AG 增加，就可诊断为代谢性酸中毒。

1. 高 AG 代谢性酸中毒 当酸性物质进入血液后，如乳酸、丙酮酸增加，则发生以下变化：

CO_2 从肺中排出体外，$AG = Na^+ - (HCO_3^- + Cl^-)$，因酸性物质增加、$CO_2$ 排出增

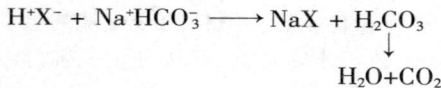

$$H^+X^- + Na^+HCO_3^- \longrightarrow NaX + H_2CO_3$$
$$\downarrow$$
$$H_2O + CO_2$$

加，使 HCO_3^- 减少，故发生 AG 增加。

高 AG 代谢性酸中毒，见于尿毒症、乳酸中毒、糖尿病酮中毒。

2. AG 正常代谢性酸中毒　常见于以下情况：

（1）因腹泻大量 $NaHCO_3$ 丢失。

（2）应用含有 Cl^- 的药物，如盐酸精氨酸。

代谢性酸中毒

代谢性酸中毒（简称代酸），是由于固定酸的绝对或相对增多，引起血浆中 H^+ 浓度增加、pH 值下降、二氧化碳结合力（CO_2CP）降低，即代谢性酸中毒。

（一）病因及发病机制

1. 病因　主要有：

（1）因固定酸性物质产生过多：如糖尿病酮症酸中毒。

（2）肾功能障碍：如急性肾功能衰竭。

（3）因机体丢失 HCO_3^- 过多：如严重腹泻。

2. 代酸时机体的缓冲作用

（1）缓冲系统：如果无缓冲系统，在 1000ml 水中，加强酸 5mmol，完成解离后，[H^+] 为 5000000nmol/L（正常为 40nmol/L），pH 为 2.3（正常为 7.4），在这种 pH 环境中，显然不能生存，因为细胞内外液的缓冲系统。但在给血浆 1000ml 中加同等量酸负荷，其 pH 的改变并不明显。

（2）呼吸的调节：因酸血症对呼吸有刺激作用，使产生的 CO_2 排出，使 $PaCO_2$ 降低，以代偿因 HCO_3^- 中和 H^+ 而发生降低。

（3）肾脏的调节：以通过碳酸盐缓冲系统及增加铵的排出进行调节。

3. 根据阴离子间隙代酸的分类

（1）AG 增高代酸：如乳酸酸中毒、糖尿病酮症酸中毒。

（2）AG 正常代酸：如肾小管酸中毒、严重腹泻、肠瘘。

（二）临床表现

（1）有可能发生酸中毒的病史。

（2）中枢神经系统：如烦躁、精神不振、头痛、定向力障碍、嗜睡、昏睡，甚至昏迷。

（3）呼吸系统：有 Kassmaul 呼吸。

（4）循环系统：心力收缩力减弱、心律失常、血压下降。

（5）消化系统：食欲不振、恶心、呕吐、腹痛。腹痛可很严重。

（三）实验室检查

1. 血化学检查

（1）血钾、钠、钙、镁、氯、二氧化碳结合力。

（2）肾功能检查。

2. 血气分析

3. 血及尿常规检查

（四）诊断及鉴别诊断

1. 诊断

根据病史及血二氧化碳结合力和 pH 降低，即可诊断。

2. 诊断

（1）根据 AG 确定有 AG 升高性代酸，或 AG 正常性代酸。

（2）判断有无混合性代酸存在。

（五）治疗

1. 应用碱性药物纠正代酸

（1）口服药物：碳酸氢钠，1~2g，每日 3 次，可用于轻症代酸的病人。

（2）静脉用药，用于严重代酸。

1）静脉给药所需碱性药物的剂量，可按下列公式计算。

所需碱液的 mmol 数 = （24-HCO_3^- 的测得值）× 体重（kg）× 0.6

所需碱液的 mmol 数 = -BE × 体重（kg）× 0.6

以上为按体液量计算，而不是按细胞外液量计算。细胞外液 HCO_3^- 为 24mmol/L，而细胞内液量为 7mmol/L，两者液体内浓度相差较多，因此补充时先按计算量 1/3~1/2，然后根据病情进行补充。

2）碱性药物的选择

a. $NaHCO_3$：本品作用快，而且是直接起作用。

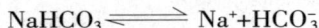

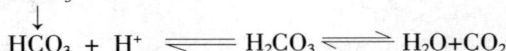

$$NaHCO_3 \rightleftharpoons Na^+ + HCO_3^-$$
$$\downarrow$$
$$HCO_3^- + H^+ \rightleftharpoons H_2CO_3 \rightleftharpoons H_2O + CO_2$$

CO_2 可从肺中排出体外，而 $NaHCO_3$ 中的 HCO_3^- 与 H^+ 结合而使 H^+ 在血中减少。若肺功能不良则 CO_2 不易排出，而发生 CO_2 潴留。因有 Na^+ 潴留可发生高钠血症，如有心力衰竭，可使心力衰竭加重。

b. 乳酸钠（$NaC_3H_5O_3$）：其作用机制如下：

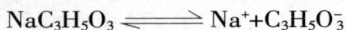

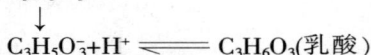

$$NaC_3H_5O_3 \rightleftharpoons Na^+ + C_3H_5O_3^-$$
$$\downarrow$$
$$C_3H_5O_3^- + H^+ \rightleftharpoons C_3H_6O_3(乳酸)$$

$C_3H_5O_3^- + H^+$ 形成乳酸，使血中 H^+ 减少。乳酸在肝细胞内合成糖原或氧化成 CO_2 加 H_2O。

本品也可引起 Na^+ 潴留。如缺 O_2 则不能发挥中和 H^+ 的作用，反而引起高乳酸血症。

c. 三氢甲基氨基甲烷（THAM）：其作用如下：

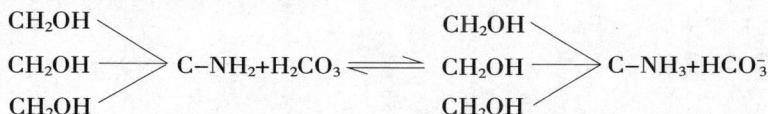

$$
\begin{matrix} CH_2OH \\ CH_2OH \\ CH_2OH \end{matrix} \!\!\!> C\!-\!NH_2+H_2CO_3 \rightleftharpoons \begin{matrix} CH_2OH \\ CH_2OH \\ CH_2OH \end{matrix} \!\!\!> C\!-\!NH_3+HCO_3^-
$$

可与 H_2CO_3 中的 H^+ 结合，而使血中 H^+ 减少。可从血液中进入细胞内，而纠正呼吸性酸中毒。不含 Na^+，不会引起或加重水肿。

本品可抑制呼吸，可引起低血压、低血糖、低血钙、高血钾，滴注时漏于皮下，可发生局部坏死。

2. 纠正水及电解质平衡失调

3. 治疗原发病 如治疗肾功能衰竭、严重腹泻。

代谢性碱中毒

代谢性碱中毒（简称代碱），是由于各种原因引起的 HCO_3^- 在血中增加、pH 升高、CO_2CP 升高。

（一）病因及发病机制

1. 病因 主要有：

（1）H^+ 从胃中丢失：如严重呕吐，大量胃酸丢失。

（2）H^+ 从肾脏丢失：如醛固酮增多症、高钙血症、应用噻嗪类利尿剂等。

（3）H^+ 的转移：在低钾血症时，K^+ 从细胞内外移，而 H^+ 从细胞外液进入细胞内。

（4）HCO_3^- 的潴留：如口服或输入大量碱性药物后。

2. 代碱时机体的缓冲作用

（1）缓冲系统：当大量 HCO_3^- 进入体内后，约 66% 在细胞外液、26% 在细胞内被缓冲。其余被乳酸及其他有机酸中和。

（2）呼吸的调节：因血中 HCO_3^- 增加后，H^+ 降低而 pH 升高，抑制呼吸使通气量减少，CO_2 增加，因 CO_2 潴留使 H_2CO_3 在血中增加。

（3）肾脏的调节：肾小管上皮细胞分泌 H^+ 及 NH_3 减少，而 HCO_3^- 的重吸收减少。

（二）临床表现

1. 中枢神经系统

当 pH7.55 以上时，可使中枢神经系统血管收缩、血流量减少。同时因氧解离曲线左移及呼吸的抑制，使 PaO_2 降低，脑细胞缺血、缺氧，表现为烦躁不安、谵妄、昏迷。

2. 神经肌肉系统

Ca^{2+} 在血中减少及乙酰胆碱的释放增加，故可发生手足搐搦、感觉异常，严重者可发生喉头痉挛。Chvostek 及 Trousseau 征阳性。

3. 循环系统

可发生心律失常、低血压。

4. 对电解质的影响

(1) Ca^{2+} 与血中的蛋白质结合增加，故 Ca^{2+} 在血中减少。

(2) 可有轻度的高血钠、低血氯及低血磷。

(3) 血钾降低，此由于 K^+ 与 H^+ 在细胞内外液交换的结果。

（三）实验室检查

(1) 测血中的电解质，如钙、钾、钠、氯、磷。

(2) 测 24 小时的尿钙、钾、钠等。

(3) 必要时测皮质醇、皮质酮。

(4) 做血气分析。

（四）诊断及鉴别诊断

1. 诊断　根据病中及血中 pH、二氧化碳结合力及 $PaCO_2$，多可明确诊断。

2. 鉴别诊断　代碱大都同时有低钾、低氯。正常从尿中排氯为 40～120mmol／L。

(1) 若尿氯<10~15mmol/L 时，多见于呕吐、胃肠减压、氯的摄入减少。以 NaCl 治疗效果好。

(2) 若尿氯>20mmol/L 时，多见于肾功能障碍、盐皮质激素分泌过多、低血容量等。以 NaCl 治疗效果不好。

（五）治疗

(1) 补充氯，可给予生理盐水静脉滴入。若缺氯较重而血钠又较高时，可用盐酸精氨酸静脉滴入。1g 盐酸精氨酸含 Cl⁻ 为 4.75mmol。用本品时，可发生严重的高血钾，因有机阳离子精氨酸进入细胞内时，细胞内的 K^+ 外移。同时也要注意高氯血症。

(2) 若有严重的低血钾时，可补充氯化钾。但若输入精氨酸时，补钾要慎重。

(3) 停用利尿剂、停用或减少应用糖皮质激素。

(4) 治疗原发病。如治疗醛固酮增多症、严重呕吐。

呼吸性酸中毒

呼吸性酸中毒（简称呼酸），是由呼吸功能障碍引起的 CO_2 在体内潴留引起。在肺泡及血中 PCO_2 升高，CO_2CP 代偿性增加，pH 降低。

（一）病因及发病机制

1. 病因

(1) 呼吸中枢受抑制：如大量应用镇静剂、麻醉剂、脑出血、脑水肿等。

（2）呼吸功能障碍

1）神经病变：如两侧膈神经麻痹、脊髓灰质炎等。

2）神经肌肉接头病变：如重症肌无力。

3）肌肉病变：如肌炎、低钾血症。

（3）气道梗阻

1）急性：见于误吸、喉痉挛等。

2）慢性：如肺纤维化。

（4）肺部病变：如肺梗死、肺不张。

（5）心脏病变：如心力衰竭。

2. 呼酸时机体的缓冲作用

（1）缓冲系统：当 CO_2 溶于水后可发生下述反应：

当 $PaCO_2$ 增加后，H_2CO_3 产生增加，H_2CO_3 分解后 H^+ 及 HCO_3^- 增加。

$$CO_2+H_2O \longrightarrow H_2CO_3 \longrightarrow H^++HCO_3^-$$

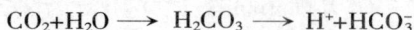

如 $PaCO_2$ 增加 10mmHg，即由正常 40mmHg 增至 50mmHg，在急性呼酸 H^+ 及 HCO_3^- 均可增加 1mmol/L。HCO_3^- 增加 1mmol/L，即由 24mmol/L 增加 25mmol/L，改变不大，而 H^+ 增加 1mmol/L，则由 40nmol/L 增加到 1000040nmol/L，对机体产生致命的影响。但实际上对机体的影响并不太大。其原因是通过下述作用进行缓冲，主要由细胞内液的缓冲系统进行缓冲。

NaH_2PO_4 可从肾脏排出。

$$H^++Na^+-蛋白 \longrightarrow H^+-蛋白+Na^+$$

$$Na_2HPO_4+H_2CO_3 \longrightarrow NaH_2PO_4+NaHCO_3$$

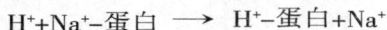

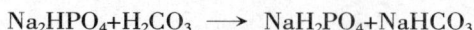

（2）肾脏的调节：肾脏通过重吸收 HCO_3^- 增加。

（3）呼吸的调节：如果呼吸功能改善，可作体内潴留的 CO_2 很快排出。

（二）临床表现

1. 急性呼酸：可因 H^+ 在血中大量增加，与细胞内的 K^+ 交换而发生高钾血症，引起心室纤颤而突然死亡。

2. 慢性呼酸：此时因缺 O_2 及 CO_2 潴留都很严重，而且持续时间较长，故引起一系列的临床表现。

（1）中枢神经系统：可有头痛、头晕、神志障碍、谵妄、昏睡、昏迷。并可有抽搐、震颤。

当 $PaCO_2$ 在 80mmHg 以上时，多出现神志障碍。

当 $PaCO_2$ 在 90mmHg 以上时，多发生昏迷并可有视乳头水肿。

（2）自主神经系统：可出现交感神经兴奋。

（3）循环系统：可对心肌有抑制作用。

（4）呼吸系统：$PaCO_2$ 轻度升高，可刺激呼吸中枢，若 $PaCO_2>65mmHg$ 时，呼吸中枢对 CO_2 的刺激已不敏感，此时主要依缺 O_2 的刺激。$PaCO_2>90mmHg$

731

时，可出现二氧化碳麻醉。

（三）实验室检查

（1）检查血清电解质。

（2）作血气分析。

（3）可参看"呼吸衰竭"及"ARDS"。

（四）诊断及鉴别诊断

1. 诊断

根据病史及实验室检查有 $PaCO_2$ 升高及 pH 降低，即可诊断。但确定有无混合性酸碱平衡失调则较困难。

2. 鉴别诊断

（1）急性、慢性呼酸的判断：从血气分析两者的鉴别

1）在急性呼酸时，$PaCO_2$ 升高 1mmHg，血 HCO_3^- 升高 0.1mmol/L。

2）在慢性呼酸时，$PaCO_2$ 升高 1mmHg，血 HCO_3^- 升高 0.35mmol/L。

3）若 $PaCO_2$ 升高 1mmHg，而 HCO_3^- 升高的 mmol/L 介于 0.10~0.35mmol/L 之间，可能由于肾脏未完全代偿。

（2）呼酸严重程度的判断：根据血气分析对其判断，见表 9-14。

表 9-14　根据血气分析对呼酸严重程度的判断

项　目	轻　度	中　度	重　度
$PaCO_2$ (mmHg)	50	>70	>90
PaO_2 (mmHg)	>55	40~55	<40
SaO_2 (%)	>80	60~80	<60

3. 单纯呼酸与呼酸加代碱的鉴别　见表 9-15。

表 9-15　单纯呼酸与呼酸加代碱的鉴别

项　目	呼酸	呼酸加代碱
病程	治疗前	治疗后
神经系统	嗜睡	躁动
肌张力	减低	增强
腱反射	减低	亢进
$PaCO_2$	明显升高	升高不著
HCO_3^-	轻度升高	明显升高
pH	<7.35	多正常
血清钾	升高	正常或降低
血清钙	升高	减低
尿 pH	酸性	早期偏碱,后期偏酸

（五）治疗

可参阅呼吸衰竭，不在此赘述。

呼吸性碱中毒

呼吸性碱中毒（简称呼碱），是由于各种原因引起的肺通气量增加，导致血中 CO_2 排出过多，$PaCO_2$ 降低，血中 HCO_3^- 代偿性降低及 pH 升高。

（一）病因及发病机制

1. 病因

（1）低氧血症：如生活在高原、严重贫血。

（2）神经系统疾病：如脑血管意外。

（3）精神性疾病：如癔病。

（4）呼吸系统疾病：如肺间质纤维化、ARDS 的早期。

（5）内分泌系统疾病：如甲状腺功能亢进。

（6）其他：如发高热。

2. 呼碱时机体的缓冲作用　呼碱根据其发病的缓急分为两种，其缓冲过程并不完全相同。

（1）急性呼碱：在急性呼碱时，其缓冲作用主要是 H^+ 从细胞内液转移到细胞外液，而 Na^+ 及 K^+ 从细胞外液转移到细胞内液。这种改变在急性呼碱发生后 10 分钟即可出现。此见于过度换气。

当 $PaCO_2$ 下降 10mmHg，可使 HCO_3^- 下降 2mmol/L。

（2）慢性呼碱：此常见于持续性低氧血症。2 小时后，H^+ 自肾脏开始排出增加，肾脏完全代偿需时 2~3 天。

当 $PaCO_3$ 下降 10mmHg，可使 HCO_3^- 下降 5mmol/L。

（二）临床表现

1. 神经系统　呼碱使血中 Ca^{2+} 降低，可发生手足搐搦、肌肉颤动、疼痛、晕厥、神志改变。Chvostek 及 Trousseau 征阳性。

2. 呼吸系统　可有呼吸困难、胸痛、窒息感。

3. 循环系统　可有心律失常、循环衰竭、心电图可有 ST 段下移、T 波倒置、QT 间期延长。

4. 消化系统　可有口渴、嗳气、腹胀。

（三）实验室检查

（1）血钙降低，血钠升高。

（2）血氯、磷降低。

（3）血气分析：$PaCO_2$ 降低、pH 升高。

733

（四）诊断及鉴别诊断

1. 诊断　根据病史及临床表现，血气分析 $PaCO_2$ 降低而 pH 升高，即可诊断。

2. 鉴别诊断　呼碱与代碱，或呼碱与代酸同时存在时，可出现 $PaCO_2$ 并不降低或 pH 并不升高，其鉴别见混合性酸碱平衡失调。

（五）治疗

（1）治疗原发病。如癔病的过度换气。

（2）吸入含有 $5\%CO_2$ 的氧气。

混合性酸碱平衡失调

此在临床上并不少见。

（一）病因

1. 因病情的复杂化　如呼吸性酸中毒同时缺氧，葡萄糖代谢障碍，血中乳酸增加，而又出现代酸。

2. 药物引起　如心力衰竭可因 CO_2 潴留而发生呼酸，在用利尿剂后，Cl^- 排出增加，发生低氯性碱中毒。

（二）分类

混合性酸碱平衡失调有以下七种：代酸加呼酸；代酸加呼碱；呼酸加代碱；呼碱加代碱；代酸加代碱；呼酸加代碱及代酸；呼碱加代碱及代酸。

（三）诊断注意事项

（1）因代偿原发性酸碱平衡失调，而引起继发性改变，未超过代偿的范围时，不能称为混合性酸碱平衡失调。

（2）代偿除慢性呼碱外，不会使 pH 恢复正常，也不可能超过其代偿预期范围。若 pH 恢复正常，超过其代偿预期范围，即有混合性酸碱平衡失调。

（3）$PaCO_2$ 为诊断呼吸性酸碱平衡失调的主要指标，当有 $PaCO_2$ 升高时有呼酸的可能，降低时有呼碱的可能性。

（4）HCO_3^- 为诊断代谢性酸碱平衡失调的主要指标，当有血中 HCO_3^- 增加时有代碱的可能，降低时有代酸的可能性。

（5）AG 为诊断代酸的另一指标，当 AG 增加时，则为代酸。因此就会出现 AG 增加性代酸同时有 HCO_3^- 增加性代碱。

（四）各种混合性酸碱平衡失调的诊断

1. 代酸加呼酸　代酸时，因血中 HCO_3^- 减少，会出现 CO_2 排出增加而出现 $PaCO_2$ 降低。若肺功能障碍不能充分地将 CO_2 排出，而出现 $PaCO_2$ 不仅不出现代偿性降低，反而较正常还高。血气分析会出现以下结果，见表9-16。

表 9-16 代酸加呼酸的血气分析结果

项 目	正 常	代 酸	慢性呼酸	代酸加呼酸
HCO_3^-(mmol/L)	24	15	36	16
$PaCO_2$(mmHg)	40	30	70	37
pH	7.4	7.32	7.33	7.26

2. 代酸加呼碱 代酸时，因血中 HCO_3^- 减少，会出现 CO_2 排出增加而出现 $PaCO_2$ 降低。若 $PaCO_2$ 降低超过其预期范围时，即发生代酸加呼碱。血气分析会出现以下结果，见表 9-17。

表 9-17 代酸加呼碱的血气分析结果

项 目	正 常	代 酸	呼 碱	代酸加呼碱
HCO_3^-(mmol/L)	24	15	17	17
$PaCO_2$(mmHg)	40	30	15	20
pH	7.4	7.32	7.45	7.35

3. 呼酸加代碱 呼酸时 $PaCO_2$ 升高，血中 HCO_3^- 代偿性增加，若 HCO_3^- 增加超过其正常预期值时，即呼酸加代碱。血气分析会出现以下结果，见表 9-18。

表 9-18 呼酸加代碱的血气分析结果

项 目	正 常	慢性呼酸	代 碱	呼酸加代碱
HCO_3^-(mmol/L)	24	36	36	40
$PaCO_2$(mmHg)	40	70	48	47
pH	7.4	7.33	7.49	7.4

4. 呼碱加代碱

此时 pH 可明显升高。血气分析会出现以下结果，见表 9-19。

表 9-19 呼碱加代碱的血气分析结果

项 目	正 常	呼 碱	代 碱	呼碱加代碱
HCO_3^-(mmol/L)	24	17	36	32
$PaCO_2$(mmHg)	40	25	48	30
pH	7.4	7.45	7.49	7.65

5. 代酸加代碱 代酸时 HCO_3^- 在血中减少，而代碱时则 HCO_3^- 在血增加，其结果是两者相互抵消，故 pH 值就决定了是酸血症还是碱血症。

6. 三重性酸碱平衡失调

（1）呼酸加代酸及代碱：此见于呼吸功能功能衰竭，同时应用大量利尿剂后。

1）因肾功能衰竭，体内酸性物质不易排出，发生 AG 增高性代谢性酸中毒。

2）因呼吸功能衰竭，体内的 CO_2 不能排出，发生 $PaCO_2$ 增加，呼吸性酸中毒。

3）因用排钠利尿剂后，排钾、排气增加，发生低血钾及低血氯，血中 HCO_3^- 增加，而出现代碱。

（2）呼碱加代碱及代酸：此见于肾功能衰竭过度换气及因纠正代酸而用大量 $NaHCO_3$ 后。

1）因肾功能衰竭，发生 AG 增加发生代酸。

2）因过度换气，$PaCO_2$ 降低而发生呼碱。

3）因用大量 $NaHCO_3$ 后，发生代碱。

（五）混合性酸碱平衡失调的诊断

1. 病史 需仔细询问。

2. 实验室检查 包括血电解质、血气分析。

3. 诊断依据

（1）AG>16mmol/L，一定有代酸。

（2）根据 $PaCO_2/HCO_3^-$ 的改变

1）低 $PaCO_2$/低 HCO_3^-：见于单纯性代酸或呼碱。

2）高 $PaCO_2$/高 HCO_3^-：见于单纯性代碱或呼酸。

3）低 $PaCO_2$/高 HCO_3^-：见于呼碱合并代碱。

4）高 $PaCO_3$/低 HCO_3^-：见于呼酸合并代酸。

当根据上述情况作出初步分析之后，再根据病史确定 $PaCO_2$ 及 HCO_3^- 在血中的高低，哪一个是原发性，哪一个是继发代偿。通常是高者多为原发性。如高 $PaCO_2$、低 HCO_3^-，多为呼酸为原发性。再根据预期代偿公式，计算其是否代偿超过还是未达预期值。

（3）三重性酸碱平衡失调的诊断

1）是否有 AG 增加，以确定代酸。

2）是否有 HCO_3^- 不适当的增加，以确定代碱。

3）最后根据 $PaCO_2$ 是否有不适当的增高，以确定呼酸。是否有不适当的降低，以确定呼碱。

（4）根据血清钾及氯的测定

1）高钾血症，可能有代酸。

2）低钾血症，可能有代碱。

3）高氯血症，可能有代酸。

4）低氯血症，可能有代碱。

（5）单纯性酸碱平衡失调与血气、K^+ 及 pH 的改变，见表 9-20。

表 9-20　单纯性酸碱平衡失调血气血钾及血 pH 的改变

项目	$PaCO_2$	HCO_3^-	AG	K^+	pH
低 HCO_3^-/低 $PaCO_2$					
代酸	↓（继发）	↓↓（原发）	↑↑,-	↑,-	↓
呼碱	↓↓（原发）	↓（继发）	-	↓,-	↑
高 HCO_3^-/高 $PaCO_2$					
代碱	↑（继发）	↑↑（原发）	-	↓,-	↑
呼酸	↑↑（原发）	↑（继发）	-	↑,-	↓

注：↑表示升高，↓表示下降，–表示不变

在代谢性酸中毒时，若为高氯性，则 AG 不改变。

单纯性酸碱平衡失调血气及血电解的改变，见表 9-21。

表 9-21　单纯性酸碱平衡失调的血气及电解质改变

项目	正常	代碱	呼碱	代酸	呼酸
Na^+	140	140	140	140	140
K^+	4	3	3.5	4.5	4.0
Cl^-	106	92	107	105	94
HCO_3^-	24	36	17	15	36
AG	10	12	12	20	10
$PaCO_2$	40	48	25	30	70
pH	7.4	7.49	7.45	7.32	7.33

混合物酸碱平衡失调的电解质改变，见表 9-22。

表 9-22　混合性酸碱平衡失调的电解质改变

项目	正常	代酸加呼酸	代酸加呼碱	呼酸加代碱	呼碱加代碱
Na^+	140	140	140	140	140
K^+	4	5.0	3.5	3.5	3.0
Cl^-	106	103	107	90	94
HCO_3^-	24	17	13	40	34
AG	10	20	20	10	12
$PaCO_2$	40	50	15	67	30
pH	7.4	7.15	7.56	7.4	7.67

（六）治疗

（1）积极治疗原发病，是治疗混合物酸碱平衡失调的关键问题。

（2）针对原发性酸碱平衡失调，应首先加以纠正。

（3）检查有无医源性问题，如用排钠利尿剂。

内科急诊常用药物

中枢神经系统常用药物

中枢神经兴奋药

1. 尼可刹米（Nikethamide，可拉明，Coramine）

（1）作用机制：本品主要作用于延髓呼吸中枢，使呼吸加深加快。

（2）制剂：针剂，1 支 1.5ml，含药量 0.375g。

（3）用法：肌肉、静脉注射，0.25~0.5g/次。极量 1 次 1.25g。

（4）注意事项：大剂量可引起高血压、心悸、出汗、惊厥。

2. 山梗菜碱（洛贝林，Lobelin）

（1）作用机制：此可刺激颈动脉和主动脉体的化学感受器，从而反射性兴奋延髓的呼吸中枢。

（2）制剂：针剂，1 支 1ml，含药量 3mg 及 10mg，2 种。

（3）用法：皮下或肌肉注射，3~10mg/次，极量 20mg/次。静脉注射，3mg/次，极量 1 日 50mg。

（4）注意事项：大剂量可引起心动过速、传导阻滞、呼吸抑制。但不易发生惊厥。

3. 阿米三嗪（阿米脱林，Almitrinum）

（1）作用机制：此可刺激颈动脉及主动脉体外周化学感受器，从而兴奋呼吸中枢，增加肺泡通气量。

（2）制剂：片剂，1 片 150mg。

（3）用法：口服，150mg/次。1 日 3~4 次。

（4）注意事项：可发生头痛、上腹不适及胸闷等。

4. 二甲弗林（回苏林，Dimefline）

（1）作用机制：此可直接作用于呼吸中枢，有较强的兴奋作用，比尼可刹米强 10 倍。使通气量增加。作用快，但持续时间短。

（2）制剂：针剂，1 支 2ml，含药量 8mg。

（3）用法：肌肉注射、静脉注射，均为 8mg，但静脉注射以葡萄糖溶液稀释后缓慢注入。

（4）注意事项：大剂量可引起惊厥。肝脏、肾脏功能不全者及孕妇禁用。

5. 贝美格（Bemegridum，美解眠，Megimide）

（1）作用机制：此可直接作用于延髓的呼吸中枢，有兴奋作用。作用较快。

（2）制剂：针剂，1 支 10ml，含药量 50mg。

（3）用法：静脉注射，50mg/次。

（4）注意事项：大剂量引起惊厥。

6. 安钠咖（CNB，苯甲酸钠咖啡因）

本品 1 支 1ml，含安钠咖 0.25g。1 支 2ml，含安钠咖 0.5g。肌注或皮下注射，0.25~0.5g/次，极量 0.8g/次，1 日 3g。大剂量可引起惊厥。

镇痛药和镇静药

一、镇痛药

1. 吗啡（Morphine）

（1）作用机制：吗啡可作用于感觉神经的阿片受体，使含有脑啡肽的神经元释放脑啡肽。脑啡肽与阿片受体相结合后，可减少感觉神经纤维末梢释放 P 物质，从而可阻滞痛觉冲动传入脑内。故吗啡为阿片受体的激动剂，为强的镇痛药物，并有镇咳、止泻的作用。

（2）制剂：针剂，1 支 1ml，含药量 10mg。

（3）用法：皮下或肌肉注射，5~10mg/次，1~3 次/日。1 次极量为 1.5ml。

（4）注意事项：可抑制呼吸、便秘、排尿困难、嗜睡。可使 Oddi 括约肌痉挛。禁用于支气管哮喘、肺心病、肝功能衰竭、临产产妇。有成瘾性。

纳洛酮为吗啡的拮抗药物。

2. 哌替啶（Pethidine，Dolantin，度冷丁）

（1）作用机制：本品为吗啡人工合成的化学药品。作用机制与吗啡相似。镇痛作用较吗啡弱。

（2）制剂：针剂，1 支 1ml，含药量 50mg 及 1 支 2ml，含药量 100mg。

（3）用法：皮下或肌肉注射，25~100mg。1 日极量为 200~400mg。

（4）注意事项：同吗啡。但成瘾作用较吗啡小，对呼吸的抑制作用也较弱。

3. 可待因（Codeine，甲基吗啡）

（1）作用机制：同吗啡，止咳作用较强，但止痛作用只有吗啡的 1/12。

（2）制剂：针剂，1 支 1ml，含药量 15mg，及 1 支 2ml，含药量 30mg，2 种。片剂，1 片 15mg 及 30mg，2 种。

（3）用法：皮下注射，15~30mg/次。极量 1 次 100mg，1 日极量为 250mg。口服 15~30mg/次。

（4）注意事项：可有成瘾性。

4. 布桂嗪（Bucinnazine，AP237，强痛定）

（1）作用机制：此为阿片受体的激动剂。镇痛作用较吗啡弱。

（2）制剂：针剂，1 支 2ml，含药量为 50mg 及 100mg，2 种。片剂，1 片 30mg 及 60mg，2 种。

（3）用法：静脉滴注，50~100mg/次。1 日 1~2 次。肌注，60mg/次。1 日 90~180mg。

（4）注意事项：连续应用可发生依赖性。

5. 阿法罗定（Alphaprodine，安侬痛）

（1）作用机制：此为阿片受体激动剂，作用与吗啡相似，但作用较吗啡弱。

（2）制剂：针剂，1 支 1ml，含药量 10mg，20mg 及 40mg，3 种。

（3）用法：皮下注射，10~20mg/次，1 日 20~40mg。静脉注射，20mg/次。极量为 1 次 30mg，1 日 60mg。

（4）注意事项：有成瘾性，不宜久用。

6. 芬太尼（Fentanyl）

（1）作用机制：此为阿片受体激动剂，其镇痛作用比吗啡强 80 倍，作用快，持续时间短。

（2）制剂：针剂，1 支 2ml，含药量 0.1mg。

（3）用法：肌肉注射，0.05~0.1mg/次。

（4）注意事项：可有呼吸抑制，慎用于心律失常、支气管哮喘患者及孕妇。

7. 二氢埃托啡（Dihydroetorphine）

（1）作用机制：此为阿片受体激动剂，镇痛作用比吗啡强。

（2）制剂：针剂，1 支 1ml，含药量 20μg。片剂，1 片 20~40μg。

（3）用法：肌肉注射，10~20μg/次。极量，肌注 30μg/次，1 日 90μg。舌下含服，20~40μg/次。极量为 60μg/次，1 日 180μg。

（4）注意事项：长期用药有耐药性及成瘾性。用量不当可发生急性中毒而出现呼吸抑制及神志障碍，不作为常用的止痛药。

8. 曲马朵（Tramadol）

（1）作用机制：此为阿片受体激动剂，镇痛作用比吗啡强 9 倍，无呼吸抑制作用，不易产生药物依赖性。

（2）制剂：针剂，1 支 2ml，含药量 50mg 及 100mg，2 种。胶囊，1 粒含药量 50mg。

（3）用法：肌肉注射，50~100mg/次。1 日不超过 400mg。口服，100mg/次，1 日不超过 400mg。

（4）注意事项：肝脏、肾脏、心脏病患者慎用，长期用药有依赖性。

二、镇静催眠药

（一）苯二氮䓬类

这类药物临床上常用的有：地西泮、硝西泮、艾司唑仑、氯氮䓬等。

1. 作用机制

这些药物共同的作用机制并不太明确。可能是苯二氮䓬（BDZ）通过与大脑细胞膜上的 BDZ 受体结合，促使氯离子（Cl⁻）通道开放，使突触后神经元超极化，产生突触后抑制作用。同时 BDZ 可增强 γ-氨基丁酸（GABA）与受体的相互作用，使 Cl⁻ 通道开放频率增加，也可增强 GABA 的突触后的抑制作用。从而达到镇静催眠的效果。

2. BDZ 类药物共同的作用

有以下几种：

（1）抗焦虑作用。

（2）镇静催眠作用。

（3）抗惊厥、抗癫痫作用。

（4）中枢性肌肉松弛作用。

3. 临床常用药物

（1）地西泮（Valium，安定）

1）制剂：片剂，1 片 2.5mg。针剂，1 支 2ml。含药量 10mg。

2）用法：片剂，口服，2.5~5mg/次，抗焦虑。口服，5~10mg/次，催眠，睡前服。静脉注射，10mg，10 分钟注射完，抗惊厥。

3）注意事项：孕妇、肝功能异常者慎用。青光眼、肌无力患者及新生儿禁用。静脉注射速度过快可发生呼吸抑制。长期应用可有药物依赖现象。不能同时饮酒。

（2）硝西泮（Nitrozepam，硝基安定）

1）制剂：片剂，1 片 5mg。

2）用法：口服 5~10mg，睡前服。

3）注意事项：本品作用比地西泮强，不良反应较轻。

（3）艾司唑仑（舒乐安定，Estazolam）

1）制剂：片剂，1 片 1mg。

2）用法：口服，1~2mg/次，睡前服。

3）注意事项：本品作用同硝西泮，不良反应较小。

（4）氯氮䓬（Librium，利眠宁）

1）制剂：片剂，1 片 5mg 及 10mg，2 种。

2）用法：口服，5~10mg/次。

3）注意事项：大剂量可引起共济失调、尿闭、粒细胞减少。

（二）巴比妥类

这类药物临床上常用者有：苯巴比妥（鲁米那）、异戊巴比妥、司可巴比妥。

1. 作用机制

这类药物是巴比妥酸的衍生物，其发生镇静催眠的原因主要是直接抑制脑干网状结构的上行激活系统，使大脑的兴奋性降低，进而发生抑制而引起睡眠。

这类药物与苯二氮䓬类药物有相似之处，也有促进 γ-氨基丁酸（GABA）能神

743

经功能的作用。

本品对中枢神经有镇静、催眠、抗惊厥作用，随着用药剂量的增加可出现昏迷，甚至死亡。

2. 分类

根据作用速度的快慢及作用时间的长短，分为以下几种：

（1）长效：如苯巴比妥，半衰期为 24~96 小时。

（2）中短效：如异戊巴比妥，半衰期为 14~42 小时。

（3）超短效：以硫贲妥钠，半衰期为 3~8 小时。

3. 临床常用药物

（1）苯巴比妥（鲁米那，Luminal）

1）制剂：片剂，1 片 15mg 及 30mg，2 种。针剂，1 支 1ml，含药量 100mg。

2）用法：用于催眠，口服，30~60mg/次。用于抗癫痫，口服，15~60mg/次，1 日 3 次。用于癫痫持续状态，肌肉注射，200~400mg/次。

3）注意事项：严重肝脏、肾脏疾病患者禁用。可发生药物热及药疹。长期应用有依赖现象。极量 0.25g/次。

（2）异戊巴比妥（Amytal，阿米妥）

1）制剂：片剂，1 片 0.1g。粉针剂，1 支 0.1g 及 0.25g，2 种。

2）用法：用于催眠，口服，0.1~0.2g/次。用于抗惊厥，粉针剂 0.5~1.0g，用注射用水 10~20ml 稀释后缓慢静脉注射。

3）注意事项：同苯巴比妥。若静脉注射，注射太快可发生呼吸抑制。极量 0.2g/次，口服。

（3）司可巴比妥（Seconal，速可眠）

1）制剂：胶囊剂，1 粒 0.1g。

2）用法：口服，0.1~0.2g/次。最大剂量不超过 0.2g/次。

3）注意事项：同苯巴比妥。

（4）硫贲妥钠（Thiopental Sodium，Pentothal）

1）制剂：粉针剂，1 支 0.5g 及 1g，2 种。

2）用法：用注射用水稀释成 2%~2.5% 的溶液，静脉缓慢推入。

3）注意事项：本品主要用作全身麻醉诱导剂。有明显的抑制呼吸作用，不作为镇静催眠药。极量 1g/次。

（三）其他类

1. 佐匹克隆（Imovance，忆梦返）

（1）作用机制：本品为吡咯酮类药物，其作用机制同苯二氮䓬。通过增强脑内 γ-氨基丁酸（GABA）的活性，对中枢神经起抑制作用。

（2）制剂：片剂，1 片 7.5mg。

（3）用法：口服，7.5mg/次。睡前服。

（4）注意事项：严重肝脏、肾脏损害者慎用。

2. 水合氯醛（Chloral hydrate）

（1）作用机制：本品是由醇与氯作用生成氯醛，再与水化合而成，故又称水化氯醛。在肝内还原形成对中枢神经抑制作用更强的三氯乙醇。

（2）制剂：本品为10%溶液。

（3）用法：口服，1次10ml，睡前服。

（4）注意事项：严重肝脏、肾脏功能不全者禁用。不宜用于溃疡病患者。致死量为10g。

3. 甲丙氨酯（Meprobamate，眠尔通）

（1）作用机制：本品属于丙二醇甲酸酯类镇静催眠药。主要作用是抑制中枢神经，有镇静、肌肉松弛作用。与苯二氮䓬类药物作用相似。

（2）制剂：片剂，1片0.2g及0.4g，2种。

（3）用法：口服，0.2~0.4g/次。睡前服。

（4）注意事项：孕妇及哺乳妇女禁用。可引起皮疹、药物热。可引起严重的骨髓造血障碍。口服20g可发生严重中毒。

4. 格鲁米特（Glutethimide，导眠能）

（1）作用机制：本品为哌啶二酮衍生物，其化学结构与苯巴比妥相似。

（2）制剂：片剂，1片0.25g。

（3）用法：口服，0.25~0.5g/次。睡前服。

（4）注意事项：大剂量可抑制呼吸及血管运动中枢。1次服用量5g，可发生严重中毒。

5. 甲喹酮（Metaqualone，安眠酮）

（1）作用机制：本品是喹唑酮衍生物，对中枢神经特别是大脑皮质有抑制作用。

（2）制剂：片剂，1片0.1g。

（3）用法：口服，0.1~0.2g/次。

（4）注意事项：可引起呼吸抑制、出血，口服1次致死量约为20g。

745

解热镇痛抗炎药

前列腺素（PG）可以提高下视丘体温调节中枢的阈值，使产热增加而散热减少，导致体温升高。

PG为致痛物质，同时也可提高痛觉神经末梢对致痛物质缓激肽的敏感性。

PG可参与炎症反应。

水杨酸类、苯胺类、吡唑酮类，这些非甾体解热、镇痛、抗炎药物，其共同的作用机制为抑制PG的产生。

1. 阿司匹林（Asprin）

（1）作用机制：本品属于水杨酸类药物。

（2）制剂：肠溶片，1片0.3g。片剂，1片1.0g及0.5g，2种。

（3）用法：口服，0.3~0.6g/次。

（4）注意事项：阿司匹林有抗凝血作用，不宜用于有出血倾向的患者，亦不宜用于溃疡病人。长期应用可发生急性胃黏膜损害、间质性肾疾患、血细胞减少。可发生过敏反应，可发生哮喘、荨麻疹。并可引起胃肠反应及肝损害。

2. 对乙酰氨基酚（扑热息痛，Paracetamol）

（1）作用机制：本品是非那西丁在体内的代谢产物。作用与阿司匹林相似。

（2）制剂：片剂，1片0.1g、0.3g及0.5g，3种。

（3）用法：口服，0.3~0.6g/次。1日量不超过2g。

（4）注意事项：本品可引起肝脏、肾脏损害，不宜长期应用。已有肝脏、肾脏功能不全者慎用。

3. 氨基比林（匹拉米洞，Aminophenazone）

（1）作用机制：本品为安替比林的衍生物。作用与阿司匹林相似，但作用较强。

（2）制剂：多配成复方。主要有：

1）索密痛（去痛片）：每片含氨基比林150mg，非那西丁150mg，咖啡因50mg，苯巴比妥15mg。

2）撒烈痛片：每片含氨基比林150mg，非那西丁300mg，咖啡因30mg，苯巴比妥30mg。

（3）用法：口服，上述2种片剂均为1~2片/次，1日3次。

（4）注意事项：本品可引起严重粒细胞缺乏。

4. 安乃近（Analgin）

（1）作用机制：本品为氨基比林的衍生物，作用与阿司匹林相似。

（2）制剂：片剂，1片0.25g及0.5g 2种。滴剂，10%~20%溶液。

（3）用法：口服，0.25~0.5g/次，1日3次。滴鼻，多用于5岁以下儿童，1~2滴/次。

（4）注意事项：本品作用较快而强，特别对解热效果较好，可引起骨髓抑制，可因退热后大汗而引起虚脱。

5. 布洛芬（Brufen）

（1）作用机制：本品属于苯丙酸类非甾体解热镇痛药。其作用机制似阿司匹林。

（2）制剂：片剂，1片0.1g及0.2g，2种。布洛芬缓释胶囊（芬必得），1粒300mg。

（3）用法：口服，布洛芬，0.2g/次，1日3次。口服布洛芬缓释胶囊，300mg/次，1日2次。

（4）注意事项：孕妇、哺乳期妇女禁用。哮喘、心脏及肾脏功能不全、溃疡病患者慎用。可引起粒细胞减少。

6. 酮洛芬（优布芬，Ketoprofen）

（1）作用机制：本品与布洛芬为同类药物。其作用机制似阿司匹林。其效果优于布洛芬。

（2）制剂：片剂，1片50mg。胶囊，1粒50mg。针剂，1支2ml，含药量50mg。

（3）用法：口服，50mg/次，1日3~4次。

（4）注意事项：同布洛芬，但本品不良反应较少。

7. 吲哚美辛（消炎痛，Indomethacin）

（1）作用机制：本品为人工合成的吲哚类前列腺素合成抑制剂，作用机制与阿司匹林相似。但较阿司匹林效果好。

（2）制剂：片剂，1片25mg。

（3）用法：口服，25mg/次，1日2~3次。

（4）注意事项：本品孕妇、哺乳期妇女禁用，亦禁用于精神失常、癫痫、肾脏病患者。可引起肝脏及肾脏损害。

8. 吡罗昔康（炎痛喜康，Piroxicam）

（1）作用机制：本品属于苯并噻嗪类非甾体抗炎镇痛药，除可抑制前列腺素合成外，还可抑制白细胞向炎症部位移动及溶酶体释放而起作用。

（2）制剂：片剂，1片10mg、20mg，2种。针剂，1支2ml，含药量20mg，1支1ml，含药量10mg，2种。

（3）用法：口服，20mg/次，1日1次。10mg/次，1日2次。饭后服。可肌肉注射。

（4）注意事项：本品禁用于孕妇、哺乳妇女，消化性溃疡，肝脏、肾脏功能不全者。

9. 双氯芬酸钠（扶他林，Diclofenac Sodium）

（1）作用机制：本品为苯乙酸类解热镇痛药，其解热镇痛效果比阿司匹林强26~50倍，作用快，不良反应小。

（2）制剂：片剂，1片25mg、50mg，2种。针剂，1支2ml，含药量75mg。栓剂，1枚50mg。

（3）用法：口服，25mg/次，1日3次。肌肉注射，75mg/次，1日1次。栓剂肛门插入，50mg/次，1日2次。

（4）注意事项：同阿司匹林。

呼吸系统常用药物

镇 咳 药

1. 喷托维林（Pentoxyverine，咳必清，Toclase）

（1）作用机制：本品为氨基酯类衍生物。为中枢性镇咳药。同时有阿托品样作用，可使支气管平滑肌松弛，故有解除支气管痉挛作用。

（2）制剂：片剂，1 片 25mg。

（3）用法：口服，25mg/次。1 日 3~4 次。

（4）注意事项：青光眼、心功能不全、痰多患者慎用。

2. 苯丙哌林 （Benproperine，咳快好）

（1）作用机制：本品有中枢及外周性双重镇咳作用。其镇咳作用比可待因强 2 倍，无依赖性。

（2）制剂：片剂，1 片 20mg。

（3）用法：口服，20~40mg/次。1 日 3 次。

（4）注意事项：孕妇慎用。服用时，不要将药片嚼碎，以免引起口腔麻木。

3. 二氧丙嗪 （Dioxopromethazine，克咳敏）

（1）作用机制：本品为异丙嗪的衍生物，有中枢性镇咳作用，并可解除气管平滑肌痉挛。

（2）制剂：片剂，1 片 5mg。

（3）用法：口服，5~10mg/次。1 日 3 次。

（4）注意事项：高血压患者慎用。可有乏力、疲倦等现象。

4. 可待因 （Codeine）

（1）作用机制：本品可抑制延髓的咳嗽中枢。同时也有镇痛作用，其作用与吗啡相似。

（2）制剂：片剂，1 片 15mg 及 30mg，2 种。针剂，1 支 1ml，含药量 15mg 及 30mg，2 种。

（3）用法：口服，15~30mg/次。皮下注射，15~30mg/次。

（4）注意事项：有呼吸抑制作用，多痰者禁用，长期用药可成瘾。

祛 痰 药

1. 溴己新 （Bromhexine，必嗽平，Bisolvon）

（1）作用机制：本品可直接作用于支气管腺体，可抑制黏液腺及杯状细胞中酸性蛋白的合成，并可裂解酸性糖蛋白纤维，使痰中的唾液酸减少、痰的黏稠度下降，易于咳出。

（2）制剂：片剂，1 片 4mg 及 8mg，2 种。针剂，1 支 2ml，含药量 4mg。

（3）用法：口服，8~16mg/次，1 日 3 次。肌注，每次 4~8mg。

（4）注意事项：消化性溃疡患者慎用。因其可刺激胃黏膜壁细胞使胃酸分泌增加。

2. 乙酰半胱氨酸 （Acetylcysteine，痰易净，Mucomyst）

（1）作用机制：本品可使痰中黏蛋白分解，使痰的黏度下降，易于咳出。

（2）制剂：粉剂，1 瓶 0.5~1g。喷雾吸入。

(3) 用法：口服，0.3~0.6g/次。1 日 3 次。

(4) 注意事项：溃疡病，严重的肝病、肾脏功能不全者禁用。

3. 氨溴索（Ambroxol，沐舒坦，Mucosolvan）

(1) 作用机制：本品为溴己新的有效代谢产物，为呼吸道润滑祛痰剂，并可促使呼吸道纤毛运动及气管黏液分泌。

(2) 制剂：片剂，1 片 30mg。针剂，1 支 2ml，含药量 2mg 及 5mg，2 种。

(3) 用法：口服，30mg/次。1 日 3 次。静脉滴入、肌注，5mg/次。1 日 2~3 次。

(4) 注意事项：妊娠的前 3 个月慎用。

4. 其他

(1) 稀化黏素：本品由桃金娘叶提取物。有稀释痰的作用。口服，300mg/次。1 日 3 次。

(2) 胰凝乳蛋白酶（糜蛋白酶）：本品为蛋白水解酶，裂解痰中的黏蛋白，使痰稀释易于咳出。粉剂，1mg 及 5mg。针剂，1 支 1ml，含药量 5mg。作气雾吸入或气管内滴入。

平 喘 药

平喘药是指可解除支气管平滑肌痉挛，以缓解哮喘发作及预防其发作的药物，分为以下几类：

（一）β-肾上腺素受体激动药物

1. 异丙肾上腺素（Isoprenaline）

(1) 作用机制：本品对 β_1 及 β_2-受体均有激动作用。

(2) 制剂：片剂，1 片 10mg，本品又称喘息定。气雾剂，0.25%溶液。针剂，1 支 2ml，含药量 1mg。

(3) 用法：片剂舌下含服，10mg/次，1 日 3 次。气雾剂，1 次喷 2~3 次，吸入。静脉滴注，1~5mg 溶于 5%~10%葡萄糖溶液 500~1000ml 中，缓慢滴入。

(4) 注意事项：切勿用量过大，以免发生严重的心律失常。冠心病、甲亢、心肌炎患者禁用。静脉滴注用于Ⅲ度房室传导阻滞。

2. 肾上腺素（Adrenaline）

(1) 作用机制：本品为 α 及 β-受体激动剂。能缓解支气管平滑肌痉挛，支气管黏膜血管收缩，故可减轻黏膜水肿。用于支气管哮喘。

(2) 制剂：针剂，1 支 1ml，含药量 1mg。

(3) 用法：皮下注射，0.2~0.25mg/次。根据病情可重复。

(4) 注意事项：大剂量应用时，可发生严重的高血压、心律失常。高血压、甲亢、心力衰竭等患者禁用。

3. 沙丁胺醇（Salbutamol，舒喘灵，Ventoline）

(1) 作用机制：本品对 β_2-受体作用较强，对 β_1-受体作用较弱，故有平喘作用。

（2）制剂：片剂，1片2mg。

（3）用法：口服，2~4mg/次。1日3~4次。

（4）注意事项：大剂量应用可使心率加快、血压升高。孕妇、甲亢、高血压患者慎用。

4. 特布他林（Terbutaline，博利康尼，Brincanyl）

（1）作用机制：同沙丁胺醇。

（2）制剂：片剂，1片2.5mg及5mg，2种。针剂，1支1ml，含药量0.25mg及0.5mg，2种。

（3）用法：口服，2.5~5mg/次。皮下注射，0.25mg/次。

（4）注意事项：同沙丁胺醇。

（二）M胆碱受体阻断药物

异丙托溴铵（Ipratropium Bromide，异丙基阿托品）

（1）作用机制：本品是阿托品的衍生物。对支气管平滑肌有较高的选择性，松弛平滑肌的作用强。抑制腺体分泌。

（2）制剂：气雾剂，0.025%溶液。

（3）用法：气雾吸入，40~80µg/次，1日3次。

（4）注意事项：可有口干、口苦，用量大时痰不易咳出。

（三）茶碱类药物

1. 氨茶碱（Aminophylline）

（1）作用机制：本品可抑制磷酸二酯酶，故可阻止其使环磷酸腺苷失活。环磷酸腺苷在细胞内增加，平滑肌舒张。同时可抑制组胺、白三烯介质的释放。

（2）制剂：片剂，1片0.1g。针剂，1支2ml，含药量0.25g及0.5g2种，1支10ml，含药量0.25g。

（3）用法：口服，0.1g/次，1日3~4次。静脉缓慢注射，0.25g加于5%~10%葡萄糖溶液50ml。10分钟以上时间注入。或静脉小壶内缓慢滴入。

（4）注意事项：静脉注射过快，可引起心悸、心律失常、血压骤降，甚至引起猝死。

2. 茶碱（Theophylline）

（1）作用机制：同氨茶碱。

（2）制剂：片剂，1片0.1g。缓释片，1片0.2g及0.25g，2种。

（3）用法：口服，0.1~0.2g/次，1日3次。

（4）注意事项：同氨茶碱。

（四）其他药物

可参阅支气管哮喘。

循环系统常用药物

抗心律失常药

一、分类

1971 年 Vaughan Williams 将治疗快速型心律失常的药物分成以下几类，现仍多采用。

Ⅰ类：钠离子通道阻滞剂，此又分为：

Ⅰa 类：有奎尼丁、普鲁卡因酰胺、丙吡胺、吡哌醇、阿义吗啉、常咯啉。

Ⅰb 类：有利多卡因、美西律、妥卡尼、苯妥英钠、乙吗噻嗪、茚丙胺。

Ⅰc 类：氟卡尼、芬卡尼、普罗帕酮、环苯吡啉。

Ⅱ类：β-受体阻滞剂，有普萘洛尔、纳多洛尔、噻吗洛尔、美托洛尔、阿替洛尔。

Ⅲ类：延长动作电位时间剂，胺碘酮、溴苄铵、索他洛尔。

Ⅳ类：钙通道阻滞剂，有维拉帕米、替阿帕米、吻洛帕米、地尔硫䓬、苄普地尔。

Weil、Tang 将洋地黄类药物列为Ⅴ类，腺苷列为Ⅵ类。

在Ⅰ类钠通道抑制剂，Ⅰa、Ⅰb、Ⅰc 有共同作用处，但也有相异之处，见表附-1，仅供参考。

表附-1　Ⅰa、Ⅰb、Ⅰc 三者的作用异同

项 目	Ⅰa	Ⅰb	Ⅰc
抑制 Na^+ 内流	强	较弱	强
抑制0相最大除极速度（Vmax）	中度	轻度	明显
促进 K^+ 外流	无	中	无
动作电位时程	延长	缩短	延长
有效不应期	延长	缩短	无改变
Ca^{2+} 内流	减慢	无	无
减慢传导	有	有	有

续表

项　目	Ⅰa	Ⅰb	Ⅰc
降低自律性	有	有	有
动作电位振幅	降低	不明显	不明显
阻断M受体	有	无	无
阻断α受体	有	无	无
阻断β受体	无	无	有
PR期间	延长	无	无
QRS加宽	有	无,偶见缩短	可有
提高心肌颤阈	无	有	有
代表药物	奎尼丁	利多卡因	心律平

二、临床常用抗快速心律失常药物

(一) Ⅰ类

钠通道抑制剂。

1. Ⅰa类

(1) 奎尼丁 (Quinidine):半衰期5~9小时。

1) 适应证:此为广谱抗心律失常药物,对室性及室上性心律失常均有治疗作用。

2) 制剂:片剂,1片0.125g及0.25g,2种。

3) 用法:首次剂量0.1g,观察无不良反应及QT间期延长。次日晨,口服0.2g,每2小时1次,共5次。若无不良反应第2日,重复上述剂量。如仍无效,第3日改为0.3g每2小时1次,共5次,如仍无效,即不再服用。

4) 注意事项:

a. 本品可发生较重的不良反应,因此需住院在密切观察下用药。

b. 可发生奎尼丁晕厥、明显低血压。

c. 心率在60次/分左右,QT间期较用药>25%,应停药,因可发生多形性室速、扭转性室速,甚至可发生室颤。

d. 可发生视物模糊、耳聋等。

e. 可发生胃肠反应、呼吸困难、发热。

5) 联合用药:

a. 奎尼丁+普鲁卡因酰胺:可使普鲁卡因酰胺血中浓度明显增加,QT间期延长,不宜合用。

b. 奎尼丁+胺碘酮:可使奎尼丁在血中浓度明显升高,易发生奎尼丁中毒。QT间期延长,而发生室性心动过速、室颤。

c. 奎尼丁+普罗帕酮(心律平):可使普罗帕酮代谢缓慢,血中浓度增加,易发生中毒。

d. 奎尼丁+利多卡因：可发生窦性停搏、心动过缓。

e. 奎尼丁+心得安：适用于治疗难治性室上性心率失常及慢性房颤转为窦性节律，但易发生心动过缓。

f. 奎尼丁+美西律（慢心律）：可提高室性快速性心律失常的疗效。

g. 奎尼丁+氟卡尼：可发生心动过缓、低血压，严重者可发生心力衰竭。

（2）普鲁卡因酰胺（Procainamide）：半衰期 6~8 小时。

1）适应证：此为广谱抗快速心律失常药物。

2）制剂：片剂，1 片 0.125g 及 0.25g，2 种。针剂，1 支 0.1g（1ml）、0.2g（2ml）、0.5g（5ml）及 1g（10ml）。

3）用法：口服，0.25~0.5g/次，1 日 2~3 次。当心律失常控制后，改为 0.25g/次，1 日 2~3 次。静脉注射，25~50mg，以 5%~10%葡萄糖液 20~30ml 稀释后，静脉缓慢注入。在危重病人，也可以 100mg，稀释后，5~10 分钟静脉注入。若无效可重复 1 次。后以 1~4mg/min，静脉持续滴入。根据病情随时调整用药剂量。

4）注意事项：

a. 若大量注射时，可引起传导阻滞、低血压。

b. 可发生眩晕、抑郁的精神症状。

c. 不用于洋地黄类药物中毒引起的心律失常及病态窦房结、青光眼、前列腺肥大。

d. 长期应用可发生狼疮样综合征。

e. 静脉推注时，最好作心电监护。

5）联合用药：

a. 不宜与奎尼丁合用。

b. 普鲁卡因+利多卡因：治疗难治性快速性室性心律失常，可提高疗效。

c. 普鲁卡因+胺碘酮：可使普鲁卡因在血中的浓度提高，而易发生中毒。

d. 普鲁卡因+苯妥英钠：可提高治疗快速室性心律失常的疗效。但可使普鲁卡因代谢增快。

e. 普鲁卡+心得安：可使普鲁卡因半衰期延长，心脏排出量降低，传导时间延长。

2. I b 类

（1）利多卡因（Lidocaine，昔罗卡因，Xylocaine）：半衰期 1~2 小时。

1）适应证：此为窄谱抗心律失常药物，适用于室性快速心律失常。

2）制剂：针剂，1 支 0.2g（10ml）及 1 支 0.4g（20ml），2 种。

3）用法：静脉注射，先给负荷量 50~100mg，静脉缓慢推注，或加于静脉小壶内滴入。20~30 分钟后，再以同样剂量给药 1 次，有效后，以利多卡因加入 5%~10%葡萄糖液 250ml 中，以 1~2mg/min 的速度滴入。

4）注意事项：

a. 当利多卡因在血中的浓度>3.0~4.4μg/ml 时，可发生心率明显减慢、窦性停搏、传导阻滞、血压降低，并可发生呼吸抑制甚至停止。静脉推注快时，可发生呼吸骤停。

b. 可出现中枢神经系统症状，如头昏、感觉异常、谵妄、抽搐、意识障碍，甚至昏迷。

c. 不用于心力衰竭、休克、严重传导阻滞、青光眼及有癫痫病史者。

d. 静脉推注时，最好作心电监护。

5）联合用药：

a. 利多卡因+普萘洛尔（心得安）：因减少肝血流量使利多卡因在血中浓度增加。

b. 利多卡因+阿义吗啉：可对心肌收缩力有明显的抑制作用。

c. 利多卡因+苯妥英钠：可使利多卡因对中枢神经的毒性增加。

d. 利多卡因+普鲁卡因酰胺：对中枢神经的毒性增加。但对难治性室性快速心律失常的治疗效果较好。

e. 利多卡因+溴苄胺：亦用于治疗难治性室性快速心律失常。

（2）美西律（Mexiletine，慢心律，脉律定）半衰期为 12 小时。

1）适应证：同利多卡因。

2）制剂：片剂，1 片 50mg 及 100mg，2 种。针剂，100mg（2ml）。

3）用法：口服，初次量 100~150mg，每 6 小时 1 次。每日总量不超过 600mg。静脉注射：首次以 100mg，加于 5%~10% 葡萄糖液 50ml 中，缓慢静脉注射。若无效，5~10 分钟后可重复 1 次上述剂量，后以 1.5~2mg/min 静脉滴入。12 小时后，若有效，改为 0.75~1mg/min 静脉滴入，维持 24 小时，改为口服。

4）注意事项：

a. 可发生心动过缓、低血压。

b. 可发生传导阻滞。

c. 可出现中枢神经系统症状，如头晕、眩晕、运动失调、神志障碍。

d. 若血中浓度>3.0μg/ml 时，可出现呼吸抑制、抽搐、癫痫样发作、心动过缓、心脏骤停。

e. 静脉推注，最好作心电监护。

（3）苯妥英钠（Phenytoin Sodium，大伦丁，Dilantin）其作用与利多卡因有相似之处，半衰期为 20 小时。

1）适应证：本品适用于洋地黄类药物中毒引起的室上性及室性心律失常。

2）制剂：片剂，1 片 0.05g 及 0.1g，2 种。针剂，1 支 100mg 及 250mg，2 种。

3）用法：口服，100mg~200mg/次，1 日 2~3 次。静脉注射以 100~250mg，加无菌注射用水适量使溶解，于 10~15 分钟内缓慢静脉注射（每分钟不超过 50mg）。必要时 5~15 分钟后再重复注射 1 次。1 日总量不超过 500mg。也可以 250mg，加于 5%~10% 葡萄糖液 100ml 中，静脉滴入。

4）注意事项：

a. 静脉推注过快，可引起低血压、房室传导阻滞，严重者可发生心脏停搏、呼吸抑制。

b. 不宜用于严重的心力衰竭、心动过缓、低血压患者。

c. 可有胃肠反应。

d. 血浓度在 30μg/ml 时，可发生中枢神经系统症状，如眩晕、震颤、共济失调、眼球震颤、复视、构音困难。

e. 可发生周围神经病变。

5）联合用药：

a. 苯妥英钠+地高辛：可使地高辛血浓度降低。可用于由地高辛过量引起的传导阻滞。

b. 苯妥英钠+美西律，丙吡胺、可使后两者的血浓度降低。

（4）乙吗噻嗪（Ethmozine，莫雷西嗪，Moricizine）：半衰期 2~5 小时。

1）适应证：此为广谱抗快速心律失常药物，副作用较少。

2）制剂：片剂，1 片 50mg。针剂，1 支 50mg（2ml）。

3）用法：口服，首次剂量 100mg/次，1 日 3 次。维持量为 600mg/d，分 3~4 次服用。静脉注射，以本品 25~50mg，加于 5%~10%葡萄糖液 20ml 中，静脉缓慢注射。也可从静脉小壶中滴入。

4）注意事项：

a. 注射过快可发生心肌抑制、低血压。

b. 不用于病态窦房结。

c. 可使心力衰竭及传导阻滞加重。

d. 不用于有肝、肾功能障碍者。

e. 可发生胃肠反应。

f. 静脉注射时，作心电监护。

3. I c 类

（1）普罗帕酮（Propafenone，心律平，悦复隆）：半衰期为 6~8 小时。

1）适应证：此为广谱抗心律失常药物。

2）制剂：片剂，1 片 50mg。针剂，1 支 35mg（10ml），70mg（20ml）。

3）用法：口服，100~200mg/次，1 日 3 次。每日总量为 900mg。静脉注射，首次剂量为 70mg，以 5%~10%葡萄糖液 20mg 稀释后，缓慢注射，若无效，10~15 分钟后，可再用 100mg，静脉注射 1 次。1 日总量不超过 350mg。也可用本品加入 5%~10%葡萄糖液中，以 0.5~1mg/min，静脉滴入。

4）注意事项：

a. 可引起传导阻滞、血压下降、心动过缓。

b. 可损害肝功能，使血中转氨酶升高。

c. 可有胃肠道反应。

d. 可发生头痛、头晕、口干、舌唇麻木。

e. 偶可发生震颤。

f. 不用于严重心衰、休克、严重房室传导阻滞。

g.静脉推注，最好作心电监护。

5）联合用药：

a.普罗帕酮+胺碘酮：可发生室性心动过速。

b.普罗帕酮+心得安：可使本品在血中浓度增加，易发生毒性反应。

c.普罗帕酮+地高辛：可使地高辛在血中浓度增加，易发生地高辛中毒。

（2）氟卡尼（Flecainide，氟卡胺，氟卡律）半衰期为13~16小时。

1）适应证：此为广谱抗心律失常药物。

2）制剂：片剂，1片100mg。针剂，1支50mg（5ml）、100mg（10ml），2种。

3）用法：口服，开始每次100mg，1日2次。后每隔4日，每次增加50mg，最大量200mg/次，每日2次。静脉注射：2mg/kg，于15分钟滴完。

4）注意事项：

a.可发生心动过缓、低血压。

b.用药过量可影响心肌收缩力，引起心力衰竭。

c.可有头晕、嗜睡、视物障碍。

d.可有胃肠反应。

（二）Ⅱ类

β-受体阻滞剂。

1.美托洛尔（Metaprolol，倍他乐克，Betaloc，美多心安）半衰期3~4小时。

（1）适应证：此为选择性β_1-受体阻滞剂，适用于室上性快速心律失常。

（2）制剂：片剂，1片50mg及100mg，2种。针剂，1支5mg（2ml）。

（3）用法：口服，25~50mg/次，每日3次。静脉注射，以5mg，加于5%~10%葡萄糖液20ml中，静脉注射，每分钟1~2mg。或加于静脉小壶中，缓慢滴入。

（4）注意事项：

1）禁用于低血压、缓慢型心律失常、心力衰竭、肾功能衰竭、哮喘患者。

2）需从小剂量开始应用，以免发生心动过缓。

3）大剂量用药时间较久后，突然停药可发生严重心律失常。

4）大剂量可诱发哮喘。

5）静脉注射时，最好作心电监护。

（5）联合用药：

1）美托洛尔+维拉帕米：可发生严重心动过缓，甚至出现心脏停搏。

2）美托洛尔+地尔硫䓬：可发生房室传导阻滞、心动过缓。

2.阿替洛尔（Atenolol，氨酰心安）半衰期6~9小时。

（1）适应证：同美托洛尔。此为β_1-受体阻滞剂。

（2）制剂：片剂，1片25mg、50mg及100mg，3种。

（3）用法：口服初始剂量为6.25mg，1日1~3次。若无效可逐渐加量。

（4）注意事项：

1）可引起明显心动过缓，房室传导阻滞。

2）可引起严重低血压，甚至休克。在老年患者一旦因用药过量而发生休克时，很难治疗。

　　3.普萘洛尔（Propranolol，心得安）　半衰期为3~6小时。

（1）适应证：适用于室上性快速心律失常。

（2）制剂：片剂，1片10mg。针剂，5mg（5ml）。

（3）用法：口服，10mg/次，每日2~4次。现很少用静脉注射。

（4）注意事项：

1）哮喘及病态窦房结综合征患者禁用。

2）可引起窦性心动过缓、低血压。

3）可诱发心力衰竭。

（5）联合用药：

1）普萘洛尔+胺碘酮：可引起明显心动过缓。

2）普萘洛尔+溴苄胺：可抑制溴苄胺引起的交感神经末梢去甲肾上腺素释放。

3）普萘洛尔+地高辛：对控制房颤、房扑时的心室速率的作用加强。

4）普萘洛尔+美西律：对治疗室性快速心律失常，可提高疗效。

5）普萘洛尔+维拉帕米：可使心肌收缩力明显下降，甚至发生心脏停搏。

（三）Ⅲ类

延长电位时间剂。

　　1.胺碘酮（Amiodaron，乙胺碘呋酮，可达龙，Cordarone）　口服半衰期8~14天，静脉注射5mg/kg，15分钟起作用，可维持1~2小时。

（1）适应证：此为广谱抗快速心律失常药物。

（2）制剂：片剂，1片100mg及200mg，2种。针剂，1支150mg（3ml）。

（3）用法：口服，200mg/次，1日3次。1周后改为200mg/次，1日2次，连服1周。后改为200mg/次，1日1次作为维持量。静脉注射，以本品150~300mg，稀释后，缓慢静脉注射。若无效隔20分钟后，可再给75~150mg。24小时总量不超过800mg。也可以本品600mg，加入5%~10%葡萄糖液中持续滴入，24小时不超过800mg。

（4）注意事项：

1）可发生心动过缓，QT间期延长，严重者可扭转室速、室性心动过速。

2）可发生房室传导阻滞、低血压。

3）可使心力衰竭加重。

4）可引起胃肠反应，肝功能异常。

5）长期应用可发生肺纤维化、甲状腺功能亢进或减退。

6）静脉推注时，作心电监护。

（5）联合用药：

1）胺碘酮不宜与β-受体阻滞剂合用。

2）胺碘酮+地尔硫䓬：可发生窦性停搏及低血压。

3）胺碘酮+丙吡胺、普罗帕酮或美西律：可发生室性心动过缓。

4）胺碘酮+维拉帕米：可发生心动过缓、传导阻滞。

2. 溴苄胺（Bretyliam） 半衰期 10 小时。

（1）适应证：适用于各种室性快速型心律失常。有抗肾上腺素能作用。

（2）制剂：针剂，1 支 0.25g（2ml）。

（3）用法：以本品 2~5mg/kg，稀释于 5%~10% 葡萄糖液 50~100ml 中，静脉 10~20 分钟滴入。维持量为 1~ 4mg/min。

（4）注意事项：

1）可发生低血压，或短暂性血压升高。

2）可发生胃肠反应。

3）静脉注射，作心电监护。

（5）联合用药：

1）溴苄胺+利多卡因、普鲁卡因酰胺：对难治性室性快速心律失常效果较好。

2）溴苄胺+心得安：当电转复效果不好时，用上述联合用药后，再作电转复可能有效。

3）溴苄胺+奎尼丁：可使溴苄胺的作用减弱。

4）溴苄胺+地高辛：可加重地高辛中毒引起的心律失常，可发生低血压、室颤。

（四）Ⅳ类

钙通道抑制剂。

1. 维拉帕米（Verapamid，异搏定，异搏停，Isoptin，戊腺安） 半衰期为3~7小时。

（1）适应证：适用于室上性快速心律失常。

（2）制剂：片剂，1 片 40mg。针剂，1 支 5mg（2ml）。

（3）用法：口服，40~80mg/次，1 日 3 次。24 小时总量不超过 480mg，有效后可用每日 50~100mg 维持。静脉注射，以 5~10mg，加于 5%~10% 葡萄糖液 20ml 中，缓慢静脉注射。若无效 30 分钟后，可用 2.5~5mg，重复 1 次。

（4）注意事项：

1）禁与 β-受体阻滞剂合用。

2）不能用于预激综合征发生心房颤动时、房室传导阻滞、病态窦房结。

3）因对心肌有抑制作用，不能用于心力衰竭及休克患者。

4）可发生胃肠反应。

5）静脉注射时，最好作心电监护。

（5）联合用药：

1）维拉帕米+地高辛：可使血中地高辛浓度升高，易发生地高辛中毒及房室传导阻滞。

2）维拉帕米+普罗帕酮：可发生严重缓慢型心律失常。

3）维拉帕米+β-受体阻滞剂：可发生传导阻滞、心动过缓、低血压。

2. 地尔硫䓬（Diltiazem，硫氮䓬酮，恬尔心）半衰期 4~6 小时。

（1）适应证：适用于室上性快速心律失常。

（2）制剂：片剂，1 片 30mg 及 60mg，2 种。

（3）用法：口服，30~60mg/次，1 日 3~4 次。

（4）注意事项：

1）可引起房室传导阻滞、窦性心动过缓、窦性停搏。

2）可引起低血压。

3）可引起眩晕、头痛、面红、失眠。

4）可发生胃肠反应，肝损害。

5）孕妇禁服。

（5）联合用药：

1）地尔硫䓬+β-受体阻滞剂：可引起明显的心动过缓。

2）地尔硫䓬+地高辛：可使血中地高辛浓度提高。

3）地尔硫䓬+恩卡尼（Encainide）：可使后者血中浓度提高。

（五）其他抗快速型心律失常药物

1. 洋地黄类

（1）西地兰（Cedilanid，毛花苷，Lanatoside C）：半衰期 18 小时。

1）适应证：用于治疗快速房颤及室上性心动过速。

2）制剂：针剂，1 支 0.4mg（2ml）。

3）用法：静脉注射，0.4mg/次，加入 5%~10% 葡萄糖液 20ml 中，缓慢静脉注射大于 5 分钟。

4）注意事项：

a. 禁用于预激综合征伴有室上性快速心律失常。

b. 可出现视物模糊、黄视、头痛、乏力。

c. 可发生胃肠反应。

d. 可引起传导阻滞、多源性室性早搏、心动过缓、血压降低。

（2）地高辛（Digoxin，狄戈辛）：半衰期 1.6 天。

1）适应证：同西地兰。

2）制剂：片剂，1 片 0.25mg。

3）用法：口服，0.25mg/次，1 日 3 次。2~3 日后改为 0.125mg/次，1 日 1 次。

4）注意事项：同西地兰。

5）联合用药：

a. 西地兰或地高辛+普罗帕酮、胺碘酮、奎尼丁、地尔硫䓬：可使血中西地兰、地高辛浓度增加，易发生这类药物中毒。

b. 地高辛+维拉帕米、β-受体阻滞剂：对减慢心率效果好，但易发生心动过缓。

2. 三磷酸腺苷（ATP） 半衰期1~6分钟。

（1）适应证：其作用于交感神经末梢，抑制递质的释放，从而抑制窦房结的传导。故对治疗室上性快速心律失常有效。

（2）制剂：针剂，1支20mg（2ml）。

（3）用法：10~20mg，静脉快速推注。

（4）注意事项：

a. 可发生严重低血压。

b. 可发生心动过缓。

c. 可出现室性停搏。

d. 可有呼吸困难。

三、临床常用抗过缓型心律失常药物

（一）作用于肾上腺素能受体的药物

1. 异丙肾上腺素（Isoprenaline，Isuprel）

（1）适应证：本品为β-受体兴奋剂，作用于β_1及β_2-受体。适用于窦性静止、窦房阻滞、高度及完全性房室传导阻滞。也可应用于治疗心室肌受抑制的缓慢型室性心律失常、QT延长的室性心律失常。

（2）制剂：针剂，1支0.5mg（0.5ml）及1支1mg（1ml）。

（3）用法：以本品1mg加于5%~10%葡萄糖液500ml中，静脉缓慢滴入，根据病情随时调整用量。

（4）注意事项：

1）大剂量可引起心动过速及严重心律失常。

2）不用于心绞痛、心肌梗死、嗜铬细胞瘤、甲状腺功能亢进。

3）可有头痛、心悸、无力等现象。

2. 肾上腺素（Adrenaline）

（1）适应证：本品对α及β-受体都有兴奋作用。适用于心脏骤停、心室颤动、无效的心室自主律。

（2）制剂：针剂，1支0.5ml（1ml）及1支1mg（1ml）。

（3）用法：以本品2mg加于5%~10%葡萄糖液500ml中，缓慢静脉滴入，根据病情随时调整剂量。

（4）注意事项：

1）用量较大可发突然血压升高，严重者可发生心律失常，甚至心室颤动。

2）不用于高血压、洋地黄中毒、甲状腺功能亢进、出血性休克等。

3. 沙丁胺醇（Salbutamol，舒喘灵）

（1）适应证：与β_2-受体兴奋药相同。可用于窦性心动过缓、窦性停搏、窦房阻滞等缓慢型心律失常。

（2）制剂：片剂，1片2mg。

（3）用法：口服，2~4mg/次，1日3~4次。

（4）注意事项：

1）高血压、糖尿病、甲状腺功能亢进慎用。

2）本品可致畸，孕妇不宜应用。

（二）抑制迷走神经的药物

1. 阿托品（Atropine）

（1）适应证：本品通过消除迷走神经对心脏的抑制作用，使窦房结恢复时间缩短、改善房室传导功能，使心率增快。适用于迷走神经兴奋性增高所致的窦房结受抑制所导致的缓慢型心律失常、房室传导阻滞、QT间期延长伴随室性心律失常。

（2）制剂：片剂，1片0.3mg。针剂，1支0.5mg（1ml）、1mg（2ml）、5mg（5ml）。

（3）用法：静脉注射，0.5~1.0mg/次。口服，0.3mg/次，1日3次。

（4）注意事项：

1）青光眼、前列腺肥大患者禁用。

2）可引起口干、视物模糊、心悸、皮肤潮红、干燥。

3）一次用5~10mg，可发生阿托品中毒，可发生呼吸加快、烦躁不安、幻觉、惊厥，严重者可发生昏迷，并可出现呼吸抑制。

2. 山莨菪碱（654-2）

（1）适应证：同阿托品，但作用较弱。

（2）制剂：片剂，1片5mg、10mg，2种。针剂，每支5mg、10mg、20mg，3种，均为1ml。

（3）用法：口服，5mg/次，1日3次。静脉注射，1mg/次，皮下或静脉注射。

（4）注意事项：同阿托品。

四、抗心律失常药物的选择（供参考）

在应用抗心律失常药物时，首先明确心律失常的类型，是否有器质性心脏病及发生心律失常的诱因。

不同心律失常药物的选择：

1. 窦性心动过速

（1）首选β-受体阻滞剂。

（2）若伴有心力衰竭，首选洋地黄类药物。

2. 室上性早搏

（1）首选β-受体阻滞剂。也可用乙吗噻嗪。

（2）若有心力衰竭，可用洋地黄类药物。

3. 室性早搏

(1) 在急性心肌梗死伴有室性早搏，可用利多卡因。

(2) 室性早搏，可用美西律、普罗帕酮、莫雷西嗪。若控制不满意，可用胺碘酮。

4. 阵发性室上速

(1) 洋地黄类药物，特别是伴有心力衰竭者。

(2) Ⅰc类药物：普罗帕酮。

(3) 钙通道阻滞剂：维拉帕米。

(4) 洋地黄中毒引起的传导阻滞伴有室上性心动过速，可用苯妥英钠。

5. 预激综合征伴有室上速

(1) 禁用洋地黄类药物、维拉帕米、地尔硫草。

(2) 可用利多卡因、普鲁卡因、普罗帕酮。

6. 心房颤动、心房扑动

(1) 若无心力衰竭者，可用洋地黄类药物、维拉帕米。也可用 β-受体阻滞剂。若有心力衰竭，不用 β-受体阻滞剂。

(2) 转复，可用奎尼丁、胺碘酮。

7. 室性心动过速　可用利多卡因、普鲁卡因、胺碘酮。

五、抗心律失常药物致室性快速型心律失常

(一) 诊断标准

多采用 Morowitz 所提出的标准，只包括室性心律失常，大致如下：

(1) 在原无室性心律失常，也无引起室性心律失常的其他因素，在用药后发生者。

(2) 在原有心律失常，但在用药后发生变化者。

1）室性早搏的频率增加。

用药前室早每小时数	用药后增加倍数
1~50	10
51~100	5
101~300	4
>301	3

2）室速的速率明显增快。

3）室性快速心律发生变化，如：非特性变为持续性、扭转性，或变为室颤。

4）室速不易终止。

(二) 常用抗心律失常药物致心律失常的发生率

各家报告并不一致而且相差很大，其大致如表附-2。

表附-2 常用抗心律失常药物致心律失常的发生率

药　名		发生率(%)
Ⅰa类	奎尼丁	10
	普鲁卡因酰胺	10
	丙吡胺	3
Ⅰb类	利多卡因	16
	美西律	7.6
	乙吗噻嗪	15
Ⅰc类	氟卡胺	12
	英卡胺	11
	普罗帕酮	6
Ⅱ类	β–受体阻滞剂	6
Ⅲ类	胺碘酮	5
	溴苄胺	22
Ⅳ类	维拉帕米	18

六、抗心律失常药物对心脏的影响

（一）对心肌收缩的抑制作用

其对心肌的抑制作用与药物的种类、药量、给药的速度及心肌的情况等有关。在治疗剂量时，对心肌抑制作用强弱的次序大致如下：心得安、奎尼丁、普鲁卡因酰胺、苯妥英钠、利多卡因。而溴苄胺不仅不对心肌抑制，而且有加强心肌收缩的作用。

（二）对心肌传导系统的抑制作用

在治疗剂量时，对心肌传导抑制强弱的次序大致如下：异搏停、胺碘酮、普鲁卡因酰胺、心得安。利多卡因作用不大。苯妥英钠在不大量用药时，有加速房室传导的作用。

七、抗心律失常药物对心肌的影响

应用抗心律失常药物时，应注意到对心肌的收缩功能、传导功能都会产生影响，甚至可危及生命。

因此在应用这类药物时，应特别注意适应证、用药剂量、半衰期、副作用、禁忌证等。由于机体对药物反应不同、心脏的情况不同，对药物的耐受性也很不一致，因此个体化也就很重要。一般常需注意以下几个问题：

（1）首先选针对性强、不良反应小的药物。

（2）从小剂量开始，根据病情及病人的反应随时调整用药剂量。

（3）了解所用药物的不良反应，一旦出现如何处理。

763

（4）在有低钾血症、低镁血症、低氯血症、酸碱平衡失调等时，应对抗心律失常药物发生不利影响的情况进行纠正。

（5）在联合用药时，原则是联合后可提高疗效，毒性反应少。若用之不当可带来不良后果。

（6）静脉推注这类药物时，最好作心电监护。

治疗心力衰竭药

一、增强心肌收缩力的药物

（一）强心苷类药物

此类药物来自紫花及毛花洋地黄植物。其化学结构为苷元与糖相结合。苷元是由一个甾体加一个不饱和内酯环组成。

1. 作用机制

（1）增强心肌收缩力：本品可抑制心肌细胞膜上的 Na^+-K^+ATP 酶（钠泵），使该酶的活性降低，导致 Na^+ 在心肌细胞内的浓度增加。Na^+ 与 Ca^{2+} 通过 Na^+-Ca^{2+} 交换机制，使 Na^+ 在细胞内的浓度降低，相反 Ca^{2+} 在细胞内的浓度增加，并可使肌浆网中 Ca^{2+} 的储存量也增加。其结果使心肌的收缩力增强，但心肌的耗氧量并不增加。

（2）对自主神经的作用：可兴奋迷走神经而抑制交感神经，其结果使心率减慢，当心力衰竭时，心率超过 120 次/分时，不仅不能使心脏排出量增加，反而使心脏耗氧量增加。

（3）对肾脏的作用：由于肾小管细胞膜上的 Na^+-K^+ATP 酶受到抑制，使 Na^+ 的回吸收减少，Na^+ 排出增多，水排出增多。同时因心肌收缩力增强，心排出量（CO）增加，肾血流量增加也可发生利尿作用，其结果血容量减少，心脏的前负荷减轻。

（4）对心肌电生理的影响：

1）影响心肌的自律性：使窦房结的自律性降低，心率减慢。使浦肯野纤维（Purkinje's fiber）的自律性升高，易发生窦性早搏。

2）影响房窦传导：使心率减慢。

3）影响有效不应期：使心房肌及浦肯野纤维的有效不应期缩短。

4）对心电图的影响：可使 PR 间期延长、ST 段呈鱼钩形降低、QT 间期缩短。

2. 常用药物

（1）地高辛、西地兰的应用见抗心律失常药物。

（2）毒毛花苷 K（Strophantin K，毒毛旋花子苷 K）：静脉注射，每次 0.125~0.25mg，每日 1~2 次，缓慢注入。5~10 分钟见效，半衰期 9 小时。每日用量不超过 0.5mg。其药理作用与地高辛相同。若已用洋地黄类药物，不宜再用本品。

（3）洋地黄毒苷（Digitoxin）：口服，0.05~0.1mg，每日 1 次。本品半衰期 7 天

以上，现临床已少用，因其易发生洋地黄中毒。

（二）β$_1$-受体兴奋剂

1. 作用机制

（1）兴奋 β$_1$-受体，增强心肌收缩力及心脏排出量（CO）。对 β$_2$ 及 α-受体作用不大。

（2）由于 CO 增加，对冠状动脉及肾脏动脉可能有改善血液灌注的作用。

（3）大剂量可使血压增高及心率加快。

（4）可降低外周阻力。

2. 常用药物

（1）多巴酚丁胺（Dobutamine，独步催，Dobutrex，杜丁胺，Inotrex）

1）用法：从 2μg/（kg·min）开始，根据病情逐渐加量至 10μg/（kg·min）。用量大时心率加快较著。

2）适用于心肌梗死、心力衰竭、心源性休克。

3）注意事项：

a. 禁用于梗阻性肥厚性心脏病及主动脉瓣狭窄心脏病。

b. 在急性心肌梗死伴有房颤时慎用。

c. 室性心律失常慎用。

（2）多巴胺（Dopamine，3-羟酪胺）：其药理作用及用法等见抗休克药。

多巴胺与多巴酚丁胺药理作用有很多相似之处，但不完全相同，其区别见表附-3。

表附-3　多巴胺与多巴酚丁胺的区别

项目	多巴胺	多巴酚丁胺
用量	7.0μg/（kg·min）	10μg/（kg·min）
心率增快	10%	4%
心排出量增加	54%	96%
肺动脉嵌入压	升高3%	降低28%
周围血管阻力下降	38%	44%
平均动脉压升高	5%	5%
扩张肾动脉	小剂量有	无
加快传导	无	有
对α-受体兴奋	大剂量有	无

多巴胺或多巴酚丁胺与硝普钠联合应用（不能放在一个输液瓶中），可明显增加心脏排出量及降低 PWP，见表附-4、表附-5。

765

表附-4　多巴胺与硝普钠联合应用血流动力学改变

项目	多巴胺	多巴胺加硝普钠
心率增快	10%	8%
心搏指数增加	54%	82%
PWP	升高3%	降低20%
外周血管阻力降低	38%	55%
平均动脉压	升高5%	降低5%

表附-5　多巴酚丁胺与硝普钠联合应用血液动力学改变

项目	硝普钠	多巴酚丁胺	多巴酚丁胺加硝普钠
剂量	85μg/min	10μg/(kg·min)	
心搏指数增加	40%	73%	120%
PWP降低	48%	32%	56%
外周血管阻力降低	32%	35%	69%
平均动脉压下降	12%	2%	14%

从上表可以看出多巴胺、多巴酚丁胺与硝普钠联合应用对肺充血的缓解作用较单一用药要好。

（三）磷酸二酯酶抑制剂

1. 作用机制　磷酸二酯酶（phosphodiesterase，PDE）有Ⅰ、Ⅱ、Ⅲ、Ⅳ四个亚型。在心肌细胞的 PDE Ⅰ 及 Ⅱ 位于细胞的胞浆中，对 cAMP 的降解作用不大。位于心肌细胞表面的 PDEⅢ 活性高，是降解 cAMP 的主要的酶。抑制此酶的活性，可减少心肌细胞内 cAMP 的降解。

cAMP 的作用是激活心肌细胞内蛋白激酶 A（protein kinase A），以调节心肌细胞膜上 Ca^{2+} 通道的磷酸化，使 Ca^{2+} 通道开放，Ca^{2+} 内流增加，胞浆中 Ca^{2+} 浓度增加可使心肌收缩力加强。cAMP 也可使心肌肌钙蛋白亲和力降低，导致 Ca^{2+} 肌钙蛋白复合物中的 Ca^{2+} 容易解离，加速心肌舒张。

改善心脏的舒张功能，对心力衰竭也很重要。特别是缺血性压力负荷过重的心力衰竭时，当心肌收缩时，内流的 Ca^{2+} 及从肌浆网释放出的 Ca^{2+}，使胞浆中 Ca^{2+} 浓度增加，这是一个顺化学梯度过程，故很迅速，当从收缩状态转为舒张状态时，胞浆中的 Ca^{2+} 需经 Ca^{2+} 泵，泵出到细胞外，同时肌浆网也将 Ca^{2+} 摄取，这都是耗能过程，若 ATP 提供不足，则发生心脏舒张功能障碍，这类药物可改善舒张功能，并耗能减少。

本类药物有以下作用：

（1）增强心肌的收缩力。

（2）扩张血管可减轻心脏的后负荷。对肺及冠状动脉也有扩张作用。

（3）减少心肌的耗氧量。

（4）与强心苷、利尿剂、血管扩张药物联合应用，可提高疗效。多用于顽固性心力衰竭。

（5）本品加多巴胺或多巴酚丁胺，效果好。

2. 不良反应

（1）胃肠反应较重。可发生黄疸、转氨酶升高。

（2）可发生过敏反应。

（3）可发生心律失常、低血钾、低血压。

（4）可发生头痛、震颤。

（5）可有血小板减少。

（6）对肝、肾功能不良、急性心肌梗死患者、孕妇及哺乳期妇女慎用。

由于其不良反应较重，单独应用本品治疗心力衰竭效果不太满意，故临床已较少应用。

3. 常用药物

（1）氨力农（Amrinone，氨吡酮，氨利酮）：静脉滴注，先以 0.5~0.75mg/kg 作为负荷量，经 10~15 分钟滴入。后以 5~10μg/(kg·min) 维持滴入 6~8 小时。每日总量为 5~10mg/kg。

（2）米力农（Milrinone，米利酮，Primacor）：静脉滴入，负荷量为 50μg/kg，10~15 分钟滴入。维持量 0.375~0.75μg/(kg·min)，每日量不超过 1.0mg/kg。

二、减轻心脏后负荷的药物

心脏的后负荷是指心脏开始收缩时所承受的负荷，也就是来自心脏排血前方需要克服的阻力。临床上常以血压或全身血管阻力（SVR），作为测定后负荷的指标。

减轻心脏的后负荷，即使小动脉的半径（γ）轻度扩大，根据 Poiseuille 定律

$$Q = \frac{\pi \Delta P r^4}{8 \eta L}$$

则血流量明显增加。对后负荷轻度减轻，远比减轻前负荷对心脏功能影响大。因此即使应用扩张小动脉的药物使血压下降不多，但对左心室功能改善有良好作用。

（一）作用机制

扩张小动脉→外周阻力下降→组织灌注好→血压降低→后负荷降低→心脏泵功能改善→心脏排出量（CO）增加→肾脏灌注好→尿量增多→血容量减少→心力衰竭的临床表现好转。

（二）常用药物

1. 硝普钠（Sodium Nitroprosside，Nitropress，亚硝基铁氰化钠）

（1）作用机制：本品属于硝基扩张血管药物，可扩张动、静脉血管。其作用机制是本品与血管内皮细胞接触后，其分子分解产生 NO 而发挥舒张血管平滑肌的作

用。可减轻前、后心脏负荷。

（2）适应证：本品适用于顽固性心力衰竭、急进性高血压、高血压脑病、高血压危象、急性心肌梗死合并心力衰竭而无低血压者。

（3）用法：静脉滴注，开始为 $5\mu g/min$，根据病情需要，每5分钟可增加 $5\sim10\mu g$，直至达到有效或出现血压轻度下降为止。维持量相差很大从 $20\mu g/min$ 到 $300\mu g/min$ 以上。

静脉滴注在30秒即出现血压下降的效果，5分钟降压效果显著。故为降压迅速、效果确定的药物。

（4）注意事项：

1）本品在肝脏代谢后，可产生硫氰化物，硫氰化物代谢缓慢，半衰期为 $3\sim4$ 天。因此用药时间长、剂量大。有氰化物中毒的可能，特别是老年人或肾功能不良的病人。可发生精神错乱，甚至出现惊厥、呼吸麻痹。

2）可发生胃肠反应、过敏反应。

3）不宜与其他血管扩张药物合用，以免发生严重低血压。

4）慎用于老年人及肾功能不良的人。

5）孕妇禁用。

6）只能用 $5\%\sim10\%$ 葡萄糖液稀释后静脉滴注，不能加其他药物。

7）用黑纸或黑布包住输液瓶，以免被光分解。

8）因其降压作用迅速，一定在严密观察下根据血压及病情逐渐增加药量。

2. $\alpha-$受体阻滞剂

（1）乌拉地尔（Urapidil，压宁定，优匹敌）

1）作用机制：阻滞 α_1-受体。

a. 舒张小动脉降低外周血管阻力，减低心脏后负荷。

b. 可改善血液循环、增加肾血流量，有利尿作用。

c. 对心率影响很小。

d. 静脉滴注，降低血压较快。

2）适应证：适用于高血压危象、高血压脑病、心力衰竭特别是伴有血压升高者。

3）用法：静脉滴注，$2\sim3\mu g/(kg\cdot min)$ 开始，可在严密观察下，根据血压、病情逐渐加大药物剂量。

4）注意事项：

a. 可发生直立性低血压、心绞痛、呼吸困难。

b. 可发生心律失常。

c. 不宜与 ACEI 合用。

d. 严重的二尖瓣狭窄、主动脉瓣狭窄发生心力衰竭时禁用。

e. 孕妇、哺乳期妇女禁用。

（2）酚妥拉明（Phentolamine，瑞支停，立其丁，Regitine）

1）作用机制：与乌拉地尔相似。

2）适应证：与乌拉地尔相似。

3）用法：静脉滴注，0.5mg/min 开始，在密切观察下随时调整剂量，本品滴注 1~2 分钟即可出现降低血压的作用，停药后 10 分钟左右血压即逐渐上升。

4）注意事项：

a. 可发生心跳过速。

b. 不与多巴胺、多巴酚丁胺合用，可发生明显的心率增快。

c. 不与其他扩血管药物合用，否则可发生严重的低血压。

（3）哌唑嗪（Prazosin，脉宁丁，Minipress）

1）作用机制：同乌拉地尔。

a. 可缓慢降低后负荷，提高心脏排出量。

b. 可使血压下降，但不引起反射性心率增快。

c. 不影响肾脏血流量。

2）用法：口服 0.5~1.0mg，每日 3 次。

3）注意事项：

a. 可发生头痛、头晕、眩晕。

b. 可发生直立性低血压。

c. 可发生过敏反应、发热、皮疹、多关节痛。

d. 可有排尿困难。

e. 精神病患者慎用。

3. 血管紧张素（AG）转换酶抑制剂（ACEI）

（1）作用机制：

1）血管紧张素 I（AGI）经血管紧张素转换酶（ACE）作用形成血管紧张素 II（AG II）。

AG II 可作用于血管平滑肌细胞膜上的血管紧张素 II 受体（AT_1）。使血管收缩、血压升高，后负荷加重。

AG II 可作用于肾上腺髓质，使醛固酮分泌增加，引起钠、水潴留而增加血容量，使心脏的前负荷加重。

ACEI 可抑制 ACE，使 AG II 形成减少，降低心脏的前后负荷。

2）ACEI 可减少缓激肽的降解，使血中的缓激肽增加，NO 和 PGI_2 增加。

NO 是扩血管物质，并有抗心肌肥厚的作用。

PGI_2 有抗纤维细胞及血管内皮细胞增殖的作用。

缓激肽有逆转心肌肥厚的作用。

心肌肥厚在心力衰竭早期是一个代偿机制，但在晚期，由于心肌纤维数与心肌的毛细血管数为 1:1，心肌纤维增粗，但毛细血管并未增多，而发生供血不足，导致心肌凋亡加快。

3）ACEI 可减少儿茶酚胺及加压素在血中的含量，从而可使 β_1-受体下调，得以恢复。

4）ACEI 可使腺苷环化酶的活性增加，导致细胞内 cAMP 的含量也增加。

由于以上原因 ACEI 已广泛用于治疗充血性心力衰竭。

（2）注意事项：

1）可发生高钾血症，不宜与钾盐合用。

2）可发生咳嗽及其他过敏反应如皮疹。

3）可有胃肠反应，并可发生血转氨酶升高。

4）可使血中白细胞降低。

5）不宜用于肝、肾功能不全的病人。

6）孕妇及哺乳期慎用。

（3）常用药物：这类药物品种很多，将常用者列于下：

1）卡托普利（卡托普利，Captopril，开搏通，Capoten，巯甲丙脯酸，甲巯丙脯酸，刻甫定，Tensiomin）：口服，开始剂量，每日 1 次 12.5mg。可逐渐加量至每次 50mg，每日 2~3 次。

2）西拉普利（Clilazapril，抑平舒，Inhibace）：口服，2.5~5mg，每日 1 次。

3）贝那普利（Benazepril，苯那普利，洛汀新，Lotensin）：口服，开始剂量 2.5~5mg，每日 1 次。可逐渐加量至 10~20mg，每日 1 次。

4）福辛普利（Fosinopril，蒙诺，Monopril）：开始剂量 10mg，每日 1 次，可逐渐加量 20~30mg，每日 1 次。

4. 血管紧张素Ⅱ受体（AT$_1$）拮抗剂

（1）作用机制：此为高选择性、高专一性 AGⅡ受体阻滞剂，有降低血压、防止血管壁增厚及肥厚的作用。

（2）适应证：同 ACEI。

（3）常用药物：

1）氯沙坦钾（Losartan Potasium，科素亚，芦沙坦钾）：口服，开始剂量 50mg，每日 1 次。可增至 100mg，每日 1 次。

肝、肾功能不全者应减少用量。

2）缬沙坦（Valsatan）：口服，每次 80mg，每日 1 次。

三、减轻心脏前负荷的药物

（一）扩张静脉系统的药物

1. 作用机制

扩张静脉系统容量→血管的容量增加→回心血量减少，前负荷减轻。前负荷减轻后出现以下效果使心力衰竭好转。

左心室充盈压降低→室壁张力下降→心肌耗氧量减少→心肌收缩功能加强→心脏排出量（CO）增加→肾脏灌注增加→排尿增多→循环血容量降低→心力衰竭临床表现好转。

2. 常用药物

硝酸酯及亚硝酸酯类药物

（1）作用机制：这类药物扩张血管的机制并不太清楚，可能是药物与血管平滑肌细胞膜上的受体相结合后，再和肌膜内的巯基（–SH）结合，形成亚硝基硫醇，进一步形成一氧化氮（NO）。

NO 作用于细胞膜上的鸟苷酸环化酶，使三磷酸鸟苷形成环磷酸鸟苷（cGMP）。在细胞内，cGMP 激活 cGMP 依赖性蛋白激酶，使细胞内 Ca^{2+} 外流及使 Ca^{2+} 进肌浆网，结果胞浆中的 Ca^{2+} 浓度降低，血管扩张。

这类药物扩张毛细血管后的静脉作用，远大于扩张阻力血管小动脉的作用，因此可以降低前负荷，用以治疗心力衰竭。大剂量时，可使血压下降 10~15mmHg。

这类药物可扩张冠状动脉并使心肌耗氧量明显减低，是用于治疗心绞痛的重要药物。

（2）注意事项：产生不良反应的机制主要由于血管扩张引起。

1）一过性皮肤潮红。

2）搏动性头痛。

3）因眼内血管扩张，使眼压升高，青光眼慎用。

4）偶可发生直立性低血压、晕厥。

5）大剂量应用，可使血压下降，使冠状动脉血流反而减少。

6）长期大量应用可发生高铁血红蛋白症。

7）不宜用于脑出血、脑外伤。

8）静脉滴注 2~3 周，可发生耐药性，其原因可能与平滑肌细胞巯基耗竭有关。停药 1 周后可使耐药性消失。

（3）常用药物：

1）硝酸异山梨酯（消心痛，硝酸异山梨醇，易舒吉，Isoket）：静脉滴入，从 $5\mu g/min$ 开始，根据病情可逐渐加量。

2）硝酸甘油（Nitroglycerin）：含于舌下，每次 0.6mg。此主要用于治疗心绞痛。

减轻心脏前后负荷的药物作用比较，见表附–6。

表附–6　减轻前、后负荷药物比较

药　物	阻力血管(小动脉)	容量血管(静脉)
硝普钠	+++	+++
乌拉地尔	+++	+
酚妥拉明	+++	+
哌唑嗪	++	++
ACEI	++	+
硝酸甘油	+	+++

注：+++,作用强　++,作用中度　+,作用弱

(二) 利尿剂

1. **作用机制** 通过利尿以减少循环系统血容量，减轻前负荷。这是治疗心力衰竭的重要措施。若不能排出体内的水，血容量不减少，其治疗心力衰竭的药也不会发生很好的效果。减少血容量、降低心脏的前负荷，这是绝对不能忽视的问题。若病人不能排尿，其他治疗心力衰竭最终是无济于事。

2. **常用药物** 主要用袢利尿剂。

(1) 作用机制：主要为抑制肾小管对 Na^+ 及 Cl^- 的回吸收。

(2) 常用药物：

1) 呋噻米 (Furosemide，速尿，呋喃胺酸，利尿磺胺)

A. 此为噻嗪类利尿剂。

B. 用法：治疗心力衰竭，静脉小壶滴入或以 5% 葡萄糖液 20~40ml，加本品 20~40mg，5~10 分钟静脉推注。与其他药物，包括白蛋白、血浆易发生沉淀。

C. 不良反应

a. 可发生低血钠、低血钾、低血氯。

b. 可有胃肠反应。

c. 可发生听力障碍，严重者可发生耳聋。

d. 可引起眩晕、视物模糊。

e. 尿酸、血糖可升高。

f. 长期应用可出现肝损害。

2) 布美他尼 (Bumetanide，丁脲胺，Burine，Buriner)

本品为呋噻米的衍生物，作用同呋噻米，但比呋噻米强 20 倍，而且不良反应少。

静脉滴注，每次 1~3mg，加于静脉小壶内滴入。

抗 休 克 药

1. **肾上腺素** (Adrenaline)

(1) 作用机制：本品直接兴奋 α 及 β-受体。可使心肌收缩力量加强，心率增速。可使冠状动脉及骨骼肌血管扩张，皮肤、黏膜、内脏血管收缩。常用于心脏骤停的复苏、过敏性休克。因其可使支气管平滑肌舒张，故也用于治疗支气管哮喘。

(2) 制剂：针剂，1 支 0.5ml，含药量 0.5mg，及 1 支 1ml，含药量 1mg，2 种。

(3) 用法：用于抢救心脏聚停，静脉注射从 1mg 开始，根据病情可逐渐加量。用于治疗过敏性休克，肌肉或皮下注射，0.2~0.5mg/次，根据病情可重复。用于治疗支气管哮喘，皮下注射，0.2~0.25mg/次，必要时可重复。

(4) 注意事项：甲亢、心源性哮喘、洋地黄过量禁用。青光眼、孕妇慎用。大剂量可引起严重的心动过速，甚至发生心律失常、心力衰竭。

2. **去甲肾上腺素** (Noradrenaline)

(1) 作用机制：本品主要作用是兴奋 α-受体，引起全身小动脉、小静脉收缩，

对 β-受体作用很弱。临床主要用于升高血压。

（2）制剂：针剂，1 支 1ml，含药量 1mg。重酒石酸去甲肾上腺素（Noradrenaline Bitartrate），1 支 2ml，含药量 2mg。

（3）用法：去甲肾上腺素 1~3mg 加于 5%~10% 葡萄糖溶液 250~500ml 中，静脉缓慢滴入，根据病情随时调整用药的剂量。

（4）注意事项：甲亢、高血压、心力衰竭、肾功能衰竭禁用。漏到皮下可发生皮肤及组织坏死。若血压突然升高可发生脑出血、急性肺水肿。

3. 异丙基肾上腺素 （Isoprenaline）

（1）作用机制：本品为人工合成药物。主要作用于 β_1-受体，使心肌收缩力增强、心跳加速，作用于 β_2-受体使气管扩张、外周血管舒张。适用于阿-斯综合征、严重房室传导阻滞、心脏骤停、支气管哮喘。

（2）制剂：片剂，1 片 10mg。针剂，1 支 0.5ml，含药量 0.5mg，及 1 支 1ml，含药量 1mg，2 种。气雾剂，1 瓶含 0.25% 异丙基肾上腺素 20ml。

（3）用法：用于心脏骤停，静脉注射 0.5mg/次。用于 Ⅲ 度房室传导阻滞，以 1mg 加入 5%~10% 葡萄糖溶液 500ml 中，静脉缓慢滴入，随时根据病情调整药量。用于支气管哮喘，每日吸入气雾剂 1~2 次。

（4）注意事项：大剂量可引起心动过速及严重的心律失常。在心动过速、心律不齐禁用。

4. 间羟胺 （阿拉明，Aramine）

（1）作用机制：本品为人工合成药物，主要作用于 α_1-受体，使血管收缩；对 β-受体的作用弱。主要用于升高血压。

（2）制剂：针剂，1 支 1ml，含药量 10mg。

（3）用法：以 20~80mg 加入 5%~10% 葡萄糖溶液 500ml 中，静脉滴入，随时根据病情调整药物。在严重休克时，可静脉小壶内，以 10mg 滴入。

（4）注意事项：漏于皮下可引起皮肤与组织坏死，不可与碱性药物合用，长期应用有耐药性。

5. 多巴胺 （Dopamine）

（1）作用机制：本品为体内合成肾上腺素的前体，可兴奋 α-受体及 β-受体，并可促进去甲肾上腺素的释放。

（2）制剂：针剂，1 支 1ml，含药量 20mg。

（3）用法：以多巴胺 20~40mg，加入 5%~10% 葡萄糖溶液 250ml 中，静脉滴入。若以 4μg/（kg·min）左右的速度滴入，主要兴奋 β_1-受体，使心肌收缩力加强、心率增快，以 2μg/（kg·min）左右的速度滴入，主要兴奋肾动脉多巴胺受体，扩张肾动脉，若以 10μg/（kg·min）以上的速度滴入，主要兴奋 α-受体使血管收缩而使血压升高。

（4）注意事项：同去甲肾上腺素。

773

兴奋 α–受体、β–受体药物作用的比较，见表附–7。

表附–7　兴奋 α–受体、β–受体药物作用比较

药物	α–受体 血管收缩	β_1–受体 血管扩张	β_2–受体 支气管扩张
去甲肾上腺素	++++	++	+
肾上腺素	+++	+++	+++
异丙基肾上腺素	–	+++	+++
多巴胺	++	++	–
多巴酚丁胺	–	++++	+

注：++++，作用强　+++，作用较强　++，作用中度　+，作用弱　–，无作用

消化系统常用药物

抗 酸 药

此类药物为弱碱性化合物，口服后可中和胃酸，使胃蛋白酶失活。常用者有以下几种：

1. 碳酸氢钠 （Sodium Bicarbonate）

（1）作用机制：本品遇酸后，可迅速中和胃酸，减轻溃疡病引起的疼痛。

（2）制剂：片剂，1 片 0.3g 及 0.5g，2 种。

（3）用法：口服，0.5~1.0g/次。

（4）注意事项：本品与胃酸作用后，可产生 CO_2，增加胃内压力，严重者引起胃扩张、溃疡穿孔。可引起代谢性碱中毒、钠潴留。

2. 氢氧化铝 （Aluminium Hydroxide）

（1）作用机制：有抗酸及保护胃黏膜作用。

（2）制剂：片剂，1 片 0.3g。凝胶，含氢氧化铝 4%左右。

（3）用法：口服片剂，0.3~0.6g/次。口服凝胶，10~20ml/次。

（4）注意事项：大量服用可引起便秘。长期服用可引起低磷血症。

3. 胃得乐 （Veytalo）

本品为复方制剂，每片含有碱式硝酸铋 0.175g，碳酸镁 0.2g，碳酸氢钠 0.125g，大黄 0.0125g。口服，1~2 片/次。1 日 3 次。

4. 乐得胃 （Roter）

本品为复方制剂，每片含有碱式硝酸铋 0.3g，碳酸镁 0.4g，碳酸氢钠 0.2g，弗朗鼠李皮 0.025g。口服，2 片/次。1 日 3 次。

胃黏膜保护药

1. 枸橼酸铋钾 （DE-NOL，德诺）

（1）作用机制：本品主要在胃酸的作用下，在溃疡的表面或其基底部，形成氧化铋胶体沉淀，保护溃疡面。

（2）制剂：片剂，1 片 120mg。

（3）用法：口服，2 片/次，1 日 2 次。

（4）注意事项：大量服用可能发生铋中毒。可有恶心、呕吐，大便呈黑色。严重肝脏、肾脏病患者、孕妇禁用。

2. 硫糖铝 （Sucralfate）

（1）作用机制：本品可与胃蛋白酶络合，使其不能分解蛋白质，并与胃黏膜的蛋白质络合，以保护胃黏膜。

（2）制剂：片剂，1 片 0.25g 及 0.5g，2 种。

（3）用法：口服，1g/次，1 日 3~4 次。

（4）注意事项：可引起便秘。

3. 替普瑞酮 （Teprenone，施维舒）

（1）作用机制：本品为一种萜类物质，有组织修复作用。

（2）制剂：胶囊，1 粒 50mg。

（3）用法：口服，1 粒/次，1 日 3 次。

（4）注意事项：可发生便秘、转氨酶升高、皮疹、头痛等，孕妇忌服。

4. 吉法酯 （Wycakon-G，胃加强-G）

（1）作用机制：本品为异戊间二烯化合物。有加强胃黏膜保护作用。

（2）制剂：片剂，1 片 0.4g。

（3）用法：口服，1~2 片/次。1 日 3 次。

（4）注意事项：孕妇忌服。

775

抑 酸 药

此类药物包括 H_2 受体阻断药及胃壁细胞质子泵抑制剂。

（一）H_2 受体阻断药

本品的化学结构与组胺有相似之处，可选择性阻断 H_2 受体，可明显抑制组胺、食物刺激引起的胃黏膜壁细胞分泌盐酸。临床上用以治疗溃疡、急性胃黏膜损害。常用的药物有：

1. 西咪替丁（Cimetidine，泰胃美，Tagamet，甲氰咪胍）

（1）制剂：片剂，1 片 0.2g 及 0.8g，2 种。针剂，1 支 2ml，含药量 0.2g。

（2）用法：口服，200~400mg/次。1 日 800~1600mg。静脉注射，以西咪替丁 200~600mg，溶于 5%~10% 葡萄糖溶液或生理盐水中，静脉滴入。

（3）注意事项：本品可引起肝功能、造血功能、肾脏功能等损害，因此长期应用应注意这方面的不良反应。

2. 雷尼替丁（Ranitidine，善胃得，Zantac）

（1）制剂：片剂，1 片 150mg。针剂，1 支 2ml，含药量 20mg，及 1 支 5ml，含药量 50mg，2 种。

（2）用法：口服，20mg/次，1 日 2 次。静脉注射或静脉滴入，以本品 25mg，溶于 5%~10% 葡萄糖溶液或生理盐水 20~40ml 中，缓慢静脉注入或静脉滴入。

（3）注意事项：本品较西咪替丁不良反应小，但较其作用强 5~8 倍。

3. 法莫替丁（Famotidine，胃舒达，Gaster）

（1）制剂：片剂，1 片 20mg。针剂，1 支 2ml，含药量 20mg。

（2）用法：口服，150mg/次，每晚 1 次。静脉注射同雷尼替丁。

（3）注意事项：本品较西咪替丁作用强 30~100 倍。对心血管、肾脏功能无不良影响。

（二）胃壁细胞质子泵抑制剂

本品为苯咪唑类药物，因其可降低胃黏膜壁细胞 H^+-K^+-ATP 酶的活性，从而引起胃酸分泌减少。临床主要用于溃疡病、急性胃黏膜损害的预防及治疗反流性食管炎、胃泌素瘤。

常用的药物有：

1. 奥美拉唑（Omeprazole，洛赛克，Losec）

（1）制剂：胶囊剂，1 粒 20mg。针剂，1 支 40mg。

（2）用法：口服，20mg/次。1 日 1 次。静脉注射，40mg/次。

（3）注意事项：可引起消化系统症状，如恶心、腹胀，可发生皮疹，严重肝脏、肾脏功能不全慎用。孕妇、哺乳期妇女慎用。

2. 兰索拉唑（Lansoprazol，达克普隆，Takepron）

（1）制剂：片剂，1 片 30mg。

（2）用法：口服，30mg/次。1 日 1 次。早晨或睡前服。

（3）注意事项：同奥美拉唑。

胃肠道解痉药

临床上常用的胃肠道解痉药物，大都是抗胆碱药物，其共同的作用特点，可与胆碱能受体相结合，阻碍胆碱能神经纤维释放的递质——乙酰胆碱与胆碱受体相结合，从而发生抗胆碱的作用。胆碱能受体有两种：一种为 M 胆碱能受体，一种为

N_1 及 N_2 胆碱能受体，解痉药物主要作用于 M 胆碱能受体，这类药物的共同作用为松弛胃肠道平滑肌、抑制腺体的分泌、扩大瞳孔、使心率增快、扩张微血管，并可有影响中枢神经的作用。因此禁用于青光眼、心动过速、前列腺肥大、幽门梗阻、反流性食管炎、高热患者。适用于心动过缓、胃肠道平滑肌痉挛、感染中毒性休克、胃酸过多及有机磷中毒等。

这类药物从植物中提取者有阿托品、东莨菪碱、山莨菪碱等。人工合成者有溴丙胺太林、胃疡平等。现将临床常用的胃肠道解痉药列于下：

1. 阿托品 （Atropine）

（1）作用机制：本品为 M 胆碱能受体阻滞剂。对平滑肌有松弛作用，抑制腺体的分泌。改善微循环，加速心率，作用快，常用于 DDV（有机磷农药之一）中毒。

（2）制剂：片剂，1 片 0.3mg。针剂，1 支 1ml，含药量为 1mg、2mg、5mg、10mg，共 4 种。

（3）用法：口服，0.3mg/次。皮下、肌肉或静脉注射，0.25~0.5mg/次。

（4）注意事项：见前。

2. 山莨菪碱 （Anisodamine，654–2）

（1）作用机制：其与阿托品相似，但改善微循环的作用较明显，不良反应较阿托品少。

（2）制剂：片剂，1 片 5mg。针剂，1 支含药量 5mg、10mg、20mg，3 种。

（3）用法：同阿托品，但剂量较大。

（4）注意事项：同阿托品。

3. 丁溴东莨菪碱 （Scopolamine Butylbromide，解痉灵，Buscopan）

（1）作用机制：同阿托品。但其具有阻断神经节及神经肌肉接头处的作用，解痉作用较强。

（2）制剂：胶囊，1 粒 10mg。针剂，1 支 1ml，含药量 20mg。

（3）用法：口服，10~20mg/次，1 日 3 次。肌肉或静脉注射，20mg/次。

（4）注意事项：同阿托品。

4. 溴丙胺太林 （Propantheline Bromide，普鲁本辛，Probanthine）

（1）作用机制：同阿托品。但其解痉作用强而且持久，对抑制腺体分泌作用较弱。不能通过血脑屏障。

（2）制剂：片剂，1 片 15mg。

（3）用法：口服，15mg/次，1 日 3 次。

（4）注意事项：同阿托品，但有拮抗甲氧氯普胺的作用。

5. 贝那替嗪 （Benactyzine，胃复康，服止宁）

（1）作用机制：同阿托品。

（2）制剂：片剂，1 片 1mg。

（3）用法：口服，1~3mg/次，1 日 3 次。

（4）注意事项：同阿托品。

6. 溴甲阿托品（Atropine Methobromide，胃疡平，Mebropine）

（1）作用机制：同阿托品。

（2）制剂：片剂，1片1mg，2mg，2种。

（3）用法：1~2mg/次，1日4次。

（4）注意事项，同阿托品。

助 消 化 药

1. 胃蛋白酶（Pepsin）

（1）作用机制：本品来自牛、羊、猪等动物的胃黏膜，为蛋白水解酶。其可将蛋白质水解为蛋白胨，但不能水解成氨基酸，在酸性条件下活性较高，故常与稀盐酸合用。临床用以治疗食用蛋白质过多引起的消化不良。

（2）制剂：片剂，1片0.1g。

（3）用法：口服，0.3~0.6g/次，1日3次。

（4）注意事项：本品无不良反应，在碱性环境中活力差。

2. 胰酶（Pacreatin）

（1）作用机制：本品来自牛、羊、猪的胰腺。胰酶中含有胰蛋白酶、胰脂肪酶及胰淀粉酶。在中性及弱碱性环境中活性较强。用于治疗消化不良、胰腺疾病引起的消化障碍。

（2）制剂：片剂，1片0.3g及0.5g，2种。

（3）用法：口服，0.3~0.5g/次。1日3次。饭前服。

（4）注意事项：口服不宜将肠溶片嚼碎，以免对口腔黏膜造成损害。遇胃酸则活性下降。

3. 达吉（Dages，复合酶）

片剂，1~2粒/次，1日3次。

促胃肠动力药

1. 甲氧氯普胺（Metoclopramide，胃复安，Paspertin）

（1）作用机制：本品可阻滞多巴胺受体作用于延髓催吐化学感受区而发生镇吐作用。可加强胃及上部肠道的蠕动，促使排空。

（2）制剂：片剂，1片5mg。针剂，1支1ml，含药量10mg。

（3）用法：口服，5~10mg/次。肌肉注射，10mg/次。1日量不超过0.5mg/kg。

（4）注意事项：大剂量可因阻滞多巴胺受体，而使胆碱能受体相对亢进，出现似帕金森综合征样反应。癫痫、帕金森综合征禁用。因可能有致畸作用孕妇不宜应用。亦禁用于嗜铬细胞瘤，进行放疗、化疗的乳癌病人。

2. 多潘立酮（Domperidone，吗丁啉，Motilium）

（1）作用机制：本品为外周性多巴胺受体阻滞剂，不通过血脑屏障，故不会引起锥体外系统症状。

（2）制剂：片剂，1 片 10mg。针剂，1 支 2ml，含药量 10mg。

（3）用法：口服，5~10mg/次。1 日 2~3 次。饭前服。肌肉注射，10mg/次。

（4）注意事项：孕妇慎用。偶见短暂腹部不适。

3. 伊托比利（Itroprid，瑞复啉）

（1）作用机制：拮抗多巴胺 D_2 受体，刺激内源性乙酰胆碱释放。适用于腹胀，食欲不振、恶心等。

（2）制剂：片剂，1 片 50mg。

（3）用法：饭前口服，50mg/次，每日 3 次。

（4）注意事项：可有腹泻，皮疹，白细胞减少，孕妇慎用。

4. 莫沙比利（Mosapride，贝洛纳）

（1）作用机制：为 $5\text{-}HT_4$ 受体激动剂，促使乙酰胆碱释放，其作用似西沙比利。适用于上腹胀满、食饮不振、恶心、呕吐等。

（2）片剂：制剂，1 片 5mg。

（3）用法：口服，5mg/次，每日 3 次。饮前或饭后服。

（4）注意事项：可有腹痛，腹泻，头晕，皮疹，ALT 及甘油三酯升高。肝功能障碍慎用。

止 吐 药

1. 硫乙拉嗪（Thiethylperazine，吐来抗，Torecan）

（1）作用机制：本品可抑制呕吐中枢而发生止吐作用。

（2）制剂：片剂，1 片 10mg。

（3）用法：口服，10mg/次。1 日 2~3 次。

（4）注意事项：可发生锥体外系兴奋症状。帕金森综合征、癫痫、孕妇、昏迷禁用。

2. 昂丹司琼（Ondansetron，枢复宁，Zofran，奥丹西隆）

（1）作用机制：本品为 $5\text{-}HT_3$ 受体阻滞剂。能缓解由于化疗或放疗诱发的呕吐，对抗癌药顺铂引起的呕吐，效果较好。

（2）制剂：片剂，1 片 4mg，8mg，2 种；针剂，1 支 2ml，含药量 4mg，1 支 2ml，含药量 8mg，2 种。

（3）用法：口服，8mg/次。每 8 小时 1 次。静脉缓慢注射或静脉滴入，8mg/次。用于化疗前。

（4）注意事项：不宜与其他药物同时输入。对孕妇、哺乳期妇女慎用。

3. 格雷司琼（Gronisetron，康泉，Kytril）

（1）作用机制：同昂丹司琼。

（2）制剂：针剂，1 支 3ml，含药量 3mg。

（3）用法：静脉注射，3mg/次。

（4）注意事项：用于化疗前。肝脏、肾脏功能不全慎用。

4. 托烷司琼（Tropisetron，呕必停，Navoban）

（1）作用机制：同昂丹司琼。

（2）制剂：胶囊，1 粒 5mg。针剂，1 支 5ml，含药量 5mg。

（3）用法：口服，5mg/次。静脉注射，5mg/次。

（4）注意事项：于化疗前用药。可有头痛、腹痛、腹泻、便秘。

泻　药

1. 硫酸镁（Magnesium Sulfate）

（1）作用机制：本品因不易吸收而使肠腔中的渗透压升高，故可保留肠腔内大量水分，导致肠腔扩张，蠕动增加而发生腹泻。

（2）制剂：①白色合剂（white mixture）：硫酸镁 30g、碳酸镁 5g、薄荷水适量，配成 100ml。②一二三灌肠液：50％硫酸镁溶液 30ml、甘油 60ml、蒸馏水 90ml。③散剂，硫酸镁结晶。

（3）用法：口服，白色合剂，10~15ml/次。一二三灌肠液灌入肠内。口服，散剂 5~15g/次。

（4）注意事项：若发生大量腹泻可引起脱水。肠出血、孕妇、急腹症禁用。

2. 酚酞（Phenolphthalein）

（1）作用机制：本品进入肠道后，在碱性液的作用下分解成可溶性钠盐，刺激肠道引起蠕动增强而导泻。

（2）制剂：①片剂，1 片 0.1g。②果导片，1 片含药量 50mg。

（3）用法：口服，0.05~0.2g/次。

（4）注意事项：孕妇慎用，婴儿禁用。

3. 甘油（Glycerin）

（1）作用机制：本品能润滑并刺激肠壁，使粪便变软而易于排出。

（2）制剂：栓剂，每个 3g。

（3）用法：塞入肛门，1 个/次。

（4）注意事项：无不良反应。

4. 蓖麻油（Castor oil）

（1）作用机制：本品在小肠中经水解释放出蓖麻油酸钠，刺激肠壁引起腹泻。

（2）制剂：油剂。

（3）用法：口服，5~15ml/次。

（4）注意事项：本品可增加脂溶性毒物的吸收。孕妇禁用。

5. 液状石蜡（Liquid Paraffin）

（1）作用机制：本品不吸收，可润滑肠壁，软化粪便使其易于排出。

（2）制剂：油剂。

（3）用法：口服，15~30ml/次。

（4）注意事项：长期应用可影响脂溶性维生素的吸收。

6. 开塞露（Enemia）

（1）作用机制：本品含有硫酸镁、羟苯乙酯、苯甲酸及山梨醇。故有导泻作用。

（2）制剂：灌注剂，1 支 20ml。

（3）用法：注入直肠，20ml/次。

（4）注意事项：本品无不良反应，在老年人用后偶有腹泻次数过多。

止 泻 药

1. 地芬诺酯（Diphenoxylate，苯乙哌啶，止泻宁）

（1）作用机制：本品作用机制似吗啡，使肠道平滑肌蠕动减弱，肠内容物通过缓慢，有利于水分的吸收，而起到止泻的作用。

（2）制剂：①片剂，1 片 2.5mg。②复方苯乙哌啶含苯乙哌啶 2.5mg、阿托品 0.025mg。

（3）用法：口服，2.5~5mg/次。1 日 2~3 次。

（4）注意事项：不宜用于肝病患者。有依赖性，大量应用可发生呼吸抑制。

2. 洛哌丁胺（氯苯哌酰胺，Loperamide，易蒙停，Imodium）

（1）作用机制：本品作用机制同地芬诺酯。

（2）制剂：胶囊，1 粒 2mg。

（3）用法：口服，2mg/次。

（4）注意事项：严重中毒性或感染性腹泻慎用，不宜用于严重肝脏功能不全患者。有依赖性。

3. 十六角蒙脱石（双八面体蒙脱石，Dioctahedral Smectite，思密达，Smecta）

（1）作用机制：本品可与黏蛋白结合，对消化道黏膜有保护作用。对消化道内病毒、致病菌及其产生的毒素有固定、清除作用。可吸附肠道内气体，有轻度止泻作用。

（2）制剂：散剂，1 袋 3g。

（3）用法：口服，1 袋/次。1 日 3 次。

（4）注意事项：本品无不良反应。

4. 碱式碳酸铋（次碳酸铋，Bismuth Subcarbonate）

（1）作用机制：有保护胃黏膜及收敛、止泻作用。

（2）制剂：片剂，1 片 0.3g。

781

（3）用法：口服，0.3~0.9g/次。1 日 3 次。

（4）注意事项：长期应用可影响其他药物吸收，用药一般不超过 2 天。

益 生 药

1. 乳酶生（Lactasin，表飞明，Biofermine）

（1）作用机制：本品为活乳酸杆菌制剂。可在肠内分解糖类而产生乳酸，使肠内的酸度增加，可抑制肠道内病原体繁殖。用于消化不良引起的腹泻。

（2）制剂：片剂，1 片 0.1g 及 0.3g，2 种。

（3）用法：口服，0.3~0.9g/次。1 日 3 次。

（4）注意事项：不宜与抗生素合用。

2. 乐托尔（Lactel Fort）

（1）作用机制：本品为灭活嗜乳酸杆菌及其产生的代谢产物。有抑菌及刺激防护性产酸菌生长。

（2）制剂：胶囊，1 粒 235mg。

（3）用法：口服，1~2 粒/次。1 日 2 次。

（4）注意事项：本品含有菌株已灭活，可与抗生素同时应用。

3. 丽珠肠乐（Bifidobiogen）

（1）作用机制：本品为双歧杆菌活菌制剂。可调整肠道菌群失调，抑制肠道杆菌过度繁殖。

（2）制剂：胶囊，1 粒含双歧杆菌 0.5 亿个。

（3）用法：口服，1~2 粒/次。1 日 2~3 次。

（4）注意事项：无不良反应。

4. 整肠生

（1）作用机制：本品为地衣芽孢杆菌活菌制剂。进入肠道后，可产生抗菌活性物质，对致病菌有抑制作用。用于菌群失调的腹泻。

（2）制剂：胶囊，1 粒 0.25g，含活菌 2.5 亿个。

（3）用法：口服，0.5g/次。1 日 3 次。

（4）注意事项：无不良反应。需停用抗生素。

5. 双歧三联活菌胶囊（培菲康，Bifico）

本品含有双歧杆菌、嗜酸乳杆菌、粪链球菌。可补充正常生理性菌，调整肠道的菌群。成人口服胶囊制剂 1 粒 210mg，1 次 3~5 粒，1 日 2~3 次。不宜与抗生素合用。

血液系统常用药物

止 血 药

1. 维生素 K_1（Vitamin K_1）

（1）作用机制：本品参与肝脏合成凝血因子Ⅱ、Ⅶ、Ⅸ、Ⅹ，从而起到凝血作用。

（2）制剂：针剂，1 支 1ml，含药量 2mg 及 10mg，2 种。

（3）用法：肌肉注射，10mg/次。1 日 1~2 次。静脉注射，10mg/次，小壶内滴入。1 日 1~2 次。

（4）注意事项：静脉注射要缓慢。严重肝病效果不好。

2. 氨甲苯酸（Aminomethylbenzoic Acid，对羧基苄胺，止血芳酸）

（1）作用机制：本品可抑制纤溶酶原的激活因子，使纤溶酶原不能转变为纤溶酶，从而纤维蛋白溶解减少，而止血。

（2）制剂：片剂，1 片 0.25g。针剂，1 支 10ml，含药量 0.1g。

（3）用法：口服，0.25~0.5g/次。静脉滴注，0.1~0.2g/次。1 日 2~3 次。

（4）注意事项：有血栓形成倾向禁用。

3. 酚磺乙胺（Etamsylate，止血敏，Dicynone）

（1）作用机制：本品可促使血小板粘附、数量增加、缩短凝血及出血时间。

（2）制剂：片剂，1 片 0.25g。针剂，1 支 2ml，含药量 0.25g 及 0.5g，2 种。1 支 5ml，含药量 1.0g。

（3）用法：口服，0.5~1.0g/次。1 日 3 次。静脉滴入，0.25~0.5g。

（4）注意事项：有形成血栓倾向者慎用。

4. 卡巴克洛（Carbazochrome，安络血，Adrenosem）

（1）作用机制：本品可降低毛细血管的通透性，增加毛细血管对损伤的抵抗力。

（2）制剂：片剂，1 片 2.5mg 及 5mg，2 种。针剂，1 支 1ml，含药量 5mg，及 1 支 2ml，含药量 10mg，2 种。

（3）用法：口服，2.5~5mg/次。1 日 3 次。肌肉注射，5~10mg/次，1 日 3 次。亦可静脉滴注。

5. 鱼精蛋白（Protamine）

（1）作用机制：本品为带有强碱性蛋白质，带有强阳电荷。可与带有强酸性阴电荷的肝素在血中中和，使其失效，而促使血液凝固。

（2）制剂：针剂，1 支 5ml，含药量 50mg，及 1 支 10ml，含药量 100mg，2 种。

（3）用法：静脉滴注，5~8mg/kg，分 2 次，以生理盐水 300~500ml 稀释后滴入。

（4）注意事项：静滴过快可发生心动过缓、低血压、呼吸困难等。

6. 巴曲酶（Batroxobin，立止血，Reptilase）

（1）作用机制：本品从巴西洞蝮蛇毒液中提纯制剂。含有类凝血酶及类凝血激酶成分，促使凝血。

（2）制剂：粉剂，1 支含 1U 及附溶剂 1 支。

（3）用法：肌肉或皮下注射，1~2U/次，1 日 1~2 次，静脉小壶滴入，1U/次。

（4）注意事项：妊娠期前 3 个月的孕妇慎用。亦可做局部用药。

7. 纤维蛋白原（Fibrinogen）

（1）作用机制：本品为凝血因子 I。

（2）制剂：粉针剂，1 支含 1.5g，

（3）用法：静脉滴注，每次 1.5~7.5g 加 20~30℃的注射用水 100ml，全溶后，以 40 滴/分的速度滴入。

（4）注意事项：本品来自供血者，可能带有血液传播性疾病。故须严格筛选供血者。

8. 凝血因子 Ⅷ（Factor Ⅷ）

本品主要用于血友病甲。

9. 凝血酶原复合物（Prothrombin Complex Concentrate）

（1）作用机制：本品含凝血因子 Ⅱ、Ⅶ、Ⅸ、Ⅹ。用于这些因子缺乏引起的出血。

（2）制剂：粉针剂，1 瓶含 200ml 血浆当量单位。即相当于 200ml 血浆的凝血因子 Ⅱ、Ⅶ、Ⅸ、Ⅹ。

（3）用法：静脉滴注，1 瓶用生理盐水或 5%的葡萄糖溶液 100ml 稀释后，30~60 分钟滴完。

（4）注意事项：现配现用，最好用带有过滤器的输液瓶。

10. 凝血酶（Thrombin）

（1）作用机制：本品为从猪血中提取的凝血酶原经激活而形成凝血酶的干粉剂。

（2）制剂：粉剂，1 瓶含凝血酶 100U、200U、500U、1000U、2000U 及 5000U，6 种。

（3）用法：用生理盐水溶解成 50~250U/ml 的溶液，局部止血用。

（4）注意事项：不可作注射用。

11. 其他

（1）氨基己酸（Aminocaproic Acid）

1）作用机制：同氨甲苯酸。

2）制剂：片剂，1 片 0.5g。针剂，1 支 10ml，含药量 1g 及 2g，2 种。

784

3）用法：口服，2g/次，1日3~4次，静脉滴注，4~6g溶于5%~10%葡萄糖溶液中，静滴。

4）注意事项：同氨甲苯酸。

（2）氨甲环酸（Tranexamic Acid）

1）作用机制：同氨甲苯酸。

2）制剂：片剂，1片0.25g。针剂，1支2ml，含药量0.1g，及1支5ml，含药量0.25g，2种。

3）用法：口服，0.25~0.5g/次。1日3~4次。静脉滴注，0.25g用5%~10%葡萄糖溶液100ml稀释，1日1~2次。

4）注意事项：同氨甲苯酸。

抗 凝 血 药

（一）肝素类抗凝血药

（1）作用机制：通过激活抗凝血酶Ⅲ，抑制凝血酶的形成。可预防血栓的形成，但不能溶解已形成的血栓。

（2）适应证：适用于急性血栓栓塞性疾病，如肺栓塞、动脉血栓、静脉血栓、DIC等。

（3）不良反应：可发生出血倾向，不用于脑出血、活动性溃疡病、外伤出血等。用量过大可出现出血倾向，可用鱼精蛋白拮抗。

（4）注意事项：用药前及用药过程检查出凝血时间、凝血酶原时间。根据化验结果调整用量。已有出血倾向者禁用。

（5）常用药物

1）肝素钠（Heparin Sodium）：静脉滴注，5000U加入5%~10%葡萄糖液100ml中，在20~30分钟滴入，必要时4~6小时1次。半衰期2小时，皮下注射每次2500~5000U，每8~12小时1次。（国内制品每1mg相当于125U。）

2）肝素钙（Heparin Calcium）：皮下注射，每次5000U，每日2次。静脉滴注，100~150U/kg，以5%~10%萄葡糖液稀释后滴入。

3）那屈肝素钙（Nadroparin Calcium，低分子肝素，速避凝，立迈清，Fraxiparine）：主要抗凝血因子Ⅹa及Ⅱa活性，有快速、持续抗血栓形成的作用，体重<50kg，每次100U/kg，12小时1次，深皮下注射，每日2次，治疗量。

其他这类药物有Lovenox，1mg/kg，12小时1次，每日2次。Fragmin，每次100U/kg，12小时1次，每日2次，治疗量。

测血中凝血情况查血中凝血因子Ⅹ。

（二）双香豆素类口服抗凝药

1. 华法林（Warfarin，苄丙酮香豆素钠，Coumadine，Wamerin）

（1）作用机制：竞争性拮抗维生素K的作用。通过和维生素K竞争性地与肝

785

脏中合成上述凝血因子的酶相结合，阻断这些因子合成过程中的谷氨酸的 γ-羧基化，产生无活性上述凝血因子，导致凝血酶原时间延长。

（2）适应证：用于治疗血栓栓塞性疾病及预防用药。

（3）用法：个体差异较大。口服，开始每日 5~15mg。3 日后，根据凝血酶原时间确定维持量。半衰期 35~45 小时。

（4）注意事项：

1）量大时有出血倾向，以维生素 K 治疗。

2）有出血倾向、严重肝损害、肾功能不全等禁用。

2. 醋硝香豆素（新抗凝）　口服，首次量 4~12mg。维持量 2~10mg。半衰期 9 小时。

（三）抗血小板药

1. 阿司匹林（Asprin）　作用于血小板中的环氧化酶，使其甲基化，导致其永远失活，不能使 PGH_2 转变为血栓素 A_2（TXA_2）。预防血栓形成。

口服，每日 40~120mg，每日 1 次。

2. 双嘧达莫（Dipyridamole，潘生丁，persantin，双吡啶氨醇）　可抑制 ADP 引起的血小板聚集。阻止 TXA_2 形成。

口服，每次 25~50mg，每日 3 次。

3. 波立维（Plavix）其作用似双嘧达莫，口服，每日 75mg。

促血栓溶解药

1. 链激酶（溶栓酶，Streptokinase，SK，Streptase，海贝克栓，Heberkinase）

本品由 β-溶血性链球菌培养液中提取制成。半衰期为 15 分钟左右。

（1）作用机制：此为溶栓药物，当血栓形成的过程中，纤维蛋白从血浆吸附大量的纤溶酶原粘附于其表面，也存在于血栓的液体部分。链激酶可将血栓表面的纤溶酶原激活转变为纤溶酶。并可渗透到血栓的内部，将其中的纤溶酶原激活转变为纤溶酶，而发挥溶栓作用。

（2）适应证：适用于动、静脉新鲜血栓形成，如急性心肌梗死、急性肺栓塞、深层静脉血栓等。

（3）用法

1）急性心肌梗死：以本品 150 万单位，加入生理盐水 100ml 中，1 小时内静脉滴入。

2）急性肺栓塞：以本品 25 万单位，加入 100ml 生理盐水中，30 分钟内静脉滴入，继之以每小时 10 万单位持续静脉滴注 24~72 小时，直至血栓溶解，疗程可达 7 天。

3）其他部位的动、静脉血栓：用量及用法同急性肺栓塞。

用药前需测定凝血酶原时间、凝血酶时间、部分凝血活酶时间、血浆纤维蛋白及血小板计数等。

（4）不良反应：本品的不良反应主要是出血倾向，可发生在皮肤、黏膜、上消化道、泌尿系统。也可发生过敏反应，高热、寒战、皮疹、低血压。

（5）注意事项

1）与其他抗凝药物合用可增加出血现象。

2）不用于近期链球菌感染、手术史、外伤史。

3）禁用于出血性疾病、孕妇、严重肝病。

4）发生严重出血时，可用氨甲苯酸、氨基己酸，抑制纤溶酶原转变为纤溶酶的作用。

2. 重组链激酶（Recombinant Streptokinase，r-SK，思凯通）

本品是应用基因工程，在非致病性大肠杆菌内合成，并通过提取、纯化取得的一种促血栓溶解的蛋白质。在血内可与纤溶酶原相结合，使纤溶酶原转变成纤溶酶而发挥溶纤作用，半衰期为83分钟左右。

（1）适应证：同链激酶。

（2）用法：以r-SK 150万单位，溶于5%葡萄糖液100ml中，在1小时内滴入。

（3）其他见链激酶。

3. 尿激酶（Urokinase，尿活素，雅激酶，Uronase，天普洛欣，Roxin-Techpool）

本品由健康人的尿中或从人肾脏组织液中提取。可直接使纤维蛋白溶酶原转变为纤维蛋白溶酶（纤溶酶），而发挥溶纤作用。

用法：

（1）急性心肌梗死：以本品50~150万单位，溶于生理盐水或5%葡萄糖液50~100ml中，静脉滴入。或以20~100万单位，溶于上述液20~60ml中，冠状动脉中灌注。

（2）肺动脉栓塞：每日3~4万单位，分2次静脉滴注，前2~3天。以后每日1~2万单位，静脉滴入，维持7~10日。

4. 纤维蛋白酶原激活剂（Tissue-Type Plasminogen Activator，t-PA，rt-PA，栓体舒，阿替普酶）

t-PA是存在于血管内皮等的丝氨酸蛋白酶。以DNA重组技术生产的t-PA，称为重组t-PA即rt-RA，通过赖氨酸残基与纤维蛋白相结合，有选择性地激活与纤维蛋白结合的纤溶酶原转变为纤溶酶，发挥溶纤作用。因而不产生用SK时常见的出血并发症。半衰期为5~10分钟。

（1）适应证：同SK。

（2）用法

1）急性心肌梗死：静脉溶栓，以 rt-PA 总量 100mg 溶于 100ml 生理盐水中。其中 10mg，在 1~2 分钟内滴入。50mg，在 60 分钟内滴入。40mg，在最后 120 分钟内滴入。

冠状动脉内溶栓，rt-PA 0.4~0.75mg/kg，从冠状动脉内滴注 1 小时内。

2）急性肺栓塞：rt-PA100mg，稀释后 2 小时滴入。

3）周围动脉栓塞：以每小时 0.05~0.1mg/kg 的速度通过动脉导管注入。

4）深静脉血栓：以 rt-PA 0.5mg/kg，4 小时内静脉滴入。

5）肝素：使用 r-PA 前以肝素 5000U，静脉注射。rt-PA 滴完后，即刻用肝素 600~900U/h（10~15U/min）静脉滴入，每 6 小时测定 APTT，使 APTT 维持在比对照的 1.0~1.5 倍，48 小时后改为低分子肝素 7500~10000U，每日 2 次，持续 6 天。

（3）其他：参阅链激酶。

5.东菱精化抗栓酶（Defibrin）

本品从巴西矛头蛇蛇毒分离、精制的一种巴曲酶，其成分主要为丝氨酸蛋白酶。

（1）作用机制：本品可分解纤维蛋白原抑制血栓的形成，并可激发t-PA 的释放。

（2）适应证：适用于静脉血栓性脉管炎。

（3）用法：首次以 10 巴曲酶单位（BU），以生理盐水 100ml 稀释后，静脉滴入，以后用 5BU 隔日 1 次，1 周为一疗程。

（4）其他：可参阅链激酶。

6.其他促纤溶药物

（1）去纤酶（Defibrinogenase，去纤蛋白酶，Deferine）：本品从尖吻蝮蛇的毒素中提取、纯化制成。其作用机制与东菱精化抗栓酶相似。用法：以 1U 溶于生理盐水 250~500ml 中，静脉滴入。3~7 日后可再用一次作皮试。

（2）蚓激酶（Lumbrukinase，博洛克）：从赤子爱胜蚓中分离、纯化制成。其中含有纤溶酶原激活物及纤维蛋白溶酶。用法：口服，300~600U/次，1 日 3 次。4 周为一疗程。

（3）蝮蛇抗栓酶（Ahylysantinfarctase）：蝮蛇蛇毒分离、提纯的以精氨酸为主的酶制剂，能降低血浆纤维蛋白原、血脂、血小板的数量及抑制其粘附功能，适用于静脉血栓形成的治疗。用法：0.008U/kg，1 日 1 次，静脉滴入。10~20 次为一疗程。

临床常用抗感染药物

抗生素类药物

一、β-内酰胺类抗生素（β-lactams）

本品的基本化学结构为由母核 6-氨基青霉烷酸和侧链（R-CO-）组成。在母核中的 β-内酰胺环在抗菌中起重要作用。这类抗生素的抗菌机制是其与细菌细胞膜上的青霉素结合蛋白（细菌细胞壁黏肽合成酶）作为青霉素的靶点，与 β-内酰胺类抗生素结合，就阻止了 N-乙酰胞壁酸及 N-乙酰葡萄糖胺和肽聚合物的交联结合，使细菌不能形成细胞壁，或不能形成完整的细胞壁。因细菌细胞内的渗透压很高，细胞外的水就进入细胞内，引起细菌水肿、变形、破裂，导致细菌裂解、溶解而死亡。

这类药物有以下几种：

（一）青霉素类

1. 天然合成窄谱青霉素

（1）抗菌活性：此类抗生素适用于大多数革兰阳性球菌，如溶血性链球菌、肺炎链球菌。对革兰阳性杆菌，如白喉杆菌、炭疽杆菌、产气荚膜杆菌、破伤风杆菌、难辨杆菌、乳酸杆菌等也有效。对不产生 β-内酰胺酶的金葡菌有效，但对产生 β-内酰胺酶的金葡菌不敏感。

对革兰阳性球菌，如脑膜炎球菌、淋病球菌敏感。

对梅毒螺旋体、钩端螺旋体敏感。

对革兰阴性杆菌，如大肠杆菌、绿脓杆菌、沙门菌属、变形杆菌属、克雷白菌属等不敏感。

（2）种类

1）青霉素 G 钾（Penicillin G Kalium）此为第一个发现的抗生素。

A. 制剂：粉针剂，每瓶 100 万单位。其中含钾量为 65~98mg。

B. 用法：800 万~1000 万单位，溶于 5%~10%葡萄液中静脉滴入，1 日 1 次，或分次滴入。

C. 注意事项：

a. 用药前做皮试。可发生皮疹、过敏性休克。

b. 稀释后需在 24 小时滴完。

c. 若大量应用，注意发生高钾血症。

2）青霉素 G 钠（Penicillein G Sodium）

a. 制剂：粉针剂，每瓶 100 万单位，其中含钠量为 38.64mg。

b. 用法及注意事项同青霉素 G 钾。

2. 半合成耐青霉素酶（β-内酰胺酶）青霉素

（1）抗菌活性：适用产生青霉素酶的金葡菌，对肺炎链球菌、链球菌等，对革兰阴性肠杆菌、肠球菌无明显效果。

（2）种类：

1）苯唑青霉素钠（Oxacillin Sodium，新青霉素Ⅱ，苯唑西林）

2）邻氯青霉素钠（Cloxacillin Sodium，氯唑青霉素）

（3）制剂：每瓶 0.5g。

（4）用法：

1）苯唑青霉素：每日 6~12g，分 2~3 次稀释后静脉滴入。

2）邻氯青霉素：每日 6~12g，分 2~3 次稀释后静脉滴入。

（5）注意事项：同青霉素。

1）发生药疹多见，常见者有红斑、斑丘疹等。也可发生药物热。

2）可发生过敏性休克。

3）可发生胃肠道反应，如伪膜性肠炎。

3. 氨基青霉素类　此为半合成广谱青霉素。

（1）氨基苄青霉素（氨苄西林，Ampicillin，安比西林）

1）抗菌活性：本品为广谱半合成青霉素。对革兰阳性球菌，如肺炎链球菌、溶血性链球菌，对革兰阴性球菌，如脑膜炎球菌、淋病球菌也敏感。

对革兰阴性杆菌，如大肠杆菌、变形杆菌、沙门菌属、志贺菌属、百日咳杆菌、布氏杆菌敏感。

2）制剂：胶囊 1 粒 0.25g。粉针剂，1 瓶 0.5g。

3）用法：口服 0.5~1.0g/次，1 日 3~4 次。静脉滴注，2~4g/次，1 日 3~4 次。稀释后静脉滴入。

4）注意事项：

a. 对青霉素过敏者禁用。用药前作皮试。

b. 不用于巨细胞病毒感染、传单、淋巴瘤、淋巴细胞白血病。

c. 可发生嗜酸性粒细胞增多及中性粒细胞减少。

d. 可发生皮疹及其他过敏反应。

e. 可发生轻度肝损害。

（2）舒他西林（Sultamicillin，氨苄西林—舒巴坦，Ampicillin—Sulbactam，优立新，Unasyn）

1）抗菌活性：同氨苄西林，但作用较强。但对克雷白杆菌、脆弱杆菌、布兰汉球菌等也有抗菌作用。

2）制剂：粉针剂，每瓶 1.5g。

3）用法：静脉注射，1.5~3g/次，1 日 3~4 次。稀释后静脉滴入。

4）注意事项：同氨苄西林。

（3）阿莫西林（Amoxicillin，羟氨苄青霉素，阿莫仙，Amoxy）

1）抗菌活性：其抗菌活性与氨苄西林相似。

2）制剂：胶囊，1 粒 0.25g。

3）用法：口服，1~4 粒/次，1 日 3~4 次。

（4）阿莫西林—克拉维酸（Amoxicillin—Clavulanic acid，安灭菌，奥格门汀，Augmentin）

1）抗菌活性：抗菌活性较阿莫西林强。

2）制剂：片剂，1 片 375mg。粉针剂，1 瓶 600mg。

3）用法：口服，375mg/次，1 日 3 次。静脉注射，1.2g/次，每 8 小时 1 次。稀释后静脉滴入。

4）注意事项：同阿莫西林。

4. 羧苄青霉素类

此为半合成广谱青霉素。

（1）羧苄西林（羧苄青霉素，卡比西林，Carbenicillin）

1）抗菌活性：对革兰阴性杆菌抗菌作用比氨苄西林广，如绿脓杆菌、变形杆菌、部分肠杆菌等。对革兰阳性球菌似氨苄西林。对耐药金葡菌无效。

2）制剂：粉针剂，每瓶 0.5g、10g 及 2.0g，3 种。

3）用法：每日 4~8g，稀释后静脉滴入。

4）注意事项：

a. 禁用青霉素过敏者，用药前做皮试。

b. 同氨苄西林。

（2）羧噻吩青霉素（替卡西林，Ticarcillim）

1）抗菌活性：对革兰阳性需氧菌，如链球菌、肺炎球菌、表皮葡球菌、非耐药金葡菌等，对革兰阳性厌氧菌，如消化球菌属、梭状芽孢杆菌，对革兰阴性需氧菌，如大肠杆菌，布兰汉球菌、克霉白菌属、变形菌属、假单孢菌属、不动杆菌属，革兰阴性厌氧菌、如拟杆菌属、梭形杆菌属、韦荣球菌属，均有抗菌效果。

2）制剂：粉针剂，每瓶 1g、3g、6g，3 种。

3）用法：每日 200~300mg/kg，稀释后分 3 次静脉滴入。

4）注意事项：同氨苄青霉素。

（3）替卡西林—克拉维酸（Ticarcillin，Clavulanic Acid，特美汀，Timentin）

1）抗菌活性：似替卡西林，但作用较强。

791

2）制剂：粉针剂，每瓶 1.6g。

3）用法：每次 3.2g，1 日 3~4 次。稀释后静脉滴入。

4）注意事项：同氨苄西林。

5. 酰脲类青霉素 此为半合成广谱青霉素。

（1）哌拉西林（Piperacillin，氧哌嗪青霉素）

1）抗菌活性：革兰阳性菌属，如链球菌属、不耐药金葡菌、表皮葡萄球菌。棒状杆菌属，如奴卡菌属。革兰阴性杆菌，如大肠菌属、克雷白菌属、肠杆菌属（阴沟杆菌、产气杆菌等）、变形杆菌、沙门菌属、志贺菌属、假单孢菌属（绿脓杆菌、嗜麦芽假单孢杆菌等）、不动杆菌属等。厌氧菌，如类杆菌属、消化链球菌属、梭状杆菌属、韦荣球菌属。

2）制剂：粉针剂，每瓶 0.5g。

3）用法：每次 2~3g，1 日 4 次。稀释后静脉滴入。

4）注意事项：同氨基苄青霉素。

（2）哌拉西林—三唑巴坦钠（Piperacillin–Tazobactam Sodium，特治星，Tazocin）

1）抗菌活性：抗菌较哌拉西林广，效果强。

2）制剂：粉针剂，每瓶 2.25g。

3）用法：每次 2.25~4.5g，每 8 小时 1 次。稀释后静脉滴入。

4）注意事项：同氨基苄青霉素。

（3）阿洛西林钠（Azlocillin Sodium，阿乐欣，Alocin）

1）制剂：粉针剂，每瓶 0.5g，1.0g，2 种。

2）用法：每日 4~10g，分 2~4 次，稀释后静脉滴入。

3）注意事项：同氨基苄青霉素。

（4）美洛西林（Mezlocillin，拜朋，Baypen）

1）制剂：粉针剂，每瓶 1g。

2）用法：每日 6~9g，稀释后静脉分次滴入。

3）注意事项：

a. 同氨基苄青霉素。

b. 可发生出血时间延长。

c. 可发生血转氨酶、胆红素、肌酐升高。

（二）头孢菌素类

此由头孢菌素母核 7-氨基头孢烷酸，以化学方法连接不同侧链而形成的半合成抗生素。与青霉素类结构相同之处，即均有 β-内酰胺环。其对细菌的作用机制与青霉素相同。

1. 分类

（1）第一代头孢菌素：如头孢氨苄、头孢唑林、头孢拉定、头孢噻吩、头孢克洛、头孢硫咪、头孢丙烯等。其抗菌活性为：

1）对耐青霉素酶金葡菌、链球菌、肺炎链球菌等有效。

2）对大肠杆菌、肺炎杆菌、奇异变形杆菌等也有一定效果。

3）对产气杆菌、假单胞杆菌属、类杆菌属无效。

4）不能进入血脑屏障，对肾脏毒性较大。

（2）第二代头孢菌素：如头孢呋辛、头孢西丁、头孢可洛、头孢孟多、头孢替安、头孢克罗等。其抗菌活性为：

1）对革兰阳性球菌，不如第一代敏感。

2）对革兰阴性杆菌，如大肠杆菌、肠杆菌属、沙门菌属、克雷白杆菌、奇异变形杆菌、志贺菌属等敏感。

3）对绿脓杆菌、不动杆菌、变形杆菌、梭状芽孢杆菌不敏感。

4）对肾毒性较轻。

（3）第三代头孢菌素：如头孢噻肟、头孢他定、头孢曲松、头孢哌酮、头孢美唑、头孢唑肟、头孢米唑、头孢替坦、头孢克肟、头孢西丁等。其抗菌活性为：

1）对革兰阴性杆菌抗菌作用比第一代强。

2）对绿脓杆菌、不动杆菌敏感。

3）对部分厌氧菌，如消化球菌、脆弱杆菌等有效。

4）对肾基本无毒性，可进入血脑屏障。

（4）第四代头孢菌素：如头孢吡肟、头孢克肟、头孢匹罗等。其抗菌活性为：

1）对革兰阳性菌，如表皮葡萄球菌、链球菌等敏感。对耐药金葡菌敏感性较差。

2）对阴性需氧菌，如大肠杆菌、克雷白菌属、绿脓杆菌、肠杆菌、变形杆菌、沙门菌属、志贺菌属、脑膜炎球菌、淋病球菌等均敏感。

3）对厌氧菌，如类杆菌、产气荚膜杆菌、梭状菌、消化链球菌、韦荣球菌等敏感。但对脆弱类杆菌、难辨梭状芽孢杆菌不敏感。

2. 临床常用药物

（1）头孢氨苄（Cephalexin 先锋Ⅳ，头孢立新，西保力，Ceporex）

1）制剂：胶囊，每粒 125mg 及 250mg，2 种。

2）用法：口服，0.5~1g/次，1 日 3 次。

3）注意事项：

a. 对青霉素、头孢菌素过敏者禁用。用药前做皮试。

b. 可发生皮疹、过敏反应，也可发生过敏反应、休克。

c. 可发生胃肠反应、肠道菌群失调。

d. 可发生血转氨酶升高、尿素氮升高及嗜酸粒细胞增加。

（2）头孢唑林（Cephazolin，先锋Ⅴ）

1）制剂：粉针剂，每瓶 0.5g 及 1.0g。

2）用法：每次 1.0~1.5g，1 日 2~3 次。稀释后静脉滴入。

3）注意事项：因头孢氨苄。

（3）头孢拉定（Cephradine，先锋Ⅵ，泛捷复，Velosef）

1）制剂：胶囊，每粒 125mg、250mg，2 种。

2）用法：口服，每次 0.5~1.0g，1 日 4 次。

3）注意事项：

a. 可发生血白细胞减少。

b. 余同头孢氨苄。

（4）头孢呋辛（Cefuroxime，头孢呋肟，西力欣，力复乐，Lifurox）

1）制剂：粉针剂，每瓶 0.75~1.5g。

2）用法：每日 3g，稀释后静脉滴入。

3）注意事项：

a. 可发生静脉血栓。

b. 余同头孢氨苄。

（5）头孢西丁（Cefoxitin，头孢噻吩，美福仙，Mefoxin）

1）制剂：粉针剂，每瓶 1.0g。

2）用法：每次 1~2g，每日 3~4 次。稀释后静脉滴入。

3）注意事项：

a. 注射部位可发生疼痛，并可发生静脉炎。

b. 可出现蛋白尿、血 Coombs 试验可呈阳性。

c. 血转氨酶可升高。

d. 余同头孢氨苄。

（6）头孢克洛（Cefaclor，希刻劳，Ceclor，新达罗）

1）制剂：胶囊，每粒 0.25~0.5g。

2）用法：口服，0.25~0.5g，1 日 3~4 次。

3）注意事项：同头孢氨苄。

（7）头孢噻肟（Cefotaxime，凯福隆，Claforan，泰可欣，Taxim）：本品为第一个应用于临床的头孢菌素。

1）制剂：粉针剂，每瓶 0.5~1.0g，2 种。

2）用法：每日 2~4g，稀释后静脉滴入。

3）注意事项：

a. 可发生血白细胞减少。

b. 余同头孢氨苄。

（8）头孢他啶（Ceftazidime，头孢噻甲羧肟，复达欣，Fortum，凯复定，Kefadin）

1）制剂：粉针剂，每瓶 0.5g、1.0g、2.0g，3 种。

2）用法：每次 1~2g，每日 2~3 次。稀释后静脉滴入。

3）注意事项：

a. 易发生肠道菌群失调。

b. 余同头孢氨苄。

（9）头孢曲松（Ceftriaxone，头孢三嗪，罗氏芬，Rocephin，罗塞嗪，Locekin，菌必治）

1）制剂：粉针剂，每瓶 0.5g、1.0g，2 种。

2）用法：每日 1~2g，稀释后静脉滴入。

3）注意事项：同头孢氨苄。

（10）头孢哌酮（Cefoperazone，先锋培酮，先锋必，Cefobid）

1）制剂：粉针剂，每瓶 1.0g。

2）用法：每日 2~4g，稀释后静滴入。

3）注意事项：同头孢氨苄。

（11）舒巴坦—头孢哌酮（Sulbctam—Cefoperazone，舒普深，海舒必，Sulperazone）

1）制剂：粉针剂，每瓶 1g。

2）用法：每日 2~4g，稀释后分 2 次，静脉滴入。

3）注意事项：同头孢氨苄。但易发生肠道菌群失调。

（12）头孢美唑（Cefmetazol，先锋美他醇，Celmetazon）

1）制剂：粉针剂，每瓶 0.5g 及 1.0g，2 种。

2）用法：每日 1~2g，稀释后静脉滴入。

3）注意事项：

a. 可发生尿糖阳性。

b. 血 Coombs 可呈阳性。

c. 停药一周内避免饮酒。

d. 避免用强利尿剂。

e. 余同头孢氨苄。

（13）头孢吡肟（Cefepine，马斯平，Maxipine）

1）制剂：粉针剂，每瓶 0.5g、1.0g，2 种。

2）用法：每日 2~4g，分 2 次，稀释后静脉滴入。

3）注意事项：

a. 同头孢氨苄。

b. 易引起肠道菌种失调。

c. 可发生静脉炎或血栓性静脉炎。

（14）头孢克肟（Cefixime，世福素，Cefspan）

1）制剂：胶囊，每粒 50mg。

2）用法：口服，每次 50~100mg，每日 2 次。

3）注意事项：

795

a. 对青霉素、头孢菌素过敏者禁用。

b. 严重肾功能障碍者禁用。

c. 孕妇、年老体弱者慎用。

（15）头孢匹胺（Cefpiramide，克福吡兰，Cafpiran）

1）制剂：粉针剂，每瓶 1g。

2）用法：每日 1~2g，稀释后分两次静脉滴入。

3）注意事项：

a. 对青霉素、头孢菌素过敏者慎用。

b. 可发生过敏反应，甚至发生过敏性休克。

c. 严重肝、肾功能障碍者慎用。

（三） 新型 β-内酰胺类

1. 氨曲南（Aztreonam，君刻单，Azactam，单酰胺菌素）

（1）抗菌活性

1）对大部分需氧革兰阴性杆菌，如埃希菌属的大肠杆菌，克雷白菌属的肺炎杆菌，肠杆菌属的阴沟杆菌、产气杆菌，变形杆菌属的奇异变形杆菌，绿脓杆菌、嗜血流感杆菌等均敏感。

2）对不动杆菌抗菌活性差。

3）对需氧革兰阳性球菌及厌氧菌无抗菌活性。

（2）制剂：粉针剂，每瓶 1g。

（3）用法：每次 1~2g，每日 2~3 次。稀释后静脉滴入。

（4）注意事项：

1）对青霉素类有过敏反应者慎用。

2）不能与头孢西丁配伍。

3）可发生胃肠反应。

4）可发生发热、皮疹，但不多见。

5）可引起血嗜酸粒细胞增加，嗜中粒细胞减少。

6）可引起血转氨酶升高、肌酐升高。

2. 亚胺培南—西司他丁 （Imipenem-Cilastatin，泰能，Tienam）

（1）抗菌活性

1）革兰阳性需氧菌：不耐药金葡菌、表皮葡萄球菌、链球菌、肺炎链球菌等。

2）革兰阳性厌氧菌：梭状芽孢杆菌、产气荚膜梭状芽孢杆菌、消化球菌、消化链球菌等。

3）革兰阴性需氧菌：不动杆菌属、肠杆菌属、哈尼亚菌属、变形杆菌属、假单孢菌属、沙门菌属、志贺菌属、脑膜炎球菌、淋病球菌等。

4）革兰阴性厌氧菌：类杆菌属、梭形杆菌属、韦荣球菌等。

（2）制剂：粉针剂，每瓶 0.5g、1g，2 种。

（3）用法：每次 0.5g，每日 2~4 次。稀释后静脉滴入。

（4）注意事项：

1）可发生过敏反应，皮疹。

2）易发生念珠菌病、肠道菌群失调。

3）可引起血栓性静脉炎。

4）可引起神经、精神疾病，如神志障碍、癫痫发作。

3. 美乐培南（Meropenan，美平，Mepem）

（1）抗菌活性：体外抗菌谱几乎包括临床常见的革兰阳性、革兰阴性及厌氧致病菌。对结核菌不敏感。

（2）制剂：粉针剂，每瓶 0.25g、0.5g，2 种。

（3）用法：每次 0.5g，每日 2~4 次，稀释后静脉滴入。

（4）注意事项：

1）有青霉素、头孢菌素过敏史者慎用。

2）有严重肝损害、肾损害、癫痫史者慎用。

3）对中枢神经的副作用比亚胺培南小。

4）易发生真菌继发感染及肠道菌群失调。

5）可有过敏反应、皮疹。

二、氨基苷类抗生素

此类抗菌药物的共同特点是在其化学结构中，均有两个或三个氨基糖分子和一个氨基脂环，通过配糖链相接而形成。

（一）分类

根据其来源分为：

（1）从链霉菌属的发酵液中提取者，如卡那霉素、妥布霉素、链霉素。

（2）从小单孢菌发酵液中提取者，如庆大霉素、西索米星、小诺米星。

（3）半合成者，如丁胺卡那霉素、奈替米星。

（二）作用机制

这类药物的抗菌主要是通过与细菌细胞内的核糖体（核糖蛋白，ribosome）相结合，导致蛋白质的形成障碍而引起细菌死亡。其对核糖体的作用经过以下几个阶段：

（1）在蛋白质合成的启动阶段，可抑制核糖体 70S 启动复合物的形成。

（2）可选择性的与核糖体 30S 亚基的靶蛋白（P_{10}）相结合，导致 A 位歪曲，使 mRNA 以上的密码错译，形成无功能的异常蛋白。

（3）阻碍终止因子（R）与核糖体 A 位结合，使已合成的肽链不能释放出来。

（4）阻止核糖体 70S 的解离。

（三）不良反应

1. 对第八颅神经损害

（1）对耳蜗神经损害：临床表现为耳堵、耳鸣、听力减退，甚至发生永久性听力减退或丧失。其发生率依次为卡那霉素>链霉素>庆大霉素>妥布霉素>奈替米星。

（2）对前庭神经损害：可发生头晕、眩晕、耳聋、平衡障碍，严重者甚至不能起床。

用药时对第八颅神经损害开始常被忽略，一旦发生有时停药后，症状仍持续加重，有时用药量并不大也可很快发生。因此用这类药物时，应嘱咐患者，注意发生耳堵、耳鸣现象，及有无头晕，以便及早停药。

2. 对肾脏损害

主要损害近端肾小管。表现为尿少、尿浓缩功能差、蛋白尿，在老年人甚至可发生急性肾功能衰竭。其发生依次为卡那霉素>妥布霉素>庆大霉素>阿米卡星>奈替米星。

3. 可引起过敏反应

如发生皮疹、药物热，甚至发生过敏休克。

4. 可引起神经肌麻痹

在重症肌无力患者可引起呼吸停止。

5. 联合用药问题

（1）用同类药物可使不良反应加重。

（2）与万古霉素、头孢噻吩、头孢拉定、二性霉素 B、环丝氨酸、多粘菌素 E 等，可使不良反应增加。

（四）常用此类抗菌药物

1. 链霉素（Streptomycin）

（1）抗菌活性

1）对结核病治疗效果好，可与其他抗结核药物合用，使疗效提高。

2）对布氏杆菌、鼠疫杆菌治疗有效。

3）对革兰阳性球菌多不敏感，若用时应用青霉素类药物，可提高青霉素的疗效。

4）对大肠杆菌、肠杆菌属、克雷白杆菌、痢疾杆菌等，因多为耐药，故效果不好。

（2）制剂：粉针剂，每瓶 0.75g 及 1.0g，2 种。

（3）用法：每次 0.5~0.75g，每日 1 次，稀释后肌注。

2. 阿米卡星（Amikacin，丁胺卡那霉素，Amikacin）

（1）抗菌活性

1）对革兰阴性菌，如大肠杆菌、变形杆菌、克雷白杆菌、不动杆菌、肠杆菌等，抗菌作用好。

2）对结核杆菌、非典型分枝杆菌也有一定的疗效。

3）对革兰阳性球菌效果不好，对真菌不敏感。

（2）制剂：针剂，每支 0.1g（1ml），0.2g（2ml）。

（3）用法：每次 0.2~0.4g，每日 2 次，静脉滴入。

（4）注意事项

1）对耳毒性及肾毒性与链霉素相似。

2）对老年患者慎用。

3.**奈替米星**（Netilmicin，立克菌星，Netromycin，力确星，乙基西梭霉素）

（1）抗菌活性

1）对革兰阴性杆菌似链霉素，对变形杆菌、痢疾杆菌、沙门菌属、大肠杆菌、克雷白杆菌、不动杆菌等有治疗效果。

2）对革兰阳性球菌，如耐药金葡菌也有一定的效果。

3）可与 β-内酰胺类药物合用，提高疗效。

（2）制剂：针剂，1 支 100mg（2ml）。

（3）用法：每日 4~6mg/kg，稀释后分两次静脉滴入。

（4）注意事项

1）不宜与肾毒性药物合用。

2）老年人用本品时，注意肾功能的情况。

3）帕金森综合征慎用。

4）孕妇慎用。

4.**妥布霉素**（Tobramycin，妥布拉霉素，泰星，乃柏欣，Nebcin）

（1）抗菌活性

1）抗菌谱与庆大霉素相近。

2）对绿脓杆菌比庆大霉素强 2~4 倍。

3）对革兰阴性其他细菌较庆大霉素差。

（2）制剂：针剂，1 支 80mg（2ml）。

（3）用法：每次 80mg，每日 2~3 次，静脉滴入。

（4）注意事项

1）可发生静脉炎。

2）对肾功能不全者慎用。

3）可引起血转氨酶升高。

4）对肾毒性、耳毒性较庆大霉素弱。

5.**庆大霉素**（Gentanmycin）

（1）抗菌活性

1）对革兰阴性杆菌，似奈替米星。

2）对非耐药金葡菌敏感。

799

3）对炭疽杆菌、白喉杆菌也敏感。

4）对结核菌、厌氧菌无效。

（2）制剂：针剂，1支8万单位（2ml）。

（3）用法：每次8万单位，肌注或静滴，每日2次。

（4）注意事项：同妥布霉素。

（五）其他此类药物

1. 大观霉素（Spectinomycin，壮观霉素，奇霉素，淋必治，克淋，Trobicin）

2g溶于3.2ml特殊稀释液中，深部肌肉注射，每日1~2次。

2. 小诺米星（Micronomicin，沙加霉素，Sagamicin）

每次120mg，每日2次，肌肉注射。

3. 卡那霉素（Kanamycin）

每日1g，分1~2次，肌注。

三、大环内酯类抗生素

本品是以14~16元大环内酯环为基本核心结构的一种窄谱抗生素。

（一）作用机制

本品主要与细菌细胞的核糖体（ribosome）50S亚基相结合，因而抑制移位酶，使mRNA在核糖体内移位受阻，阻碍肽链的延长，使细菌细胞内的蛋白质合成不能进行，引起细菌死亡。此属于长期抑制细菌生长的药物。

（二）抗菌活性

（1）革兰阳性球菌，如链球菌、非耐药金葡菌、肺炎链球菌、白喉杆菌、梭状芽孢杆菌等，对本品敏感。

（2）革兰阴性杆菌，如流感杆菌、百日咳杆菌、布氏杆菌，也有强的抗菌作用。

（3）革兰阴性球菌，如脑膜炎球菌、淋病球菌，也有抗菌效果。

（4）对螺旋体、肺炎支原体、衣原体、立克次体，有抑制作用。

（5）对脆弱杆菌、梭状菌属、肠道阴性杆菌和流感杆菌不敏感。

（三）不良反应

（1）可发生胃肠反应，如恶心、呕吐、腹泻。

（2）可发生肝功能异常。

（3）可发生药物热、药疹。

（4）可有嗜酸性细胞增多。

（四）常用药物

1. 红霉素（Erythromycin，福爱力，Eryc）

（1）制剂：片剂，每片0.25g。粉针剂，每瓶0.25g及每瓶0.3g。

(2) 用法：口服，每日 1~2g，分 2~4 次口服。静脉注射，每日 1~1.5g，溶于 5%~10%葡萄糖液 1000ml 中，静脉滴入。

(3) 注意事项：无味红霉素可引起肝损害，本品对治疗军团菌肺炎效果好。

2. 阿奇霉素（Azithromycin，希舒美，Zithromax，泰力特，舒美特 Sumaned）

(1) 制剂：片剂，每片 0.125g 及 0.25g。粉针剂，每瓶 125mg。

(2) 用法：口服，每次 0.5g，每日 1 次。每次 500mg，稀释后，静脉滴入，每日 1 次。

(3) 注意事项：本品半衰期可达 50~60 小时，在组织中的药物浓度比血中大 10~100 倍，阿奇霉毒在吞噬细胞中的浓度更高。而且活化的吞噬细胞比非活化者可释放出更高浓度阿奇霉素，这说明阿奇霉素在感染部位释放较多。

本品不宜用于严重肝、肾损害的患者，不能与头孢菌素同时服用。

（五） 其他的这类药物

(1) 克拉霉素（Clarithromyein，甲红霉素，克拉仙，Klacid）：每日口服250-500mg。

(2) 麦迪霉素（Medecamycin，米地加霉素，美地霉素，Medemycin）：每日 0.8~1.2g，分 2~3 次口服。

(3) 罗红霉素（Roxithromycin，罗力得，Rulide，罗利宁，Renicin）：每日 300~600mg，分 2 次口服。

(4) 交沙霉素（Josamycin、Josamy）：每次 0.2~0.4g，每日 3~4 次口服。

(5) 吉他霉素（Kitasamycin，白霉素，Leucomyein）：每次 0.2~0.4g，每日2~3 次，静脉滴入。

(6) 螺旋霉素（Spiramycin）：每次 0.2~0.4g，每日 3~4 次，口服。

四、四环素类抗生素

此类抗生素化学结构的共同特点为均有氢化骈四苯的基本母核，此为广谱抗生素。

（一） 分类

根据其来源，分为：

(1) 来自链霉菌培养液中，如四环素、土霉素。

(2) 半合成者，如多西环素、米诺环素。

（二） 作用机制

(1) 当四环素类抗生素进入细菌细胞内后，即与核糖体 30S 亚基相结合，导致因抑制氨酰基–tRNA（aa–tRNA）与核糖体 30S 结合所需要的酶，使 aa–tRNA 不能进入 A 位，结果使蛋白合成受阻。

(2) 四环素类抗生素可使细菌细胞膜通透性增加，细胞内的核苷酸外溢，影响 DNA 的复制，使细菌增殖发生障碍。

（三）抗菌活性

（1）对立克次体、支原体、衣原体感染效果好，常为首选药物。

（2）对革兰阴性杆菌，如志贺菌属、布氏杆菌、百日咳杆菌、流感杆菌、霍乱杆菌等感染，也有疗效。

（3）亦用于治疗回归热及性病性淋巴肉芽肿。

（四）不良反应

（1）可发生胃肠反应。

（2）可发生过敏反应。

（3）长期应用这类药物，可出现以下不良反应。

1）可引起幼儿乳牙色素沉着，牙釉质发育不全。

2）可发生二重感染，如念珠菌感染、难辨梭状芽孢杆菌感染（伪膜性肠炎）。

3）可引起肝、肾损害。

（五）常用药物

1. 四环素（Tetracycline）口服，每次 0.5g，每日 2~4 次。

2. 土霉素（Oxytetracycline，Terramycin）口服，每次 0.5g，每日 3~4 次。

3. 多西环素（Doxycycline，强力霉素，福多力，Doryx）口服，每次 0.1g，每日 3~4 次。

4. 米诺环素（Minocycline，美满霉素，Minocin，二甲胺四环素）口服，每次 0.1g，每日 2 次。

五、氯霉素类抗生素

此类抗生素产生于委内瑞拉链丝菌。其化学结构的共同特点是均有对位硝基苯基团、丙二醇及二氯乙酰氨基，后者与其抗菌作用有关。因其化学结构简单，故为人工合成。

（一）作用机制

其可作用于细菌细胞内的核糖体 50S 亚基，阻止 mRNA 与其结合，导致肽链的形成障碍。

（二）抗菌活性

（1）对革兰阴性杆菌，特别是伤寒杆菌疗效好，目前主要用于治疗伤寒。

（2）梅毒螺旋体、钩端螺旋体对本品敏感。

（3）衣原体、支原体、立克次体，对本品也敏感。

（三）不良反应

（1）可对骨髓发生抑制，甚至发生再生障碍性贫血。

（2）可引起视神经炎、耳聋、睡眠不好、幻觉、谵妄、定向力丧失、精神失常。

（3）可引起肝损害。

（4）可发生二重感染。

（四）　常用药物

1. 氯霉素　口服，0.25~0.5g，每日 3~4 次。分 2 次静脉滴入，剂量同口服。

2. 甲砜霉素（Thiamphenicol）　口服，每日 1.0~1.5g，分 3~4 次服。分 2 次静脉滴入剂量同口服。

（五）　注意事项

因此类药物不良反应较大，目前已较少应用。用时特别注意观察血象，尤其在用药最初的几天内。

六、林可霉素及克林霉素

林可霉素由链霉菌 S 的发酵滤过液中提取，是一种林可胺类碱性抗生素。克林霉素为其半合成衍生物。

（一）　作用机制

其作用于细菌细胞内 50S 亚基，导致细菌合成蛋白质受阻。红霉素和氯霉素与林克霉素和克林霉素的作用相同，故红霉素和氯霉素不宜与林可霉素和克林霉素合用。

（二）　抗菌活性

（1）对革兰阳性球菌，如金葡菌、链球菌、肺炎球菌等，抗菌活性强。

（2）对革兰阳性杆菌，如白喉杆菌有效。

（3）对革兰阴性球菌，如脑膜炎球菌、淋病球菌也敏感。

（4）对厌氧菌，如脆弱杆菌、梭杆菌、产气荚膜杆菌、消化链球菌、双歧杆菌等有效。

（三）　不良反应

（1）可引起胃肠反应及肝损害和伪膜性肠炎。

（2）可发生过敏反应，如皮疹。

（3）可引起血白细胞减少、血小板减少。

（4）可引起眩晕、耳鸣。

（5）孕妇及哺乳期妇女慎用。

（四）　常用药物

1. 林可霉素（Lincomycin，洁霉素，丽可胜，Lincocin）　每次 0.6g，每日 2~3 次，静脉滴入。

2. 克林霉素（Clindamycin，氯洁霉素，特丽仙、Dalacin）　口服，每次 150~300mg，每日 2~3 次。静脉滴入，每次 300mg，每日 2~3 次。

803

七、多肽类抗生素

（一）去甲万古霉素

此为糖肽类抗生素。我国由菌株万古 2 3 取得。

1. 作用机制

（1）其可与细胞壁上的黏肽侧链形成复合物，使某些氨基酸不能进入细菌的细胞壁内糖肽中，阻碍细胞壁的合成。

（2）对细菌细胞浆中的 RNA 具有抑制作用。

2. 抗菌活性　此为窄谱抗生素。

（1）对革兰阳性球菌，如耐药金葡菌、表皮葡萄球菌、链球菌、肺炎球菌，抗菌活性强大。

（2）对厌氧菌，如难辨梭状芽孢杆菌、厌氧球菌、链球菌、破伤风杆菌，有较好的抗菌作用。

（3）对革兰阳性杆菌，如白喉杆菌、炭疽杆菌，也很敏感。

3. 制剂　粉针剂，每瓶 0.4g。

4. 用法　每次 0.4~0.8g，每日 2 次，静脉滴入。

5. 注意事项

（1）可发生过敏反应，如药疹、药物热，严重者可出现过敏性休克。

（2）可发生胃肠反应，血转氨酶可升高。

（3）可引起肾小管损伤，出现蛋白尿，尿少，严重者发生肾功能衰竭，不宜用于老年人及有肾脏病患者。

（4）可引起耳聋、耳鸣。

（5）可发生注射部位血管静脉炎。

（二）替考拉宁（Teicoplanin，他格适，Targocid）

1. 作用机制

其分子结构与去甲万古霉素相似。也属于糖肽类抗生素。作用于细菌细胞壁黏肽末端的氨基酰–D–丙氨酰–丙氨酸而与之结合，而阻碍细菌细胞壁的合成，而起抗菌作用。

2. 抗菌活性

其抗菌活性与去甲万古霉素相似，但其半衰期可长达 47 小时，而去甲万古霉素为 6 小时。

其不良反应较去甲万古霉素明显降低。

3. 制剂　每瓶 200mg 及 400mg，2 种，并均有 1 支注射用水。

4. 用法　首剂 400mg，以后以每日 200mg 静脉注射。

5. 注意事项

（1）对去甲万古霉素过敏者禁用。

（2）对肾功能不良者减量或慎用。

八、喹诺酮类抗生素

此类药物均含有基本化学结构 4-喹诺酮母核，为合成的抗菌药物。

（一）分类

1. 第一代　如萘啶酸，此为首先研制出的这类药物，但其抗菌谱窄、吸收差，已不应用于临床。

2. 第二代　如吡哌酸，抗菌活性较萘啶酸强，不良反应少，常用于治疗泌尿系统感染、肠道感染。

3. 第三代　如诺氟沙星等，半衰期长、抗菌性增强、口服容易吸收，故广泛应用于临床。

（二）作用机制

这类药可抑制细菌细胞内的回旋酶，阻止 DNA 的复制而引起细菌死亡。

（三）抗菌活性

（1）对革兰阴性杆菌其抗菌谱很广，如埃希菌属、志贺菌属、肠杆菌属、克雷白菌属、变形杆菌属、军团菌属、沙门菌属等，对本品敏感。对绿脓杆菌、流感杆菌、不动杆菌也有治疗作用。

（2）对革兰阳性球菌，如葡萄球菌、链球菌、肺炎球菌的治疗也有一定的效果。

（3）对结核菌、厌氧菌、衣原体、支原体，也有抗菌作用。

（四）不良反应

（1）可引起胃功能障碍。

（2）可发生胃肠反应，血转氨酶升高。

（3）可使软骨发育障碍，禁用发育期的未成年人。

（4）禁用于孕妇、哺乳期妇女。

（5）可引起精神症状、诱发癫痫。

（6）可发生过敏发应、皮疹、药物热，偶可发生过敏休克。

（五）常用药物

1. 诺氟沙星（Norfloxacin，氟哌酸）　口服，每次 200~400mg，每日 2~4 次。

2. 氧氟沙星（Ofloxacin）

（1）奥复星：口服，每次 200mg，每日 2~3 次。静滴，每次 200mg（100ml），每日 2 次。

（2）泰利比妥（Tarivid）：口服，每次 100mg，每日 2~3 次。静滴，每次

200mg（100ml），每日 2 次。

3．环丙沙星（Ciprofloxacin）

（1）悉复欢（Cifran）：口服，每次 0.25g，每日 2~3 次。

（2）特美力（Temairl）：口服，每次 0.25g，每日 2~3 次。每次 0.2g，每日 2 次，静滴。

（3）希普欣：每次 0.2g（100ml），每日 2 次，静滴。

（4）世普欣：每次 0.2g（200ml），每日 2 次，静滴。

4．培氟沙星（Pefloxacin，甲氟哌酸）

（1）培福新（Peflacine）：口服，每次 400mg，每日 2 次。静滴，每日 400mg，每日 2 次。

（2）培洛克：口服，每次 400mg，每日 2 次。

5．左氧氟沙星（Levofloxacin，来立信，利复星，可乐必妥，Cravit）口服，每次 100~200mg，每日 2~3 次。

6．氟罗沙星（Fleroxacin）

（1）麦佳乐杏（Meglocin）：口服，每次 200~300mg，每日 1 次。

（2）沃尔得（World）：口服，每次 200~400mg，每日 1 次。

7．司氟沙星（Sparfloxacin）　口服，每次 0.1~0.2g，每日 1 次。

8．托氟沙星（Tosufloxacin）　口服，每次 0.1~0.2g，每日 1 次。

九、抗结核药物

（一）异烟肼（Isoniazid，雷米封，Rimifon）

此为异烟酸与肼的化合物。

1．作用机制　可能与异烟肼抑制分枝杆菌细胞壁特有重要成分——分枝菌酸（mycolic acid）的合成有关，故本品只对结核杆菌有高度选择性，而对其他细菌无抗菌活性。

2．抗菌活性　本品为治疗结核的主要药物之一。

3．制剂　片剂，每片 0.1g。针剂，每支 0.1g（2ml）。

4．用法　口服，每日 0.2~0.3g，分 2~3 次口服或 1 次顿服。每日 600mg，静滴，用于重症结核病。

5．注意事项

（1）可引起肝损害，肝病患者慎用。

（2）可引起周围神经炎，表现为手足麻木、震颤、平衡障碍。

（3）可有胃肠反应。

（4）可有过敏反应，但较少见。

806

（二）乙胺丁醇（Ethambutol，Myambutal）

此为乙二胺的衍生物，是合成的抗结核药物。

1. 作用机制　可能本品可以抑制亚精酸（spermidine）和 Mg^{2+} 参与细菌细胞内核糖核酸的合成，导致核糖核酸的合成障碍，干扰 RNA 的合成，使细菌生长受抑制。

2. 抗菌活性　本品为治疗结核的药物，对其他细菌无抗菌作用。

3. 制剂　片剂，每片 250mg。

4. 用法　口服，每日 750mg。

5. 注意事项

（1）可引起球后视神经炎而出现视觉障碍，多在用药后 2~6 个月内发生。停药后多可恢复。

（2）可发生胃肠反应。

（3）可发生神经系统症状，如头痛、头晕、定向力障碍、幻觉。

（4）可有肝损害。

（5）与异烟肼合用可提高治疗效果。

（三）吡嗪酰胺（Pyrazinamide）

1. 作用机制　本品可能进入菌体后转变为吡嗪酸而发挥抑菌作用。

2. 抗菌活性　对结核菌有抗菌作用，在结核菌细胞内抑菌浓度仅为细胞外的 1/10。对停止增殖的结核菌也有效。常与其他抗结核药合用，主要用于对第一线抗结核药物耐药时。

3. 制剂　片剂，每片 0.25g 及 0.5g，2 种。

4. 用法　口服，每次 0.25g~0.5g，每日 3 次。

5. 注意事项

（1）可引起严重的肝损害。出现肝功能异常应立即停药。

（2）可发生过敏反应，如药物热、皮疹、皮肤过敏反应。

（3）可发生胃肠反应。

（4）可发生排尿困难。

（5）可引起痛风发作。

（6）禁用于肝功能损害患者及孕妇。

（7）糖尿病、肾功能不全慎用。

（四）利福平（利福霉素，Rifampin，Rifampicin，利复平，甲哌利福霉素）

本品是由地中海链丝菌产生的利霉 SV 的半合成衍生物。

1. 作用机制　本品可以特异性与细菌依赖于 DNA 的 RNA 多聚酶 β 亚单位结合，抑制此酶反应的起始过程，阻碍 mRNA 的合成。对人和动物细胞的 RNA 无影响。

2. 抗菌活性 本品具有广谱抗菌作用。

（1）对结核杆菌、麻风杆菌作用强。对细菌的静止期、繁殖期均有效。

（2）对革兰阴性杆菌，如大肠杆菌、变形杆菌、伤寒杆菌、流感杆菌、痢疾杆菌等，也有抑菌作用。

（3）对革兰阳性球菌，如金葡菌、链球菌、肺炎球菌，以及革兰阴性球菌，如淋球菌、脑膜炎双球菌，也都有抑制作用。

3. 制剂 胶囊剂，每粒 0.15g 及 0.3g，2 种。

4. 用法 口服，0.45~0.6g，每日 1 次服用。

5. 注意事项

（1）胃肠反应较常见。

（2）可引起肝损害，严重者可发生肝坏死。与异烟肼、吡嗪酰胺合用，更易发生肝损害。

（3）与乙胺丁醇合用可加重视神经损害。

（4）可引起肾损害而发生蛋白尿、血尿、急性肾功能衰竭。

（5）可发生过敏反应，如药物热、皮疹，严重者可发生剥脱皮炎、过敏性休克。

（6）孕妇、已有肝损害者禁用。老年人慎用。

（五）利福喷汀（Rifapentine）和利福定（Rifindin）

两药均为合成的利福霉素的衍生物。其抗菌机制及抗菌活性，均与利福平相似。但其抗菌作用较强。其不良反应与利福平相似。

口服，利福喷汀胶囊每粒 300mg，成人每次 600mg，每周 1 次，空腹服。

口服，利福定，成人每日 150~200mg，每日 1 次，空腹服。

（六）卫肺宁（Rifinah）

1. 卫肺宁 150 每片含利福平 150mg，异烟肼 100mg。体重>50kg 患者，口服每次 1 片，每日 3 次。

2. 卫肺宁 300 每片含利福平 300mg，异烟肼 100mg。体重>50kg 患者，口服每次 1 片，每日 3 次。

上述药物均可引起肝损害。

（七）卫非特（Rifater，卫肺特）

每片含利福平 120mg，异烟肼 80mg，吡嗪酰胺 250mg。

用法：体重 30~39kg，每日 1 次，口服 3 片。体重 40~49kg，每日 1 次，口服 4 片。体重大于 50kg，每日 1 次，口服 5 片。均为饭前 1~2 小时顿服。疗程 2~3 个月。

本品易引起肝损害。

（八）链霉素

此为抗结核一线药物，见氨基苷类抗生素。

十、其他抗菌药物

（一）甲硝唑（Metronidazole，天滴灵，佳尔钠，天滴唑）

此为咪唑的衍生物。血中半衰期 8 小时。

1. 作用机制　可能作用于细菌，原虫的细胞内从还原型辅酶Ⅱ（NADPH）中得到电子，形成还原型硝基咪唑化合物，后者可抑制细胞内的 DNA 合成，使已合成的 DNA 变性。导致细菌或原虫死亡。

2. 抗菌活性

（1）有强大的杀灭滴虫、阿米巴滋养体的作用。

（2）对厌氧菌的抗菌作用。

1）对革兰阴性厌氧菌，包括各种杆菌有抗菌作用。

2）对革兰阳性厌氧芽孢杆菌及所有球菌，均有抗菌作用。

3）革兰阳性厌氧无芽孢杆菌及兼性厌氧、需氧菌，对本品不敏感。

3. 制剂　片剂，每片 0.2g 及 0.5g，2 种，针剂，甲硝唑 0.5g 加 5%葡萄糖液 100ml。

4. 用法　口服，每次 0.2~0.4g，每日 3 次。静脉滴入，每次 0.5g，每日 2~3 次。

5. 注意事项

（1）可引起胃肠道反应。

（2）可发生头晕、眩晕、肢体麻木。若有肢体麻木，应立即停药，因不易恢复。

（3）可发生脑病，如惊厥、共济失调，但少见。

（4）本品可干扰乙醛代谢，若此时饮酒可发生乙醛中毒。

（5）少数病人可发生膀胱炎，排尿因难。

（6）可引起白细胞减少。

（7）孕妇妊娠 3 个月以内、哺乳期、中枢神经疾病、血液病患者禁用。

（二）替硝唑（Tinidazole）

与甲硝唑相比其半衰期较长，12~24 小时。口服 1 次血中药物有效浓度可持续 72 小时。每日 50~60mg/kg 口服 1 次。每日 800mg，静脉滴入。其不良反应较甲硝唑轻。

（三）磷霉素（Fosfomycin，美东力，Monurol）

1. 作用机制　本品主要作用于细胞壁在细菌细胞内形成的早期，抑制细菌细胞壁主要成分黏肽的形成。

2. 抗菌活性　此为广谱抗生素，对革兰阳性球菌、革兰阴性杆菌及厌氧菌均有抗菌活性，但其作用较弱。

3. 制剂　胶囊，每粒 0.1g。粉针剂，每瓶 1g 及 4g，2 种。

4. 用法　口服每次 2~3g，每日 2~3 次，静脉滴注，每次 1g，每日 2~3 次。

5. 注意事项

（1）可有胃肠反应。

（2）可发生皮疹。

（3）可引起血转氨酶升高。

（四）抗病毒药物及抗真菌药物

分别参阅本书病毒性肺炎及内科临床常用治疗真菌感染的药物。

营 养 药 物

肠道内营养药

消化道功能正常者，主要经口服。若昏迷不能进食者，则采用鼻饲。主要的肠道内营养药物有：

1. 加营素（Ensure Powder，氨素）

（1）制剂：本品 100g 粉剂，含蛋白质 15.9g、脂肪 15.9g、亚麻酸 8.7g、糖类 61.8g，并含有多种维生素及矿物质。

（2）用法：以本品 55.8g（6 量匙）徐徐加入 200ml 温水中，搅拌溶解成氨素液，口服。

（3）注意事项：注意保持清洁，配后不宜久放。

2. 爱伦多（Elental）

本品由多种氨基酸及维生素制成，不需消化，易于吸收。

（1）制剂：粉剂，80g/袋。

（2）用法：以温开水溶解后，口服。

3. 要素膳（Elemintal diet）

（1）制剂：本品含有氨基酸、矿物质、维生素及脂肪。

（2）用法：以本品配成 25% 的溶液，口服。

胃肠道外营养药

在消化道不能进食的患者、危重病人、严重感染以及衰弱病人，常需胃肠道外营养药物。常用者有：

1. 14-氨基酸注射液-800

（1）制剂：本品含支链氨基酸较多，含芳香族氨基酸少，适用于肝性脑病、重症肝炎、肝硬化。250ml/瓶。

（2）用法：静脉缓慢滴入，250~500ml。1日1次。

（3）注意事项：严重心力衰竭、浮肿慎用。

2. 支链氨基酸 3H 注射液

（1）制剂：本品只含有 L-亮氨酸、L-异亮氨酸、L-缬氨酸，适用于肝性脑病患者。250ml/瓶。

（2）用法：静脉缓慢滴入，250ml/次。

（3）注意事项：输入静脉过快时，可引起恶心、呕吐。

3. 六合氨基酸注射液（6 Aminom Acid Injection）

（1）制剂：本品由亮氨酸、异亮氨酸、门冬氨酸、缬氨酸、谷氨酸及精氨酸组成。故主要用于肝性脑病。250ml/瓶。

（2）用法：静脉滴入，250~500ml/次。

（3）注意事项：同支链氨基酸注射液。

4. 复合氨基酸 9R 注射液（Amino Acid 9R Compound Injection，肾必氨注射液）

（1）制剂：本品由亮氨酸、异亮氨酸、门冬氨酸、苏氨酸、缬氨酸、赖氨酸、色氨酸、蛋氨酸、组氨酸、苯丙氨酸组成。主要用以治疗慢性肾功能衰竭。250ml/瓶。

（2）用法：静脉滴入，250ml/次。

（3）注意事项：静脉滴入时要缓慢，15滴/分。

5. 凡命（Vamin）

（1）制剂：本品由人体所需的 17 种氨基酸组成。250ml/瓶及 500ml/瓶，共两种。

（2）用法：静脉滴入，500ml/d。

（3）注意事项：严重肝脏及肾脏功能不良禁用。

6. 复方氨基酸注射液（18-F）

（1）制剂：本品由 18 种氨基酸及木糖醇组成。因木糖醇能进入无胰岛素的细胞内，可抑制酮体生成，提高氨基酸的利用。250ml/瓶。

（2）用法：静脉缓慢滴注，250~500ml/次。

（3）注意事项：肝脏、肾脏功能衰竭禁用。

811

7. 脂肪乳剂（英特利匹特，Intralipid，脂肪乳）

（1）制剂：本品为植物油经磷脂酰胆碱乳化制成。主要提供热量。10g/瓶（100ml）、15g/瓶（100ml）、20g/瓶（100ml）、25g/瓶（250ml）、37.5g/瓶（250ml）及 50g/瓶（250ml）。

（2）用法：静脉缓慢滴注，根据病情调节用药剂量。

（3）注意事项：严重高血脂、肝损害禁用。可有发烧、食欲不振、恶心、呕吐、呼吸困难、腰背痛等。

8. 脂肪乳剂（长链）（力能，里波文纽斯，Lipovenos）

（1）制剂：注射乳剂，10%、20%、250ml、500ml。

（2）用法：静脉缓慢滴入，根据病情选择用量。

（3）注意事项：同英特利匹特。

9. 脂肪乳剂（中长链）（力保肪宁，Lipofundin）

（1）制剂：注射乳剂，10%、20%、250ml、500ml。

（2）用法：静脉缓慢滴入，根据病情选择用量。

（3）注意事项：同英特利匹特。

10. 安达美（Addamel）

（1）制剂：含有电解质及微量元素。

（2）用法：本品 10ml 加入 500~1000ml 葡萄糖溶液中，静脉滴入。

（3）注意事项：本品不含有钠及钾。